金匮要略译释

·第 二 版·

主　　编　李克光　张家礼

编写人员　李克光　张家礼　段光周

李天淑　陈仁旭　张　琦

曲丽芳

上海科学技术出版社

图书在版编目(CIP)数据

金匮要略译释/李克光，张家礼主编. —2版. —上海：上海科学技术出版社，2010.2(2026.1重印)
ISBN 978－7－5323－9928－4

Ⅰ.①金… Ⅱ.①李…②张… Ⅲ.①金匮要略方论—注释 Ⅳ.①R222.32

中国版本图书馆CIP数据核字(2009)第214106号

金匮要略译释(第二版)
主　编　李克光　张家礼

上海世纪出版(集团)有限公司
上 海 科 学 技 术 出 版 社　出版、发行
(上海市闵行区号景路159弄A座9F-10F)
邮政编码 201101　www.sstp.cn
山东京沪印刷科技有限公司印刷
开本 889×1194　1/32　印张 21.375　插页 4
字数：636千字
1993年4月第1版
2010年2月第2版　2026年1月第23次印刷
ISBN 978－7－5323－9928－4/R·2724
定价：48.00元

内 容 提 要

本书是在原五版教材《金匮要略讲义》的基础上，充分汲取国内有关《金匮》语译本、教学参考之长和作者们的教学经验，着力于对原文精髓加以深入阐析，故名为《金匮要略译释》，第二版对第一版的不足之处又进行了补充、更正或修订，以满足读者的需求。

本书首先对林亿等撰写的《金匮要略方论序》进行“注释”，然后[语译]，并示以[提要]，特别对原文的重点、难点、疑点深入[阐析]，引用有代表性的[选注]，最后对有关内容用[按语]发挥，篇末又结语。全书附录有方剂索引、汉代度量衡与张仲景方药剂量简表、[选注]书目。

全书条理清晰，解析透彻，阐述详明，引文严谨，适合中医院校师生、临床中医师及中医爱好者学习参考。

再版编写说明

上海科学技术出版社出版的《金匮要略讲义》，由李克光教授担任主编，又于 1993 年出版了李老主编的《金匮要略译释》，颇受读者喜爱。参与编写的作者，实为我校《金匮》教研室所有同道，旨在将《讲义》中《金匮》原文精神加以语译和注释而外，更着力于对原文精髓加以深入阐析，虽未附[医案举例]，也不涉及“实验研究”等内容，但该书问世 16 年来，仍印刷多次，受到同行们的认可，深感欣慰。

此次上海科学技术出版社决定再版《金匮要略译释》，在原书体例大体不变的前提下，由我负责对内容的不足之处给予补充、更正或修订。兹归纳如下。

1. 通读全书，纠正了明显错用的标点符号，以及原文中的错别、漏字：如：“脉仍数”应为“脉乃数”；“亢阳”应为“元阳”；“焰火”应为“爝火”；“行阳二十度”应为“行阳二十五度”等。（出处略）

2. 第三篇“狐蜮”，此次仍据赵本，一律更正为“狐惑”。

3. [选注]中的古今注家，一律按书末[选注]书目，统一规范姓名。如“尤在泾”改为“尤怡”；“徐忠可”改为“徐彬”等等。[选注]不再用（“”）引号，以省篇幅。有的重新校对，并已改正，如下利篇（二十六）陈念祖之注；水气病篇（六、七）赵以德之注；凡与阐析重复的，则省略之。如妇人杂病篇（六）黄树曾之注。

4. 凡在[注释]中首先出现的字、词，以后各篇有重复再作[注释]的，一律删去之。如：首篇（九）的“极”；湿病篇（十四）的“烦”；肺痿篇（一）的“涎沫”等等；有的增加了新的书证，如历节病（八）的“魁”；痰饮病篇（二十四）的“黧黑”；新的“注释”如中风病的《古今录验》。

5. 个别条文的内容，也有重写的。如百合病篇（九）条，征求原作者意见，由张琦改写。

6. 对[阐析]中涉及的原文疑点，释疑解难，如对《水气病》篇（一）中黄汗病"有痈脓"的转归，争议颇大，此次根据临床实践，给予充分肯定。

7．全书统一将"辩证论治"改为"辨证论治"；将"美尼尔氏综合征"改为"梅尼埃病"。

8．有新增[校勘]者，如肺痈篇（十一）；有不属[校勘]者，一律删去。如淋病（七）中[校勘]，本条[阐析]所述淋病五种类型，因与[选注]内容重复，亦删去。

9．本书有关"革脉"的条文计三条，在下血篇（八）中所引尤怡[选注]与虚劳篇（十二）重复，故删去。

10．肾气丸实出自历节病篇之"崔氏八味丸"，故此次在虚劳篇中不重载；五苓散在痰饮病篇（三十一）已释方义，故在《小便不利病篇》（五）不再重释，删去。

11．在本书"绪言"中新增"沿革及编写体例"和"学术价值"小标题，使重点突出，眉目清楚。

12．新增[按语]：如对十一篇（十八）"不须治，久则愈"的意义，作了重点说明，对该篇（二十）体现的腹诊内容，作了提示。此外，杂病篇（十）的"土瓜根"，补充了代替药物。全书增删之处尚多，不能尽举。

13．当代读者对仲景方药剂量的折算以及注家年代缺乏了解，故此次再版，在书末新增附录：汉代度量衡及张仲景方药剂量简表（陈仁旭提供）、[选注]书目。

14．再版作者编写分工如下：

李克光：绪言，脏腑经络先后病脉证第一；张家礼：金匮要略方论序、胸痹心痛短气病脉证治第九、腹满寒疝宿食病脉证治第十（朱西杰协助）、五脏风寒积聚病脉证并治第十一、痰饮咳嗽病脉证并治第十二、杂疗方第二十三、禽兽鱼虫禁忌并治第二十四、果实菜谷禁忌并治第二十五、附录、再版编写说明，负责全书修订；段光周：消渴小便利淋病脉证并治第十三、水气病脉证并治第十四；李天淑：妇人妊娠病脉证并治第二十、妇人产后病脉证治第二十一、妇人杂病脉证并治第二十二；陈仁旭：呕吐哕下利病脉证治第十七、疮痈肠痈浸淫病脉证并治第十八、趺蹶手指臂肿转筋阴狐疝蚘虫病脉证治第十九；张琦：痉湿暍病脉证治第二、百合狐惑阴阳毒病脉证治第三、疟病脉证并治第四、中风历节病脉证并治第五、血痹虚劳病脉证并治第六；曲丽芳：肺痿肺痈咳嗽上气病脉证治第七、奔豚气病脉证治第八、黄疸病脉证并治第十五、惊悸吐衄下血胸满瘀血病脉证治第十六。

此次修订，难免有疏漏失查之处，未能尽善尽美，还望同道及读者们提出建议和宝贵意见。

成都中医药大学　张家礼

2009 年 5 月

编 写 说 明

本书是在《金匮要略讲义》的基础上，采用宋·林亿等诠次，明·赵开美校刻的《金匮要略方论》为蓝本进行译释。作者充分汲取国内有关金匮语译本、教学参考资料之长和本人教学经验，突出《金匮》的学术特色和主要精神。

为使读者了解本书的沿革，对林亿等撰写的《金匮要略方论序》进行语译。

每篇篇首对篇名加以解释（包括病名沿革、合篇意义等），并概述全篇中心内容。

"原文"仍按《金匮要略讲义》格式排列，序号（一、二……）放置原文之后。

"校勘"必须服从"阐析"的需要。引用书名出处，可用简称，全书体例皆同。

"注释"对原文中难解的字、词、句的音义，作精当的注解，或充实必要的书证。

"语译"将原文直译成现代汉语，要求浅显易懂、明白晓畅。

"提要"提示原条文的重点内容和主要精神。

"阐析"属本书的核心内容，是在《金匮要略讲义》的基础上，紧扣原文，进行阐释，注意突出原文本义。对原文中的重点、难点、疑点，进行较深入的阐述、解释、分析或讨论；对注家的不同看法，进行客观评议，并阐明作者见解，有时为了行文方便，亦可在"按语"中予以说明；对原条文的归纳或小结，可用图示或表格进行表述。

"选注"包括历代注家对原条文有代表性的论注，因篇幅所限，一般只引两家。

"按语"包括对原条文的证、法、方、药的评论；有关条文的对比、归纳和发挥，亦可用表格形式。

“结语”将全篇重点和难点加以全面总结和归纳，由博返约，便于读者掌握其主要精神。

此外，各篇〔附方〕及杂疗方等三篇的体例均与前述相同，不必全备。全书仍有目录、方剂索引备查。

本书系中医院校五版教材《金匮要略讲义》主编单位成都中医学院编写。由于本书内容涉及面广，加之篇幅所限，肯定有不够完善之处，切望同道提出宝贵意见，以便今后进一步提高。

编　者

一九九一年二月

目　　录

金匮要略方论序

张仲景为《伤寒杂病论》,合十六卷,今世但传《伤寒论》十卷,杂病未见其书,或于诸家方中载其一二矣。翰林学士[①]王洙在馆阁日,于蠹简中得仲景《金匮玉函要略方》三卷,上则辨伤寒,中则论杂病,下则载其方,并疗妇人。乃录而传之士流,才数家耳。尝以对方证对者,施之于人,其效若神。然而或有证而无方,或有方而无证,救疾治病,其有未备。国家诏儒臣校正医书,臣奇先校定《伤寒论》,次校定《金匮玉函经》。今又校成此书,仍以逐方次于证候之下,使仓卒之际,便于检用也。又采散在诸家之方,附于逐篇之末,以广其法。以其伤寒文多节略,故所自杂病以下,终于饮食禁忌,凡二十五篇,除重复,合二百六十二方,勒成上中下三卷,依旧名曰《金匮方论》。臣奇尝读《魏志·华佗传》云:"出书一卷曰,此书可以活人。"每观华佗凡所疗病,多尚奇怪,不合圣人之经。臣奇谓活人者必仲景之书也。

大哉!炎农圣法,属我盛旦,恭惟主上,丕承大统,抚育元元,颁行方书,拯济疾苦,使和气盈溢而万物莫不尽和矣。

太子右赞善大夫[②]臣　高保衡

尚书都官员外郎[③]臣　孙　奇

尚书司封郎中[④]充秘阁校理[⑤]臣　林　亿等传上

注释　① 翰林学士:翰林院中的官名,为皇帝的机要秘书。承命撰拟有关任免将相和册后立太子等事的文告。拜相者必由翰林出身,故有"内相"之称。下总领医官等四局。

② 太子右赞善大夫:负辅导太子之责的官名,从六品。

③ 尚书都官员外郎:为刑部十八司员外郎中主管文书的五品官,属皇帝近臣。

④ 尚书司封郎中:为吏部执掌官封、叙赠、承袭之事的五品官。

⑤ 秘阁校理:为文渊阁阁职名,职掌撰集文章、校理经籍。

［语译］ 张仲景著《伤寒杂病论》共十六卷,现今社会上仅仅流传《伤寒论》十卷,却未见过杂病这书,有些也只是在各位医家的方书中记载了一二。翰林学士王洙在翰林院的时候,从虫蛀的竹简中发现了仲景《金匮玉函要略方》三卷:上卷辨伤寒,中卷论杂病,下卷载医方,并有治疗妇科杂病诸方,于是就抄录下来传播给学者们,也不过才几个人知道而已。他们曾把方证相合的医方,应用来给人治病,效验如神。然而该书中有的有证无方,有的有方无证,医治疾病就有不足之处。国家命令有学识的臣子校正医书。臣孙奇首先校定了《伤寒论》,接着校定了《金匮玉函经》,现在又校完了这本书。其体例,仍然把每首方剂依次编列在证候下面,使得在紧急情况下检用起来方便。另外还搜集了散在于各家中的医方,附在各篇的后面,借以发扬光大仲景的治则。由于书中所引伤寒条文大多简略,所以选取从杂病以下到饮食禁忌为止,总共二十五篇,除去重复,合计二百六十二方,汇编为上、中、下三卷,依旧命名为《金匮方论》。臣孙奇曾经读《魏志・华佗传》,其中记载有"华佗拿出一卷书说:这本书可以救活病人"。每次观览华佗那些治病的案例,总觉得他往往喜欢用奇方怪法,似与圣人经典不相吻合。臣孙奇认为所谓"活人"之书,应当是仲景著作。真伟大啊!炎帝神农的神圣法宝,传给了我们这个兴隆昌盛的朝代。敬贺皇上,继承大宗基业,抚养教育百姓,颁布发行方书,拯济疾苦之民,使和乐之气充满盈溢,那么天下万物没有不完全和乐的。

太子右赞善大夫臣　高保衡

尚书都官员外郎臣　孙　奇

尚书司封郎中充秘阁校理臣　林　亿等呈送皇上

（张家礼）

绪　言

沿革及编写体例

《金匮要略方论》是我国东汉时代著名医学家张仲景所著《伤寒杂病论》的杂病部分，也是我国现存最早的一部诊治杂病的专书，是仲景创立辨证理论体系的代表作。本书在理论上和临床实践上都具有较高的指导意义和实用价值，对后世临床医学的发展有重大的贡献和深远的影响，古今医家对此书推崇备至，赞誉为方书之祖、医方之经、治疗杂病的典范。书名《金匮要略方论》，“金匮”，言其重要和珍贵之意，“要略”，言其简明扼要之意，表明本书内容精要，价值珍贵，应当慎重保藏。

本书大致可分为成书、散佚、整理校订三个时期。约在公元三世纪初，张仲景写成了《伤寒杂病论》。这部书包括“伤寒”和“杂病”两部分，全书共十六卷，其中十卷论伤寒，六卷论杂病，《金匮》即是其中“杂病”部分。此书从东汉到西晋的一段时期，因战乱而散佚，后来虽经西晋王叔和加以搜集和编次，但后人仅看到《伤寒论》十卷，而未见到杂病部分，其中资料只能从其他医书，如《脉经》、《诸病源候论》、《千金方》、《外台秘要》等所引用的看到一些。直到北宋仁宗时，翰林学士王洙在翰林院所存的残旧书籍中得到《金匮玉函要略方》，这是仲景《伤寒杂病论》的节略本，一共有三卷，上卷论伤寒病，中卷论杂病，下卷记载方剂及妇科理论和处方。但由于该书是节略本，其文“或有证而无方，或有方而无证”，这样就不免有“救疾治病其有未备”的缺点。其后又经林亿等对此节略本进行校订，因为《伤寒论》已有较完整的王叔和编次的单行本，于是把上卷删去而只保留中、下卷论述杂病和治疗妇人病部分。为了便于临床应用，“使仓卒之际，便于检用”，又把下卷方剂部分，分别列在各种证候之下，编为上、中、下三卷。此外，还采集各家方书中转载仲景治疗杂病的医方及后世一些医家的良方，分类附在每篇之末，“以广其法。”因是节略本，所以将此书命名为《金匮要略方论》，即是后世通行的《金匮要略》，或简称《金匮》（以下简称“原书”）。

原书以论治内科杂病为主，尚包括某些妇科及外科疾病。全书分为三卷，共二十五篇。上卷第一篇至第十篇，中卷第十一篇至第十九篇，下卷第二十篇至第二十五篇。首篇《脏腑经络先后病》，属于总论性质，对疾病的病因病机、预防、诊断、治疗等方面，都以例言的形式，作了原则性的提示，所以此篇在全书中具有纲领性的意义。从第二篇《痉湿暍病》到第十七篇《呕吐哕下利病》属于内科范围的疾病。第十八篇《疮痈肠痈浸淫病》则属于外科疾病。第十九篇《趺蹶手指臂肿转筋阴狐疝蚘虫病》，是将不便归类的几种疾病合为一篇。第二十至第二十二篇，专论妇产科疾病。最后三篇为杂疗和食物禁忌，带有急救、验方性质和饮食注意事项。

原书对六十余种疾病的证治进行了详略不同的论述，前二十二篇中，包括四十多种疾病共载方剂二百零五首。其中四首只列方名而未载药味，即《水气病》篇中的杏子汤，《疮痈肠痈浸淫病》篇中的黄连粉，《趺蹶手指臂肿转筋阴狐疝蚘虫病》篇中的藜芦甘草汤，《妇人妊娠病》篇中的附子汤。在治法方面，除使用药物外，还采用了针灸和饮食调养，并重视护理。药物的剂型既有内服的汤、丸、散、酒剂，又有外治的熏、洗、坐、敷等药剂。此外，对药物的炮制、煎熬和服药方法，以及药后反应等，都有较详细的记载。

原书每篇内容以条文形式写出，一般是先论病证，后出方治，再列药味和煎服法等。所采用的后世方剂，大多标名为“附方”，分别列在有关疾病或每篇之末。这种按病证分门别类，分条叙证和分证出方的编写体例，具有简明扼要，层次清楚，便于检用的优点。

原书对疾病的分篇，有以数病合为一篇者，亦有一病分列一篇者。其数病合为一篇者，主要是以病机相同、病位相近或证候相似为依据。① 病机相同，合为一篇：如血痹与虚劳二病，前者虽与感受外邪有关，但其主因乃是阳气亏虚而血行凝滞，阳气被邪气所痹阻而成。后者是五劳、七伤、六极所引起的内脏气血虚损，二者病机有所相同，故合篇论述。又如《惊悸吐衄下血胸满瘀血病》篇所列几种病的病机都与心和血脉有关，又因血为心所主、肝所藏、脾所统，三脏功能失常，就会引起惊悸、吐血、衄血、下血或瘀血，故将这些病合在一篇论述。再如百合、狐惑、阴阳毒三病的病机，或由热病转归，或由感染病毒，由于性质相近，故合为一篇。② 病位相近，合为一篇：如消渴、小便不利、淋病三者皆属肾或膀胱病变，故合为一篇。呕吐、哕、下利三者的发病主因和发病机制虽有所不同，但都属于胃肠病变，故将三者合为一篇。③ 证候相似，合为一篇：如痉、湿、暍三病，虽其感受外邪不同，但在初起时多有恶寒发热等表现，三者在证候表现上有所相似，故合为一篇论述。有的篇章合论的病证常包括有两种或三种因素。例如腹满、寒疝、宿食均与胃肠有关，此病位相同者一；都有胀满或疼痛症状，此证候相似者二。再如胸痹、心痛二病，两者都是由于阳气不振，水饮或痰涎停滞于胸中或心下所致，皆有心胸疼痛、短气表现，二者在病机、病位、证候三方面都相类同，故合为一篇论述。这种数病合篇论述的创作体例，有利于区别有关病证的异同之处，有助于掌握各种疾病的辨证论治规律。所以陈修圆说："凡合篇各证，其证可以互参，其方可以互用。须知以六经钤百病，为不易之定法，以此病例彼病，为启悟之捷法。"（《金匮要略浅注》）

另外，原书也将某些独立性较强，或临床表现有较为鲜明特性的疾病进行专题论述。如疟病、奔豚气、痰饮、水气、黄疸等。但应注意在这些专题篇章中，除重点论述本病的证治外，每每还要论及与本病有关的一些证候，故其论述也较广泛。例如《痰饮咳嗽病》篇，因为水与饮同类，故在论述饮病的同时，又论及属于一时性停水的证候与治法；《水气病》篇，因水、气、血三者在生理上或病理上都有一定的关系，故在论述水气病后，还论及气分病和血分病；《奔豚气病》篇中，也提到有关病证，如惊怖等。

书中唯《五脏风寒积聚病》篇别具一格，论述五脏病机及证候，篇名颇合脏腑病机精神，可惜此篇脱简较多，有残缺不全之感。

原书各篇从论述疾病的病因病机开始，进而根据病情的复杂变化，举出主证，然后据证提出治法与方药，这样就有利于学者系统掌握各篇所论述疾病的证治规律。在具体写作方法上，有时开门见山，给疾病明确定义；有时借宾定主，托出疾病特点；有时把性质类似的条文列在一起，以类比其异同；有时把性质不同的条文列在一起，以资对比说明。有时用许多条文解决一个问题；有时以一条原文说明许多问题。书中有详于此而略于彼者，须留意其前后呼应的关系；或详于方而略于证者，示人当以药测证；或详于证而未列方药者，示人当据证以立方，特别是人所易知的证候和治法，各篇每多从略；对人所易忽略的证候和治法，则不厌其烦地加以分析、比较、鉴别、说明。在条文的叙述上，常用问答式提出问题和回答问题，这种写法颇能发人深思。篇中每一条文既有其独立的精神，条文之间又常互相印证，或正反对比，相互说明。看起来各条互不相干，实际上彼此关系非常密切，有些条文即使不在同一篇中，也具有这种作用。故在学习本书时，必须前后联系，互相参照，勤于思考，才能正确完整地理解原文意义。

从原书各篇的编写体例，可知作者既强调辨证论治，又重视病与证相结合的诊治方法。原书各篇均以"病脉证并治"为篇名，各篇中都含有病名、证候、脉象、病因病机、诊断、治法等项内容，示人以病与证相结合、脉与证合参、辨证与论治紧密结合的重要意义。因为证是由病而发生的，辨证是认识疾病的具体情况，辨病是掌握疾病总的规律。辨证是辨病的基础，辨证方能识病。应在辨病的原则下，按各种疾病的规律进行辨证论治，才能更全面、更确切。故病与证二者不可偏离，若仅凭辨证，则只能认识疾病某一发展阶段的临床综合表现，不能认识整个疾病发展过程总的变化。一种病就其全过程而言，有其总的规律，若不辨识其总的规律，只认识某一发展阶段的具体情况，就掌握不住它的特殊性，治疗时针对性就不强。如对疟病，不认识疟邪致病的总规律，只根据疟病所出现的具体证候施治，疗效就不彻底。反之只掌握其总规律，而不针对其有牝疟、温疟、瘅疟、疟母等不同情况分别施治，也不会有满意的疗效。徐洄溪说："欲治病者，必先识病名，能识病名而后求其病之所由生，知其所由生又当辨其生之因各不同，而病状所由异，然后考其治之之法。"(《医学源流论》)徐氏之言，可以说是对张仲景辨病与辨证相结合进行论治的很好说明。

学术价值

和《黄帝内经》、《神农本草经》等书一样，《金匮要略》亦被人们称为医学经典，是因为它具有极高的学术价值。如果说《黄帝内经》为中医理论的根基,《神农本草经》开中药学之先河,那么,《金匮要略》就为中医临床医学奠定了基础。

其学术价值主要表现在以下几方面:

一、继承《内经》精华,并使之发扬光大

如"阴平阳秘,精神乃治"、"治病必求其本",这个本就是阴阳的平衡,以及"谨察阴阳之所在而调之,以平为期"等名言,均阐述了"一切治疗的目的,都是保持或恢复人体阴阳平衡"这一《内经》的基本观点。而这一观点在《金匮》中不仅得到继承,且得到了很好的发挥。例如《水气病》篇论述"气分"的治疗原则时,提出"阴阳相得,其气乃行,大气一转,其气乃散"。因阴阳乃气血营卫之总司,阴阳相得,则气血充沛,营卫调和,精神乃治。如阴阳相失,则气血乖戾,营卫不和,于是疾病丛生。水气病如此,百病皆然。又如对于阴阳两虚所出现的寒热证候,仲景不是简单地以热治寒,或以寒治热,而是采用建立中气、平调阴阳的方法,书中以小建中汤为代表方,从阳引阴,从阴引阳,使阴阳得以和调,中气得以四运,则"虚劳里急、悸、衄、腹中痛、梦失精、四肢酸疼、手足烦热、咽干口燥"等寒热错杂之证,自可随之消失。可见仲景根据《内经》"治病必求其本"这一平调阴阳的治疗思想,贯穿于《金匮》全书之中,对后世治疗杂病的方法,影响极为深远。

再如,《内经》中"治未病"的思想精华,在《金匮》中则发展成更为具体的"未病先防"和"已病防变"。《脏腑经络先后病》篇指出:"若人能养慎,不令邪风干忤经络,适中经络,未流传脏腑,即医治之,四肢才觉重滞,即导引、吐纳、针灸、膏摩,勿令九窍闭塞;更能无犯王法、禽兽灾伤,房室勿令竭乏,服食节其冷热苦酸辛甘,不遗形体有衰,病则无由入其腠理。"这些有关注意养生调摄和饮食起居等防病措施就是"未病先防"。本书首篇首条又指出"……见肝之病,知肝传脾,当先实脾"。强调肝实之病,多传变至不旺之脾,治疗"当先实脾",而不能见肝之病,唯治其肝,如此不但肝之本病不易治愈,且可传变至其他脏腑亦病。对于邪气盛实的疾病,预测必传其所克制的脏腑亦病,从而提出先实他脏、兼治本脏以防传变的原则,就是"已病防变"。

二、创立中医临床医学的基本理论

《脏腑经络先后病》篇说:"千般疢难,不越三条,一者,经络受邪,入脏腑，为内所因也；二者，四肢九窍，血脉相传，壅塞不通，为外皮肤所中也；三者，房室、金刃、虫兽所伤。以此详之，病由都尽。”将病因分为此三类，为后世“三因”学说打下了基础。这可说是由仲景首创的病因学理论。

同篇中有“若五脏元真通畅，人即安和；客气邪风，中人多死”的一段，阐述正气抗邪和邪气伤正的道理，可说是仲景首创的发病学理论。

仲景还创立了以证为主、病证结合的诊断、治疗学基本理论。这可用《金匮》中各篇均以“××病脉证并治”为篇名，病、证同时并举和《金匮》中曾阐述过“疟病”、“肠痈”、“蚘虫”等独立病种来加以证明。

三、准确、巧妙地运用“法、方、药”而为后世垂范

（一）准确、巧妙运用脉法

1. 依据脉象诊断疾病：如百合病“其脉微数”；疟病“其脉自弦”；水气病“脉沉”等。

2. 依据脉象解释病机：如论历节，“寸口脉沉而弱，沉即主骨，弱即主筋，沉即为肾，弱即为肝……”以此阐明历节的病因病机主要是由于素体肝肾虚弱。又如论胸痹，“夫脉当取太过不及，阳微阴弦，即胸痹而痛……”此处“阳微阴弦”一语，就反映了胸痹病上焦阳微、下焦阴盛、阴邪上乘阳位的病机。

3. 依据脉象鉴别病证：如疟脉自弦，但疟病有寒热多少之别，如弦迟者多寒，主牝疟；弦数者多热，主瘅疟。又如肺痈与肺痿，其病机同为热在上焦，故其脉均数，但肺痈脉数实，肺痿脉数虚，二者虽症状相似，但一实一虚，判然有别。

4. 依据脉象确定治法：如咳嗽上气病，“咳而脉浮者，厚朴麻黄汤主之；脉沉者，泽漆汤主之”。又如黄疸病，“诸病黄家，但利其小便，假令脉浮，当以汗解之，宜桂枝加黄芪汤主之”。

5. 依据脉象判断预后：如水气病，“……水病脉出者死”。又下利病，“下利后脉绝，手足厥冷，晬时脉还，手足温者生，脉不还者死”。尽管《金匮》论脉，疑点、难点不少，但诚如徐洄溪所说“其脉法，亦皆《内经》及历代相传之真诀”（《医学源流论》），是值得深入研讨的。

（二）准确、巧妙运用腹部切诊法

如对积聚的辨别，《五脏风寒积聚病》篇说：“积者，脏病也，终不移；聚者，腑病也，发作有时，展转痛移，为可治。”这是通过腹诊辨明积与聚的浅深轻重。又如对腹满的虚实鉴别,《腹满寒疝宿食》篇提出:“病腹满者,按之不痛为虚,痛者为实。”这不仅是腹满病的虚实辨证要点,且已被公认为所有腹部疾病辨别虚实的总纲。并指出:“腹满时减,复如故,此为寒,当与温药。”“腹满不减,减不足言,当须下之,宜大承气汤。”这是通过腹诊以辨别寒热的不同。不仅如此,篇中还进一步指出:“胁下偏痛,发热,其脉紧弦,此寒也,以温药下之,宜大黄附子汤。”“按之心下满痛者,此为实也,当下之,宜大柴胡汤。”同是胁腹病变,俱为实证,但有实热证和实寒证的不同,故所采用的治法亦有温下与寒下之异。

(三)准确、巧妙运用祛邪、扶正法

1. 扶正以祛邪:此种治法,一般用于以正虚为矛盾主要方面的病证。如《血痹虚劳病》篇的薯蓣丸条:“虚劳诸不足,风气百疾,薯蓣丸主之。”人体阴阳气血皆不足,易受外邪侵袭,治疗时应着眼于扶正,而不能一味祛邪以重伤阳气,反使病邪不得外解,故用薯蓣丸,以健运脾胃和养血滋阴,佐以祛风而扶正祛邪。在《金匮》方剂中,属于扶正以祛邪者约有四分之一左右,其中多数方剂又体现了重视温补脾肾。这是因为脾为“后天之本”,肾为“先天之本”,内伤杂病后期,每多出现脾肾虚衰证候,并可由此而影响其他脏腑,导致久虚不复,甚至病情恶化。因此,《金匮》重视调补脾肾,是体现了扶正以祛邪,治疗内伤杂病不可忽视的重要原则。

2. 祛邪以扶正:此种治法,一般用于以邪实为矛盾主要方面的病证。如治“疟母”用鳖甲煎丸,方中虽有人参、阿胶、芍药、桂枝等补气血、和营卫之品,但仍以祛邪为主,祛邪以扶正。

又本书祛除病邪,重视因势利导的道理,即随其病势而就近引导,使邪易去而正气不伤。例如书中治疗湿病,病在头中寒湿者,有纳药鼻中之法,这是因为病位在上,“腹中和,无病”,故病浅者不必深求,只须纳药鼻中,以宣泄上焦寒湿,病即可除。又如《水气病》篇:“诸有水者,腰以下肿,当利小便,腰以上肿,当发汗乃愈。”这是因为腰以下肿者,其病在下、在里属阴,利小便,可使在下在里之水,因势从小便排出。而腰以上肿者,其病在上、在表属阳,故用发汗法,使在表之水从汗而解。再如《呕吐哕下利病》篇:“哕而腹满,视其前后,知何部不利,利之即愈。”即呃逆、腹满之实证,病在下而气溢于上,如小便不利者,治当通利州都;如大便不通者,则当通腑泻下。故视其实阻之前后,知其何部不利而利之,则病从下出而气不上逆，腹满与呃逆俱可愈。

（四）准确、巧妙运用气血津液调理法

1. 调气血：如治"血痹"病，因其病机乃由风寒之邪乘血虚侵入人体，痹阻阳气，血行不畅所致，故病轻者，"宜针引阳气"，重者用黄芪桂枝五物汤通阳行痹，使阳气流通，则血脉亦通，而肢体局部麻木或疼痛等症即可逐渐消除。治疟病日久不愈，结为"疟母"者，用鳖甲煎丸行瘀消痰，软坚散结，其要旨亦在于通调气血以消除癥积。又如治"肝着"，用旋覆花汤以行气活血，通阳散结；治妊娠腹中㽲痛，由于肝脾气机失调者，用当归芍药散以行血调气，两和肝脾。再如治"胸痹心中痞，留气结在胸"者，分别辨证之虚实，或用枳实薤白桂枝汤以行气泄满，或用人参汤以健运脾气。

2. 调津液：如治"百合病一月不解，变成渴者"，加用百合洗方洗其身，洗其外即可以通其内，肺气宣发，津液得通，口渴自解。又如治痰饮病："夫短气有微饮，当从小便去之，苓桂术甘汤主之，肾气丸亦主之。"因痰饮病皆由三焦不利，致水饮停滞，不得宣行，故用苓桂术甘汤或肾气丸，使阳旺则气化，水精得以四布。此二方，一为健脾以治水，一为强肾以化水，皆可使气化流行，津液得通。

（五）准确、巧妙运用正治、反治法

正治与反治，源于《素问·至真要大论篇》，仲景在《金匮》中具体运用并有所发展。正治法是逆其病性的寒热虚实而制方用药，此时疾病的本质没有表现假象，故直接运用寒者热之，热者寒之，虚则补之，实则泻之的方法。此类治法，应用最广，较易掌握，故勿须赘述。反治法是当某些疾病临床上出现假象，或者大寒、大热证对治疗产生格拒时，所用的治法与疾病的假象相顺应，则称为反治或从治，诸如寒因寒用，热因热用，通因通用，塞因塞用之类。从透过现象看本质的精神而言，反治法仍然在于抓住疾病的本质，实际上与正治法不相矛盾，兹略举数例如下：

1. 寒因寒用：如治"暍病"的人参白虎汤，用以治疗气津两伤的太阳中暍，既有汗出身热而渴的暑证，又有恶寒的寒象，对于恶寒证而用清解暑热兼益气阴的治法，则属寒因寒用之例。

2. 热因热用：如《呕吐哕下利病》篇："下利清谷，里寒外热，汗出而厥者，通脉四逆汤主之。"此证里寒为真寒，乃病之本，外热为假热，乃阴盛格阳的假象，故仍用温热药以治其本，是属热因热用之例。

3. 塞因塞用：如《胸痹心痛短气病》篇："胸痹，心中痞，留气结在胸，胸满，胁下逆抢心，枳实薤白桂枝汤主之，人参汤亦主之。"胸痹气机阻塞，何以用人参汤？这是因为气结在胸属于"假实"者，病本为中阳不运，故反用人参汤温补之剂以除痞满，是为塞因塞用之例。

4. 通因通用：如下利病，因实积中阻，热结旁流所致者，在《呕吐哕下利病》篇中反用大、小承气汤通泄热结，是为通因通用之例。

（六）准确，巧妙运用标本缓急治法

一般而言，人体正气为本，邪气为标，正气的强弱，是主要矛盾的主要方面，仲景重视扶正以祛邪的治疗原则，已如前述。但标本关系在一定条件下是可以互相转化的，当着标病处于主要矛盾的时候，则又应急则治其标了。例如以妊娠期疾病而言，妊娠期之疾病属主要矛盾时，则应先抓住主要矛盾，去病即所以安胎。故《妊娠》篇中对妊娠而有癥病者，用桂枝茯苓丸去癥以安胎。治胃虚寒饮之恶阻，用干姜人参半夏丸益气蠲饮，温中降逆。阳虚宫冷，阴寒腹痛者，用附子汤温散阴寒，暖宫安胎。妊娠有水气者，用葵子茯苓散通窍利水以去水气。上述诸方中所用丹皮、桃仁、半夏、附子、葵子等，后世医家多列为妊娠禁忌药物，但仲景根据《素问·六元正纪大论篇》所说"有故无殒，亦无殒也"的精神加以具体运用，可谓善辨标本缓急的范例。再如表里同病时的先后缓急治则，《脏腑经络先后病》篇说："……病，医下之，续得下利清谷不止，身体疼痛者，急当救里；后身体疼痛，清便自调者，急当救表也。"就一般情况而言，表里同病，应先解表，表解后再治里，否则易致外邪内陷，造成变证。但经权衡轻重而里证危急时，则应急救其里，否则下利清谷不止，正气虚弱，恐将出现亡阳危候。而身体疼痛之表证，较之下利清谷之里证，则居于次要地位，故可以后治。当然，表里同病，有时根据具体情况也可以表里两解，如《腹满寒疝宿食病》篇："病腹满，发热十日，脉浮而数，饮食如故，厚朴七物汤主之。"即是属于表里两解法，但其间也有主次之分，此方证因腹满的里证重于脉浮而数、发热等表证，故方中用厚朴三物汤主治里实以解决主要矛盾，而以桂枝汤去芍药治表证，以兼顾次要矛盾。又如新旧同病时的先后缓急治则，《脏腑经络先后病》篇说："夫病痼疾加以卒病，当先治其卒病，后乃治其痼疾也。"即当卒病处于主要矛盾时，则先治新病，后治旧疾，因卒病易除，故当先治，痼疾难拔，故宜缓图，且不使新邪得助旧疾，是为新旧同病的一般治则。

（七）准确、巧妙运用上下内外治法

1. 上病下取和下病上取：病证虽表现在上焦，但其病本在下焦或中焦，即可用上病下取法治之。如《痰饮》篇的泽泻汤条："心下有支饮，其人苦冒眩，泽泻汤主之。"此上有冒眩之证，但其病本为脾虚水泛，蒙蔽清阳所致，故用泽泻汤利水健脾，上病下取法治之。又如病证虽表现在下焦，但其病本在上焦或中焦者，可用下病上取法治之。如虚寒肺痿证见"必遗尿，小便数"，则可用温肺以复气，暖上以制下的甘草干姜汤治疗。

2. 内病外治和外病内治："百合病，一月不解，变成渴者，百合洗方主之。"是内病可以外治之例。又如《疮痈肠痈浸淫病》篇："病金疮，王不留行散主之。"凡刀斧等金属器械所伤，必将导致营卫运行失调，故用运行气血，调和阴阳之王不留行散主治，观方后云："小疮即粉之，大疮但服之，产后亦可服。"这说明外伤可以内治。

（八）准确、巧妙运用同病异治和异病同治方法

如同病呕吐，属于气虚津伤的胃反证，用大半夏汤；胃气虚寒，肝气犯胃者，用吴茱萸汤；脾肾阳虚，阴盛格阳者，用四逆汤；胃中积热上冲者，用大黄甘草汤；胆胃郁热气逆者，用小柴胡汤；热迫胃肠干呕而利者，用黄芩加半夏生姜汤；中气虚滞，胃热肠寒而心下痞者，用半夏泻心汤；寒饮搏结胸中，上中二焦气机受阻者，用生姜半夏汤；寒饮气逆之属实证者，用小半夏汤；中阳不足而寒饮犯胃者，用半夏干姜散；脾虚而新饮停留者，用猪苓散；中阳不运，停饮胃反者，用茯苓泽泻汤。若系妊娠呕吐，属脾胃虚寒者，用桂枝汤；胃虚而有寒饮，用干姜人参半夏丸。产后虚热烦呕者，用竹皮大丸。此同一呕吐，《金匮》竟分别用十数方治疗，可谓同病异治之典型。又如"病溢饮者，当发其汗，大青龙汤主之，小青龙汤亦主之"。按两青龙汤皆为双解法，俱能治表里证，但大青龙汤治表寒里热，小青龙汤治表寒里饮。发表之药虽相同，而治里之药则殊。再如"夫短气有微饮，当从小便去之，苓桂术甘汤主之，肾气丸亦主之"。即属于脾阳不运者，用苓桂术甘汤健脾化饮；属于肾气不足者，用肾气丸温肾化饮。似此一病可用二方，皆体现了同病可以异治。

《金匮》所载疾病，用肾气丸主治者凡五见，即"脚气"、"虚劳"、"痰饮"、"消渴"、"妇人转胞不得溺"等不同病证，凡属肾气不足所致者，皆可

用温补肾气的肾气丸主治，这是较为典型的异病同治。又如防己黄芪汤，既可用治风湿脉浮身重，汗出恶风，亦能治风水病具有此等证候者。再如葶苈大枣泻肺汤，既用治肺痈，也可用治支饮。这些都属于在不同疾病中，只要掌握了证候病机的共通性，即可施以相同的治法和方药。

（九）准确、巧妙组方用方

《金匮》诸方，紧扣病机，立法严谨，用药精炼，加减灵活，这是较为突出的特色。其中大多数方剂，体现了“八法”的具体应用。例如：桂枝汤为汗法；瓜蒂散为吐法；承气汤为下法；小柴胡汤为和法；大乌头煎、通脉四逆汤为温法；白虎加人参汤、白头翁汤为清法；鳖甲煎丸、枳术丸为消法；当归生姜羊肉汤、肾气丸等为补法。除上述八法之外，如将《金匮》方剂所体现的治法再进一步区分，还有表里双解法，如厚朴七物汤、大柴胡汤、越婢汤、大青龙汤、小青龙汤、射干麻黄汤、乌头桂枝汤等。固涩法，如桂枝加龙骨牡蛎汤、桃花汤等。止血法，如黄土汤、柏叶汤、胶艾汤等。润燥法，如麦门冬汤。除湿法，如五苓散、茵陈五苓散、猪苓汤、苓桂术甘汤等。又如同属消法一类方剂，其用途也各有不同。如枳术丸重在调治气分；鳖甲煎丸体现活血消瘀。还有除湿利水的防己茯苓汤、化痰散饮的小半夏汤等，均可在消法一类方剂中加以区分，故前人有“八法之中，百法备焉”的说法。又《金匮》方剂，富有辨证论治特色，例如治胸痹的名方瓜蒌薤白白酒汤，总共三味，方中瓜蒌开胸中痰结，薤白通阳行气，白酒轻扬以助药力，共奏通阳开结、豁痰下气之功，使胸阳宣通，则胸痹诸证可解。如证见不得卧，心痛彻背者，是水饮上逆，病势稍重，则加半夏以降水饮，成为瓜蒌薤白半夏汤。如再加“心中痞气，胸满、胁下逆抢心”等症，则加枳实、厚朴、桂枝等以降胸中、胁下之气，成为枳实薤白桂枝汤，其药力则较强于以上二方。又如用小青龙汤治支饮咳喘，针对寒饮为病之本，则方中必用干姜、细辛、五味。如阳虚而有水气上冲时，则方中必用桂枝。水饮而致呕逆者，则方中必用半夏。如血虚而见浮肿时，防止麻黄对血虚不利，则改用杏仁。如确有胃热上冲，见“面热如醉”者，则加大黄。故唐宗海认为：“仲景用药之法，全凭乎证，添一证则添一药，易一证亦易一药。”（《金匮要略浅注补正》）这正是在辨证论治、治病求本的前提下，当证候发生变化时，随证用药的范例。此外，如越婢汤本用于发越水气，若加术成为越婢加术汤，则可用治风湿。如加半夏成为越婢加半夏汤，则可用治肺胀。又

《金匮》方中药量的加减变化，也颇值得玩味。如桂枝加桂汤之加重桂枝，用以治疗奔豚气。小建中汤之倍用芍药(加饴糖)以平调阴阳。通脉四逆汤之加重干姜以温中扶阳。还有厚朴三物汤与厚朴大黄汤、小承气汤三方均为大黄、枳实、厚朴三味组成，但因分量不同，主治即各有重点。由此可知药量经加减变化之后，方剂的命名不同，亦含有辨证论治的意义。

（十）准确巧妙选药、用药

仲景既重视单味药物原有主治功能，同时也注意药物配伍后所产生的协同作用。

1. 重视单味药物的独特效用：如百合病主用百合；狐惑病以苦参汤熏洗，以雄黄熏肛；阴毒或阳毒均用升麻、鳖甲解毒；治疟病用蜀漆；治黄疸用茵陈等，皆含有一病常有专药之意。

2. 注重药物配伍所产生的协同作用：药物经配伍所产生的作用，不等于组成方剂所用的单味药物的功效相加。例如溢饮证见身疼痛烦躁者，是邪盛于表而兼有郁热，可用发汗兼清郁热的大青龙汤治疗。但从大青龙汤的组成药味看，凡麻、桂、杏、草、姜、枣、石膏等七味，无一药是专门起止痛作用的。故从单味药物原有作用上看，是难以理解该方功效的。而事实上这些药味组成大青龙汤后，确能收到去水、止痛、除烦之效。因此，仲景用药重在发挥药物配伍后的综合作用，这正是经方可贵之处，亦是《金匮》用药的特色。仲景在药物配伍应用方面有着丰富的经验。例如：麻黄与石膏配伍，则可解表清里，用治风水或咳喘，如越婢汤、大青龙汤；与厚朴配伍，则可散饮降逆，用于咳而脉浮者，如厚朴麻黄汤；与白术配伍，则可发散寒湿，用于寒湿在表，可发汗而不致过汗，如麻黄加术汤；与苡仁配伍，则轻宣温化，发散风湿，用于风湿在表，如麻杏苡甘汤；与乌头配伍，则可逐寒宣痹，用于寒湿历节，如乌头汤；与半夏配伍，则可宣肺和胃，平喘止呕，用于水饮凌心之心下悸，如半夏麻黄丸。又如桂枝的配伍应用，与附子合用，可治风湿表阳虚，如桂枝附子汤；与芍药、姜、枣合用，可以解表和营卫、化气调阴阳，如桂枝汤；与黄芪、胶饴等同用，可以建立中气，如小建中汤、黄芪建中汤；与瓜蒌、薤白等同用，可以宣通胸痹，如枳实薤白桂枝汤；与苓、术同用，可以温化水饮，如五苓散、苓桂术甘汤；与茯苓、五味同用，可以下气平冲逆，如桂苓五味甘草汤；与乌头合用，可以散寒止痛，如乌头桂枝汤；与石膏、知母等合用，可以治疗温疟，如白虎加桂枝汤；与丹皮、桃仁、川芎、当归等合用，可以温经行瘀，如桂枝茯苓丸、温经汤等。再如附子的配伍应用，与干姜合用，可增强回阳救逆之效；与白术合用，可以温散寒湿；与乌头合用，可以峻逐阴邪；与苡仁合用，可以缓急止痛；与粳米合用，可以温中止痛；与大黄合用，可以温下寒积；与瓜蒌、瞿麦合用，可以温阳化气，利水润燥；与灶中黄土、地黄等合用，可以温脾摄血。

此外，《金匮》还注重药物的炮制，煎煮方法。如用附子，凡用以回阳救急者，多用生附子。而用以除寒止痛者，多用炮附子。再如治虚寒肺痿用甘草干姜汤，干姜炮用，以辛通而兼苦降，开后世温上制下法之先例。又如茵陈蒿汤的煎煮法，先煮茵陈，后入大黄、栀子，因后入大黄、栀子，可以速泄其热，久煮茵陈，则可缓除其热中之湿。又如乌头汤、乌头桂枝汤中，乌头与白蜜同煎，既可以制乌头药性之峻烈，又可使药力持久，这些经验和方法，都是非常可贵的。

四、理论联系实际，建立完整的临床医学体系

从中医学的发展史上看，临床医学在一个相当长的历史时期，基本上处在朴素的经验阶段，治疗是以单味药物的应用为主要方法。到了春秋战国以后，医学有了较大的发展，《内经》的出现，代表了当时实践经验的总结和医学理论原则的确立。例如《内经》以唯物论和辩证法思想为指导，提出了整体观念、阴阳五行和脏腑经络学说等重要医学理论，使中医学在生理、病理、诊断、治疗等方面具备了初步的理论体系。但是，对汤液药物的治疗方法，还未能把实践经验上升到理论的高度。到了张仲景生活的年代，他一方面“勤求古训”，另一方面“博采众方”，把《内经》等医学理论结合于药物运用的实际，创造性地提出了运用方药的辨证施治原则，从而使祖国医学具备了比较完整的理论体系和鲜明的特色。正是由于这一科学理论，才使得中医学术经历了一千多年而不衰，至今仍保持着无限的生命力，并推动着中医学术不断向前发展。

五、实践证明了《金匮》的科学性

本书自问世以来，便有效地指导临床实践，历代医家对其疗效都作了充分的肯定。如《魏志・华佗传》有“此书可以活人”的记载；宋・林亿等在《金匮要略方论序》中说：“尝以对方证对者，施之于人，其效若神。”金・张元素称本书“治杂病若神”。清・徐洄溪赞本书之方“所投必效，如桴鼓之相应”。近人曹颖甫著《经方实验录》,赵守真著《治验回忆录》,均载有不少疑难病案,印证了本书的临床效果。朱丹溪曾说:“天地气化无穷,人身之病亦变化无穷,仲景之书载道者也,医之良者,引例推类,可谓无穷之应用。”事实上历代医家,特别是宋元以来对《金匮》的注家,在阐明书中的义理方面做了大量的工作,对本书辨证论治的理、法、方、药各方面,无论在理论上或实践上都有所发挥和补充。二十年来在中西医结合的临床研究和实验研究中,运用本书的理论和方药也获得了不少成果。这些都足以说明本书至今仍然有效地指导着临床实践,具有很大的生命力和发展前途。

六、后人对《金匮要略》的评价,证明其不朽的学术价值

清代医家徐洄溪指出:“其论皆本于《内经》而神明变化之;其用药悉本于《神农本草》,而融会贯通之;其方则皆上古圣人,历代相传之经方,仲景间有随证加减之法;其脉法亦皆《内经》及历代相传之真诀,其治病无不精切周到,无一毫游移参错之处,实能洞见本源,审察毫末……真乃医方之经也。”(《医学源流论》)号称金元四大家之一的朱丹溪,评价本书说:“圆机活法,《内经》具举,与经意合者,仲景书也。”(《丹溪心法》)这些都说明仲景全面继承了前人的理论和经验,其著作是集我国三世纪以前医学之大成。

《医宗金鉴》指出:“先自张机书,盖以前之书,皆有法无方,《伤寒论》、《金匮要略杂病论》创立方法格式,始有法有方,诚医宗之正派,启万世之法程,实医门之圣书也。”从方剂学的发展上看,如果没有仲景所确立的辨证论治原则,单味药物要过渡到复方配伍应用,是很困难的,这可以从《内经》和西汉淳于意的“诊籍”中得到证明。所以王海藏(《医垒元戎》)说:“折中汤液,万世不易之法,当以仲景为祖。”王氏还指出:“唐宋以来,如孙思邈、葛稚川、朱奉议、王朝奉辈,其余名医虽多,皆不出仲景书。又《汤液本草》于孙、葛、朱、王外,添王叔和、范汪、胡洽、钱仲阳、成无己、陈无择等,其议论方定,增减变易,千状万态,无有一毫不出于仲景者。洁古张元素,其子张璧,东垣李明之,皆祖张仲景汤液……仲景广汤液为大法,晋宋以来,号名医者,皆出于此。”这些都充分说明了本书的启后作用,故后世医家公认本书为“群方之祖”。

《灵枢·逆顺肥瘦》云:“匠人不能释尺寸而意短长,废绳墨而起平水也；工人不能置规而为圆，去矩而为方。”由于《金匮》对杂病所确立的辨证论治原则，符合临床实际的治疗规律，所以朱丹溪指出：“仲景诸方，实万世医门之规矩准绳也，后之欲为方圆平直者，必于是而取则焉……借令略有加减修合，终难逾越矩度。”由此可见，《金匮》一书，在杂病治疗学中，确实具有经典的地位，直到今天，仍然起着治疗杂病的典范作用。

（李克光）

脏腑经络先后病脉证第一

本篇论述人体脏腑经络先后发病的病因病机及临床所表现的脉象和症状，属于全书的概论性质，具有纲领性意义。篇中对疾病的预防、病因、病机、诊断、治则、护理、预后等方面，都以举例的形式，作出原则性的提示，其内容相当广泛，但全篇的主旨则重在以整体观念为指导，强调人体不仅与自然界是一个有机的整体，而且人体本身也是一个有机的整体。如脏腑之间，经络之间，脏腑与经络之间，既相互依存，又相互制约，在生理上有相互资生的作用，在病理上又可相互影响，相互发生传变，一脏有病（先病），可传变他脏（后病）；一经有病（先病）可传变他经（后病）；经络受邪，可传入脏腑；脏腑的病变，也可反映到经络的循行部位。由于本篇着重阐发了“见肝之病，知肝传脾”，和“经络受邪入脏腑”等有关脏腑经络先后发病的病理传变规律，又是全书的首篇，故题篇名为“脏腑经络先后病脉证第一”。

问曰：上工[①]治未病[②]，何也？师曰：夫治未病者，见肝之病，知肝传脾，当先实脾[③]，四季脾旺[④]不受邪，即勿补之。中工不晓相传，见肝之病，不解实脾，唯治肝也。

夫肝之病，补用酸，助用焦苦，益用甘味之药调之。酸入肝，焦苦入心，甘入脾。脾能伤肾[⑤]，肾气微弱[⑥]，则水不行；水不行，则心火气盛；心火气盛，则伤肺，肺被伤，则金气不行，金气不行，则肝气盛。故实脾，则肝自愈。此治肝补脾之要妙也。肝虚则用此法，实则不在用之。

经曰：“虚虚实实[⑦]，补不足，损有余”，是其义也。余脏准此。（一）

［校勘］ 自“酸入肝”至“……要妙也”一段文字，系根据日本宝历六年(1756)印赵刻《仲景全书》版本订正。“伤”，《三因方》(1174)作“制”。

注释 ① 上工：工，指医生，古时从医疗技术上区分，把治病效果能愈十分之九的称为上工，十分之七为中工，十分之六为下工。

② 治未病：古代所说的治未病，主要是指预防疾病。这里所说的治未病，是指先治未病的脏腑，以防止病邪的传变。

③ 实脾：即补脾之意。

④ 四季脾旺：脾属土，土寄旺于四季，故云四季脾旺。(参见《素问·太阴阳明论篇》)这里可理解为一年四季脾气都很旺盛。

⑤ 脾能伤肾：伤，作制约解，按五行相克的规律，即脾土能制肾水。

⑥ 肾气微弱：指肾中阴寒水气不致亢而为害。(参见本书《水气病》篇第二十一条)

⑦ 虚虚实实：据王冰引《灵枢经》为“无实实，无虚虚”，这里是告诫治虚证不可用泻法，治实证不可用补法，以免犯虚其虚、实其实的错误。

［语译］ 问：“上工治未病，这句话是什么意思?”老师说：“治未病的意义，如见到肝病，知道肝会影响到脾，就应当先补脾，但如一年四季脾气旺盛的时候，脾就不会受到肝邪的侵袭，那就不必补脾。一般的医生不知这种相传的道理，见到肝病，也不了解应当先实脾的方法，而只知道治肝。治肝虚病，要用酸味药来补已病的肝，加上焦苦味的药以扶助不病的心，还要用甘味药来调和其脾。因为酸味药入肝，焦苦味入心，甘味入脾，脾气旺盛便能制肾，肾受到制约，肾中阴寒水气便不会亢而为害，由是可保持心的少火旺盛，而心火旺盛可以制约肺金，肺气受制，则肝气便可逐渐旺盛，所以补脾，肝病就会自然痊愈，这是用补脾来治疗肝病的一种重要方法。不过这种方法只能用在肝虚病，肝实病就不宜应用。医经上说，“虚证用泻药，则虚证愈虚，实证用补药，使实证更加重，只有不足的病用补法，有余的病用泻法才是恰当的”，所讲的就是这个意思。其余脏腑的治法，均可按照这个例子依法类推。

［提要］ 从脏腑相关的整体观念出发，举“见肝之病，知肝传脾，当先实脾”为例，论述治疗疾病的原则和治未病的重要意义。

［阐析］ 本条的基本精神，可以归纳为以下三方面：

(1) 举肝病传脾为例，说明脏腑病理传变规律，提示在治疗时应注意照顾未病的脏腑，以预防疾病的传变。仲景治未病何以突出肝脾为例?

这是因为四时之气始于春，人体五脏之气始于肝，而脾为后天之本，生化之源，在疾病过程中，如果脾脏受损，气血营卫的来源就会缺乏，因而导致病情趋向恶化。另一方面，临床上肝木克脾土，肝脾失调的病变又最为常见，所以肝病传脾很具有代表性。

(2) 治病当分虚实，仍以肝病为例来说明。“补用酸，助用焦苦，益用甘味之药调之”。这是治肝虚的方法，酸入肝，肝虚当补之以本味，所以补用酸；焦苦入心，心为肝之子，子能令母实，所以助用焦苦；甘味药能够和中补脾，所以“益用甘味之药调之”。至于肝实病证，以上方法就不适用，而应当泻肝顾脾。“酸入肝……此治肝补脾之要妙也”一段文字简称“十七句”，历来注家多有歧义，争论的焦点，是对文中“伤”字的理解各有不同。《说文解字段注》云：“《山海经》谓木束为伤”，可见“伤”字不单作伤害、损伤解释，还有管束、制约等意义。故《三因方》引《金匮》本条原文“伤”皆作“制”，程林云：“伤字当作制字看，制之，则五脏和平，而诸病不作矣。”(《直解》)按程林此说，颇有见地，《素问·六微旨大论篇》说：“亢则害，承乃制，制则生化，”说明五行(五脏)相互制约，才能维持人体生理平衡状态，才能生化不息。如果五脏之间失去了相互制约的生理功能，就会出现病理变化，可见五行生克制化规律是十分重要的。因而仲景据此立论，重视调整脏腑失衡病变，使之归于平衡，以达到治愈疾病的目的。并以肝虚为例，提出味具酸甘焦苦，功兼调补助益的具体治法，以恢复脏腑相互制约的生理平衡，显然，这是根据五行相制理论以调整五脏失调的治法的范例，具有指导意义。

(3) 本条最后引用经文对虚实异治作出结论：虚证不能泻，实证不能补，否则虚者愈虚，实者愈实。必须虚者补之，实者泻之，补其不足，损其有余，才是正确的治法。肝病如此，其他诸脏可以类推，故云“余脏准此”。

[选注] 程林：夫五味入胃，各归其所喜，酸先入肝，苦先入心，甘先入脾……是见肝之病，当先用甘实脾，使土旺能胜水，水不利，则火盛而制金，金不能平木，肝病自愈矣，此治肝补脾治未病之法也。愚谓见肝补脾则可，若谓补脾伤肾，肾可伤乎？火盛则伤肺，肺可伤乎？然则肝病虽愈，又当准此法治肺治肾，五脏似无宁日也。伤字当作制字看，制之，则五脏和平，而诸病不作矣。(《金匮要略直解》)

尤怡：……盖脏病唯虚者受之，而实者不受；脏邪唯实者能传，而虚者不传。故治肝实者，先实脾土，以杜滋蔓之祸；治肝虚者，直补本宫，以防外侮之端，此仲景虚实并举之要旨也。（《金匮要略心典》）

［**按语**］ 治疗肝虚病，用酸甘焦苦之法，已为后世医家所习用，如补肝阴用白芍、山茱萸、五味子、酸枣仁等品，养心血用丹参、生地、当归，益脾气用炙甘草、大枣、白术等。经临床验证，对于改善肝虚病变，确有良好的疗效。对枣仁、当归、地黄炒后入药，符合本条焦苦之意。

肝病无论虚实，总与脾脏有关，故治肝实证，当先实脾以防传变；治肝虚益用甘味，是培土可以荣木。肝实的治法常为泻肝、实脾并用；肝虚的治法则是以酸味药补肝为主，以焦苦药味为助，再以甘味药物调之。二者在补脾的意义上相同，但在实际用药上，显然有程度上的差异。

夫人禀五常[①]，因风气[②]而生长，风气虽能生万物，亦能害万物，如水能浮舟，亦能覆舟。若五脏元真[③]通畅，人即安和，客气邪风[④]，中人多死。千般疢难[⑤]，不越三条：一者，经络受邪，入脏腑，为内所因也；二者，四肢九窍，血脉相传，壅塞不通，为外皮肤所中也；三者，房室、金刃、虫兽所伤，以此详之，病由都尽。

若人能养慎，不令邪风干忤[⑥]经络；适中经络，未流传脏腑，即医治之。四肢才觉重滞，即导引[⑦]、吐纳[⑧]、针灸、膏摩[⑨]，勿令九窍闭塞；更能无犯王法[⑩]、禽兽灾伤，房室勿令竭乏，服食节其冷、热、苦、酸、辛、甘，不遗形体有衰，病则无由入其腠理。腠者，是三焦通会元真之处，为血气所注；理者，是皮肤脏腑之文理也。（二）

注释 ① 五常：指五行之常理。

② 风气：此泛指自然界的气候，包括风、寒、暑、湿、燥、火等六气。

③ 元真：指元气或真气。

④ 客气邪风：外来曰客，不正曰邪，此处泛指能令人致病的不正常气候。

⑤ 疢难：疢，音趁，疢难，指疾苦。

⑥ 干忤：干，干犯；忤，逆忤。干忤，意即触犯或侵犯。

⑦ 导引：是古代活动筋骨、调节呼吸的一种养生方法。《一切经音义》云："凡人自摩自捏，伸缩手足，除劳去烦，名为导引，若使别人握搦身体，或摩或捏，即名按摩也。"

⑧ 吐纳：口吐浊气曰吐故，鼻纳清气曰纳新。吐纳，是通过调整呼吸而达到养生

却病的一种方法。

⑨ 膏摩：用药膏摩擦体表一定部位的外治方法。

⑩ 无犯王法：即不要违反国家法令，免受刑法。

［语译］　一个人生活在自然界，要遵循五行的常理，和自然气候息息相关，自然气候能帮助万物生长，也可以伤害万物，好比水能使船浮行，也能使船覆没。如果五脏元真之气通畅，人就不容易生病。不正常的风邪伤害人体，严重的可能因病致死。疾病的种类虽多，但总不出三类：第一是经络受邪，传到脏腑，因而引起内部疾病；第二是四肢九窍与血脉互相传变，阻塞不通，这是外部皮肤所引起的疾病；第三是房事过度、创伤和虫兽咬伤所引起的病痛。从这三方面去推求，一切疾病的病因大多可以概括。

如果人能内养正气，外慎风邪，不使风邪侵犯经络，那就可以不病。或偶然经络受邪，趁邪气尚未深入的时候，便及时医治。刚刚感觉四肢重着不舒，就用导引和吐纳，或针灸和膏摩的方法治疗，不要使九窍闭塞不通。更不要触犯国家法令，要避免虫兽灾害，房事不可过度，以免精气耗竭，起居饮食要冷暖合宜，五味也应调和恰当，不使人体发生衰弱现象，照这样去做，病邪就不易侵袭人体肌表腠理而产生疾病。所谓“腠”，是皮肤的毛窍，为周身气血津液所通会灌溉的地方，“理”，是皮肤与脏腑中间的纹理。

［提要］　从人与自然密切相关的整体观念出发，论述疾病的病因，指出预防疾病及早期治疗的重要性。

［阐析］　本条从“夫人禀五常”至“客气邪风，中人多死”为第一段，说明人与自然界关系密切，人的生长发育离不开自然气候，但自然气候有常有变，如果自然气候反常，就会伤害万物，人在气交之中，如不能适应反常气候，就会发生疾病。客气邪风虽然是致病因素，但能否引发疾病，仍取决于人体正气的盛衰，适应能力的强弱，如果五脏元真之气充实，营卫通畅，能适应反常气候的变化，则人体平和无病。反之，如果正气虚弱，适应能力减低，不能抵抗外邪，邪气就能乘虚而入，导致疾病发生，甚至造成死亡。此理即《素问・评热病论篇》所云：“邪之所凑，其气必虚。”故曰：“客气邪风，中人多死。”

自“千般疢难”至“以此详之，病由都尽”为第二段，阐述病邪侵袭人体，其传变一般是由表入里，由经络传入脏腑。但由于病邪特性不同，体质强弱有差异，疾病的发生也会有种种不同的变化，尽管有“千般疢难”，但归纳起来，不外三条：其一是脏腑正气不足，邪气乘虚侵袭人体，由经络传入脏腑，是内在环境有空疏亏虚之处，所以能被邪气侵入，故称“内所因也”。其二是邪气侵犯皮肤，仅在血脉传注，壅塞四肢九窍，使气血失于通畅，这是因为外邪由皮肤侵入，传注血脉，阻塞四肢九窍，故称“为外皮肤所中也”。其三是房室、金刃、虫兽所伤，即后世所谓的不内外因。无论疾病种类如何繁多，然其病变总离不开脏腑、经络、气血；无论疾病的病因如何复杂，归纳起来，总不超越以上三方面，故原文说：“以此详之，病由都尽。”

自“人能养慎”至“病则无由入其腠理”为第三段，主要论述养生的重要性，强调疾病要早期治疗，并提出具体的预防措施。如节制房事，以免损耗精气；起居饮食适当，以保持形体不衰；此外还应防备意外灾伤，如金刃、虫兽咬伤，更应遵守国家法纪，以免刑役之苦损伤形体。总的说来，如能做到养慎，病邪就不易侵入腠理。“适中经络，未流传脏腑，即医治之”，是强调疾病的早期治疗，防微杜渐，以防病邪深入。所以当经络开始受邪，尚未深入脏腑，便应及早治疗，四肢才觉重着不适，就用导引、吐纳、针灸、膏摩等方法，使机体气血通畅，提高正气的抗病能力，即可驱邪外出，使疾病早愈。不然的话，早期失治，病邪便会传变，产生“九窍闭塞”，甚至“流传脏腑”，导致病情加重或恶化，这时治疗就困难了。“不遗形体有衰，病则无由入其腠理”，是本段总的要求，养慎防病和早期治疗疾病的目的，都是为了“不遗形体有衰”。

原文的第四段即末尾一段，是仲景对腠理作出解释，阐明腠理为三焦所主，与皮肤、脏腑关系密切，它既是元真相会之处，又是血气流注的地方，如果人体对外抵抗能力减退，它即可成为外邪侵入的门户。

［选注］ 尤怡：陈无择《三因方》，以六淫邪气所触为外因，五脏情志所感为内因，饮食、房室、跌仆、金刃所伤为不内外因。盖仲景之论，以客气邪风为主，故不从内伤、外感为内外，而以经络、脏腑为内外，如徐氏所云是也。无择合天人表里立论，故以病从外来者为外因，从内生者为内因，其不从邪气、情志所生者为不内外因，亦最明晰，虽与仲景并传可也。（《金匮要略心典》）

陈念祖：此以风气二字，提出全书之大主脑也。上节论肝病，按虚实体用之治法，为开宗第一义，可知独重者在此，此节即畅发之。（《金匮要略浅注》）

［按语］ 本条论述人与自然息息相关，必须注意养慎，顺应自然，体现了未病防病的治未病思想。结合上条来看，仲景从内外两方面举例阐明了整体观念，并以之为指导思想，论述了脏腑经络先后病的传变规律，较全面地补充和发展了《内经》治未病思想。

问曰：病人有气色见于面部，愿闻其说。师曰：鼻头色青，腹中痛，苦冷者死；一云腹中冷，苦痛者死。鼻头色微黑者，有水气[①]；色黄者，胸上有寒；色白者，亡血也，设微赤非时者死；其目正圆者痉，不治。又色青为痛，色黑为劳，色赤为风，色黄者便难，色鲜明者有留饮[②]。（三）

［校勘］ “痉”，《医统》本及赵刻本均作“痓”，今从尤、魏注本及《金鉴》作“痉”。

注释 ① 水气：病名，指体内有蓄水。

② 留饮：病名，属于痰饮病，详见本书《痰饮咳嗽病》篇。

［语译］ 问：有病的人面部表现的气色怎样？老师说：鼻头色青的，主腹中疼痛，如再加怕冷的可能致死；如鼻头色微黑，为内有水气；色黄是胸上有寒邪；色白的是失血；假如鼻头微发红色而在不应该出现的时候，则病人可能死亡；再从眼睛来说，直视转动不灵的是痉病，这类病是不易治疗的。又观察面色，青色主疼痛，黑色主劳损，红色主风热，黄色主便秘，面色鲜明的人体内有留饮。

［提要］ 从望诊面部气色以诊知疾病和判断预后。

［阐析］ 人体脏腑的精气，藏于内为气，露于外为色，因此观察面部气色在诊断上有重要意义。原文中首先提出鼻部的望诊，鼻属脾，青为肝之色，如鼻部见青色，症见腹中痛，为肝乘脾，如再见极度怕冷，则属阳气衰败，阴寒内盛，预后不良。如鼻部色现微黑，黑为水色，是肾水反侮脾土之征，故主有水气。其次是望诊面色，色黄是指面色黄，不单指鼻部。面色黄有二种情况：一是脾病不能散精四布，因而水饮停于胸膈之间，所以说色黄者，胸上有寒；一是湿热蕴结，脾气郁滞，不能运化津液，故症见大

便难。面色白是血色不能上荣于面，故主失血过多之症。如失血之人面色反现微赤，又不是在气候炎热之时，此为血去阴伤，虚阳上浮之象，故主病情危重。面色青，是因血脉凝滞不通，故主疼痛。黑为肾之色，劳则肾精不足，其色外露，故色黑为劳。风为阳邪，易从火化，火色赤，故面赤为风。面色鲜明是体内水饮停积，上泛于面，面目浮肿，反见明润光亮之色。条文中还提到目部的望诊，五脏六腑之精气皆上注于目，"目正圆"，乃两目直视，眼珠不能转动之象，多为风邪强盛，五脏精气将绝所致之痉病，故属不治之症。

但必须指出，本书各篇中所称"死"或"不治"，是表示疾病已陷于危笃，并非绝对不能救治。

[选注] 徐彬：鼻头色青，腹中痛，谓鼻准属脾，青为肝色，乃肝木挟肾寒以乘土，而上徵于鼻，下徵于腹。又苦冷则为暴病而亡阳，主卒死，故曰苦冷者死。若鼻头色微黑，则黑虽肾色，微非沉夭，且无腹痛，但主水气而非暴病矣。若色黄乃土郁而本色见，非上有寒饮以遏之，不能使郁，故曰胸上有寒。若色白，则《经》曰：血脱者色白，夭然不泽，故曰亡血。然《灵枢·五色》篇谓白为寒，应知不见亡血症，即以寒断矣。设微赤，土得火色似相宜，不知鼻亦为肺之外候，微赤而非时，则非生土之火，而为克金之火，又主脏躁而死矣。然目为五脏精华之所聚，神气之所生，正圆则目瞋不转而至于痉，是阴绝。产妇多痉，亦亡阴也，合之正圆，阴绝无疑，故曰"不治"。（《金匮要略论注》）

吴考槃：《灵枢·五色》篇曰："青黑为痛，黄赤为热，白为寒。又曰：黄赤为风，青黑为痛，白为寒，黄而膏润为脓，赤甚者为血痛，寒甚为皮不仁。"与此更互发明。（《金匮要略五十家注》）

[按语] (1) 关于"色黄者，胸上有寒；色白者，亡血也"，究系指鼻色或面色，注家看法有分歧。沈明宗认为是鼻色，其说本于《千金翼方》；尤怡认为指面色，不单纯指鼻色，此说与临床更为符合。

(2) 望色可知脏腑的盛衰，气血的盈亏，故在望诊中是很重要的内容。本条举鼻及面目相结合进行望诊，提示望色应注意分部，如面部、鼻、目、耳、唇、舌、咽等。同时在临症之际，还应结合全身其他具体病情进行分析，四诊合参，才能作出正确的诊断和处理。

师曰：病人语声寂然[①]喜惊呼者，骨节间病；语声喑喑然[②]不彻者，心膈间病；语声啾啾然[③]细而长者，头中病。一作痛。（四）

［校勘］ “寂然”，徐、尤、陈等注本均作“寂寂然”。

注释 ① 寂然：病人安静无语声。

② 喑喑然：形容语声低微而不清澈。

③ 啾啾然：形容声音细小。

［语译］ 老师说：病人很安静而突然惊呼的，是关节有病；语声低微说话不清澈的，是心膈有病；语声细小而长的，是头痛病。

［提要］ 论述闻诊病人语声在临床上的意义。

［阐析］ 声音虽发于喉咙，实有关于五脏，正常人语声虽有高低急徐之不同，但发音自然，声音均匀和畅，一有反常，便是病音。不同病音可反映不同病变，对诊断脏腑气血津液的盛衰，不同性质疾病的病变部位及病人情志变化等，都有一定的参考价值。本条仅举例从语声的改变以测知病变部位，例如：① 病在骨节间，是指关节疼痛的一类病证，由于病在关节，则体位转动不利，动则作痛，故病人常处于被迫的安静体位，若偶一转动，则疼痛加剧，便突然发出惊叫声。② 原文中所谓心膈间病，是指结胸、心痞、懊憹一类病证。由于邪气闭塞心胸，致气道不畅，故语声低微而不清澈。③ 头中病多指偏头痛、巅顶痛之类疾病，由于病在头中，如大声说话则震动头部，其痛愈甚，故其声不敢扬，而胸膈气道无病，故声音虽细小，但能保持清长。

［选注］ 尤怡：语声寂寂然喜惊呼者，病在肝肾，为筋髓寒而痛时作也；喑喑然不彻者，病在心肺，则气道塞而音不彰也；啾啾然细而长者，病在头中，则声不敢扬，而胸膈气道自如，故虽细而仍长也。此声音之辨，闻而知之者也。然殊未备，学者一隅三反可矣。（《金匮要略心典》）

［按语］ 上条论望色，本条论闻声，以审疾病之浅深，察病变之部位，体现了望诊和闻诊在诊断中的重要性。

师曰：息摇肩者心中坚；[①]息引胸中上气者，咳；息张口短气者，肺痿[②]唾沫。（五）

注释 ① 心中坚：心中，指胸中，心中坚，即胸中坚满，多由实邪阻滞所致。

② 肺痿：病名，详见本书第七篇。

［语译］ 老师说：病人呼吸时肩部摇耸的，是胸中有实邪阻滞；呼吸时引起胸中气往上冲的是咳嗽病；呼吸时张口气短的，是肺痿吐痰沫的病。

［提要］ 论述察呼吸、望形态以诊知疾病的方法。

［阐析］ 呼吸方面的病变，不仅可以出现声音上的病音改变，同时也能相应地表现出姿态上的变化，据此，可以帮助临床诊断。本条举出了呼吸异常的三种情况，说明不同疾病的呼吸改变可伴见不同的姿态特征。“息摇肩”是呼吸困难，两肩上耸的状态，在病情上有虚实之分。如“心中坚”，则是由痰热实邪内蕴，阻塞在胸，以致肺气不宣，呼吸困难所致，常伴有鼻翼扇动，胸闷咳喘等兼证。至于呼吸困难的虚证，则是肾不纳气，元气耗散所导致的喘息摇肩，多伴见肤冷汗出，切不可误诊为实证。“息引胸中上气者咳”，为胸中有邪气，阻塞气道，以致肺气不利，呼吸时气上逆而为咳，这种情况，多见于感冒咳嗽的病例。“息张口短气者，肺痿唾沫”，是肺脏萎弱，不能司正常呼吸，不得不张口呼吸，尽管如此，但吸气仍感不足，所以形成张口短气状态。由于长期咳喘，肺气萎弱不振，不能敷布津液，体内津液化为痰涎，随肺气而上逆，所以病人吐出大量痰沫。

［选注］ 吴谦：摇肩，谓抬肩也。心中坚，谓胸中壅满也。呼吸之息，动形抬肩，胸中壅气上逆者，喘病也。呼吸引胸中之气上逆，喉中作痒梗气者，咳病也。呼吸张口，不能续息，似喘而不抬肩者，短气病也。盖肺气壅满，邪有余之喘也；肺气不续息，正不足之短气也。然不足之喘，亦有不续息者；有余之短气，亦有胸中壅满者。肺气上逆者，必咳也。咳时唾痰，嗽也。若咳唾涎沫不已者，非咳病也，乃肺痿也。（《医宗金鉴》）

［按语］ 本条所述“息摇肩”、“息引胸中上气”、“息张口短气”等病态，皆为临床常见症状，说明病变主要在胸中肺部，因痰阻气滞，肺失清肃，以致气机不畅，胸中窒塞，故有“心中坚”、“咳”、“肺痿唾沫”等现象。本条的诊病方法，可视为望诊与闻诊相结合的举例。

师曰：吸而微数，其病在中焦，实也，当下之即愈；虚者不治。在上焦者，其吸促①，在下焦者，其吸远②，此皆难治。呼吸动摇振振者，不治。（六）

注释 ① 吸促：指吸气浅短急促。

② 吸远：指吸气深长而困难。

［语译］ 老师说：病人吸气较为浅短急促，如果是病在中焦有阻滞的实证，当用攻下法就可以治愈。同样的病而体虚的人就不易治疗。病在上焦而吸气急促，或病在下焦吸气深长而困难的，都是难治的病。如呼吸时全身不断振动的，就更不易治疗。

［提要］ 本条论述诊察呼吸以辨病位之上下，分疾病之虚实，测预后之吉凶。

［阐析］ 吸而微数，是吸气次数增加，如病由中焦邪气盛实所致，则当下其实邪，实去则气机自能通畅，呼吸即可恢复常态。但如不是邪实而属正虚者，则为无根失守之气，难于接续，反映病情危笃，故云"不治"。故即使中焦虽实而正气虚弱的，因不能忍受攻下，下之则伤正气，不下又邪无出路，同样亦属不治之证。在上焦主要指病在胸肺，气入而随即外出，故吸气短促，是肺气大虚，吸气乏力所致。在下焦主要指病在肾，病在下焦，气欲下达而不能骤至，故吸气深长困难，是元气衰竭，肾不纳气，吸气无权所致。如呼吸时全身不断振振动摇，是虚弱已极，形气不能相保的严重现象，多见于慢性病的后期，阳已脱而气已散失，无论病位在中、在下，都属"不治"。

［选注］ 吴谦：此承上文，言喘分三焦，有可治不可治之辨也。喘，肺病也，肺主气，司呼吸，故以呼吸气促，谓之喘也。若呼吸气均促，是病在呼吸，阻升降之气也，故知喘在中焦也；呼之气促，吸之气长，病在呼，呼出心与肺，故知喘在上焦也；呼之气长，吸之气短，病在吸，吸入肾与肝，故知喘在下焦也。喘之实者，谓邪气盛则实也，中实，则必腹满便硬，当下之，可治也；喘之虚者，谓正气夺则虚也，中虚，则必腹软便滋，不堪下，难治也。若喘而呼吸动摇振振不能擎身者，则为形气不相保，勿论虚实，不治也。（《医宗金鉴》）

陈念祖：上节言息，息兼呼吸而言，偏重在呼也；此节不言呼而专言吸，又于吸中而分上中下虚实之辨，徐忠可谓为闻法之最细，信哉。（《金匮要略浅注》）

师曰：寸口[①]脉动者，因其旺时而动，假令肝旺色青，四时各随其色[②]，肝色青而反色白，非其时色脉，皆当病。（七）

注释 ① 寸口：指两手寸关尺部位。

② 四时各随其色：指春青、夏赤、秋白、冬黑。

［语译］ 老师说：寸口脉的搏动，是随着五脏所旺的季节而有所变动的。例如肝旺的季节颜色是青色，其他季节应表现的颜色，也都与五脏旺时有关。春季是肝旺的时候，它的颜色应见到青色，如果反见到白色，就不是所旺季节应有的颜色与脉象，都属于有病的象征。

［提要］ 论述色脉与时令气候相参合在诊法中的意义。

［阐析］ 人体五脏之气各有旺时，与季节气候变化相应，因而随着春夏秋冬时序的更替，脉象和色泽也相应地发生有规律的变化，如肝旺于春，其脉弦；心旺于夏，其脉洪，其色赤等。如时令与色脉相应，即为正常无病。反之，则为有病之征。如肝气旺于春时，色应青而反白，脉应弦而反浮；心气旺于夏时，色应赤而反黑，脉应洪而反沉等，都属于反常的现象，所以说“非其时色脉，皆当病”。本条举肝为例，其理与首条相同。

［选注］ 徐彬：此言医道贵因时，为色为脉，其理相应，寸口鼓而有力为动，因时之王而王，宜也，色亦应之，即明堂察色之法也。此不独肝，姑假肝言之，则青为肝之王气，值时王而反色白，则因肝受肺克，不能随时之旺也，于是色反时，病也，脉反时亦病也；色反脉，脉反色亦病也，故曰非其时色脉皆当病。（《金匮要略论注》）

尤怡：王时，时至而气王，脉乘之而动，而色亦应之，如肝王于春，脉弦而色青，此其常也，推之四时，无不皆然。若色当青而反白，为非其时而有其色，不特肝病，肺亦当病矣，犯其王气故也，故曰色脉皆当病。（《金匮要略心典》）

［按语］ 本条主要说明四时气候的变化，可以影响人体的生理功能，表现于色脉，这完全符合中医学“天人相应”的观点。又本条色脉并举，是根据《素问·五脏生成篇》所说“能合色脉，可以万全”，提示医者在临床时应注意色脉合参，望诊与切诊相结合。

问曰：有未至而至①，有至而不至，有至而不去，有至而太过，何谓也？师曰：冬至②之后，甲子③夜半少阳起④，少阳之时阳始生，天得温和。以未得甲子，天因温和，此为未至而至也；以⑤得甲子，而天未温和，为至而不至也；以得甲子，而天大寒不解，

此为至而不去也；以得甲子，而天温如盛夏五六月时，此为至而太过也。（八）

注释 ① 未至而至：前面的至字指时至，后面的至字指气至。以下“至而不至”，“至而不去”，“至而太过”，义同。

② 冬至：古历二十四节气之一。

③ 甲子：是古代用天干、地支配合起来计算年月日的方法。天干十个，即甲、乙、丙、丁、戊、己、庚、辛、壬、癸。地支十二个，即子、丑、寅、卯、辰、巳、午、未、申、酉、戌、亥。天干和地支相互配合，始于甲子，终于癸亥，共六十个，甲子是其中的第一个。这里所说的甲子是指冬至之后六十日第一个甲子夜半，此时正当雨水节，非指甲子日。

④ 少阳起：少阳，是古代用来代表时令的名称。少阳起，是说一阳从东方初起而出于地上。（详见《难经・七难》）。

⑤ 以：音义同“已”。

[语译] 问：有未至而至，有至而不至，有至而不去，有至而太过，这几句话所指的是什么？老师说：冬至节以后的第一个甲子日的夜半少阳起始，少阳的时候阳气开始生长，气候逐渐温暖，这是正常规律。如果冬至后未到甲子日，而气候早已变暖，就叫做未至而至；如果冬至后已到甲子日，气候尚未变暖，就叫做至而不至；如冬至后已到甲子日，气候仍旧非常寒冷，就叫做至而不去；如冬至后已到甲子日，气候变得像夏季五、六月那样热，就叫做至而太过。

[提要] 论述节令与气候不相适应，或太过，或不及的情况。

[阐析] 节令与气候变化，本当相应，如春温、夏热、秋凉、冬寒，是正常的自然规律，有利于万物生长。本条所说“冬至之后，甲子夜半”，实际即是冬至后六十天的雨水节，此时阳气开始从地面生发，故称“少阳之时，阳始生”，说明气候渐转温和，时与气相符合，是为正常气候。原文中从“以未得甲子”之后，主要说明时令与气候不相适应的情况，包括太过与不及，如未到雨水节，而气候已温暖，这是时未至而气已至；如已到雨水节，气候尚未温和，这是时已至而气未至；如已到雨水节，气候仍然很冷，这是时令已至，而严寒气候当去不去；如已到雨水节，气候变得像盛夏一样炎热，这是气候至而太过。以上所说的太过或不及，都属于反常现象。总之，非其时而有其气，就容易酿成六淫外感或时病流行，正如《素问・六微旨大论篇》所说：“应则顺，否则逆，逆则变生，变生则病。”

［选注］ 吴谦：冬至之后，得甲子日夜半，少阳之气始生，天渐温和，气之常也，若未得甲子，天即温和，此为未至而至也，气未应至而先至者，是来气有余也，已得甲子，阳气渐盛，天未温和，此为至而不至也，气应至而不至者，是来气不足也。若天大寒不解，此为至而不去也，气应去而不去者，是去气太过也。若天过温如盛夏时，此为至而太过也。气应至而甚者，是至气太过也。太过者，其气淫，则薄其所不胜，乘其所胜也；不及者，其气迫，则所胜妄行，所生者受病，所不胜薄之也。此《内经》所谓谨候其时，气可与期。余皆仿此。（《医宗金鉴》）

［按语］ 上条论时、色、脉相应，本条论时令与气候应相合，说明人与自然息息相关，从预防上说，应重视内养正气，外慎风邪；从治疗上说，应当因时制宜。

师曰：病人脉浮者在前[①]，其病在表；浮者在后[②]，其病在里，腰痛背强不能行，必短气而极[③]也。（九）

注释 ① 前：指关前寸脉。

② 后：指关后尺脉。

③ 极：指困惫。《史记·屈原贾生列传》："故劳苦倦极，未尝不呼天也。"余篇之"极"，多解作此意。

［语译］ 老师说：病人脉浮见于关前寸部，是病在表；脉浮见于关后尺部，是病在里，故有腰痛背强不能行动和感觉气短疲困等症状。

［提要］ 论同一脉象，因出现的部位不同，主病也就不同。

［阐析］ 关前寸脉，属阳主表，故寸脉浮，是病邪在表的反映；关后尺部，属阴主里，浮脉见于尺部，是病在于里，一般是肾阴不足，虚阳外浮的现象。尺部属肾，肾藏精主骨，腰为肾之外府，其脉贯脊，肾虚精髓不充，腰脊失养，故腰痛背强、骨痿不能行走，甚则不能纳气归源，呼吸短促，疲惫困乏濒于危笃之候。

［选注］ 唐宗海：此举一浮脉，以为诊法之通例，谓浮应表，在三部，主太阳经；在关前，亦主太阳之表。若但浮在关后，则主太阳之里；太阳之里，少阴肾也，故主腰痛项强，足痿不能行。气生于肾，肾虚则必气短而为劳极之症。（《金匮要略浅注补正》）

［按语］ 本条举一浮脉之在前在后，以区别病之在表在里，有实有

虚，提示医者切不可见浮脉即断为表证，更重要的是要结合病人全身症状，四诊合参，不可偏执一端。

问曰：经[①]云：厥阳[②]独行，何谓也？师曰：此为有阳无阴，故称厥阳。（十）

注释 ① 经：指古代医经，何书失考。

② 厥阳：厥，上逆之意，厥阳指阳气偏盛，孤阳上逆。

［语译］ 问：古代医经上说："厥阳独行"，这话如何解释？老师说：这句话的意思是说只有阳没有阴，阳气独行于上，所以称为厥阳。

［提要］ 论厥阳的病机。

［阐析］ 人体阴阳，相互资生，相互消长，处于相对平衡协调状态，是为正常生理现象。如果失去生理上的相互平衡协调，就会形成病理上的不协调。"厥阳独行"，是阳气偏胜，阳无阴涵的结果。阳气偏胜，孤阳上逆，有升无降，故谓其病机为"有阳无阴"。

［选注］ 吴谦：阴阳偕行，顺也；阴阳独行，逆也。厥，逆也。逆阳独行，此为有阳无阴，故称厥阳也。（《医宗金鉴》）

［按语］ 本条以"厥阳独行"为例，提示一切疾病的病理变化，都是人体阴阳失去相对平衡的反应，因而调节阴阳使之归于平衡，也就很自然地成为防治疾病的根本要求。

问曰：寸脉沉大而滑，沉则为实，滑则为气，实气[①]相搏，血气入脏即死，入腑即愈，此为卒厥[②]，何谓也？师曰：唇口青，身冷，为入脏即死；如身和[③]，汗自出，为人腑即愈。（十一）

注释 ① 实气：实，指血实；气，指气实。实气，是说邪气实于气血，而非正常的气血充实。

② 卒厥：卒，同猝，卒厥，是突然昏倒的一种病证。

③ 身和：身体温和。

［语译］ 问：寸口脉象沉大而滑，沉为血实，滑为气实，血实和气实相互搏结，血气入脏即死，入腑就容易治愈，这叫卒厥，如何理解？老师说：口唇呈现青色，身体厥冷，这是入脏的表现，可以立即引起死亡。如全身温和有汗，这是入腑的表现，容易治愈。

［提要］ 论卒厥的病机及预后。

［阐析］ "寸脉沉大而滑，沉则为实，滑则为气"。脉沉为血实，脉滑为气实，脉大为邪盛。邪在于血则血实，邪在于气则气实。故寸脉沉大而滑，说明邪气充斥，气血俱病。

"实气相搏"，指血实与气实相并，可以引起血气并走于上的"卒厥"证。这与《素问·调经论篇》所说："血之与气，并走于上，则为大厥，厥则暴死，气复反则生，不反则死。"的意义相同。

"血气入脏即死，入腑即愈"：五脏主藏而不泻，血气并入以后，不能自还，使神明昏愦，卒倒无知，出现唇口青，身冷等证。唇口青是血行不利，身冷是阳气衰微，此时元真之气不行，升降出入道路阻绝，故谓"入脏即死"。六腑主泻而不藏，血气并入，容易外出，邪入于腑，虽有卒然昏仆，手足逆冷等症，但与脏气欲绝者不同。血气虽并入于腑，只是暂时现象，少顷即可气返血行，阳气外达，邪气随之外泄，使身体温和，汗自出，而病告愈，故谓"入腑即愈"。

［选注］ 沈明宗：邪既入脏，堵塞经隧，神明无主，卒倒无知，谓之卒厥。若唇口青，身冷，即是邪气入脏，堵塞血气，神机不能出入，脏气垂绝，所以主死……若身和汗出，乃邪气入腑，闭塞腑气不得出入，一时卒倒，非脏绝之比，顷时阳机外达，邪气随之外泄，故知入腑即愈。（《金匮要略编注》）

［按语］ 本条据脉象判断病机，从脏与腑说明病情轻重，并结合证候推测预后，这是脉症合参以诊知疾病的具体运用。文中"寸脉沉大而滑"，是气血壅实所引起的一种复合脉象，出现这种脉象的病人，在未发生卒倒之前，就应"见微知著"，及早防治。可知本条亦寓有"治未病"的精神。

问曰：脉脱① 入脏即死，入腑即愈，何谓也？师曰：非为一病，百病皆然。譬如浸淫疮②，从口起流向四肢者可治，从四肢流来入口者不可治，病在外者可治，入里者即死。（十二）

注释 ① 脉脱：指脉乍伏不见，是邪气阻遏正气，血脉一时不通所致。

② 浸淫疮：是一种皮肤病，能从局部浸淫全身。详见本书《疮痈肠痈浸淫病》。

［语译］ 问：脉脱这种病，邪气入脏会引起死亡，邪气入腑容易治愈，怎样解释？老师说：这不仅是脉脱一种病，多种疾病都是同样的道理。比

如浸淫疮，从口发生蔓延到四肢的就容易治疗，从四肢发生蔓延到口部的就不易治疗，因为病尚在外部，所以容易治疗，病陷入里，就较难治。

[提要] 承接上条论述“脉脱”的病情，并举浸淫疮为例，推断疾病的预后。

[阐析] 本条举脉略症，是承上条卒厥一病而言。卒厥，其脉有见沉大而滑者，亦有脉乍伏而不见者，但入脏即死，入腑即愈的病机则相同。举浸淫疮的病理变化为例，如从口向四肢蔓延的，是毒气由内向外，病位由深转浅，故云“可治”；如从四肢逐渐蔓延到口，是毒气由外渐归于内脏，病位由浅入深，故云“不可治”。借以说明病在腑者轻，在脏者重。由内向外者可治，由外向内者难治。这是认识疾病传变的一般规律，所以说“非为一病，百病皆然”。

本条与上条提出的病邪“入脏即死，入腑即愈”的规律，与《素问・阳明脉解篇》“厥逆连脏则死，连经则生”及《难经・五十四难》“脏病难治，腑病易治”的精神是一致的，是指导临床判断转归和预后的基本原则。其中的“脏”与“腑”，只是表明疾病位置的浅深，并非指某一脏腑的实质病变。

[选注] 尤怡：脉脱者，邪气乍加，正气被遏，经隧不通，脉绝似脱，非真脱也，盖即暴厥之属……厥病入脏者，深而难出，气竭不复则死；入腑者浅而易通，气行脉出即愈。浸淫疮，疮之浸淫不已，《外台》所谓转广有汁，流绕周身者也。从口流向四肢者，病自内而之外，故可治；从四肢流来入口者，病自外而之里，故不可治。（《金匮要略心典》）

唐宗海：上论实证，此论虚证，自是对子。脉脱二字，正与脉沉滑相反，言脉细微散涣也……（《金匮要略浅注补正》）

[按语] 从以上二条所述的内容来看，可知同一疾病，可以出现不同脉象。同时还可以看出，本书用一种脉象或几种脉象合并起来解释病机，概括症状，判断预后，是仲景脉学的特点，认识和掌握这一特点，对于学习本书将很有帮助。

问曰：阳病[①]十八，何谓也？师曰：头痛、项、腰、脊、臂、脚掣痛。阴病[②]十八，何谓也？师曰：咳、上气、喘、哕、咽[③]、肠鸣、胀满、心痛、拘急。五脏病各有十八，合为九十病，人又有六微，微有十八病，合为一百八病。五劳[④]、七伤[⑤]、六极[⑥]、妇人三十六病[7]，不在其中。

清邪居上，浊邪居下，大邪中表，小邪中里，槃饪[8]之邪，从口入者，宿食也。五邪[9]中人，各有法度，风中于前[10]，寒中于暮，湿伤于下，雾伤于上，风令脉浮，寒令脉急，雾伤皮腠，湿流关节，食伤脾胃，极寒伤经，极热伤络。（十三）

注释 ① 阳病：属表而在经络的病证。

② 阴病：属里而在脏腑的病证。

③ 咽：同噎，指咽中梗塞。

④ 五劳：《素问・宣明五气篇》及《灵枢・九针》均以久视伤血、久卧伤气、久坐伤肉、久立伤骨、久行伤筋为五劳所致。《诸病源候论》：《千金方》以志劳、思劳、忧劳、心劳、疲劳为五劳。《诸病源候论》又有肺劳、肝劳、心劳、脾劳、肾劳之说。

⑤ 七伤：《诸病源候论》以大饱伤脾；大怒气逆伤肝；强力举重、久坐湿地伤肾；形寒饮冷伤肺；忧愁思虑伤心；风雨寒暑伤形；大恐惧不节伤志为七伤。本书《虚劳病篇》大黄蛰虫丸条，有食伤、忧伤、饮伤、房室伤、饥伤、劳伤、经络营卫气伤，共为七伤。

⑥ 六极：《诸病源候论》、《千金方》均以气极、血极、筋极、骨极、肌极（《千金方》作髓极）、精极为六极。

⑦ 妇人三十六病：《诸病源候论》、《千金方》均作十二癥、九痛、七害、五伤、三痼。

⑧ 槃饪：槃音义同谷；饪，熟食也。槃饪之邪，即饮食之邪。又陈念祖云：《康熙字典》槃字注云，读与馨同。吴医唐立三云：饪为烹调生熟之节。则槃饪句，为馨香可口过食之而停滞也。其说亦可参考。

⑨ 五邪：即风、寒、湿、雾、饮食之邪。

⑩ 前：此指午前。

[语译] 问：阳病十八种，指的是什么病？老师说：头痛、项、腰、脊、臂、脚掣痛。阴病十八种，是指的什么病？咳、上气、喘、哕、咽、肠鸣、胀满、心痛、拘急。五脏病各有十八种，合为九十种病。人又有六微，各有十八种病，合为一百零八种病。另外，五劳、七伤、六极和妇女三十六种病，不包括在内。

清邪即雾露之邪，多伤人上部；浊邪即水湿之邪，多伤人下部。大邪即风邪，多伤于表；小邪即寒邪，多伤于里。饮食失节从口而入，这是食积为病。风、寒、湿、雾、饮食五种病邪伤人，各有一定的规律，风邪伤人多在上午，寒邪伤人多在下午，湿邪伤人偏于下部，雾邪伤人偏于上身，风邪使人脉浮，寒邪使人脉紧，雾邪伤人皮肤腠理，湿邪则易流入关节，饮食失节伤人脾胃，寒气盛伤经，热气盛伤络。

［提要］ 论病证的分类和计数及五邪中人的一般规律。

［阐析］ 本条可分为两段解析：

第一段论古代对疾病的分类和计数。阳病是指头痛、项、腰、脊、脊、脚掣痛等六种在肌表经络的病证。因阳病有营病、卫病、营卫合病三者的不同，三六合为十八病。阴病是咳、上气、喘、哕、咽、肠鸣、胀满、心痛、拘急等九种在脏腑的病证，因阴病有虚实的不同，故二九合为十八病。五脏病各有十八，是说五脏受风、寒、暑、湿、燥、火六淫之邪而为病，有在气分、血分、气血兼病三者之别，三六合为十八，五个十八，合为九十病。六微谓六淫之邪中于六腑，腑病较脏病为轻，故称为六微。六微亦有气分、血分、气血兼病三者之别，三六合为十八，六个十八，合为一百零八病。至于五劳、七伤、六极以及妇女三十六病，由于致病因素不属六淫外感，所以说“不在其中”。

第二段论述五种病邪的特性及伤人的规律。清邪为雾露之邪，故居于上；浊邪为水湿之邪，故居于下。大邪指风邪，其邪散漫，多中肌表；小邪指寒邪，其性紧束，常中经络之里。槃饪之邪即宿食，从口而入，损伤脾胃。由于五邪的性质各有不同，故其中人各有一定的规律可循，如风为阳邪，多中于午前，病在肤表，脉多浮缓；寒为阴邪，多中于日暮，病位偏里，脉多紧急。湿为重浊之邪，易伤于下而流入关节，故有腿酸、脚软、麻痹不仁等症。雾为轻清之邪，故伤于上而连及皮腠。脾主运化，饮食不节，则伤脾胃。经脉在里为阴，络脉在外为阳，寒气归阴，所以说“极寒伤经”，热气归阳，所以说“极热伤络”。本条是古人对病邪变化的认识，其中所谓大、小、表、里、上、下、前、暮等，都是相对而言，并非绝对之词。

［选注］ 吴谦：此章曰十八、曰九十等文，乃古医书之文，今不可考，难以强释……清邪居上，谓雾邪本乎天也；浊邪居下，谓湿邪本乎地也。六淫天邪，故名大邪，六淫伤外，故曰中表也；七情人邪，故名小邪，七情伤内，故曰中里也。槃饪者，饮食也，饮食之邪，从口而入，食伤隔夜不化，故名曰宿食也。（《医宗金鉴》）

徐彬：此段前言病有阴阳脏腑之异，后言感有五邪中人之殊，欲人互参而求责也。（《金匮要略论注》）

［按语］ 本条主要根据脏腑经络与病变特点为分类原则，对古代二

百多种疾病进行概略的归类计数，虽其具体病名今无可考，但说明了病邪有清浊、大小之分，人体有上下、表里之别，病因多端，各有规律。后人提出病邪侵袭人体有“同气相求，以类相从”，“六气伤人，因人而异”的传变规律，即是在本条基础上提出来的。

问曰：病有急当救里救表者，何谓也？师曰：病，医下之，续得下利清谷[①]不止，身体疼痛者，急当救里；后身体疼痛，清便自调[②]者，急当救表也。（十四）

注释 ① 清谷：指大便完谷不化。

② 清便自调：指大小便已恢复正常。

［语译］ 问：有的病应当赶快救里，然后再治表，这是为什么？老师说：假如一个病人其病在表，医生误用攻下法，造成完谷不化的腹泻，此时虽有身体疼痛的表证，也应当赶快先治里证。服药后，如身体疼痛的表证仍然存在，而大小便已经恢复正常，即可再用治表的方法治疗。

［提要］ 论表里同病时的先后缓急治则。

［阐析］ 一般而言，表里同病，当先解表，表解后再治里证，否则易导致外邪内陷而使病情加重。但疾病变化多端，医者既要知其常，亦应达其变。本条的主要精神，就在于说明表里同病时，要辨虚实，分缓急，急者先治，不可拘泥先表后里之说。如病邪在表，本当发汗，而医者反误用下法，至脾胃受伤，形成里虚证，下利清谷不止，此时虽有身体疼痛的表证存在，仍须以里证为急，待里证解除，二便恢复正常，尚有身体疼痛的表证，则当再治其表。故凡表证而见下利清谷不止者，当急救其里，否则正虚难以抗邪，邪气势必蔓延，将会发生正虚阳脱之变；如仍以表未解而发其汗，更虚其阳，则会导致上下两脱之危候。由此可知，凡是表里同病，属里实者应先解表，后攻里；属里虚者，应先救里，后解表。

［选注］ 赵以德：先表后里者，不易之法也。乃有救里先于表者，岂无谓乎？答曰：攻表者，正以里为急也。邪在表，苟不依法治之，将延迟时日，势必内入而大患。医乃不明此理，下之或早或重，遂使下利清谷，至于不止，则里已急矣，表证虽在，法当救里。里和而表未解，仍当救表，此亦一定之法也。（《金匮玉函经二注》）

［按语］ 本条亦见于《伤寒论》93 条，但彼为具体治疗，故列有方治，

救里用四逆汤，救表用桂枝汤。此处论述治疗原则，更具有普遍指导意义。

夫病痼疾加以卒病，当先治其卒病，后乃治其痼疾也。（十五）

［语译］ 素有痼疾的病人，如再加上了新病，应当先治新病，然后再治原有的痼疾。

［提要］ 论痼疾加卒病的先后缓急治则。

［阐析］ 痼疾，指原有的旧病；卒病，指新病。新旧病同时存在，应根据二者孰缓孰急来确定治则，一般而言，当以旧病为本、为缓；以新病为标、为急。急则治标，缓则治本，先治新病，后治旧病。况且旧病日久势缓，不容急治，必须缓图，欲速反而不达。而新病势急，不容缓图，必须急治，恐迟则生变。另一方面，旧有痼疾日久根深难拔，而新病邪浅易除。先治新病后治旧病，还能避免新邪深入与旧疾纠合，“勿使新邪得助旧疾”。

［选注］ 吴谦：痼疾，旧病也；卒病，新病也。当以旧病为本为缓，新疾为标为急。急则治标，缓则治本，故先治卒病，缓治痼疾也。（《医宗金鉴》）

［按语］ 本条所述是新旧病同时存在的一般治则。临床上应根据具体病情灵活掌握，如在痼疾与新病相互影响的情况下，治新病也应照顾痼疾。如喘家、淋家、疮家、亡血家等病伤寒，均应注意讲求解表祛邪的方法。这都是治疗新病兼顾久病的常见例证。

师曰：五脏病各有所得①者愈，五脏病各有所恶②，各随其所不喜者为病。病者素不应食，而反暴思之，必发热也。（十六）

注释 ① 所得：指适合病人的饮食。

② 所恶：指病人所厌恶的饮食。

［语译］ 老师说：五脏的病，各有它所适宜的饮食，能得到所适合的饮食，就很容易痊愈。同理，五脏的病，各有它所不适宜的饮食，如果遇到病人所厌恶的饮食，病就会加重。假如病人忽然想吃他平时不喜欢吃的东西，食后反助病气，很可能引起发热。

［提要］ 论临床应根据五脏喜恶进行治疗和护理。

［阐析］ 所得、所恶，这里均指饮食居处的宜忌。尚应包括时令、气候、精神情志和药物性味等方面，所有这些都与五脏的生理特性和病理特点有关，因此在疾病治疗和护理中应予重视。得者，相合之意。《素问·五脏生成篇》云："心欲苦，肺欲辛，肝欲酸，脾欲甘，肾欲咸。"这就是五味各有所合于五脏。五脏疾病各有所得，足以安脏气而却病邪，故曰："五脏病各有所得者愈。""五脏病各有所恶，各随其所不喜者为病。"如心恶热，肺恶寒，脾恶湿，肝恶风，肾恶燥。由于五脏有以上不同的特性，因而各有其适宜的治法。如肝体阴用阳，肝病阴虚喜酸收，肝病气郁则欲辛散。再如脾恶湿，脾为湿困则恶肥甘而喜辛开。在安排病人饮食居处等护理方面，也应注意到这些特点，如心主血，心病血热，禁热衣热食；肺主气，肺病气虚，禁寒饮食寒衣。五脏病如此，推之六腑病，乃至肢体经络病，也应如此，如湿痹病人当安排在干燥居所，寒痹病人应该有保暖措施，只有进行恰当的护理，才能使疾病获得痊愈。"病者素不应食，而反暴思之"，是说未病之前从来不喜欢的食物，病后反而突然思食，这是脏气为邪气所改变，食后可能助长病气而引起发热。总的说来，对于任何疾病，不论是治疗或护理，都应根据"五脏病各有所得者愈"的理论，按照"远其所恶，近其所喜"的原则处理。

［选注］ 魏荔彤：五脏病各有所得，如其喜者而与之，能助其正而息其邪，其病可愈也。五脏病又各有所恶，各随其所不喜者而为病，犯其所忌而与之，能伤其正而益其邪，其病必增也。此病之性情亦因人之性情为性情，而人之性情各有嗜好，百事皆然，食物又易于观辨，病者素不应食者，不喜食之物也，因病而复暴饮食，此病为饥渴所以害之也，因与食之，其藏与之不相宜，食之必发热，无益于气血，而徒长其病邪，可见所喜者应与之，而所恶者应远之之理矣。（《金匮要略方论本义》）

［按语］ 本条主要说明治病用药固然要适合病情的需要，而病人的服食居处等护理工作也是十分重要的。如果不注意饮食、居处、衣着，不根据疾病的特点进行护理，纵然用药适宜，也难收到疗效，甚至会促使病情反复加重，故临床上在药物治疗的同时，并应重视护理工作。

夫诸病在脏[①]，欲攻[②]之，当随其所得[③]而攻之，如渴者，与猪苓汤。余皆仿此。（十七）

注释 ① 在脏:泛指在里。

② 攻:作"治"字解。

③ 所得:指病邪与有形之邪如痰、血、水、食等相合。

[语译] 凡是病在内脏,进行治疗时,必须根据其所得的病邪施治,如水停于里的口渴症,就可给与猪苓汤,其余可照此例类推。

[提要] 举例说明治疗杂病应掌握随其所得的原则。

[阐析] 诸病在脏,是泛指一切在里的疾病。病邪在里痼结不解,往往与体内有害物如痰、水、瘀血、饮食等相结合,医者当随其所得予以恰当的治疗。例如渴而小便不利,审其原因若为热与水结而伤阴者,当与猪苓汤育阴利水,水去热除,渴亦随之而解。他证亦可依此类推,如热与食结用大、小承气汤,热与血结用桃仁承气汤,故曰"余皆仿此"。

[选注] 尤怡:无形之邪,入结于脏,必有所据,水、血、痰、食,皆邪薮也。如渴者,水与热得,而热结在水,故与猪苓汤利其水,而热亦除。若有食者,食与热得,而热结在食,则宜承气汤下其食而热亦去。若无所得,则无形之邪,岂攻法所能去哉。(《金匮要略心典》)

结 语

本篇以整体观念为指导思想,以脏腑经络学说为理论依据,对疾病的预防、病因、病机、诊断、治疗及调护等都作了概括性的论述,涉及的范围较为广泛。

在预防方面,提出了内养正气,外慎风邪的预防思想,并举例说明各种疾病有一定的发展规律,可以根据脏腑互相影响、互相制约的关系,先治其未病之脏腑,以防止疾病的传变。未病时重视预防,已病后争取早期治疗,是本篇的一大特色。

在病因病机方面,本篇认为人与自然息息相关,不正常的气候,常为邪气侵袭人体的诱因,但主要关键还取决于正气的强弱,若五脏元真通畅,人即安和,病则无由入其腠理。而经络受邪,深入脏腑的疾病,必有内在因素。篇中对于"千般疢难,不越三条"的归纳,为后世病因学说的发展奠定了基础。本篇还举例说明了体内阴阳失去相对平衡,是疾病发生的总的病理机制。

诊断方面，对望色泽、闻语声、视呼吸、问病情、察脉象，都作了示范性的介绍。主张临床运用时，必须四诊合参。指出病在表为浅，入里为深，在腑易治，入脏难治。四时气候的变动，可以影响于色脉，其主要精神在于启发后学重视客观的诊断，以探求疾病的本质，判断预后的吉凶。治疗上必须针对病情，因人因时制宜。

在治疗方面，指出虚实应当异治，表里须分缓急，新久宜有先后，攻邪当随其所得，都通过具体例证作出原则性的提示。此外，还提出对病人的饮食居处，也必须加以注意。

本篇条文不多，但所论述的内容从预防到治疗，从原则到具体，无不具备，简明而又扼要，充分体现了中医学辨证论治理论的特色，是全书的总纲。学好本篇，对于学习以下各篇，会有很大的指导意义。

（李克光）

痉湿暍病脉证治第二

痓，《广雅·释诂》："恶也"，与本篇内容似欠相符。成无已认为"痓"当作"痉"，为传写之误。考"痉"字，《说文》云"强急也"，与该病以筋脉强急为主证吻合，故从成氏之说。痉病是以项背强急，口噤不开，甚至角弓反张为主症的一类病证。外感、内伤均可导致，但本篇所论以外感风寒致痉为主，也涉及误治伤津成痉者。《内经》中有痉病证候及成因的零星记载，但对外感风寒痉病的辨证论治首推仲景。

湿病有内外之分，本篇主要论述外湿。病因为外感湿邪，常挟风挟寒。病位在肌肉关节，以发热、身重、骨节疼痛为主症，如兼内湿，可见小便不利。治湿总应顾护阳气，外湿宜微微发汗，内湿当利小便。《内经》中虽散见湿邪致病途径及症状的论述，但是辨证治疗湿病实肇始于《金匮》。

暍，又称中热，由夏月外感暑热所致，常易兼寒挟湿。初起虽多见表证，但每致气阴两伤，虚实挟杂。以发热自汗，烦渴尿赤，少气脉虚为主症。《金匮》暍病与《素问·刺志论篇》"气虚身热，得之伤暑"含义相同，但与《诸病源候论》所说"夏月炎热，人冒涉途路，热毒入内，……故奄然闷绝，谓之暍"者不同。

由于以上三种病证主要因感受外邪发病，并且都从太阳表证开始，所以合为一篇讨论。

太阳病，发热无汗，反恶寒者，名曰刚痉。（一）

[校勘] 《甲乙经·卷七》无"反"字，古本"反"作"及"。

[语译] 病人出现发热无汗、恶寒等太阳表实症状，又见项背强急不舒，口噤不开，甚至角弓反张者，称为刚痉。

[提要] 指出刚痉的证候。

［阐析］ 太阳主人身之表，外邪侵袭人体，则太阳首当其冲，外邪致痉，必然不离太阳之表。风寒外袭，正气抗之，正邪相争，故发热；寒邪外束，卫阳不通于表，腠理闭郁，故恶寒而无汗。风寒邪气干忤太阳筋脉，影响津液的输布，加之存在津伤不足的内因，遂致筋脉失养而挛急，所以项背强急、口噤不开，甚至可能角弓反张，形成痉病。因为本证是痉病主症兼见太阳表实，故称为刚痉。

［选注］ 尤怡：痉者强也，其病在筋，故必兼有颈项强急，头热足寒，目赤头摇，口噤背反等证。仲景不言者，以痉字该之也。（《金匮要略心典》）

陈念祖：太阳病，病在标阳则发热，邪在肤表，则肤表实而无汗。既在标阳不宜恶寒，而反恶寒者，本亦病也，以其表实，名曰刚痉。（《金匮要略浅注》）

［按语］ 原文中有举宾略主的省文现象，即以病名“痉”字代表其主症：项背强急、口噤不开，甚至角弓反张。阅读时不可不知。

太阳病，发热汗出，而不恶寒，名曰柔痉。（二）

［校勘］《诸病源候论·伤寒痓候》无“不”字，《脉经·卷八》“不恶寒”下细注：一云“恶寒”。

［语译］ 病人出现发热汗出，但不恶寒等太阳表虚症状，又见项背强急不舒，口噤不开，甚至角弓反张者，称为柔痉。

［提要］ 指出柔痉的证候。

［阐析］ 外邪致痉，必始于太阳，故有太阳病见症。风邪袭表，正气与之抗争则发热；风邪伤卫，卫外失固，腠理疏松，所以汗出、恶寒。外邪阻于太阳筋脉，妨碍津液的输布，兼素体津伤不足，以致筋脉失养而挛急，故项背强急、口噤不开，甚至角弓反张。因本证是痉病主症兼太阳表虚，故称为柔痉。

［选注］ 陈念祖：“太阳病，病在标阳则发热，邪中肌腠，则肌腠实而肤表反虚故汗出。标病而本不病，故但发热而不恶寒，以其表虚，名曰柔痉。”（《金匮要略浅注》）

丹波元简：……盖刚柔乃阴阳之义，阴阳乃虚实之谓，表实故称以刚，表虚故称以柔。（《金匮玉函要略辑义》）

[按语] 关于病证鉴别:① 刚痉与柔痉的区别。二者的区别要点在于汗之有无,临证当着眼于此,而不能拘泥于恶寒与否。因为风寒在表,一般都有恶寒症状,只是有程度的轻重与时间的久暂之别,所以《伤寒论》将恶寒作为太阳病的主证之一。② 外感痉病与太阳病兼项背强几几证的比较。二者都可见太阳表证与项背强几几,但其病因与证候主次有别。外感痉病是内外相因,既有外邪干忤筋脉,又兼津伤不足。证候以项背强几几,口噤不开,甚至角弓反张为主,兼见太阳表证;太阳病兼项背强强几几证则纯系外邪阻滞筋脉,证候以太阳表证为主,兼见项背强几几。

太阳病,发热,脉沉而细者,名曰痉,为难治。(三)

[语译] 有太阳表证,发热,但脉沉而细,如果属于痉病者,较难治疗。

[提要] 从脉象判断痉病预后。

[阐析] 外感致痉,邪实为主,应见项背强急、背反张及发热、恶寒等太阳病证候,其脉一般为沉弦有力。如果反而出现沉细脉象,表明阴液内亏,正气已伤。邪实正虚,攻补两难,所以比较难治。

[选注] 尤怡:太阳脉本浮,今反沉者,风得湿而伏,故为痉。痉脉本紧弦,今反细者,阴气适不足,故难治。(《金匮要略心典》)

章楠:太阳伤风寒,其脉浮,以邪浅在营卫也,痉病邪深伤筋,故脉沉紧弦直上下行也,其不紧弦而沉细,则邪入深而气血大虚,正不胜邪,邪何能出,故为难治。(《伤寒论本旨》)

太阳病,发汗太多,因致痉。(四)

[语译] 太阳病,发汗太多,可以导致痉病。

[提要] 指出太阳病过汗可致痉。

[阐析] 太阳病其病在表,理当发汗,但不可发汗太过,所以桂枝汤解肌发汗是以“微似有汗者益佳,不可令如水流漓”,麻黄汤开表发汗也以“覆取微似汗”为度。因为汗由津液所化生,发汗太多,必然会伤津耗液。津液受伤,筋脉失其濡养而挛急,便成为痉病。

[选注] 张志聪:太阳病者,风伤太阳之气也,发汗太多,则表外虚,津液内竭,不能营养其经脉,致骨属屈伸不利而成痉。(《伤寒论集注》)

吴谦：太阳病当发汗，若发汗太过，腠理大开，表气不固，邪风乘虚而入，因成痉者，乃内虚所召入也。宜以桂枝加附子汤主之，固表温经也。由此推之，凡病出汗过多、新产、金创破伤出血过多，而变生此证者，皆其类也。（《医宗金鉴》）

夫风病，下之则痉，复发汗，必拘急。（五）

［语译］ 外感风邪为病，本不当下，如果误用攻下，耗伤阴津，则可发生痉病，若再用汗法，必重伤津液，导致筋脉拘急。

［提要］ 论述风病误下成痉。

［阐析］ 对“风病”的确切涵义，注家见解分歧：一种认为是外风为患，如魏荔彤、曹家达等；一种认为是指内风为患，如黄元御。结合仲景对风病（包括太阳中风与杂病中风）病因的认识，似以前说较为符合原意。风邪为病，治当疏散，如果误用攻下，使阴液下夺，筋脉失濡，便可形成痉病。如果见风邪未解，再发其汗，津液重伤，筋脉失养，必然出现四肢拘急挛缩的症状。

［选注］ 魏荔彤：太阳中风，不解肌祛风于外，乃用苦寒下坠，风邪与下之寒湿，相溷入里，安得不为痉病乎？病变至此，亦唯有引风徐出，除湿于渐，表里兼治为当耳。乃又误为发汗，原属风邪，本不宜汗，经误治变痉，更不宜汗，发汗则脉道中之正气伤，汗出则正气更不足以胜邪，湿与风遂交战矣。湿欲为聚，风欲为散，且湿凝其血，风鼓其气，此经络所以拘急也。（《金匮要略方论本义》）

曹家达：风病，陈修园以为发热有汗之桂枝汤证，是不然。太阳病固自有先下之不愈，因复发汗，表里俱虚，其人因致冒，终以自汗解者；亦有下后气上冲而仍宜桂枝汤者；亦有误下成痞、误下成结胸者。独发汗致痉之证为中风所希见，则所谓风病者，其为风温无疑。夫风温为病，其受病与中风同，所以别于中风者，独在阴液之不足。（《金匮发微》）

疮家[①]虽身疼痛，不可发汗，汗出则痉。（六）

注释 ① 疮家：指久患疮疡或被金刃创伤之人。

［语译］ 久患疮疡或被金刃创伤的人，虽然出现身体疼痛的表证，也不能单独使用汗法，汗出之后，津液更伤，则可发为痉病。

［提要］ 指出久患疮疡或被金刃创伤者，误汗可致痉。

［阐析］ 久患疮疡者，由于经常流脓，必然津血亏损，金刃所伤，失血过多，亦必阴血亏耗。因此，他们虽然出现身体疼痛的表证，也不能单独使用汗法，因为津血同源，若发汗不当则重伤津血，血燥筋急，便可发生痉病。故对疮家兼有表证者，可酌情使用扶正托里兼以解表的方法，以微汗解表，避免伤正。

［选注］ 黄元御：疮家脓血失亡，筋脉不营，虽感风寒，不可发汗，汗出血枯，筋脉焦缩，则成痉病。（《金匮悬解》）

曹家达：盖人之汗液，由卫气外出者属水分，由营气外出者属血分。身疼痛，原系寒凝肌腠，急当发汗以救表，唯疮家营分素亏，一经发汗，血液重伤，至于不能养筋，一身为之拘急，是也投鼠不忌器之过也。夫病至无可措手，要当用药熏洗，使邪从外解而不当任其疼痛。如浮萍、藁本、荆芥、薄荷、防风等味，俱可煎汤熏洗，但使略有微汗，疼痛当止。（《金匮发微》）

［按语］ 以上三条，一为太阳病过汗，一为风病误下，一为疮家误汗，其发病虽然有别，但津伤液耗，阴血亏损，筋脉失养而致痉的病机却是一致的。结合本篇一、二两条原文，说明本篇所致痉病的成因有二：一是外感风寒，邪阻筋脉致痉；一是误治，津伤液耗成痉。

病者身热足寒，颈项强急，恶寒，时头热，面赤，目赤，独头动摇，卒口噤①，背反张者，痉病也。若发其汗者，寒湿相得，其表益虚，即恶寒甚。发其汗已，其脉如蛇。一云其脉浛浛。（七）

［校勘］ 《伤寒论·辨痉湿暍脉证》“病”下无“者”，“目赤”间有“脉”字，“动”作“面”，无“若发其汗”以下二十五字。《玉函》、《脉经·卷八》并无“若发其汗”以下十七字。《脉经》作“痉病发其汗已，其脉浛浛如蛇”，置“暴腹胀大者”条首。“相得”，程、徐注本作“相搏”。

注释 ① 卒口噤：卒（cù），同猝，突然之意。卒口噤，即突然牙关紧闭，不能说话。

［语译］ 病人身热，足冷，颈项强直，转动不灵活，恶寒，时觉头部发热，面红目赤，唯头部常不自主地摇动，突然牙关紧闭，不能说话，腰背强直反张，这属于痉病。如果误用汗法，则汗出之湿与外来寒邪相互搏结，

留滞于肌表。由于出汗，卫表更虚，所以恶寒加重。发汗以后，其脉亦会发生变化，呈现沉伏不利，屈曲如蛇的脉象。

［提要］ 论述外感表邪未解而里渐化热动风的痉病证候以及误汗后的脉症。

［阐析］ 本条原文可分为两部分理解。第一部分从“病者身热足寒”至“背反张者，痉病也”；第二部分从“若发其汗者”至“其脉如蛇”。

第一部分主要论述外感风寒之邪入里化热致痉的证候。由于风寒外袭，侵犯太阳之表，卫气与邪相争，所以身热、恶寒；表邪未解迅速化热入阳明，邪热熏蒸于上，则时头热，面赤目红；阳气闭郁不能下达，故足寒。热盛动风，见独头动摇；热盛灼津，筋脉失养，拘急不舒，故见颈项强急、卒口噤、背反张。

第二部分是本条的疑点，后世注家对这部分文字的认识有分歧。主要有两种看法：一是认为此属误汗后的脉症，如赵以德、徐彬等。即认为上述证候属于表邪入里化热，伤津动风之象，理当采取清热生津，兼解表邪，表里同治。如果此时误用辛温发汗法治疗，不仅表邪不去，反致汗出表虚，汗液之湿与外寒之邪相互搏结，导致恶寒加重。由于汗出之后，正气虚而邪未去，所以脉来屈曲如蛇行，沉伏不利。二是认为此节文义不属，如吴谦、曹颖甫等。联系上下文，仔细分析一下，后者的看法值得考虑。既然本证是外感风寒入里化热成痉之证，表明素有阳气偏盛或津伤不足的内因。但是误用辛温发汗以后，为何未加重化燥伤津的病理变化，却导致汗出伤阳的后果？此外，原文“其表益虚”，亦提示发汗之前已存在“表虚”，否则“益虚”就不好解释了，可是这种情况又与前述证候的病机不太吻合。由此看来，认为此节文义不属的观点是有一定道理的。对此部分原文，尚有待进一步考证。

［选注］ 徐彬：前言无汗反恶寒为刚痉，有汗不恶寒为柔痉，此辨痉之法，非痉家本证也，故复举痉证之最备者……谓病者身热，太阳表邪本盛，乃因血液衰少之人，寒邪复挟湿搏结，卫中阳气不下而足寒，湿随太阳经下项，稍侵阳明而颈项强急，真阳不达于表而恶寒，于是太阳经无非寒湿，而格热于上，为头热、面赤目赤、独头动摇。太阴主开，寒湿搏之，开阖不利，不能发声而卒口噤。液衰邪盛，筋失所养，而背反张，此痉病本然之形症也。因而发其汗，或寒为湿所缠而不去，徒汗虚其表耳，故曰寒湿相

得，其表益虚，则恶寒益甚。若发汗已，脉上下不动而中行如蛇，正亏邪亦衰矣。(《金匮要略论注》)

曹家达：痉病之未成，原有属于太阳而当发汗者，唯已传阳明，燥气用事，一经发汗，即当见经脉强急，不当有寒湿相得，其表益虚，恶寒益甚之变，数语似属湿证脱文，不知者误列于此……愚按：若发其汗，其脉如蛇，独承上时头热面赤以下言之，非承上身热足寒证言之也。《内经》云：肝主筋，肝脏血虚生燥，则其脉弦急，后文所谓直上下行是也。发其汗，其脉如蛇，乃肝之真脏脉现，《五脏风寒积聚》篇所谓：肝死脏，浮之弱，按之如索不来，或曲如蛇行者死，是也。盖痉病脉本弦急，重发汗，则经脉益燥，直上下行之弦脉，一变而成屈曲难伸之状。脉固如此，筋亦宜然，一身之拘急可知矣。黄元御以为即直上下行，非是。(《金匮发微》)

暴腹胀大者，为欲解。脉如故，反伏弦者，痉。(八)

［语译］ 痉病病人，突然腹部胀大，这是病情好转的征兆。如果脉象依然不变，反而更现伏弦之象者，说明痉病仍无好转。

［提要］ 从脉症判断痉病预后。

［阐析］ 对原文“暴腹胀大者，为欲解”一句，注家见解不一，归纳起来，主要有两种：一种是随文衍义，如徐彬从邪由经入腑而有出路进行阐释，赵以德从五行生克关系去解析等。一种是将此条与第七条原文下半节结合进行解释，如《金鉴》、唐容川等。以上观点虽见仁见智，各有所据，然终觉不甚妥帖。不过赵以德的看法可以借鉴，赵氏指出“此条暴胀之先，不见叙证，遽曰欲解，必有所解之病在也”。故尚应结合神色脉等，方可作出正确判断。“脉如故”，指痉病的主脉，即下文“按之紧如弦”之象，如果虽有腹部胀大，但其脉仍然紧弦，且由沉转至伏，表明筋脉强急之势未解，乃邪气未衰，津伤未复之象，故痉病尚有复作的可能。

［选注］ 徐彬：忽腹胀大，是经络之邪欲从内出，故曰为欲解；若脉仍如故，反伏而弦，是寒邪留经，痉病仍在也。(《金匮要略论注》)

唐宗海：此当与上合为一节，言太阳痉病，若发其汗而未合法者，寒湿相得，其表又因汗而益虚，即恶寒甚，其脉必紧急而痉不解矣。若发其汗而得法者，汗已后其脉变紧急为缓曲如蛇状，谓不弦急也。变背反张为腹胀大，乃阴来和阳，其痉为欲解。若发汗后脉仍紧急如故，反加伏弦者，

其痉不解也。作如此解，文理甚通，割作两章，则不可解。（《金匮要略浅注补正》）

赵以德：肝在五行为木，在六气为风；所胜之者，燥金；不胜之者，湿土。若金旺，则木受制而郁矣。木郁必发，发则从火，过其所不胜之中土，故脾土得木火而腹为暴胀大……是故以腹之暴胀，因知木之郁于肝者也，已出之脾，而木气行矣，火与俱，而燥金之气退矣，金退木行，故曰欲解……此条暴胀之先，不见叙证，遽曰欲解，必有所解之病在也。（《金匮玉函经二注》）

［按语］ 对于疾病的预后，应当脉症合参。一般而言，如果脉症均有改观的，是为佳兆，属病愈之象；若症无多大变化，但脉有好转的，亦属病有转机之征；如果症虽减轻，但脉无改善，甚至反而恶化的，常为病情恶化之兆。不独痉病如此，诸病皆然。

夫痉脉，按之紧如[①]弦，直上下行[②]。一作筑筑而弦。《脉经》云：痉家其脉伏坚，直上下。（九）

注释 ① 如：犹"而"也。古"如"与"而"可互相通用。

② 上下行："上"指脉的寸部，"下"指脉的尺部，上下行，即自寸部至尺部。

［语译］ 痉病的脉象表现为从寸部至尺部俱紧而弦。

［提要］ 论述痉病的主脉。

［阐析］ 痉病无论外感或误治所成，最终均导致筋脉强急失柔，故痉病的主脉表现为强直弦劲之象。"按之"之"按"乃"举按寻"之按，表明其部位沉而不浮。"紧"是强劲有力，"弦"为端直之象，"直上下行"指寸关尺三部均呈紧张弦直之脉。质言之，痉病的主脉为沉紧弦。

［选注］ 陈念祖：痉家之本脉何如？夫痉为劲急强直之病，其脉亦劲急强直，按之紧如弦，谓其自寸至尺，直上下行，与督病之脉相似，但督浮而此沉耳。（《金匮要略浅注》）

章楠：按之者，脉沉而不浮也。紧者，如绞索之状，阴邪凝敛故也。条长如弓弦名弦，如弦之直而上下行者，有升降而无出入也。盖人身气血，表里周流，故脉有升降出入之象。因邪闭于筋，经络之气不得外达周流，故其脉在沉部上下行，有升降而无出入也。是为痉病之脉，与太阳经风伤卫之脉浮缓，寒伤营之脉浮紧者，又不同矣。（《伤寒论本旨》）

[按语] 本条所述脉象为痉病多见之脉，但并非唯一的脉象，后面原文即有佐证，故临床不可拘于此。

痉病有灸疮[①]，难治。（十）

注释 ① 灸疮：因火灸所致的疮。

[语译] 素有灸疮的人如果患痉病，难治。

[提要] 论述痉病的预后。

[阐析] 所谓灸疮，是因火灸灼伤肌肤，溃脓而成。由于灸疮脓液久渍，必然津血不足，如果再患痉病，其病情势必较一般为重，故治疗比较困难。关于本条痉病与灸疮发生的先后问题，后世注家有分歧：有的认为先有灸疮，后有痉病，如尤怡、章虚谷；有的认为先有痉病而后又误用火灸，如赵以德。依前者之见，凡痉病素有津血不足的内因，其预后往往欠佳。从后者之说，则痉病不宜用灸法。不过，根据临床实际，痉病除热极阴竭者外，似不必一概禁灸。如《金匮要略阐释》指出："一般痉病配合针刺及灸法，则疗效更好。"书中附有实例说明。故宜从先有灸疮，后患痉病认识本条原文。

[选注] 赵以德：痉病有风热燥急其筋骨，不当复灸以火，且助火深入，风热得之愈固而不散，所以难治。（《金匮玉函经二注》）

尤怡：有灸疮者，脓血久溃，穴俞不闭。娄全善云：即破伤风之意。盖阴伤而不胜风热，阳伤而不任攻伐也，故曰难治。（《金匮要略心典》）

太阳病，其证备，身体强，几几然[①]，脉反沉迟，此为痉，瓜蒌桂枝汤主之。（十一）

瓜蒌桂枝汤方：

瓜蒌根二两　桂枝三两　芍药三两　甘草二两　生姜三两　大枣十二枚

上六味，以水九升，煮取三升，分温三服，取微汗。汗不出，食顷，啜热粥发之。

注释 ① 几几然：几（shū 舒）本指小鸟伸颈欲飞，复不能飞的样子，此处形容病人身体强直，俯仰转侧不能自如。

[语译] 如果具备太阳病的症状，又同时出现身体强直，转侧俯仰不

能自如，脉沉迟者，此属于痉病，当用瓜蒌桂枝汤主治。

［**提要**］ 论述柔痉的证治。

［**阐析**］ 所谓“太阳病，其证备”，是指具有太阳中风发热、汗出、恶风、头项强痛等症状；“身体强，几几然”则说明还有全身强急，转侧俯仰不能自如等证候。太阳病其脉当浮，但此处却反见沉迟之脉，沉，表明病邪已由太阳之表进而痹阻其筋脉；迟，为津伤不足，营卫运行不畅之象。然既属痉病，筋脉强急，故必于沉迟之中带有弦紧之象。病由外邪痹阻太阳筋脉，兼津伤不足，筋脉失养所致，故用瓜蒌桂枝汤主治，以解肌祛邪，生津滋液。方中瓜蒌根生津滋液，以舒缓筋脉；桂枝汤调和营卫，以解肌祛邪。

［**选注**］ 吴谦：太阳病，其证备，谓头痛，项强，发热，恶风寒俱见也。而更身体强，有几几然俯仰不能自如之象，痉病也。但脉反见沉迟太阴之脉，非太阳浮紧无汗刚痉者比，故不与葛根汤，而与瓜蒌桂枝汤，和太阳之表，清太阴之里也。(《医宗金鉴》)

尤怡：沉本痉之脉，迟非内寒，乃津液少而营卫之行不利也。伤寒项背强几几，汗出恶风者，脉必浮数，为邪风盛于表；此证身体强几几然，脉反沉迟者，为风淫于外而津伤于内，故用桂枝则同，而一加葛根以助其散，一加瓜蒌根兼滋其内，则不同也。(《金匮要略心典》)

［**按语**］ 本证属于柔痉，原文虽未明确指出，但从方测证可知之。本方与《伤寒论·太阳病篇》桂枝加葛根汤皆治太阳中风与项背强急并见之证，但二方同中有异，兹列表比较如下：

表1 瓜蒌桂枝汤证与桂枝加葛根汤证之异同

比较＼证名		瓜蒌桂枝汤证	桂枝加葛根汤证
同		均有外邪痹阻太阳经脉的病理变化，故皆具发热、汗出、恶风、头项强痛诸症，方中都用了调和营卫、解肌祛邪的桂枝汤	
异	病机	兼津伤不足的内因，以致筋脉失养而强急	无津伤的内因
	证候	身体强，几几然，脉沉迟中带弦紧	项背强几几，脉浮缓
	方药	加瓜蒌根，以生津滋液	加葛根，以解肌升津

太阳病，无汗而小便反少，气上冲胸，口噤不得语，欲作刚痉，葛根汤主之。（十二）

葛根汤方：

葛根四两　麻黄三两（去节）　桂枝二两（去皮）　芍药二两　甘草二两（炙）　生姜三两　大枣十二枚

上七味，㕮咀，以水一斗，先煮麻黄、葛根，减二升，去沫。内诸药，煮取三升，去滓，温服一升，覆取微似汗，不须啜粥，余如桂枝汤法将息及禁忌。

［语译］　具有发热、恶寒的太阳表证，又出现小便量少，气上冲胸，牙关紧急，不能言语等，这是将要发生刚痉的征兆，当用葛根汤主治。

［提要］　论述欲作刚痉的证治。

［阐析］　“太阳病”三字，既提示此为外感痉病，也概括本证有发热、恶寒等表象。“无汗”属太阳表实之征，由风寒外束，肌腠郁闭所致，此处说明本证属于刚痉。既无汗出津液外泄，小便不当少，但本证却小便反少，这是由于外邪束表，肺失宣肃，津液转输不利。无汗而小便少，则表气不宣，里气不行，表里之气不得宣通，势必逆而上冲，故病人自觉气上冲胸。邪气痹阻太阳，波及阳明，导致阳明筋脉不利，所以出现口噤不得语。如果病情继续发展，则可能出现项背反张，四肢强直等现象，故称“欲作刚痉”。本证总由外邪阻滞太阳阳明，营卫三焦气机不畅所致。治宜发汗祛邪，调和营卫，升津舒筋，方用葛根汤。

方中葛根升津舒筋为主，麻黄开泄腠理为辅，桂枝、芍药、生姜、大枣以调和营卫，炙甘草与芍药又能缓筋脉之急。全方共奏升津发表、舒筋缓急之效。

［选注］　吴谦：此申明刚痉在表以明其治也。太阳病为头项强痛发热等证也，无汗谓伤寒也，太阳伤寒小便不当少，今反少者，寒气盛而收引也。不当气上冲胸，是寒气盛而上逆也。不当口噤不得语，今口噤不得语，是寒气盛，牙关紧急而甚也，以太阳伤寒而有冲击劲急之象，是欲作刚痉之病也。麻黄汤能治太阳，而不能治阳明，故以葛根汤兼太阳、阳明两经之治，为刚痉无汗之正法也。（《医宗金鉴》）

章楠：汗出而津液外泄，则小便少，今无汗而小便反少，是营卫三焦之

气皆闭，外闭则内气不得转旋，而直上冲胸，邪侵入筋，阳明筋急而口噤不得语，欲作刚痉之先兆也。（《伤寒论本旨》）

［**按语**］（1）本方证与瓜蒌桂枝汤证皆属外感痉病，兹比较如下：

表2　瓜蒌桂枝汤证与葛根汤证比较

比较＼证名		瓜蒌桂枝汤证	葛根汤证
同		均属外感痉病，与外邪痹阻太阳经脉有关，故方药中都选用了桂枝、芍药、生姜、大枣、甘草调和营卫	
异	证候	属柔痉，症见发热、汗出、恶风，身体强，几几然，脉沉迟。以汗出为特点	欲作刚痉，症见发热、无汗、恶寒、小便少，气上冲胸，口噤不得语。以无汗为特点
	病机	兼津伤不足，筋脉失养	兼营卫三焦气机不畅
	治法	生津滋液　解肌祛邪	升津舒筋
	药物	以瓜蒌根为主药，生津滋液，以舒缓筋脉	以葛根为主药，既能升津舒筋，又能助麻黄开泄腠理以祛邪

（2）本方的服法具有特点：即“不须啜粥”，此与《伤寒论》中使用葛根汤有别。从瓜蒌桂枝汤方后注云“汗不出，食顷，啜热粥发之”可知，啜粥的目的在于协助药物发汗。本证为欲作刚痉，虽然可汗但不宜过汗，当注意顾护津液。方中麻黄与葛根开泄腠理而发汗，故本方发散之力较瓜蒌桂枝汤强，所以不须啜粥助汗，以免过汗伤津，反致它变。而《伤寒论》中葛根汤证因无欲作刚痉之虑，故仍啜粥以助汗。由此可见，仲景治疗痉病是非常注意顾护其津液的。

痉为病，一本痉字上有刚字。胸满，口噤，卧不着席[①]，脚挛急[②]，必齘齿[③]，可与大承气汤。（十三）

大承气汤方：

大黄四两（酒洗）　厚朴半斤（炙去皮）　枳实五枚（炙）　芒硝三合

上四味，以水一斗，先煮二物，取五升，去滓，内大黄，煮取二升，去滓，内芒硝，更上火微一二沸，分温再服，得下止服。

注释 ① 卧不着席：形容背反张的程度。由于背反张较重，身躯反折如弓，以致平卧时脊背不能接触床面。

② 脚挛急：脚，《说文》"胫也"。此指小腿肌肉痉挛的症状。

③ 齘齿：齘（xiè 械）《说文》"齿相切也"。此指上下牙紧咬，甚或切齿有声。

［语译］ 痉病发作时表现为胸部胀满，牙关紧闭，角弓反张，以致脊背不能接触床面，小腿肌肉痉挛，上下牙紧咬，甚或切齿有声者，可用大承气汤治疗。

［提要］ 论述里热致痉的证治。

［阐析］ 上条言"欲作刚痉"，本条一本痉字上有刚字，则本证可由葛根汤证进一步发展而来。病邪在表失治，化热入里，可传至阳明。热壅气滞，故胸满。阳明之脉入齿中，挟口环唇，阳明邪热上迫，所以口噤，齘齿；里热炽盛，劫灼阴津，筋脉失濡而拘急痉挛，故角弓反张，卧则躯体不能平着于床面，小腿肌肉痉挛。此为阳明热盛气壅，阴伤筋挛的痉病，治当急泄里热以救其阴，方选大承气汤釜底抽薪，急下存阴。

方中大黄、芒硝泄其实热；枳实、厚朴破其滞气，冀其热去阴复，痉病自解。

［选注］ 吴谦：此申痉病入里，以明其治也。痉病而更胸满，里气壅也；卧不着席，反张甚也；脚挛急，劲急甚也，必齘齿，牙紧甚也。此皆阳明热甚灼筋，筋急而甚之象，故以大承气汤直攻其热，非攻阳明之实也。其曰可与，非尽言其可与。有慎重之意。（《医宗金鉴》）

章楠：此即前条之证，失于开泄，以致邪深闭甚……风火内闭阳明为多，故与大承气汤，通阳明之腑，急则治标之法；腑气通，理必仍和其筋脉，可想而知也。不曰主之而曰可与，教人详审标本，随宜而施之意耳。（《医门棒喝》）

［按语］ 本条热盛致痉，用大承气汤急下存阴，体现了治疗痉病应顾护其阴津的原则。原文"可与"二字，寓有斟酌之意，因为痉病存在津伤不足的内因，而攻下之剂毕竟易伤阴液，故痉病攻下时应当慎重。

太阳病，关节疼痛而烦①，脉沉而细一作缓者，此名湿痹②。《玉函》云中湿。湿痹之候，小便不利，大便反快，但当利其小便。（十四）

注释 ① 烦：此引申为剧烈之意，形容关节疼痛的程度。如《周礼·秋官·司隶》“邦有祭祀宾客丧纪之事，则役其烦辱之事”，唐·郑玄注：“烦，犹剧也。”

② 湿痹：痹，《说文》“湿病也”。湿痹，即湿病。

[语译] 病人具有太阳表证，并见骨节疼痛剧烈，脉沉而细者，称为湿痹。湿痹的主要证候是小便不利，大便溏薄而易于排解，其治法应当通利小便。

[提要] 指出湿痹的证候以及治疗内湿的原则。

[阐析] 湿为六淫之一，湿从外入，则先伤太阳而见表证。湿邪为患，易于流注关节，阻遏阳气，致血行不利，所以关节疼痛而剧烈；湿为阴邪，其性濡滞重浊，湿邪为患，影响营卫气血的运行，故脉沉而细。如果湿从内生，影响脏腑的气化功能，则可见小便不利；湿盛于里而下趋，故大便溏薄且排解畅快。对于里湿证，应当因势利导，采取通利小便之法，使湿有去路。小便通利，湿从下出，阳气宣通，其病自愈。

[选注] 尤怡：湿为六淫之一，故其感人，亦如风寒之先在太阳。但风寒伤于肌腠，而湿则流入关节，风脉浮，寒脉紧，而湿脉则沉而细；湿性濡滞而气重着，故亦名痹。痹者闭也，然中风者，必先有内风而后召外风；中湿者，亦必先有内湿而后感外湿，故其人平日土德不及而湿动于中，由是气化不速而湿侵于外，外内合邪，为关节疼烦，为小便不利，大便反快。治之者必先逐内湿，而后可以除外湿，故曰当利其小便，东垣亦云：治湿不利小便，非其治也。然此为脉沉而小便不利者设耳，若风寒在表，与湿相搏，脉浮恶风，身重疼痛者，则必以麻黄、白术、薏苡、杏仁、桂枝、附子等，发其汗为宜矣。详见后条。（《金匮要略心典》）

喻昌：湿流关节疼痛，脉见沉细者，则非有外风与之相搏，只名湿痹。湿痹者，湿邪痹其阳气也。利其小便，则阳气通行无碍，而关节之痹并解矣。（《医门法律》）

[按语] 本条证候属于内外合邪之湿痹，而且是内湿重于外湿，故治疗主张利小便，从而确立了治疗内湿的基本原则，对后世治疗湿病有指导意义。李东垣所谓“治湿不利小便，非其治也”即源于此。当然，如果仅为外湿，则应采用微汗之法，而又非渗利所能胜任了。

湿家①之为病，一身尽疼一云疼烦。发热，身色如熏黄②也。

（十五）

注释 ① 湿家：指患湿病的人。

② 熏黄：形容色黄而晦暗，犹如烟熏之状。

［**语译**］ 患湿病的人，周身疼痛，发热，皮色黄而晦暗，如烟熏一样。

［**提要**］ 论述湿郁发黄的证治。

［**阐析**］ 外湿为患，痹着于全身皮肉筋脉，湿阻气滞，表气不宣，所以全身疼痛；湿邪滞留，郁遏气分，久必化热，湿热交蒸，且湿重于热，所以皮肤色黄且晦暗，如烟熏状。

［**选注**］ 尤怡：湿外盛者，其阳必内郁。湿外盛为身疼，阳内郁则发热。热与湿合，交蒸互郁，则身色如熏黄。熏黄者，如烟之熏，色黄而晦，湿气沉滞故也；若热黄则黄而明，所谓身黄如橘子色也。（《金匮要略心典》）

吴谦：湿家，谓病湿之人。湿之为病，或因外受湿气，则一身尽痛；或因内生湿病，则发热身黄；若内外同病，则一身尽痛发热，身色如熏黄也；湿家之身痛发黄，不似伤寒之身疼发黄者，以无六经之形证也。（《医宗金鉴》）

［**按语**］ 本证属于内外合邪，内湿为主，且湿重于热，故其黄而晦暗，与湿热俱重或热重于湿有别。其治疗可遵从黄树曾“治此证宜表里双解，茵陈五苓散最妙”（《金匮要略释义》）之说。

湿家，其人但头汗出，背强，欲得被覆向火[①]。若下之早则哕[②]，或胸满，小便不利一云利，舌上如胎[③]者。以丹田[④]有热，胸上有寒，渴欲得饮而不能饮，则口燥烦也。（十六）

注释 ① 被覆向火：用病人想盖被、近火等取暖的欲望，形容其恶寒较重。

② 哕（yuě）：呃逆。

③ 舌上如胎：胎与苔通。此指舌上湿润白滑，似胎非胎。

④ 丹田：穴名，在脐下三寸，这里泛指下焦，与胸上对举。

［**语译**］ 患湿病的人唯独头部出汗，脊背强滞不舒，因冷而想盖被、近火以取暖。如果此证过早使用攻下法，则会出现呃逆或胸中满闷，小便不利，舌上湿润白滑，似胎非胎。这是由于下焦有热，上焦有寒所致。此外，虽然渴欲饮水却又喝不下去，以致口燥特别严重。

［**提要**］ 论述湿病误下后的变证。

［阐析］ 寒湿在表，阻遏阳气，卫阳不得外达，肌表失于温煦，故病人欲盖被、近火以御其寒；阳气被郁，不得外达遂逆而上越，所以病人但头汗出；寒湿滞留太阳经脉，经气不利，则项背强滞不舒。寒湿在表，法当温散寒湿，宣通阳气。如果误用攻下之法，不仅病邪难去，反而更伤其阳，导致变证迭出。苦寒攻下，损伤中阳，胃气虚逆，则呃逆；寒湿滞于上焦，肺失宣肃，通调失职，所以胸中满闷，小便不利。下焦郁热熏蒸上焦寒湿，所以舌上湿润白滑，似胎非胎。由于此为上焦有寒，水津失布，而非津液不足，所以病人虽觉口渴欲饮水却又饮不下去，故感觉口燥很厉害。

［选注］ 尤怡：寒湿居表，阳气不得外通而但上越为头汗出，为背强，欲得被复向火，是宜驱寒湿以通其阳，乃反下之，则阳更被抑而哕乃作矣。或上焦之阳不布而胸中满，或下焦之阳不化而小便不利，随其所伤之处而为病也。舌上如苔者，本非胃热，而舌上津液燥聚如苔之状，实非苔也，盖下后阳气反陷于下，而寒湿仍聚于上，于是丹田有热而渴欲得饮，胸上有寒而复不欲饮，则口舌燥烦，而津液乃聚耳。（《金匮要略心典》）

吴谦：湿家头汗出者，乃上湿下热蒸而使然，非阳明内实之热蒸而上越之汗也。背强者，乃湿邪重着之强，非风湿拘急之强也。欲复被向火者，乃一时湿盛生寒，非伤寒之恶寒也。若误以阳明内湿之热上越之头汗而遂下之，则湿从寒化，即乘虚入于上，则肺气逆而胸满，入于中，则胃不和而为哕，入于下，则膀胱气化不行，为小便不利。舌上白滑如胎者，盖以误下热陷，丹田有热也，寒聚于上，胸中有寒也，所以渴欲得水而不能饮，由下有热而生口燥烦，由上有寒，而不化生津液，虽口燥舌干，而不能多饮也。（《医宗金鉴》）

湿家下之，额上汗出，微喘，小便利[①]一云不利者死；若下利不止者，亦死。（十七）

注释 ① 小便利：此指小便清长而频数。

［语译］ 患湿病之人，若误用下法，见额上汗出，息微气喘，小便清长而频数的，预后不良；或者表现为大便泻下不止的，预后亦险恶。

［提要］ 指出湿病误下后的危候。

［阐析］ 湿邪在表，法当微汗；湿邪在里，当利小便。若非化燥成实，切不可使用下法。若误用攻下，重伤阳气，虚阳上越，则额上汗出，息微气

喘；肾阳衰惫。故小便清长频数(或小便不利)。上述证候为阳气衰微，其预后不佳。如果误下后，大便泻利不止的，不仅阴液将竭，而且脾肾已败，故亦属危候。此外，临证必然伴有脉沉微、肢厥、神疲欲寐等脉证。

[选注] 吴谦：此承上条互详误下，以明湿家头汗之死证也。夫误下额汗微喘，小便不利者，是湿家额汗之喘，未可言死也。今小便反利，则知非湿气上溢，乃上脱额汗之喘，故曰死。若下利不止，亦知非湿去之利，乃中脱直下之利，故曰亦死。(《医宗金鉴》)

唐宗海：此总言湿证无下法也。上节言误下变证，为寒热郁结。此节言误下伤肾，则小便自利，气喘而死。误下伤脾，则大便下利不止而死。观仲景方，皆是补土以治湿，则知湿家断无下法也。(《金匮要略浅注补正》)

[按语] 十六条为湿病误下之后，寒热错杂之变证；十七条为湿病误下后的危候。二者表现虽不同，但均损及阳。湿为阴邪，本易伤阳，又用苦寒攻下，遂更伤其阳。由此可见，治疗湿病当注意顾护阳气，若非湿邪化热化燥成实，切不可使用攻法。

风湿相搏，一身尽疼痛，法当汗出而解，值天阴雨不止，医云此可发汗，汗之病不愈者，何也？盖发其汗，汗大出者，但风气去，湿气在，是故不愈也。若治风湿者，发其汗，但微微似欲出汗者，风湿俱去也。(十八)

[语译] 风与湿相互搏结，周身疼痛的，应当使用汗法而愈。如果适逢阴雨连绵之际，医生说：风湿可以发汗。但发汗之后，病却不愈的，这是什么缘故呢？这是由于发汗太过，导致汗出太急太多，以致风邪虽外解，湿邪却依然存在，所以病不愈。因此，风湿病使用汗法，应当是使全身微微湿润，似有汗出的样子，才能使风与湿邪俱除。

[提要] 指出风湿在表使用汗法的要点。

[阐析] 风湿之邪相互搏结，侵袭肌表，痹着于全身筋骨关节皮肉之间，阻遏阳气，则周身疼痛，此为风湿在表，应当使用汗法，使风湿之邪从汗而解。如果正逢阴雨连绵的天气，用汗法后病未愈者，这是由于发汗不当的缘故。因为风为阳邪，其性轻扬，易于表散；湿为阴邪，其性黏滞，难以速去，如果发汗不当，以致汗出太急太多，就只能祛除风邪，而湿邪依然

存在。加之连日阴雨，空气中湿度较大，则妨碍体内湿邪的排除；汗出肌腠空疏，外湿又易乘虚而入，所以病不能愈。因此，风湿在表，使用汗法，必须掌握其要点，就是使周身感觉微微湿润，似有汗出的样子，这样才能使阳气内蒸但不随大汗而骤泄，渐周流于肌肉关节之间，湿邪自无容留之处，即可与风邪俱去。

［选注］ 尤怡：风湿虽并为六淫之一，然风无形而湿有形，风气迅而湿气滞，值此雨淫湿胜之时，自有风易却而湿难除之势，而又发之速而驱之过，宜其风去而湿不与俱去也。故欲湿之去者，但使阳气内蒸而不骤泄，肌肉关节之间充满流行，而湿邪自无地可容矣。此发其汗，但微微似欲汗出之旨欤？（《金匮要略心典》）

徐彬：此言风湿当汗解而不可过也。谓风湿相搏疼痛，原当汗解，值天阴雨则湿更甚，可汗无疑。而不愈何故？盖风性急可骤驱，湿性滞当渐解，汗大出则风去而湿不去，故不愈。若发之微则出之缓，缓则风湿俱去矣。（《金匮要略论注》）

［按语］ 本条提示治疗外湿宜用汗法，并强调外湿发汗要掌握一定的原则，即微微发汗，不可大汗，这对临床治疗外湿病有指导意义。

湿家病身疼发热，面黄而喘，头痛鼻塞而烦，其脉大，自能饮食，腹中和无病，病在头中寒湿，故鼻塞，内药鼻中则愈。《脉经》云：病人喘，而无湿家。病以下至而喘十一字。（十九）

［语译］ 患湿病者身体疼痛，发热，颜面色黄，气喘，头痛，鼻塞不通，脉大，但饮食正常，表明脾胃调和，内脏无病，而是寒湿之邪伤于头部，所以引起鼻塞，只要将药纳入鼻孔，就可获愈。

［提要］ 论述寒湿伤于头部的证候及治法。

［阐析］ 外受寒湿，湿邪滞留肌肉筋骨，则身体疼痛；寒束肌表，郁遏卫阳，所以发热；湿郁不去则面黄；寒湿郁闭肌腠，肺气失宣，故气喘；寒湿在上，清阳不升，故头痛、鼻塞不通。此乃寒湿伤于上部，清窍不利，其病偏表，但肠胃调畅，里和无病，所以其脉大，饮食正常。症以鼻塞为主，治宜宣泄在上之邪，可将辛香之药纳入鼻中，使寒湿宣散，肺气通利，清阳上达，诸症遂除。

［选注］ 尤怡：寒湿在上，则清阳被郁。身疼、头痛、鼻塞者，湿上甚

也，发热、面黄、烦、喘者，阳上郁也；而脉大，则非沉细之比，腹和无病，则非小便不利，大便反快之比。是其病不在腹中而在头，疗之者宜但治其头而毋犯其腹。纳药鼻中，如瓜蒂散之属，使黄水出则寒湿去而愈，不必服药以伤其和也。(《金匮要略心典》)

陈念祖：湿又别其为寒湿者，亦不可不知。雾露之湿为清邪，自上受之，湿家病身虽疼而无一身皆疼，不过疼在身之上半，而发热，止见面黄而身色不似熏黄；肺司气而主皮毛，湿袭于皮毛，故气不顺而喘；阴证无头痛，湿未入阴，故头痛；湿袭皮毛，内壅肺气，故鼻塞；湿气浾沦，扰乱心主而发烦；湿邪止在上焦，未尝犯里，故其脉大；不犯胃气，自能饮食，能饮食则腹中尚和而无病。其病在头中寒湿，故鼻塞。病浅不必深求，止内辛香药之于鼻中，宣泄头中之寒湿则愈。

此于湿证中又别出寒湿之病，寒湿不止雾露之清邪，而举一邪伤高表者以为隅，则邪伤通身者，包在言外。举一外法通其空窍者以为隅，则内服调其经络脏腑者，包在言外。下节诸方，按脉证而求其丝丝入扣，则得矣。(《金匮要略浅注》)

［按语］ 原文未指出纳鼻药方，历代注家主张用瓜蒂散嗃鼻者居多，然瓜蒂乃苦寒之品，本证明言此乃寒湿为患，故非所宜。后世有采用辛夷消风散(辛夷、细辛、藁本、白芷、川芎、升麻、防风、甘草、木通)治疗本证的，可供参考。此外，若全身症状较重，又可配以温散寒湿、宣利肺气之剂内服。

湿家身烦疼，可与麻黄加术汤发其汗为宜，慎不可以火攻[①]之。(二十)

麻黄加术汤方：

麻黄三两(去节)　桂枝二两(去皮)　甘草一两(炙)　杏仁七十个(去皮尖)　白术四两

上五味，以水九升，先煮麻黄，减二升，去上沫，内诸药，煮取二升半，去滓，温服八合，覆取微似汗。

注释 ① 火攻：指用火法外治，迫使发汗。古代火法约有熏蒸、热熨、艾灸、温针等。

［语译］ 湿病症见身体疼痛剧烈的，宜用麻黄加术汤发汗，慎不可用

火法迫汗。

［提要］ 论述寒湿在表属于表实的证治。

［阐析］ 寒郁肌腠，湿滞筋骨，表阳被遏，营卫运行不利，所以身体疼痛剧烈。可用麻黄加术汤发汗以散寒祛湿。但不能用火法迫汗，因为火法取汗较暴急，易致大汗淋漓，而湿性黏滞，不易骤除，这样湿邪反不得去，病必不除。此外，火热内攻，如果与湿相合，可能引起发黄、发痉、衄血等变证。故寒湿在表之表实证，禁用火攻。

方中麻黄汤发汗散寒，白术除湿。本方妙在麻黄与白术的配伍，麻黄汤本为发汗之峻剂，而得白术相配，则发汗而不致太过；白术善祛里湿，与麻黄为伍，则能并祛表里之湿。

［选注］ 魏荔彤：湿家身烦疼，外感寒湿也。其内有湿，不必论其何因，唯以先治其表之寒湿为急也。仲景所以云可用麻黄加术汤，发其汗为宜也。麻黄散太阳表湿，杏仁降泄逆气，甘术燥补中土，更以取微汗，为治表之金针，此固以之治表邪也，而内因之湿为寒为热，俱兼理而无妨碍矣。故治湿病之里，以利小水为第一义；而治湿病之表，以取微汗为第一义也。（《金匮要略方论本义》）

陆渊雷：痉湿暍篇所举，皆是发热之病，故皆冠以太阳病。篇中诸条有不言发热者，省文也。此条但举身烦疼一证，若不发热但烦疼，何得遽用麻黄汤？赵氏以为虽不发热而烦已生，故用麻黄汤，非是……火攻乃汉末俗医常用之法，今则治热病鲜有用火者矣。（《金匮今释》）

［按语］ 本条叙证简略，从方测证，除身体剧烈疼痛外，临证当有恶寒发热、无汗、脉浮紧等脉症。另外，关于本方所加之术，丹波元坚及陆渊雷均认为当用苍术，始合祛表湿从汗解之意。此说似有一定的道理，不过，如果结合仲景十八条所论表湿发汗，“但微微似欲出汗者，风湿俱去也”之意，又觉欠妥。因为麻黄汤毕竟属发汗峻剂，再辅以辛烈力强的苍术，则恐致大汗，故仍以白术为宜。

病者一身尽疼，发热，日晡所[①]剧者，名风湿。此病伤于汗出当风，或久伤取冷[②]所致也。可与麻黄杏仁薏苡甘草汤。（二十一）

麻黄杏仁薏苡甘草汤方：

麻黄(去节)半两(汤泡)　甘草一两(炙)　薏苡仁半两　杏仁十个(去皮尖,炒)

上剉麻豆大,每服四钱匕,水盏半,煮八分,去滓,温服,有微汗,避风。

注释　① 日晡所:晡(bū),申时。所,不定之词,表约数。日晡所,指下午三至五时左右。

② 久伤取冷:即过度贪凉。

［语译］　病人周身疼痛,发热,每到下午三至五时左右便加剧,这是风湿病。此病是由于汗出之际受风,或者长期过度贪凉所引起的,可以用麻黄杏仁薏苡甘草汤治疗。

［提要］　指出风湿在表的成因和证治。

［阐析］　本证既名曰“风湿”,表明其病乃由风湿为患。风湿侵袭,滞留肌表,邪正相争,故周身疼痛,发热。且其发热于“日晡所剧”,对此机制,注家见解不一,如赵以德认为邪在肌肉,与脾胃有关,日晡为阳明所主,邪正相争,故病剧;徐彬认为邪在皮毛,与肺金有关,日晡为肺金所主,此时“助邪为虐”,故病剧;曹家达认为病属风湿,而日晡属太阴湿土,此时湿气加重,故病剧。三者虽着眼点不同,但都认为与邪正消长有关,由此可明其理,即风为阳邪,易于化热化燥,湿虽为阴,但与风邪相互搏结则欲将化热,而阳明为燥土,故日晡阳明主旺之时助其燥热,以致发热“日晡所剧”。本病的成因,原文指出是“伤于汗出当风,或久伤取冷”,即因汗出腠理空疏之时感受风邪,致汗液留着之湿与风相合;或由于炎热之时过度贪冷,如久居阴冷之处,或时常饮冷等,导致湿从外入。故当解表除湿,方用麻黄杏仁薏苡甘草汤。

方中麻黄解表发汗,以宣散肌表的风湿;杏仁宣利肺气,以助麻黄之力;苡仁甘淡,微寒,既可渗利除湿,又制约麻黄之温性,以免其助热化燥之势,甘草和中。诸药共用,轻清宣化,使风湿之邪从微汗而解。

［选注］　赵以德:《内经》太阴阳明论篇曰:太阴阳明为表里,脾胃脉也,外合肌肉,故阳受风气,阴受湿气,所以风湿客之,则一身肌肉疼痛。夫阳气者,一日而主外,平旦阳气生,属少阳,日中阳气隆,属太阳,日西气门内闭,属阳明,故阳明之气主乎申酉,所以日晡而剧也。(《金匮玉函经

二注》)

徐彬:日晡所剧,日晡为申酉时,金之气肺主之,肺之合皮毛,明是风湿从肺之合而侵淫内者,至肺金旺时,助邪为疟而加甚,与湿从下受者不同。故曰:此为风湿。然皮毛受邪,风何以挟湿,所以知汗出当风,或久伤取冷所致。(《金匮要略论注》)

曹家达:一身尽疼,为寒湿凝沍肌理,血络阻滞作痛,若阴疽然,前文已详言之。发热者,寒湿外闭,血分之热度,以阻遏而增剧也。日晡所为地中蒸气上腾之时,属太阴湿土,故阳明病欲解时,从申至戌上,所以解于申至戌上者,为热盛之证,当遇阳衰阴盛而差也。明乎此,可知申至戌上为太阴主气,湿与湿相感,故风湿之证,当日晡所剧。究病之所由成,则或由汗出当风,或由久伤取冷。《内经》云:形寒饮冷则伤肺,肺主皮毛,务令湿邪和表热,由皮毛一泄而尽,其病当愈。师所以用麻黄汤去桂枝加薏苡者,则以薏苡能去湿故也。(《金匮发微》)

[按语] (1) 方证鉴别:麻黄杏仁薏苡甘草汤与麻黄加术汤均治湿邪在表之表实证,但二者主治、方药均不同,兹列表比较如下:

表3 麻黄加术汤证与麻黄杏仁薏苡甘草汤证比较表

比较 \ 证名		麻黄加术汤证	麻黄杏仁薏苡甘草汤证
同		均治外湿在表之表实证,故都用麻黄、杏仁发散表湿,并配甘草之缓,使其不致过汗。均强调取微汗	
异	证候	属寒湿表实。发热轻,且无时间性,恶寒重,身体疼痛重而不移	属风湿表实。微恶风寒,发热较重,且日晡加剧,周身疼痛轻而走掣
	病机	寒湿束表,营卫不利	风湿相搏,滞留肌表,并有欲将化热之势
	药物配伍	麻黄配桂枝,重在温散,加术以除湿,且不致过汗	麻黄配苡仁,轻清宣散

(2) 本方的煎服法:丹波元简谓:"此方剂小,而煎法与诸方异。盖后人所改定,《外台·脚气门》所载却是原方。"据《外台秘要》十五卷脚气门

载:"疗湿家始得病时,可与薏苡麻黄汤方,用薏苡半升,麻黄去节四两,甘草炙、杏仁各二两。上四味,㕮咀,以水五升。煮取二升,分再服,汗出即愈。"此可供临床参考。

风湿,脉浮、身重,汗出恶风者,防己黄芪汤主之。(二十二)

防己黄芪汤方:

防己一两　甘草半两(炒)　白术七钱半　黄芪一两一分(去芦)

上剉麻豆大,每抄五钱匕,生姜四片,大枣一枚,水盏半,煎八分,去滓,温服,良久再服。喘者加麻黄半两,胃中不和者加芍药三分,气上冲者加桂枝三分,下有陈寒者加细辛三分。服后当如虫行皮中,从腰下如冰,后坐被上,又以一被绕腰以下,温令微汗,差。

[校勘]　"防己黄芪汤",《玉函》、《脉经·卷八》名"防己汤",《千金要方·卷八》风痹载"治风湿脉浮身重,汗出恶风方"为"汉防己四两,甘草二两,黄芪五两,生姜、白术各三两,大枣十二枚。上六味,㕮咀,以水六升,煮三升,分三服,服了,坐被中,欲解,如虫行皮中,卧取汗。"唯方后无加减法,当是《金匮》原方。

[语译]　风湿病,脉浮,身体沉重,汗出恶风,用防己黄芪汤主治。

[提要]　论述风湿表虚的证治。

[阐析]　风袭肤表,故令脉浮;湿郁肌腠经络,所以身体沉重,此皆外受风湿之征。风湿在表,法当汗解,然未发汗而汗已出,并伴恶风,显为肌腠疏松,卫阳素虚之象。对此风湿表虚之证,已非一般汗法所宜,而当益气固表除湿,方用防己黄芪汤。

方中防己祛风除湿,黄芪补气固表,二者相配,使祛风不伤正,固表不留邪。白术健脾胜湿,既能协防己除湿,又可助黄芪固表。生姜与大枣调和营卫,甘草培土和中,诸药共用,使卫阳振奋,运行周身,风湿外达,故服药后出现"如虫行皮中"的感觉。"从腰下如冰"是湿欲下行而卫阳尚无力振奋,故当"令病人坐被上,又以一被绕腰以下",意在温暖助阳,使之蒸蒸发越,借微汗以驱除湿邪。方后加减:如果风邪犯肺,致肺气失宜而喘者,加麻黄宣肺平喘;湿困脾胃,血脉不畅致脘腹疼痛者,加芍药以行痹缓痛;

若下焦阳虚，气逆上冲者，加桂枝温阳化气，降逆平冲；下焦素有寒湿痹着者，加细辛以温散陈寒。

[选注] 尤怡：风湿在表，法当从汗而解，乃汗不待发而自出，表尚未解而已虚，汗解之法不可守矣。故不用麻黄出之皮毛之表，而用防己驱之里。服后如虫行皮中，及从腰下如冰，皆湿下行之征也。然非芪、术、甘草，焉能使卫阳复振，而驱湿下行哉？（《金匮要略心典》）

吴谦：脉浮者，风也；身重，湿也；寒湿则脉沉；风湿则脉浮。若浮而汗不出恶风者，为实邪，可与麻黄杏仁薏苡甘草汤汗之；浮而汗出恶风者，为虚邪，故以防己、白术以去湿，黄芪、甘草以固表，生姜、大枣以和营卫也。（《医宗金鉴》）

伤寒八九日，风湿相搏，身体疼烦，不能自转侧，不呕不渴，脉浮虚而涩者，桂枝附子汤主之；若大便坚，小便自利者。去桂加白术汤主之。（二十三）

桂枝附子汤方：

桂枝四两（去皮）　生姜三两（切）　附子三枚（炮去皮，破八片）　甘草二两（炙）　大枣十二枚（擘）

上五味，以水六升，煮取二升，去滓，分温三服。

白术附子汤方：

白术二两　附子一枚半（炮去皮）　甘草一两（炙）　生姜一两半（切）　大枣六枚

上五味，以水三升，煮取一升，去滓，分温三服。一服觉身痹，半日许再服，三服都尽，其人如冒状，勿怪，即是术、附并走皮中，逐水气，未得除故耳。

[语译] 外感表证已出现八九天，但风与湿仍相互搏结，所以身体疼痛剧烈，转侧不利，不呕也不渴，脉象浮虚而涩的，用桂枝附子汤主治；如果大便坚硬，小便通利的，则于上方去桂枝加白术汤主治。

[提要] 论述风湿表阳虚的证治。

[阐析] 本条宜分作两部分理解，第一部分自“伤寒八九日”至“桂枝附子汤主之”，论述表阳虚风湿在表且风偏胜的证治。“伤寒八九日”是指病人出现恶寒、发热等表证已八九天，仍见身痛者，表明邪尚未离表，此由

卫虚无力祛邪外出所致。风邪与湿邪相互搏结，滞留于肌表经络，痹阻阳气，故身体疼痛剧烈，转侧不利。然表虽不足，里气尚充，故邪未入里，既无邪传少阳之呕，亦无邪传阳明之渴。邪尚在表，故脉浮；表阳不足，所以脉虚；风湿痹阻，营卫不利，故脉涩。此属表阳已虚，风湿在表的证候，故当温经助阳，祛风除湿，方用桂枝附子汤。方中桂枝祛风邪，并与甘草辛甘助卫阳；附子温经以逐寒湿，生姜、大枣调营助卫。诸药合用，使卫阳振奋，风湿之邪从表而解。

第二部分即“若大便坚，小便自利者，去桂加白术汤主之”，是指风湿在表，表阳已虚，且湿胜伤脾的证治。对这部分内容，后世注家有争议，一种认为“大便坚”是正常现象，该句与前第十四条“湿痹之候，小便不利，大便反快”正相对照，说明“表里无病，病在躯壳”，如徐彬；一种认为“大便坚”指大便坚硬，该句为脾土已虚，健运不行，而膀胱气化正常的反应，如柯韵伯、黄树曾、陶葆荪等。根据仲景的写作手法，后说较为符合原意。如《五脏风寒积聚病》篇第十五条脾约证中“大便坚”与《消渴病》篇第八条“大便必坚”皆指大便坚硬。不过本条大便坚硬并非胃热津伤，乃因湿胜伤脾，以致脾土虚，健运不行；因膀胱气化正常，故小便畅利。本证仍属风湿在表，表阳不足，但其湿气偏胜，脾土已虚，故用温经助阳，健脾胜湿的白术附子汤。方中白术既培土胜湿，又可与附子并驱表湿；附子温经驱逐寒湿，炙甘草健脾益气，生姜、大枣调营助卫。因本证较桂枝附子汤湿气偏胜，阴湿之邪难以骤除，故小制其方。除白术外，其余药量均较上方少一半，服药量亦小，意在缓除其湿。至于方后注云“一服觉身痹”及“其人如冒状”，皆为服药后阳气鼓动，欲逐湿外出的反应，不必惊慌。

［选注］　徐彬：此言风湿有在伤寒后，而兼阴分虚寒者，即当顾其本元，而分别行阳燥湿之法。谓伤寒八九日，正邪解之时，乃因风湿相搏，身体疼烦，不能自转侧，不言热，不言汗，则表邪欲解而热微。使呕且渴，则里有热矣，今不呕渴，则脉浮风也，浮而虚涩，寒湿在内而外阳不行也。故以桂枝汤去芍加附以开寒痹，并行通体之风湿，然桂枝所以行营卫而走表者。若大便坚小便自利，是表里无病，病在躯壳，无取治表，即去桂加术，以壮肠胃之气，使燥湿之力从内而出，则风之挟湿而在躯壳者，不从表解而从热化也。故曰其人如冒状勿怪，即是术附并走皮中云。（《金匮要略

论注》)

黄树曾：首冠伤寒，则其初必有恶寒体痛呕逆之症，九日少阳主气之期，宜从少阳之枢而外出矣。乃因汗出当风，而成风湿相搏，风胜则烦，湿胜则身体疼而不能转侧，唯其仅浸淫于躯壳，湿止流入关节，而未犯高颠脏腑之界，上无邪而内无热，故不呕不渴，脉浮虚而涩也。然脉虚(浮而无力曰虚)涩(迟而不流利曰涩)，究属阳虚有寒而非湿热，故用桂枝附子汤，以桂附能温经助阳，固护表里，止痛除湿，佐以生姜甘草大枣者，姜能散寒去表邪，草枣保脾胃存津液也。若脾受湿伤，不能为胃行其津液，故大便坚，此非胃家实，乃脾家虚也。盖脾家若实，腐秽当自去，胃家若实，必见腹满潮热谵语等症。故此证大便坚乃脾虚，由于湿流肌肉，小便自利者，乃脾土失职，不能制水，但化成小便耳。其大便坚小便自利，既系脾土为湿所伤，法当培土胜湿，故去化气行水之桂枝，而代以培土胜湿之白术也。(《金匮要略释义》)

风湿相搏，骨节疼烦掣痛[①]，不得屈伸，近之则痛剧，汗出短气，小便不利，恶风不欲去衣，或身微肿者，甘草附子汤主之。(二十四)

甘草附子汤方：

甘草二两(炙)　白术二两　附子二枚(炮，去皮)　桂枝四两(去皮)

上四味，以水六升，煮取三升，去滓。温服一升，日三服，初服得微汗则解，能食，汗出复烦者，服五合。恐一升多者，服六、七合为妙。

注释　① 掣痛：掣(chè)，牵拉之意。掣痛，即牵引作痛。

[语译]　风邪与湿邪相互搏结，所以骨节牵引作痛，屈伸不便，触按患处则疼痛加剧。小便不利，怕风，不敢脱减衣服，有的还可见肢体轻度浮肿，出现上述证候者可用甘草附子汤主治。

[提要]　论述风湿表里阳气俱虚的证治。

[阐析]　风与湿相互搏结，由肌腠深入经络关节，经脉不利，气血不畅，所以骨节牵引作痛，屈伸不利，触按则痛甚。表阳虚，失于卫外，故汗出恶风，不愿脱减衣服；里阳虚，气化失常，故小便不利；气虚不足，所以短

气。湿邪郁滞于肌肤，则可出现肢体轻度浮肿。病属风湿两盛，表里阳气俱虚之证，故当温经助阳，祛风胜湿，方用甘草附子汤。

方中甘草缓急、补中；桂枝既走表祛风，又通阳化气，且二药相合，辛甘助卫阳；附子温经助阳除湿；白术健脾益气燥湿，二者为伍，能温助脾肾之阳。且桂、附之辛散得白术、炙甘草之配而不致太过。诸药共用，使表里阳气振奋，风湿之邪从微汗而解。因本证表里阳气皆虚，故服药时要注意因人、随证而变化剂量。所以方后注云“恐一升多者，服六、七合为妙”，此句宜置于“温服一升，日三服”后理解，于理尤通。即一般情况，一日服三次，每次服一升；如果情况特殊，恐前剂量偏大者，亦可每次服六、七合。若服药后出现汗出、心烦的，其量则应减至五合。

［选注］ 沈明宗：此阳虚邪盛之证也。风湿伤于营卫，流于关节经络之间，邪正相搏，骨节疼烦掣痛，阴血凝滞，阳虚不能轻蹻，故不得屈伸，近之则痛剧也。卫阳虚而汗出，里气不足则短气而小便不利，表阳虚而恶风不欲去衣，阳伤气滞，故身微肿。然表里阴阳正虚邪实，故用甘术附子助阳健脾除湿，固护而防汗脱，桂枝宣行营卫，兼去其风，乃补中有发，不驱邪而风湿自除。盖风湿证须识无热自汗，便是阳气大虚，当先固阳为主。(《金匮要略编注》)

王晋三：甘草附子汤，两表两里之偶药，风淫于表，湿流关节，治宜两顾。白术附子，顾里胜湿；桂枝甘草，顾表胜风。独以甘草冠其名者，病深关节，义在缓而行之，若驱之太急，风去而湿乃留，反遗后患矣。(《绛雪园古方选注》)

［按语］ 防己黄芪汤、桂枝附子汤、白术附子汤，甘草附子汤均治风湿在表而兼正虚之证，兹列表比较如下：

表4　防己黄芪汤证、桂枝附子汤证、白术附子汤证、甘草附子汤证比较表

比较＼证名	防己黄芪汤证	桂枝附子汤证	白术附子汤证	甘草附子汤证
病机特点	风湿在表，卫虚不固	风湿在表而风偏胜，表阳已虚	风湿在表而湿偏胜，表阳已虚，脾气不足	风湿在表而俱盛，表里阳气皆虚

（续表）

比较 \ 证名	防己黄芪汤证	桂枝附子汤证	白术附子汤证	甘草附子汤证
证候	脉浮、身重汗出、恶风	恶寒发热，身体疼烦，不能自转侧，不呕不渴，脉浮虚而涩	身体疼痛，转侧不利，大便坚，小便自利	骨节疼烦掣痛，不得屈伸，近之则痛剧，汗出、恶风、短气、小便不利、或身微肿
治法	益气固表，除湿	温助表阳，祛风除湿	温助表阳，健脾胜湿	温里阳，助表阳，祛风湿

太阳中暍[①]，发热恶寒，身重而疼痛，其脉弦细芤迟。小便已，洒洒然毛耸[②]。手足逆冷。小有劳，身即热，口开[③]，前板齿[④]燥。若发其汗，则恶寒甚；加温针，则发热甚；数下之，则淋甚。（二十五）

注释 ① 暍（yē）：《说文》："伤暑也"；《玉篇》"中热也"。

② 洒洒然毛耸：洒（xiǎn）洒然，寒栗貌；耸，高也，直立；全句形容小便后有寒栗感而毫毛竖起。

③ 口开：此指暑热内扰，气逆张口作喘之状。

④ 板齿：即门齿。

［语译］ 太阳中暑可见发热恶寒，身体沉重而疼痛，脉沉细中空而迟。小便有寒栗感而毫毛竖起，手足发冷，稍事劳动便觉身热，张口气喘。门牙干燥，此种病证如果误用发汗，就会加重恶寒；使用温针，则发热加重；反复攻下，则会引起小便短涩疼痛的淋病。

［提要］ 论述中暍的脉证及其误治后的变证。

［阐析］ 中暍，亦即伤暑。暑为六淫之一，暑邪伤人，亦始于肌表而见发热恶寒；暑多挟湿，湿郁肌腠，所以身重而疼痛；暑为夏季炎热之气，其性开泄，易致汗出，汗多则耗伤气阴，气伤则卫外不固，所以小便后因阳气下泄出现寒慄而毫毛竖起，手足一时发冷，稍事劳动则虚阳浮越，故觉身热，张口气喘；热盛津伤，失于濡润；所以"前板齿燥"。脉弦细为气耗阳虚之象，芤迟为津伤阴虚之征，根据病情的偏重，可有相应的表现，并非此

四脉同时出现于一人一时。总之，暍病属于暑热内盛，气阴两虚之证，治当解暑清热，益气养阴，决不可妄施汗、下、温针，否则将变证迭出。如果误发其汗，势必使阳气随汗泄而更虚，所以"恶寒甚"；若误用温针，则助热伤阴，故"发热甚"，若数次攻下，重竭其阴津，则会导致小便短少，涩滞难出的淋病。

［选注］ 尤怡：中暍即中暑，暑亦六淫之一，故先伤太阳而为寒热也。然暑，阳邪也，乃其证反身重疼痛，其脉反弦细而迟者，虽名中暍，而实兼湿邪也。小便已，洒洒毛耸者，太阳主表，内合膀胱，便已而气馁也。手足逆冷者，阳内聚而不外达，故小有劳，即气出而身热也。口开前板齿燥者，热盛于内而气淫于外也。盖暑虽阳邪，而气恒与湿相合，阳求阴之义也。暑因湿入，而暑反居湿之中，阴包阳之象也。治之者一如分解风湿之法，辛以散湿，寒以凉暑可矣。若发汗则徒伤其表，温针则更益其热，下之则热且内陷，变证随出，皆非正治暑湿之法也。(《金匮要略心典》)

程林：《内经》曰：先夏至为病温，后夏至为病暑。又曰：热病者，皆伤寒之类也。以其太阳受病，与伤寒相似，亦令发热恶寒，身重而疼痛也。《内经》曰：寒伤形，热伤气。气伤，则气消而脉虚弱，所以弦细芤迟也。小便已毛耸者，阳气内陷，不能卫外，手足亦逆冷也。劳动则扰浮阳，故小劳身即热也。《内经》曰：因于暑汗，烦则喘喝。故热盛则口开，口开则前板齿燥也。发汗虚其阳，则恶寒甚。温针动火邪，则发热甚。下之亡津液，则淋甚也。(《金匮要略直解》)

［按语］ 本条为暍病的总纲，揭示了气阴两伤是暍病的病机特点，并且常易挟湿。故临证当辨证论治，暑热伤气阴者，可酌选清暑益气汤(王孟英)或生脉散；暑挟湿邪者，可酌选香薷饮化裁。

太阳中热者，暍是也。汗出恶寒，身热而渴，白虎加人参汤主之。(二十六)

白虎加人参汤方：

知母六两　石膏一斤(碎)　甘草二两　粳米六合　人参三两

上五味，以水一斗，煮米熟汤成，去滓，温服一升，日三服。

［语译］ 太阳中热就是暍病，症见汗出，恶寒，发热而口渴者，用白虎

加人参汤主治。

［提要］ 论述暑热伤津的证治。

［阐析］ 中暍即中热，乃外感暑热而病。暑热为六淫之邪，其伤人致病，始于肌表，先见外感表证，故称“太阳中热”。暑为阳邪，暑热熏蒸，迫津外泄，必致汗出；汗出腠理空疏，故恶寒，此与外寒束表，卫阳被郁，或里阳不足，失于温煦而致恶寒（或畏寒）均不同。暑热炽盛，耗伤阴津，所以身热而口渴。证属暑热伤津之证，治当清热解暑，益气生津，方选白虎加人参汤。

方中石膏辛寒以清泄暑热，知母凉润以清热生津，人参益气生津，甘草、粳米益胃和中，诸药共用，使暑热解，气阴复，则暍病自愈。

［选注］ 尤怡：中热亦即中暑，暍即暑之气也。恶寒者，热气入则皮肤缓，腠理开，开则洒然寒，与伤寒恶寒者不同。发热汗出而渴，表里热炽，胃阴待涸，求救于水，故与白虎加人参以清热生阴，为中暑而无湿者之法也。（《金匮要略心典》）

吴谦：汗出恶寒，身热而渴，颇似太阳温热之病，但温热无恶寒，以热从里生，故虽汗出而不恶寒也。中暍暑邪，由表而入，故汗出恶寒也，究之于脉，温热之浮，浮而实，中暍之浮，浮而虚，以暑热伤气也。究之于渴，温热之渴，初病不过饮，中暍之渴，初病即大渴引饮也。（《医宗金鉴》）

太阳中暍，身热疼重，而脉微弱，此以夏月伤冷水，水行皮中所致也。一物瓜蒂汤主之。（二十七）

一物瓜蒂汤方：

瓜蒂二十个

上剉，以水一升，煮取五合，去滓，顿服。

［语译］ 太阳中暍，出现发热而身体疼痛沉重，脉微弱者，此由夏季过度贪凉，或饮冷或沐冷水浴，以致水湿侵淫于肌肤，用一物瓜蒂汤主之。

［提要］ 论述暍病挟湿的证治。

［阐析］ 暑邪伤人，自表而入，故称“太阳中暍”。暑热郁蒸肌表，所以身热；伤暑挟湿，湿郁肌腠，阻遏卫阳，所以身体疼痛且沉重；湿盛遏阳，故脉微弱。以上脉证，是由于夏日炎热之际贪凉饮冷，或汗出沐浴冷水，感受了暑湿之邪，湿邪郁遏，表气不宣，暑热不得外泄所致。治当祛湿清

热，方用一物瓜蒂汤。

瓜蒂性苦寒，《本经》载其“主大水，身面四肢浮肿，下水。”可见，瓜蒂既能宣发上焦，又可行水化湿，此用之，意在开泄腠理，宣通阳气，使湿邪得除，暑热自解。

［选注］ 尤怡：暑之中人也，阴虚而多火者，暑即寓于火之中，为汗出而烦渴；阳虚而多湿者，暑即伏于湿之内，为身热而疼重，故暑病恒以湿为病，而治湿即所以治暑。瓜蒂苦寒，能吐能下，去身面四肢水气，水去而暑无所依，将不治而自解矣。此治中暑兼湿者之法也。（《金匮要略心典》）

吴谦：太阳中暍之症，身热而倦者，暑也。身热疼重者，湿也。脉微弱者，暑伤气也。以此证脉揆之，乃因夏月中暑之人，暴贪风凉，过饮冷水，水气虽输行于皮中，不得汗泄所致也。此时即以香薷饮、大顺散汗之，可立愈矣。若稍缓水气既不得外泄，势必内攻于中，而作喘肿胀矣。喘则以葶苈大枣汤，肿胀则以一物瓜蒂汤下之可也。（《医宗金鉴》）

［按语］ 关于本方是否能治暑挟湿邪之中暍，有的注家提出疑义，如陆渊雷认为“主一物瓜蒂汤，药不对症”（《金匮要略今释》），丹波元简亦谓“此方与证不对，恐是错出。”（《金匮要略辑义》）但据仲景原文之意，本证以身疼重为证候特点，“夏月伤冷水”为病因，“水行皮中”为病机，显然属于暑病挟湿，湿遏暑伏。此用瓜蒂宣泄湿邪，实为暑热挟湿之证立一治法。所以唐宗海云：“其瓜蒂汤则又单利湿之一法，玩仲景言外之旨，明明示人清热利湿之两端，从此两法推广，而暑之变证、兼证，皆可识矣。”（《金匮要略浅注补正》）故不可轻易加以否定。

结　语

本篇论述了痉、湿、暍病的病因病机、证候、治疗及其预后。本篇所论痉病的成因可分为外感与误治，无论外感风寒，兼津伤不足，还是误治之后，津血亏耗，皆致筋脉失濡而强急。故轻则身体强，几几然，重则口噤不语，角弓反张。篇中重点论述了外感痉病，根据表实、表虚之兼证不同，外感痉病可分为刚痉、柔痉，其治疗以祛邪解肌、生津舒筋为大法。柔痉可用瓜蒌桂枝汤，刚痉可用葛根汤。至于外邪不解，化热入里成实之痉病，宜泄热存阴，可用大承气汤。痉病的预后，总与津伤正虚的程度有关。

湿病有内外之分，外湿由湿邪兼挟风寒侵袭肌肉筋骨，以身体疼痛、重着，或兼见恶寒、发热为特点，亦有头中寒湿而鼻塞，或湿郁而发黄者；内湿多与脾胃失运有关，以大便反快、小便不利为特点。湿病的治疗宜分表里，湿邪在表，当微发其汗，使阳气内蒸，湿随汗泄；湿邪在里，当通利小便，以通阳化气，驱湿下行。至于寒湿局限于上部者，可用外治法因势利导，宣泄湿邪。无论外湿内湿，总以顾护阳气为要。

寒湿表实宜麻黄加术汤，风湿表实宜麻黄杏仁薏苡甘草汤，风湿表虚宜防己黄芪汤，风湿表阳虚而风偏胜者宜桂枝附子汤，风湿表阳虚而湿偏胜，脾气虚者，宜白术附子汤，风湿两盛而表里阳气俱虚者，宜甘草附子汤。

暍即外感暑热，又称中热。易致气阴两伤，以身热脉虚、烦渴多汗为特点；暑若挟湿，可见身重疼痛。本篇所举白虎加人参汤及一物瓜蒂汤二方，体现了暍病的治疗大法，即暑热耗伤气阴者，宜清解暑热，益气养阴；暑热挟湿者，宜祛湿解暑。总之，暍病皆不可妄施汗、下、温针，否则伤阳竭阴助热，将致变证迭出。

（张　琦）

百合狐惑阴阳毒病脉证治第三

原文"惑"，蜃字篆文似惑，《公羊传》谓"惑之犹言蜃也"。《金匮要略浅注补正》曰："狐惑二字对举，狐字着实，惑字托空……虫蚀咽喉，何惑之有？盖是惑字之误耳。"为保持赵本原貌，不必改"惑"为"蜃"。

百合病是由于伤寒热病之后，余热伤阴；或情志不遂，郁火伤阴，而以神志恍惚不定，口苦、小便赤、脉微数为特征的疾病。本篇论述了该病的脉证特点、治疗大法及预后，并对典型证候与误治诸证辨证论治。

狐蜃病是湿热毒邪内蕴所致，以目赤，咽喉及前后二阴同时或交替蚀烂为临床特征。其上部咽喉溃烂者，称为惑；下部前后二阴蚀烂者，名为狐。法当清热除湿解毒，宜内外兼治。

阴阳毒包括阴毒和阳毒，实属一病两证，皆感受疫毒发病。本病的临床特征是面部发斑、咽痛。总以清热解毒透邪，养阴行血散瘀为法。

以上三病虽各具特征，但因其发病大多与外感热病有关，在某些症状方面亦有类似之处，如百合病与狐蜃病均可见睡眠失常，狐蜃病与阴阳毒都可出现咽喉部的病变，故将三病合篇论述，以便于识别。

论曰：百合病者，百脉一宗[①]，悉致其病也。意欲食复不能食，常默默[②]，欲卧不能卧，欲行不能行，欲饮食，或有美时，或有不用闻食臭时，如寒无寒，如热无热，口苦，小便赤，诸药不能治，得药则剧吐利，如有神灵者，身形如和，其脉微数。

每溺时头痛者，六十日乃愈；若溺时头不痛，淅然[③]者，四十日愈；若溺快然，但头眩者，二十日愈。

其证或未病而预见[④]，或病四、五日而出，或病二十日或一月微见者，各随证治之。(一)

注释 ① 百脉一宗："宗"，《广雅·释诂》卷三下曰"聚也"，"本也"，即归聚、本源之意。百脉一宗，是指人身的血脉分之为众，合之则同出一源，皆归心肺所主。

② 默默：指病人精神不振，沉默不语的样子。

③ 淅然：淅（xī 息）形容怕风、寒栗之状。

④ 预见：见（xiàn）同"现"，显露之意。

［语译］ 人身血脉，分之有百，合之则同出一源，皆源于心肺，源病则百脉皆病。百合病表现为想进食又吃不下，经常感觉精神不振而沉默不语，想睡又睡不着，想走却走不动，有时想进饮食，并且感觉其味馨香，有时却连食物的气味也不愿意闻，似乎像寒证却无明显的寒征，像热证却无明显的热征，唯独口苦，小便黄赤，用一般的汗、吐、下药物不能治愈，有时服药后反而出现严重的吐泻，该病这些变幻无常的症状，就好像有神灵作祟一样。但外表并无显著病态，仅脉微数。

如果小便时头痛者，一般六十天左右痊愈；如果小便时头不痛，只感觉怕风或寒栗者，常四十天左右获愈；若小便排解畅快，唯觉头眩者，大约二十天左右痊愈。

百合病的发病各有不同，有的在患伤寒热病之前就出现，有的患伤寒热病四、五天后表现出来，有的患伤寒热病二十天或一月后才逐渐显露，总之，应辨证论治。

［提要］ 论述百合病的病位、脉证特点、预后和治则。

［阐析］ 本条是百合病的总纲，原文分作三个自然段，现从病因病机、脉证特点、预后、治则四个方面讨论如下：

第一段：从"论曰"至"其脉微数"，阐明了百合病的病位、脉证特点。

（1）百合病的病名由来：对于百合病名的由来有三种解释。其一，认为是以病位命名的。因人体百脉同出一源，源病则百脉合病，如徐彬曰"百合病，谓周身百脉皆病"（《论注》）。其二，认为百合能治愈本病，故以之命名，如魏荔彤。其三，以百合之形态比喻百脉的源流，如吴谦。综上所述，徐氏从病机解，魏氏从药物主治解，吴氏从药物形态解，三者不悖，可以并存。

（2）百合病的病因病机：关于本病的具体成因，原文未明确指出。"百脉一宗，悉致其病也"揭示了百合病的病位在心肺。人身的血脉分之虽众，实则同出一源，心主血脉，肺朝百脉，故百脉之源即是心肺。心肺气血充足，则百脉和调，心肺病则百脉不和。后世医家对百合病的成因多有阐发，《诸病源候论》认为与病后体虚未复有关，《心典》认为乃无形邪热为患，《医宗金鉴》更明确提出本病得之于热病之后，余热未解，或情志不遂，郁热伤阴。由此可见，百合病的病因病机为伤寒热病之后，余热伤阴，或情志不遂，郁热伤阴，导致心肺阴虚内热，百脉失养而成。病之根源是心肺阴虚内热，所以仲景指出“百合病者，百脉一宗，悉致其病也”。

(3) 百合病的脉证特点：可以归纳为两个方面，一是神志恍惚，变幻无常的表现，即常沉默不语，想睡觉又难以入眠，想进食又吃不下，食欲时好时差，有时觉得饮食馨香，有时却连食物的气味亦不愿闻，想走又走不动，似乎觉寒又无寒象，似乎觉热却非真热。二是阴虚内热，常见可征的表现：口苦，小便赤，脉微数。上述证候许多药物都不能治愈，有时服药后反而出现剧烈吐泻。这些表现就像是神灵作祟似的，使人捉摸不定。但从外形观察，病人无明显的病态。以上证候的产生，当责之于心肺阴虚，因心主神明，肺主治节，心肺阴虚，百脉失和，心神失养，治节无权，故见精神不安，神志恍惚，出现语言、行动、睡眠、饮食、感觉异常；虚热内扰，所以口苦，小便黄赤，脉微数。本病总属邪少虚多。

第二段：从“每溺时头痛者”至“二十日愈”，论百合病的预后。原文以小便是否畅利，以及解小便时伴随的头部、全身感觉为依据，判断百合病的预后。这是因为本病为心肺阴虚内热，而肺主通调水道，能将津液下输膀胱，膀胱属足太阳经，主表，其脉循行于背部，上达头项入络脑。阴虚内热甚，津伤液耗，则由肺波及膀胱，故于小便时头痛，见有这种情况的，其病较重，故六十天左右方愈。如果解小便时头不痛，仅出现怕风或寒栗之象的，表明阴虚内热的程度较轻，故四十天左右可愈。若小便排解畅利，无何不适，仅觉头眩的，则内热津伤俱微，故二十天左右即愈。对这段原文，主要抓住两点：第一，百合病的预后与虚热的多少、津伤的轻重有关；第二，虚热与津伤的变化可体现在小便的畅利与否及小便时是否伴头痛、恶风、头眩。至于具体的日数，不可拘泥。

第三段：从“其证或未病而预见”至“各随证治之”，论百合病的治疗大法。百合病若始于情志不遂，郁火伤阴的，可在伤寒热病之前出现诸证；若继发于伤寒热病之后，余热伤阴者，则“病四、五日而出，或病二十日或一月”才表现出来。上述两种情况虽均致心肺阴虚内热，但有深浅、轻重之别，故当辨证论治，因证制宜。

[选注] 魏荔彤：百合病者，肺病也。肺主气，肺病则气病，气病则脉

病，可以递言也。百脉一宗，言周身之脉，皆一气为之宗主而已。气既病，则脉焉有不悉致其病者乎……百合病用百合，盖古有百合病之名，即因百合一味而瘳此疾，因得名也。(《金匮要略方论本义》)

尤怡：百脉一宗者，分之则为百脉，合之则为一宗。悉致其病，则无之非病矣。然详其证，意欲食矣，而复不能食；常默默静矣，而又躁不得卧；饮食或有美食矣，而复有不欲闻食臭时；如有寒如有热矣，而又不见为寒，不见为热；诸药不能治，得药则剧吐利矣，而又身形如和，全是恍惚去来，不可为凭之象。唯口苦、小便赤、脉微数，则其常也。所以者何？热邪散漫，未统于经，其气游走无定，故其病亦去来无定。而病之所以为热者，则征于脉，见于口与便，有不可掩然者矣。(《金匮要略心典》)

[按语] 百合病总以自觉症状多，变化快，客观证候少为特点。故既不能仅凭一些变幻莫测、捉摸不定的证候，亦不能只据口苦、小便赤、脉微数便诊断为百合病，而应兼具神志恍惚及阴虚内热两方面的表现，才可诊断为该病。其治疗以养阴清热为法，此外，药物治疗的同时，尚应辅以语言开导，使其心胸舒畅，方可收到事半功倍的效果。

百合病与现代医学神经官能症的某些类型(如神经衰弱、癔病)以及一些感染性精神病的某一阶段相类似，只要以上疾病辨证符合百合病心肺阴虚内热者，即可按本病施治。

百合病发汗后者，百合知母汤主之。(二)

百合知母汤方：

百合七枚(擘)　知母三两(切)

上先以水洗百合，渍[①]一宿，当白沫出，去其水，更以泉水二升，煎取一升，去滓；别以泉水二升煎知母，取一升，去滓；后合和，煎取一升五合，分温再服。

注释　① 渍(zī)：药物炮制方法之一，即将药物浸泡于水中。

[语译] 百合病误用汗法重伤津液的，用百合知母汤主治。

[提要] 论百合病误汗后的治疗。

[阐析] 百合病以心肺阴虚内热，邪少虚多为病机特点，故不能使用攻邪的方法。如果医者误将百合病“如寒无寒，如热无热”当作表实证，妄施辛温发汗，一方面汗出更伤阴液，加重心肺阴虚；另一方面辛温助热，则

燥热尤甚，故本证除具备第一条所述百合病的基本症状外，尚可出现津伤燥热的心烦、少寐、口干或渴、午后潮热、小便短少等证候。治宜养阴清热，润燥除烦，用百合知母汤主治。

方中百合甘平，润肺清热，养心安神，为主药；知母虽性味苦寒，但滋阴清热两擅长，并能除烦止渴，用为辅药；以甘凉之泉水助其养阴清热之功，用于煎药，能引虚热下行。全方共奏清热养阴，生津润燥之功。

［选注］ 尤怡：人之有百脉，犹地之有众水也。众水朝宗于海，百脉朝宗于肺，故百脉不可治，而可治其肺。百合味甘平微苦，色白入肺，治邪气，补虚清热，故诸方悉以之为主，而随证加药治之。用知母者，以发汗伤津液故也。（《金匮要略心典》）

百合病下之后者，滑石代赭汤主之。（三）

滑石代赭汤方：

百合七枚（擘） 滑石三两（碎，绵裹） 代赭石如弹丸大一枚（碎，绵裹）

上先以水洗百合，渍一宿，当白沫出，去其水，更以泉水二升，煎取一升，去滓；别以泉水二升煎滑石、代赭，取一升，去滓，后合和重煎，取一升五合，分温服。

［语译］ 百合病误用攻下法后，应该用滑石代赭汤主治。

［提要］ 论百合病误下后的治疗。

［阐析］ 百合病本为阴虚内热，治宜清润，不可妄施攻下。如果将其“意欲食，复不能食”误作邪热在里的实证，予以攻下，势必徒伤正气，导致如下后果：一是因阴液下夺，加重阴虚内热，出现小便短赤不利；一是因攻下损伤胃气，致胃失和降而上逆，出现呕吐、呃逆。此外，心肺阴虚内热诸证仍在，故当以养阴泄热、和胃降逆为法，选用滑石代赭汤主治。

方中用百合润养心肺顾其本；滑石清热利尿，导虚热下出；又予重镇的赭石降逆和胃，二药协同救误下之标；仍取泉水煎药，协滑石清热利小便。诸药合用，使阴液复，虚热退，胃气和，标本同治。

［选注］ 吴谦：百合病不应下而下之，不解者，则怯中，以滑石代赭汤清而镇之也。（《医宗金鉴》）

尤怡：百合病不可下而下之，必伤其里，乃复以滑石、代赭者，盖欲因下药

之势，而抑之使下，导之使出，亦在下者引而竭之之意也。（《金匮要略心典》）

百合病，吐之后者，用后方主之。（四）

百合鸡子汤方：

百合七枚（擘）　鸡子黄一枚

上先以水洗百合，渍一宿，当白沫出，去其水，更以泉水二升，煎取一升，去滓，内鸡子黄，搅匀，煎五分，温服。

［语译］　百合病误用吐法后，用百合鸡子黄汤主治。

［提要］　论百合病误吐后的治疗。

［阐析］　百合病本不可使用吐法，因其阴虚内热，邪少虚多。如果误将其“或有不用闻食臭时”当作宿食在上脘而妄施吐法，以实治虚，必然重亡津液，心阴愈亏，心神不宁，可见心悸、虚烦难寐。吐逆之后，胃气失和，尚可出现胃脘嘈杂、干呕等症。治当滋养阴液，安神和胃，方用百合鸡子黄汤。

方中仍用百合益阴清热，润养心肺，并配以血肉有情之鸡子黄，既能滋阴养血宁神，又可补中以安胃。共奏养阴清热，宁神安胃之功。

［选注］　吴谦：百合病不应吐而吐之，不解者，则虚中，以百合鸡子汤清而补之也。（《医宗金鉴》）

尤怡：本草鸡子安五脏，治热疾，吐后脏气伤而病不去，用之不特安内，亦且攘外也。（《金匮要略心典》）

［按语］　以上三条，皆论百合病误治后的证治，体现了“随证治之”的精神。下面列表比较其异同：（表5）

表5　百合知母汤证、滑石代赭汤证、百合鸡子黄汤证比较表

比较 证名	同	异			
		病机	证候	治法	药物
百合知母汤证	皆属心肺阴虚内热，具有精神恍惚及阴虚内热两大特征，都用百合养阴清热为主药	误汗之后，阴虚燥热加重	心烦少寐、口干或渴、小便短少、午后潮热、手足心热	润燥除烦	配以知母
滑石代赭汤证		误下之后{阴液益虚、胃失和降}	小便短赤不利，呕吐、呃逆	泄热降逆	配以滑石、代赭石
百合鸡子黄汤证		误吐之后{心阴愈亏、胃气失和}	心悸、虚烦难寐，胃脘嘈杂、干呕	养阴宁神安胃	配以鸡子黄

三方虽各有兼变，但其立方的主旨相同，故根据兼证的特点，亦可三方合用。

百合病，不经吐、下、发汗，病形如初者，百合地黄汤主之。（五）

百合地黄汤方：

百合七枚（擘） 生地黄汁一升

右以水洗百合，渍一宿，当白沫出，去其水，更以泉水二升，煎取一升，去滓，内地黄汁，煎取一升五合，分温再服。中病，勿更服。大便当如漆。

［语译］ 百合病没有经过涌吐、攻下、发汗诸法误治，其病状仍与发病当初相同者，用百合地黄汤治疗。

［提要］ 论百合病的正治法。

［阐析］ “百合病未经吐、下、发汗”，说明本证没有误用吐、下、发汗法治疗。“病形如初”表示发病后虽已经过一段时间，但脉证仍与发病当初（即原文第一条所述证候）相同，故病机亦属心肺阴虚内热。当益阴清热，润养心肺，此为百合病正治之法，而百合地黄汤则为其治疗的主方。

方中用百合润养心肺，清气分之虚热；生地黄滋养心阴，清血分之虚热；取泉水煎药，以清热助阴，引热从小便下行。二药合用，心肺得养，气血同治，阴复热清，百脉和调，诸症自除。

以上百合病诸方，皆采取先分后合的煎法，陶葆荪认为意在协调阴阳，以防偏颇。对方后注“中病，勿更服”，有两种看法：一种认为服本方获效后，不要更换方药，宜守方续服。一种认为服该方获效后，则剩下之药不必再服。前者是从本病多呈慢性，其势缠绵难愈的角度提出的，后说是从生地黄汁甘寒而润，久服可致泄泻立论的。似乎二者各有所据，但若结合《金匮》中“更”字的习惯用法，如大建中汤方后注“后更服”与治黄汗的桂枝加黄芪汤方后注“不汗，更服”均为继续服之意，此处“勿更服”以后说更符合仲景原意。“大便当如漆”是中病后的反应，为热除之征，并非大便下血。

［选注］ 尤怡：此则百合病正治之法也。盖肺主行身之阳，肾主行身之阴，百合色白入肺，而清气中之热；地黄色黑入肾，而除血中之热。气血

既治，百脉俱清，虽有邪气，亦必自下，服后大便如漆，则热除之验也。《外台》云：当大便出黑沫。（《金匮要略心典》）

吴谦：百合一病，不经吐、下、发汗，病形如初者，是谓其病迁延日久，而不增减。形证如首章之初也。以百合地黄汤通其百脉，凉其百脉。中病勿更服，恐过服生地黄，大便常如漆也。（《医宗金鉴》）

百合病一月不解，变成渴者，百合洗方主之。（六）

百合洗方：

上以百合一升，以水一斗，渍之一宿，以洗身。洗已，食煮饼①，勿以盐豉②也。

注释 ① 煮饼：饼，古代面食的通称。煮饼，《伤寒总病论》谓"煮饼是切面条，汤煮，水淘过，热汤渍食之。"

② 盐豉：即豆豉，以盐和豆制成，古时用作调味品。

［语译］ 百合病经过一月，仍然没有痊愈，并出现口渴的，用百合洗方外治。

［提要］ 论百合病经久变渴的外治法。

［阐析］ 本条仅举洗方，未详内服药，实属省文法，此为百合病经久变渴之证。既曰百合病，必有第一条所述脉证。同时，由于病情迁延时日，经久不愈，阴虚内热加重，伤及胃津，则出现口渴。此时已非百合地黄汤单独能奏效，故辅以百合洗方，内外兼治。原文虽未明言结合内服药，但观前诸误治证均以百合为主药，此则决无病增反药减之理。所以内仍以百合地黄汤养阴清热，外则用百合洗方，渍水洗身。因皮毛与肺气相通，百合浸水洗其皮毛，可达到通其内，润养肺阴的目的。同时，注意饮食调理，"洗已，食煮饼"，意在借小麦益胃生津之助。咸味能伤津助渴，故"勿以盐豉"。

［选注］ 徐彬：渴有阳渴、有阴渴，若百合病一月不解而变成渴，其为阴虚火炽无疑矣，阴虚而邪气蔓延，阳不随之而病乎？故以百合洗其皮毛，使皮毛阳分得其平，而通气于阴，即是肺朝百脉，输精皮毛，使毛脉合精，行气于腑之理。食煮饼，假麦气以养心液也；勿食盐豉，恐伤阴血也。（《金匮要略论注》）

陈元犀：皮毛为肺之合，洗其外，亦所以通其内也；又食煮饼者，假麦

气谷气以输津；勿以盐豉者，恐咸味耗水以增渴也。（《金匮方歌括》）

［按语］ 目前临床上此法运用较少。但本条“洗已，食煮饼，勿以盐豉”体现了对五脏病的护理要注意近其所喜，远其所恶的原则，这是有指导意义的。

百合病，渴不差者，用后方主之。（七）

瓜蒌牡蛎散方：

瓜蒌根　牡蛎熬等分

上为细末，饮服方寸匕[①]，日三服。

注释 ① 方寸匕：匕，曲柄浅斗，状如今之羹匙。方寸匕，古代量取药末之器具，犹今之药匙。一方寸匕的量，为体积正方一寸之容量，其重量因药品的质量而异。

［语译］ 百合病出现口渴，经内服外洗均未获愈的，用瓜蒌牡蛎散主治。

［提要］ 承上条续论百合病渴不差的治疗。

［阐析］ “百合病渴不差”，且继之于“百合病一月不解”之后，经内服外洗均无缓解，说明本证口渴既突出又顽固，显然，其热盛津伤较重。虚热不降，阴津不生，则口渴不愈，此际单用百合地黄汤已难奏效，故当于原内服方基础上再用清热生津之品治之。

方中瓜蒌根长于生津止渴，并能清肺胃之热；牡蛎质重，能敛降上浮之虚热，使之下行而不上灼阴津。全方合用，使虚热敛降，津液渐回，口渴自愈。

［选注］ 徐彬：渴不差，是虽百合汤洗而无益矣。明是内之阴气未复，阴气未复，由于阳亢也，故以瓜蒌根清胸中之热，牡蛎清下焦之热，与上平阳以救阴同法，但此从其内治耳，故不用百合而作散。（《金匮要略论注》）

尤怡：病变成渴，与百合洗方而不差者，热盛而津伤也。瓜蒌根苦寒，生津止渴；牡蛎咸寒，引热下行，不使上烁也。（《金匮要略心典》）

百合病变发热者一作发寒热，百合滑石散主之。（八）

百合滑石散方：

百合一两（炙）[①]　滑石三两

上为散。饮服方寸匕，日三服。当微利者，止服，热则除。

注释 ① 炙：不作今之蜜炙，而作炒、烘、晒，使焦燥易于研末用。

［语译］ 百合病出现明显发热的（或出现明显寒热的），用百合滑石散主治。

［提要］ 论百合病变发热的治疗。

［阐析］ 百合病"变发热"，说明本证已在原有病情的基础上发生了变化，即由"如寒无寒，如热无热"发展为出现明显的热征，诸如手足心热、午后身热、小便赤涩短少不利等。这是由于百合病经久不解，虚热久郁内盛，遂显露于外。故应养阴泄热，用百合滑石散治疗。

方中仍以百合为主药，润肺清热，并用滑石利尿清热为辅，以导虚热从下而泄。然而阴虚不可过用分消，以免重伤津液，故小便畅利，虚热外达，即当停药。

［选注］ 徐彬：仲景尝谓发于阳部，其人振寒而发热，则知变发热者，内热不已，淫于肌肤，而阳分亦热，故以滑石清腹中之热，以和其内，而平其外；兼百合壮肺气以调之。不用泉水，热已在外，不欲过寒伤阴，故曰当微利，谓略疏其气，而阴平热则除也。（《金匮要略论注》）

吴谦：百合病，如寒无寒，如热无热，本不发热，今变发热者，其内热可知也，故以百合滑石散主之，使其微利，热从小便而除矣。（《医宗金鉴》）

百合病见于阴者，以阳法救之；见于阳者，以阴法救之。见阳攻阴，复发其汗，此为逆；见阴攻阳，乃复下之，此亦为逆。（九）

［语译］ 百合病见到属阴的证候，应该用阳法治之；见到属阳的证候，应该用阴法治之。若见到属阴的证候反而攻伐其阳，再用汗法，此为误治法；见到属阳的证候反而攻伐其阴，继以下法，此亦属误治法。

［提要］ 论述百合病的治疗原则。

［阐析］ 本条前半部分为百合病正确的治疗原则，后半部分是不正确的治疗方法。下面分别加以讨论。

由于注家对"见于阴"、"见于阳"的理解不同，所以对"阳法"、"阴法"也就存在不同的认识。综合诸家的观点，主要可归纳为两大派，一是立足于百合病阴虚内热的病机，基于该篇所列诸方，对其正确治则进行阐析，而不是从"寒"、"热"的角度去认识"见于阴"、"见于阳"，不以养阳、补阴解释"阳法"、"阴法"。如唐容川、陶保荪等从见证的偏表、偏里，徐彬、高学山从不同的误治后果与病情等去解析"见于阴"、"见于阳"，余如《高等中医院校教学参考丛书·金匮要略》、王廷富《金匮要略指难》、张笑平《金匮要略临床新解》等皆持此观点。另一派则不拘于百合病阴虚内热的病机及本篇所列诸方，认为阴虚可以损及阳，故从寒、热的层面去理解"见于阴""见于阳"，将"阳法"、"阴法"解为温养阳气、养阴清热。如魏荔彤、吴谦、谭日强《金匮要略浅述》、全国二版、五版、七版《金匮要略》本科教材及七年制教材等。上述诸家均言之有据，前者围绕百合病篇已有条文进行阐发，后者则基于阴阳相互依存的关系加以发挥。从临床角度看，前者强调了治疗百合病不离养阴清热的根本，后者表明了百合病可由阴虚内热发展为阳虚，当随证治之的精神。

在上述对"阴""阳"持不同看法的基础上，诸家对"见阳攻阴"、"见阴攻阳"虽然也有歧义，但有一点却是一致的，就是由本条可知，百合病不能妄施汗、吐、下等攻邪伤正之法。

［选注］ 徐彬：此段总结全篇，谓百合病同是内气与伤寒余邪相并，留连无已，不患增益而患因循。故病在下后及变渴、渴不止，所谓见于阴也，势必及阳，至阳亦病而无可为矣，故以滑石通彻其毛窍之阳，百合利其皮毛之阳、在内之阳燥，瓜蒌、牡蛎养其腹内之阳。阳得其平，阴邪欲传之而不受，则阴中之邪渐消矣，所谓以阳法救之也。病在汗后及吐后、及病形如初、及变发热，皆所谓见于阳也，势必及阴，至阴亦病而无可为矣，故以知母固其肺胃之阴，鸡子养其血分之阴，生地壮其心中之阴，热发于肌表者，滑石以和其肠胃之阴。阴得所养，阳邪欲传之而不受，则阳中之邪渐消矣，所谓以阴法救之也。然而救也，非攻也，若用汗下之法，则是攻矣。故见阳攻阴，阴虚阳将袭之，而况云救乎？然使阳即有欲袭之势，非阳之强也。故曰复发其汗此为逆，谓初误在攻阴，此又误在治阳也。见阴攻阳，阳虚阴将袭之，而况云救乎？然使阴即有欲袭之势，非阴之强也。故曰乃复下之，此亦为逆，谓初误在攻阳，此又误在治阴也。按：阳法阴法，即和阴和阳之法也。以此相救，即和其未病意，《内经》所谓用阴和阳，用阳和阴也。故诸治法，皆以百合补肺，而使流气于腑，所谓气归于权衡，权衡以平也。皆以泉水清邪热，而使受成于肺金，所谓炎蒸得清肃而万物容平也。但病见阳，加一、二味以和其阴，病见阴，加一、二味以和其阳耳。

(《金匮要略论注》)

吴谦:百合一病,难分阴阳表里,故以百合等汤主之。若病见于阴者,以温养阳之法救之;见于阳者,以凉养阴之法救之。即下文见阳攻阴,或攻阴之后,表仍不解,复发其汗者,此为逆;见阴攻阳,或攻阳之后,里仍不解,乃复下之者,此亦为逆也。(《医宗金鉴》)

狐惑之为病,状如伤寒,默默欲眠,目不得闭,卧起不安,蚀[1]于喉为惑,蚀于阴[2]为狐,不欲饮食,恶闻食臭,其面目乍赤、乍黑、乍白。蚀于上部[3]则声喝[4]一作嗄,甘草泻心汤主之。(十)

甘草泻心汤方:

甘草四两　黄芩三两　人参三两　干姜三两　黄连一两　大枣十二枚　半夏半升

上七味,水一斗,煮取六升,去滓再煎,温服一升,日三服。

注释　① 蚀:即腐蚀。

② 阴:指肛门、生殖器前后二阴。

③ 上部:指喉部。

④ 声喝:喝(yè 叶),指说话声音嘶哑或噎塞不利。

[语译]　狐惑病的证候,某些与伤寒病相类似,沉默欲睡却又不能闭目安寐,常坐卧不宁。如果咽喉部溃烂的名为惑,前后二阴溃烂的称作狐。患狐惑病者,不思饮食,甚至连饮食物的气味都不愿闻。其面部与眼睛的色泽忽而发红、忽而变黑、忽而变白。咽喉部溃烂的就会出现声音嘶哑,当用甘草泻心汤主治。

[提要]　论述狐惑病的证候及蚀于咽喉的治法。

[阐析]　狐惑病是由于湿热内蕴,导致气机壅滞,血肉腐败,以咽喉部及前后二阴溃烂为特征的一种疾病。因湿热郁蒸,正邪相争,故发热恶寒,虽与伤寒病类似,但实非伤寒。湿热蕴郁,扰及心神,虽病人沉默思睡,但又不能闭目安寐,故表现为坐卧不宁。湿热阻遏脾胃气机,所以不思饮食,甚至连饮食物的气味都不愿闻。湿热久郁,伤及营血,邪正相争,故面目颜色忽而发红,忽而发黑,忽而发白。湿热蕴郁于上,导致血肉腐败的,则见咽喉部溃烂,名为惑;湿热流注于下,引起前后二阴溃烂的,称

为狐。由于咽喉部溃烂引起声音嘶哑的，当用清热燥湿、解毒扶正的甘草泻心汤主治。

方中用生甘草清热解毒，并配以黄芩、黄连苦降清热燥湿解毒；干姜、半夏辛开，既能燥湿，又可调畅气机；湿热久郁，必伤正气，故用人参、大枣益气养血，以扶正气。如此配伍，以达到湿化热清，气机调畅，邪去正复的目的。

［选注］ 赵以德：狐惑病，谓虫蚀上下也……盖因湿热久停，蒸腐气血而成瘀浊，于是风化所腐为虫矣。（《金匮玉函经二注》）

徐彬：狐惑虫也，虫非狐惑而因病以名之，欲人因病思义也。大抵皆湿热毒所为之病……毒盛在上，侵蚀于喉为惑，谓热淫如惑乱之气，惑而生䘌也。毒偏在下，侵蚀于阴为狐，谓柔害而幽隐如狐性之阴也。蚀者若有食之而不见其形，如日月之蚀也。湿热既盛，阴火伤胃，不思饮食，恶闻食臭矣。面者阳明之标，目者厥阴之标，内有毒气去来，故乍赤乍黑乍白，变现不一。然上部毒盛则伤在气而声嗄，药用甘草泻心汤，谓病虽由湿热毒，使中气健运，气自不能逆而在上，热何能聚而在喉，故以参甘姜枣壮其中气为主，芩连清热为臣，而以半夏降逆为佐也。（《金匮要略论注》）

［按语］ 关于狐惑病的成因，后世一致认为与湿热有关。但对本病是否因虫蚀而溃烂则有分歧。一是持肯定态度，如赵以德云："狐惑病，谓虫蚀上下也。"（《金匮玉函经二注》）一是持否定态度，如高学山指出："蚀者，非真有虫食之义，谓淫热败物，有湿朽霉烂之象，如虫之食物者然也。"（《高注金匮要略》）结合本病用清热利湿、解毒扶正的甘草泻心汤内服为主，似以后说较妥。

蚀于下部则咽干，苦参汤洗之。（十一）

［校勘］ "洗之"后，《医统》本作"苦参汤方：苦参一升，以水一斗，煎取七升，去滓，熏洗，日三"，宜从。

［语译］ 狐惑病表现为前阴溃烂、咽喉干燥的，用苦参汤熏洗。

［提要］ 承上条论狐惑病蚀于前阴的治法。

［阐析］ 前阴乃足厥阴肝经所过之处，其经脉上循喉咙。湿热之邪浸淫肝经，流注于下，导致血肉腐败，则前阴溃烂；湿热邪气循经上冲，阻遏津液，则咽喉干燥。因前阴部溃烂较明显，故在内服清热解毒药物的同

时，配以外治法，以清热燥湿解毒。用苦参煎汤，熏洗前阴，以祛除湿热，解毒敛疮。

［选注］ 徐彬：下部毒盛，所伤在血而咽干，喉属阳，咽属阴也，药用苦参熏洗，以去风清热而杀虫也。（《金匮要略论注》）

黄元御：蚀于下部，其病在肾，肾脉上循喉咙，是以咽干。其前在阴器，则以苦参汤洗之；后在肛门，则以雄黄散熏之。（《金匮悬解》）

［按语］ 验之临床，本证除前阴部溃烂外，局部多伴痛痒感。若在本方基础上再配伍几味清热解毒、燥湿敛疮之品，如蛇床子、土茯苓、明矾，则其效更佳。

蚀于肛者，雄黄熏之。（十二）

雄黄：

上一味为末，筒瓦二枚合之，烧，向肛熏之。《脉经》云：病人或从呼吸上蚀其咽，或从下焦蚀其肛阴，蚀上为惑，蚀下为狐，狐惑病者，猪苓散主之。

［语译］ 狐惑病如果同时兼见肛门溃烂的，应当用雄黄外熏。

［提要］ 承上两条，论狐惑病蚀于肛门的治疗。

［阐析］ 本条“蚀于肛者”，是指在上两条的基础上，又兼见肛门溃烂者，这是由于湿热毒邪流注于下，郁腐肛门所致。故在内服清热燥湿解毒药物的同时，又用雄黄散外熏局部，以解毒燥湿。

［选注］ 黄元御：后在肛门，则以雄黄散熏之，盖土湿木陷，郁而生热，化生虫类，前后侵蚀。苦参、雄黄，清热而去湿，疗疮而杀虫也。（《金匮悬解》）

高学山：雄黄气重，能排邪而引正，加之火烧烟熏，又能驱秽燥湿故也。二条俱承首节诸症，及面目之或赤或黑或白而言。（《高注金匮要略》）

病者脉数，无热[①]，微烦，默默但欲卧，汗出，初得之三、四日，目赤如鸠眼[②]；七、八日，目四眦[③]一本此有黄字黑。若能食者，脓已成也，赤豆当归散主之。（十三）

赤豆当归散方：

赤小豆三升（浸，令芽出，曝干）　当归

上二味，杵为散，浆水[④]服方寸匕，日三服。

［校勘］“当归”后，《千金要方·卷十》、《外台·卷二》、《小品方·卷四》均作“三两”。

注释 ① 无热：指无寒热。

② 鸠眼：鸠，鸟名，《说文》“鸠，鹘鸠也”，俗称斑鸠，其目珠色赤。

③ 四眦：眦(zì)眼角。四眦，指两眼内外眦。

④ 浆水：浆，酢也。《本草纲目》称之为酸浆，并引嘉谟云“炊粟米熟，投冷水中，浸五、六日，味酸，生白花，色类浆，故名”。此法现已少用。

［语译］ 病人脉数，但无恶寒发热的表证，心中微微发烦，神情沉默欲睡，汗出。病初的三、四天，病人目珠发红，就像斑鸠的眼睛一样。至七、八天时，两眼的内外眦呈现黑色，如果此时病人能够饮食的，表明热毒蕴结血分，痈脓已成，故当用赤小豆当归散治疗。

［提要］ 论狐惑病蕴结成脓的证治。

［阐析］ 狐惑病本有恶寒发热之证，故前条云“状如伤寒”。但本证湿热已蕴结成毒，侵及血分，故曰“无热”，表明肌表无发热恶寒之象。热毒入里，内扰心神，故见“脉数”，“微烦”，“默默但欲卧”。肝主藏血，开窍于目，热毒内扰血分，循肝经上炎，故目赤，状如鸠眼。热毒蕴结血分，壅遏不解，以致热瘀血腐，渐则成脓，所以至七、八日时，目四眦皆黑。因此时热毒蕴结于血分，对脾胃气机的影响相对减轻，所以病人此时“能食”。应该用清热渗湿、化瘀排脓的赤小豆当归散治疗。

方中赤小豆利湿清热，解毒排脓；当归行血化瘀。更用浆水送服，以助清热解毒之功。

［选注］ 吴谦：病者脉数，谓病狐惑之人脉数也。数主疮主热，今外无身热，而内有疮热，疮之热在于阴，故默默但欲卧也。热在于阳，故微烦汗出也。然其病初得之三、四日，目赤如鸠眼者，是热蕴于血，故眦络赤也。七、八日四眦皆黑者，是热瘀血腐，故眦络黑也。若不能食，其毒尚伏诸里；若已能食，其毒已化成脓也。故以赤小豆排痈肿，当归调疡血，米浆和胃气也。(《医宗金鉴》)

尤怡：脉数微烦，默默但欲卧，热盛于里也；无热汗出，病不在表也；三、四日目赤如鸠眼者，肝脏血中之热，随经上注于目也。经热如此，脏热可知，其为蓄热不去，将成痈脓无疑。至七、八日目四眦黑，赤色极而变黑，则痈尤甚矣。夫肝与胃，互为胜负者也，肝方有热，势必以其热侵及于胃，而肝既成痈，胃即以其热并之于肝，故曰若能食者，知脓已成也。且脓成则毒化，毒化则不特胃和而肝亦和矣。赤豆，当归，乃排脓血除湿热之良剂也。

再按此一条，注家有目为狐惑病者，有目为阴阳毒者。要之亦是湿热蕴毒之病，其不腐而为虫者，则积而为痈，不发于身面者，则发于肠脏，亦病机自然之势也。仲景意谓与狐惑阴阳毒同源而异流者，故特论列于此欤。(《金匮要略心典》)

[按语] 本条原文有两个疑点，其一，关于本条证候的归属，后世对此有分歧：一种认为属于狐惑病蕴毒化脓，如吴谦等；一种认为属于阴阳毒，如魏荔彤；一种认为属于狐惑、阴阳毒的类似证，如尤怡。根据原条文对证候的描述，似与前第十条狐惑病有关联，而且赤小豆当归散亦属清热利湿解毒之剂，故以第一种看法较妥。疑点之二，是本条脓成的部位在何处？根据原文精神，似在眼部。结合本书《惊悸吐衄下血病》篇用赤小豆当归散治疗“下血，先血后便”之证，故本病脓成的部位亦可在大肠下端的肛门处。二者部位虽一上、一下，但其成脓的机制则同。

阳毒之为病，面赤斑斑如锦纹[①]，咽喉痛，唾脓血。五日可治，七日不可治，升麻鳖甲汤主之。(十四)

阴毒之为病，面目青，身痛如被杖[②]，咽喉痛。五日可治，七日不可治，升麻鳖甲汤去雄黄、蜀椒主之。(十五)

升麻鳖甲汤方：

升麻二两　当归一两　蜀椒(炒去汗)[③]一两　甘草二两　雄黄半两(研)　鳖甲手指大一片(炙)

上六味，以水四升，煮取一升，顿服之，老小再服，取汗。《肘后》《千金方》：阳毒用升麻汤，无鳖甲，有桂；阴毒用甘草汤，无雄黄。

注释 ① 锦纹：本指华丽的花纹。此处形容面部有赤色的斑块，如同锦纹一样。
② 身痛如被杖：杖，拷打之意。全句形容身体疼痛如同受过拷打一样难忍。
③ 去汗：即去水、去油。

[语译] 阳毒表现为病人面部有赤色斑块，就像华丽的花纹一样，咽喉痛，并唾出脓血。这种病证在发病五日之内，病情尚轻浅，故易治

疗；若超过七天以后，病情深重，就难于治疗了。阳毒病当用升麻鳖甲汤主治。

阴毒表现为面目发青，身体如同被拷打过一样疼痛难忍，咽喉痛。阴毒也是在五天之内较易治疗，如果超过七天以上，病情发展，就不易治疗了。阴毒病应该用升麻鳖甲汤去雄黄、蜀椒治疗。

[提要] 论述阳毒、阴毒的证治。

[阐析] 阴阳毒的成因，后世多认为与感受疫疠之气有关。陈念祖谓："仲师所论阴毒阳毒，言天地之疠气，中人之阳气阴气……"(《金匮要略浅注》)结合阴阳毒皆以升麻为治疗主药，《本经》谓升麻"解百毒，辟温疾、障邪(一作瘴气邪气)"，故上述看法是可取的。

阴阳毒的辨证，是以病邪的深浅及面部颜色的鲜明与隐晦来划分的。阳毒以"面赤斑斑如锦纹，咽喉痛，唾脓血"为特征。这是因为疫毒之邪伤及营分，病偏于里中之表，热迫营血外达，所以面部出现赤色斑块，犹如华丽的花纹。疫毒结聚咽喉，局部气血瘀滞，所以咽喉痛。疫热毒盛，导致血肉腐败成脓，所以唾脓血。阴毒以"面目青，身痛如被杖，咽喉痛"为特征。由于疫毒之邪侵及血分，导致血行瘀滞不畅，病偏血分之里，所以局部出现面目青(面目青，实谓面部出现青黯色的斑块)，全身疼痛剧烈难忍。疫毒结聚咽喉，局部气血瘀滞，所以咽喉痛。因疫毒致病，变化较快，且病涉营血，病情较重，所以早期治疗，疫毒之邪尚有外达之机，故曰"五日可治"，即易于治愈之意；若迁延失治，病邪深入，则难以驱邪外出，故曰"七日不可治"，表明难于治愈。对于具体的日数不必拘泥，着重应领会其强调早期治疗的精神实质。

因为本病由感染疫毒所致，故当清热解毒；疫毒伤及营血，可致血行瘀滞，故应滋阴行血，方用升麻鳖甲汤化裁。方中升麻配生甘草清热解毒，以祛疫毒之邪；鳖甲与当归滋阴行血，以散血中之瘀；因阳毒病位在里中之表，故用味辛的蜀椒、雄黄，借其辛散之性，以引疫毒之邪外透。阴毒病位在里中之里，疫毒之邪已非辛散所能透达，故去之不用，以免辛散耗血，伤及阴血。

[选注] 尤怡：毒者，邪气蕴蓄不解之谓，阳毒非必极热，阴毒非必极寒，邪在阳者为阳毒，邪在阴者为阴毒也。而此所谓阴阳者，亦非脏腑气血之谓，但以面赤斑斑如锦纹，咽喉痛，唾脓血，其邪著而在表者谓之阳；

面目青，身痛如被杖，咽喉痛，不唾脓血，其邪隐而在表之里者谓之阴耳。故皆得用辛温升散之品，以发其蕴蓄不解之邪，而亦并用甘润咸寒之味，以安其邪气经扰之阴。五日邪气尚浅，发之犹易，故可治；七日邪气已深，发之则难，故不可治。其蜀椒、雄黄二物，阳毒用之者，以阳从阳欲其速散也；阴毒去之者，恐阴邪不可劫，而阴气反受损也。(《金匮要略心典》)

陈念祖：妙在蜀椒辛温，使以雄黄苦寒，禀纯阳之色，领诸药以解百毒，其阴毒去雄黄、蜀椒者，以邪毒不在阳分，不若当归、鳖甲，直入阴分之为得也。(《金匮要略浅注》)

［按语］ 关于此条原文，疑点之一是“阴”“阳”二字的具体涵义。归纳起来主要有三说：一从证候表现的偏里偏表与隐晦显明分阴阳，如尤怡；一从病位的深浅分阴阳，如魏荔彤；一从病性的寒盛阳盛分阴阳，如曹家达。根据原文对证候的描述及两证同用一方化裁，似以一、二说合参较妥，三说不足取。疑点之二是关于阳毒用蜀椒、雄黄，阴毒却去之的理由。注家从不同角度进行了阐发：如赵以德认为二药能解毒散结，尤怡认为可透邪速去，而陆渊雷却对阳毒用二药“疑误”。根据《本经》记载，二药皆为味辛之品，可去死肌，味辛则可走窜透达，故我们采纳了尤氏之说。至于去死肌之功，实寓散结去腐之效，于阳毒血肉腐败而致“唾脓血”亦相宜。

结　　语

本篇论述了百合、狐惑、阴阳毒三种疾病的辨证论治。百合病多由情志不遂，郁热伤阴，或热病之后，余热伤阴，导致心肺阴虚内热，虽见证多端，总以神志恍惚及阴虚内热两大证候为特征。属于邪少虚多之病，治以养阴清热为法。因该病自觉症状多，客观证候少，故较难识别，容易当作他病而误治，所以本篇除百合地黄汤为其正治之方外，列举了救误三方：即误汗后用百合知母汤；误下后用滑石代赭汤；误吐后用百合鸡子黄汤。至于未经误治，日久变渴的，配合百合洗方或瓜蒌牡蛎散；变发热的，用百合滑石散。总之，随病情的偏重分别施治，同时，尚应配合精神调摄及饮食护理。

狐惑病多因湿热毒邪留恋所致，日久可致正虚不足。以目赤、咽喉及前后二阴反复出现蚀烂为特征。治宜清热除湿解毒,内外兼治。内服如甘草泻心汤、赤小豆当归散,外治如苦参汤熏洗法、雄黄熏法。

阴阳毒为感染疫毒发病,以发斑、咽喉痛为特征,根据邪入的深浅及症状特点而有阴毒、阳毒之分。总以清热解毒、活血化瘀为法,可用升麻鳖甲汤随证化裁进行治疗。

(张　琦)

疟病脉证并治第四

“疟”,《说文》云“寒热休作”,《释名》谓:“酷虐也,凡疾或寒或热耳,而此疾先寒后热,两疾似酷虐者也。”可见,疟病是以寒战壮热、休作有时为证候特点。因其发作时,寒战壮热,头身疼痛,令人十分痛苦,病势酷虐,故称为疟病。本篇所论疟病,包括了现代医学中疟疾的部分内容,但又不局限于此。《内经》有专篇论述疟病的病因病机、证候、分类及针刺方法,本篇继承《内经》的理论,对疟病的病机、症状、脉象、分类、治法、转归等均有论述,并对温疟、牝疟、疟母立方遣药,这些方药至今仍沿用不衰。条文虽不多,但为后世辨证论治疟病奠定了基础。

师曰:疟脉自弦,弦数者多热;弦迟者多寒。弦小紧者下之差,弦迟者可温之,弦紧者可发汗、针灸也,浮大者可吐之,弦数者风发也①,以饮食消息②止之。(一)

注释 ① 风发:“风”,泛指邪气。因风为阳邪,易于化热,故此处“风发”,实指热盛之疟病。

② 消息:斟酌之意。

[语译] 老师说:疟病多见弦脉。如果弦而兼数,其病热重;弦而兼迟,其病寒重。疟病若见脉弦小紧的,可用攻下法;脉弦而迟的,可用温法;脉弦而紧的,可用汗法或针灸治疗;脉大的,可用涌吐法;脉弦而数的,多为热盛,可用饮食调理控制其发展。

[提要] 指出疟病的主脉,并凭脉以辨证论治。

[阐析] 由于疟病邪涉少阳,而弦脉为少阳的主脉,所以原文指出“疟脉自弦”,表明弦脉亦是疟病的主脉。但因体质有阴阳强弱之偏,感邪

有轻重与兼挟之异，故疟病为患有表、里、寒、热、上、下之别，其脉亦往往出现相兼脉象。脉弦而数者，多表示热偏盛；脉弦而迟者，则为寒偏重。脉弦小紧者，为邪结在里，可酌用攻下法，以祛除实邪，邪去则病愈。脉弦而迟者，为里有寒，可用温法；脉弦而紧者，是表有寒，可用汗法，亦可用针灸，以发散表寒；脉浮而大者，为邪偏于上，可用吐法；脉弦而数者，为里热偏盛，热盛能生风，故称"风发也。"热盛易伤津，故除药物治疗外，还可酌情配合饮食调理，如选用梨汁、甘蔗汁、藕汁、西瓜汁等甘寒之品，以生津清热，加强药物的功效。

［选注］ 尤怡：疟者少阳之邪，弦者少阳之脉，有是邪，则有是脉也。然疟之舍，固在半表半里之间，而疟之气，则有偏多偏少之异，故其病有热多者，有寒多者，有里多而可下者，有表多而可汗，可吐者，有风从热出而不可以药散者，当各随其脉而施治也。（《金匮要略心典》）

吴谦：……初发脉弦兼沉紧者，主乎里也，可下之；兼迟者，主乎寒也，可温之；兼浮紧者，主乎表也，可汗之；兼滑大者，主乎饮也，可吐之；兼数者，风发也，即风热之谓也，可清之。若久发不止，则不可以此法治之，当以饮食樽节，调理消息止之。盖初病以治邪为急，久病以养正为主也……。（《医宗金鉴》）

［按语］ "疟脉自弦"，虽说明弦脉是疟病的主脉，但并非唯一的脉象。从临床看，疟病的脉象在寒热发作时与症状缓解时常有变化。如《中医临证备要》指出："……一般疟疾的发作……其特征是寒热有一定时间，每一次的症状相同，脉象在寒战时多沉弦，发热时转为洪大而数，汗出后脉渐平静。"故临证不能拘泥。

病疟以月一日发，当以十五日愈，设不差，当月尽解；如其不差，当云何？师曰：此结为癥瘕[①]，名曰疟母，急治之，宜鳖甲煎丸。（二）

鳖甲煎丸方：

鳖甲十二分（炙） 乌扇三分（烧） 黄芩三分 柴胡六分 鼠妇三分（熬） 干姜三分 大黄三分 芍药五分 桂枝三分 葶苈一分（熬） 石韦三分（去毛） 厚朴三分 牡丹五分（去心） 瞿麦二分 紫葳三分 半夏一分 人参一分 䗪虫五分（熬）

阿胶三分(炙)　蜂窠四分(炙)　赤硝十二分　蜣螂六分(熬)　桃仁二分

上二十三味,为末,取煅灶下灰一斗,清酒一斛五斗,浸灰,候酒尽一半,着鳖甲于中,煮令泛烂如胶漆,绞取汁,内诸药,煎为丸,如梧子大,空心服七丸,日三服。《千金方》用鳖甲十二片,又有海藻三分,大戟一分,䗪虫五分,无鼠妇、赤硝二味,以鳖甲煎和诸药为丸。

注释　① 癥瘕:概指腹中的痞块。癥指腹中积块,坚硬不移;瘕指腹中痞块,时聚时散。此处实着眼于癥。

[语译]　疟病如果是阴历初一发病的,经过治疗,一般在十五天时就应痊愈。如果经过十五天还未愈,那么,到一个月亦应该痊愈了。假如经过三十天,疟病仍然未愈的,又称作什么病呢?老师回答说:这是由于病久正衰,疟邪与痰瘀互结于胁下,形成了癥块,称为疟母。应当抓紧时间治疗,可选用鳖甲煎丸。

[提要]　论述疟病的预后及疟母的形成与治法。

[阐析]　本条讨论了三个问题,第一,关于疟病的预后,认为主要与人体正气的强弱有关。原文通过列举时气的变更影响人体正气的盛衰变化,来判断疟病的预后。假如在某月的初一患疟病,那么经过十五天之后,应当获愈。如果不愈,到月底(经过三十天)也应该痊愈了。这是因为古人认为五日为一候,三候为一节气。自然气候的变化与人息息相关,随着节气的更移,人身的营卫气血亦随之不断地更新、充沛。正气旺盛,则可祛邪外出,故病当愈。对原文的"十五日""当月"等具体的数字,我们不必拘泥,着重领会其重视正气的思想,及早治疗。第二,疟母的形成,与病久正衰,疟邪不解有关。由于误治或失治,疟病经久不愈,反复发作,导致正气渐虚;疟邪不去,影响气血的运行,日久可形成痰瘀,疟邪与痰瘀互结,聚于胁下,便形成癥块,这称为疟母。第三,疟母的治疗:从其形成过程可以看出,疟母是正虚邪实之证,若不及时治疗,则疟邪与痰瘀锢结难解,正气日损,恐有他变,所以应当"急治之"。根据《素问·至真要大论篇》"坚者削之"及首篇"随其所得而攻之"的宗旨,予鳖甲煎丸扶正祛邪,软坚化痰,活血化瘀。

方中鳖甲软坚散结,并除寒热;灶下灰消癥化积,二药配合,可软坚消癥。桃仁、丹皮、芍药、紫葳(即凌霄)、赤硝、大黄、䗪虫、蜣螂、鼠妇、蜂窠破血逐瘀。乌扇(即射干)、葶苈、半夏、厚朴、柴胡消痰理气。瞿麦、石韦通利水道。干姜、桂枝、黄芩调解寒热。人参、阿胶补益气血。清酒能通血脉,诸药合用,使痰瘀消散,正气渐复,疟邪自无留恋之所,故其病可愈。

[选注] 尤怡:天气十五日一更,人之气亦十五日一更,气更则邪当解也,否则三十日天人之气再更,而邪自不能留矣。设更不愈,其邪必假血依痰,结为癥瘕,僻处胁下,将成负固不服之势,故宜急治。鳖甲煎丸,行气逐血之药颇多,而不嫌其峻;一日三服,不嫌其急,所谓乘其未集而击之也。(《金匮要略心典》)

徐彬:药用鳖甲煎者,鳖甲入肝,除邪养正,合锻灶灰所浸酒去瘕,故以为君。小柴胡、桂枝汤、大承气汤为三阳主药,故以为臣,但甘草嫌柔缓而减药力,枳实嫌破气而直下,故去之。外加干姜、阿胶助人参、白术养正为佐。瘕必假血依痰,故以四虫、桃仁合半夏消血化痰。凡积必有气结,气利而积消、故以乌扇、葶苈利肺气,合石韦、瞿麦清气热而化气散结。血因邪聚则热,故以牡丹、紫葳去血中伏火、膈中实热为使。(《金匮要略论注》)

[按语] 疟母与现代医学中慢性疟疾出现脾肿大相类似。鳖甲煎丸痰瘀同治,气血并调,邪正兼顾,故临床运用较广泛,多用于各种原因形成的癥瘕(腹腔包块)。临证时若随证配合适当的煎剂,疗效更著。

师曰:阴气孤绝,阳气独发,则热而少气烦冤①,手足热而欲呕,名曰瘅疟②。若但热不寒者,邪气内藏于心,外舍分肉之间,令人消铄③脱肉。(三)

注释 ① 烦冤:即烦闷不舒。

② 瘅疟:《广韵》"瘅(dān),火起貌",通"燀"炽热炎热之意。瘅疟指邪热炽盛,但热不寒的一种疟病。

③ 消铄:铄(shuò)意指消损。

[语译] 老师说:素体阴虚阳盛之人,患疟病则阴液愈亏而阳热偏盛,故表现为高热、短气、烦闷不适,手足发热,时时想呕、这称为瘅疟。其症高热而恶寒不明显,是由于邪热内伏于心,外留于肌肉之间的缘故,日久则使人体的肌肉消损。

[提要] 论瘅疟的病因病机与症状。

[阐析] 本条原文源出《素问·疟论篇》。“阴气先绝，阳气独发”是言瘅疟的成因与阴津亏虚、阳热亢盛的体质有关。“(邪)气内藏于心，外舍分肉之间”是指其病机为邪热充斥人体的表里内外，故导致下列诸证。邪热炽盛，故但热不寒；壮火食气，所以少气；邪热内扰胸中，则心中烦闷不舒；四肢为诸阳之本，阳热亢盛，故手足发热。邪热扰胃，胃失和降，故时时欲呕。由于热盛，阴伤液耗，所以病人肌肉消损。

[选注] 陈念祖：《内经》所论之瘅疟，撮其大略，以肺素有热，而偶受风寒，内藏于心，外舍分肉，表则寒而里则热。缘阴气内虚，不能与阳相争，故但热而不作寒也。师不出方，余此例而用白虎加桂枝汤，以白虎清心救肺，以除里热，加桂枝调和营卫，以驱外邪。诚一方而两扼其要也……师于此等重证而不出方者，欲人寻绎而自得也。又陈灵石：下节白虎加桂枝汤，是《内经》所言之瘅疟，非仲景所云之瘅疟之治也。仲景未出方。似可借用竹叶石膏汤之类，而梨汁、甘蔗汁亦可以佐之。(《金匮要略浅注》)

曹家达：……邪气内藏于心，外舍于分肉之间，不过形容表里俱热，非谓心脏有热，各脏各腑无热也。(《金匮发微》)

[按语] 本证原文未出方治，根据瘅疟邪热炽盛，耗伤气阴的病机，后世注家多主张清热生津益气。结合临床，可选用白虎加人参汤、竹叶石膏汤化裁。

温疟者，其脉如平，身无寒但热，骨节疼烦，时呕，白虎加桂枝汤主之。(四)

白虎加桂枝汤方：

知母六两　甘草二两(炙)　石膏一斤　粳米二合　桂枝(去皮)三两

上剉，每五钱，水一盏半，煎至八分，去滓，温服，汗出愈。

[语译] 温疟病人，其脉象与正常人的平脉差不多，全身发热而恶寒较轻，关节疼痛剧烈，时时呕吐，用白虎加桂枝汤治疗。

[提要] 论述温疟的证治。

[阐析] 对温疟病人“其脉如平”，后世有几种不同的看法：一种指脉不弦，但亦非常人的平脉，如《金匮要略指难》；一种指如平常疟病病人的

脉象——即弦脉，如《金匮要略讲义》；一种指脉和平常人一样，如《金匮要略心典》等。根据临床上温疟发作时脉多见弦数，而未发及发病之后，脉多和缓如平人，故对“其脉如平”宜活看。原文“无寒”实指无明显里寒，从“骨节疼烦”一症及用本方“温服”、“汗出愈”的方后注可以证明，本证是表证兼微寒。本证以白虎加桂枝汤为主治方剂，可见温疟是里热炽盛，表兼寒邪之证。故其寒热的特点是发热重而微恶寒。寒束肌表，故骨节疼痛剧烈；邪热犯胃，则时时呕吐。当用清热解表法治疗，方选白虎加桂枝汤。

其中白虎汤清热生津，以泄里热；桂枝解肌发表，以散表寒。里热清，表寒解，则温疟自愈。

［选注］ 尤怡：温疟者，邪气内藏于肾中，至春夏而始发，为伏气外出之证，寒蓄久而变热，故也不作寒也。脉如平者，病非乍感，故脉如其平时也。骨节烦疼时呕者，热从肾出，外舍于其合，而上并于阳明也。（《金匮要略心典》）

魏荔彤：温疟者，亦热积于内，而阳盛阴伏，无寒但热之证也。然其人不纯是内发之热，唯其外感之风寒郁于表分，故内生热而发外，所以骨节疼烦，时呕，见外寒内热之因，不同于外无覆冒，从内自生之焰为猛烈实甚也。所以其脉如平人。此温疟之邪浅者也。（《金匮要略方论本义》）

［按语］ 瘅疟与温疟均属热盛之疟病，但它们在病机、证候、治法、选方等方面均有不同，现列表比较如下：

表6　温疟与瘅疟证的比较表

比较＼证名	温疟	瘅疟
病机	里热炽盛，兼有表寒	里热炽盛，充斥内外，伤津耗液
证候	发热、微寒、骨节疼烦，时呕	但热不寒，少气烦冤、手足热而欲呕，肌肉消瘦
治法	清泄里热，兼解表寒	清热益气生津
选方	白虎加桂枝汤	白虎加人参汤、竹叶石膏汤

疟多寒者，名曰牝疟[①]，蜀漆散主之。（五）

蜀漆散方：

蜀漆（洗去腥）　云母（烧二日夜）　龙骨等分

上三味，杵为散，未发前以浆水服半钱。温疟加蜀漆半分，临发时服一钱匕。一方云母作云实。

［校勘］ 牝疟：《心典》、《医统》作"牡疟"。"温"，《张氏医通·寒热门·疟》作"湿"。

注释 ①牝疟：牝（pìn）本指雌性鸟兽。此处指以寒为主的一种疟病。《医方考》云："牝，阴也，无阳之名，故多寒名牝疟。"

［语译］ 疟病发作时寒多热少者，称为牝疟，用蜀漆散主治。

［提要］ 论牝疟的证治。

［阐析］ 疟病虽然以寒热往来为特点，但由于体质因素，故疟病寒热轻重可有不同。素体阴虚、热盛之人，感邪后易从阳化热化燥，所以其热偏重，如温疟、瘅疟即属此类；素体阳虚、偏寒之人，感邪后易从阴化寒，故其寒偏重，牝疟即为此类。原文称本证"多寒"，既包括了病机上以寒为主，亦指症状上寒多热少。寒属阴，牝，本指雌性鸟兽，亦属阴，故本证以牝疟名之。究其所成，乃因素体阳虚，兼痰饮阻遏，致阳气不能外达，留于阴分者多，而并于阳分者少。故以祛痰通阳截疟为法，选用蜀漆散治疗。

方中蜀漆能祛痰截疟，云母、龙骨能助阳扶正、镇惊安神。本方疗效与服药时间密切相关，故方后注云"未发前以浆水服半钱"。早在《素问·刺疟篇》就有"凡治疟，先发如食顷乃可以治，过之则失时"的告诫。可见，掌握服药时间对于疟病的治疗是很重要的。

［选注］ 高学山：寒时长而热时短，寒多于热，故曰多寒，非但寒不热之谓也……俗解硬将多寒字抹煞，而以但寒无热为牝疟，谬也。盖疟邪未有不见热者，特有热多热少之异耳。况牝牡雌雄，禽兽之阴阳，犹人之曰男女也。诚如所言，因牝疟之名，便谓有寒无热，则将谓女人身中，全无阳气温热也得乎。（《高注金匮要略》）

尤怡：疟多寒者，非真寒也，阳气为痰饮所遏，不得外出肌表，而但内伏心间，心，牡脏也，故名牡疟。蜀漆能吐疟痰，痰去则阳伸而寒愈，取云母、龙骨者，以蜀漆上越之猛，恐并动心中之神与气也。（《金匮要略心典》）

［按语］ 运用本方的注意事项：本方能够抗疟的疗效已被临床所证

实，但因蜀漆（常山之苗）有致吐作用，故使用本方时要注意减少或避免其副作用，其措施包括注意炮制方法，如用酒或生姜汁将蜀漆炒熟后入药。或适当配伍，如在方中配伍适量的半夏、陈皮等和胃降逆之品。另外，运用本方治疟时要掌握服药时间，据临床报道，一般应在疟病未发前1～2小时内服药，过早或过迟都会影响疗效。

表7　本篇疟病诸证比较表

比较＼证名		温疟	瘅疟	牝疟	疟母
异	证候	身热微恶寒，骨节疼烦、时呕、脉弦或不弦	但热无寒，少气烦冤，手足热而欲呕、肌肉消瘦、脉多数	寒多热少	胁下胀痛，按之有块，触之不移，寒热易作
	病机	里热炽盛，兼有表寒	里热炽盛，充斥内外，伤津耗液	痰饮内停，阻遏阳气	病久正虚，痰瘀互结
	治法	清热生津，解表散寒	清热生津	祛痰通阳止疟	化痰软坚，扶正消瘀
	选方	白虎加桂枝汤	白虎加人参汤、竹叶石膏汤	蜀漆散	鳖甲煎丸
同	病程	不长			较长
	休作	定时			或有定时
	转归	可愈或转为疟母			病势缓解或终身不愈，或生它变

附方

《外台》牡蛎汤：治牝疟。

牡蛎四两（熬）　麻黄四两（去节）　甘草二两　蜀漆三两

上四味，以水八升，先煮蜀漆、麻黄，去上沫，得六升，内诸药，煮取二升，温服一升。若吐，则勿更服。

［校勘］ “牝疟”，原文作“牡疟”，今据《外台·卷五·疟病十五门》“仲景伤寒论。牝疟，多寒者，名牝疟。牡蛎汤主之”改之。“蜀漆”下《千金要方·卷十》、《外台·卷五》有“若无，用常山代之”七字。

［阐析］ 本方主治寒偏盛的牝疟，故用蜀漆祛痰截疟，牡蛎消痰散结，麻黄发越阳气，宣散外寒，甘草调和诸药。全方共奏化痰截疟，宣阳散寒之功，适宜于寒痰内结，兼挟外寒之疟病。

［选注］ 沈明宗：因卫邪多而拒格营之微邪不出，所以寒多热少。（《金匮要略编注》）

赵以德：……牡蛎者，能软坚消结，除滞血，今更佐之蜀漆，以理心下所结之邪，而甘草佐麻黄，非独散寒，且可以发越阳气而通于外，阳通结去，其病即瘥。（《金匮玉函经二注》）

《外台》柴胡去半夏加瓜蒌根汤：治疟病发渴者，亦治劳疟①。

柴胡八两　人参　黄芩　甘草各三两　瓜蒌根四两　生姜二两　大枣十二枚

上七味，以水一斗二升，煮取六升，去滓，再煎，取三升，温服一升，日二服。

注释 ① 劳疟：指久疟不愈，反复发作，以致气血虚弱之疟病。

［阐析］ 因疟病邪涉少阳，故可用和解少阳的小柴胡汤化裁治疗疟病。由于热盛津伤出现口渴，故将方中辛燥的半夏去之，而易以生津润燥的瓜蒌根。全方具有和解少阳，清热生津之效，适宜于邪在少阳，热盛津伤的疟病。因方中有参、草、枣益气补中，瓜蒌根生津润燥，寓扶正祛邪之功，所以也可治疗疟久不愈、邪实正虚的劳疟。

［选注］ 徐彬：《伤寒论》寒热往来为少阳，邪在半表里故也。疟邪亦在半表里，故入而与阴争则寒，出而与阳争则热。此少阳之象也。是谓少阳而兼他经之证则有之，谓他经而全不涉少阳，则不成其为疟矣。所以小柴胡亦为治疟主方，渴易半夏加瓜蒌根，亦治少阳成法也。攻补兼施，故亦主劳疟。（《金匮要略论注》）

吴昆：方中有柴胡、黄芩可以清少阳之邪热；有瓜蒌根可以生津养筋；有人参、甘草可以补虚补劳；有大枣、生姜可以调荣益胃……参草姜枣，胃家药也。散精干肝，淫气于筋，唯胃能之，故用此方，以调劳疟。（《医方考》）

《外台》柴胡桂姜汤：治疟寒多。微有热，或但寒不热。服一剂如神。

柴胡半斤　桂枝三两(去皮)　干姜二两　瓜蒌根四两　黄芩三两　牡蛎三两(熬)　甘草二两(炙)

上七味，以水一斗二升，煮取六升，去滓，再煎，取三升，温服一升，日三服。初服微烦，复服汗出便愈。

[阐析]　原文指出本证的特点是“寒多微热”，甚或“但寒不热”，说明本证属于寒偏重之疟病。故方用柴胡配黄芩和解表里，桂枝辛散表寒，干姜温散里寒，并合炙甘草辛甘化阳，振奋阳气，瓜蒌根生津润燥，牡蛎散少阳之结邪。全方共奏和解少阳，散寒通阳之效。方后注云：“初服微烦”，是服药后，寒邪将去，阳气欲通之象。此时应当一鼓作气，乘其势再服药，以达到“汗出”获愈的目的。

[选注]　张璐：……而此邪伏少阳营血之分，夫邪气入营，既无外出之势，而营中之邪，亦不出与阳争，所以多寒少热，或但寒无热也。小柴胡汤本阴阳两调之方，可随疟之进退，加桂枝、干姜则进而从阳，若加瓜蒌、石膏则退而从阴，可类推矣。(《张氏医通》)

王子接：和其阳即当和其阴，用柴胡和少阳之阳，即用黄芩和里；用桂枝和太阳之阳，即用牡蛎和里；用干姜和阳明之阳，即用天花粉和里；使以甘草，调和阴阳。其分两，阳分独重柴胡者，以正疟不离乎少阳也；阴药独重于花粉者，阴亏之疟以救液为急务也，和之得其当，故一剂如神。(《绛雪园古方选注》)

结　语

本篇专论疟病。首先，从脉象分辨疟病的阴阳寒热与偏表偏里，并依据各自的病机，确立了汗、吐、下、温、清诸法。同时，提出了针灸及饮食调理等辅助疗法。本篇根据疟病发作时寒热的多少，将疟病分为三个证型，但热不寒者属瘅疟，热多寒少者属温疟，寒多热少属牝疟。无论何种证型的疟病，如日久未愈，损伤正气，导致疟邪深入，与痰瘀互结，均可形成疟母。里热内盛，兼挟表寒的温疟，用清热生津，兼解表邪的白虎加桂枝汤；

阴虚阳盛的瘅疟，原文虽未立方，但后世多主张用白虎加人参汤或竹叶石膏汤清热生津；痰饮阻遏，阳郁寒盛的牝疟，则用祛痰通阳的蜀漆散；邪实正虚，疟邪与痰瘀互结的疟母，用软坚消癥、活血化瘀、扶正祛邪的鳖甲煎丸。这些方剂至今仍被临床采用。

尤其值得一提的是本篇在治疟方剂中所运用的蜀漆（常山苗），已被现代药理实验证实具有抗疟作用。本篇所提倡的服药时间，至今仍有指导意义。

（张　琦）

中风历节病脉证并治第五

本篇主要讨论了中风、历节的病因病机与辨证论治。中风以突然昏倒，不省人事，继而口眼㖞斜、半身不遂为证候特点。本篇指出其发病多与正气亏虚，感受外邪有关，属于杂病。本病与《伤寒论》太阳中风名同实异，太阳中风为外感风邪，以发热汗出、恶风、脉浮缓为主证，属外感病。历节病由正气亏虚，外感风寒湿所致。其主证为疼痛遍历关节，屈伸不利，关节肿大变形。

因中风与历节的形成，均存在正气亏虚的内因，感受风邪的外因；在证候上，都有肢体功能障碍的表现，中风是半身不遂，历节是关节疼痛屈伸不利。所以仲景将这两种疾病合在一篇讨论，以便于比较、认识。

夫风之为病，当半身不遂①，或但臂不遂者，此为痹。脉微而数，中风使然。（一）

注释 ① 半身不遂：指一侧肢体不能随意运动。

［语译］ 凡属中风病，应当具有半身不遂的特征。有的病人表现为一侧手臂不能随意活动，这是风寒湿三气杂至而致的痹证，不属中风。由于中风属于正虚邪实之病，所以可见微而数的脉象，脉微主正虚，脉数主邪盛。

［提要］ 论述中风的脉证以及与痹证的区别。

［阐析］ 猝然出现左侧或右侧的上下肢不能随意运动，是中风病的主要症状，这是由于气血亏虚，瘀血阻络所致。它与痹证仅表现为某一侧上臂（或下肢）不能随意运动有区别，后者是由于风寒湿痹阻经脉而发病。微而数的脉象揭示了中风的成因，脉微表示气血不足，为正气虚的反映；

脉数表示病邪有余，是邪实之征。可见，中风病的根由是正虚邪实。对条文中“但臂不遂，此为痹”一句，后世注家有不同的看法。一种认为是指出中风与痹证的鉴别，如尤怡、沈明宗等；一种认为“但臂不遂”是指中风的症状有轻重不同的表现，“此为痹”体现了中风病总的病机是营卫瘀阻，如喻嘉言、张璐等。二说虽然都有道理，但根据《灵枢·寿夭刚柔》有关“风”与“痹”的论述“病在阳者名曰风，病在阴者名曰痹……病有形而不痛者，阳之类也；无形而痛者，阴之类也”，表明风病属阳，痹证属阴，前者有形征而不痛，后者无形征而痛。此处“风”与“痹”对举，亦当符合《内经》的精神。结合临床实际，中风半身不遂且麻木不仁，但不痛，而痹证肢体局部疼痛明显，伴局部运动功能受限，也与《内经》的认识一致，故此处似以前说更为符合仲景原意。

[选注] 沈明宗：此分中风与痹。风之为病，非伤于气，即侵于血，故当半身不遂，但臂不遂者，邪气入于肢节之间，故为痹。痹者，邪气闭塞经隧，气血不通，较之中风，则又轻也。然脉微为阳气微而受风，数则风邪化而为热，此气血虚而风客，故脉微而数，为中风使然。盖微数之脉，是血虚风热之实，若见浮缓，则为阳弱虚风矣。（《金匮要略编注》）

张璐：半身不遂者，偏风所中也；但臂不遂者，风遂上受也，风之所客，凝涩营卫，经脉不行，分肉筋骨俱不利，故曰此为痹。今因风着为痹，营遂微，卫遂数，故脉见微数，盖微者阳之微，数者风之炽也。（《张氏医通》）

寸口脉浮而紧，紧则为寒，浮则为虚；寒虚相搏，邪在皮肤；浮者血虚，络脉空虚；贼邪不泻[①]，或左或右；邪气反缓，正气即急，正气引邪，㖞僻不遂[②]。

邪在于络，肌肤不仁；邪在于经，即重不胜；邪入于腑，即不识人；邪入于脏，舌即难言，口吐涎。（二）

注释 ① 贼邪不泻：贼邪，即虚邪贼风之意，代指外邪。泻，外出。此句意为外邪侵入人体后不能外出。

② 㖞僻不遂：指口眼歪斜，不能随意运动。

[语译] 寸口脉浮而紧的，其紧表示有寒邪，其浮提示正气虚。正气亏虚之人兼感外邪，其外邪首先滞于肌肤。由于络脉气血亏虚，正气无力

祛邪，以致外邪深入络脉而不能外达，邪气或者滞留于人体的左侧，或者滞留于人体的右侧。总之，病邪侵犯的一侧，由于邪气损伤经脉，所以表现为弛缓状态，未受病邪侵犯的一侧，就相对显得要拘急一些，由于健侧牵引患侧，所以表现为口眼歪向健侧，而不能随意运动。

病邪侵犯络脉，则表现为肌肤麻木不仁；病邪侵入经脉，可见肢体沉重无力；病邪若深入到脏腑，则可出现神昏、语蹇难言、口吐涎等危候。

［提要］ 论述中风的病因病机以及中风病位深浅的辨证。

［阐析］ 原文第一自然段主要阐述中风的病因病机及口眼歪斜的机制。寸口脉浮而紧的脉象，揭示了中风病的形成是以血气虚少为内因，风寒外中为外因。由于营卫气血虚，脉络不充，所以脉浮而无力；寒邪外束肌表，故脉紧。正气亏虚，无力御邪，以致外邪乘虚侵犯人体的肌表。络脉营血亏少，空虚不充，邪随虚处而留着，所以外邪滞留其中而不得外出。无论病邪侵犯人体的左侧还是右侧，都会引起络脉的气血瘀滞，以致其筋脉肌肉失去正常的功能缓而不用，呈现弛缓状态；无病的那一侧络脉气血运行正常，筋脉肌肉能发挥正常的功用，所以相对表现为紧张状态，紧张的一侧牵引弛缓的一侧，故口眼歪斜，倾向于未病的一侧，这就是口眼歪斜形成的机制。

第二自然段是论中风病位深浅的辨证。根据经脉瘀阻的轻重程度以及病位的深浅不同，张仲景将中风分为中经络、入脏腑。络脉细小而表浅，布于肌肤，邪中于络，络脉瘀滞，则肌肤失去营卫气血的濡养而麻木不仁，其病情轻浅，称为“在络”。经脉较粗大而在里，连于筋骨，邪中于经，气血循行受阻，筋骨肌肉皆失所养，故肢体沉重不能自如地活动，其病情较深重，称为“在经”。对“邪入于腑”中“腑”的确切部位，后世注家有不同的看法。有认为指胃者，如赵以德、喻嘉言等；有认为指脑者，如沈明宗。根据《伤寒论·阳明病篇》212 条阳明腑实重证可出现“不识人”的现象，以及《内经》中对脑的病状描述主要体现为“髓海不足，则脑转耳鸣，胫酸眩冒，目无所见”，故以前说更为符合仲景原意。由于胃络通于心，邪实阻滞胃腑，通降失司，浊气上干，蒙闭心神，所以出现神志昏迷，不认识人的证候。其证情较在经络深重，称为中腑。“邪入于脏”，主要是邪干及心，导致心失所主，其窍不利，故表现为舌强、言语不清，口中流涎。其实，此时尚应见神昏不识人，因入脏重于入腑，入腑时既已见“不识人”，入脏更无例外，仲景未言，实属省文句法。

［选注］ 尤怡：寒虚相搏者，正不足而邪乘之，为风寒初感之诊也。浮为血虚者，气行脉外而血行脉中，脉浮者沉不足，为血虚也，血虚则无以充灌皮肤而络脉空虚，并无以捍御外气，而贼邪不泄，由是或左或右，随其空处而留着矣。邪气反缓，正气即急者，受邪之处筋脉不用而反缓，无邪之处正气独治而急，缓者为急者所引，则口目为僻，而肢体不遂，是以左㖞者邪反在右，右㖞者邪反在左，然或左或右，则有邪正缓急之殊，而为表为里，亦有脏腑经络之别。经云："经脉为里，支而横者为络，络之小者为孙。"是则络浅而经深，络小而经大，故络邪病于肌肤，而经邪病连筋骨，甚而入腑又甚而入脏，则邪递深也。盖神藏于脏而通于腑，腑病则神窒于内，故不识人，诸阴皆连舌本，脏气厥不至舌下，则机息于上，故舌难言而涎自出也。(《金匮要略心典》)

赵以德：仲景所谓入腑入脏者，五脏六腑果何属也？意即《内经》之所谓禀于胃者也。夫胃者，土也，水谷之海，十二经皆受气于胃，胃者，六府之总司，多气多血者也。心者，神明之宅，五脏之主。由是诸府经络受邪变气则归于胃，胃得之则热甚，津液壅溢为痰涎，闭塞隧道，营卫不行，胃之支脉上络于心者，并塞其神气出入之窍，故不识人也。诸脏受邪，极而变者，亦必归于心，于是心得邪则神散而枢机息。舌者心之窍，机息则舌纵廉泉开，舌纵则难以言，廉泉开则口流涎也。(《金匮玉函经二注》)

［按语］ 关于本条第一自然段所论中风病机，主要是针对邪中经络，㖞僻不遂而言的，对邪入于脏腑，神昏不识人，舌强，言语不清的病机，未作阐释。

侯氏黑散：治大风[①]四肢烦重[②]，心中恶寒不足者。《外台》治风癫。

菊花四十分　白术十分　细辛三分　茯苓三分　牡蛎三分　桔梗八分　防风十分　人参三分　矾石三分　黄芩五分　当归三分　干姜三分　芎䓖三分　桂枝三分

上十四味，杵为散，酒服方寸匕，日一服，初服二十日，温酒调服，禁一切鱼肉大蒜，常宜冷食，六十日止，即药积在腹中不下也。热食即下矣，冷食自能助药力。

注释 ① 大风：古代证候名。

② 烦重：烦，甚也，烦重，形容四肢极其沉重。

［语译］ 侯氏黑散主治四肢沉重，中阳不足，胸脘感觉怕冷的大风病证。

［提要］ 指出侯氏黑散的主治证候。

［阐析］ 此条文法与仲景惯用体例有别，故后世注家对此条有歧义：如尤怡认为此乃宋·孙奇所附；而《直解》、《金鉴》等书则干脆删节不载；但丹波元简却认为此条实为隋唐医家作为仲景方而附录的。根据隋唐时期有关医书，如《诸病源候论》、《外台秘要》的记载，丹波元简的见解有一定道理。尽管该方的原始出处尚有争议，但根据前面条文对中风病因病机的阐释，以及本方在临床确有治中风的案例，所以还是有必要对其进行讨论。

对于"大风"，有的认为指风邪直中脏腑，如沈明宗；有的认为是风邪侵入四肢，渐欲波及于心，如徐彬。结合上条对邪在经络、入脏腑的辨证，以及本方的药物组成和功效，似以徐氏之说较妥。正气亏虚，气血不足，风寒外邪则易于乘虚侵袭。邪阻经络，气血循行受阻，筋骨、肌肉失于温养，所以感觉四肢特别重滞；脾胃阳虚，所以胸脘部感觉畏冷。故用侯氏黑散治疗。

方中用防风、菊花、桂枝、桔梗、细辛疏风解表，以祛外邪；人参、白术、茯苓、干姜温中益气，以补中阳之虚；川芎、当归养血活络；虽未见明显热象，但风为阳邪，易从阳化热，故用黄芩泄热；牡蛎、矾石以消痰。诸药共奏解表祛风，补养气血，兼能消痰活络。故适宜于气血不足，外受风邪，兼中阳不足，挟有痰浊之中风轻证。

［选注］ 沈明宗：直侵肌肉脏腑，故为大风，邪困于脾，则四肢烦重，阳气虚而风未化热，则心中恶寒不足，故用参、术、茯苓健脾安土，同干姜温中补气，以菊花、防风能驱表里之风，芎劳宣血养血为助，桂枝引导诸药而开痹着，以矾石化痰除湿，牡蛎收阴养正，桔梗开提邪气，而使大气得转，风邪得去，黄芩专清风化之热，细辛祛风而通心肾之气相交，以酒引群药至周身经络为使也。（《金匮要略编注》）

曹家达：侯氏黑散……桂枝为《伤寒论》中风主药，防风以祛风，菊花能清血分之热，黄芩能清肺热，白术、茯苓以祛湿，湿胜必生痰，故用桔梗以开肺，细辛、干姜、牡蛎以运化湿痰，但湿痰之生由于气血两虚，故用人参以补气，当归、川芎以和血，此药味之可知者也；唯矾石一味不甚了然。近人张锡纯始发明为皂矾，按皂矾色黑，能染黑布，主通燥粪而清内脏蕴湿……然则方之所以名黑散者，实以皂矾色黑名之，如黑虎丹、黑锡丹之例。要知病属气血两虚，风湿痹于表里，方治实主疏通而不主固涩，女劳疸腹胀治以硝石散亦此意也。(《金匮发微》)

寸口脉迟而缓，迟则为寒，缓则为虚；营缓则为亡血①，卫缓则为中风。邪气中经，则身痒而瘾疹②；心气不足③，邪气入中，则胸满而短气。(三)

注释 ① 亡血：此处指血虚。

② 瘾疹：即风疹块(痞瘤)，表现为皮肤上突然出现大小不等的团块，时隐时现，甚痒。

③ 心气不足：指胸中心肺正气不足。

[语译] 寸口脉迟而缓，脉迟揭示有外寒，脉缓反映正虚；沉而缓是营气不足，多致血虚，浮而缓是卫气不足，易受风邪。正气不足，外邪侵犯经脉，可出现身痒、瘾疹等病证；如果心肺气虚，外邪乘虚深入，则出现胸满、短气等症状。

[提要] 指出营卫气血不足是中风的内因。

[阐析] 本条通过迟而缓的脉象，揭示了中风的内因。寸口脉迟而缓，迟脉多主寒，结合前面第二条以紧脉表示外受风寒，此处"迟则为寒"当为风寒外袭之意。缓脉表示正气不足，浮缓主卫气虚，沉缓示营血虚。由于营卫气血不足，肌表不固，所以易招致风寒外邪，正气不能抗邪，便可形成中风病。风寒外邪侵犯经络，如果正气尚强，病邪阻滞于经脉，郁遏营卫，可引起皮肤瘙痒，风性主动，其性善变，故发生瘾疹。如果正气不足，心肺气虚，则病邪乘虚内入，壅遏胸中的阳气，故出现胸满、短气。

[选注] 尤怡：迟者行之不及，缓者至而无力，不及为寒，而无力为虚也。沉而缓者为营不足，浮而缓者为卫中风。卫在表而营在里也，经不足而风入之，血为风动则身痒而瘾疹。心不足而风中之，阳用不布，则胸满而短气，经行肌中而心处胸间也。(《金匮要略心典》)

沈明宗：此卫阳气虚而招风中也，寸口脉迟者，真阳气虚，阴寒气盛，故曰迟则为寒。正气虚而受风，脉则缓而不紧，故曰缓则为虚，然缓有二辨，若见亡血，为缓在内，气虚不摄，则内病亡血；若见中风，为缓在外，乃阳虚卫弱而招风中。若营卫未致大虚，邪气不能内入，持于经络，风血相搏，风邪主病，则发身痒瘾疹，邪气外出之征，即风强而为瘾疹是矣。若心气不足，正不御邪，进而扰乱于胸，大气不转，津液化为痰涎，则胸满气短，是心肺中风为病也。盖贼风内入最怕入心乘胃而成死证。（《金匮要略编注》）

风引[1]汤：除热瘫痫[2]。

大黄　干姜　龙骨各四两　桂枝三两　甘草　牡蛎各二两　寒水石　滑石　赤石脂　白石脂　紫石英　石膏各六两

上十二味，杵，粗筛，以韦囊[3]盛之，取三指撮，井花水[4]三升，煮三沸，温服一升。治大人风引，少小惊痫瘈疭[5]，日数十发，医所不疗，除热方。巢氏云：脚气宜风引汤。

注释　① 风引：即风痫掣引，俗称抽搐。

② 瘫痫：瘫即俗称风瘫，指半身不遂；痫指癫痫。

③ 韦囊：古时用皮革制成的药袋。

④ 井花水：清晨最先汲取的井泉水。

⑤ 惊痫瘈疭：瘈为筋脉拘急，疭为筋脉弛缓，瘈疭指抽搐。惊痫是小儿痫证的一种，瘈疭是其症状。

［语译］　风引汤主治热性的风瘫及癫痫出现抽搐者。

［阐析］　本方以主治症状名方，并明确其适应范围是热性的瘫证与痫证，从而揭示本方所主治的瘫及痫的病机为阳热亢盛，风邪内动。故用清热熄风之法治之，方选风引汤。

方中牡蛎、龙骨潜阳熄风，赤白石脂、紫石英镇惊安神，石膏、滑石、寒水石清热散火，大黄导热下行。因处方中诸多寒凉重坠之品克伐脾胃，故配伍干姜、桂枝辛温运脾，甘草调和诸药，使脾胃免受戕伤。只要属于热盛动风，无论是大人中风表现为半身不遂的瘫证，还是小儿惊痫而见四肢抽搐者，皆可选用本方。

［选注］　沈明宗：热风而乘血虚中人，邪正相搏，木火互征，风化为热，则心热炽盛，血脉痹着，故成热瘫痫也。是以大黄下彻心脾之热，龙牡

收摄心肾相交，牡蛎同寒水石济水之主而镇阳光，赤白二脂、紫石英以养心脾之正，石膏专清风化之热，滑石以利窍通阳，桂枝、甘草和营卫而驱风外出。然以大黄、石膏、牡蛎、寒水石诸寒药为君者，因时令热风之制，恐寒凉太过，致伤胃气，故用干姜温中为佐。(《金匮要略编注》)

黄树曾：瘫，风瘫，筋脉拘急，麻痹不仁也。痫，卒然倒仆，口眼相引，手足搐搦，口吐涎沫，有顷乃苏之疾也。此方主清热以熄其风，瘫痫皆由于风，故曰除热瘫痫。《金匮要略释义》)

[按语] 关于本方的主治范围后世有争议，有的认为主治癫痫，如丹波元简；有的认为主治中风半身不遂，如曹家达；有的则认为二者皆治，如黄树曾。根据本方功擅清热镇惊潜阳，以及原文明确指出“除热癫痫”，故临床不仅可治癫痫，也可用于中风未发之前及初发之际，但皆属风阳亢盛之证。本书杂疗方所载“紫石寒食散”黄竹斋谓“即风引汤之变方也”。(《集注》)

防己地黄汤：治病如狂状，妄行[1]，独语不休[2]，无寒热，其脉浮。

防己一钱　桂枝三钱　防风三钱　甘草二钱

上四味，以酒一杯，浸之一宿，绞取汁，生地黄二斤，㕮咀，蒸之如斗米饭久，以铜器盛其汁，更绞地黄汁，和，分再服。

注释 ① 妄行：指行为反常。
② 独语不休：不停地自言自语。

[语译] 防己地黄汤用于治疗狂躁不宁，行为反常，自言自语不休，脉浮，但不恶寒发热的病证。

[提要] 指出防己地黄汤的适应证。

[阐析] 本方药仅五味，但轻重、主次分明。其中防己、防风能祛风胜湿；桂枝配甘草，并经酒浸，意在温通血脉。然前四味药量皆少，唯地黄一味量独重，取其蒸制后入药，则滋补力强，长于滋阴养血。诸药合用，具有滋养阴血，祛风湿，通血脉之效。适宜于心血不足，外邪乘虚侵袭，导致脉络闭郁，心失所主，而见行为反常，自言自语不休，神志狂躁不宁等症。其脉虽浮，但无恶寒发热的表证，说明病不在表，乃血虚脉络空虚之象，故必浮而无力。其病始于正虚不足，外邪入中，故以养血扶正为主，祛风胜

湿，温行血脉为辅。

［选注］　尤怡：狂走谵语，身热脉大者，属阳明也。此无寒热，其脉浮者，乃血虚生热，邪并于阳而然。桂枝、防风、防已、甘草酒浸取汁，用是轻清，归之于阳，以散其邪。用生地黄之甘寒，熟蒸使归于阴，以养血除热。盖药生则散表，熟则补衰，此煎煮法，亦表里法也。(《金匮要略心典》)

陈念祖：此亦风进入心之治法也。徐灵胎云：此方他药轻而生地独重，乃治血中之风也，此等方最宜细玩。愚按：《金匮》书寥寥数语，读者疑其未备，然而所包者广也。中风以少阴为主，此节言风进少阴之证出其方治。《金匮要略浅注》)

［按语］　关于此方的出处，至今尚难定论。丹波元简说："此方程氏、《金鉴》并不载，盖以为宋人所附也。未知果然否？《千金·风眩门》所收，却似古之制。"而《千金》风眩门所载系徐嗣伯方，未说是仲景方。故本方究出于何处，尚有待考证。

头风①摩②散方：

大附子一枚(炮)　盐等分

上二味为散，沐了③，以方寸匕，已摩疾上，令药力行。

注释　① 头风：指日久不愈，时发时止的头痛头眩病证。

② 摩：是涂搽外敷的意思。

③ 沐了：即洗头完毕。

［提要］　指出头风的外治法。

［阐析］　头风多由风寒外袭，经络痹阻所致。以发作性的头痛、头眩，遇风寒加剧为特点。故用头风摩散祛风散寒止痛。

方中附子辛热，能祛风散寒止痛；因病情反复发作，邪多入络，故用盐之咸寒，以引药入血分。取外治之法，其效尤捷，且无辛热升火助风之弊。

［选注］　曹家达：此方之义不可知，唯近人所传偏头痛、目赤用食盐和水涂太阳穴，半日之间，其痛立止，其赤立消，当是此方遗意。加以附子散走，风阳之入脑者当更易散。此与纳药鼻中同，不关于内脏者也。(《金匮发微》)

陈念祖：此言偏头风之治法也。附子辛热以劫之，盐之咸寒以清之。内服恐助其火，火动而风愈乘其势矣。兹用外摩之法，法捷而无他弊，且

躯壳之病，《内经》多用外法，如马膏桑钩，及熨法皆是，今人不讲久矣。《金匮要略浅注》）

寸口脉沉而弱，沉即主骨，弱即主筋，沉即为肾，弱即为肝。汗出入水中，如水伤心[①]，历节黄汗出，故曰历节。（四）

注释 ① 如水伤心：心主血脉，如水伤心，犹言水湿伤及血脉。

［语译］ 寸口脉沉而弱，沉脉主骨病，肾主骨，故沉脉实揭示肾亏；弱脉主筋病，肝主筋，因此弱脉实反映肝虚。本肝肾亏虚，又于汗出之时，用冷水沐浴，致水湿由汗孔而入，流注筋骨、肌肉，伤及血脉，遂出现全身诸多关节疼痛，而且关节肿胀局部溢出黄水，此称为历节病。

［提要］ 论述历节的病因病机。

［阐析］ 原文通过寸口脉沉而弱揭示了历节形成的内因。“寸口脉”，即指寸关尺，“沉而弱”表示其脉重按始得，而且按之无力，这是里虚不足的征象。然虚在何脏呢？“沉即主骨，弱即主筋，沉即为肾，弱即为肝”，仲景明示虚在肝肾二脏。因肾藏精，在体主骨，肝藏血，在体主筋，脉沉而弱，表示肝肾精血亏虚，精血不能充养筋骨，就容易遭受外邪的侵袭，这是发生历节病的内在因素。本已肝肾不足，筋骨虚弱，如果又值汗出腠理开泄之时，沐浴或从事水中作业或冒雨涉水，使水湿寒冷之邪乘腠理开疏而侵入人体。感寒则肌肤收引，腠理郁闭，汗不得出，邪无外出之机。寒湿浸淫筋骨，流注关节，伤及血脉，阻滞经脉气血的运行，便形成历节疼痛，痛处肿大的历节病。如果寒湿郁久化热，湿热郁蒸于骨节之间，则关节疼痛的局部伴有黄汗溢出。“如水伤心”可理解为水湿伤及血脉，因为血脉为心所主。水湿之邪侵及筋骨关节，并进而伤及血脉，导致气血循行不畅，故称为“如水伤心”。历节病与黄汗病虽然都可见黄汗出，但其汗出的成因与范围均不同。由于湿热郁蒸于骨节之间，所以历节病可于关节肿痛处兼见局部出黄汗；因为湿热郁于肌腠，故黄汗病以全身性的黄汗出为主症，并可见四肢头面肿等症状，其详证可见“水气病篇”。

［选注］ 沈明宗：此肝肾虚而伤水，病历节黄汗之因也。经以两手寸关尺皆为寸口，此寸口者，即两手脉沉而弱也。沉为肾气不足而主骨，弱为肝血虚而主筋，然肝肾气血不足，则寸口脉沉而弱。肝肾虚而汗出入水，水湿伤而流于关节筋骨之间，为邪在表，则病历节而不病黄汗。或内

入伤营,为入水伤心,则病黄汗矣。然伤邪虽一,病分表里不同,此总结为历节黄汗出,故又曰历节也。(《金匮要略编注》)

唐宗海:汗出入水,水从(汗)孔入,是入膜腠膏油之间,蒸发脾土之色,则为黄汗,不为历节也。以水居气分之间,不干血分,故不发病;唯水伤血分,血凝而气不得通,始发痛,如此云如水伤心历节痛。心主血脉,血分阻而不通,则历节病与黄汗之水入膜腠者不同。虽亦有兼黄汗者,然使其不伤血分,决不作痛。黄汗之与历节,其分别处正在血分气分之不同也……。(《金匮要略浅注补正》)

趺阳[①]脉浮而滑,滑则谷气实,浮则汗自出。(五)

注释 ① 趺阳:为胃脉,在足背上五寸骨间动脉处,即足阳明胃经的冲阳穴。

[语译] 足背趺阳脉浮而滑,滑揭示胃中谷气实而有热,浮表示里热外越,蒸发津液外泄,故汗出。

[提要] 论述胃有蕴热,易于汗出致病。

[阐析] 趺阳脉主候胃之常与变,"趺阳脉浮而滑"是指趺阳脉往来流利,轻取即得。趺阳脉滑,表示胃有实热,所以说"滑则谷气实",对此,注家多无歧义。但对后句"浮则汗自出",注家见解不一。有的认为是复感风邪所致。如尤怡、沈明宗等;有的认为是里热外蒸之象,如高学山。根据《金匮》脉学的特点。同一种脉象,如果显现的部位及相兼脉不同,其主病亦有别。如脉浮于寸口,有在前主表与在后主里之异;而浮于趺阳,又有"浮则为虚"(《呕吐哕病篇》第五条)与"浮即为气……气盛则溲数"(《消渴小便不利病篇》第二条)之别。本条浮脉与滑脉相兼,并显现于趺阳脉,故以高氏看法较为符合仲景原意。即趺阳脉浮,为里热外越之象,胃热蕴蒸,津液外泄,故曰"浮则汗自出"。如果值此汗出腠理空疏之时,当风或入水中,则内热与外邪相搏,亦可发为历节。由此可见,汗出腠理开泄是历节发病的的重要条件。

[选注] 沈明宗:此诊趺阳,则知胃家内湿招风为病。趺阳脉浮,浮为风邪入胃,滑属水谷为病。此显脉浮而滑者,乃素积酒谷湿热招风为谷气实;然内湿外风相蒸,风热外越,津液随之,故汗自出也。(《金匮要略编注》)

高学山:此节趺阳脉浮滑,胃中水谷湿热之气,蒸发于外,以致汗出受

风，亦历节而痛，是内因也，汗即是湿，汗出受风，是亦风湿相搏之症。（《高注金匮要略》）

［按语］ 本条语气未完，疑有脱简。似“浮则汗出”之后，当有汗出入水中，或汗出当风，历节痛，不可屈伸等语。

少阴[①]脉浮而弱，弱则血不足，浮则为风，风血相搏，即疼痛如掣。（六）

注释 ① 少阴脉：包括手少阴神门脉，在掌后锐骨端陷中，足少阴太溪脉，在足内踝后五分陷中。

［语译］ 少阴脉浮而弱，弱脉表示阴血不足，浮脉说明外受风邪，风邪乘阴血之虚侵袭筋骨关节，导致关节如同抽掣一样的疼痛，遂成为历节病。

［提要］ 指出阴血虚外受风邪可致历节病。

［阐析］ 对此处少阴脉，有认为诊太溪少阴肾脉者，如程云来；亦有认为诊神门手少阴心脉者，如《金鉴》；还有认为左尺脉者，如徐彬。根据仲景三部诊法的脉学规律，结合上文分别诊及寸口脉，趺阳脉。此处宜诊太溪足少阴肾脉与神门手少阴心脉。少阴脉分别主候心、肾，少阴脉弱，表明心肾阴血不足，故言“弱则血不足”；脉浮提示外有风邪，所以说“浮则为风”。由于阴血先虚，风邪乘虚而入，由表侵及血脉，正邪相互搏结，导致经脉痹阻，气血瘀滞，故关节掣痛，不能屈伸。本证虽未提出治法，但据其病机，当以养血为主，兼以祛风，因为“治风先治血，血行风自灭。”

［选注］ 徐彬：若少阴脉左尺也，主肾主阴。弱则阴不强，故知血不足；肾脉本沉，无故而浮，故知为风。风血相搏，而邪与正争，故疼痛如掣，有似抽掣也。然风何以得至少阴，岂非因酒湿挟风而乘之乎。（《金匮要略论注》）

程林：少阴肾脉也，诊在太溪，若脉浮而弱，弱则血虚，虚则邪从之，故令脉弱。风血相搏则邪正交争于筋骨之间，即疼痛如掣。（《金匮要略直解》）

盛人[①]脉涩小，短气，自汗出，历节痛，不可屈伸，此皆饮酒汗出当风所致。（七）

注释 ① 盛人：指外形肥胖的人。

［语译］ 外形肥胖之人出现涩小的脉象，同时伴短气、自汗、关节疼痛，屈伸不利，这都是由于嗜酒过度，复加汗出感受风邪所致。

［提要］ 论述盛人历节的病机与证候。

［阐析］ 外形肥胖之人，如果属于气血充沛、身体壮实者，其脉当滑大。如今出现涩小的脉象，表明此为形盛气衰之体，其外虽看似有余，实则内已不足。由于气虚不足，腠理不固，所以短气、自汗。卫虚汗出，腠理空疏，便容易招致外风，且肥胖者湿本偏盛，嗜酒则更助其湿。如果酒后汗出当风，则风与湿内外相搏，留滞于筋骨关节之间，阻滞气血的运行，遂致历节疼痛，不能屈伸。

［选注］ 徐彬：若盛人，肥人也。肥人湿多，脉得涩小，此痹象也。于是气为湿所搏而短，因风作而使自汗，气血为邪所痹，而疼痛不可屈伸。然肥人固多湿，何以脉骤涩小，岂非酒湿困之乎？何以疼痛有加而汗出不已，岂非湿而挟风乎？脉证不同，因风则一，故曰：此皆饮酒汗出当风所致。（《金匮要略论注》）

魏荔彤：盛人者，肥盛而丰厚之人也。外盛者中必虚，所以肥人多气虚也。气虚必短气，气虚必多汗，汗出而风入筋骨之间，遂历节疼痛之证见矣。（《金匮要略方论本义》）

［按语］ 以上四条皆论及历节的成因，虽各有所偏，但归纳起来，多以里虚不足（包括肝、肾精血亏虚及气虚）为内因，汗出腠理空疏为条件，风寒湿侵袭为外因。

诸肢节疼痛，身体魁羸[①]，脚肿如脱[②]，头眩短气，温温[③]欲吐，桂枝芍药知母汤主之。（八）

桂枝芍药知母汤方：

桂枝四两　芍药三两　甘草二两　麻黄二两　生姜五两　白术五两　知母四两　防风四两　附子二枚（炮）

上九味，以水七升，煮取二升，温服七合，日三服。

注释 ① 身体魁羸：魁，《博雅》“大也”，《尔雅·释木》：“魁，瘣，谓树木丛生，根枝节目，盘结磈磊。”羸，《说文》“瘦也。”此处魁羸连用，指身体瘦弱，骨关节肿大变形。沈氏、尤氏、《金鉴》本俱作“尪羸”，尪（wāng 汪）亦即身体瘦弱之意。

② 脚肿如脱：形容两小腿肿胀，且又麻木不仁，似乎和身体要脱离一样。

③ 温温：作蕴蕴解，指心中郁郁不舒。

［语译］ 症见多处关节疼痛，身体消瘦，骨关节变形，两脚肿大，头眩，短气，心中郁郁不舒，时或想呕吐的，应该用桂枝芍药知母汤治疗。

［提要］ 论述风湿历节的证治。

［阐析］ 风湿侵袭，留滞于筋骨关节之间，导致气血循行不畅，痰瘀互结，所以全身多处关节疼痛或肿大变形；风湿郁久化热，耗气伤阴，肌肉不充，故身体日渐瘦弱；湿浊下注，不得外出，故两脚肿大；湿邪内蕴，阻碍气机升降则短气；清阳不升，故头眩；湿邪扰胃，胃失和降，故蕴蕴欲吐。既然风湿化热伤阴，阴虚则内热，故本证尚可见发热。此属风湿留滞不去，郁久化热伤阴，筋脉痹阻之历节病。治当邪正兼顾，祛风除湿，通阳宣痹，佐以清热养阴。

方用桂枝芍药知母汤，桂枝与附子通阳宣痹，温经散寒；桂枝配麻黄、防风，祛风散表湿，白术健脾燥里湿；知母、芍药益阴清热，生姜降逆止呕，甘草和胃调中。本方妙在邪正兼顾，寒温并行，既有温热之麻、桂、附子祛风散寒，防风、白术并除表里之湿，又用寒凉之知母、芍药扶正养阴，使辛温诸品无化燥伤阴之弊，寒凉之药无助寒伤阳之虞。

［选注］ 赵以德：此风寒湿痹其荣卫、三焦之病。头眩短气，上焦痹也；温温欲吐，中焦痹也；脚肿如脱，下焦痹也；诸肢节疼痛，身体尪羸，筋骨痹也……然湿多则肿，寒多则痛，风多则动，故用桂枝治风，麻黄治寒，白术治湿；防风佐桂枝，附子佐麻黄、白术，其芍药、生姜、甘草，亦和发其荣卫，如桂枝汤例也；知母治脚肿，引诸药祛邪益气力，附子行药势，为开痹大剂。然分两多而水少，恐分其服，而非一剂也。《三因方》云："每服四钱。"（《金匮玉函经二注》）

沈明宗：此久痹而出方也。肢节疼痛，邪气痹于骨节表里之间，而脾主肌肉，胃为表里，胃受痹邪，脾气亦不充于肌肉，故身体尪羸；风湿下流，脚肿如脱，上行则头眩短气；扰胃则温温欲吐，乃脾胃肝肾俱虚，足三阴表里皆痹，难拘一经主治，故用桂枝、芍药、甘、术调和营卫，充益五脏之元；麻黄、防风、生姜开泄行痹而驱风外出；知母保肺清金以使治节。经谓风寒湿三气合而为痹，以附子行阳燥湿除寒为佐也。（《金匮要略编注》）

［按语］ 本方适应于反复发作的历节病，证见多个关节剧烈疼痛，局

部肿大或变形，身体瘦弱，或兼发热不解者。

味酸则伤筋，筋伤则缓，名曰泄。咸则伤骨，骨伤则痿，名曰枯。枯泄相搏，名曰断泄。营气不通，卫不独行，营卫俱微，三焦无所御①，四属断绝②，身体羸瘦，独足肿大，黄汗出，胫冷。假令发热，便为历节也。（九）

注释 ① 御：作统领、统驭解。

② 四属断绝：指皮、肉、脂、髓四者得不到精气血的充养。

［语译］ 偏嗜酸味则伤筋，筋伤则弛缓不用，称之为“泄”；偏嗜咸味则伤骨，骨伤则痿软无力，称之为“枯”。肝肾俱虚，筋骨痿软，则称为“断泄”。营虚不濡，卫虚不煦，营卫俱衰，则三焦功能失职，而肢体的皮、肉、脂、髓失去充养，所以全身消瘦，唯独两足肿大。如果两胫发冷，身出黄汗的，属于黄汗病；两胫发热，关节局部出黄汗的，则属历节病。

［提要］ 论述偏嗜酸咸导致历节的病机及其与黄汗病的鉴别。

［阐析］ 原文可分作两部分理解，第一部分自“味酸则伤筋”至“独足肿大”，阐述偏嗜酸咸损伤肝肾，导致历节的病机。饮食五味适宜，赖以养人，但偏嗜五味，则足以伤人。酸味本能补肝，过食酸却反伤肝，肝藏血而主筋，肝伤则血泄不藏，筋脉失养，导致弛缓不用，所以称之为“泄”；咸味本能益肾，过食咸却反伤肾，肾藏精而主骨生髓，肾伤则精髓不生，骨失充养，以致骨痿软不任，此即称为“枯”。总而言之，偏嗜酸咸，终致肝肾俱伤，精血虚亏，则筋骨失养而痿软不用，此即“枯泄相搏，名曰断泄”之意。肝肾既虚，久则精血衰少，累及营卫气血亦不足。营卫俱虚，则不能濡养、温煦全身，肢体的皮、肉、脂、髓失于充养，所以身体日渐消瘦。三焦气化失司，决渎失职，以致湿浊不去，反而流注于下，故唯独两足肿大。

第二部分：以“黄汗出，胫冷”至“便为历节也”。指出黄汗与历节的区别。历节病与黄汗病均可见黄汗出，但前者两胫发热，后者两胫发冷。此外，历节病多见关节肿痛处出黄汗，而黄汗病则为全身出黄汗，且无关节肿痛，皆可为辨。

［选注］ 徐彬：此论饮食伤阴，致营卫俱痹，足肿胫冷，有类历节，但当以发热别之也。谓饮食既伤阴，然味各归其所喜攻。酸为肝之味，过酸则伤筋，筋所以束骨而利机关，伤则缓慢不收，肝气不敛，故名曰

泄。咸为肾之味，过咸则伤肾，肾所以华发而充骨，伤则髓竭精虚，肾气痿惫，故名曰枯。肝肾者人之本也，肾不荣而肝不敛，根消源断，故曰断泄。饮食伤阴，荣先受之，乃营气不通。营卫本相依，荣伤卫不独治，因循既久，荣卫俱微，三焦所以统领内气而内贯四肢也。失荣卫之养，而无所恃以为御，御者摄也，四属之气，不相统摄而断绝。四属者，四肢也。元气既惫，身体羸瘦，足尤在下，阳气不及，肿大胫冷，荣中气郁则热而黄汗，然此皆阴分病，非历节。历节挟外之湿邪，而重且痛也。唯外邪必发热，故曰假令发热，是表分亦有邪，从肌肉而历关节，便为历节。(《金匮要略论注》)

赵以德：《内经》云："味过于酸，肝气以津；味过于咸，大骨气劳，短肌。以津，盖谓津液不濡而内溢；短肌，谓走血而肌缩；大骨气劳，谓咸入骨走血，髓无养也。"由是知此之谓泄，即溢也。津液不溢，蓄而成湿，筋得湿则弛长而缓，故名为泄。枯者，髓无血也，咸多伤骨，因致痿而为枯。血走，绝而不流，谓之断，湿胜谓之泄，血不流则荣不通，荣与卫相将，荣不通则卫不独行也。三焦形体皆借血以养，血亡则三焦无所依。四属者，皮、肉、脂、髓也，无血以滋则身体羸瘦，独有所蓄之湿下流伤肾，肾主下焦，故脚肿大。湿胜则多汗，脾色黄，湿本于脾，故黄汗出。肾虚而阳不下降，则胫冷。假令阴虚湿郁变热，则湿不泄而流于筋骨关节也。夫仲景诚善于立言者矣，即历节一证，各分其因，以水，以酒，以天气，此又以饮食之味，然独出治天气一方，人或怪其不具，噫！方可俱哉？病有不常，体有强弱，时有寒暑，已出之方犹自为准绳而已，又焉可执而不变也。若能求经气，辨邪正，明药性，亦何患其有证而无方欤。(《金匮玉函经二注》)

[按语] 对本条的主旨，大多数注家均认为是论述饮食五味太过，可内伤肝肾，损及精血，造成筋骨痿软不用，最终发为历节的病机。但就"泄"、"枯"、"断泄"、"四属"等词的具体含义，注家各有见解，亦难定论。然而偏嗜饮食，可影响机体的健康这一因素已引起医学界的注意，故本条仍有一定的研究价值。

病历节不可屈伸，疼痛，乌头汤主之。(十)

乌头汤方：治脚气疼痛，不可屈伸。

麻黄　芍药　黄芪各三两　甘草二两（炙）　川乌五枚（㕮咀，以蜜二升，煎取一升，即出乌头）

上五味，㕮咀四味，以水三升，煮取一升，去滓，内蜜煎中，更煎之，服七合。不知，尽服之。

［语译］　历节病，关节疼痛剧烈，屈伸不便的，用乌头汤主治。

［提要］　指出寒湿历节的证治。

［阐析］　由于寒湿流注筋骨关节，导致阳气痹阻，气血凝滞，则关节疼痛剧烈，屈伸不便。治当温经散寒，除湿宣痹，方用乌头汤。

方中乌头温经散寒止痛，麻黄宣散透表，以祛除寒湿。芍药行血宣痹，并配甘草以缓急舒筋；黄芪益气并助麻黄以通阳；蜜煎乌头，既能缓解其毒性，又协甘草调和诸药。如此配合，使寒湿邪去而阳气宣通，则关节疼痛可除，屈伸自如。

乌头为峻猛有毒之品，运用时应掌握适当的剂量与煎服法。如服乌头汤后，唇舌肢体麻木，甚至昏眩吐泻，此时应加注意，若脉搏、呼吸、神志等方面无大的变化，则为"瞑眩"反应，是有效之征。如服后见到呼吸急促、心跳加快，脉搏有间歇等现象，甚至神志昏迷的，则为中毒反应，应当采取措施，立即抢救。

［选注］　赵以德：此汤概治历节不可屈伸疼痛，于方下又复言治脚气疼痛，必仲景书历节条下有方而无药石，见脚气中方名同而有药，集书者遂两出之，且二病皆因风寒伤于筋，麻黄开玄府，通腠理，散寒邪，解气痹；芍药以理血痹；甘草通经脉而和药；黄芪益卫气，气壮则邪退；乌头善走，入肝经逐风寒；蜜煎以缓其性，使之留连筋骨，以利其屈伸；且蜜之润，又可益血养筋，并制乌头燥热之毒也。（《金匮玉函经二注》）

沈明宗：此寒湿历节之方也。经谓风寒湿三气合而为痹，此风少寒湿居多，痹于筋脉关节肌肉之间，以故不可屈伸疼痛，即寒气胜者为痛痹是也。所以麻黄通阳，出汗散邪而开痹着，乌头驱寒而燥风湿，芍药收阴之正，以蜜润燥兼制乌头之毒，黄芪、甘草固表培中，使痹着开而病自愈。谓治脚气疼痛者，亦风寒湿邪所致也。（《金匮要略编注》）

［按语］　本方与桂枝芍药知母汤皆主治历节病，但其病机，症状和治法均不同，兹列表比较如下：

表 8 乌头汤证与桂枝芍药知母汤证比较表

方剂 比较	乌头汤证	桂枝芍药知母汤证
病机	寒湿凝着,留滞关节,损伤阳气	风湿流注筋骨关节,化热伤阴
证候	关节剧烈疼痛,不可屈伸,痛处不热,关节不红,全身无热象	关节肿大疼痛,局部可能发红发热,或全身发热,形体瘦弱
治法	温经散寒,除湿通阳,宣痹止痛	祛风除湿,通阳行痹,清热养阴
药物	川乌、麻黄、芍药、黄芪、甘草	桂枝、芍药、知母、甘草、麻黄、生姜、白术、防风、附子

矾石汤:治脚气冲心①。

矾石二两

上一味,以浆水一斗五升,煎三五沸,浸脚良。

注释 ① 脚气冲心:是指脚气病而见心悸、气喘、呕吐诸症者。

[**提要**] 指出脚气冲心的外治法。

[**阐析**] 脚气病以脚腿肿胀痛重,或软弱无力,麻木不仁为特点,严重时可发展为脚气冲心,出现心悸、气急、胸中胀闷、呕吐等症。乃由心阳不振,脾肾两虚所致,脾虚水湿不运,肾虚气化失常,以致湿浊内盛,并乘心阳之虚上冲于心,故见上述诸症。用矾石汤外洗,以燥湿降浊,清热解毒。

[**选注**] 沈明宗:然脚气因风湿、寒湿、湿热所致。经云:伤于湿者,下先受之,阴病者,下行极而上。因上中二焦之气先虚,脾湿下流,相招外邪,互蒸成热,上冲于心,即地气加天之谓也。故用矾石味酸性温,煎汤沸洗,善能收湿澄浊,清热解毒;然湿从下受,当使下渗而去,则不冲心矣。(《金匮要略编注》)

陈念祖:此脚气外治之方也。前云:疼痛不可屈伸,以乌头汤主之,至于冲心重证,似难以外法幸功。然冲心是肾水挟脚气以凌心,而矾能却水,兼能护心,所以为妙,想必以乌头汤内服后,又以此汤外浸也。(《金匮要略浅注》)

[**按语**] 考脚气病名,始自隋唐以后,本方既主治"脚气冲心",显为

后人所附之法。脚气冲心为脚气病之恶候，仅用外治法尚难收全功，故当辨证配合内服方药。

附方

《古今录验》[1]续命汤：治中风痱[2]，身体不能自收持，口不能言，冒昧不知痛处，或拘急不得转侧。姚云：与大续命同，兼治妇人产后出血者，及老人小儿。

麻黄　桂枝　当归　人参　石膏　干姜　甘草各三两　芎䓖一两　杏仁四十枚

上九味，以水一斗，煮取四升，温服一升，当小汗，薄覆脊[3]，凭几坐，汗出则愈；不汗，更服。无所禁，勿当风。并治但伏不得卧，咳逆上气，面目浮肿。

注释　①《古今录验》：书名，作者甄权，隋唐人。《中国医籍考》

② 痱（feí 肥）：病名，又称风痱、中风痱。以身体活动不能自如及不知痛痒为主症。

③ 薄覆脊：以薄衣、被覆盖脊背。

[语译]　《古今录验》续命汤主治因外受风邪导致的痱病，症见身体弛缓不能自如活动（或拘急不能自转侧），口不能言语，昏冒不知痛痒者。

[提要]　指出痱病的证治。

[阐析]　本条痱病证候与《灵枢》所论痱相同，《灵枢·热病》云："痱之为病也，身无痛者，四肢不收，智乱不甚，其言微知，可治；甚则不能言，不可治也。"其发病与正虚邪中有关。气血亏虚，风邪入中脏腑，心神无所主，所以冒昧不知痛处，口不能言；风邪痹阻经脉，故身体不能自收持或拘急不得转侧。治宜祛风散寒，益气养血为主，用《古今录验》续命汤。

方中麻黄、桂枝发散风寒，杏仁、石膏助其宣散外邪；人参、甘草、干姜益气温中，当归、川芎养血通络，俾外邪去，气血足，则风痱自愈。

[选注]　尤怡：痱者，废也。精神不持，筋骨不用，非特邪气之扰，亦真气之衰也。麻黄、桂枝所以散邪，人参、当归所以养心，石膏合杏仁助散邪之力，甘草合干姜，为复气之需，乃攻补兼行之法也。（《金匮要略心典》）

[按语]　《外台·风痱门》载有古今录验西州续命汤，其主治与药味

均与此同，唯“冒昧”下，有“不知人”三字，药物分量略有出入。方后注云“范汪方，……汪云是仲景方”，范汪为东晋人，与仲景生活时代相距不远，可见本方原为仲景方。

《千金》三黄汤：治中风手足拘急，百节疼痛，烦热心乱，恶寒，经日不欲饮食。

麻黄五分　独活四分　细辛二分　黄芪二分　黄芩三分

上五味，以水六升，煮取二升，分温三服，一服小汗，二服大汗。心热[1]加大黄二分，腹满加枳实一枚，气逆加人参三分，悸加牡蛎三分，渴加瓜蒌根三分，先有寒加附子一枚。

注释　① 心热：实指胃肠实热积滞。

[语译]　《千金》三黄汤主治外受风邪，手足拘急，周身肢节疼痛，心中烦热，恶寒，数日不欲饮食者。

[提要]　指出《千金》三黄汤的主治。

[阐析]　卫虚不固，外受风邪，经脉痹阻，故恶寒、手足拘挛、肢节疼痛。风邪化热内扰，心神不宁，故烦热心乱、不欲饮食。治宜疏散外邪为主，兼以清热益气，用《千金》三黄汤。

方中麻黄疏风透表，独活、细辛祛经络骨节间风邪，黄芪益卫固表，使麻黄、独活、细辛等发散不伤正，黄芩清里热。

[选注]　魏荔彤：亦为中风正治，而少为变通者也。以独活代桂枝，为风入之深者设也。以细辛代干姜，为邪入于经者设也。以黄芪补虚以熄火也；以黄芩代石膏清热，为湿郁于下焦甚于上者设也；心热加大黄，以泄热也；腹满加枳实，以开郁行气也；气逆加人参，以补中益胃也；悸加牡蛎，防水邪也；渴加瓜蒌根，以肃肺生津除热也……先有寒，即素有寒也，素有寒则无热可知，纵有热亦内真寒外假热而已。云加附子，则方中之黄芩亦应斟酌矣，此仅为虚而有寒者言治也。（《金匮要略方论本义》）

[按语]　本方虽云治“中风”，然其所述证候与杂病中风㖞僻不遂不太吻合，宜存疑待考。

《近效方》术附汤：治风虚头重眩，苦极，不知食味，暖肌补中，益精气。

白术二两　甘草一两（炙）　附子一枚半（炮去皮）

上三味，剉，每五钱匕，姜五片，枣一枚。水盏半，煎七分，去滓，温服。

［语译］ 本方治正虚外受风寒，感觉头重，眩晕不已，饮食乏味者。法宜温阳补中，益精气。

［提要］ 指出《近效》术附汤的适应证。

［阐析］ 脾肾阳虚，水湿不化，清阳不升，浊阴不降，故头重、眩晕；寒湿内盛，脾阳被困，故饮食乏味。治宜温肾健脾化湿，方选《近效方》术附汤。

方中附子温壮脾肾之阳，白术、甘草健脾益气，白术并能燥湿化浊，姜、枣调中和胃。

［选注］ 徐彬：肾气空虚，风邪乘之。漫无出路，风挟肾中浊阴之气，厥逆上攻，致头中眩苦之极，兼以胃气亦虚，不知食味，此非轻扬风剂可愈，故用附子暖其水脏，白术、甘草暖其土脏，水土一暖，犹之冬月井中，水中既暖，阳和之气可以立复，而浊阴之气不驱自下矣。（《金匮要略论注》）

［按语］ 本方与《痉湿暍病》篇白术附子汤药物相同，唯分量略有出入。此处所云主治证候与功效虽不甚相符，然临床用治脾肾阳虚，湿浊上犯之眩晕确有显效，故可看作是仲景方的扩大运用。

崔氏八味丸：治脚气上入，少腹不仁。

干地黄八两　山茱萸四两　薯蓣四两　泽泻　茯苓　牡丹皮各三两　桂枝一两　附子一两（炮）

上八味，末之，炼蜜和丸，梧子大。酒下十五丸，日再服。

［语译］ 崔氏八味丸主治脚气病，肾虚寒湿上逆，少腹不仁，拘急不舒者。

［提要］ 指出脚气病肾虚的治疗。

［阐析］ 肾主化气行水，其经脉起于足而入腹，属肾络膀胱。肾阳不足，气化失职，湿浊不去，必有小便不利；湿浊下注，则腿足肿胀，发为脚气；循经上逆，故少腹不仁，拘急不舒。病虽寒湿作祟，实由肾阳虚惫，气化无权所致。故用温阳化气之八味丸主治。

方中附子、桂枝温肾阳，以助气化，地黄、山萸、薯蓣补肾之阴精，以阴中求阳；丹皮行血，茯苓、泽泻渗湿泄浊，使前药滋而不腻。

[选注] 尤怡：肾之脉起于足而入于腹，肾气不治，湿寒之气随经上入，聚于少腹，为之不仁，是非驱湿散寒之剂所可治者，须以肾气丸补肾中之气，以为生阳化湿之用也。(《金匮要略心典》)

[按语] 丹波元简"案《外台·脚气不随门》载崔氏方，凡五条。第四条云若脚气上入少腹，少腹不仁，即服张仲景八味丸"，可见，本方实乃崔氏所引仲景之方，即《虚劳病》篇肾气丸。《金匮》尚载本方治消渴病，妇人转胞等，宜参阅有关篇章。

《千金》越婢加术汤：治肉极[①]，热则身体津脱，腠理开，汗大泄，厉风气[②]，下焦脚弱。

麻黄六两　石膏半斤　生姜三两　甘草二两　白术四两　大枣十五枚

上六味，以水六升，先煮麻黄去沫，内诸药，煮取三升，分温三服。恶风加附子一枚，炮。

注释 ① 肉极：病名，指四肢肌肉消瘦，疲困乏力。
② 厉风气：古病名，与疠风不同。

[语译] 《千金》越婢加术汤主治肉极，由于腠理开泄，多汗伤津，形成厉风气，下肢软弱者。

[提要] 指出肉极的治疗。

[阐析] 脾虚不运，水谷不能化为精微，反致湿由内生，外湿也易侵之。湿郁化热，迫津外出，津伤液脱，故肌肉消瘦，身体疲乏，下肢软弱。汗出不止，腠理开泄，又易招致风邪。故用本方疏风除湿，兼清郁热。

方中麻黄宣散风湿，白术健脾燥湿，二药同用，并去表里之湿，且无过汗伤卫之虞。生姜、大枣调和营卫，甘草培土，石膏清郁热。

[选注] 徐彬：此治风极变热之方也。谓风胜则热胜，以致内热而汗多，将必津脱，津脱则表愈虚，则腠理不能复固，汗泄不已，将必大泄，风入营为厉。《内经》云：厉者有荣气热胕。今风入营为热，即是厉风气矣。盖风盛气浮，下焦本虚，至厥阴独行而浊阴不降，无以养阴而阴愈虚，则下焦脚弱，故以麻黄通痹气，石膏清气分之热，姜、枣以和营卫；甘草、白术以理脾家之正气，汗多而用麻黄，赖白术之扶正，石膏之养阴以制之，故曰越婢加术汤……汗大泄而加恶风，即防其亡阳，故加附子。(《金匮要略论注》)

［按语］　本方即后《水气病》篇越婢加术汤，但其主治则系后人据《千金》肉极门所载补入。故对“肉极”形成的病机及其证候，以及“厉风气”的含义作浅释，仅供参考。

结　语

本篇论述了中风和历节的病因病机、脉证特点及其辨证分型，并为历节确立了具体治法。本书将中风的形成，责之于内外两端，内因脏腑虚弱，气血不足，外因风邪入中，以致经络瘀阻，脏腑功能失常，出现口眼㖞斜，半身不遂，甚则昏不识人。根据邪入的深浅、病情的轻重可分为在络在经、入腑入脏。

历节病乃因肝肾不足，气虚血弱，筋骨失养，复感风寒湿邪，邪留筋骨关节所致，以关节肿痛，屈伸不利为主症，病程日久，可见全身消瘦，关节肿大变形。其治疗以祛邪通阳宣痹为主，佐以滋补肝肾，或益气养血。若偏于风湿化热伤阴者，用桂枝芍药知母汤，偏于寒湿者，用乌头汤。

（张　琦）

血痹虚劳病脉证并治第六

血痹是以身体局部麻木不仁为特征的一种疾病，乃因气虚血弱，外受风邪，导致血行瘀滞而成。与风寒湿三气杂至，导致筋骨肌肉关节疼痛的痹证不同。本篇论述了血痹的成因、脉证及辨证论治。

虚劳是由于多种原因导致脏腑虚衰，阴阳气血亏损的慢性衰弱疾患的总称。其证表现较为复杂，总以病势缠绵，诸虚不足为特点。与其他疾病过程中所出现的某脏或某类精微物质一时性的亏虚不同，亦与后世的肺痨有别。《内经》与《难经》有五劳、五损之名，后世亦有五劳、六极、七伤之分。本篇则以脏腑阴阳气血为纲，指导辨证立法。

由于血痹与虚劳均属因虚为患，故合篇讨论，但论述的重点是虚劳病。

问曰：血痹病从何得之？师曰：夫尊荣人①骨弱肌肤盛，重困疲劳汗出，卧不时动摇，加被微风，遂得之。但以脉自微涩，在寸口，关上小紧，宜针引阳气。令脉和紧去则愈。（一）

［校勘］“重困”，《医统》本作“重因”。

注释 ① 尊荣人：指养尊处优，好逸恶劳之人。

［语译］问：血痹病是怎样形成的？老师答道：那些养尊处优、好逸恶劳的人，外表看来似乎很丰满，但实际上其筋骨脆弱，若因疲劳出汗，加之睡觉时辗转反侧，受风着凉，就会发病。如果血痹病人脉象微涩，在寸口、关部脉微紧的，应该用针刺疗法引动阳气，使其气血畅行，脉来平和不紧，血痹病也就痊愈了。

［提要］论述血痹的病因病机，脉象和治法。

［阐析］ 原文可分作两部分理解。第一部分，从“血痹病从何得之”至“遂得之”，主要论述血痹病的成因。血痹病的形成与正虚受邪有关，平时养尊处优的人，生活优裕，常饮食肥甘厚味，却又安居少动，缺乏适当的锻炼和劳动，形成肌肉丰满，看似肥胖而内则精气亏虚，肌腠疏松筋骨柔弱的体质，抵抗外邪的能力薄弱。这种外虽强而内却弱的人，稍事劳动则疲劳汗出，腠理开泄，极易感受风邪，或由于睡眠时辗转动摇，衣被不严，虽感受轻微的风邪，亦会导致血痹的发生。由此可见，血痹的形成是以气血不足为内因，感受风寒为诱因。

第二部分，从“但以脉自微涩”至“令脉和紧去则愈”，论述了血痹的脉象及病机、治法。对于“但以脉自微涩在寸口关上小紧”的断句问题，后世注家有分歧，主要有两种：一种认为是“但以脉自微涩在寸口，关上小紧”，如黄树曾：一种认为是“但以脉自微，涩在寸口，关上小紧”，如《金匮要略心典》(上海中医学院校注)。根据仲景常藉脉象阐释病机的特点，结合血痹的成因，似以前说较为符合仲景原意。因为两手的寸部脉，分属心肺，肺主气，心主血，脉微提示阳气虚，脉涩表示血行涩，关部小紧，表明微感风寒，邪入不深，故血痹的病因病机是阳气不足，外受风寒，导致阳气不通，血行不畅。其关键当责之于阳气，即因阳气虚而受邪，阳气痹而血滞。故当用针刺激动阳气，气行则血行，且阳气鼓动亦能祛邪外出，血痹自然获愈。诚如尤怡所说：“血中之邪，始以阳气伤而得入，终必得阳气通而后出。”

［选注］ 尤怡：阳气者，卫外而为固也。乃因疲劳汗出，而阳气一伤，卧不时动摇，而阳气再伤，于是风气虽微，得以直入血中而为痹。经云：邪入于阴则痹也。脉微为阳微，涩为血滞，紧则邪之征也。血中之邪，始以阳气伤而得入，终必得阳气通而后出。而痹之为病，血既以风入而痹于外，阳亦以血痹而止于中，故必针以引阳使出，阳出而邪去，邪去而脉紧乃和，血痹乃通，以是知血分受痹，不当独治其血矣。(《金匮要略心典》)

周扬俊：言天下唯尊荣人为形乐志苦，形乐故肌肤盛，志苦故骨弱，骨弱则不耐劳，肌盛则气不固，稍有劳困，汗易出也。失汗者血之液也，卫不固斯汗出，汗出斯阳气虚，虽微风且得以袭之，则血为之痹。(《金匮玉函经二注》)

［按语］ 对于血痹病的轻证，采用针灸治疗确可获效，重证则可采取

针药异施。根据《灵枢·根结》的论述，有关针刺外强内弱之人以激动阳气的施治要点，包括以下几个方面：①针要细小；②进针要徐缓；③出针要快，或不留针，得气即可出针；④要浅刺。

血痹阴阳俱微[①]，寸口关上微，尺中小紧，外证身体不仁，如风痹状[②]，黄芪桂枝五物汤主之。（二）

黄芪桂枝五物汤方：

黄芪三两　芍药三两　桂枝三两　生姜六两　大枣十二枚

上五味，以水六升，煮取二升，温服七合，日三服。一方有人参。

注释　① 阴阳俱微：包括两层含义，既代表脉象，指寸、关部浮取、沉取脉皆微，亦表示病机，指营卫气血俱虚。

② 风痹：以肌肉麻木和疼痛为主症的疾病。丹波元简谓："风痹乃顽麻疼痛兼有。"

［语译］　血痹病由于营卫气血俱虚，所以寸、关部浮，沉取脉皆微，尺部稍现紧象。症见身体麻木不仁，就像风痹一样的，当用黄芪桂枝五物汤治疗。

［提要］　承上条指出血痹重症的治疗。

［阐析］　本证营卫气血俱虚，寸关脉浮、沉取皆微，尺脉稍见紧象，显属血痹重症。由于阳气痹阻，血行不畅，肌肤失于温养，所以感觉局部肌肤麻木不仁，或兼有轻微的疼痛感。与风痹病身体麻木相似，但后者以疼痛为主，所以说"如风痹状"，表明二者实有不同。治宜益气通阳行痹，方用黄芪桂枝五物汤，此寓《灵枢·邪气脏腑病形》篇"阴阳形气俱不足，勿取以针，而调以甘药"之意。

本方实由桂枝汤去甘草、倍生姜，加黄芪而组成。方中黄芪、桂枝益气通阳，重用生姜，协同桂枝宣散表邪，兼通脉络，大枣协黄芪甘温益气，芍药行血宣痹。且桂枝与芍药、生姜与大枣又能调补营卫。

［选注］　吴谦：此条言阴阳寸口关上俱微，尺中亦小紧，合而观之，可知血痹脉浮沉、寸口、关上、尺中俱微、俱涩，俱小紧也。微者虚也，涩者滞也，小紧者邪也，故血痹应有如是之诊也。血痹外证，亦身体顽麻，不知痛痒，故曰：如风痹状。但不似风痹历关节流走疼痛也。主黄芪桂枝五物汤

者，调养营卫为本，祛风散邪为末也。(《医宗金鉴》)

尤怡：阴阳俱微，该人迎、趺阳、太溪而言。寸口关上微，尺中小紧，即阳不足而阴为痹之象。不仁者，肢体顽痹、痛痒不觉，如风痹，而实非风也。黄芪桂枝五物汤和营之滞，助卫之行，亦针引阳气之意。以脉阴阳俱微，故不可针而可药，即所谓阴阳形气俱不足者，勿刺以针而调以甘药也。(《金匮要略心典》)

夫男子平人①，脉大为劳，极虚亦为劳。(三)

注释 ① 平人：这里是指从外形看好像无病，而实是内脏气血已经虚损者。亦即《难经》"脉病形不病者"。

[语译] 男子虽从外表看无明显病态，但如果其脉浮大无力或极虚的，则属虚劳病。

[提要] 指出虚劳病的主要脉象。

[阐析] 此虽言"男子"，但并非指虚劳病唯男子独有。因阴精阳气亏损是虚劳常见的病理变化，而房劳过度又为其始因之一，此标明"男子"即寓房劳过度，伤精耗气之意。大脉有虚实之分，脉形阔大而有力属实，无力则属虚。此既因劳而见大脉，必大而无力。乃由阴精亏损，不能潜阳，阳气外浮所致。极虚脉是轻取觉软，重按无力，且脉来迟缓，此为阴精亏损，阳气耗伤的征象。大脉与虚脉虽形态有别，但皆是阴精阳气虚衰的反映，故都属虚劳病的脉象。

本条指出外形虽看似无病，但脉呈现极虚而大之象，已属虚劳病，提示医者通过脉象的改变，可作出早期诊断。

[选注] 吴谦：男子平人，应得四时五脏平脉，今六脉大而极虚，非平人之脉也。然大而无力，劳役伤脾气也，极虚者，内损肾阴精也，此皆欲作虚劳之候，故有如是之诊也。(《医宗金鉴》)

陈念祖：此以大虚二脉提出虚劳之大纲，意在色欲过度，肾精损，则真水不能配火，故脉大；饥饱劳役过度，脾气损则谷气不能内充，故脉虚。二脉俱曰"为"者，言其势之将成也。《难经》云：损其脾者，调其饮食，适其寒温；损其肾者，益其精，未雨绸缪，其在斯乎。(《金匮要略浅注》)

[按语] 本条以反映阴精阳气亏损之大脉与极虚脉作为虚劳脉象的总纲，意在强调虚劳病常见精气亏损的病理。但此二脉并非虚劳病唯一

的脉象，故本篇不少条文中尚涉及其他一些反映阴阳气血虚损的虚劳脉象。

男子面色薄[①]者，主渴及亡血，卒喘悸[②]，脉浮者，里虚也。（四）

注释 ① 面色薄：指面色淡白而无华。

② 卒喘悸："卒"同"猝"。卒喘悸，指病人稍一活动，即感气喘心悸。

[语译] 男子面色淡白无华，并见口渴及失血现象，稍一活动则气喘心悸，脉浮无力的，这是里虚的缘故。

[提要] 指出气血两虚的虚劳脉症。

[阐析] 心主血，其华在面，阴血虚少，不能上荣于面，放面色淡白无华。阴血不足，则津液亦少，失于濡润，所以口渴。气虚不能摄血，故见失血现象。肾气虚不能纳气，心血少不能养心，所以稍一活动便觉气喘心悸。由于血虚气浮，故脉浮而无力，所以说"脉浮者，里虚也"。

[选注] 尤怡：渴者，热伤阴气；亡血者，不华于色，故面色薄者，知其渴及亡血也。李氏曰：劳者气血俱耗，气虚则喘，血虚则悸。卒者，猝然见此病也。脉浮为里虚，以劳则真阴失守，孤阳无根，气散于外，而精夺于内也。（《金匮要略心典》）

曹家达：此节为望色审证及脉而知虚劳之病也。面色之厚薄，视其人之气血为转移，气血充则颊辅丰腴，无论赭如渥丹为厚，即肤如凝脂亦为厚；气血不充，则枯白不华，无论面如削瓜为薄；即肥白如瓠者亦为薄，为其精亏而血少也。精亏则生内热而引水自救，故主渴，血少则色夭不泽，故主亡血，此一望而知者也。肾不纳气则喘，心营虚耗则悸，虽悸与喘皆有虚实之辨，要唯虚劳之喘，坐卧则略定，稍动则肩摇而息粗，是为卒然而喘，与汗出饮水之喘，痰饮之喘，静处不能暂停者，固不同也。虚劳之悸，略无惊恐，则坦坦如平人，若据梧沉思，忽闻对坐高声，或凝神夜坐，忽见灯旁物影，不觉怦然大动，是为卒然而悸，与水气凌心之悸、烦热之悸，绝无间断者，又不同也。（《金匮发微》）

[按语] 浮脉不独主表，亦主里虚。但前者为邪客肌表，正邪相争，必浮而有力；后者乃血虚气浮，或阴虚阳不敛，必浮而无力。又喘与悸，有虚实之分，虚劳病喘悸的特点是：稍动则气短息促，张口摇肩，心悸不宁。

男子脉虚沉弦，无寒热，短气里急[①]，小便不利，面色白，时

目瞑②,兼衄,少腹满,此为劳使之然。(五)

注释 ① 里急:指腹中拘急而痛。

② 时目瞑:瞑,《集韵》"目不明也"。时目瞑,指时而视物不清。

[语译] 男子脉沉弦无力,无恶寒发热的症状,而见短气,少腹拘急,胀满不适,小便不利,面色白,时觉视物不清,兼衄血等证候者,属于虚劳病。

[提要] 论述气血两虚的虚劳脉证。

[阐析] 对本条脉证,有认为属于气血两虚者,亦有认为属于阴阳两虚者。但从"无寒热"一句插笔看,不仅指无恶寒发热的表证,而且主要是指无阴虚内热、阳虚内寒之征,因为本条脉症与表证相似之处少,却与阴阳两虚证相似者多。故本条脉证偏于气血两虚。脉虚沉弦,即脉沉弦无力,乃气血两虚之象。由于肾气虚不能纳气深入,所以短气;肾气虚膀胱气化不行,水湿蓄结于膀胱,故小便不利,少腹胀满,拘急不适;血虚不荣,故面色苍白;肝血不足,目失濡养,所以时目瞑。气虚不摄血,故兼衄。上述脉证皆因劳损所致,故原文总结"此为劳使之然"。

[选注] 吴谦:脉虚沉弦,阴阳俱不足也;无寒热,是阴阳虽不足而不相乘也;短气面白,时瞑兼衄,乃上焦虚而血不荣也;里急小便不利,少腹满,乃下焦虚而气不行也,凡此脉症,皆因劳而病也,故曰"此为劳使之然"。(《医宗金鉴》)

赵以德:人之身以阳气为主,唯作劳则动损元气,故于此先言脉,并言证,以见男子之阳虚也。夫虚者,劳之本脉也,举按不实之中,而复见少厥二阴之象,则其为内伤阳气何如?而阳虚者必恶寒,内伤者多发热,故《脉经》云:假令寸口脉微,名曰阳不足,阴气上入阳中,则洒淅恶寒也;假令尺脉弱,名曰阴不足,阳气下陷入阴中,则发热也。今三部同等,已非上入下陷之候,则其无寒热可知。然膻中者,气之海也,谷之精气,浊者化卫,而一为宗气,行胸中以司呼吸,于是呼出者,心肺主之,吸入者,肾肝主之,心肺阳也,肾肝阴也,失以举按豁然之脉,而止见其有阴无阳,是中之宗气不能为之资。斯呼者无以壮其出,而吸者不能深其入,遂令升降无力,而短气不足以息也。中州之气既虚,使水谷未能消腐,而清气不能上升,则肾阳未旺,肝气下乘,故频圊而里急。膀胱为州都之官,气不化而水道不出。

至如经谓十二经脉，三百六十五络，皆上于面；然肺为气之总司，若气虚则肺亦虚，故面虽诸阳之会，而色独如金也。且阴气盛则目瞑，今阳衰有不为之目瞑者乎？兼衄者，阳络伤则血外溢而为衄也，少腹满者，因小便不利也。此为劳伤元气，所以至此，然则仲景即不言治法，自当调以甘药，培中土以益元阳，不待言矣。若舍黄芪建中，又何以为法耶？（《金匮玉函经二注》）

劳之为病，其脉浮大，手足烦，春夏剧，秋冬瘥，阴寒[1]精自出，酸削[2]不能行。（六）

注释 ① 阴寒：阴，指前阴。阴寒即前阴觉冷。

② 酸削：指两腿酸痛。《周礼·天官疾医》"春时有痟首疾"，汉·郑玄注："痟，酸削也；首疾，头痛也。"唐·贾公彦疏："言痟者，谓头痛之外，别有酸削之痛。"

［语译］ 虚劳病人表现为脉浮大无力，手足心热，春夏季节病情加重，秋冬季节则病情减轻。前阴觉冷，并有滑精现象，双下肢酸痛且无力行走。

［提要］ 论述阴虚并损及阳的脉症。

［阐析］ 虚劳病而见脉浮大，必重按无力，乃真阴不足，阳浮于外之象。阴虚生内热，故手足烦热，病属阴虚阳亢，春夏木火旺盛，阳气外浮则阴愈虚，故病增剧；秋冬金水相生，阴得时令之助，故病减轻。阴虚损及阳，以致肾阳虚弱，不能温煦，且精关不固，所以前阴寒冷而滑精；精失则肾精更虚，不能充养骨髓，故双下肢酸痛、无力，行走艰难。

［选注］ 尤怡：脉虚沉弦者，劳而伤阳也，故为短气里急，为小便不利，少腹满，为面色白，而其极则并伤其阴而目瞑兼衄。目瞑，目不明也。脉浮者，劳而伤阴也，故为手足烦，为酸削不能行，为春夏剧而秋冬瘥；而其极则并伤其阳，而阴寒精自出，此阴阳互根，自然之道也。（《金匮要略心典》）

吴谦：此言浮大为劳，以详其症也，手足烦，即今之虚劳五心烦热，阴虚不能藏阳也。阴虚精自出，即今之虚劳遗精。阴虚不能固守也。酸削不能行，即今之虚劳膝酸，削瘦，骨痿不能起于床也。夫春夏阳也，阴虚不能胜其阳，故剧；秋冬阴也，阴虚得位自起，故瘥。（《医宗金鉴》）

男子脉浮弱而涩，为无子，精气清冷。一作冷。（七）

［语译］ 男子出现浮弱而涩的脉象，表示其无生育能力，这是由于精液清稀而冷的缘故。

［提要］ 论述真阳不足虚劳无子的脉症。

［阐析］ 脉浮弱，即浮取无力，为真阳不足之象；脉涩，是往来不流利，为精血衰少之征。男子见此脉象，表明精气衰少，真阴真阳俱不足，所以精液清稀不温，不能授胎，故“无子”。

［选注］ 沈明宗：此以脉断无子也，男精女血，盛而成胎，然精盛脉亦当盛，若浮弱而涩者，浮乃阴虚，弱为真阳不足，涩为精衰，阴阳精气皆为不足，故为精气清冷，则知不能成胎，谓无子也。盖有生而不育者，亦是精气清冷所致，乏嗣者可不知之而守养精气者乎。（《金匮要略编注》）

尤怡：若脉浮弱而涩，则精气交亏而精冷不温，此得之天禀薄弱，故当无子。（《金匮要略心典》）

夫失精家[①]少腹弦急[②]，阴头寒[③]，目眩一作目眶痛，发落，脉极虚芤迟，为清谷[④]亡血，失精。脉得诸芤动微紧，男子失精，女子梦交[⑤]，桂枝加龙骨牡蛎汤主之。（八）

桂枝加龙骨牡蛎汤方：《小品》云：虚弱浮热汗出者，除桂，加白薇、附子各三分，故曰二加龙骨汤。

桂枝　芍药　生姜各三两　甘草二两　大枣十二枚　龙骨　牡蛎各三两

上七味，以水七升，煮取三升，分温三服。

注释 ① 失精家：指经常梦遗、滑精之人。

② 少腹弦急：少腹部有拘急不舒感。

③ 阴头寒：指前阴寒冷。

④ 清谷：指泻下清冷，完谷不化。

⑤ 梦交：夜梦性交。

［语译］ 经常梦遗或滑精的人，少腹拘急不舒，前阴寒冷，两目昏花，头发脱落，其脉可见极虚而中空，且往来迟缓，失血及下利清谷之人亦可出现这种脉象。失精病人还可出现芤动或微紧的脉象，如果男子梦遗，女子梦交的，可用桂枝加龙骨牡蛎汤主治。

［提要］ 指出阴虚及阳、阴阳两虚的失精证治。

［阐析］ “失精家”揭示本证属于阴虚及阳、阴阳两虚的虚劳遗精证。由于阴虚内热，相火扰动，所以经常遗精，即有梦而精出；阴精亏耗日久，势必损及阳，便出现滑精，即无梦而精自出。肾阳亏虚，失于温煦，所以少腹弦急、阴头寒。精血损耗，所以目眩、发落。脉极虚，指脉虚软无力，为精气不足之象；脉芤迟，是浮大中空无力而迟，亦为阴血虚而及阳，阴阳两虚之征。极虚脉与芤迟脉虽形态有别，但都揭示了阴阳两虚，所以不仅失精家，而且亡血、下利清谷者皆可出现此种脉象。因为失血严重的可致气随血脱，下利清谷日久，可致阴津损耗，从而导致阴阳两虚。

脉芤动，即脉浮大中空无力，而部位主要在关上，主阴血亏虚，心神不敛；脉微紧，指脉虚弦，主阳虚里寒。仲景将这两种脉象并举，意在阐发阴阳两虚是男子失精、女子梦交的病机。由于阴失阳固，走而不守，所以失精；阳失阴涵，浮而不敛，则梦交。故用调和阴阳、潜镇摄纳的桂枝加龙骨牡蛎汤治疗。

方中用桂枝汤调和阴阳，加龙骨、牡蛎能潜阳入阴，固摄止遗。阴阳和调，则阳能固摄，阴能内守，遗精、梦交可愈。

［选注］ 尤怡：脉极虚芤迟者，精失而虚及其气也，故少腹弦急，阴头寒，而目眩；脉得诸芤动微紧者，阴阳并乖而伤及其神与精也，故男子失精，女子梦交，沈氏所谓劳伤心气，火浮不敛，则为心肾不交，阳浮于上，精孤于下，火不摄水，不交自泄，故病失精，或精虚心相内浮，扰精而出，则成梦交者是也。（《金匮要略心典》）

吴谦：此条亡血失精之下等句，与上文义不属，当另作一条在后。

失精家，谓肾阳不固精者也；少腹弦急，虚而寒也；阴头寒，阳气衰也；目眩，精气亏也；发落，血本竭也。若诊其脉极虚而芤迟者，当知极虚为劳，芤则亡血，迟则为寒，故有清谷，亡血，失精之证也。

脉得诸芤动微紧者，谓概虚劳之诸脉而为言也，非谓芤动微紧仅主男子失精、女子梦交之候也。通举男女失精之病，而用桂枝龙骨牡蛎汤者，调阴阳和营卫，兼固涩精液也。（《医宗金鉴》）

［按语］ 本条主要说明同一疾病可以出现不同的脉象。如失精家既可见极虚或芤或迟之脉，亦可见芤动或微紧之脉；反之，不同的疾病，又可见到相同的脉象，如亡血、下利、清谷的病人，同样可以见到极虚或芤迟之脉。

天雄散方：

天雄三两(炮)　白术八两　桂枝六两　龙骨三两

上四味，杵为散，酒服半钱匕，日三服，不知，稍增之。

［校勘］《方药考》："此为补阳摄阴之方，治男子失精，腰膝冷痛。"

［提要］指出阳虚失精的证治。

［阐析］本方中天雄为大热纯阳之品，能壮命门之阳；配桂枝以助其补阳之虚，并能鼓舞肾阳之气；白术健脾以培精气化生之源；龙骨固阴精，敛浮阳。诸药共用以补阳益气，固精止遗。主治男子肾阳虚衰而见阳痿、失精，腰膝冷痛者。

［选注］魏荔彤：天雄散一方，纯以温补中阳为主，以收涩肾精为佐，想为下阳虚甚而上热较轻者设也。(《金匮要略方论本义》)

陈元犀：方中白术入脾以纳谷，以精生于谷也。桂枝入膀胱以化气，以精生于气也。龙骨……以精归于肾……，深得《难经》所谓损其肾者益其精之旨。然天雄不可得，可以附子代之，断不可泥于小家天雄主上、附子主下之分。(《金匮方歌括》)

男子平人，脉虚弱细微者，喜[①]盗汗也。(九)

注释　① 喜：此经常之意。

［语译］男子外形无明显病态，但脉象虚弱细微的，则经常出盗汗。

［提要］指出虚劳盗汗的脉象。

［阐析］"平人"即"脉病人不病"者，与前第三条同义。虚脉与弱脉虽皆无力，但前者浮大，多主阳虚，后者沉小，多主气血两虚。从其形态特征看，二者不可能同时出现。脉细是体状俱细，多主阴血虚少；脉微是极细无力，多主阳气虚少，二脉可同时出现，皆属正虚不足之脉。此处将"虚弱"与"细微"脉象并举，意在揭示阴阳俱虚的病机。由于阴虚不能内守，阳虚失于外固，所以经常盗汗。

［选注］尤怡：平人，不病之人也，脉虚弱细微，则阴阳俱不足矣，阳不足者不能固，阴不足者不能守，是其人必善盗汗。(《金匮要略心典》)

魏荔彤：男子平人，为形无病者言也。其形虽不病，而其脉之虚而弱，则阳已损也；细而微，则阴已消也。阳损必驯至于失精，阴耗必驯至于亡血。验其外证，必喜盗汗。阳损斯表不固，阴损而热自发。皆盗汗之由，

亦即虚劳之由也。(《金匮要略方论本义》)

［按语］ 此阴阳气血俱虚的盗汗，可选用桂枝加龙骨牡蛎汤治疗，或用《外台秘要》所引《小品》的二加龙骨汤(即桂枝加龙骨牡蛎汤去桂枝，加附子、白薇)。

人年五六十，其病脉大者，痹侠背行[①]，若肠鸣，马刀侠瘿[②]者，皆为劳得之。(十)

注释 ① 痹侠背行：痹，即麻木不仁；侠，同夹，即感觉脊柱两旁麻木不适。

② 马刀侠瘿：结核生于腋下名马刀，生于颈旁名侠瘿。二者常相联系，或称瘰疬。

［语译］ 年届五六十岁，出现脉大而无力，脊柱两旁麻木不适，或伴肠鸣，或见腋下、颈旁生瘰疬的，皆属虚劳病范围。

［提要］ 论述虚劳脉大有虚寒、虚热的区别。

［阐析］ 年届五六十岁，精气渐衰，故脉虚大无力。气虚不能温煦，血少失于濡养，经脉痹阻，故脊柱两旁感觉麻木不适。如果脉浮大无力而见肠鸣者，多由脾气虚寒，运化失职所致；如果脉虚大无力出现马刀侠瘿者，多为阴虚阳浮，内热灼津成痰，痰火相搏所致。上述病证虽表现不同，或寒或热或挟痰，但皆始于虚，故都可见浮大无力之脉，所以原文指出"皆为劳得之"。

［选注］ 尤怡：人年五六十，精气衰矣，而病脉反大者，是其人当有风气也，痹侠背行，痹之侠脊者，由阳气不足而邪气从之也。若肠鸣、马刀侠瘿者，阳气以劳而外张，火热以劳而上逆，阳外张则寒动于中而为肠鸣，火上逆则与痰相搏而为马刀侠瘿。(《金匮要略心典》)

周扬俊：人生五十始衰，六十天癸竭，则已精少肾衰矣，使复有动作，遂令阳虚而邪得以客之，痹太阳经道，盖太阳行于背者也，经谓阳气者精以养神，柔以养筋，开阖不得，寒气从之，乃生大偻，故病痹侠背行也。又云：中气不足，肠为之苦鸣，至陷脉为瘘，留连肉腠，为马刀侠瘿。瘿者，即瘰疬也，以其形长如蛤，为马刀，或在耳前后，连及颐颔头下，或下连缺盆，以及胸胁，皆为之马刀，此手足少阳经主之也。总以动作忿怒，忧忿气郁过甚，而为风邪内凑，故其脉则大而举按不实，其因则劳而元气不足，仲景言之，恐后人复疑为有余而误攻其邪耳。(《金匮玉函经二注》)

脉沉小迟，名脱气[①]，其人疾行则喘喝[②]，手足逆寒，腹满，甚则溏泄，食不消化也。（十一）

注释 ① 脱气：在这里指病机，即阳气虚衰之意。

② 喘喝：即气喘有声。

[语译] 脉沉小而迟，主阳气虚衰，所以病人稍一动作或行路略快，就感觉呼吸喘促，手足逆冷，腹中胀满，严重者甚至大便稀薄，饮食物不能消化。

[提要] 论述虚劳病脾肾虚衰的脉证。

[阐析] "脉沉小迟"指脉沉取细小而迟，沉为病在里，小则主虚，迟则为寒，三者并见，揭示了脾肾阳虚的病机。肾阳虚惫，元气不足，摄纳无权，所以稍一动作或行路略快便气喘吁吁，张口呼吸。肾阳虚衰，外不能温煦四肢，故手足逆冷；上不能温养脾土，则脾阳亦弱，脾虚水谷不运，所以腹中胀满，大便溏薄，食物难以消化。

[选注] 吴谦：脉沉小迟，则阳大虚，故名脱气。脱气者，谓胸中大气虚少，不充气息所用，故疾行喘喝，阳虚则寒，寒盛于外，四末不温，故手足逆冷也。寒盛于中，故腹满溏泄，食不消化也。（《医宗金鉴》）

尤怡：脉沉小迟，皆阴象也，三者并见，阴盛而阳乃亡矣，故名脱气。其人疾行则喘喝者，气脱而不固也。由是外无气而手足逆冷，胃无气而腹满，脾无气而溏泄、食不化，皆阳微气脱之证也。（《金匮要略心典》）

[按语] 本条证候虽主要责之脾肾两虚，但亦与肺有关。且从原文描述的证候特点来看，其发病过程是由肾虚累及脾，并波及于肺。可见诸脏之间不仅生理上相互资生，病理上亦相互影响。本证虽未出方，但总以温养培补脾肾为大法，后世有主张用附子理中汤的，亦有提出用《温病条辨》双补汤的，皆可酌情选用。

脉弦而大，弦则为减，大则为芤，减则为寒，芤则为虚，虚寒相搏，此名为革。妇人则半产漏下[①]，男子则亡血失精。（十二）

注释 ① 半产漏下：半产，即小产，详见妊娠病篇第四条；漏下指非月经期间前阴下血，淋漓不断。

[语译] 脉象弦而大，其弦重按则无力，故主里寒；其大而中空如芤，故主精血虚。以上两种脉象并见者，称为革脉。妇女出现革脉，多见于半

产漏下之病，男子出现革脉，则多见失血或梦遗、滑精等证。

[提要] 论述虚劳病革脉形成的机制及其形态特点与主病。

[阐析] 原文通过描述革脉的特点，揭示了革脉形成的机制。脉弦而大，好像邪实有余，实则不然。其虽弦但重按无力，即为虚弦，乃阳气衰减之征，故称“减则为寒”。其虽大却按之中空如芤，为阴血亏虚之象，所以说“芤则为虚”。这种浮大、下无、外急、中空，如按鼓皮的脉象，即称为革脉，是由于阴血亏耗，阴损及阳，阴不敛阳，虚阳外浮所致。所以妇女出现革脉，多得之于半产漏下等病；男子出现革脉，多得之失血或失精。

[选注] 尤怡：脉弦者阳不足。故为减为寒；脉大者阴不足，故为芤为虚。阴阳并虚，外强中干，此名为革。又变革也。妇人半产，漏下，男子亡血，失精，是皆失其产乳生育之常矣，故名曰革。(《金匮要略心典》)

曹家达：脉弦为阳气衰，脉大而芤为阴气夺，阳衰则中寒，阴夺则里虚，两脉并见，其名曰革，浮阳不降，则阳不摄阴，阴不抱阳，则精血寒陷，此条见妇人杂病篇，治妇人半产漏下则有旋覆花汤。而男子亡血失精独无方治，而补阳摄阴之法，要以天雄散为最胜，天雄以温下寒，龙骨以镇浮阳，白术、桂枝以扶中气，而坎离交济矣。(《金匮发微》)

虚劳里急[1]，悸，衄，腹中痛，梦失精，四肢酸疼，手足烦热，咽干口燥，小建中汤主之。(十三)

小建中汤方：

桂枝三两(去皮)　甘草三两(炙)　大枣十二枚　芍药六两　生姜三两　胶饴一升

上六味，以水七升，煮取三升，去滓，内胶饴，更上微火消解，温服一升，日三服。呕家不可用建中汤，以甜故也。

《千金》疗男女因积冷气滞，或大病后不复常，若四肢沉重，骨肉酸疼，吸吸少气，行动喘乏。胸满气急，腰背强痛，心中虚悸，咽干唇燥，面体少色，或饮食无味，胁肋腹胀，头痛不举，多卧少起，甚者积年，轻者百日，渐至瘦弱，五脏气竭，则难可复常，六脉俱不足，虚寒乏气，少腹拘急，羸瘠百病，名曰黄芪建中汤，又有人参二两。

注释 ① 里急：指腹部有挛急感，但按之不硬。

[语译] 虚劳病出现腹中拘挛不舒，但按之不硬，心悸，衄血，腹中痛，梦遗，四肢酸疼，手足心烦热，咽干口燥等症者，用小建中汤主治。

［提要］ 指出阴阳两虚的证治。

［阐析］ 人体的阴阳是互根的，在生理上相互依存，病理上必相互影响。所以虚劳病多见阴虚及阳，或阳虚及阴，乃至阴阳两虚的病理过程。阴虚生内热，阳虚生内寒，阴阳两虚则可出现寒热错杂之象。本证即属阴阳两虚之证，所以既有阴虚内热之象，如手足烦热，咽干口燥等；又有阳虚内寒之证，如里急、腹中痛等。四肢失于阳气阴血的充养，故酸疼不适；阴虚火扰，心神不宁，故心悸、梦遗。对此阴阳两虚、寒热错杂之证，只温阳则阴愈亏，纯滋阴则阳无助。正如《灵枢·终始》篇指出的"阴阳俱不足，补阳则阴竭，泻阴则阳脱，如是者可将以甘药"。故用小建中汤甘温建中，调补脾胃。因为脾胃乃营卫气血生化之源，如果脾胃虚弱，势必造成气血不足，进而可发展为阴阳两虚。根据本条原文首先举出"里急"一症，以及方中重用芍药缓急，胶饴补中，可知本证偏重中阳不足，是由阳虚累及阴的阴阳两虚。所以用小建中汤建运中气，使脾胃之阳气恢复，则气血生化有源，阴阳两虚亦能得以补充和协调，寒热错杂之象自可消除。

小建中汤实由桂枝汤倍芍药加胶饴所组成。方中饴糖、大枣、甘草皆甘温之品，能补脾建中，且诸药配以生姜、桂枝，能辛甘化阳调卫气，而协以芍药可酸甘化阴和营气，饴糖配芍药又能缓急。诸药配伍，共奏建中缓急、平调阴阳之功。

［选注］ 徐彬：本章所论证，概属阳虚，阳虚者气虚也，气虚之人，大概当助脾，故以小建中汤主之。谓虚劳者，元阳之气，不能内统精血，则营枯而虚。里气乃急，为悸，为衄，为腹中痛，梦失精；元阳之气不能外充四肢口咽，则阳虚而燥，为四肢酸疼，为手足烦，为咽干口燥，假令胸中之大气一转，则燥热之病气自行，故以桂芍甘姜枣，大和其营卫，而加饴糖一味，以建立中气，此后世补中益气汤之祖也。虽无升柴，而升清降浊之理，具于此方矣。（《金匮要略论注》）

尤怡：此和阴阳，调营卫之法也。夫人生之道，曰阴曰阳，阴阳和平，百疾不生。若阳病不能与阴和，则阴以其寒独行，为里急，为腹中痛，而实非阴之盛也；阴病不能与阳和，则阳以其热独行，为手足烦热，为咽干、口燥，而实非阳之炽也。昧者以寒攻热，以热攻寒，寒热内贼，其病益甚。唯以甘酸辛药，和合成剂，调之使和，则阳就于阴，而寒以温；阴就于阳而热以和……是方甘与辛和而生阳，酸得甘助而生阴，阴阳相生，中气自立。

是故求阴阳之和者，必于中气，求中气之立者，必以建中也。（《金匮要略心典》）

［按语］ 小建中汤证虽为阴阳两虚、寒热错杂之证，但属阳虚累及阴，故其症状多偏重于阳虚。尤宜于脾胃虚弱，脘腹里急疼痛者。如果阴阳两虚而偏重于阴虚，以衄血、烦热、口干咽燥、舌红少苔、脉细数等虚热征象突出者，则不宜使用本方。

虚劳里急，诸不足，黄芪建中汤主之。于小建中汤内加黄芪一两半，余依上法。气短胸满者加生姜；腹满者去枣，加茯苓一两半；及疗肺虚损不足，补气加半夏三两。（十四）

［语译］ 虚劳病，腹中拘急不适，气血阴阳都不足者，用黄芪建中汤主治。

［提要］ 承上条论述阴阳两虚偏于气虚的证治。

［阐析］ 原文用“虚劳里急”一句概括本证，亦具有上条“里急，悸，衄，腹中痛，梦失精，四肢酸疼，手足烦热，咽干口燥”诸证。但本证既用小建中汤加黄芪就必有其特点，“诸不足”概括了本证的病机为阴阳气血皆不足，加用补中益气的黄芪，体现了本证以气虚为甚的特点，所以本证必具有少气，自汗，身倦体乏，恶风，脉虚等气虚偏重的表现。故于甘温建中、调补阴阳的小建中汤再加黄芪，以增强其补益脾胃、甘温缓急之功。

［选注］ 尤怡：里急者，里虚脉急，腹中当引痛也；诸不足者，阴阳诸脉并俱不足，而眩、悸、喘、喝、失精、亡血等证，相因而致也，急者缓之必以甘，不足者补之必以温，而充虚塞空，则黄芪尤有专长也。（《金匮要略心典》）

徐彬：小建中汤，本取化脾中之气，而肌肉乃脾之所生也，黄芪能走肌肉而实胃气，故加之以补不足，则桂芍所以补一身之阴阳，而黄芪、饴糖又所以补脾中之阴阳也。若气短胸满加生姜，谓饮气滞阳，故生姜以宣之。腹满去枣加茯苓，蠲饮而正脾气也，气不顺加半夏，去逆即所以补正也。（《金匮要略论注》）

［按语］ 黄芪建中汤临床常用于胃脘痛，病机属于脾胃虚寒者。其症多见脘痛绵绵，得食则轻，喜温喜按，饮食减少，神疲乏力，舌质淡，苔薄白，用本方温中补虚，疗效较好。

虚劳腰痛，少腹拘急，小便不利者，八味肾气丸主之。方见脚气中。（十五）

［语译］ 虚劳病腰痛，少腹拘急不舒，小便不利的，用八味肾气丸主之。

［提要］ 论述肾气虚的虚劳证治。

［阐析］ 腰为肾之外府，肾病必外应于腰，既言虚劳腰痛，表明此属久病劳伤，肾脏亏损之腰痛。原文中“少腹”宜作“小腹”理解，理由有三：其一，从脏腑经络与体表位置的相应关系看，小腹为膀胱所居之处，肾与膀胱相表里，故小腹又为肾所主，而少腹为肝经循行之所。其二，本书亦有将少腹借指小腹的佐证：如《妇人杂病篇》第十三条。其三，古时“少”亦与“小”可通。所以，若病机主要涉及肾的，“少腹”宜作“小腹”解；而主要涉及肝的，则“少腹”照原字义理解。肾气虚，不能温养膀胱，致膀胱气化不利，所以小腹拘急不舒，小便不利。此属肾气虚之虚劳病，故用温阳化气的八味肾气丸主治。

方中六味地黄滋补肾之阴精，桂枝、附子振奋肾之阳气，两相配伍，使阳得阴助而生化无穷。本方从药物组成看是阴阳双补，但根据本证的病机，实为补阳之用。因为肾阳为阴中之阳，命火为水中之火，皆以肾精为物质基础，才能生生不息，故欲补肾阳必于阴中求阳。本方将滋阴药与温阳药配伍，即体现了滋阴化气，温阳利水的治疗方法。

［选注］ 尤怡：下焦之分，少阴主之，少阴虽为阴脏，而中有元阳，所以肾脏，行阴阳，司开合者也。虚劳之人，损伤少阴肾气，是以腰痛，小腹拘急，小便不利。程氏所谓肾间动气已损者是矣。八味肾气丸补阴之虚，可以生气，助阳之弱，可以化水，乃补下治下之良剂也。（《金匮要略心典》）

黄元御：腰者肾之外候，肾虚则腰痛。肾与膀胱为表里，不得三焦之阳气以决渎，则小便不利而少腹拘急，州都之官亦失其气化之职，水中真阳已亏，肾间动气已损。是方益肾间之气，气强则便溺行而小腹拘急亦愈矣。（《金匮悬解》）

虚劳诸不足，风气[①]百疾，薯蓣丸主之。（十六）

薯蓣丸方：

薯蓣三十分　当归　桂枝　曲　干地黄　豆黄卷各十分　甘草二十八分　人参七分　芎䓖　芍药　白术　麦门冬　杏仁各六分　柴胡　桔梗　茯苓各五分　阿胶七分　干姜三分　白敛二分　防风六分　大枣百枚为膏

上二十一味，末之，炼蜜和丸，如弹子大，空腹酒服一丸，一百丸为剂。

注释　① 风气:泛指外邪。

［语译］　虚劳病气血阴阳俱不足，又兼外邪为患而致的多种疾病，用薯蓣丸主治。

［提要］　指出虚劳病兼有风气的治法。

［阐析］　“虚劳诸不足”，是指气血阴阳俱不足，“风气百疾”是指兼挟外邪。因为气血阴阳俱虚，则抵御外邪的能力减弱，容易遭受外邪的侵袭而发病。本证既属正气虚损，复感外邪，故可兼见感冒或痹痛等证。对此正虚挟邪者，既不能独补其虚，亦不能单纯祛邪，因为纯补则反滞其邪，于正气无补；单祛邪则更伤其正，邪亦不能去。所以应当采取扶正祛邪，以扶正为主，祛邪为辅，方用薯蓣丸。

本方扶正的特点是以调补脾胃为主，因营卫气血的化生有赖于脾胃的健运，欲使气血营卫生化有源，就必须调补脾胃。所以方中使用薯蓣、甘草、大枣、白术、茯苓补益脾胃，其中薯蓣、甘草、大枣均重用，意在培补后天之本，以化生气血。又用神曲、大豆黄卷宣通运化，使前药补中而不壅。地黄、芍药、当归、阿胶、麦冬滋阴养血，干姜温阳暖中，芎䓖、白蔹调畅气血，柴胡、桂枝、杏仁、桔梗、防风辛散疏风。如此配伍，使正气渐复，外邪自去。

［选注］　魏荔彤：盖人之元气在肺，元阳在肾，既剥削则难于遽复矣，全赖后天之谷气资益其身，是营卫非脾胃不能宣通，而气血非饮食无由平复也，仲景故为虚劳诸不足而带风气百疾立此薯蓣丸之法。方中以薯蓣为主，专理脾胃上损下损，至此可以撑持，以人参、白术、茯苓、干姜、豆黄卷、大枣、神曲、甘草助之，除湿益气，而中土之令得行矣。以当归、芎䓖、芍药、地黄、麦冬，阿胶养血滋阴，以柴胡、桂枝、防风升邪散热，以杏仁、桔梗、白敛下气开郁，唯恐虚而有热之人，滋补之药，上拒不受，故为

散其邪热，开其逆郁，而气血平顺，补益得纳，亦至当不易之妙术也，勿以其迂缓而舍之，王道无近功，欲速则不达，圣人言之详矣。（《金匮要略方论本义》）

徐彬：此不专言里急，是内外皆见不足证，非独里急诸不足也。然较黄芪建中证，前但云里急，故主建中，而此多风气百疾，即以薯蓣丸主之，岂非此丸似专为风气乎。不知虚劳证，多有兼风气者，正不可着意治风气，故仲景以四君、四物养其气血，麦冬、阿胶、干姜、大枣补其肺胃，而以桔梗、杏仁开提肺气，桂枝行阳，防风运脾，神曲开郁，黄卷益胃，柴胡升少阳之气，白敛化入营之风，虽有风气，未尝专治之，谓正气运而风气自去也。然薯蓣最多，且以此为汤名者，取其不寒不热，不燥不滑，脾肾兼宜，故以为君，则诸药皆相助为理耳。（《金匮要略论注》）

虚劳虚烦不得眠，酸枣仁汤主之。（十七）

酸枣仁汤方：

酸枣仁二升　甘草一两　知母二两　茯苓二两　芎䓖二两　深师有生姜二两

上五味，以水八升，煮酸枣仁，得六升，内诸药，煮取三升，分温三服。

[语译] 虚劳病出现虚烦不能安眠的，用酸枣仁汤主治。

[提要] 指出虚劳阴虚失眠的证治。

[阐析] 既属虚劳，又表现为“虚烦”，显然为阴虚内热。“阴虚则目不瞑”，所以不得眠。“虚烦不得眠”的特点是心中郁郁而烦扰不宁，虽卧却不能安然入睡。究其所成，乃因肝阴不足，虚热内扰心神所致。因肝阴充足，则魂藏于肝而能寐，若肝阴虚则不能藏魂，故失眠；阴虚则生热，虚热内扰于心神，故心中郁郁而烦扰不宁。心神被扰，神不守舍，也不能寐。所以本证失眠的主因在肝，亦涉及于心，皆由阴虚所致。故治当养阴补虚，清热除烦，方用酸枣仁汤。

方中酸枣仁能养肝阴，安心神，知母养阴清热除烦，茯苓安神宁心，川芎疏理肝之气血，甘草调和诸药。全方具有养肝宁心、清热除烦之效。

[选注] 尤怡：人寤则魂寓于目，寐则魂藏于肝，虚劳之人，肝气不荣，则魂不得藏，魂不藏，故不得眠。酸枣仁补肝敛气，宜以为君，而魂既

不归容，必有浊痰燥火乘间而袭其舍者，烦之所由作也，故以知母、甘草清热滋燥，茯苓、芎䓖行气除痰，皆所以求肝之治而宅其魂也。（《金匮要略心典》）

徐彬：虚劳虚矣，兼烦是挟火，不得眠是因火而气亦不顺也，其过当责心，然心之火盛，实由肝气郁而魂不安，则木能生火，故以酸枣仁之入肝安神最多为君，川芎以通肝气之郁为臣，知母凉肺胃之气，甘草泻心气之实，茯苓导气归下焦为佐。虽曰虚烦，实未尝补心也。（《金匮要略论注》）

［按语］ 酸枣仁汤与栀子豉汤、黄连阿胶汤均可治虚（心）烦不得眠（卧），其区别如下：

表9　酸枣仁汤证、栀子豉汤证、黄连阿胶汤证的比较表

方名 区别	酸枣仁汤	栀子豉汤	黄连阿胶汤
病机	虚劳病肝阴不足，虚热内扰心神	外感伤寒，余热内扰胸膈	少阴病阴虚阳亢，心肾不交
证候特点	心中郁郁而烦扰不宁，虽卧却不能安寐	虚烦不得眠，心中懊侬，反复颠倒，舌苔多见微黄	心烦，不能安寐，舌质红绛乏津
治法	养阴清热	宣郁清热	滋阴降火
药物	酸枣仁、甘草、知母、茯苓、川芎	栀子、香豉	黄连、黄芩、芍药、鸡子黄、阿胶

五劳虚极羸瘦，腹满不能饮食，食伤，忧伤、饮伤、房室伤、饥伤、劳伤、经络营卫气伤，内有干血，肌肤甲错[①]，两目黯黑[②]。缓中补虚，大黄䗪虫丸主之。（十八）

大黄䗪虫丸方：

大黄十分（蒸）　黄芩二两　甘草三两　桃仁一升　杏仁一升　芍药四两　干地黄十两　干漆一两　虻虫一升　水蛭百枚　蛴螬一升　䗪虫半升

上十二味，末之，炼蜜和丸小豆大，酒饮服五丸，日三服。

注释　① 肌肤甲错：形容皮肤粗糙干枯，如鳞甲形状。

② 两目黯黑：指两眼白珠呈青黯色。

［语译］　五劳过度则导致人体正气亏损，日渐发展到严重程度，可出现身体瘦弱，腹满，不能饮食。这是由于饮食不节，忧愁思虑，饮酒过量，房室无度，饥饱不匀，劳倦太过，损伤了经络营卫气血，以致瘀血内停，所以皮肤粗糙干枯，如鳞甲状，两眼白珠呈青黯色，治宜缓中补虚，用大黄䗪虫丸主治。

［提要］　指出虚劳有瘀血的证治。

［阐析］　“五劳”，即《素问・宣明五气篇》“久视伤血，久卧伤气，久坐伤肉，久立伤骨，久行伤筋”，最终可导致五脏气血亏损。“七伤”，其中食伤、忧伤、饮伤、房室伤、饥伤、劳伤属因，而经络营卫气伤属果。即由于五劳过度，饮食失节，七情失度，房室不节，劳倦太过，饥饱不匀等诸因，使脏腑亏损，久虚未复，便发展到严重程度，表现为形体消瘦，所以原文指出“虚极羸瘦”。脏腑虚损，功能必然失调，以致营卫气血，运行障碍，气机不畅，血行瘀滞，渐则形成瘀血。气机不畅，脾胃运化失常，所以病人自觉腹满，不能饮食。瘀停日久，则新血不生；瘀久又可化热伤阴。因其瘀血内阻，阴血亏乏，所以称为“干血”。瘀阻血虚，皮肤失濡，两目失养，故肌肤甲错，两目黯黑。此为虚劳兼有瘀血之征，治宜缓中补虚，方用大黄䗪虫丸治疗。

方中大黄、䗪虫、水蛭、虻虫、蛴螬、干漆、桃仁活血化瘀以攻邪；芍药、干地黄养阴益血，白蜜、甘草健脾益气，共奏扶正之功；黄芩清热，杏仁理气。本方为久病血瘀的缓方。

本方虽有大队攻逐瘀血之品，但以蜜为丸，意在缓攻。且方中配伍了益气滋阴血之品，兼有补虚之功，服用本方能达到祛瘀不伤正，扶正不留瘀的作用，所以称为“缓中补虚”。

［选注］　尤怡：虚劳证有挟外邪者，如上所谓风气百疾是也。有挟瘀郁者，则此所谓五劳诸伤内有干血者是也。夫风气不去，则足以贼正气而生长不荣；干血不去，则足以留新血而渗灌不周，故去之不可不早也。此方润以濡其干，虫以动其瘀，通以去其闭，而仍以地黄、芍药、甘草和养其虚，攻血而不专主于血，一如薯蓣丸之去风而不着意于风也。喻氏曰：此世俗所称干血劳之良治也。血瘀于内，手足脉相失者宜之。兼入琼玉膏补润之剂尤妙。（《金匮要略心典》）

张璐：夫五劳七伤，多缘劳动不节，气血凝滞，郁积生热，致伤其阴，世俗所称干血劳是也。所以仲景乘其元气未漓，先用大黄、蛰虫、水蛭、虻虫、蛴螬等蠕动啖血之物，佐以干漆、生地、桃仁行去其血，略兼甘草、芍药以缓中补虚，黄芩开通热郁，酒服以行药势。待干血行尽，然后纯行缓中补虚收功。（《张氏医通》）

附　方

《千金翼》炙甘草汤一云复脉汤：治虚劳不足，汗出而闷，脉结悸，行动如常，不出百日，危急者十一日死。

甘草四两（炙）　桂枝　生姜各三两　麦门冬半升　麻仁半升　人参　阿胶各二两　大枣三十枚　生地黄一斤

上九味，以酒七升，水八升，先煮八味，取三升，去滓，内胶消尽，温服一升，日三服。

［语译］　炙甘草汤主治虚劳不足，汗出、胸闷、脉结、心悸。虽行动如常，但阴阳气血俱虚，故不出百日将死；若症情危急者，则十一日将死。

［提要］　指出炙甘草汤的适应证以及该证的预后。

［阐析］　本方载于《千金翼方》第十五卷五脏气虚门，名复脉汤，“悸”上有“心”字，“十一日”作“二十一日”，注云“仲景名炙甘草汤”。方中药味与此相同，唯药量及服法略有出入，可见此原为仲景方。虚劳不足，即指气血阴阳俱虚之证，阳虚不能固卫，阴津失于内守，故易汗出。心气虚而不振，故胸闷。气虚血少，心失所养，故心悸不适。气虚失运，血虚不充，故脉结。上述诸证，表明气血阴阳皆已虚损，其虽行动尚能维持，但毕竟正气已衰，日久必至危殆。故当急予治疗，法宜益心气、养心血，方用炙甘草汤。

方中重用炙甘草配以人参，以益气养心；桂枝振心阳，通血脉；生地黄、麦冬、阿胶、麻仁养阴补血；大枣、生姜调中和营卫。诸药配伍，共奏养血补气、通阳复脉之功。

［选注］　尤怡：脉结是营气不行，悸则血亏而心无所养。营滞血亏，而更出汗，岂不立槁乎？故虽行动如常，断云不出百日死，知其阴亡而阳绝也。人参、桂枝、甘草、生姜行身之阳，胶、麦、麻、地行身之阴，盖欲使阳得复行阴中而脉自复也。后人只喜用胶、地等而畏姜、桂，岂知阴凝燥气，

非阳不能化耶?(《金匮要略心典》)

《肘后》獭肝散:治冷劳①,又主鬼疰②一门相染。

獭肝一具

炙干末之,水服方寸匕,日三服。

注释 ① 冷劳:属寒性虚劳证。

② 鬼疰:疰,同注。指一种传染性较强的慢性病,表现为一人死,一人复得,交相移易、灌注。因其病邪隐僻难见,似有鬼邪作祟,故名鬼疰。

[语译] 獭肝散可治疗寒性虚劳证,亦主治鬼疰。

[提要] 指出獭肝散的适应范围。

[阐析] 獭肝,甘、咸、平,《别录》谓"止久嗽",《药性论》载"治上气咳嗽,劳损疾"。可见,獭肝具有补养、宁嗽之功,故可治冷劳。鬼疰属于慢性传染病,与虚劳病有别。有的注家认为与肺结核类似,《纲目》亦云獭肝"杀虫",故亦治鬼疰。该方确有抗痨杀虫作用,可参王廷富《金匮要略指难》。

[选注] 陈念祖:徐忠可云,劳无不热,而独言冷者,阴寒之气与邪为类,故邪挟寒入肝,而搏其魂气,使少阳无权,生生气绝,故无不死。又邪气依正气而为病,药力不易及,故难愈。獭者,阴兽也,其肝独应月而增减,是得太阴之正,肝与肝为类,故以此治冷劳,邪遇正而化也。獭肉皆寒,唯肝性独温,故尤宜冷劳。又主鬼疰一门相染,总属阴邪,须以正阳化之耳。(《金略要略浅注》)

结　　语

本篇论述了血痹、虚劳的病因病机、脉证及治疗。血痹的病因病机是营卫不足,感受风邪,阳气痹阻,血行不畅。其症状以身体局部麻痹为主,或兼有轻微的疼痛。治疗上以通阳行痹为法,轻证可用针刺治疗,重证可用黄芪桂枝五物汤治疗。

虚劳属于慢性衰弱疾患。关于虚劳的病因,本篇着重提出五劳七伤,认为五脏气血虚损是虚劳的发病机制,其中尤以脾肾亏虚为重点。本篇将虚劳病概括分为气虚、血虚、阴虚、阳虚、阴阳两虚,虚中挟实等证型,其中阴阳两虚病情错综复杂，故仲景阐述较多。本篇对于虚劳病的治疗是以补益脾胃肾为本，并且偏重补益脾胃肾的阳气，其中尤以补脾为重。篇中除附方外共有八首方剂，虚劳挟风气，用薯蓣丸扶正祛邪；虚劳兼干血，用大黄䗪虫丸去瘀生新；阴阳两虚属阳损及阴者，用小建中汤甘温建中，甚者用黄芪建中汤温中补虚；虚劳失精，属阴阳两虚阴损及阳者，用桂枝加龙骨牡蛎汤甘温摄精，属阳虚者用天雄散补阳摄精；虚劳腰痛，用肾气丸温补肾气；虚劳失眠，用酸枣仁汤养阴安神。

（张　琦）

肺痿肺痈咳嗽上气病脉证治第七

本篇论述肺痿、肺痈和咳嗽上气三病的证治。因三病均属肺系疾患，具有某些相似的症状，并且在病机上存在着相互联系和相互转化的关系，故合为一篇讨论。

肺痿是由肺气痿弱不振，肺叶枯痿不用所致的一种慢性衰弱性疾病，以多唾涎沫为主症，多继发于其他疾病或误治之后。本篇将肺痿分作虚热和虚寒两型。虚热肺痿得之于重亡津液、虚热灼肺、气阴两伤；虚寒肺痿得之于肺中虚冷、气不布津、上不制下。尽管二者病机不同，但肺气痿弱和肺叶枯萎的病理改变是一致的。正如尤怡所说："肺为娇脏，热则气灼，故不用而痿，冷则气沮，故亦不用而痿也。"(《金匮要略心典》)

肺痈即肺部生痈脓，属内痈的范畴。该病是由于热毒聚肺、血肉腐败、蓄结痈脓。病变一般分为三期，即表证期、酿脓期和溃脓期。因病变阶段的不同，临床表现各有特点。表证期出现发热恶寒、咳嗽脉浮，与风热外感症状相似；酿脓期以振寒脉数、胸痛、咳吐腥臭痰为主症；溃脓期以咳吐脓血为最主要的症状。肺痈以实证居多，但病变后期可转为虚证。

咳嗽上气包含了三个内容：① 症状：咳嗽、气急、喘逆；② 病机：气机上逆；③ 病名：咳嗽上气病。总的来讲，该病以咳嗽、气喘、不能平卧，或喉中有痰鸣声为主证，病机比较复杂，多为水饮内停，外感风寒而诱发，属典型的内外合邪而致病。

本篇在咳嗽上气病中提出了肺胀的病名。肺胀与咳嗽上气不是同一个概念。咳嗽上气病包括了肺胀在内，肺胀仅属咳嗽上气病中的一个类型。

肺痿、肺痈、咳嗽上气三病病机上的相互关联主要表现在：① 虚热肺痿与肺痈同属“上焦有热”，不同的是肺痿是虚热，肺痈是实热。② 肺痈邪实气壅与肺胀肺气胀满、气机闭郁的病机相类似。③ 肺痈后期，转为虚证，与肺痿之“虚”相类似。由于三者病机交错，临床当注意鉴别。

问曰：热在上焦者，因咳为肺痿。肺痿之病，从何得之？师曰：或从汗出，或从呕吐，或从消渴，小便利数，或从便难，又被快药[①]下利，重亡津液，故得之。

曰：寸口脉数，其人咳，口中反有濁唾涎沫[②]者何？师曰：为肺痿之病。若口中辟辟[③]燥，咳即胸中隐隐痛，脉反滑数，此为肺痈，咳唾脓血。

脉数虚者为肺痿，数实者为肺痈。（一）

［校勘］ 《脉经》“又”作“数”；“咳唾脓血”下，另为一条。

注释 ① 快药：指大黄一类峻下药。

② 浊唾涎沫：浊唾指稠痰，涎沫指稀痰。又黏滞浊液、绵绵不断者为涎，轻浮而白者为沫。

③ 辟辟：辟同僻，象声词，形容干燥。

［语译］ 问：热在上焦的人，因咳嗽而成为肺痿病。肺痿病是怎么得来的呢？老师回答：形成这种病的原因，或是发汗太多，或因呕吐，或患多饮多尿的消渴证转化而来，或大便秘结，又用峻烈的药通利大便，反复多次地损伤了津液，因而导致了这个病。

问：寸口脉数，其人咳嗽，口中反有稠痰黏液，这是为什么？老师说：这是肺痿病。如果口中干燥，咳嗽时觉胸中隐隐作痛，脉象反而滑数有力，这是肺痈病，当咳吐脓血。

脉象数而虚的是肺痿，数而实的是肺痈。

［提要］ 论述肺痿的成因和肺痿、肺痈的脉证以及二者的鉴别诊断。

［阐析］ 本条分三段论述。

(1) 从条文开始至“故得之”为第一段，叙述了虚热肺痿的病因。从条文所述，可知导致“热在上焦”的原因很多，归纳起来，大致有四种情况：① 过多的汗出，津液从皮毛而泄；② 过分的呕吐，津液从上而伤，致化源告竭；③ 患消渴小便频多，津液从下而出；④ 大便燥结，使用峻剂攻下太过，津液从下而夺。伤津液虽有汗、吐、利、下等途径的不同，但所引起的病理变化是一致的，即津伤则阴虚，阴虚则生内热，内热灼肺，导致了“热在上焦”的病理结果。

肺为娇脏，喜润恶燥，主宣发肃降。虚热熏灼于肺，使其宣降失常，肺气逆而为咳。日久不愈，肺之气阴两伤。气伤致肺气痿弱不振，不能敷布津液，反煎熬成痰。阴伤肺失于濡养，加之虚热熏灼，致肺叶枯萎不用。因此，热在上焦与气阴两伤是形成虚热肺痿的基本病理。

(2) 第二段从“寸口脉数”至“咳唾脓血”。指出了肺痿、肺痈的主证。肺痿的主证是咳吐浊唾涎沫，寸口脉数。寸口主候上焦，脉数主有热，寸口脉数，反映了“上焦有热”的病理变化。为什么说“口中反有浊唾涎沫”呢？“反”字的用意何在？因为“上焦有热”来源于“重亡津液”，津液重亡本当无痰，此处有痰，故曰“反”，用以强调肺痿病机的特点：由于久咳伤肺，肺气虚，津液不得敷布，反停蓄在肺，受热熏灼变成稠痰白沫，随肺气上逆而咳出。肺痈的主证是口中干燥，咳嗽时胸中隐痛，咳唾脓血，脉滑数。邪热入肺，灼伤营血津液，口中失濡而见辟辟干燥。高学山谓：“辟辟闭塞坚实之声”(《高注金匮要略》)。热邪壅滞，气道不利，故咳时胸中隐隐作痛。血肉腐败，痈脓已溃，则证见咳吐脓血。热盛气壅，邪正交争，脉见滑数。用一“反”字意在强调与肺痈初起“寸口脉微而数”(参二条)相鉴别。

(3) 最后一段为第三段。从脉象上阐述肺痿与肺痈的区别。肺痿之脉虚数无力，因其病机为重亡津液，热在上焦，气阴两伤，病变以“虚”为特点。肺痈之脉滑数有力，因其病机为邪热聚肺，气血壅盛，邪气实而正气不虚，病变以“实”为特点。

表 10　虚热肺痿与肺痈的鉴别

病　名	虚热肺痿	肺　痈
病机	气阴两伤，痿弱不振	邪热聚肺、血肉腐败
证候	咳，多唾浊沫，脉数虚	咳，胸中隐痛，口中干燥，咳唾脓血，脉数实
治则	益气养阴清热	清热解毒排脓

［选注］ 尤怡：……其人咳，咽燥不渴，多唾浊沫，则肺痿肺痈二证多

同，唯胸中痛、脉滑数、唾脓血，则肺痈所独也。比而论之，痿者萎也，如草木之萎而不荣，为津灼而肺焦也；痈者壅也，如土之壅而不通，为热聚而肺溃也。故其脉有虚实不同，而其数则一也。(《金匮要略心典》)

陆渊雷：咳唾脓血以下，《脉经》、《千金》别为一条，此就咳唾脓血一证，辨肺痿肺痈也。旧注以咳唾脓血属上读，谓脓血肺痈所独有，非是。盖肺痿肺痈外证之异，肺痈则属实，其咳剧，其脓臭，其人不甚羸瘦；肺痿则属虚，其咳不剧，或竟不咳，其脓不臭，其人羸瘦殊甚，如此而已。(《金匮要略今释》)

[按语] 关于"咳唾脓血"一证，历来有两种不同看法：一种认为"咳唾脓血"仅见于肺痈病，把该句归为第二段。如尤怡。另一种认为肺痿肺痈均可见"咳唾脓血"证，把该句列为第三段。如陆渊雷。《外台秘要》谓："肺气咳，经久有成肺痈者，其状与前肺痿不多异，但唾悉成脓出。"验之临床，肺痿肺痈均可见唾脓血证。不过肺痿与肺痈的脓血，在成因、性质和症状表现上有所不同。肺痈的脓血出现较早，脓血混为一体，腥臭异常；肺痿的脓血多在患病经久之后，脓性痰中带血丝，无臭。如再结合脉象及其他证状，二者不难鉴别。

问曰：病咳逆，脉之①何以知此为肺痈？当有脓血，吐之则死，其脉何类？师曰：寸口脉微②而数，微则为风，数则为热；微则汗出，数则恶寒。风中于卫，呼气不入；热过③于营，吸而不出。风伤皮毛，热伤血脉。风舍④于肺，其人则咳，口干喘满，咽燥不渴，多唾浊沫⑤，时时振寒。热之所过，血为之凝滞，蓄结痈脓，吐如米粥。始萌⑥可救，脓成则死。(二)

[校勘] "多唾浊沫"之"多"字，赵本作"时"，今从徐镕本改。

注释 ① 脉之："脉"作动词，"脉之"即诊脉。

② 微：作"浮"字理解。《金鉴》：脉微之三"微"字，当是三"浮"字。

③ 过：作"至"字或"入"字解，下"过"字同。

④ 舍：作"留"字解。

⑤ 浊沫：即前条的浊唾涎沫。

⑥ 始萌：病的开始阶段。

[语译] 问：患咳嗽气逆病，诊脉怎么知道它是肺痈病呢？一定有脓

血，待到吐脓血时就会死亡。它的脉象是怎样的呢？老师说：(肺痈病初期)寸口的脉浮而数，浮为风邪，数为发热。脉浮则有汗，脉数则见恶寒。风中于卫，邪气能随呼气排出；热邪进入营血，则可随吸气进一步深入。风邪损伤皮毛，热邪损伤血脉。风邪停留在肺，使病人出现咳嗽、口干、气喘，胸满、咽喉干燥却不渴饮、吐大量的浊唾、涎沫、不时寒战等症状。热邪侵犯之处，血因此出现凝滞，热与血蓄结，酿成痈脓，此时吐出米粥样的臭痰。此病初期脓未成时可救治，脓成后，则比较危险，甚至危及生命。

［提要］ 论述肺痈的病因、病机、脉证和预后。

［阐析］ 肺痈病以咳吐脓血为特征。此处提出“吐之则死”，意在强调痈脓已溃，气阴大伤，虽有吐脓血症状，也不可用催吐之法，再伤正气，否则将导致不良后果。肺痈的病因从其“寸口脉浮而数”可知是由于感受了风热病邪，与一般风热外感不同的是肺痈病一开始就有“风伤皮毛，热伤血脉”的病理变化。这是肺痈病的病机特点所在。而且“热伤血脉”贯穿于肺痈病的全过程。从初期的“热过于营”、“热伤血脉”至酿脓期的“热之所过，血为之凝滞”，到溃脓期的咳吐脓血，都说明了这一点。鉴于此，应把肺痈表证期与一般风热外感区别开来，以免延误治疗。

根据条文所述，肺痈病的病变过程，大致可分为表证期、酿脓期和溃脓期三个阶段。

表证期：从条文“寸口脉浮而数……热伤血脉”。这一段论述了风热病邪初犯人体所引起的一些病理变化：

	病邪	症状	邪犯部位及转归	主要病机
寸口脉浮而数	浮则为风	浮则汗出	风中于卫，呼气不入	风伤皮毛
	数则为热	数则恶寒	热过于营，吸而不出	热伤血脉

由上图可以看出，风热二邪虽合而致病，但各自侵犯的部位有所侧重，风伤皮毛中于卫，出现发热、汗出、咳嗽、脉浮数等证；热伤血脉入于营，卫阳与之相争于里，表阳不固，证见恶寒，此乃“数则恶寒”之机制。肺痈初期“风伤皮毛，热伤血脉”的病机变化，可导致两种转归：①“风中于卫，呼气不入”。呼气向外，与不入同意。风邪中于卫，病位较浅，易于驱出。②“热过于营，吸而不出”。吸气向内，与不出同意，热邪入于营，病位较深，不易驱出。肺痈表证期的恶寒发热与一般风热外感的恶寒发热症状相似，但病机殊异，因此在治疗上，单纯的解表剂不能取效，必须是解

表与清热解毒同用。而且清热解毒这一法则应自始至终贯穿于肺痈病的治疗过程中。

酿脓期：即条文"风舍于肺……时时振寒"这一段。由于热邪壅滞，肺气不利，症见喘满；津液不布，痰涎内结，则多唾浊沫；热入营血，营阴受损，则口干咽燥不渴。此即尤怡所说："热在血中，故咽燥而不渴。"(《金匮要略心典》)"时时振寒"一证，是酿脓期特有的症状，可由表证期的恶寒发展而来。因此，该症可出现于肺痈病的各个阶段，只是程度不同而已。产生机制，尤怡认为："热盛于里，而外反无气，为时时振寒。"(《金匮要略心典》)。即热毒盛于里，正气与之相争于里，卫外失司；或因热邪壅滞，肺气郁遏不得外出，卫外失职所致。酿脓期邪正相争剧烈，是病变的转折期。

溃脓期：即"热之所过……脓成则死"这一段。此期概括了痈脓形成的全过程：热邪壅盛所犯之处，血液凝滞，继而腐溃。此期主要症状有：咳吐米粥样的腥臭脓痰、胸痛、振寒脉数。肺痈病至溃脓期，邪气渐衰，正气渐虚，病势趋于平缓。条文中"脓成则死"与"始萌可救"相对而言，意在说明肺痈病应早期治疗，待到脓成再治，则比较困难，而且预后也较差。

肺痈形成机制示意图

寸口脉浮而数 { 浮则为风→风伤皮毛；数则为热→热伤血脉 } 发热，恶寒，汗出，脉浮数 { 风中于卫，呼气不入；热过于营，吸而不出 } →始萌可救

↓

蓄结痈脓←热之所过，血为之凝滞←风舍于肺、热过于营

↓

吐如米粥　　　　咳、嗽喘满，咽燥不渴

↓

脓成则死　　　　多唾浊沫，时时振寒

[选注] 尤怡：此原肺痈之由，为风热蓄结不解也。凡言风脉，多浮或缓，此云微者，风入营而增热，故脉不浮而反微，且与数俱见也。微则汗出者，气伤于热也；数则恶寒者，阴反在外也；呼气不入者，气得风而浮，利出而艰入也；吸而不出者，血得热而壅，气亦为之不伸也。肺热而壅，故口干而喘满，热在血中，故咽燥而不渴，且肺被热迫而反热化，为多唾浊沫，热盛于里而外反无气为时时振寒，由是热蓄不解，血凝不通而痈脓成矣，吐如米粥，未必便是死证，至浸淫不已，肺叶腐败，则不可治矣，故曰始萌可救，脓成则死。(《金匮要略心典》)

徐彬：此言肺痈之始终全由客邪，较肺痿之因热久咳者其证稍一，然

其邪之从外而内，从微而极，则亦有渐也。谓肺痈亦伤肺，故必咳逆，然初时未见痈证，即欲别其为痈，为脓血，为死不治，非脉不可，其脉岂即数实乎。不知初时寸口脉本微而数，盖风脉之形原缓而弱，在火伏肺内之时，外但见风脉之影响而微，故曰微则为风，然气实挟风而热，仍露数象，故曰数则为热。微主风，风则表虚自汗，故微则汗出；内热则外寒，故曰数则恶寒。其以渐而深，则自卫而营，有遽及之势。（《金匮要略论注》）

［按语］ 肺痈病起于外感风热病邪。病变初期出现恶寒发热、汗出脉浮等证，与太阳表证相类似。但肺痈所感的风热病邪与一般外感的风热之邪在致病特点和病机上有所不同。肺痈初期就有“风伤皮毛，热伤血脉”的病机变化，继而“热之所过，血为之凝滞，蓄结痈脓”。因此，如肺痈初期服解表药而恶寒发热不解的，应迅速转予清热解毒泻肺，以免延误病机。

“振寒脉数”是酿脓期特有的症状，也是判断病情的主要标志。如这一症状逐渐消失，表明肺部痈脓已排出，疾病向愈。如这一症状不消失，表明邪正相争，仍在“蓄结痈脓”。有时经过治疗，主要症状均减轻或消失，而振寒脉数仍在或时有出现，表明病未痊愈，有复发的可能。因此，必须彻底治疗，直至“振寒脉数”这一症状完全消失，不再复出。

上气①面浮肿，肩息②，其脉浮大，不治，又加利尤甚。（三）

上气喘而躁者，属肺胀，欲作风水，发汗则愈。（四）

注释 ① 上气：既指病机气机上逆，又指症状气急、喘逆。《周礼》郑玄注：“逆喘也。”

② 肩息：指气喘抬肩呼吸，示呼吸极端困难。亦称“息高”，或“息贲”。

［语译］ 喘急气逆，面部浮肿，抬肩呼吸，脉象浮大，为不治之症，若再加上下利，病情则更为危险。

［提要］ 论述上气证的虚实两种病情。

［阐析］ 前条言肾不摄纳，阳气浮越的虚性上气证。久病气逆喘急，阳气耗散，渐致肺气肾阳俱亏。肺虚津液不布，肾虚水湿不化，水气外溢见面部浮肿；肺虚呼吸不利，肾虚不能摄纳，故呼吸困难，张口抬肩。虚阳外越，脉浮大无根。阳衰而阴不内守，阴脱于下则下利，肺、脾、肾三脏俱败，阳脱于上，阴竭于下，阴阳有离决之势，故病情险恶，很难治疗。

下条言外感诱发的实性上气证。肺胀,即肺气胀满不得宣降,病得之非一日。宿患咳嗽、气喘,气机宣降不畅致痰饮内停。今偶感风寒,外束肌表,内动痰饮,痰涎壅滞,气机闭郁化热,则胸闷烦躁;肺气壅闭,不能通调水道,下输膀胱,水气泛溢肌表,有欲作风水之势。因本证非一般喘咳所比,所以说"属肺胀"。治疗当用发汗的方法。发汗使外寒内饮从汗而解,又可使肺气得以宣降,逆者下降,水道通调,饮有去路,则肿可消,烦躁喘逆得除。

以上两条分别论述了上气证的虚实两种情况。归纳如下表:

表 11　实喘与虚喘的鉴别

病　性	起病	病程	脉　象	症　状	病　机	预　后
实喘	暂	短	浮大有力	声高气粗以呼出为快	痰涎壅滞肺气闭郁	易治
虚喘	渐	长	浮大无根	声低息短以吸入为快	阳脱于上阴竭于下	难治

[**选注**]　尤怡:上气面浮肿,肩息,气但升而不降矣,脉复浮大,则阳有上越之机,脉偏盛者,偏绝也。又加下利,是阴复从下脱矣。阴阳离决,故当不治。肩息,息摇肩也。上气喘而躁者,水性润下,风性上行,水为风激,气凑于肺,所谓激而行之,可使在山者也,故曰欲作风水。发汗令风去,则水复其润下之性矣,故愈。(《金匮要略心典》)

魏荔彤:上气喘而躁者,此外感风邪,内积水气也。外风郁于表,而气不舒,故喘;内水冲于心而气不下,故躁。肺亦因之胀满,则胸膈可知,是风邪变热,挟水湿上溯之证也,法当发其汗以治表。风邪解散而表不郁,则气舒不喘矣;汗出湿邪必随风邪俱解,而里不冲矣;且气顺燥止,而肺亦不胀矣,故曰发汗则愈。(《金匮要略方论本义》)

[**按语**]　肺胀两字,既是病名,又是病机的概括,同时也意味着是实证。历代医籍对肺胀均有论述。如《灵枢·胀论》:"肺胀者,虚满而喘咳。"《灵枢·经脉篇》:"肺胀满,膨膨而喘咳,缺盆中痛。"对肺胀的主证作了描述。《金匮》把肺胀归入咳嗽上气病中,并对其理、法、方、药作了较详细的论述。

肺胀是久病咳嗽、气急、喘逆,缠绵难愈,冬春增剧的病证。其病机特点是外寒引动、痰饮壅滞,气机闭郁致肺气闭塞不得宣泄而膨膨胀满。本篇既然提出肺胀的概念,可见其不同于喘证、哮证和咳嗽证。因此应作为一种单独的疾病来认识。

肺痿吐涎沫而不咳者，其人不渴，必遗尿，小便数，所以然者，以上虚不能制下故也。此为肺中冷，必眩，多涎唾，甘草干姜汤以温之。若服汤已渴者，属消渴。（五）

甘草干姜汤方：

甘草四两（炙）　干姜二两（炮）

上㕮咀，以水三升，煮取一升五合，去滓，分温再服。

［语译］ 肺痿病人吐涎沫，不咳嗽，口不渴，必见遗尿，小便频数。这是由于上虚而不能制下的缘故。是因为肺中虚寒，必见头眩，多唾涎沫，治用甘草干姜汤温补。如果服药后出现口渴，则属消渴。

［提要］ 论述虚寒肺痿的证治。

［阐析］ 本篇首条论述了虚热肺痿的成因。本条虚寒肺痿则因上焦阳虚，肺中虚冷而得，其病机可由素体阳虚，病从寒化，或虚热肺痿迁延不愈，阴损及阳演变而来。由于上焦阳虚，阳虚不能化气，气虚即不能摄津，又不能布津，津液停滞于肺，化为涎沫，故频吐涎沫，口不渴；此与本书《水气篇》"上焦有寒，其口多涎"之理相同。肺气虚寒，无力上逆，故不咳。

由于肺冷气沮，治节不用，水液直趋下焦，故遗尿或小便频数，此即原文"上虚不能制下故也"之意。这与肺气闭塞，不能通调下输而小便不通的病机恰好相反。其小便频数与消渴病的小便数亦不同，消渴病的小便多必兼有口渴多饮，此口不渴，是其鉴别要点。

肺气虚冷，萎弱不振，清阳不升，故头眩。治以甘草干姜汤温复肺气。炙甘草甘温补虚，干姜辛温散寒，辛甘合用，可以温复阳气，肺气得温，治节有权，气化功能正常，诸证可愈。二药尚能补脾温中，土为肺金之母，本方也可理解为是补土生金，虚则补其母的治法。丹波元简说："此证虽云肺中冷，其源未尝不由胃阳虚乏。"（《金匮要略辑义》）

"若服汤已渴者，属消渴"九字，历代医家认识颇不一致，现列举部分观点，以供参考。

① 喻嘉言："若始先不渴，服温药即转渴者，明是消渴饮一溲二之证，更当消息之矣。"（《医门法律》）

② 尤怡："甘草干姜，甘辛合用，为温肺复气之剂，服后病不多去，而反加渴者，则属消渴。"（《金匮要略心典》）

③ 吴谦："如服汤已渴者，属消渴，谓始先不渴，服温药即转渴者，不但非肺中热，亦非肺中冷，乃胃中热也。则不当以属肺中冷寒饮治之，当以属胃中热消渴治之也。"（《医宗金鉴》）

④ 唐容川："或服汤渴者，又为饮一溲二之下消证，亦非肺痿也，层层激转，以辨其非肺痿，而仲师辨肺痿之真面尽见矣。"（《金匮要略浅注补正》）

以上诸说可归纳为两点：① 服温药后出现口渴，当按消渴治疗。② 服温药后出现口渴，表明病属消渴而非肺痿。意在指出不要把虚寒肺痿的小便频数误作消渴的小便频数。

［选注］ 魏荔彤：肺痿为虚热之证矣，然又有肺痿而属之虚寒者，则不可不辨也。乃吐涎沫而不咳，其人既不渴，又遗尿，小便数者，以上虚不能制水故也。肺气既虚而无收摄之力，但趋脱泄之势，膀胱之阳气下脱，而肺金益清冷干燥以成痿也，肺叶如草木之花叶，有热之痿如日炙则枯，有冷之痿如霜杀之则干矣，此肺冷所以成痿也。（《金匮要略方论本义》）

吴谦：咳而不吐涎沫者，肺燥咳也；咳而吐涎沫者，肺热咳也。若似肺痿之吐涎沫而不咳者，此为肺中有冷饮，非为肺中成热痿也。肺中冷，则其人必不渴，遗尿，小便数、头眩、多涎唾。所以然者，以上焦阳虚，不能制约下焦阴水，下焦之水泛上而唾涎沫，用甘草干姜汤以温散肺之寒饮也。（《医宗金鉴》）

表 12　虚热肺痿与虚寒肺痿鉴别表

证　型	虚热肺痿	虚寒肺痿
共同点	病机均属肺气痿弱不振，肺叶枯萎不荣，均以吐涎沫为主证	
病因	重亡津液	素体阳虚或久病阴损及阳
病机	阴虚内热，气阴两伤	肺中虚冷，上虚不能制下
主证	久咳不止，吐浊唾涎沫，脉虚数	不咳不渴，多涎沫，遗尿，小便数，头眩
治则	生津润肺，降逆化浊	温复肺气，补土生金
方剂	麦门冬汤	甘草干姜汤

［按语］ 肺痿之病，临床以虚热者多见。如病人素体阳虚，或治疗失当，病程经久，亦可由阴损及阳而转变为虚寒肺痿。

又：临床每用甘草干姜汤治疗虚寒性的胃脘痛、吐酸、脘腹胀，肠鸣腹泄、眩晕、胸背彻痛、咳喘、经期腹痛，但须辨明确系寒证。

咳而上气，喉中水鸡[①]声，射干麻黄汤主之。（六）

射干麻黄汤方：

射干十三枚一法三两　麻黄四两　生姜四两　细辛　紫菀　款冬花各三两　五味子半升　大枣七枚　半夏（大者洗）八枚一法半升

上九味，以水一斗二升，先煮麻黄两沸，去上沫，内诸药，煮取三升，分温三服。

注释 ① 水鸡：有田鸡（青蛙）与鹳鸡两说。水鸡声，形容喉间痰鸣声连连不绝，好像水鸡的叫声。

［语译］ 咳嗽气喘的病人，喉中痰鸣如像水鸡的叫声，用射干麻黄汤主治。

［提要］ 论述寒饮郁肺的咳喘证治。

［阐析］ 咳嗽、喘急，伴喉中痰鸣声，即是临床所见的哮喘病。本证由于寒饮郁肺，致肺气逆而不降发为喘咳。寒痰水饮随逆气上壅喉间，呼吸出入之气与之相搏，由于痰阻其气，气触其痰，痰气相击，故喉间痰鸣如水鸡声。

病属寒饮郁肺，治以射干麻黄汤散寒宣肺，降逆化痰。方中射干、麻黄用作主药，并冠为方名，因麻黄散寒宣肺力强，又是平喘的要药。射干祛痰利咽，尤其善开痰结，而且，以射干之苦寒配麻黄之辛温，共收辛开苦降、宣降肺气之功。细辛散寒饮、助气机升发；半夏、紫菀、款冬花降逆气、止咳化痰湿；五味子兼制麻、姜、辛之散，有祛邪不伤正之功以为辅。生姜既助麻黄散寒，又助细辛化饮，与大枣相伍，尚可和胃安中。全方宣肺散寒，祛痰平喘，为治寒痰哮喘常用有效之方。

［选注］ 喻昌：上气而作水鸡声，乃是痰碍其气，气触其痰，风寒入肺之一验耳，发表，下气，润燥、开痰，四法萃于一方，用以分解其邪，不使之合，此因证定药之一法也。（《医门法律》）

陈念祖：上气有咳与不咳之分，不咳者只是风邪上逆，咳者内有水气，外有风邪也……此言咳而上气，而出一散邪下水之方也。（《金匮要略浅注》）

［按语］ 本条叙证较略，《巢氏病源》："肺病令人上气，兼胸膈痰满，气机壅滞，喘息不调，致咽喉有声，如水鸡之鸣也。"这段记载，可作为本条证候的补充。临证时如见舌苔白滑、脉象浮紧等症，则更为贴切。

本方对减轻哮喘的症状，能起到较好的疗效，但不易根除，前人对哮喘病曾提出"在上治肺，在下治肾，发时治上，平时治下"的综合治疗原则，以便分清虚实，辨别标本，确是临证经验的总结，值得借鉴。

咳逆上气，时时吐濁，但坐不得眠，皂荚丸主之。（七）

皂荚丸方：

皂荚八两（刮去皮，用酥炙）

上一味，末之，蜜丸梧子大，以枣膏和汤服三丸，日三夜一服。

［校勘］ "吐"，徐本，俞本作"唾"。《千金》：咳逆上有"肺痈初起"四字。

［语译］ 咳嗽、喘逆，气急，不时地吐出稠痰，不能平卧，坐着也无法入睡的，用皂荚丸主治。

［提要］ 论述浊痰壅肺的咳喘证治。

［阐析］ 根据条文所述，可知本证有两个特点：一是气逆壅盛很突出。从原文"咳逆上气"、"但坐不得眠"可知，本证病人，不能平卧，只能坐着呼吸，无法平卧。其气逆之甚更足以见矣。二是痰多量大，不易咳出。"时时吐浊"，指持续性、频频吐出黏稠的浊痰，这不仅说明痰量多，也表明病者吐痰不利。由于痰浊壅滞于肺部，虽然频频吐痰，但咳逆喘满依然不减，卧则气逆更甚，令病人但坐不得眠。本证病势较急，若不迅速清除其痰浊，可能出现痰壅气闭的危险。正如徐彬所说："非唯壅，且加闭矣。"（《金匮要略论注》）。所以仲景用了祛痰最猛的皂荚丸主治。

皂荚宣壅利窍，其性慓悍而专攻浊痰。因其药力峻猛，故酥制蜜丸，和枣膏调服，一缓药力峻猛，二固护脏腑正气。每服梧子大三丸，取其峻药缓攻之意。

[选注] 尤怡:浊,浊痰也,时时吐浊者,肺中之痰随上气而时出也,然痰虽出而满不减,则其本有固而不拔之势,不迅而扫之去也。皂荚味辛入肺,除痰之力最猛,饮以枣膏安其正也。(《金匮要略心典》)

徐彬:此比水鸡声乃咳而上气之逆甚者也。至不得眠,非唯壅,且加闭矣。故以皂荚一味开之,合枣膏安胃,以待既开之后,另酌保肺之药也。(《金匮要略论注》)

[按语] 本方适应于浊痰阻塞肺窍的咳喘实证。其适应证是:咳喘痰多,稠黏如胶,咯唾不爽,胸满或痛连胸胁,大便难,脉滑苔黏等。此外,如中风、痰饮、喉风等证属于痰涎壅盛,形气俱实的,也可酌情运用,但须掌握剂量和服法。

咳而脉浮者,厚朴麻黄汤主之。(八)

厚朴麻黄汤方:

厚朴五两　麻黄四两　石膏如鸡子大　杏仁半升　半夏半升　干姜二两　细辛二两　小麦一升　五味子半升

上九味,以水一斗二升,先煮小麦熟,去滓,内诸药,煮取三升,温服一升,日三服。

脉沉者,泽漆汤主之。(九)

泽漆汤方:

半夏半升　紫参五两一作紫菀　泽漆三斤(以东流水五斗,煮取一斗五升)　生姜五两　白前五两　甘草　黄芩　人参　桂枝各三两

上九味,㕮咀,内泽漆汁中,煮取五升,温服五合,至夜尽。

[语译] 咳嗽而脉浮的,用厚朴麻黄汤主治。

脉沉的,用泽漆汤主治。

[提要] 从脉象上分论咳喘的病位和治法。

[阐析] 前条论述了饮邪挟热上迫,病势倾向于表的咳喘证治。“咳而脉浮”,“咳”,指症状咳嗽气逆,也表明本条所论属咳嗽上气病的范畴。“脉浮”,有两种含义,一指脉象浮;二指出本证的病机是病近于表而邪盛于上。因邪从外入,风寒束表,脉见浮,邪由内出,病邪向上而盛于上时,脉也见浮。

本条叙证简略，《千金》咳嗽门："咳而大逆上气，胸满，喉中不利，如水鸡声，其脉浮者，厚朴麻黄汤方。"可补本条之不足。

厚朴麻黄汤是小青龙加石膏汤的变方。方中以厚朴、麻黄为主药，因厚朴宽胸利气善消满，麻黄宣肺降逆善平喘，以此二药作为方名，更突出了本证的两个特点，一是喘甚，二是满甚。干姜、细辛温化寒饮，半夏降逆化痰，杏仁降气止咳，五味子酸收，与麻黄相伍，一散一敛，其目的在于宣肺平喘而非发汗。石膏辛凉宣泄肺中郁热以除烦，小麦安中养正。因无表证，故去桂枝白芍解表和营卫；里有饮邪，证见胸满，去甘草以避甘而满中。全方旨在散饮降逆，止咳平喘。

后条"脉沉者"论述了水饮犯肺，饮邪偏于里的咳喘证治。本条是承上条而来。因此，当具上条的咳嗽、喘逆等证。本条"脉沉"，结合《金匮·水气病篇》"脉得诸沉，当责有水，身体肿重"的论述，可知本条的病机是水饮内停，外溢肌肤犯肺。症状以咳、喘、身肿为特点。本条叙证较上条更略，以下两说可补本条之缺佚：《脉经·卷二》："寸口脉沉，胸中引胁痛，胸中有水气，宜服泽漆汤。"《千金要方·卷十八》："夫上气，其脉沉者，泽漆汤主之。"

泽漆汤方功在逐水通阳，止咳平喘。方中泽漆，《本经》谓："味苦微寒，主皮肤热，大腹水气，四肢面目浮肿，丈夫阳气不足，利大小肠。"《本草纲目》谓："即猫儿眼睛草。"其功能主治与《本经》同；方中用泽漆逐水消肿。紫参，《本草纲目》谓"人足厥阴之经，肝藏血分药也，故治诸血病"有活血止血通利作用，二药为主，有活血逐水消肿之功，桂枝、生姜通阳化水；半夏、白前降逆化饮止咳，四药合用，温化饮邪，降逆止咳，人参补虚扶正；黄芩清泄饮中之郁热，甘草调和诸药并缓泽漆之峻。合为逐水饮、止咳喘之方。

［选注］ 徐彬：咳而脉浮，则表邪居多，但此非在经之表，乃邪在肺家气分之表也，故于小青龙去桂、芍、草三味，而加厚朴以下气，石膏以清热，小麦以辑心火而安胃。若咳而脉沉，里邪居多，但此非在腹之里，乃邪在肺家荣分之里也。故以泽漆之下水，功类大戟者为君，且邪在营，泽泻兼能破血也，紫菀能保肺，白前能开结，桂枝能行阳散邪，故以为佐，若余药，即小柴胡去柴胡、大枣和解其膈气而已。（《金匮要略论注》）

尤怡：此不详见证，而但以脉之浮沉为辨而异其治。按：厚朴麻黄汤与小青龙加石膏汤大同，则散邪蠲饮之力居多，而厚朴辛温，亦能助表；小麦甘平，则同五味敛安正气者也。泽漆汤以泽漆为主，而以白前、黄芩、半夏佐之，则下趋之力较猛，虽生姜、桂枝之辛，亦只为下气降逆之用而已，不能发表也。仲景之意，盖以咳皆肺邪，而脉浮者，气多居表，故驱之使从外出为易，脉沉者，气多居里，故驱之使从下出为易，亦因势利导之法也。（《金匮要略心典》）

表13　泽漆汤与厚朴麻黄汤证治比较

方　名	泽　漆　汤	厚 朴 麻 黄 汤
原文	脉沉者，泽漆汤主之	咳而脉浮者，厚朴麻黄汤主之
主症	咳喘、身肿、小便不利、脉沉	咳喘胸满，烦躁，喉中水鸡声、脉浮
病机	水饮犯肺，病势偏于里	饮邪挟热上迫，病势偏于表
脉象	脉沉，示水饮内结，病偏于里	脉浮，示邪盛于上，病偏于表
治法	逐水通阳，止咳平喘（长于利水）	宣肺利气，降逆平喘（长于降气）
方解	泽漆消痰逐水，紫参开结气，利大小便以逐水；桂枝、生姜、半夏通阳散水降逆；白前平喘止咳，人参、甘草，补益正气，反佐黄芩以清肺热	厚朴、麻黄、杏仁宣肺利气，降逆平喘，细辛、干姜、半夏、五味子化痰涤饮，降逆止咳，小麦养正安中，反佐石膏以解郁热

［**按语**］　八、九两条必须联系起来学习。“脉沉者”是紧承“咳而脉浮者”而来。故前条论咳，后条也应是论咳；前条论饮，后条也当是论饮。不同点在于前条饮邪盛于上，病倾向于表，故脉浮；后条水饮内结，病偏于里，故脉沉。现将两方证比较（见上表）

大逆上气，咽喉不利，止逆下气者，麦门冬汤主之。（十）

麦门冬汤方：

麦门冬七升　半夏一升　人参三两　甘草二两　粳米三合　大枣十二枚

上六味，以水一斗二升，煮取六升，温服一升，日三夜一服。

［**校勘**］　“大逆”，徐、尤等注本，并改为“火逆”，《金鉴》亦云“大”字当

是“火”字。

［语译］ 虚火上逆，咳嗽气喘，咽喉干燥不利，用止逆下气的麦门冬汤主治。

［提要］ 论述虚火咳喘的证治。

［阐析］ 本证由津液枯燥，虚火上炎所致。津枯则阴虚，阴虚则火旺，火旺必上炎。虚火灼肺，肺失清肃则喘咳；虚火灼津，咽喉失润故见咽喉干燥不利，痰液黏稠吐之不爽。根据本证的病机和麦门冬汤的方药，本条当有口干欲得凉润，舌红少苔，脉象虚数等症。本病虽症见于肺，而其源实本于胃，胃液不足则肺津不继，故治以麦门冬汤，清养肺胃，止逆下气。

方中重用麦门冬，润肺养胃，滋阴液，清虚火，半夏降逆气，化痰浊，用量很轻，与大量清润药物配伍，其燥性得到监制。人参、甘草、大枣、粳米养胃益气，胃得养而能生津，津液生则阴液足，阴液足则虚火敛，诸证皆失。如果火逆甚的，可加竹叶、石膏，增强清热之力。

［选注］ 魏荔彤：火逆上气，侠热气冲也。咽喉不利，肺燥津干也。主之以麦门生津润燥，佐以半夏开其结聚，人参、甘草、粳米、大枣概施补益于胃土，以资肺金之功，是为肺虚有热津短者立法也，亦所以预救乎肺虚而有热之痿也。（《金匮要略方论本义》）

高学山：此条之症，是肺液欲枯，子困而取资于母，故大吸胃液以自救，其如胃中之土液亦干，不能以精汁上供，但悉索其干热之浊气以奔之，则所应者非所求，而大逆上气矣。咽喉不利者，如有燥物阻滞之状，既液干而浊气乘之之应也。（《高注金匮要略》）

［按语］ 本方证前人多谓属虚热肺痿。《肘后方》即用本方“治肺痿咳唾涎沫不止，咽喉燥而渴”。本方临床运用颇为广泛，对劳嗽不愈，胃虚呕吐，津枯噎膈，大病差后，咽燥虚喘等，凡病机属阴虚挟痰的，随证加减，均有良效。

肺痈，喘不得卧，葶苈大枣泻肺汤主之。（十一）

葶苈大枣泻肺汤方：

葶苈（熬令黄色，捣丸如弹子大）　大枣十二枚

上先以水三升，煮枣取二升，去枣，内葶苈，煮取一升，顿服。

［校勘］ 本方药量，《千金》作葶苈三两磨之，大枣二十枚。

［语译］ 患肺痈气喘不能平卧，用葶苈大枣泻肺汤主治。

［提要］ 论述肺痈实证喘甚的证治。

［阐析］ 本条首冠“肺痈”，当有“口中辟辟燥，咳即胸中隐隐痛，脉反滑数”等肺痈主证。邪热入肺，灼津为痰，痰浊壅遏，肺气壅滞，故证见喘息，卧则壅滞更甚，故不得平卧，治以葶苈大枣泻肺汤急泻肺中实邪。

方中葶苈味苦性寒，善开肺气之壅闭而止喘，恐其作用峻猛有伤正气，佐以大枣甘温安中，缓和药性，使泻不伤正。这种用法与皂荚丸用枣膏、十枣汤用大枣的意义是相同的。

［选注］ 赵以德：此治肺痈吃紧之方也，肺中生痈，不泻何待，恐日久痈脓已成，泻之无益，日久肺气已索，泻之转伤，唯血结而脓未成，当急以泻肺之法夺之，况喘不得卧，不云甚乎。（《金匮方论衍义》）

黄树曾：首冠肺痈，而主以葶苈大枣泻肺汤，则除喘不得卧外，必有咳唾脓血，胸中隐隐作痛，口干等证，脉必数实。因葶苈气味辛寒，性滑利，寓巴豆、大黄两物之性，故极速降，能大泻肺中之痰饮脓血，诚猛药也。如无上述脉证，必不用之，协大枣者，恐葶苈太峻，将肺中之津液一并泻出，故以大枣抑之，借以约束营气而存津液也。与十枣汤之用大枣，皂荚丸之饮以枣膏同义。（《金匮要略释义》）

［按语］ 葶苈大枣泻肺汤为泻肺峻剂，一般多用于肺痈初期，表证已解，酿脓脓未成时，或脓已成而病机属痰壅气闭，形气俱实者。如脓成转虚，本方即当禁用。另外，本方除治肺痈，还可用于治支饮不得息。凡证见咳嗽喘息不得卧，胸胁胀满，痰涎壅塞，形气俱实，不论肺痈或支饮，皆可使用。

咳而胸满，振寒脉数，咽干不渴，时出濁唾腥臭①，久久吐脓如米粥者，为肺痈，桔梗汤主之。（十二）

桔梗汤方：亦治血痹。

桔梗一两　甘草二两

上二味，以水三升，煮取一升，分温再服，则吐脓血也。

注释 ① 浊唾腥臭：谓吐出脓痰有腥臭气味。

［语译］ 咳嗽胸满，寒战脉数，咽喉干燥但口中不渴，不时吐出腥臭浊痰，较长时间吐出形如米粥的脓血痰，这就是肺痈，用桔梗汤主治。

［提要］ 论述肺痈成脓的证治。

［阐析］ 本条与前第二条内容相呼应。前者从病机着手，分析肺痈发生发展变化的过程；本条重申其证，并补充成脓溃脓期的治疗。

风热毒邪舍肺，肺气不利，故咳而胸满；邪热内盛则脉数；热入营血，邪正相争于里，卫阳不宣达于表，则振寒；热伤津液则咽干，热灼营血则不渴；邪热蕴郁成毒，气血腐败，痈脓已成，证见“时出浊唾腥臭，久久吐脓如米粥”。条文“久久”二字，一示本期病程较长，缠绵不愈；二示病势可能逐渐转虚。治疗用桔梗汤。

桔梗汤由开提肺气并排脓的桔梗和解毒扶正的甘草两味药组成，全方清热解毒，祛痰排脓，属甘缓轻剂。方后注：“分温再服，则吐脓血。”服药后吐出脓血，腐去新生，这是有效之征。同时也提示两点：① 桔梗汤有排脓的作用。② 化脓性病变应注意排脓。此处的“吐”字，指吐出脓血，前第二条“吐之则死”的“吐”字，指使用吐法，二者意义完全不同，当注意区别。

［选注］ 吴谦：咳而胸满，振寒脉数，咽干不渴，时出浊唾腥臭，久久吐脓如米粥者，此为肺痈证也。肺痈尚未成脓，实邪也，故以葶苈之剂泻之；今已溃后，虚邪也，故以桔梗之苦，甘草之甘，解肺毒排痈脓也。此治已成肺痈、轻而不死者之法也。（《医宗金鉴》）

周扬俊：肺痈由热结而成，其浊唾腥臭，因热瘀而致。故咳而胸满，是肺不利也。振寒，阳郁于里也。咽干不渴，阻滞津液也。彼邪热搏聚困结难散之势，用桔梗开之，以散其毒，甘草解之，以消其毒，庶几可图，无使滋蔓。即至久久吐脓之时，亦可以仍用此汤者，一以桔梗可开之使下行，亦可托之俾吐出；一以甘草可以长血肉，更是益金母也。（《金匮玉函经二注》）

［按语］ 从本条“久久吐脓如米粥”可知，肺痈成脓期病程较表证期和酿脓期要长。痈脓溃后，邪正相争趋于平缓，症状表现也不如前二期剧烈，病势逐渐转虚。因此，溃脓期用药应当从缓从轻，尤其是不可妄用攻泄之剂，以免引起他变。

“振寒脉数”这一对寒热性质截然相反的脉证，是肺痈特有的症状之一，也是判断病势的主要依据。肺痈表证期的恶寒、酿脓期、溃脓期的振寒，都与“热伤血脉”的病机有关。故治以解毒排脓，而非解表散寒。

另，《外台》就本方加地黄、当归、白术、败酱草、桑白皮、薏苡仁，亦名桔梗汤，治肺痈成脓后，经久不愈，气血衰弱者，可以取法。临床经验，若兼用清肺化痰的《千金》苇茎汤，则疗效更好。

咳而上气，此为肺胀，其人喘，目如脱状[①]，脉浮大者，越婢加半夏汤主之。（十三）

越婢加半夏汤方：

麻黄六两　石膏半斤　生姜三两　大枣十五枚　甘草二两　半夏半升

上六味，以水六升，先煮麻黄，去上沫，内诸药，煮取三升，分温三服。

注释　① 目如脱状：是形容两目胀突，有如脱出之状。

［语译］　咳嗽气逆，为肺胀病，病人气喘、两目外突，好像要脱出的样子，脉象浮大有力的，用越婢加半夏汤主治。

［提要］　论述饮热郁肺的咳喘证治。

［阐析］　本条为内素有停饮，又复加外感，内外合邪致肺气胀满而为病。由于外感风热之邪，入里化热，水饮内作与热相合，饮热交阻，壅塞肺气，致肺气胀满，逆而不降，证见咳嗽、喘急，肺气壅塞胀满很甚，内不得降，外不得泄，壅逆于上致目如脱状。脉浮大，进一步说明本证的病机：饮热交阻，肺气胀满。脉浮，主病在表，邪在上；脉大，主有热，邪气实。饮热盛于上，故脉象浮大。本条病势较急，急予越婢加半夏汤治疗。

越婢加半夏汤宣肺泄热，降逆平喘。方中麻黄宣降肺气以平喘，石膏辛散郁热，半夏降逆化饮除痰，生姜既助麻黄宣散，又助半夏降逆。甘草、大枣安中以调和诸药。

［选注］　黄元御：咳而上气，此为肺气胀满，其人喘阻，肺气上冲，目如脱状，脉浮大者，是表邪外束而里气上逆也。越婢加半夏汤，姜、甘、大枣培土而和中，石膏、麻黄清金而发表，半夏降逆而下冲也。（《金匮悬解》）

尤怡：外邪内饮，塞填肺中，为胀、为喘、为咳而上气，越婢汤散邪之力多，而蠲饮之力少，故以半夏辅其未逮。不用小青龙者，以脉浮且大，病属阳热，故利辛寒，不利辛热也。目如脱状者，目睛胀突，如欲脱落之状，壅气使然也。（《金匮要略心典》）

［按语］　本条当与前第三条咳喘脉浮大相区别。本条是饮热交阻，

气壅痰升，脉必浮大有力，或兼滑象；前条为虚阳上脱，肺、脾、肾俱败，脉必浮大无根。二者病性一虚一实，绝然不同，临证时当注意鉴别。

肺胀，咳而上气，烦躁而喘，脉浮者，心下有水，小青龙加石膏汤主之。（十四）

小青龙加石膏汤方：《千金》证治同，外更加胁下痛引缺盆。

麻黄　芍药　桂枝　细辛　甘草　干姜各三两　五味子　半夏各半升　石膏二两

上九味，以水一斗，先煮麻黄，去上沫，内诸药，煮取三升，强人服一升，羸者减之，日三服，小儿服四合。

［语译］ 肺胀病，咳嗽气逆，烦躁而喘，脉象见浮的，是心下有水饮，用小青龙加石膏汤主治。

［提要］ 论述寒饮挟热的咳喘证治。

［阐析］ 本条为心下素有水饮宿疾，由于外感风寒而诱发。风寒束表，脉见浮，心下水饮上渍于肺，肺失宣降，证见咳嗽，气喘，饮邪郁久化热故烦躁。可知，“心下有水”是本条病变的重点，也是理解本证病机的关键。它是引起咳喘、烦躁的直接原因。故文中特别点出“心下有水”，以示强调。

小青龙加石膏汤是解表化饮、降逆平喘、清热除烦之剂。方中麻黄、桂枝解表散寒，宣肺平喘；芍药、桂枝调和营卫；细辛、干姜温肺化饮；半夏降逆化痰，五味子收敛，防肺气耗散太过；石膏清散郁热以除烦，与麻黄相伍，尚可发越水气；甘草调和诸药。

［选注］ 尤怡：此亦外邪内饮相搏之证，而兼烦躁则挟有热邪，麻桂药中必用石膏，如大青龙之例也。又此条见证与上条颇同，而心下寒饮，则非温药不能开而去之，故不用越婢加半夏而用小青龙加石膏，温寒并进，水热俱蠲，于法尤为密矣。（《金匮要略心典》）

黄树曾：此证与前异者，有烦躁，无目如脱状，脉但浮不大也，与《伤寒论》小青龙汤证异者，亦以有烦躁也，此证之喘乃热盛于中，气被逼于上，故宜化其在中之热，俾气得下而喘平，此证脉不大，知水在心下（原注，即胃）而不在上，又当温胃，故不用越婢加半夏汤，而用有温胃之干姜、细辛、五味子、半夏之小青龙加石膏也。（《金匮要略释义》）

［按语］ 肺胀病的形成，多因长期慢性咳嗽损伤了肺气，肺气伤则宣

降不利,饮停气滞,饮气交阻壅遏于肺,郁结不得发越,致肺气壅滞,膨膨胀满,外不得合皮毛以固护肌表,故常易反复感受外邪;内不得宣发肃降以通调水道,故加重了水饮内停,二者互为因果,相互影响。总之,肺胀在慢性发展过程中,常因复感外邪而使病情增剧。由于体质和所感病邪性质的不同,肺胀发时有寒热之别。本条所论是由内饮外寒,饮甚于热,故治疗上用麻黄配桂枝宣散表寒,配细辛、干姜散发水气,佐少量石膏清散郁热。前条所论是饮热互结,热甚于饮,故治疗上重用石膏清热,配麻黄以发越水气。

附 方

《外台》炙甘草汤,治肺痿涎唾多,心中温温液液者。方见虚劳中。

[校勘] 本方出《外台》第十七卷肺痿门,引仲景《伤寒论》,次于甘草干姜汤之后。其方桂枝作桂心二两,大麻子仁半升,阿胶三两炙,大枣四十枚。余同《伤寒》。

注释 ① 温温液液:即泛泛欲吐之意。

[提要] 本条论述虚热肺痿的证治。

[阐析] 虚热肺痿,病属肺气阴两伤。肺气伤则津液不布,停滞而聚生涎沫;肺阴虚则内生虚热,涎沫与虚热为患,故证见涎唾多,心中泛泛欲吐。

炙甘草汤即桂枝汤去芍药加人参、地黄、阿胶、麻仁、麦冬而成。功以生津润燥为主,兼以益气养阴,故可治虚热肺痿。方中桂枝虽属热药,但不嫌其燥,在大队滋润药中稍佐辛温之品,取其阳生阴长之意。

[选注] 汪绂:肺痿者,肺虚气惫而肺叶枯萎,此乃清燥之甚如秋树之枯叶,非由火热,与肺痈大不相同。纵有热而咳血者,亦属燥淫所郁之阴火,非实火也。故仲景治肺痿用此汤及甘草干姜汤,肺枯反多唾者,肺燥之甚,不能复受津液,则胃气之上蒸者,皆化痰涎而已,痰涎积于膻中,津液不复流布,故心中温温液液。(《金匮要略集解》)

《千金》甘草汤。

甘草

上一味,以水三升,煮减半,分温三服。

［校勘］ 原缺主疗及药量，徐镕据《千金方》补入。《千金》肺痿门，主疗与《外台》炙甘草汤同，唯"唾多"下有"出血"二字，甘草用二两。《外台》同，《千金翼》名温液汤，用三两。

［提要］ 论述虚热肺痿轻证的治疗。

［阐析］ 此方原出于《肘后》，药虽甘草一味，但能清热、解毒、止咳、止渴、下气、祛痰，并能滋养，与肺痿治疗原则相合。可用于治疗肺痿的轻证。

［选注］ 徐彬：肺痿之热由于虚，则不可直攻，故以生甘草之甘寒频频呷之，热自渐化也。(《金匮要略论注》)

《千金》生姜甘草汤：治肺痿，咳唾涎沫不止，咽燥而渴。

生姜五两　人参三两　甘草四两　大枣十五枚

上四味，以水七升，煮取三升，分温三服。

［校勘］ 《千金》肺痿门，大枣作十二枚，《外台》引《集验》主疗下注云："一云不渴"，甘草二两炙，大枣十二枚，余并同，方后注云："仲景《伤寒论》、《备急》、范汪《千金》、《经心录》同。"可见此方原系仲景之方。

［提要］ 论述虚寒肺痿的证治。

［阐析］ 虚寒肺痿得之于"肺中冷"。由于肺气虚寒，既不能敷布津液，又不能摄纳津液，故致咳唾涎沫不止，咽喉干燥，但不口渴引饮。治以生姜甘草汤温复肺气，培土生金。方中人参、甘草、大枣补脾益气，化生津液，生姜温化寒饮。

［选注］ 丹波元坚：按此方以治肺冷而萎，犹是甘草干姜汤之变方。(《金匮要略述义》)

沈明宗：即炙甘草汤之变方也。甘草、人参、大枣，扶脾胃而生津液，以生姜辛润宣行滞气，俾胃中津液，溉灌于肺，则泽槁回枯，不致肺热叶焦，为治肺痿之良法也。(《金匮要略编注》)

《千金》桂枝去芍药加皂荚汤：治肺痿吐涎沫。

桂枝三两　生姜三两　甘草二两　大枣十枚　皂荚一枚(去皮子，炙焦)

上五味，以水七升，微微火煮取三升，分温三服。

[提要] 论虚寒肺痿气不布津的证治。

[阐析] 本方药性偏温,适宜于虚寒肺痿。由于胸阳不布,肺气虚寒,既不能布津,又不能摄津,津液聚而为涎沫,故令吐涎沫不止。本方用桂枝、甘草辛甘化阳,振奋阳气;生姜温肺化饮,大枣补脾,以上三药治本。加皂荚峻祛痰涎治标。

有医家认为本方作用较峻猛,只宜施于实证。肺痿病性属虚,治疗忌攻伐。当从《千金衍义》作"肺痈"为是。此种说法,有一定的参考价值。

[选注] 沈明宗:用桂枝汤,嫌芍药之酸收,故去之,加皂荚利涎通窍,不令涎沫壅遏肺气而致喘痿,桂枝和调荣卫,俾荣卫宣行,则肺气振而涎沫止矣。(《金匮要略编注》)

徐彬:此治肺痿中之壅闭者,故加皂荚以行桂甘姜枣之势。此方必兼上气不得眠者宜之。(《金匮要略论注》)

《外台》桔梗白散:治咳而胸满,振寒脉数,咽干不渴,时出浊唾腥臭,久久吐脓如米粥者,为肺痈。

桔梗　贝母各三分　巴豆一分(去皮,熬,研如脂)

上三味,为散,强人饮服半钱匕,羸者减之。病在膈上者吐脓血,膈下者泻出,若下多不止,饮冷水一杯则定。

[提要] 论述肺痈成脓的证治。

[阐析] 本条主治证候与前十二条相同。一证出示两方。病势较轻的,用桔梗汤开肺排脓,已能取效。若病势较重,且又形体壮实的,则宜用本方。方中桔梗开肺气,祛痰排脓;贝母清热化痰;巴豆峻猛通下,泻肺排脓。全方药性峻猛,治肺痈有捷效。但须注意,非正气实者,不可轻用。

《千金》苇茎汤:治咳有微热,烦满、胸中甲错,是为肺痈。

苇茎二升　薏苡仁半升　桃仁五十枚　瓜瓣半升

上四味,以水一斗,先煮苇茎,得五升,去滓,内诸药,煮取二升,服一升,再服,当吐如脓。

[校勘] 《外台》肺痈门,引《古今录验》疗肺痈苇茎汤,作"剉苇一升",方后注:"仲景《伤寒论》云:苇叶切二升,《千金》范汪同;"可见这也是仲景原方。

［语译］ 《千金》苇茎汤，治肺痈咳嗽，微微发热，烦躁、满闷，胸中皮肤粗糙如鳞甲。

［提要］ 论述肺痈成脓的证治。

［阐析］ 肺痈痰热阻肺，证见咳嗽，微热，胸中满闷；瘀血内结，肌肤失养，令胸中皮肤粗糙如鳞甲。治以苇茎汤清肺化痰，活血排脓。方中苇茎，清肺降火，是治肺痈的要药。冬瓜仁祛痰排脓，薏苡仁清热渗湿，桃仁活血化瘀，是治肺痈常用而有效的方剂。

［选注］ 尤怡：此方具下热、散结、通瘀之力，而重不伤峻，缓不伤懈，可以补桔梗汤、桔梗白散二方之偏，亦良法也。（《金匮要略心典》）

魏荔彤：肺痈欲成未成之际，图治当早者也。苇小芦大，一物也。苇茎，与芦根同性，清热利水，解渴除烦；佐以薏苡仁，下气宽中；桃仁润肺滑肠；瓜瓣亦润燥清热之品。再服，当吐如脓，可见为痈虽结而脓未成，所以可治也，较之葶苈大枣汤，皂荚丸，皆得预治之法，仲景所谓始萌可救者。（《金匮要略方论本义》）

［按语］ 本方治疗肺痈，不论肺痈痈脓已成或未成，均可随证加减运用，可谓治肺痈之主方。肺痈将成，宜加鱼腥草、蒲公英、紫花地丁、银花、连翘等，增强其清热解毒之力；若脓已成，可加桔梗、甘草、贝母等以增强其化痰排脓的作用。

> 肺痈胸满胀，一身面目浮肿，鼻塞清涕出，不闻香臭酸辛，咳逆上气，喘鸣迫塞，葶苈大枣泻肺汤主之。方见上，三日一剂，可至三四剂，此先服小青龙汤一剂乃进。小青龙汤方见咳嗽门中。（十五）

［语译］ 肺痈病，胸中满胀，一身面目浮肿，鼻塞流清涕，闻不出香、臭、酸、辛等气味，咳嗽喘逆，喉中痰鸣，用葶苈大枣泻肺汤主治。

［提要］ 进一步论述葶苈大枣泻肺汤的临床症状及运用。

［阐析］ 本条对葶苈大枣泻肺汤的临床应用作了进一步讨论。肺气壅塞，气机不利，故胸满而胀；气滞痰壅，肺宣降失常，通调失职，水气泛溢，故见一身面目浮肿。肺窍不利故鼻塞。肺气失和则鼻窍不用，故不闻香臭酸辛。痰涎壅滞，肃降失常，则喘逆气急，喉中痰鸣。病属邪实气闭，故用葶苈大枣泻肺汤开泄肺气。

［选注］ 尤怡：此方原治肺痈喘不得卧，此兼面目浮肿，鼻塞清涕，则

肺有表邪宜散，故先服小青龙汤一剂乃进。

又按，肺痈诸方，其于治效，各有专长，如葶苈大枣，用治痈之始萌而未成者，所谓乘其未集而击之也；其苇茎汤，则因其乱而逐之者耳。（《金匮要略心典》）

陆渊雷：本篇泻肺汤证二条，皆冠以肺痈二字，然其证无脓血腥臭，其方不用排脓，而用逐水，可知其病非肺脓肿肺坏疽，乃肺炎支气管炎之由于水毒结聚者耳。是以经文不当云肺痈，当云肺胀。乃注家拘牵经文肺痈字，以未成脓说，抑思痰饮咳嗽篇以此汤治支饮，正是葶苈逐水之功，于未成脓之肺痈何与哉。胸满胀，咳逆上气，喘鸣迫塞，皆肺炎支气管炎症候。身面浮肿，乃肺循环郁滞，引起郁血性水肿也。鼻塞清涕出，不闻香臭，则是并发鼻黏膜炎也。凡咳嗽气喘而兼鼻黏膜炎者，必有外感。外感则当发表，故先服小青龙，后乃攻其水毒也。（《金匮要略今释》）

［**按语**］　本方虽冠以肺痈二字，但所载症状，与肺痈相去甚远，故历代医家多有异议。《素问・大奇论篇》载："肺之雍（同"壅"，《甲乙经》、《太素》均作"痈"），喘而两胠满。"从所叙症状来看，此处之"雍"当是壅塞，而非痈疡。故有医家认为，本条所称之肺痈，当是壅塞之壅为妥。因为本方没有载明肺痈的症状，其治法也与肺痈病不相符合。本证是痰饮内停，壅塞于肺，致咳逆上气，喘鸣迫塞；再加外感风寒，表气不宣，风遏水阻，故见鼻塞清涕，一身面目浮肿。治疗先服小青龙汤一剂，解其表证，再进葶苈大枣泻肺汤下其水饮。此理、法、方、药完全一致。这种说法，很有参考价值。

结　语

本篇论述了肺痿、肺痈和咳嗽上气三病，并对其理、法、方、药作了较完整的论述。

肺痿是肺气痿弱不振和肺叶痿弱不用所致的一种肺部疾患。病有虚寒和虚热之分。虚热肺痿得之于重亡津液，虚热灼肺，气阴两伤，以咳嗽，多浊唾涎沫，脉虚数为主证，治以养阴润肺的麦门冬汤。虚寒肺痿则因上焦阳虚，肺中虚冷所致，以吐涎沫、不咳、不渴、遗尿、小便数、头眩为主证，治以温复肺气的甘草干姜汤。附方《千金》生姜甘草汤亦可参合使用。

肺痈是因热毒聚肺，血肉腐败，蓄结痈脓所致。病变一般分为三期，表证期出现发热恶寒，咳嗽脉浮，与风热外感症状相似，可用银翘散类方治疗，但须增加一些清热解毒药的分量。酿脓期以振寒脉数、胸痛、咳唾浊沫为主证。治宜清热解毒，泻肺消痈。方用《千金》苇茎汤加味。如邪实气闭，出现喘不得卧时，可用葶苈大枣泻肺汤泻其邪实，平其喘逆。溃脓期以浊唾腥臭，咳吐脓血，形如米粥为主证，治宜排脓解毒，方用桔梗汤。《外台》桔梗白散收效较捷，但须证重而形体壮实，正气不虚时方可选用。《千金》苇茎汤清肺化痰，活血排脓，是治肺痈的主方。脓未成或已成均可加减运用，且疗效显著。如吐脓后转为虚证，可于桔梗汤中酌加补益之品。

咳嗽上气病，包括了多种咳喘疾病在内。其病多因内有停痰伏饮，外感风寒而触发。具体治疗，病属寒饮郁肺，证见咳嗽喘逆，喉中水鸡声，治以散寒宣肺、降逆化痰的射干麻黄汤。病属浊痰壅肺，证见喘咳气逆，吐大量浊痰，但坐不得眠，证有痰壅气闭之势，治用除痰最猛的皂荚丸，宣壅导滞，利窍涤痰。病属饮邪上迫，证见咳嗽上气，胸满脉浮，治用厚朴麻黄汤散饮降逆，泄满平喘。病属水饮内结，证见咳喘脉沉，治用泽漆汤逐水通阳，止咳平喘。

本篇在咳嗽上气病中提出了肺胀的概念，并对其理法方药作了论述。肺胀以反复发作，缠绵难愈，冬春增剧为特点。治疗时，如病属饮热郁肺，证见喘咳气逆，目如脱状，脉浮大者，治以宣肺泄热、降逆平喘的越婢加半夏汤。如病属寒饮挟郁热，证见咳喘气逆、烦躁、脉浮者，治以解表化饮、清热除烦的小青龙加石膏汤。

咳嗽上气病举方六首，其中有四首方剂用了麻黄，可见麻黄是治疗咳嗽上气病的主药。麻黄通过不同的配伍，可达到不同的治疗目的。如麻黄与桂枝相伍，功用在于发汗解表；麻黄与石膏相伍，功用在于辛散郁热、发越水气；麻黄与射干相伍，功在开痰结、散寒饮；麻黄与厚朴、杏仁相伍，功在宣肺平喘泄满。

（曲丽芳）

奔豚气病脉证治第八

本篇论述奔豚气病的病因病机、症状和治法。因该病症状特殊，易于鉴别，故独立成篇。篇中虽提及吐脓、惊怖、火邪三种病，但均散布在有关的篇章中，此处不再论述。

奔豚气病是以“气从少腹上冲咽喉，发作欲死，复还止”为特点的发作性疾病。发病原因比较复杂，多由情志刺激导致气机失调、郁滞，甚至逆乱而发为奔豚；或因脾肾阳虚，素体虚寒，由于外感寒邪或发汗太过损伤阳气，阳虚阴盛，阴寒之气上逆而发为奔豚。

奔豚气病是根据该病的症状和病机特点而命名的。奔，同贲，意为奔跑、奔驰；豚，同豕，意为小猪。“奔豚”即奔跑的小猪。以此命名形象地概括了本病突然发作、反复无常的特点。“气”指明了本证是气受病，病机特点是气机逆乱上冲。故《巢氏病源》将本病载于《气病篇》。

历代医著中，与本病病名和症状相似的记载有：①《灵枢·邪气脏腑病形》篇谓：“肾脉微急，为沉厥奔豚，足不收，不得前后。”②《素问·骨空论篇》：“冲脉为病，逆气里急，此病从少腹上冲而痛，不得前后为冲疝。”③《难经·五十六难》：“肾之积，名曰奔豚，发于少腹，上至心下，若豚状，或上或下无时，久不已，令人喘逆，骨痿少气。”以上所论三病，与本篇的奔豚气病或名同或症似，但病不相同。《灵枢》所论为沉厥奔豚，病机以肾气厥逆为主，症见足不收，二便不通。与本篇的奔豚气病病机、症状完全不同。《素问》所论为冲疝，后世有称作“奔豚疝气”的，此病虽病机是以气上冲为主，但症兼大小便不通，而且病名为冲疝，可见其与奔豚气病症相似而名相异。《难经》论述的是肾积奔豚，病为少腹部素有包块，此属积聚病范畴，而奔豚气病是气受病，气聚为瘕，气散无形，二者相去甚远。以上三病，与奔豚气病虽病不同，但症状上有相似之处，临证当注意鉴别。张仲景为将本篇所论奔豚气病与上述三病区别开来，特在“奔豚”二字后面加一“气”字，以示鉴别。

师曰：病有奔豚，有吐脓，有惊怖，有火邪，此四部病，皆从惊发得之。师曰：奔豚病，从少腹起，上冲咽喉，发作欲死，复还止，皆从惊恐得之。（一）

［语译］ 老师说：奔豚、吐脓、惊怖、火邪四种病，都因惊恐而诱发。老师说：奔豚病发作时，自觉有气从少腹部开始，向上冲到咽喉，令人有频死的感觉；但发作过后，气复还，又像没病时一样。这种病得之于惊恐等情志刺激。

［提要］ 本条论述奔豚气病的病因和症状。

［阐析］ 本条第一段指出了奔豚气病的致病原因，并列举了因惊而发的奔豚、吐脓、惊怖、火邪四种病。吐脓病，尤怡认为：“吐脓有咳与呕之别，其从惊得之旨未详。”（《金匮要略心典》）从惊得吐脓，机制有待进一步研究。惊怖，即因惊而恐怖。再详分，惊，乃自己不知发于突然；恐，是自己已知发于畏惧。惊怖病，指突然的精神刺激，导致气机逆乱而发生的一种病。火邪，一般多作为致病因素理解。如《伤寒论·太阳篇》有多条论火邪致病。是火邪引起惊恐，而不是惊恐导致火邪病。

历代注家对第一段有两种看法：一种认为有脱简。如《医宗金鉴》说：“篇中只有奔豚一证，而吐脓、惊怖、火邪皆简脱，必有缺文。”另一种认为是借宾定主法。如黄树曾说：“此章论奔豚病证治而言及吐脓、惊怖、火邪者，以吐脓、惊怖、火邪，皆从惊发得之，奔豚亦然，病因相同，故书于首，并借宾以定主。”（《金匮要略释义》）此说可供参考。

第二段论述奔豚气病发作时的主要症状。奔豚气病发作时，病人自觉有气从少腹开始，上冲至咽喉，痛苦异常，有濒死的感觉。发作过后，冲气复还，诸证皆除，如同常人。其发病机制，虽然条文指出：“从惊恐得之”，但发病与肝肾有关，其气上冲，与冲脉有关。冲脉起于下焦，上循咽喉。如心肾不足，下焦寒气随冲气上逆，可以发为奔豚；或惊恐恼怒等情志刺激，致肝气郁结而循冲脉上逆，同样可以发生奔豚。总之，奔豚气病与情志有关，其他因素也可导致本病。

［选注］ 尤怡：前云惊发，此兼言恐者，肾伤于恐，而奔豚为肾病也。豘，水畜也。肾，水藏也。肾气内动，上冲咽喉，如豕之奔，故名奔豚。亦有从肝病得者，以肾肝同处下焦而其气并善上逆也。（《金匮要略心典》）

魏荔彤：奔豚气病者，气病也……心藏神，肾藏志，恐伤肾则志亦伤焉。于是心下则气下，气下则结聚于下而奔豚伏于少腹矣。奔豚者伏气之似奔豚，非实有所谓奔豚也。初伏不觉也，伏久必飞，原为心气，上行是其本性，岂肯郁郁久居于下乎。（《金匮要略方论本义》）

奔豚气上冲胸，腹痛，往来寒热，奔豚汤主之。（二）

奔豚汤方：

甘草　芎䓖　当归各二两　半夏四两　黄芩二两　生葛五两　芍药二两　生姜四两　甘李根白皮一升

上九味，以水二斗，煮取五升，温服一升，日三夜一服。

［语译］ 奔豚气病发作时，气从少腹上冲胸，腹部疼痛，往来寒热，用奔豚汤主治。

［提要］ 论述奔豚发于肝的证治。

［阐析］ 本证由情志刺激致肝气郁结化热，随冲气上逆而发。脘腹部是脾胃所居之处，肝郁气滞，肝木侮土致脘腹疼痛。肝与胆互为表里，其气相通，肝受邪累及少阳，少阳之气不和，症见往来寒热。此证是肝郁奔豚的必见症状。奔豚气病属内伤疾病，其往来寒热一证仅随病发而作止，与伤寒少阳病之寒热往来不同，当注意鉴别。

针对本证肝郁化热、气逆上冲的病机，治以疏肝清热、降逆平冲的奔豚汤。方中甘李根白皮即李子树根的白皮，味苦性寒，功专降奔豚逆气，方中用作主药。当归、川芎、芍药养血柔肝，行血止痛；当归、白芍配川芎补中寓有行散，使血气运行而无滞；半夏、生姜降浊止逆；黄芩清肝胆之热；黄芩与半夏、生姜同用寓有泻心汤之意，可调寒热，散痞结，降冲逆；葛根生津清热；甘草缓急止痛，与白芍同用其力更强。唯全方药性偏寒，适用于热性奔豚气病。

［选注］ 尤怡：此奔豚气之发于肝邪者。往来寒热，肝脏有邪气而通于少阳也；肝欲散，以姜、夏、生葛散之；肝苦急，以甘草缓之，芎、归、芍药理其血，黄芩、李根下其气，桂、苓为奔豚主药而不用者，病不由肾发也。

(《金匮要略心典》)

黄树曾:此证为肝火上逆之奔豚。腹藏肝,肝气逆故腹痛,往来寒热是少阳病,足少阳胆与肝为表里,肝有邪其气通于少阳,故有往来寒热之证。(《金匮要略释义》)

发汗后,烧针令其汗,针处被寒,核起而赤者,必发奔豚,气从少腹上至心,灸其核上各一壮,与桂枝加桂汤主之。(三)

桂枝加桂汤方:

桂枝五两　芍药三两　甘草二两(炙)　生姜三两　大枣十二枚

上五味,以水七升,微火煮取三升,去滓,温服一升。

[语译] 使用汗法以后(病仍不解),又用烧针再发其汗,导致寒邪从烧针处侵入,引起针刺处周围红肿像果核,必然会发奔豚,气从少腹部上冲至心胸部,治疗时在红肿的针刺处灸一壮,再用桂枝加桂汤内服。

[提要] 论述因误治而发奔豚气的证治。

[阐析] 本证首次发汗,外邪不解,又用温针再逼汗出,重发其汗,必致阴液外泄而阳气受损。表阳虚不能卫外,复感寒邪;邪因虚而滞于针处,导致局部血行瘀滞,形成硬结,色红,状如果核。里阳虚不能下制阴寒,阴寒之气上逆凌心,故病人自觉有气从少腹上冲至心下。本证发病与心肾两经有关,病机特点为外寒引动内寒,寒气引动冲气。治疗外用灸法,温散其局部寒邪以通血脉;内服桂枝加桂汤,助阳气、止冲逆以制奔豚。

桂枝汤外调和营卫,内调脏腑气血;既能温通血脉,又可温阳助气化;加桂更增其辛温助阳、通脉止冲逆的作用。

[选注] 黄元御:此段见《伤寒》太阳伤寒,烧针发汗,汗后阳虚脾陷,木气不舒,一被外寒闭其针孔,风木郁动,必发奔豚,若气从少腹上冲心胸,便是奔豚发矣。宜灸其核上各一壮,以散外邪之寒,即桂枝加桂汤疏风木而降奔豚也。(《金匮悬解》)

尤怡:此肾气乘外寒而动发为奔豚者。发汗后烧针复汗,阳气重伤,于是外寒从针孔而入通于肾,肾气乘外寒而上冲于心,故须灸其核上,以杜再入之邪,而以桂枝汤外解寒邪,加桂内泄肾气也。(《金匮要略心典》)

[按语] 关于本方加桂有两种不同的看法，一种观点主张加桂枝。认为桂枝可以振奋心阳，外固卫气，内平冲逆；另一种观点主张加肉桂。认为肉桂可以补命火，散下焦沉寒，临床运用时，应根据病机、症状来取用。如重在平肾邪则宜加肉桂，如重在解太阳之邪则宜加桂枝。

发汗后，脐下悸者，欲作奔豚，茯苓桂枝甘草大枣汤主之。（四）

茯苓桂枝甘草大枣汤方：

茯苓半斤　甘草二两（炙）　大枣十五枚　桂枝四两

上四味，以甘澜水一斗，先煮茯苓，减二升，内诸药，煮取三升，去滓，温服一升，日三服。甘澜水法：取水二斗，置大盆内，以杓扬之，水上有珠子五六千颗相逐，取用之。

[语译] 使用汗法后，脐下出现跳动，这是奔豚将要发生之兆。用茯苓桂枝甘草大枣汤主治。

[提要] 论述水饮欲作奔豚的证治。

[阐析] 本证病人下焦素有水饮内停，气化不利，加之发汗不当，致心阳受损；心阳虚不足以下制肾水，下焦水寒之气乘虚而动，故病人自觉脐下筑筑而动，有欲作奔豚之势。治以茯苓桂枝甘草大枣汤通阳降逆、培土制水以防冲逆。

方中茯苓、桂枝温阳化气行水，降冲止逆；甘草、大枣培土制水，制其上冲逆气。甘澜水动则其性属阳，扬则其势下走，以此煎药可助平冲降逆之力，防奔豚气发于未然。

[选注] 程林：汗后脐下悸者，阳气虚，而肾邪上逆也，脐下为肾气发源之地，茯苓以伐肾邪，桂枝行阳以散逆气，甘草、大枣甘温助脾土以制肾水，并用甘澜水者，扬之无力，全无水性，取其不助肾邪也。（《金匮要略直解》）

吴谦：发汗后，心下悸者，心阳虚，本经自病也。脐下悸者，肾邪乘虚上干心病也。奔豚者，脐下气动而上冲也。欲作奔豚者，有似奔豚之状而将作未作也。茯苓桂枝甘草大枣汤，所以补火土而伐水邪也。上条发明外感寒邪，能病奔豚，此条更申明内有水气，亦能病奔豚也。（《医宗金鉴》）

［按语］　以上两条，虽均由误汗所致之变证，但二者在病人体质上以及病机上主要区别在于：本条病人下焦素有水饮内停，汗后伤阳，阳不制阴，水饮内动，所以重用茯苓以制水；上条病人素体阳虚，汗后重伤其阳复又感寒。阳虚阴乘，所以不用茯苓而重用桂枝以温阳散寒。由此可见，疾病的发生与转归与病人体质密切相关。同时，上条是奔豚已发，本条是欲作奔豚，二者病情上亦有微甚的不同。

结　　语

本篇专论奔豚气病，虽只四条，但对其病因、症状和治法的论述却比较完整。

本病以发作时自觉有气从少腹上冲心胸甚至上冲咽喉为辨证依据，或兼有腹痛，往来寒热，脐下悸等症状。病发作时，痛苦异常，令人有频死的感觉；发作过后，冲气得止，诸证皆平，复如常人。其发病原因，不外乎精神刺激引起气机逆乱，或阴寒之气，或水饮之邪挟冲气上逆而为病。在病机归纳上，与肝、肾以及冲脉有关。

治疗方法，如为肝郁化热、气逆上冲而发病的，则用奔豚汤养血疏肝，降逆平冲；如因外寒引动内寒，寒气引动冲气而发病的，则用桂枝加桂汤助阳驱寒，以降冲逆；如因误汗损伤心阳，水饮有上冲之势的，则用茯苓桂枝甘草大枣汤培土制水，以防冲逆。

（曲丽芳）

胸痹心痛短气病脉证治第九

本篇主要论述胸痹与心痛的病因、病机和证治，并附带叙述胸痹心痛中常伴见的短气症状。

胸痹病名，《灵枢·本脏》篇早有记载："肺大则多饮，善病胸痹。"它既是一个病名，又是病位和病机的概括。凡因胸阳不振，阴寒邪气上干阳位，痹阻清阳，致胸阳痞塞不通，不通则痛，故见胸部痞闷胀满或胸膺部疼痛为主证者，称为胸痹。临床中的痹证，多为风寒湿邪痹阻皮肤、肌肉、关节，病在气分；而血痹病则为外风内入血脉，致局部肢体麻痹不仁。虽同称"痹"，但病位、病机有别，应予区分。

心痛病名，亦沿于《内经》，如《灵枢·五邪》篇载："邪在心，则病心痛"，而《灵枢·邪客》又云："诸邪之在于心者，皆在于心之包络。"《灵枢·厥病》有真心痛和厥心痛的记载，两者虽皆名为心痛，但所指部位不同："真心痛，手足清（清，凉也）至节，心痛甚，旦发夕死，夕发旦死。"此指心前区疼痛，为心的本脏自病；而厥心痛有肾、胃、脾、肝、肺等心痛之别，其证不一。《难经·六十难》："其五脏气相干，名厥心痛。"杨玄操注曰："诸经络皆属心，若一经有病，其脉逆行，逆则乘心，乘心则心痛，故曰厥心痛，是五脏气冲逆致痛，非心家自痛也。"后世《丹溪心法》曾谓"心痛，即胃脘痛"。《金匮》本篇所论心痛的病位，既包括了心前区、胸骨后，也波及到胃脘上腹部或左侧背部，属广义的心痛。凡胸阳大虚，阴寒内盛，邪气攻心者，可致真心痛；外寒由口鼻而入，内外寒邪干及胃脘者，可致心胃痛。而阴乘阳位，本虚标实（"阳微阴弦"）则为心痛总的病机。至于《千金要方·心腹痛门》有虫、注、风、悸、食、饮、冷、热去来等九种心痛，本篇所述心痛，从病因上看，仅属冷心痛和饮心痛两种。

短气病证，《素问·风论篇》载："肺风之状……时咳，短气。"其临床症状，《伤寒明理论》云："短气者，呼吸虽数而不能相续，似喘不摇肩，似呻吟而无痛者是也。"而本篇的短气，是胸痹心痛中出现的呼吸迫促证状，包括一切痰饮水气阻遏肺气所引起的短气。

胸痹、心痛、短气三者都属胸膈间病，发病部位邻近，三者之间有着一定的联系。胸痹和心痛，均有疼痛症状，病因病机都与阳虚阴盛、阴乘阳位有关，二者之间往往又相互影响，既可单独发生，亦可合并发生。而短气又是胸痹病的常见症状，故将三病合篇论述，以便于辨证论治。

师曰：夫脉当取太过不及①，阳微阴弦②，即胸痹而痛，所以然者，责其极虚③也。今阳虚知在上焦，所以胸痹、心痛者，以其阴弦故也。（一）

［校勘］《金匮集释·胸痹篇》："而"字应作"心"字。

注释 ① 太过不及：脉象盛过于正常的为太过，如浮、大、弦、滑、数等，主邪气实；脉象不足于正常的为不及，如沉、迟、微、弱、涩等，主正气虚。

② 阳微阴弦：关前寸脉为阳，关后尺脉为阴。阳微阴弦，即指寸脉微、尺脉弦（与寸脉相对而言，亦可兼指关脉弦）；关于从脉的部位分别阴阳，亦有认为浮取微、沉取弦；左手脉微、右手脉弦的，可供参考。

③ 极虚：此处指阳气虚疲、困惫不足。杨雄《方言》："极，疲也。"

［语译］老师说：医生诊脉应当依据它的太过与不及，寸口脉微，（关）尺中脉弦，就是胸痹心痛病。其所以如此，是由于上焦阳气不足的缘故。现在知道阳虚是在上焦，产生胸痹、心痛病的原因，是因病者关上、尺中脉弦的缘故。

［提要］通过脉象论述胸痹、心痛的病因和基本病机。

［阐析］仲景指出，医生诊脉应注意辨别其太过与不及，欲知其太过与不及，必须了解正常的脉象。《脉经·卷四·辨三部九候脉证第一》云："三部者，寸关尺也，尺脉为阴，阴脉常沉而迟，寸关为阳，阳脉俱浮而速……此其常也。"黄元御云："寸大而尺小者，气之常也。"（《金匮悬解》）而见与上述平人脉象相异的"太过"与"不及"脉，都属于病态。

阳微与阴弦均为不及与太过的反常脉象，因两寸主上焦疾病，"诸阳受气于胸中"，心胸主宣达阳气，今见寸脉微，乃阳位得阴脉，是不及之象，说明上焦阳虚；两尺主下焦，尺脉弦是阴位得阴脉，是太过脉象，说明下焦阴盛，当然也可包括中焦阴寒水饮，观本篇第三条之“关上小紧数”可知。原文“阳微阴弦”即指出了胸痹心痛的病因：上焦阳气不足，中下焦阴邪内盛。阳主开，阴主闭，既见阳虚阴盛，则中下焦阴邪（包括痰湿、寒饮、水气）上乘阳位，痹塞阳气升降出入的道路，阳气不宣，势必出现胸中痹塞痞满疼痛的症状。

若仅有阴邪内盛，而胸阳不虚，也不能形成胸痹心痛，故原文强调“所以然者，责其极虚也。”此处“极虚”，是旨在说明胸阳不足为病之本，非指虚至极点之谓。反之，仅有胸阳不足，若无阴邪内盛，也不能形成胸痹心痛，故原文最后三句，再重申本病标实的病机：“今阳虚知在上焦，所以胸痹心痛者，以其阴弦故也。”由上述分析可知胸痹心痛的病机是：阳微阴弦、本虚标实、阴乘阳位。

历代注家在具体解释“阳微阴弦”时，稍有分歧。① 有以阴阳指诊脉之浮沉者，如湖北中医学院主编的《金匮要略释义》谓“阳微，指浮取而微；阴弦，指沉取而弦。”魏荔彤则云“以六部浮沉言，阳微必胃也，阴弦必肝也。”（《金匮要略方论本义》）② 有以阴阳指诊脉之尺寸而言者，如陈念祖《金匮要略浅注》认为阳微是“关前之阳脉微”，阴弦是“关后之阴脉弦”，成都中医学院主编的《金匮要略讲义》亦宗此说。③ 有以不拘具体脉象，“阳微”指“不及”（正虚），“阴弦”指“太过”（邪实），从病机立论者，如周扬俊《金匮玉函经二注》云：”脉取太过不及。不及为阳微，太过即阴弦，阳虚故邪痹于胸，阴盛故心痛。”④ 有以阴阳指左右手诊脉者，如魏荔彤《金匮要略方论本义》云：“以左右阴阳言，阳微必左手也，阴弦必右手也。”笔者认为，若从临床角度出发，似以第二种看法较妥，因前人从部位分阴阳多以关部而定，关前为阳，关后为阴，如《难经·三难》说：“关之前者，阳之动也……关以后者，阴之动也。”寸关尺三部分属上中下三焦病变，如此区分阴阳，所属脏腑明确，若以浮沉或左右手分阴阳，难以确定脏腑；且原文中“阳虚知在上焦”一句是进一步说明“阳微”的病位在上焦心肺，心肺脉在两手寸部，故知胸痹心痛之脉得阳微，是指寸脉微；从原著本义可知，以关前后的寸、尺分阴阳是仲景脉学的一般规律，如《伤寒论·辨脉法第一》云：“……何谓阳不足，答曰：假令寸口脉微，名曰阳不足……何谓阴不足？答曰：假令尺脉弱，名曰阴不足。”《金匮》首篇第九条有“脉浮者在前”与

"脉浮者在后"的表里阴阳之辨;《金匮·血痹篇》有"但以脉自微涩在寸口,关上小紧",以及"脉阴阳俱微,寸口、关上微,尺中小紧"等,均是以寸关尺三部来论脉的。本篇第三条说"寸口脉沉而迟,关上小紧数"的寸口、关上之分,理应与本条的阳脉、阴脉相一致。据上述理由,陈念祖之说较当。至于第三种看法并非就脉论脉,突出《金匮》论脉,多暗喻病机,实为高见,亦有重要参考价值。

此外,原文"阴弦",一般注家多局限于下焦尺脉弦,唯杨百茀等提出:"阴"当概中下焦而言,认为文中明言"今阳虚知在上焦",但"阴弦"则不能视为阴邪只来源于下焦,从文中所言脉象"关上小紧"和所设方药多着眼于中焦来看,当以视"阴"为中下焦为妥。(参《金匮集释·上册》)此说极当,可从。

[选注] 周扬俊:痹者,痞闷而不通也。经云:通则不痛,故唯痛为痹。而所以为痹者,邪入之,其所以为邪入者,正先虚也,故曰:脉取太过不及。不及为阳微,太过即阴弦,阳虚故邪痹于胸,阴盛故心痛,仲景自己申说甚明。乃知此症总因阳虚,故阴得以乘之,设或不弦,则阳虽虚而阴不上干可知也。然胸痹有微甚之不同,则为治固亦异,微者但通上焦不足之阳,甚者且祛其下焦厥逆之阴。通阳者以薤白、白酒、半夏、桂枝、人参、杏仁之属,不但苦寒不入,即清凉尽屏,盖以阳通阴,阴分之药不得予也,甚者用附子、乌头、蜀椒大辛热以驱下焦之阴,唯阴退而阳可以渐复耳,可不留意乎。(《金匮玉函经二注》)

陈念祖:师曰病有最虚之处,即为客邪之盛,当辨之于脉。夫欲知脉,当先取其太过之与不及。如关前之阳脉微,是阳气虚也;关后之阴脉弦,是阴邪实也,阴邪乘于阳位,即胸痹而心痛,所以然者,责其上焦阳气极虚也,极虚则无以为胜邪之本矣。然单虚不为痛,今阳脉微则为虚。知其病在上焦,究其所以胸痹心痛者,以其阴中之弦,乃阴中之寒邪,乘上焦之虚而为痹为痛,是虚为致邪之因,而弦则露其袭虚之本象故也。此言胸痹心痛之病,皆由虚处容邪,从其脉象而探其病源。(《金匮要略浅注》)

[按语] (1)本条是胸痹心痛病之总纲。原文仅用"阳微阴弦"四字,即概括了该病的病因病机,并阐述了阳微与阴弦两者之间的辩证关系,同时突出了《金匮》脉学以脉论病的特色。其精神实质乃谓上焦阳微之虚,能造成脉络阴弦之实,而阴弦之实又影响阳微之虚,两者相互联系,

互相影响。

(2) 目前国内对胸痹病因病机的认识，强调心肾亏损是病之本，痰浊瘀血、肝郁气滞是病之标，标实痹阻而发病，可看作是在本条精神基础上的发展。

平人[①]无寒热[②]，短气不足以息[③]者实也。(二)

注释 ① 平人：非指正常健康无病者，是指病人平时并不卧病在床，饮食起居同正常人一样，外形无病状或自觉无其他疾苦者。

② 无寒热：指无外感表证。

③ 不足以息：即呼吸不利，胸中憋闷不畅，不敷机体之需。

[语译] 外表健康的人，没有恶寒发热，呼吸迫促不能相续的，是实证。

[提要] 承上条论述突然发作的短气里实证。

[阐析] 上条言本虚标实的胸痹心痛证，本条另出一卒发纯实无虚之短气证。平素饮食起居一若常人，自以为无疾，亦未见其有发热恶寒等外感病证，突然出现胸膈憋闷痞塞，气息短促，甚至呼吸困难的症状，既然未见有上条阳微阴弦之脉，则是由于平日蕴伏体内的痰饮宿食凝聚胸膈胃脘，阻遏气机升降出入所致。至于条文中未见胸痹心痛诸证，乃是仲景省文，以上下两条，本当合看。

历代注家对本条"平人"有不同看法：① 指平素健康无疾之人，如尤怡称"平人，平素无疾之人也。"(《金匮要略心典》) ② 实为胸痹心痛腹痛诸疾之人。如沈明宗曰："此短气当分虚实也。但见胸痹心痛腹痛诸疾，而无外热表证，谓之平人。"(《金匮要略编注》) 据原文精神，所谓"平人"，是指其人外形无病，饮食起居与常人相似，或本人无不适之感而自诩"无疾"者，然其体内早已潜伏"痰"、"饮"等致病因素，唯平日尚未表露于外，或虽有病形，因其甚微而他人不察，因而谓之"平人"，其实却是有病之人，故以沈说较是。

[选注] 尤怡：平人，平素无疾之人也；无寒热，无新邪也；而乃短气不足以息，当是里气暴实，或痰、或食、或饮，碍其升降之气而然。盖短气有从素虚宿疾而来者，有从新邪暴遏而得者，二端并否，其为里实无疑，此审因察病之法也。(《金匮要略心典》)

沈明宗：此短气当分虚实也。但见胸痹心痛腹痛诸疾，而无外热表证，谓之平人，即小邪中里，相挟痰食气壅，故短气不足以息，而为实证。若非胸痹，外邪痰食壅滞之因，即是七情内损短气，气不归源之虚劳，难治证也。(《金匮要略编注》)

[按语] (1) 关于本条短气里实证的治疗：本条短气实证，多系食停或痰凝气滞所致，若食停上脘者，瓜蒂散；食停中脘者，保和丸或平胃散；食积下脘者，承气汤或枳实导滞丸；痰凝气滞者，半夏厚朴汤。

(2) 本条系胸痹病之短气或非胸痹而自成短气证？沈明宗、陆渊雷等认为是胸痹病中之一证，而唐容川等则谓此条短气与胸痹之短气不同。据原文精神，知其平素并无宿疾，亦无虚损久病，更无新感外邪，则短气不足以息证，非留饮阻于膈上，即宿食留于中脘，故本篇治“胸痹气塞短气”一条，即出茯苓杏仁甘草汤宣肺化饮，橘枳姜汤和胃理气导滞以治之。则本条之短气，当属胸痹之证较宜。

(3) 本条与上条，遥相呼应。上条虚中夹实，责其上焦阳气极虚；本条纯实无虚，责在中焦气塞。此两条对比，示人胸痹之病，有渐得缓起与卒作急发之异，病性则有虚实之辨，告诫医者不可一见短气，即从肺肾立论。应在其未发作时，从缓治本，以扶阳气之虚；发作之后，从急治标，以祛阴邪之盛。如此理解，方与临证符合。

胸痹之病，喘息咳唾，胸背痛，短气，寸口脉沉而迟，关上小紧[①]数，瓜蒌薤白白酒汤主之。(三)

瓜蒌薤白白酒汤方：

瓜蒌实一枚(捣)　薤白半斤　白酒七升

上三味，同煮，取二升，分温再服。

注释　① 小紧：指脉体细小紧急。

[语译] 胸痹病，呼吸迫促，咳嗽吐痰，胸背部疼痛，气喘不相接续，寸口脉沉而迟滞不前，关上脉细小紧急而躁动不宁的，用瓜蒌薤白白酒汤主治。

[提要] 论述胸痹病的典型证治。

[阐析] 胸痹病，由于胸阳不振，中下焦阴气上逆，脾升肺降气机受阻，痰饮上乘阳位，肺失清肃，则见“喘息咳唾”；阴浊滞塞于胸，致胸背气

血不得交相贯通,出现"胸背痛",气机闭阻,呼吸不利而见"短气"。原文"喘息咳唾、胸背痛、短气"是胸痹病发作时的主症,"寸口脉沉而迟,关上小紧数"则为胸痹病的主脉。

历代注家对本条脉象的描述,有四种不同看法:① 认为是分辨胸痹病虚实证治的两种脉象,沈明宗云:"以寸口脉沉而迟,为虚寒之证;关上小紧数,瓜蒌薤白白酒汤为寒实之证,另作一节解,否则,岂有迟数二脉同见之理哉?"。(《金匮要略编注》)② 对"数"字有不同理解:程林认为"数"字误,为衍文,当删。(《金匮直解》)张璐亦从之。徐彬云"数者,阴中挟燥火也"(《金匮要略论注》),目前国内有学者据此认为指下多数,是躁动不宁之象,有短促感觉,为胸痹脉象的特点;有的将原文断句为"……关上小紧,数瓜蒌薤白白酒汤主之。"把"数"字当作屡次,"多次使用"理解,提示胸痹病有易于复发的特点,当用本方守方治疗。(邓家刚:"关上小紧数"之我见《广西中医药》6:60,1984)吴谦则云:"紧疾寒痛,是中焦气急寒痛也。"(《医宗金鉴》)把"数"作疾急解,用以形容紧脉的。③ 陶葆荪认为年老气虚、顽痰闭郁胸膈者,亦可形成寸关两部相反的脉象。④ 李克光认为紧数相合,是形容脉象紧急躁动之形态,亦即弦脉之象,则知本条主脉与首条"阳微阴弦"的脉象在实质上并不矛盾。(参[选注]。)

笔者认为,本条脉象中"迟"、"数"二字不能作脉率的快慢理解,此处之"迟"是迟滞不前之象,"数"是躁动不宁之象,王叔和曾云:"数脉去来促急。"故"数"可理解为短促的形容词,"关上小紧数"为前条"阴弦"脉的具体化,今阴寒水气循中焦上乘阳位,见关上之脉细小紧急而躁动不宁,是胃脘有痰浊水饮积聚之征,实质上指的即是弦脉,观《腹满寒疝宿食病篇·二十条》有"其脉数而紧乃弦,状如弓弦,按之不移"之文,说明紧数相合,则为弦脉。"寸口脉沉而迟"则为首条"阳微"脉的具体化,故李克光之说较当。

由上述可知,本条证情的主要病机是胸阳痹阻,痰留气逆。治法宜通阳散结、豁痰下气,方用瓜蒌薤白白酒汤。

本方以瓜蒌实为君药,苦寒滑润,开胸中痰结,清·王朴庄认为"瓜蒌能使人心气内洞"(即洞心:心中感觉空洞无物);薤白为臣药,辛温通阳,豁痰下气,《灵枢·五味》曾谓"心病者,宜食……薤。"以白酒为佐使,辛能开痹,温能行阳,轻浮而散,善于上行。三药合用,胸阳畅通,阴浊消散,胸痹自愈。

[选注] 周扬俊：寒浊之邪，滞于上焦，则阻其上下往来之气，塞其前后阴阳之位，遂令为喘息，为咳唾，为痛，为短气也。阴寒凝泣，阳气不复自舒，故沉迟见于寸口，理自然也。乃小紧数复显于关上者何耶？邪之所聚，自见小紧，而阴寒所积，正足以遏抑阳气，故反形数。然阳遏则从而通之，瓜蒌实最足开结豁痰，得薤白、白酒佐之，既辛散而复下达，则所痹之阳自通矣。(《金匮玉函经二注》)

李克光：……寸脉沉取而迟，是胸阳不振，最易导致痰饮停留；关脉与寸口相对而言属阴；小，指脉体细小；紧数相合是形容脉象紧急躁动之形态，亦即弦脉之象。如《腹满寒疝宿食病脉证治》有"脉数而紧乃弦，状如弓弦"的解释。脉弦为痰浊邪盛之征，故关脉小紧数表明中焦(胃)停饮，阴寒内盛。由此可知本条主脉与首条"阳微阴弦"的脉象实质上并无矛盾。由于胸痹病在邪正虚实上有轻重程度的差异，故在临床上可表现多种多样的脉象变化，但总不离"阳微阴弦"的范围。(《金匮要略教学参考资料》)

[按语] (1)《备急千金要方·卷十三·心脏·胸痹第七候》对本条胸痹证候进行了补充："论曰：胸痹之病，令人心中坚满痞急痛，肌中苦痹，绞急如刺，不得俛仰，其胸前皮皆痛，手不得犯，胸中愊愊而满，短气咳唾引痛，咽塞不利，习习如痒，喉中干燥，时欲呕吐烦闷，白汗出或彻引背痛，不治之，数日杀人。"可供临床参考。

(2) 关于本方的临床加减：需宽胸利膈而腑气不实者，用瓜蒌壳；化痰润大肠燥结者，瓜蒌仁可重用至30克；外感寒湿痹结胸骨者，选加川芎、威灵仙、丝瓜络宣痹通络；肝气郁滞，胸胁疼痛者，选加香附、枳壳、郁金、川楝子疏肝解郁、行气止痛；停痰留饮甚者，选加苏子、白芥子、半夏涤痰逐饮；兼血瘀者，选加丹参、红花、当归、乳香、玄胡索活血化瘀。

(3) 关于本方白酒：历代医家对本方白酒有不同用法。① 曹颖甫用高粱酒(烧酒)。原方白酒用七升，合1 400毫升，浓度太大。② 有用绍兴酒即黄酒者，但其色不白。③ 有用苦酒即米醋者。有学者据《备急千金要方》称白酒为"白截浆"，即酢(醋)浆，色白而甜，且不酸的第一道醋，又名白酱油。但据考证，酢浆包括酒浆在内，非定指米醋，仲景用白酒治胸痹，用苦酒治黄汗，说明白酒与苦酒不同。④《金匮要略语译》认为"初熟的米酒”即白酒(今称醪糟酒),乃低度酒,此说似与仲景用白酒之原义相合,可从。当然,上述不同用法,皆有通阳止痛之功,可供临床参考。(请参邓明仲:对《金匮》方中白酒之探讨,成都中医学院学报,1982 年 3 期)

胸痹不得卧,心痛彻背[①]者,瓜蒌薤白半夏汤主之。(四)

瓜蒌薤白半夏汤方:

瓜蒌实一枚(捣)　薤白三两　半夏半升　白酒一斗

上四味,同煮,取四升,温服一升,日三服。

注释　① 心痛彻背:《说文》:“彻,通也”;《广韵》“彻,达也”。心痛彻背,即心痛放射至后背,牵引背脊亦痛。

[语译]　胸痹病不能平卧,心胸部位疼痛牵引到背脊的,用瓜蒌薤白半夏汤主治。

[提要]　论痰饮上逆更甚的胸痹证治。

[阐析]　本条首冠“胸痹”两字,必然具备上条“喘息咳唾、胸背痛、短气”等主症和“寸口脉沉而迟,关上小紧数”的主脉。在此基础上,由“喘息咳唾”发展到“不得卧”,是因痰浊壅塞胸中,肺气上逆,坐立时,肺气尚能肃降,平卧时,痰气上壅更甚,卫气不能入阴,神气失守所致。由“胸背痛”发展到“心痛彻背”,因背为胸之府,心之俞在背,痰涎壅塞于胸,阻痹心阳不能布达于背部,脉络不通,故见心痛,且牵引背部亦痛。因胸痹与心痛并见,较上条病重,故于通阳散结、豁痰下气的瓜蒌薤白白酒汤中加半夏一味,祛痰开结、逐饮降逆。

历代医家对本条原文并无歧义,唯沈明宗认为此条乃痹邪偏犯心包为病;曹颖甫提出与皂荚丸证、小青龙证相区别;黄树曾详析胸痹、支饮、肺痈病证之异同。均有启发,可供参考(引文参[选注])。

[选注]　曹颖甫:咳而上气,时吐浊,但坐不得眠,与此证不得卧相似,唯不见黄厚胶痰,则非皂荚丸证可知;咳逆倚息不得卧,为风寒外阻,吸起痰饮,与此证不得卧同,而心痛彻背为独异,则非小青龙证可知。夫肺与皮毛,束于表寒,则寖成留饮,甚至倚息不得卧,唯胸背痛为胸痹的证,固当从本证论治,特于前方加生半夏以蠲饮,所以别于前证也。(《金匮发微》)

黄树曾:胸痹不得卧,与支饮之咳逆倚息不得卧,内饮外寒之咳逆倚息不得卧，肺痈之喘不得卧不同。胸痹有胸背痛之证，而支饮等证则无也。胸痹由于胸中阳气虚而阴邪乘之，致气阻而为痹，支饮则纯由于水饮腾肺，内饮外寒则又兼外邪，肺痈乃风热蓄结于肺而成，原因既殊，见证自亦有异。支饮其形如肿，肺痈则胸满振寒，咳则胸中隐隐痛，胸痹则胸背痛，内饮外寒则咳甚，其喉必痒也。(《金匮要略释义》)

[按语] (1) 关于本方的临床运用，本方为通阳泄浊的代表方，凡痰浊壅阻的冠心病心绞痛、心包炎、胸膜炎、噎膈病、胃神经症、乳腺增生、消化系统疾患(包括食管癌、胃癌、十二指肠憩室)气管炎、肋间神经痛、慢性胆囊炎，症见胸痛胸闷，或痛引肩背，胃脘痛胀，吞咽梗阻，恶心吐痰，大便艰涩，舌苔白腻者，均可以本方加减化裁，有一定疗效。(《经方应用》)

(2) 关于本方的临床加减：本方常与苓桂术甘汤合用，或再加入干姜、陈皮、白蔻等温中通阳，豁痰理气，取效更捷。若胃气胀满、噫气或干呕者，加橘皮、枳实、生姜；动则气短、心悸、胸闷气塞者，合用茯苓杏仁甘草汤；心悸脉数者，加生脉散、炒枣仁、生龙骨、牡蛎、当归；胸胀、胁下逆满、肢凉者，合用枳实薤白桂枝汤；体弱、便溏、心下痞满者，合用人参汤；阳虚而心痛甚者，合用乌头赤石脂丸；脉结代、心动悸者，加炙甘草汤；头昏脉弦、阴虚阳浮者，加天麻钩藤饮、杞菊地黄丸；腹部胀满，肠有积气者，

表 14　不得卧证的鉴别表

病名	相同证	不同证	病　机	治　则	方　剂
上气	不得卧	喘而胸满，频吐稠浊黏痰	痰浊壅肺	开壅涤痰	皂荚丸
支饮		咳逆倚息短气，兼外感风寒表证	外寒引动内饮	温肺化饮解表	小青龙汤
肺痈(支饮)		胸满而胀，喘咳甚，咳即胸中隐隐痛，口中辟辟燥，或兼面目浮肿	痰热壅肺邪实气闭	开泄肺气泻水逐痰	葶苈大枣泻肺汤
胸痹		喘息咳唾、心痛彻背	胸阳不振痰饮上逆	通阳散结豁痰宣痹	瓜蒌薤白半夏汤

加厚朴生姜半夏甘草人参汤；容易感冒，身体酸痛者，合用新加汤（桂枝、芍药、甘草、人参、大枣、生姜）；血瘀浮肿者，合用当归芍药散；肺部郁血或肝大充血者，加参苏饮（人参、苏木）；阳虚浮肿者，加真武汤及活血剂、当归、红花、桃仁、藕节等。（参赵锡武：对《金匮·胸痹》的讲述与临床运用《中医杂志》3:45,1981）

(3)《金匮》不得卧证鉴别。

胸痹心中痞[①]，留气结在胸[②]，胸满，胁下逆抢心[③]，枳实薤白桂枝汤主之；人参汤亦主之。（五）

枳实薤白桂枝汤方：

枳实四枚　厚朴四两　薤白半斤　桂枝一两　瓜蒌一枚（捣）

上五味，以水五升，先煮枳实、厚朴，取二升，去滓，内诸药，煮数沸，分温三服。

人参汤方：

人参　甘草　干姜　白术各三两

上四味，以水八升，煮取三升，温服一升，日三服。

注释　① 心中痞："痞"，《说文》："痞，痛也。"又指气隔不通。《医宗金鉴》谓："心中即心下也。"故心中痞，是指胃脘部满闷不舒，有痞塞不通而痛的感觉。

② 留气结在胸：此言"心中痞"的病机，是胸中寒饮羁留，阻滞气机，留结成痞。

③ 抢(qiāng 枪)心：《经籍籑诂》："抢，突也，犹刺也。"抢，冲突，冲刺。"抢心"犹"撞心"，指胁下逆气向上冲撞心胸。

[语译]　胸痹病，胃脘部位感到痞塞不舒，有饮气留结于胸中，胸部满闷，胁下有一股气上冲心胸，用枳实薤白桂枝汤主治；人参汤也可主治。

[提要]　论同一胸痹，因偏实、偏虚证之异，立通补治法。

[阐析]　"胸痹，心中痞"，即具备前第三条的脉症，又有胃脘痞塞不通之感，且有"胸满"之症状，究其病因病机，与"留气结在胸"有关，胸阳痹塞，阴邪（水饮痰浊）由胸至心，留结成痞。"胁下逆抢心"者，说明饮气不仅由心胸干及于胃，甚至波及两胁少阳经脉，阴寒饮邪乘势上逆抢心，说明胸胃阳气被迫，难于支持之机已露，与首条所言胸痹"阳微阴弦"之义暗合。故气滞饮停、阴寒内结、上冲、横逆为其病机特点。

若上述证情属寒湿痰饮之实证，治当通阳开结、泄满降逆，此即尤怡“去邪之实，即以安正”(《金匮要略心典》)之法也。方用枳实薤白桂枝汤主治。

枳实薤白桂枝汤即瓜蒌薤白白酒汤去白酒加枳实、厚朴、桂枝所组成。具通阳开结之效者，瓜蒌、薤白、桂枝。其中桂枝一味，上以宣通心胸之阳，下以温化中下二焦之阴气，既通阳又降逆，使阴寒邪气不致上逆，阳通而阴寒不得内结。具泄满降逆之功者，枳实、厚朴、桂枝。以枳实泄胸中之气滞，凡气实胸满者加之；以厚朴泄胁下之气滞，凡胁腹满胀者加之。不用行气通阳之白酒者，以其酒性上升，不利于本条中下二焦气逆上攻之证。先煮枳实、厚朴者，取其味厚气胜，降逆气而泄满。微煮瓜蒌、薤白、桂枝者，取其辛散轻扬，布阳气而散阴邪。以上五味合用，既能宣上焦之阳，又能导中焦之滞，且能化下焦之阴，令三焦气机通畅，气行结散阳通，胸痹诸证自愈。

若证属阳虚寒滞者，治当温理中阳，此即尤怡“养阳之虚，即以逐阴”(《金匮要略心典》)之法也。方用人参汤主治。方中白术、干姜温理中阳以散寒化阴，人参、甘草守补中阳，益气补虚。使中阳复位，脾胃气足，升降自如，痞满自消，阴霾得散，胸痹即愈。

历代注家对本条分虚实二端证治，并无歧义。唯吴谦认为心下痞气是虚，气逆撞心是实，张璐认为实为痰气外溢，虚者痰气内结；魏荔彤阐释本条病机，吴鞠通分析本条通补治法，唐容川举胸痹用药规律，均可供学者玩味。(参[选注])

[选注] 魏荔彤：胸痹自是阳微阴盛矣，心中痞气，气结在胸，正胸痹之病状也。再连胁下之气，俱逆而抢心，则痰饮水气俱乘阴寒之邪动而上逆，胸胃之阳气全难支拒矣。故用枳实薤白桂枝汤行阳开郁，温中降气，犹先后煮治以融其气味，俾缓缓荡除其结聚之邪也。再或虚寒已甚，无敢恣为开破者，故人参汤亦主之，以温补其阳，使正气旺而邪气自消，又治胸痹从本治之一法也。(《金匮要略方论本义》)

吴鞠通：盖胸痹因寒湿痰饮之实证，则宜通阳，补之不唯不愈，人参增气且致喘满；若无风寒痰饮之外因、不内外因，但系胸中清阳之气不足而痹痛者，如苦读书而妄想，好歌曲而无度，重伤胸中阳气者，老人清阳日薄者，若再以薤白、瓜蒌、枳实滑之，泻之，通之，是速之成劳也，断非人参汤

不可。(《温病条辨》)

唐容川:用药之法,全凭乎证,添一证则添一药,易一证则易一药,观仲景此节用药,便知义例严密,不得含糊也……故但解胸痛,则用瓜蒌薤白白酒;下节添出不得卧,是添出水饮上冲也,则添用半夏一味以降水饮;再下一节又添出胸痞满,则加枳实以泄胸中之气,胁下之气亦逆抢心,则加厚朴以泄胁下之气。仲景凡胸满,均加枳实;凡腹满,均加厚朴。此条有胸满、胁下逆抢心证,故加此二味,与上二方又不同矣。其人参汤又与此方一攻一补,为塞因塞用之变法……读者细心考求,则仲景用药之通例,乃可识矣。(《金匮要略浅注补正》)

[按语] 关于枳实薤白桂枝汤和人参汤的适应证及临床加减:枳实薤白桂枝汤证,除原文所述外,尚有胸膺窒闷、咳嗽喘急、不能平卧、腹胀、大便不畅、面色晦暗、肢冷汗出、下肢浮肿、舌苔厚腻、脉象弦紧有力或见沉细涩结(为寒凝血瘀、脉道不通所致)。凡左胸刺痛、舌质晦暗瘀点,属心脉瘀阻者,可加失笑散、丹参、桃仁、红花,寒痛者,加良姜、荜茇。人参汤证,多系病人平素气虚,胸中清阳不足,老年人阳气已衰,青年人静坐少动,或兼有四肢不温、倦怠少气、语声低微、大便溏、舌质淡,脉弱而迟,原文所述"胸痹心中痞,留气结在胸、胸满、胁下逆抢心"等证情并不急剧,时作时止,或更见面色苍白、口唇紫绀、四肢厥冷、冷汗、血压降低者,若脘腹疼痛、喜温喜按、呕吐下利、苔白滑者,可加良姜、肉桂、附子。后世医家以本方为基础,衍化成多种温中散寒的方剂,从略。

表15 枳实薤白桂枝汤证与人参汤证鉴别表

方剂 比较	枳实薤白桂枝汤	人参汤
相同	胸痹病,喘息咳唾,胸背痛,短气,心中痞,留气结在胸,胸满,胁下逆抢心,脉阳微阴弦,病属寒证	
病因病机	痰饮或兼外感风寒,阴寒内结上冲横逆,属急证实证	素体阳虚,中阳不足,属虚寒证而势缓
脉象	偏弦紧有力	偏沉迟,微弱无力
治疗	通阳开结、泄满降逆,以通为主	温理中阳,以补为主
症状	新病体壮	年老久病痼疾

胸痹，胸中气塞，短气，茯苓杏仁甘草汤主之；橘枳姜汤亦主之。（六）

茯苓杏仁甘草汤方：

茯苓三两　杏仁五十个　甘草一两

上三味，以水一斗，煮取五升，温服一升，日三服。不差，更服。

橘枳姜汤方：

橘皮一斤　枳实三两　生姜半斤

上三味，以水五升，煮取二升，分温再服。《肘后》、《千金》云："治胸痹，胸中愊愊如满，噎塞习习如痒，喉中涩燥，唾沫。"

［语译］ 胸痹病，感觉胸闷气塞，呼吸气短的，用茯苓杏仁甘草汤主治；也可用橘枳姜汤主治。

［提要］ 论饮阻气滞胸痹轻证的不同治法。

［阐析］ 本条首冠"胸痹"，说明仍可出现"喘息咳唾、胸背痛"的症状，但以"胸中气塞、短气"证较为明显而已。

胸为气海，肺主气而为清虚之脏，乃呼吸出入之道路，若阳气宣发，则不痛痹；胸阳不宣，则阴邪上干，变生水饮，饮停而气机阻滞，则见"胸中气塞短气"，故饮阻气滞为其主要病机。

若以"胸中气塞"为主，兼有短气者，说明胸胃先有积气，不能通调水道，水津不得下行，为气滞甚于饮阻，治当疏利肺胃之气以散饮，气行则水行，用橘枳姜汤主治。

橘枳姜汤以橘皮、枳实宣通气机，行气以散饮，用辛温生姜，宣通胸胃阳气，降逆散饮，三药合用，使中上二焦气机宣行，则痹通塞解。方乃心(肺)胃同治、辛温苦泄治法。

若以"短气"为主，兼有气塞者，说明胸中先有积水，水道不通，则阻碍呼吸出入而短气，为饮阻甚于气滞，治当利水宣肺，使水行则气通，用茯苓杏仁甘草汤主治。

茯苓杏仁甘草汤，以茯苓为君，利水化饮，臣以杏仁，宣利肺气，俾气行而饮化，甘草为使，调中和脾。此方服后，小便当多，乃水饮下行，邪有出路，短气即愈。方乃行水淡渗治法。

历代注家多主张本条是论胸痹病的轻证，周扬俊指出病位"一属手太阴肺……一属足阳明胃”，张璐则与本篇第二条短气之实证相联系，陆渊雷则避开胸痹病这一基本前提，谓“茯苓方所主，病变在呼吸器，橘皮汤所主，病变在消化器。”(《金匮要略今释》)，今人周吾圣力斥陆氏之谬，重申“仲景设此二方，乃是据其兼有肺胃之证而实为胸痹病。”(参《金匮要略注评》)笔者从周氏之说。

[选注] 周扬俊：胸痹既有虚实，又有轻重，故痹之重者，必彻背彻心者也，轻者不然，然而何以言痹？以其气塞而不舒，短而弗畅也。然一属手太阴肺，肺有饮则气每壅而不利，故以茯苓逐水，杏仁散结，用之当矣。又何取于甘草？盖以短气则中土不足也，土为金之母也。一属足阳明胃，胃中实，故君橘皮以理气，枳实以消满，且使积滞去而机窍通，更加生姜之辛，无处不宣，靡有遏抑，庶邪去而正自快。此同一实证中，又有藏府之别也。(《金匮玉函经二注》)

周吾圣：……胸痹之病，可从胃得，亦可因肺而成，其病势可有上下之偏，这是从其病因病机而言。其次，仲景恐人误解，而于条文之首，特冠以“胸痹，胸中气塞”之语，说明本证自然具备胸痹之主要脉证，唯因一以短气，一以心下痞等证为其特点，故针对此时病情而分设二方以治，何能滥用“以药测证”之法，置仲景原文而不顾，因其方药平淡无奇，皆为肺胃二经之药组成，而论定其为治呼吸、消化系疾病耶！何况，从现代医学角度来看，胸痹病多属冠状动脉硬化性心脏病，而冠心病心绞痛发作时，多伴有呼吸困难，或恶心、上腹部胀满、疼痛等呼吸或消化道症状，临床亦屡有将其误诊为呼吸或消化系疾病的报道。陆氏不明胸痹心痛病与人体诸脏在生理、病理上的密切关系，谓其是治肺、胃疾患之方，此二方固然可治肺、胃之疾，然仲景设此二方，乃是据其兼有肺、胃之证而实为胸痹病，若不识其本，反被其标所惑，又拘陆氏之说，但以肺、胃从治，轻者误诊失机，甚则遗人夭殃。中医研究院赵锡武积几十年临证之经验曰：“谓其为肺、胃之病，实非，此为心脏病也，不识，必死人。”足为临床之戒！(中医研究院中医研究生班《金匮要略注评》)

[按语] (1) 关于茯苓杏仁甘草汤的临床运用及加减：《备急千金要方·卷二十五·被打第三》用本方治疗“有瘀血，其人喜忘，不欲闻人声”者；胸痹，呼吸短促，咳唾涎沫量多，痰液稀薄者；肺心病有心悸胸闷水肿，小便不利、舌淡苔滑，脉缓滑者，用本方利水开肺气，若汗多，用炒杏仁，宜

表 16　茯苓杏仁甘草汤证与橘枳姜汤证比较表

比较 \ 方剂		茯苓杏仁甘草汤	橘枳姜汤
症状	同	饮阻或气滞的胸痹轻证，胸中气塞、短气	
	异	咳嗽、吐泡沫痰、小便不利、短气明显	胸满、呕逆，气塞明显
病机		寒饮蕴肺、肺气失宣	肺胃气滞饮停
治法		利水化饮、宣利肺气	疏利肺胃，降逆散饮
方解		茯苓利水、杏仁宣肺、甘草和中	橘皮利气、枳实泄满、生姜散饮

发汗，用生杏仁；水饮重者，与葶苈大枣泻肺汤合用。本方茯苓可重投30～60克，既健脾利水，又宁心止悸。病人若兼胸中闷痛者，可加瓜蒌实、半夏。（参段富津等著《金匮要略方义》）

（2）关于橘枳姜汤的临床运用及加减：本方主治胸痹"气塞"证，胸中痞塞，郁结胀满，久嗽，支气管炎，胸中有气上冲咽喉，呼呼作响，或胃脘胸胁及背部隐痛，呕吐哕逆，舌苔白腻，脉见弦滑，以及胃部痞满气滞，"慢性咽炎"者，本方均有较好疗效。若呕逆较重，可加半夏、旋覆花。（《金匮要略方义》）

胸痹缓急①者，薏苡附子散主之。（七）

薏苡附子散方：

薏苡仁十五两　大附子十枚（炮）

上二味，杵为散，服方寸匕，日三服。

注释　① 缓急：古汉语作偏义复词，偏在"急"字，作困危、情势急迫理解。《史记·游侠列传序》曰："且缓急人之所时有也。"又《后汉书·窦融传》曰："一旦缓急，杜绝河津，足以自守。"

［语译］　胸痹病发作，情势急迫的，用薏苡附子散主治。

［提要］　论胸痹属寒湿急重证的治法。

［阐析］　本条既云"胸痹"，则必见喘息咳唾、胸背痛、短气之证，又言"缓急"，是指胸痹病突然发作，情势危急之状，乃因病人心肾阳虚，寒湿痹阻胸阳，则胸痛或心痛彻背诸证急剧，当用强心温肾、宣痹除湿、祛寒止痛

之剂，用薏苡附子散主治。

薏苡附子散为救急止痛而设，故重用炮附子十枚(是仲景附子剂中用量最大者)，强心而温肾阳，祛散寒湿浊阴，俾阳气伸则痛止，寒邪散则痛减；用薏苡仁十五两之多，渗湿宣痹，缓解筋脉拘挛，二药合用，行阳宣痹，使寒湿下行，胸痹急痛自解。本方做散剂，每次药量虽仅为寸方匕，但其功专力厚以求速效，仍有缓急止痛之功。

历代注家对本条"缓急"之义，以不同角度阐释，归纳之，约有四种看法：① 指胸痹疼痛证状的时缓时急，如程林(《金匮直解》)李彣(《金匮要略广注》)黄坤载(《金匮悬解》)等认为，缓急者，或缓而痛暂止，或急而痛复作。盖心肾阳虚，寒湿客于上焦则胸痛急剧，痛急则正气聚，阳气复振而寒湿散，阴寒散则痛缓，故见胸痹时缓时急，亦心痛之时来时去，表示胸痹疼痛呈发作性，在病势缓解时，仍可服用薏苡附子散。观本篇所治胸痹诸方，均可列入时缓时急的治标方剂(人参汤除外)，忽略了本方的证候特征，故此说仅供参考。② 指胸痹病波及筋脉拘挛的或缓或急。如徐彬云"缓急是肢节之筋有缓有急，乃胸痹之邪，淫及于筋也"。(《金匮要略论注》)，尤怡云"阳气者，精则养神，柔则养筋，阳痹不用，则筋失养而或缓或急"(《金匮心典》)，盖上焦阳虚、下焦阴邪(寒湿)上干胸膈，外及四肢筋脉收引疼痛，所见心痛彻背、背痛彻心、寒疝腹痛、胁痛里急、转筋等，均与筋脉受邪有关，今人李今庸亦从此说，谓"缓急，指筋脉拘急不伸或缓纵不收"。(《金匮要略讲解》)此说扩大了原方的使用价值，可资启发。③ 指口目有急处有缓处，且偏痛一侧。此说出自邹润安《本经疏证》，认为缓急是邪气上冲胸膈，偏着一处，着于左则左急右缓，着于右则右急左缓，以左右之疼痛缓急交作而谓。征之临床，心脏病心脑缺氧综合征病人，往往兼有全身筋脉抽搐，亦有助于认识"胸痹缓急"的具体病情。④ 指胸痹的危急证。如周扬俊(《金匮玉函经二注》)、丹波元坚(《金匮玉函要略述义》)等认为此条乃胸痹之急证，乃因寒饮上聚心膈，阳气不达，病情至危至急，故取薏苡逐湿，附子辛热祛寒，席卷寒湿而下，"奏功于燃眉之际"(《述义》)，证之临床，却有因此方治胸痛剧烈而获显效者。故今人邓明仲谓"胸痹缓急之证，是胸痹病中的一种危急证候，薏苡附子散是仲景为其所出方治，乃胸痹病的急救措施"(《金匮要略讲稿)言之可信，笔者赞同这种看法。目前国内亦有学者认为薏苡附子散并非重用两药组成峻剂，根据该方用量小这一特点，提出该文是否是胸痹急证，"尚须进一步研究"(陈达理：薏苡附子散用量小议《中医杂志》12∶74，1984)，亦为一种见解，存之可也。

除上述看法而外，亦有将"缓"字作动词，指缓解治法，"急"字乃宾语，指病情急剧的，如刘渡舟等对"缓急"的［词解］称"指治法，而要缓解胸痹急剧疼痛。"(《金匮要略诠解》)，其理虽通，但难合"缓急"一词的古义。

［选注］ 邹润安：注家于缓急二字，或指为筋之引纵，或指为痛之休作，殊不知痛仅胸痹一证，胸痹者不必尽痛。筋之系头项手足者，即为引纵，未必尽由胸痹，胸痹而并有筋病，亦非引即纵，非纵即引，又未必乍纵乍引。故注缓急者，当阐明缓急之故，确指缓急之据，然后其证可得而明也。夫胸痹缓急，在素问灵枢固无及之者，言他证之缓急则有矣。寒热篇曰：阴蹻阳蹻，阴阳相交，阳入阴，阴出阳，交于目锐眦，阳气盛则瞋目，阴气盛则瞑目。二十九难：阴蹻为病，阳缓而阴急；阳蹻为病，阴缓而阳急。此可见二蹻之缓急系于目矣。经筋篇：足阳明颊筋，有寒则急，引颊移口；有热则筋弛纵，缓不胜收而为澼……此可见阳明之缓急系于口矣。今但曰胸痹而不言痛，是其无痛可知；曰缓急，则又可蹻之于目，阳明之于口，有急处有缓处矣。何以知之？巢元方曰：寒气客于五脏六腑，因虚而发，上冲胸间则胸痹，甚者肌肉苦痹，绞急如刺，不得俯仰。孙真人盖亦云然。夫阳明之口颊，未必一中于寒，一中于热，左右并时也，必其寒中于左，逼热于右，寒中于右，逼热于左，故一缓一急，同时俱发耳。然则五脏六腑之寒气，因虚而上冲于胸膈间者，何能不冲于此，逼热于彼乎？寒冲于左，逼热于右，则左急而右缓；寒冲于右，逼热于左，则左缓而右急。(《本经疏证》)

周扬俊：胸痹缓急者，痹之急证也。寒饮上聚心膈，使阳气不达，危急为何如乎？故取薏苡逐水为君，附子之辛热为佐，驱除寒结，席卷而下，又焉能不胜任而愉快耶？(《金匮玉函经二注》)

［按语］ (1) 关于薏苡附子散的适应证及加减：胸痹病突见左侧胸部、心前区剧烈绞痛如刺，并骤发口眼、四肢抽搐，当是"胸痹缓急"证的辨证要点，亦是应用薏苡附子散的主要指征。此外，本证尚可见面色苍白、唇舌青紫、身冷肢厥，脉沉伏，或涩，或微细而迟之象。(《金匮要略讲稿》)，或见胸痹疼痛，拘急不舒，时缓时剧，喜温喜按，口不渴、舌苔白，脉

沉紧者；寒湿痹证，腰膝重痛，筋脉拘急，屈伸不利，得热则减，遇寒则剧者；本方加败酱，名薏苡附子败酱散，治肠痈脓成者，意在排脓，但亦有缓急止痛作用。(《金匮要略方义》)

(2) 仲景对附子的用法：仲景运用附子，有生用和炮用之别。凡亡阳急证，需回阳救逆的，多用生附子，如四逆汤，四逆加人参汤，白通汤等；凡因风寒湿痹着于肌表筋骨，需温经散寒，助阳止痛的，则用炮附子，如桂枝附子汤、甘草附子汤等；对发作性疼痛，痛剧而有肢冷汗出，证属沉寒痼冷的，则多用乌头，其止痛作用更强。此外，临床中用附子当注意剂量，用于引经药者，5 克左右，温经止痛者，10 克左右，回阳救逆者，15 克左右。或据病情之轻重增损用量。

(3) 关于本方在胸痹心痛病治疗中的实用价值：据临床观察，冠心病属心阳虚者，应以恢复心肾阳气为主，常用冠心苏合丸以缓解心痛，但疗效并不持久，究其原因，与芳香通窍药缺乏强心作用有关，故易复发。薏苡附子散之所以能缓和胸痹复发之疼痛，与附子的强心作用有关，据报道，附子对动物能提高耐缺氧作用，保护急性实验性心肌缺血的作用，抗心律失常的作用。

薏苡附子散中之薏苡虽有缓解筋脉拘挛以止痛的作用，但止痛力量较弱，故有学者认为“主要用其排脓散结的作用……现在有的地区治疗冠心病从软坚散结途径出发，用夏枯草、昆布、海藻等配合有关药物进行治疗，以软化血管，消除动脉粥样斑块，临床验证有一定疗效，可能受到《金匮》用薏苡的启发”。(金寿山《金匮诠释》)

心中痞，诸逆[①]心悬痛[②]，桂枝生姜枳实汤主之。(八)

桂枝生姜枳实汤方：

桂枝　生姜各三两　枳实五枚

上三味，以水六升，煮取三升，分温三服。

注释　① 诸逆：指阴寒水饮自心下胁肋上逆心胸之谓。

② 心悬痛：悬，《说文》释为“系也”，又曰“系”，“一曰维。”故“悬”之本义，指用线绳维系以束缚之。故心悬痛，即形容心中如有物维系束缚过甚之窒痛感，现代所谓“压榨性”、“窒息状”心痛的感觉。

[语译]　心中痞满，各种停留于心下的水饮或寒邪向上冲逆，以致心

胸憋闷窒痛的，用桂枝生姜枳实汤主治。

［提要］ 论述阴寒水饮上逆，邪客心脉的心痛证治。

［阐析］ 本条“心中痞”，乃阴寒水饮痞结膈间，上逆心胸所致，与心胃阳气不振有关。胃阳不振，则饮停不化，阴寒水饮乘心阳不足，逆客心脉，经脉拘急，心阳不宣，则见心胸憋闷，甚则经脉凝闭，则心系弦急而见窒痛欲死。故阳气不宣，膈间水饮逆客心脉为本条的主要病机，治当宣通心阳、和胃化饮、泄痞止痛，方用桂枝生姜枳实汤。

桂枝生姜枳实汤，用辛温桂枝宣复心阳，温通血脉而平饮气之上逆，重在下逆；生姜温胃化饮，降逆通滞，主在散气；用苦泄之枳实，开降气结，功在泄痞。三药合用，痞结开，诸逆平，心痛自止。

关于本条归类，历代医家略有分歧，多数医家将本条归属胸痹，如程林云“心中痞，即胸痹也”，唐容川认为本条是胸痹的轻证，谓“痹与痞轻重之间耳，痞言其塞，痹言其闭也”。(《金匮要略浅注补正》)；陈念祖将此条作胸痹类证看待，称“此下不言胸痹，是不必有胸痹的证矣。若胸痹之外，病有同类者，不可不知。”(《金匮要略浅注》)。黄树曾则称本条“病在心而不在胸”，今人梁运通在《金匮释按》中明确将本条归入心痛证治之中，全国统编四、五版教材亦然。而《金匮要略注评》一书则将本条归入“胸痹心痛”证治，但有所侧重，其［提要］称本条“论述邪客心脉之胸痹心痛证治”。笔者赞成梁氏之归类法。

关于原文“心悬痛”，历代注家有三种解释：① 指“如空中悬物动摇而痛”，以尤怡为代表，陈念祖、吴谦均从其说。② 指心窝部牵引痛，以陆渊雷为代表。陆氏以为“悬”与“弦”、“牵”音同义近，古来通用，且引《肘后方》本条悬痛作“心下牵急懊痛”，《诸病源候论》有“心悬急懊痛候”为证，认为“悬为空虚悬挂之义，非也”。(《金匮要略今释》)《金匮要略教学参考资料》亦从其说。《金匮诠释》则指“胸部牵引作痛”，大同小异。③ 指心中如有物相系约束，气息欲窒而疼痛之证，与现代医学所谓的“压榨性”、“窒息性”疼痛类似，并详加考证，谓仲景时代“悬”字，未有“悬空作痛”之义，亦非“牵引痛”。(详见［选注］所引《金匮要略注评》)，笔者赞同此说。

此外，历代注家对原文“诸逆”的看法也各有侧重。如胡毓秀云“诸逆，指气塞、胸满、短气、胸背痛等证而言。(《金匮要略集注折衷》)程林指“诸逆，如胁下逆抢心之类。”(《金匮直解》)是从症状而释；尤怡则称“诸逆，该痰饮、客气而言。”(《金匮要略心典》)是从病因而释；吴谦则称“诸逆，诸气上逆也”，是从病机而释。诸说均可参考。

[选注] 陆渊雷：此条用生姜、枳实，故知病在胃也。《肘后方》作心下牵急懊痛，伊泽信恬云：悬牵音义相同，悬痛，谓牵急而痛，《肘后》可证。又《巢源》有心悬急懊痛候，《千金·养胎篇》有腹满悬急、心下悬急之文，亦并悬牵通用之证也。《金匮述义》引浅田宗伯伤寒杂病辨证云：心痛有结痛、悬痛之异，心中支结而痛，此为结痛。若从它处弦引而痛，此为悬痛，悬弦通，悬癖古或作弦癖。《巢源》云，癖气在胁肋间，弦互而起，咳唾则引胁下悬痛，所以谓之悬癖也。此可征悬痛即弦痛矣。渊雷案：悬牵弦，并音近义通。心悬痛，谓心窝部牵引痛也。此正是胃神经痛之证候。或以悬为空虚悬挂之义，非也。(《金匮今释》)

朱邦贤：“悬”，考《说文解字》释为“系也，或从心”，又谓“系，繃也，一曰维也。”《玉篇》释“系”为“约束也，留滞也。”以《说文解字》成书之时代，与仲景撰写《伤寒杂病论》年代相去不远，则其文字涵义当一致，故“悬”字本义，既无后世“悬空”之说，亦无“牵引”之义，当时之释，即如《说文解字》所谓的“维”、“系”之义。至于《诸病源候论》之“心悬急懊痛候”谓“……其痛悬急懊者，是邪迫阳气，不得宣畅，壅瘀生热，故心如悬而急烦懊痛也”，不仅其病机与本条所述迥异，就其证而言，则悬与痛分而述之。其痛，是因瘀生热而致，乃是所谓“急烦”而致莫明其状之“懊痛”；而其所谓“心如悬”，则是心中另有“如悬”之感，根本谈不上陆氏所谓“牵引痛”的问题。《肘后方》作“心下牵急懊痛”，是在本条“心悬痛”后补入的，亦无根据说明“牵急”即是“悬”字之义。若“牵急”果系“悬”之含义，则《肘后方》于此条之后再添加此六字，实为蛇足。何也？以该证在本条文中，早已详之。如“诸逆”者，恰如程氏所释，为心下胁肋气逆上冲心胸之谓，其中已寓心下牵急作痛之义，仲景何能复以“心悬痛”再为“牵引作痛”释？若再如《肘后方》于“心悬痛”后增入“心下牵急作痛”六字，又重复一次“牵引”疼痛之义，如此赘述再三，纵观《伤寒论》或《金匮要略》全文，仲景何曾有过这种类似的文例？

因此，所谓“心悬痛”，正是阴寒邪气独留心脉之中，寒邪收引，经脉拘急而不畅，使人心中如有物相系约束，气息欲窒而疼痛之证，验之于临床，此证实为胸痹病发作时常见者。至于尤氏等注家谓“悬空作痛”之义，仲景时代,“悬”字尚未有此涵义,虽然在临床上胸痹病人也可见到“心悬而空痛”之诉,固然可以作为临证参考之用,但大量见到的胸痹心痛病人对于疼痛的描述还是如同现代医学所谓的“压榨性”、“窒息性”的疼痛,于此可见仲景对于本病证观察之细致,用词之精当。(《金匮要略注评上册》)

[按语] 关于本方的适应证及临床加减:

本方用于心胸部窒息性疼痛,或胃脘痞闷,气逆上攻作痛,呕恶嗳气,畏寒喜热者,或胃神经痛属水饮寒邪所致者。呕吐者加半夏,痛甚者加香附、木香;水饮性眩晕者加白术、茯苓。虚寒较甚,心下牵急懊痛者,《肘后方》用本方加白术补中,加胶饴甘温建中。

表 17 桂枝生姜枳实汤证与枳实薤白桂枝汤证比较表

方名 / 比较	枳实薤白桂枝汤	桂枝生姜枳实汤
相同点	心中痞和气逆等症状;阴寒水饮内结的病因,用通阳散结消痞的桂枝与枳实	
症状	胸痹,胁下逆抢心,胸满;病在胸胁	心悬痛为主,病在心膈胃脘
病机	阴寒痰饮内结、上冲、横逆	阳气不宣,水饮气逆,邪滞心脉
治法	通阳开结、泄满降逆	宣通心阳、和胃降逆、泄痞止痛
用药特点	以胸痹为主,故用瓜蒌、薤白;有胁下逆抢心,故用厚朴	有水饮气逆,故用生姜温胃化饮;有心悬痛,故重用桂枝三两温复心阳以通血脉

桂枝生姜枳实汤与橘枳姜汤的比较:

此二方均有枳实、生姜两味药物,但橘枳姜汤是以橘皮相配,专于理气散结;桂枝生姜枳实汤是以桂枝相伍,功在通阳降逆,桂枝与姜、枳配伍,辛开苦降、平冲止痛之力尤佳。可知橘枳姜汤是以胸中气塞为甚;桂枝生姜枳实汤是以气逆心痛较著。

心痛彻背,背痛彻心,乌头赤石脂丸主之。(九)

乌头赤石脂丸方:

蜀椒一两 一法二分 乌头一分(炮) 附子半两(炮) 一法

一分　干姜一两　一法一分　赤石脂一两　一法二分

上五味，末之，蜜丸如桐子大，先食服一丸，日三服，不知，稍加服。

［语译］　心窝部疼痛，牵引到背部，背部疼痛，牵引到心窝处的，用乌头赤石脂丸主治。

［提要］　论述阴寒痼结、阳气衰微之心痛证治。

［阐析］　关于心背相引作痛的机制，《素问·举痛论篇》曾云："寒气客于背俞之脉，则血脉泣，脉泣则血虚，血虚则痛，其俞注于心，则相引而痛。"王冰注曰："背俞谓心俞……夫俞者，皆内通于脏。"本条"心痛彻背，背痛彻心"的机制亦然，分言之：①邪感心包，气应外俞：阴寒邪气厥逆上干，客于心脉，闭塞脉络，心失所养，形成《内经》所谓"心痹者，脉不通"之重证，若攻及胸背经脉，扰乱气血循行之常道，阴寒邪气既内干心包，而寒邪又通于背之外俞，故形成"心痛彻背"之证。②寒袭背俞，气从内走：阴寒袭入背之心俞，随心俞通于心，邪气内攻，则致"背痛彻心"。总之，因俞脏相通，内外邪气牵引，必然疼痛彻背彻心，其证情之急剧，与"真心痛"似相类，若不即时救治，手足冷过节则死。可知，阴寒痼结攻冲心背，阳气衰微，为形成本证的主要病机，治当峻逐阴邪，温阳散寒，固护心阳，方用乌头赤石脂丸。

本方以乌头、附子、川椒、干姜一派大辛大热之品，峻逐阴寒而定痛，乌头、附子同用者，因乌头长于起沉寒痼冷，温经去风；附子则长于治在脏寒湿，使之温化。由于阴寒邪气侵袭心背内外脏腑经络，故同用之以振奋衰微之阳气，驱散寒邪。然恐胸背既乱之气难于各行其道，辛散太过，反耗正气，故仲景又于温热药中，伍以一味赤石脂，实寓深义：一则可固涩心阳、收敛阳气。盖《神农本草经》谓能"补髓益气"，《本草纲目》谓能"补心血"。二则填塞胃肠，镇纳中气，使大剂量辛温药液留恋胃中，气血疆界之乱得正，寒去而正不伤。如此则阴寒逐而心阳复，前后牵引疼痛自止。以蜜为丸，一可缓药力之峻猛，延长药效，再则解乌头、附子之毒。又方后嘱"先食服一丸"（现今服用量约为 9 克），"不知，稍加服"，正是《素问·至真要大论篇》中所谓"补上治上，治以缓"，"适至其所"之义，缓治之则阳气能渐得复，俾药力停留病所，尽其逐邪散结之能事而不伤正气，深得《内经》

之旨。

历代注家对本条病机的阐释，各有侧重：① 尤氏引沈明宗注，阐其机制为“邪感心包，气应外俞”“俞脏相通，内外气相引”。（《金匮心典》）② 张璐认为是阴邪厥逆于胸背经脉之证。（《张氏医通》）③ 吴谦认为“阴寒邪甚，浸浸乎阳光欲熄”，乃阳虚阴盛的心背彻痛证。（《医宗金鉴》）④ 陶葆荪认为此症不单由上焦阳气痹塞，而下焦肝肾寒邪，逆袭上冲，尤为主要。（《金匮要略易解》）⑤ 唐容川认为是“两面夹攻之病”，与肺、胃、肝、太阳、督脉等脏腑经脉有关。（《金匮要略浅注补正》）⑥ 朱邦贤等认为本条是“论述阴寒痼结之胸痹心痛重证”。（《金匮要略注评》）以上诸说，均可供参考。

此外，今人郑艺文引陈逊斋治验，认为原方乌头当为乌梅，主治肠胃虚寒下利之虫病，“原文错简”，其说有研究价值。（详见《金匮要略浅释》）

［选注］ 尤怡：心痛彻背，阴寒之气遍满阳位，故前后牵引作痛。沈氏云：邪感心包，气应外俞，则心痛彻背；邪袭背俞，气从内走，则背痛彻心；俞脏相通，内外之气相引，则心痛彻背，背痛彻心，即经所谓寒气客于背俞之脉，其俞注于心，故相引而痛是也。乌附椒姜同力协济，以振阳气而逐阴邪，取赤石脂所以安心气也。（《金匮要略心典》）

朱邦贤：本条以“心痛彻背，背痛彻心”，说明胸痹心痛发作时疼痛剧烈之严重程度，正是由于阴寒邪气客于心脉而不去，闭塞脉络，心失所养而致，即《内经》所谓“心痹者，脉不通”之重证。阴寒痼结不散，脉络闭阻不通，心阳不得宣布主事，安得不痛彻心胸后背？故以大辛大热之乌附椒姜与固涩心阳之赤石脂相伍为方，就是为了速复心阳，峻逐阴寒，以达通脉去痹之效。（《金匮要略注评·上册》）

郑艺文：《千金方》名乌头丸，但注云“范汪不用附子”，唯陈逊斋《金匮要略改正并注》认为本节方证可疑：但云“心痛彻背，背痛彻心”，则与上文瓜蒌薤白白酒汤之胸背痛，瓜蒌薤白半夏汤之心痛彻背，应无分别，何以立方判若天渊？疑一。乌头、附子同用，仲景向无此例，疑二。赤石脂非止痛之药，疑三。五年前（抗日战争前——笔者注），在首都治一于姓小孩，年九岁，患寄生虫病，中央医院迭进下剂，其虫愈下愈多，由十数条而数百条，家属惊惧，不肯再下，延著者往诊，则腹满剧痛，下利日数十行，哕呃不止，汗出如脂，势甚危殆，急用乌头赤石脂丸去乌头改乌梅治之，一剂各证减轻，二剂全止。但便溏、哕逆未全平，再进原方，加丁香、柿蒂，并大建中三剂，竟痊愈。原案曾刊登《南京人报》；因知本方乃治虫之剂，当列于乌梅丸之后，吐多者乌梅丸主之，下利剧者，本方主之。按：此案发前人所未发，一味之更易，对肠胃虚寒下利之虫病，实丝丝入扣，同时足证原文错简。(《金匮要略浅释》)

［**按语**］ 关于本方的适应证：

剧烈的心胸后背相引作痛，或胃脘疼痛，痛无休止，兼见四肢厥冷，冷汗出，气促面白唇青，舌质淡、苔白滑，脉沉伏而紧或微细欲绝等证。

仲景创制本方是"勤求古训、博采众方"的具体体现：

据考证，我国在1972年发掘的西汉马王堆墓葬者，系心肌梗死病例，比仲景时代约早三百多年，其随葬中药有高良姜、生姜、花椒、官桂、辛夷、杜衡、茅香等，均属辛温祛寒之品，其主要作用在于温阳胜湿，善止胸腹冷痛，温通逐秽，可止虚寒呕吐。仲景乌头赤石脂丸治剧烈心背疼痛证，其遣药组方，无疑受前人临床经验的启发。

表18　乌头赤石脂丸证与瓜蒌薤白半夏汤证比较表

比较＼方名	乌头赤石脂丸	瓜蒌薤白半夏汤
相同	均有"心痛彻背"的症状，在心胸的病位，阴邪上乘、阳微阴弦的病机；性属温通宣痹止痛的药物	
证候	更增背痛彻心，前后牵痛无休止，病以心背经俞为主，属心痛重证	喘息咳唾、胸背痛、短气，不得卧，属胸痹病
病机	阴寒攻冲心背经俞、阳气衰微	胸阳不振，痰浊上逆
治法	峻逐阴邪，救助心阳	通阳散结，涤痰降逆
药物	乌头一分　附子半两　赤石脂一两　干姜一两　蜀椒一两	瓜蒌实一枚　薤白三两　半夏半升　白酒一斗

附　方

九痛丸：治九种心痛

附子三两（炮）　生狼牙一两（炙香）　巴豆一两（去皮心，熬，研如脂）　人参　干姜　吴茱萸各一两上六味，末之，炼蜜丸如桐子大，酒下。强人初服三丸，日三服，弱者二丸。兼治卒中恶[①]，腹胀痛，口不能言；又治连年积冷，流注心胸痛[②]，并冷冲上气，落马坠车血疾等皆主之。忌口如常法。

［校勘］《备急千金要方·卷十三·心脏·心腹痛》谓“九痛丸，治九种心痛，一虫心痛，二注心痛，三风心痛，四悸心痛，五食心痛，六饮心痛，七冷心痛，八热心痛，九去来心痛。此方悉主之。并疗冷冲上气、落马堕车血疾等方。

附子　干姜各二两　巴豆　人参　吴茱萸各一两　生狼毒四两

上六味，末之，蜜和，空腹服如梧子一丸，卒中恶，腹胀痛，口不能言者二丸，日一服，连年积冷，流注心胸者亦服之，好好将息神验。

程林曰本方“非仲景方”。

注释　① 卒中恶：指突然感受外来邪气，见心腹刺痛，闷乱欲死的疾病。

② 流注心胸痛：流者流散移动，注者专注集中。此指心胸部疼痛，或较散漫面积大，或集中一点而痛。

［语译］　九痛丸治疗虫心痛、注心痛、风心痛、悸心痛、食心痛、饮心痛、冷心痛、热心痛、去来心痛等九种心痛。兼能治疗突然感受秽浊毒气所致的腹满胀痛，不能说话；又治多年积冷，心胸疼痛走注不定者，以及冷气上冲、落马坠车、瘀血阻滞等病。服药期间忌口如常法。

［提要］　论九痛丸之组成、服法及其适应病证。

［阐析］　所谓九种心痛，是泛指心胸胃脘由多种原因引起的疼痛病证而言。

胸痹心痛证型各异，九痛丸当是针对阳虚阴盛的病机特点，所制治疗心胸、胃腹疼痛的验方，源出孙思邈。其疼痛之因，不外寒冷、痰饮、虫注、血结、积聚而成，治当破阴逐寒、温通杀虫、扶正祛邪以定痛。虽方名九痛丸，然对心脾虚弱之悸心痛，邪热内闭之热心痛，恐不甚宜。

九痛丸中之附子、干姜、吴茱萸温中开郁，通阳止痛，善祛沉寒积冷；生狼牙，《千金方》用狼毒，重在杀虫破积聚，除寒热水气；巴豆温通，以攻破食、饮、痰、水、寒邪之结聚；人参补脾胃，扶正气，寓祛邪而不伤正之意，全方重用大辛大热之品，为攻逐寒实积滞之剂。

历代注家对本方之用狼牙或狼毒有不同看法。① 邹润安认为狼牙能通中，专治阴中之疾，清热化湿杀虫，九痛丸杂狼牙于附子、吴萸、巴豆、人参中以攻其积冷，是“诸辛热者必借兹苦寒为之导”，即佐此一味苦寒之品，有开通闭结之效。（《本经疏证》）。② 陆渊雷认为狼毒与狼牙，俱能杀虫，“而狼毒独主咳逆上气，胸下积癖”，提出九痛丸所用，“当是狼毒，非狼牙也”。盖狼牙一物，今已少用，孙思邈用生狼毒，可从。

［选注］ 程林：九痛者……虽分九种，不外积聚、痰饮、结血、虫蛀、寒冷而成。附子、巴豆，散寒冷而破坚积；狼牙、茱萸杀蛀虫，而除痰饮；干姜、人参，理中气而和胃脘；相将治九种心痛，巴豆除邪杀鬼，故治中恶腹胀痛、口不能言，连年积冷、流注心胸痛，皆宜于辛热，辛热能行血破血，落马堕车、血凝血积者，故并宜之。（《金匮直解》）

表 19　九种心痛证治表

名　称	证　　候	治　法
虫心痛	痛有休作，攻冲上下，或兼面黄白斑，乍青乍白乍赤，呕吐不食	杀虫破积
注心痛	卒然心痛，两目青黯，或昏愦谵语，脉乍大乍小	通阳行气、活血化瘀
风心痛	心痛胁下鸣转，食不消，胸满、短气、吐涎	温　散
悸心痛	心痛而悸，喜按，得食痛减，饥则更痛，脉虚弱	补益心脾
食心痛	心胸胀闷作痛，恶食、嗳腐吞酸，腹满，脉滑实	初起宜吐、继则消导
饮心痛	胃脘痛，干呕，吐涎沫，烦闷，或胁下有水声脉弦滑	健脾化饮
冷心痛	心痛暴发，心痛彻背，背痛彻心，或手足厥逆，冷汗，溺清便溏，脉沉细无力	温肾扶阳、祛寒定痛
热心痛	胃脘灼热剧痛，畏热喜冷，或兼身热烦躁，便秘溺赤，掌中热，脉数实	解郁泄热
去来心痛	心痛时痛时止，至一日十数遍，昼夜不安，经久不愈，但饮食无碍	补气温阳、去湿消痰

[按语] 寒实结滞型肠梗阻，临床表现见素有不能吃冷性饮食史，突然腹部剧痛，包块起伏拒按，大便秘结，舌苔白或黄白而润，脉沉紧或沉细者，治当温中攻下，方用九痛丸(李翰卿法)，一次10～30粒，顿服，不效，一小时后再服30粒。(参朱进忠《中医内科临症备要》)

结　语

本篇详细阐述了胸痹心痛的病因、病机和辨证论治，为后世对本病的治疗及发展奠定了基础。至于短气，只是胸痹心痛的一个伴发症状，不是独立的病名，故无单独治法。所谓胸痹，是以胸膺部痞闷胀满、疼痛为主证的一种疾病。心痛，是概指心前区、胸骨后或胃脘部的疼痛，乃胸痹之重证。

胸痹心痛的病因，皆为上焦阳虚，中下焦阴寒邪甚所致。由于具体的病因不同，发病脏腑的偏重不同，病势的缓急不同，故表现出多种证型，且胸痹心痛常合并发生，难以截然分开。

胸痹、心痛总的病机是“阳微阴弦”，阴乘阳位。“阳微”是本虚；“阴弦”是标实，故在治疗上，应以扶正祛邪，“急则治标、缓则治本”为原则。在具体治法上，本篇祛邪是以宣痹通阳为主，主要采取豁痰、涤饮、散寒除湿、利气、降逆等法，如瓜蒌薤白半夏汤一类方剂。扶正是以温阳益气为主，药用辛温、甘温，或温补心阳，或温中助阳，如桂枝、附子、甘草合用及人参汤等，此外，还运用了芳香温通的方药，如乌头赤石脂丸、九痛丸等。后世在此基础上，扶正方面，补益心肾，祛邪方面，注意到活血化瘀、疏肝理气，使其治法日趋完善。

本篇对胸痹心痛证治，充分体现了辨证论治的精神，这表现在以下两个方面：

(一) 证不同，治亦不同

本篇胸痹、心痛大体上可以分为虚与实，轻与重，缓与急三大类型，治疗时各有不同的方法。

1. 治分虚实：

(1) 虚证：属中阳不运的，用人参汤以补中助阳。

(2) 实证：属胸阳痹结，痰饮上乘的，用瓜蒌薤白半夏汤及其类方通阳散结、豁痰下气。

2. 治分轻重：

(1) 轻证：胸痹轻证，偏于水饮的，用茯苓杏仁甘草汤以宣肺化饮；偏于气滞的，用橘枳姜汤以行气降逆；心痛轻证，属寒饮内停上逆的，用桂枝生姜枳实汤以化饮降逆、泄痞止痛。

(2) 重证：胸痹，可根据病情选用枳实薤白桂枝汤、瓜蒌薤白半夏汤、薏苡附子散等方剂；心痛，属阴寒痼结、阳气衰微，心背牵引疼痛的，用乌头赤石脂丸，峻逐阴邪，固护阳气以止痛；阴寒结滞之胸腹疼痛，用九痛丸破阴逐寒以定痛。

3. 治分缓急：

(1) 缓者：治本，重在扶正补虚，如用人参汤以温补阳气。

(2) 急者：治标，重在祛邪止痛，如胸痹发作急剧时，用薏苡附子散缓解急痛。

(二) 证变治亦变

瓜蒌薤白白酒汤，是主治胸痹典型证候的方剂。若痰饮上逆较甚，更见不得卧，心痛彻背者，宜用瓜蒌薤白半夏汤，即上方加半夏以增强降逆除痰之力；若阴寒水饮内结、横逆、上冲，更见心中痞，胸满，胁下逆抢心者，则用枳实薤白桂枝汤，即用瓜蒌、薤白加厚朴、枳实、桂枝，既通阳散结，又泄满降逆。

二十年来，临床报道治疗冠心病心绞痛、心肌梗死，常用宣痹通阳、活血化瘀、芳香温通、扶正固本等法，取得较好疗效，是在本篇理法方药的基础上，进一步发展和提高的结果。

（张家礼）

腹满寒疝宿食病脉证治第十

本篇论述腹满、寒疝、宿食病的脉证和治疗。由于三病在病位、证候、病机、脉象及治疗上有相似之处,所以仲景将其合为一篇论述。首先,其病位均涉及胃肠,腹满尚与脾肝肾有关,寒疝与肝脾关系密切,而宿食主要在脾胃肠,总之它们的病变部位均在腹部。其次,三者在证候上均有脉弦紧,腹部胀满或疼痛的相似症状。腹满是以弦脉和胀满为主;寒疝脉弦紧,以疼痛为主;宿食亦可见紧脉,其胀满与疼痛并见。其三,三者在辨证论治上有共同之处,虚证腹满和寒疝均有虚寒为病的共同病机,实证腹满和宿食在成因上相似,所以在治疗用药上可以互参。以上可知,仲景将三病合述,便于互相补充,易于临床掌握。

腹满是以腹部胀满为主要症状,俗称肚胀。它是肠胃病常见症状,多与胸闷、腹胀、腹中痞闷同时出现,临床应别其先后缓急,分清主次,才能分别辨证论治。

《内经》早已指出腹满的病位在脾胃。《素问·五脏生成篇》云:“腹满䐜胀……过在足太阴阳明。”同时指出寒湿为常见病因,《灵枢·师传》:“胃中寒则腹胀。”《素问·六元正纪大论篇》:“民病寒湿;腹满。”又有饮食不节所致者,《素问·太阴阳明论篇》说:“饮食起居失节,入五脏则䐜满闭塞。”以及浊气(见《素问·阴阳应象大论篇》)、厥(指经脉不和,见《素问·厥论篇》)、气候变化(见《素问·气交变大论篇》)等因素。并且将腹满分为虚实两大类,如《素问·异法方宜论篇》云“脏寒生满病。”《素问·脉要精微论篇》云:“胃脉实则胀,虚则泄。”还简要论述了腹满的治疗,如《素问·宝命全形论篇》云:“虚者实之,满者泄之。”

本篇腹满是以腹中胀满为主,可以出现于多种不同的病变过程中,病机较为复杂。按照“阳道实，阴道虚”的理论，可以将本篇腹满概括为两类，即属于实热证的病变多与胃肠有关，或涉及于表；属虚证寒证的，多与脾肾有关，或涉及于肝。治疗可根据其虚实寒热之不同，辨证论治。

寒疝是因寒邪凝滞，引起腹中拘急疼痛为主要症状的病证。古人谓疝，包括两方面内容，一是指阴寒性腹痛，以腹中急痛，伴有恶寒肢冷，头出冷汗，或周身疼痛等。王冰注《大奇论》云：“疝者，寒气结聚之所谓也。”《素问·长刺节论篇》又云：“病在少腹，腹痛不得大小便，病名曰疝，得之寒。”《说文解字段注》云：“寒”，冷也，“疝”，腹痛也。均是指这种疾病。二是指睾丸有病，引起阴囊或睾丸肿大，寒冷，坚硬疼痛的病证。如《素问·骨空论篇》云：“男子内结七疝。”认为是男子所独有的病证，主要表现在阴囊。后世对阴囊或睾丸有病所致统称为疝气，与寒疝腹痛有别。本篇所论寒疝，是寒疝腹痛的简辞，其症状以腹痛为主，病多属阴寒内盛之证。在病性上有虚实之分，病位上有里寒和表里俱寒之别，应与《内经》所论七疝（冲、狐、厥、癞、瘕、㿗、癃）区别。

宿食是饮食积滞所致腹胀、痞闷、嗳腐吞酸、呕吐腹痛、大便不调的病证。《素问·痹论篇》云“饮食自倍，肠胃乃伤。”《金匮·脏腑经络先后病篇》云：“槃饪之邪，从口入者，宿食也”明确指出了饮食不节的病因，《素问·脉要精微论篇》又称“食痹”，《脉经》又谓“食不消，脾不磨”，说明宿食与脾胃消化不良关系密切。

本篇根据宿食之因，分为食停上、中、下三脘，采用吐、下之法进行治疗。但在临床上，宿食多为实证，也有实中兼虚之候，不可不详细辨治。

跌阳脉[①]微弦，法当腹满，不满者必便难，两胠[②]疼痛，此虚寒从下上也，当以温药服之。（一）

［校勘］ 《脉经》、《千金》：“必”下有“下部闭塞大”五字。《千金》作：“此虚寒气从下向上。”赵刻本脱“当”字，今从徐本，俞桥本补。

注释 ① 趺阳脉：为胃脉，在足背上五寸骨间动脉处，即足阳明胃经的冲阳穴。② 胠：（qū 区）《说文》：“亦（古腋字）下也。”《广雅》：“胁也。”《素问》王冰注：“胠，谓胁上也。”即胸胁两旁当臂之处。

［语译］ 趺阳脉为脾胃之脉，如见微弦之象，就应出现腹部胀满的症状，无此症状者必大便困难，胸胁两旁当臂之处疼痛，这是由于虚寒从下

犯上的缘故，应当用温药治疗。

[提要] 论述虚寒性腹满的成因与证治。

[阐析] 趺阳脉属足阳明胃经的冲阳穴，古人常以此诊断脾胃病，结合寸口脉诊法，应与右关脉相应，因其亦候脾胃。本条脉微主阳气虚，结合趺阳脉，当为中阳不足。凡脉象为弦，属肝，主寒主痛。可见本条为脾胃虚寒，下焦肝寒之气上犯，以阴加阳，脾胃受之，脾阳不运，中气痞塞，则为腹满。假如腹不满，肝之邪气必循经上冲，停于两胁而引起两胠部疼痛。肝气上逆，脾不得肝气疏泄，脾失升降之枢，则脾气呆滞不运，气滞则大便难。纵观本证，由寒邪引起，当用温药以温散虚寒之邪，邪去则症状消失。

对"趺阳脉微弦"有两种看法，一是中阳不足，阴寒偏盛的病理概括，如徐彬所说："趺阳脉微弦，微为阳虚，弦为客寒，腹者脾主之，焉得不满，《内经》曰：'脏寒生满病。'"(《论注》)二是弦为肝寒上逆，以唐容川为代表，他说："脉弦属肝，两胠是肝之部位，虚寒欲从下而上者，肝气之逆也。"(《补正》)以上两种观点，当合参之。

原文中又言："法当腹满，不满者必便难，两胠疼痛。"盖虚气作满，盛寒作痛，满甚于痛者，虚多；痛甚于满者寒胜，今见满而不痛，是由脾阳不运，中气痞塞所致，如果进一步发展，即原文所言"不满"，阳虚生内寒，寒邪就会上犯下闭，出现两胠疼痛和大便困难之证。

"此虚寒从下上也"，进一步说明上述脉证产生的病机，对此句历代争议较大；一是肝气之逆说，以唐容川为代表，认为肝气之逆是由于土虚木贼所致，是"见肝之病，知肝传脾"的具体反映。所以"当先实脾"亦本条"当与温药服之"之义。二是肾虚寒动于中说，以尤怡为代表。如他说："然其寒不从外入而从下上，则病自内生，肾虚则寒动于中也。"(《金匮要略心典》)。三是肾寒相随肝气上逆说，以沈目南为代表，认为中阳虚，肝木乘于脾胃，肾寒相随肝气上逆。四是脾胃虚寒说，以徐彬为代表。以上几种观点，比较全面地阐明了本条脉证的病机，指出本病为腹满，病性属虚寒，病位重点在脾胃，并与肝肾阴寒之邪上逆密切相关，这就要我们在辨证时，应注意脏腑之间的病理联系，从而考虑确切的治法。

对本条的治法，原文概括为"温药服之"，但临床上有温补与温下之不同，当结合病机，辨证论治。

［选注］ 徐彬：腹满本脾胃家病，脉莫切于趺阳。趺阳脉微弦，微者阳虚，弦者客寒，虚而受寒，腹者脾主之，焉得不满？《内经》曰："脏寒生满病。"设不满，是脾胃素有热邪，即避实而袭虚，故寒束其热，而便反难，邪袭两胁而结于其下，乃两胁胠痛。微弦脉见之于趺阳，而痛发于胠胁，自比风从上受者异。故曰"此虚寒从下上也"。内寒不可表散，得温即去，故曰当温药。（《金匮要略论注》）

［按语］ （1）关于本条精神，注家有两种见解：一是单论虚寒性腹满的成因与证治；二是总论腹满寒疝的病机。争论的焦点是对"法当腹满，不满者必便难，两胠疼痛"的理解不同。前者认为三者均为虚寒性腹满的见症；后者认为"法当腹满"是腹满病，而"必便难、两胠疼痛"是寒疝病。结合前人对寒疝的认识，凡腹部攻冲作痛，病情属寒者，皆属寒疝范围，寒疝亦可有"两胠疼痛"和"大便难"的症状，故本条是总论腹满寒疝的病机，此说值得参考。

（2）本条证因齐备，治宜疏泄温化。腹满兼寒疾者，大黄附子细辛汤，大黄用 2 克；腹满无宿食者，宜附子粳米汤。（王渭川《金匮心释》）

病者腹满，按之不痛为虚，痛者为实，可下之。舌黄未下者，下之黄自去。（二）

［语译］ 病人腹部胀满，以手按之无压痛的是虚证，有压痛的是实证，可用下法治疗，如果病人舌苔黄厚，没有服过下药，可用下药导其邪热下行，黄厚苔自然退去。

［提要］ 论述腹满的虚实辨证与实证腹满的治法。

［阐析］ 本条从腹诊和舌诊两个方面辨别腹满的虚实。虚证腹诊，按之不痛；舌诊，舌苔白滑，治则宜温；实证腹诊，按之痛甚，舌诊，舌干黄焦或黄厚，治则宜攻下。

按之不痛为虚，注家对其机制有两种认识：尤怡认为："无形之气，散而不收，其满为虚"（《心典》）；魏荔彤认为："无形之虚气作痞塞，则按之无物，何痛之有。"（《本义》）临床上有痞塞感者，多为虚证兼有气滞或积滞，虚而无滞按之濡软，当属虚气不行，散漫不收所致。总之虚证腹满是脾虚而致气聚，按之可助脾气运转，气机得通，亦可使滞气得以消散，所以不仅没有痛感，而且喜按。根据寒气得温可散之理，本证尚可用温熨热敷法治疗。

对按之“痛者为实”有四种认识。沈明宗认为是食痰燥屎引起；吴谦认为是“胃家实”；魏荔彤认为：“宿食在胃，疝气在少腹等是也，按之有物阻碍于脏之侧，焉有不痛乎？”（《本义》）陆渊雷归纳为燥屎宿食，瘀血水饮。因为实证腹满是有形实邪积结于胃肠，有碍于内脏气机的正常转输，所以按之疼痛，因而对实证腹满在按之痛或不喜按（拒按）的基础上，尚须进一步辨别是何种实邪。但必须指出，某些严重的虚寒性腹满，尚有按之痛的情况，如本篇大建中汤证就有“痛不可触近”之候。所以腹部切诊分辨虚实，还须四诊合参，才能作出正确诊断。

再辨之于舌，苔白为寒，苔黄为热，腹满见于舌苔黄，故知邪实而热盛，用下法治疗。但临床上舌黄有燥干厚腻之不同，须斟酌而用，故仲景用“可下之”概括。黄厚燥，当用寒下，承气之类；黄干属热结津枯，必燥屎不行，当增液行舟，增液承气汤以润下；如黄厚腻属于食积者，可消导同用，保和丸之类，此外对于瘀血、水饮、痰浊、虫积所致腹满，应采取相应治法如祛瘀、逐水、化痰、杀虫等治疗。

五版教材认为：“舌黄未下者，下之黄自去。”是辨证的关键。舌黄未经攻下，可用下法；已经攻下，但病重药轻，舌仍然黄者，仍可用下法治疗。若见湿温病，舌苔虽黄，但尚未化燥成实，或实证转虚，舌黄仍在，这些都不应攻下。

[选注] 魏荔彤：无形之虚气作痞塞，则按之无物，何痛之有，尚挟有形实物为患，如宿食在胃，疝气在少腹等是也。按之有物阻碍于脏腑之侧，焉有不痛者乎？此与按之痛否以决其虚实之法也。再辨之于舌，舌白为寒，舌黄为热，腹满而舌黄，知其人邪实而热盛矣。更必问其曾经下否，如已经攻下，尚当斟酌。必舌黄而未下者，乃可下之也。下之所以去其热也，而黄因热结，热涤而黄自除，气自消，满自愈矣。（《金匮要略方论本义》）

陆渊雷：下剂之目的，有为燥屎宿食者，有为瘀血者，有为水者。承气、大柴胡诸汤，为燥屎宿食者也，必以舌黄为候，舌不黄未可下。至于祛瘀之剂，如桃核承气汤、大黄牡丹皮汤、下瘀血汤、抵当汤丸等；逐水之剂，如大黄甘遂汤、十枣汤、大陷胸汤丸等，其舌始终不黄，黄者反属例外。（《金匮要略今释》）

[按语] （1）纵观原文，本条论虚实辨证，只言实证治法，不言虚证

治法，岂不知虚证之治详尽于篇后，如附子粳米汤、大建中之类。

(2) 临床诊疗疾病应望、问、按(切)相结合，才能掌握辨证的要领，本条可以说是望、问、切(按)的典型病例。

腹满时减，复如故，此为寒，当与温药。(三)

[语译] 病人腹部胀满，时有减轻，移时又依然如前，这主要由寒邪引起，当用温药治疗。

[提要] 论述虚寒腹满的辨证与治疗。

[阐析] 脾胃虚寒，运化失司，虚寒之气痞塞则为腹满。如果清阳得长，寒得阳煦则腹满减轻，若浊阴有时复胜，则又腹满如故，存在寒邪时聚时散的特点。但本病又为中阳不足，所以时减而不愈，这都是虚寒引起，当用温药治疗。

本篇第二条以按之痛与不痛分辨虚实，此条以腹满"时减"言其虚，与十三条的"腹满时减，减不足言，当须下之"实证腹满，前呼后应，以腹满减与不减辨寒热，是本条的重点，如黄竹斋所言："上节为辨腹满证虚实之法，此节为辨腹满寒热之法。"(《集注》)指出了本条的主要精神。

对"时减"的原因有两种认识，尤怡认为："腹中寒气，得阳而暂开，得阴而复合也。"(《心典》)程门雪在此基础上认为是阴消阳长。如他说："脾阳不运，中气痞塞则为满，清阳有时复张，故满减；浊阴有时复胜，故复满。"(《金匮篇解》)可见由于阴阳的消长，导致寒气时聚时散，是"时减"的主要原因。

表20　虚寒性腹满与实热性腹满的鉴别要点

证　型	虚　寒　性	实　热　性
病机	脾胃虚寒，中气痞塞	实邪阻滞胃肠，气机不通
程度	时有减轻	持续不解
触诊	按之不痛，喜温喜按	按之痛，拒按
舌诊	舌淡苔白滑	苔黄燥
脉象	脉虚而迟	脉弦滑数
治疗	温补	寒下

本条"此为寒"也有两种认识，尤怡认为是"腹中寒气"；周扬俊认为是虚寒，如他说："实则未有或减者也，故断之为寒"（《金匮玉函经二注》），较符合临床实际。

虚寒性腹满的治法，本条指出："当与温药"，这里主要指温补之品，可选用理中、附子理中之类。《金鉴》对本证以温中理气为法，指出厚朴生姜甘草半夏人参汤的方治，值得借鉴。

[按语] 本条主要讲述问诊在临床上的应用，对腹满，要问其部位是整个腹部，还是局部，程度是持续不减或时减，以及全身情况，以区别其性质属寒属热属虚属实。这样才能举一反三，指导辨证治疗。

病者痿黄[①]，燥而不渴，胸中寒实，而利不止者，死。（四）

注释 ① 痿黄："痿"同"萎"，指肤色枯黄，黯淡无泽。

[语译] 病人肤色枯黄，黯淡无泽，烦躁，口中不渴，这是寒实之邪结于胸中，如再出现下利不止，就是危重之证。

[提要] 论述寒实内结、里阳衰竭的危候。

[阐析] 由于胸中寒实，伤及脾胃阳气，脾气衰败，故皮色枯黄，无光泽。寒实内结，故不渴，胸中阴盛阳微，阴不得阳，故躁动不安，有躁而无烦为阴躁。如果疾病进一步发展，阳气衰，则脏气不固，故下利不止，是为危候。

"躁而不渴"是本条辨证的重点，对之有两种认识：一谓躁是燥之误，以《金鉴》为代表，如"燥而不渴，文始通顺"。如果燥而口渴，则为热邪引起，真虚假实，如用攻法，则虚者愈虚；如用补法，则满者愈满。且胃气为养生之本，胃气下脱，多成不治危候。二是躁当阴躁讲，如五版教材，结合本条病机，认为是阴躁之证。如《伤寒论》298条："不烦而躁者，死。"与本条意义相同。躁而不烦不渴，证明不是热邪所致的躁动，为阳气欲绝，阴寒凝聚胸中所致。结合《黄疸病脉证治第十五》："腹满，舌痿黄，躁不得睡，属黄家"，故以第二种说法为更好。

"胸中寒实"是本条的病机。关于"胸中"二字，一种认为即胸中，如喻嘉言说："痿黄乃中州土败之象，躁而不渴，乃阴盛阳微，胸中寒实，乃坚冰凝沍之象。"（《医门法律》）二种认为应是胃中，如吴谦云"胸中寒实，当是胃中寒实"（《金鉴》）。结合本条主论腹满，当是胃中有阴寒凝积，脾气衰微，则肤色暗淡而黄，故曰：病者痿黄；内竭于中，故"躁而不渴"；失脱于下，则"下利不止"。说明人体正气大衰，阴阳离决之象，主预后不良，故曰"死"。

治疗，当以温中回阳为法，四逆汤、附子理中之辈应为首选。如曹家达所说："然用大剂术附以回阳，用去湿之赤石脂、禹余粮以止涩下焦，或亦当挽救一二也。"(《金匮发微》)可供参考。

[选注] 赵以德：言其形则痿黄，证则躁而不渴，何也？躁为阴躁，不渴则正阴凝之象也。嗟乎！阳不生则寒不去，寒不去则利又何能止耶？(《金匮玉函经二注》)

[按语] (1) 以上四条，一条论腹满的病机，二、三条论腹满的辨证，并指出治法，本条论腹满的预后。内容可谓全面。

(2) 仲景论"躁"条文如下："上气喘而躁者，属肺胀，欲作风水，发汗则愈"(《肺痿肺痈咳嗽上气病脉证治第七・四》)指出上气病，风寒外束，水饮内积，肺失宣肃，邪气内闭，喘而躁。

"身肿而冷，状如周痹，胸中窒，不能食，反聚痛，暮躁不得眠，此为黄汗"(《水气病脉证并治第十四・四)。指出黄汗病寒湿郁遏，阳气不伸，暮躁不得眠。

"腹满，舌痿黄，躁不得睡，属黄家"(《黄疸病脉证并治第十五・十》)指出黄疸病湿郁于中，躁不得睡。

从以上几条可见湿邪内阻、阳气不通是导致"躁"证的主要原因。

寸口脉弦，即胁下拘急而痛，其人啬啬[①]恶寒也。(五)

注释 ① 啬啬：形容瑟缩畏寒的状态。

[语译] 寸口见弦脉，病人一定有两胁拘急疼痛，并且有瑟缩颤抖，非常怕冷的症状。

[提要] 论述表里俱寒的腹满证。

[阐析] 寸口脉主表，弦脉主寒主痛，寸口脉弦，是寒在于表，故啬啬恶寒。胁下是肝之部位，肝气挟寒，故胁下拘急而痛。

对寸口脉弦，注家认识不一，唐容川认为是肝木侮肺所致；徐彬认为是卫气为寒邪所结而不行所致。尤怡认为是阴邪加阳之象。结合起来看，寸口主表，肺合皮毛，寒邪外袭，肺首当其冲，皮毛受邪，营卫失和，故有啬啬恶寒的症状。所以本条指出寸口脉见弦象，有主表寒之意。

对本条“寒邪”来源，有以下几种观点：一是里寒说。以程林为代表，如他说：“寒胜于内，阳气不行于外，故外亦啬啬而恶寒也。”（《金匮直解》）二是外寒说。如张璐所言：“表中阳虚，故啬啬恶寒。”（《张氏医通》）三是体虚直中说。如余无言说：“此体气素虚，外受寒侵，故有啬啬恶寒之表证。”（《金匮新义》）以上三说均可合参。

本条既然为表里皆寒，可选用柴胡桂枝汤去黄芩增芍药治疗。

[选注] 徐彬：若寒疝则邪之所起不止于脾胃，故脉专责之寸口。脉既得弦，则是卫气为寒邪所结而不行，风寒与肝相得，胁者肝之府，故胁下拘急而痛，邪从表来，故啬啬恶寒。（《金匮要略论注》）

余无言：此体气素虚，外受寒侵，故有啬啬恶寒之表证。而兼胁下拘急作痛之半表半里证也。不言发热者，即《伤寒论》所谓“或未发热”之意也。正气不充者往往如是，余意柴胡桂枝汤去黄芩增芍药为最对证。盖以桂枝解啬啬恶寒，柴胡和胁下拘痛，生姜、半夏以温之，人参、草、枣以补之。因无热候，而去黄芩，因防腹痛，而增芍药。（《金匮新义》）

夫中寒家，喜欠。其人清涕出，发热色和者，善嚏。（六）

[语译] 素体虚寒，中阳不足之人，常常打呵欠，如果出现鼻流清涕，发热，面色如常人，这是由于新受外感的原因，很容易打喷嚏。

[提要] 论述素体虚寒之人，外感寒邪的病证。

[阐析] 中寒家是言中焦阳虚阴寒内盛之人，《素问·调经论篇》云“阴盛则寒”，阴寒内盛，阳气虚乏，阳气不伸而频频呵欠。如《灵枢·口问》云：“阳者主上，阴者主下，故阴气积于下，阳气未尽，阳引而上，阴引而下，阴阳相引，故数欠。”如果再感受外界寒邪，邪壅肺窍，故鼻流清涕，同时中阳虚，脾不化津，也是清涕出的另一原因。外来寒邪先伤肌表，卫阳被遏，郁而发热；外寒初犯肌表，邪气轻浅，未犯于里，故面色如常。趁邪气尚浅，正气欲祛邪外出，故好打喷嚏。如《灵枢·口问》曰：“阳气和利，满于心，出于鼻，故为嚏。”结合本条说明，正气不甚虚（色和）与邪相争，驱邪外出，故见善嚏。对判断疾病的预后有一定意义。

历代医家对清涕出有以下几种认识：魏荔彤认为：“外寒郁者，内热必生，其人所以清涕出而发热也。”（《本义》）周扬俊认为：“然则肺主皮毛，外受邪而肺气有不伤乎？清涕出，势必所致也。”(《金匮玉函经二注》)吴谦则强调：“今中寒而清涕出者，是阳气虚寒也。”(《金鉴》)前两种认识强调外邪的致病因素，指出外感寒邪，肺窍壅塞，不能布津，是导致清涕出的原因。而吴谦则从人体全身情况出发，指出中焦阳气虚，不能化津，亦不能摄津，是导致清涕出的另一原因。所以结合起来看，比较全面。同时本症状在临床上还具有鉴别意义。如《金鉴》认为，老年人清涕出，是阳虚所致；受寒后清涕出，是寒盛所致；本条清涕出是阳气虚寒所致。

［选注］ 魏荔彤：寒邪郁于皮肤，则营血滞而卫气阻，精神必倦怠，筋骨必拘急，所以善欠也。肺主皮毛，皮毛受寒，肺为之合，外寒郁者，内热必生，其人所以清涕出而发热也。若但为外感之寒，其内无病故色和，且寒郁于肺，热生于里，有时发泄，自鼻作声，故善嚏。(《金匮要略方论本义》)

［按语］ (1) 从本条可以看出，“中寒”之人易于感冒，所以对此类外感病人，切忌不顾中阳，而纯施发汗攻表，易使中阳更伤。可与益气解表之剂，补中益气汤加减治疗。

(2) 对于“嚏”的理解，可参考本篇第七条如：“中寒其人下利，以里虚也，欲嚏不能，此人肚中寒。”是言中气虚寒，无力抗邪，所以欲嚏不能，以及《痰饮咳嗽病脉证治第十二》第六条“水在肝，胁下支满，嚏而痛”。是为水流胁下，肝肺不和，嚏而痛。可见引起嚏的原因有虚有实，与脾肝肺有关，可互相参考。

中寒，其人下利，以里虚也，欲嚏不能，此人肚中寒一云痛。(七)

［语译］ 体质虚寒之人，感受寒邪以后，大便泄泻。是由于里阳太虚的缘故，想打喷嚏而打不出来，这是属于寒在腹中。

［提要］ 论述里虚受寒的病证。

［阐析］ 病人素体里虚，阳气不能卫外，寒邪凝滞，以致清阳下陷成里虚泄泻之证，里阳无力抗御外邪，故虽外触风寒，应作嚏而不能，这是肚中寒邪凝滞，里阳虚衰之证。如尤怡所言：“中寒下利者，里气素虚，无力捍蔽，邪得直中脏也。”(《金匮要略心典》)

对“欲嚏不能”，周扬俊认为阳气不能上升；尤怡认为阳欲动而复止，邪欲去而仍留，正不胜邪的表现，此说比较符合实际。

[按语] (1) 前条言中寒家，是素体或久病里寒，其病势缓；本条言中寒，是阳虚无力抗邪而受寒，其病势急。前条言喜欠，是阳气不伸，其证情轻；本条言下利，是虚阳下陷，其证情重。前条是感外寒，正气能驱邪外出，故善嚏；本条是虚寒凝滞，无力抗邪，故欲嚏不能。可见两条虽同属中寒腹满，前条病情轻，本条病情重。

(2) 本证治宜通阳开肺窍，可用党参、五味子、干姜、薤白、半夏、橘皮等药物，如病人打喷嚏，说明肺窍已开，可告痊愈。还可表里同治，祛邪与扶正并举，在补阳药中加宣散之品，如理中汤加苏叶、葱白等。可供参考。

夫瘦人绕脐痛，必有风冷①，谷气不行②，而反下之，其气必冲，不冲者，心下则痞也。（八）

注释 ① 风冷：贪食生冷，感受寒凉。
② 谷气不行：指饮食不化，大便不通。

[语译] 身体瘦弱的病人，脐周围疼痛，这是感受风冷寒邪，因而饮食不能消化，谷气停滞，大便不通，如果误用下法，势必引起腹中气逆上冲，假如气不上冲，结于心下则为痞满之证。

[提要] 论述寒证误下的变证。

[阐析] “夫瘦人”乃因中焦虚寒，气血来源不足，日久所致。又贪食生冷，寒邪直犯于里，凝滞腹中，故绕脐周围疼痛。寒邪阻滞胃肠气机则谷气留著而不行，饮食不化，大便坚涩不通，此因风冷寒邪所致，所以必伴有喜热恶冷、口中和、小便清长等症。理应“当与温药”服之，用温下法，如选《本事方》之温脾汤或《千金》温脾汤，本可治愈。而医者误认为“瘦人多火”，大便不通为燥实之证，妄用苦寒之品攻下，此时谷气虽行，大便得通，但风冷不除而阳气更伤。若伤下焦阳气，不能制伏阴寒之邪，必然上冲；若伤及中焦阳气，阴寒不化而成心下痞，故气不上冲。

从原文字义看，前句言“必有风冷”，而后言“反”下之，可见用下法是假说之词，重在强调里寒证便秘，不可滥用下法，否则会变生他证，提示瘦人便秘，除了阴虚火旺，津液不足，肠道失润所致外，也不可忽视虚寒便秘。

对于“其气必冲”有以下几种认识：一是脾胃之气虽虚，但尚未大伤，正气尚能与风冷邪气相拒，其气必冲。如《伤寒论·太阳病篇》曰“太阳病，下之后，其气上冲者，可与桂枝汤”同理。二是徐彬认为误下损伤下焦元阳，而引动肾气所致。三是张璐认为风冷直入，误下虚其肠胃，邪气愈逆，因而上冲。我们认为第一种观点较为确切，因为本条虽然里寒盛，阳气虚，症状只有大便不行，还未发展到手足逆冷、阳气大伤的地步。

病腹满，发热十日，脉浮而数，饮食如故，厚朴七物汤主之。（九）

厚朴七物汤方：

厚朴半斤　甘草三两　大黄三两　大枣十枚　枳实五枚　桂枝二两　生姜五两

上七味，以水一斗，煮取四升，温服八合，日三服。呕者加半夏五合，下利去大黄，寒多者加生姜至半斤。

［语译］ 病人腹部胀满，发热已十余日，脉象浮且数，饮食如常，应用厚朴七物汤主治。

［提要］ 论述腹满表证未罢，又见里实的证治。

［阐析］ 病人腹部胀满，乃气滞热壅所致，从方中用厚朴三物汤可知。原文言发热十日，可见发热已久，必在腹满之前，指出外感风寒化热，十余日不解，邪热在表，所以脉浮而数。热邪入里，伤及津液，热迫于肠，肠中实热内结，故见腹满。发热，腹满必兼见便燥、口干、口苦等症状，由于病变重点在肠，未影响脾胃，故尚能饮食。形成太阳表邪未解，又见阳明腑实之证。如果发热，解其表，里实已成，解表徒然；只通里，表热未解，病根未除，所以发热与里实俱重，应采用表里双解之法，用厚朴七物汤治疗。

方用厚朴三物汤以行气除满，泻里实热，桂枝汤以解表邪和营卫，因腹满不痛，故去芍药之酸敛，此表里兼治之法。若呕是胃气上逆，加半夏降逆止呕。下利是脾气已伤，去大黄以防止泻下重伤脾气。寒多者是指寒凝气滞而病腹满，本不发热，复因外感发热十日，脉浮而数，应在去大黄的基础上，加生姜以温胃散表寒。

本条虽为表里同病，历代见解相同，但对表里孰轻孰重看法不一：程林认为里证重，并指出“今表邪微而里邪盛”；(《直解》)周扬俊认为表证重，如他说："发热脉浮数，此表邪正炽之时"。(《二注》)近代人均崇程氏之说，句中脉浮是表证，腹满是里证，脉数与发热十日的脉象和病史，是说明病邪传变已倾向于里，故本证是里重于表的表里同病。

对"饮食如故"有三种看法：程林认为数为在里，热能消谷。徐彬认为胃气素强。尤怡认为胃气未病。从以上所论，我们同意尤氏所言，由于病变重点在肠，而胃气未病，故尚能饮食，也不忽视胃气素强的一面。

[选注] 徐彬：此有表复有里，但里挟燥邪，故小承气汤为主而合桂甘姜枣以和其表。盖腹之满，初虽因微寒，乃胃素强，故表寒不入，而饮食如故。但腹满发热，且脉浮数，相持十日，此表里两病，故两解之耳。(《金匮要略论注》)

尤怡：腹满里有实也，发热脉浮数，表有邪也；而饮食如故，则当乘其胃气未病而攻之。枳、朴、大黄，所以攻里，桂枝、生姜，所以攻表，甘草、大枣，则以内外并攻，故以之安脏气抑和药气也。(《金匮要略心典》)

[按语] 表里俱病，应采取何法进行治疗，在本书《脏腑经络先后病脉证第一》第十四条，和《伤寒论》94 条早有论述，一般来说，表里同病，应先解表，表解方可治里，否则易致外邪内陷，造成变证。里证为急时，先里后表，此为治表里同病的常法。此外，有时表里同病，单解表则里证不去；单治里则外邪不解，表里均重，且可互相影响，为了提高疗效，必须双方兼顾，这又是表里同治的变法。

腹中寒气，雷鸣切痛，胸胁逆满，呕吐，附子粳米汤主之。(十)

附子粳米汤方：

附子一枚(炮)　半夏半升　甘草一两　大枣十枚　粳米半升

上五味，以水八升，煮米熟，汤成，去滓，温服一升，日三服。

[语译] 病人腹内有寒气，就会产生肠鸣音响声大，如刀切样地腹中剧痛，并且逆气上攻，还可引起胸胁胀满，呕吐，可用附子粳米汤主治。

[提要] 论述脾胃虚寒、水湿内停的腹满痛证治。

[阐析] "腹中寒气"是脾胃阳气虚衰而阴寒之气内盛，意指本条的病因是脾胃虚寒，水湿内停。寒气水湿，流于胃肠，故肠鸣切痛，如曹家达所说："切痛者，沉著而不浮也。"(《金匮发微》)形容疼痛危重，触之深在肠

间，故曰切痛。寒气横逆，上犯胸胁则胸胁逆满；影响于胃，胃失和降，故呕吐。可见，本条的病机是脾胃阳虚，阴寒水气，内肆上逆。故其痛当喜温喜按，呕吐多为清稀水饮，或挟有不化食物。此外尚有四肢厥冷，舌淡苔白滑，脉沉迟等症状。

对本条病机的认识，还有以下几种：一是寒邪搏击于肠间，漉漉有声，如《灵枢·五邪》云："邪在脾胃，阳气不足，阴气有余，则中寒肠鸣腹痛。"二是尤怡认为，中土虚衰，下焦浊气上逆阳位。三是曹家达认为，中阳虚，肾寒上僭。四是寒气乃外寒诱发为病。学习本条，还要注意肾阳虚衰的一面，因为脾胃虚寒，后天不足，先天失养，必影响于肾阳，也不可忽视外寒的致病因素。

既然病机是脾胃阳虚，阴寒水气上逆，故治当温中祛寒，降逆止痛，用附子粳米汤。附子大辛大热温中散寒止痛，半夏降逆化湿以止呕吐，粳米、甘草、大枣补益脾胃以缓急，是对证治疗的有效方剂。根据病情可酌加蜀椒、干姜以逐寒降逆。

［选注］ 尤怡：下焦浊阴之气，不特肆于阴部，而且逆于阳位，中土虚而堤防撤矣。故以附子辅阳驱阴，半夏降逆止呕，尤赖粳米甘枣培令土厚，而使敛阴气也。（《金匮要略心典》）

［按语］ 见表21。

表21 附子粳米汤证与理中汤证的比较

方名		附子粳米汤	理中汤
相同		中焦虚寒证	
相异	病因	脾胃阳虚，水湿内停	中焦虚寒，阳虚失运
	病机	寒饮内肆上逆	中焦有寒，升降失职
	症状	腹痛剧烈，肠鸣，呕吐较著，兼胸胁逆满，呕吐清水，手足不温	自利不渴，呕吐腹满，不欲饮食为著，以及霍乱；小儿惊悸，病后喜唾涎沫及胸痹
	治法	温中祛寒，降逆止痛	温中祛寒，补气健脾
	药物	附子、粳米、甘草、大枣、半夏	人参、干姜、白术、甘草

痛而闭者，厚朴三物汤主之。（十一）

厚朴三物汤方：

厚朴八两　大黄四两　枳实五枚

上三味，以水一斗二升，先煮二味，取五升，内大黄，煮取三升，温服一升。以利为度。

［语译］　病人腹部胀满疼痛，大便闭结不通，可用厚朴三物汤主治。

［提要］　论述腹满胀重于积的证治。

［阐析］　腹痛而大便不通是里热壅滞，气机不畅，且气滞重于积滞，所以腹痛并见有腹胀满，脉沉实有力等证，故用厚朴三物汤。

对此条注家有三种认识：尤怡认为是六腑之气不行；黄树曾认为："因痛而闭，显系内实气滞。"（《金匮要略释义》）高学山认为应结合上条，指出"风寒入腹而化热"。（《高注金匮要略》）由于本条叙证简单，我们认为把三者结合起来看比较合理。风寒入腹化热成实，内实气滞，六腑之气不通，胀重于积。

本方重用厚朴、枳实且先煎，取其行气止痛以除胀满，大黄后下取其通大便，泻热除滞，合为行气导滞，通便泻热之方。

［选注］　尤怡：痛而闭，六腑之气不行矣。厚朴三物汤与小承气汤同，但承气意在荡实，故君大黄，三物意在行气，故君厚朴。（《金匮要略心典》）

［按语］　见表22。

表22　厚朴三物汤与小承气汤比较表

方　名	厚朴三物汤	小承气汤
相同点	① 组成：大黄、厚朴，枳实 ③ 病机：热结气滞	② 证候：大便秘结，腹痛，脉实体实 ④ 治法：泄热行气
主证	痛而闭	下利谵语为主，潮热
病机	气滞热结在肠	实热滞于阳明，热结旁流
治则	行气除满，泄热止痛	泄热导滞，通因通用
主药及药量	厚朴为主（朴八枳五四两黄）	大黄为主（朴二枳三四两黄）
煎服法及作用	枳朴先煎，后纳大黄，取其气厚而行气导滞之力更强。一次服一升，以利为度	三药同煎，一次服六合

按之心下满痛者，此为实也，当下之，宜大柴胡汤。（十二）

大柴胡汤方：

柴胡半斤　黄芩三两　芍药三两　半夏半升（洗）　枳实四枚（炙）　大黄二两　大枣十二枚　生姜五两

上八味，以水一斗二升，煮取六升，去滓，温服一升，日三服。

［语译］　用手按压病人心下胃脘两胁部，病人感到胀满而疼痛，此属于实证，应用下法，用大柴胡汤治疗。

［提要］　论述心下满痛的证治。

［阐析］　按之心下满痛是本条辨证的关键，第二条指出："腹满，按之不痛为虚，痛者为实。"可知此两条虽均为实证，但实邪停聚的部位不同。本条邪在心下，病位较高，而第二条是邪在于腹部，病位较低。结合《伤寒论》136条："伤寒十余日，热结在里，复往来寒热者，与大柴胡汤。"可见本条心下，当为胃脘部连及少阳两胁之处，为少阳阳明合病。主要是实热之邪壅郁肝、胆、胃所致。此正如黄元御说："心下满痛者，少阳之经，郁迫阳明之府也。"又说："少阳之经由胃口而引两胁，胆胃上逆，经府郁塞，故心下满痛。"（《金匮悬解》）结合临床还应具备以下见症：郁郁微烦，往来寒热，胸胁逆满，舌苔黄，脉弦有力。

由于本条为内有实热，阳邪在少阳阳明，病位较高，故不用大承气而用大柴胡汤以和解少阳，攻下阳明。本方为小柴胡汤去参、草增生姜之量加芍药、大黄、枳实而成。方中以柴胡为主，配黄芩、半夏、生姜以解少阳之邪，配芍药、大黄、枳实以泻下阳明热结之实，用大枣以安中，则少阳阳明之邪可解，"按之心下满痛"之证可除。

后世医家对本方的认识，已不限于少阳阳明合病，并发展了它的适用范围。如连日不大便，热盛烦躁，舌焦口渴，渴欲饮水，面赤，脉洪实，可加芒硝以泻热通便；若心下实痛，连于左胁难于转侧，大便实者，加瓜蒌、青皮以清热下气；若发黄者加茵陈、黄柏。若呕不止加左金丸，生姜、竹茹以清热止呕。实热下利加大黄。治疗肝火上攻的狂证，本方加青黛、栀子、牡丹皮、芒硝等清热泻下之品，《类聚方广义》谓本方："治狂证，胸胁苦满，心下痞塞，膻中动甚者，加铁粉奇效。"《证治汇补》用本方治疗地道不通之呃逆。

［选注］ 尤怡：按之而满痛者，为有形之实邪，实则可下，而心下满痛，则结处尚高，与腹中满痛不同，故不宜大承气而宜大柴胡。承气独主里实，柴胡兼通阳痹也。（《金匮要略心典》）

腹满不减，减不足言，当须下之，宜大承气汤。（十三）

大承气汤方：见前痓病中

［语译］ 病人腹部胀满甚剧，呈持续性不见减轻，即使减轻一点，也微不足道，病人也感觉不出，这是里实证，应用攻下之法治疗，大承气汤主治。

［提要］ 论述积胀并重的里实证治。

［阐析］ "腹满不减"是形容腹部胀满没有减轻的时候，这是腹满的里实证，由于气滞与燥屎内结引起；如果有减轻的时候，那就是虚证，如本篇第三条："腹满时减，复如故，此为寒，当与温药。"而本条为实证，故用下法，方选大承气汤。

"减不足言"一句是插笔，目的在于加强辨证，是说腹满有时减轻即非实证。"不足言"，是微不足道之义，是否定词，与前一句"不减"的肯定词对举，在于加强实证的辨证。

某些医家认为本方的厚朴量独重，是本方的主药，故方名承气。但厚朴味苦而温，只能治气滞的胀满，不能治热结的便秘，而大黄苦寒泻下，既能治病之因，又能治便结之主证。三承气汤中有用枳、朴的；也有用芒硝的，也有不用芒硝的，有用甘草的，也有不用甘草的，唯大黄则无不用，可见三方的主药是大黄。若谓主药是枳、朴，则调胃承气汤不用枳、朴，仍以承气汤名，其义难解。而本篇厚朴三物汤药味与小承气汤同，厚朴量倍于大黄，重点在于行气导滞，命名反而不加"承气"二字，可见"承气"二字，不是因厚朴而得名的。

［选注］ 吴谦：腹满时减时满，虚满也，腹满常常而满，实满也。腹满不减，减不足言，谓腹满不减，虽减不过稍减，不足言减也。虚满当温，实满当下，故宜大承气汤下之，此治实满之法也。（《医宗金鉴》）

喻昌：减不足言四字，形容腹满如绘，见满至十分，即减二、三分，不足以杀其势也。（《医门法律》）

［按语］ (1) 本方运用应以痞满燥实四症及脉实为辨证要点，如《温病条辨》指出："承气非可轻尝之品……舌苔老黄，甚则黑有芒刺，脉体沉

实，确系燥结痞满，方可用之。”本方为峻下阳明实热积滞而设，原方厚朴用量倍于大黄，但后世医家运用本方，亦有大黄重于厚朴的。一般来说，如痞满燥实俱重，可按原方比例，如痞满轻，可减轻厚朴运用。同时还应注意本方加减：若俱痞满实证，而燥实未俱，去润燥软坚的芒硝后，方名小承气汤；仅具燥热内结而无痞满之证，本方去枳、朴加甘草，取其和中调胃，下不伤正，方名调胃承气汤；若痞满燥实俱重，而气胀明显，本方加桃仁、赤芍、莱菔子，改枳实为枳壳，以加强下气除满消痞、活血化瘀之力，方名复方大承气汤；使用本方，还应注意本方为泻下峻剂，如气虚阴亏，或表证未解，或肠胃无热结，均不宜用；本方作用峻猛，中病即止，过则伤耗正气；孕妇慎用。煎法注意硝、黄后下，久煎会减缓泻下作用。如柯琴所说：“生者气锐而先行，熟者气钝而和缓，仲景欲使芒硝先化燥屎，大黄继通地道，而后枳、朴除其痞满。”（《古今名医方论》）说明先煎枳朴，后下硝、黄的道理。

（2）实证腹满四方比较：

表 23　实证腹满四方比较

比较 \ 方名	厚朴七物汤	大柴胡汤	厚朴三物汤	大承气汤
病机特点	表邪入里而热盛于里，积滞之邪壅滞于肠道	病邪在里而连及于表，少阳阳明合病	实热内结，气机壅滞，胀重于积	燥屎积滞于肠道，积胀并重
主证	腹满发热脉浮而数，饮食如故	心下满痛，往来寒热，郁郁微烦，苔黄，脉弦有力	腹部胀满疼痛，大便不通	腹满不减，痞满燥实四证俱全
部位	满痛偏于中腹，病在肠道	满痛重在心下，连及两胁	满痛偏于中脘	满痛多在脐周
治则	解表攻里	和解攻里	行气除满	攻下积滞
用药特点	桂枝汤去芍药解表，厚朴三物汤攻里，表里双解	泻阳明热结，病在于上，攻下为次	厚朴为主药，量大于大黄，主为行气除满，兼用大黄、枳实通便	厚朴、大黄量可同大，加芒硝、枳实，峻下热结

心胸中大寒痛，呕不能饮食，腹中寒，上冲皮起[①]，出见有头足，上下痛而不可触近，大建中汤主之。（十四）

大建中汤方：

蜀椒二合（去汗）　干姜四两　人参二两

上三味，以水四升，煮取二升，去滓，内胶饴一升，微火煎取一升半，分温再服，如一炊顷[②]，可饮粥二升，后更服，当一日食糜[③]，温覆之。

注释　① 上冲皮起，出见有头足：是形容腹中寒气攻冲，腹皮突起如头足样的块状物上下冲动。

② 如一炊顷：约当烧一餐饭的时间。

③ 食糜：指吃粥。

[语译]　病人心胸部寒邪极盛，发生剧烈疼痛，呕吐不能进饮食。腹中寒气攻冲，将腹壁冲起，出现有头足样的块状物，在腹壁内往来鼓动，上下移动疼痛，不能用手触近，可用大建中汤主治。

[提要]　论述虚寒性腹满痛的证治。

[阐析]　本条的病因为“腹中寒”，主要病机是脾胃阳衰，中焦寒甚，阴寒之气横行腹中，向上影响心胸胃。所以病变部位相当广泛，从下而上，由腹部到心胸，由脏腑到经络，可见寒邪之甚。

从症状而言：疼痛比较剧烈，在腹部上下痛不可触近，上下痛是言腹部胀满时有起伏，这主要是腹内寒气冲逆所致；不可触近，是言病人腹诊拒按，说明阳气大衰，阴寒极盛，寒气充斥于腹腔之内，脏腑经络亦为之阻塞，按之影响到脏腑经络而疼痛，则拒按。

对“上冲皮起，出见有头足”历代医家有两种认识：一种以吴谦为代表，认为是：“寒盛拒坚于外。”（《医宗金鉴》）另一种以尤怡为代表，认为是：“阴凝成象，腹中虫物乘之而动。”（《心典》）我们认为：腹中阴寒之邪凝聚，阻碍气机不得通畅，寒邪与腹中滞气相结，壅滞撑胀向外攻冲皮肤，邪聚之处结成不同形状之块，其状高低不平，故形容其状如头足。至于尤氏蛔虫之说，可根据临床实际，对于蛔虫因寒而动者，应采取温脏安蛔和适当的驱虫措施。

心胸中大寒痛，呕不能饮食，主要是寒邪挟胃气上逆所致，寒邪收引，故胸部胀满疼痛，寒邪犯胃，则致呕吐。

本条为阳虚阴寒内盛，横行腹中，上逆胸胃，所以用大健中汤温中健运，祛寒止痛。方中胶饴缓中补虚为主，人参补中气，健运为辅，蜀椒辛热散寒降逆，且能安蛔，蛔得辛而伏，干姜辛温散寒，椒、姜合用能散寒止痛。方取建中之义，正如冉雪峰所说："本方从建中着手，所谓病在上下，治其中也。此际补中而虚未可复，宽中而气未可通，故唯借椒姜之大辛大温者，兴奋鼓舞，建立中气于既败之余，而重加饴糖，又复饮粥，纯在培育中焦生生之气斡转，迥非他项温窜之品，一过无余者可比，妙在人参，可以助饴糖之培养，可以助姜椒之兴奋，大气一转，其结乃散。太阳既出，爝火皆消。人以后天谷气为本，中之阳回，则上下之阳俱回，上下之阳回，而中气安有不建者乎，所以谓之大也，不治痛而痛自止，不温下而下之阴除，不温上而上之阳宣，立方之妙如此。"(《历代名医良方注释》)

方中蜀椒二合大约相当于10克。炒去汗指蜀椒炮制时须炒至发响，令油出，然后取出放冷，以减少其毒性。临床常用本方治疗虚寒性腹痛、呕吐及虚寒虫积、疝瘕等。若腹胀满痛加厚朴、砂仁；寒甚或头痛目眩加吴萸；恶寒加附子；呕吐加半夏、生姜；脾虚加白术；血虚加当归；口干加白芍；手足麻痹加桂枝。

［选注］ 尤怡：心腹寒痛，呕不能食者，阴寒气盛而中土无权也。上冲皮起，出现有头足，上下痛不可触近者，阴凝成象，腹中虫物乘之而动也。是宜大建中脏之阳，以胜上逆之阴。故以蜀椒、干姜温胃下虫，人参、饴糖安中益气也。(《金匮要略心典》)

吴谦：心胸中大寒痛，谓腹中上连心胸大痛也，而名大寒痛者，以有厥逆脉伏等大寒证之意也，呕逆不能饮食者，是寒甚拒格于中也。上冲皮起，出现头足者，是寒甚拒坚于外也，上下痛不可触近，是内而脏腑，外而经络，痛之甚，亦由寒之甚也。蜀椒、干姜大散寒邪，人参、胶饴大建中虚，服后温复令有微汗，则寒去而痛止，此治心胸中寒之法也。(《医宗金鉴》)

［按语］ 见表24。

表 24　大建中汤与附子粳米汤比较表

方名 比较	附子粳米汤		大建中汤
病机	脾胃虚寒,水湿内停		脾胃阳微,中焦寒盛
证候	满	胸胁逆满	上冲皮起,出现有头足
	痛	雷鸣切痛	上下痛不可触近
	呕	无不能食	有不能食
治法	化湿降逆,散寒止痛		大建中气,温中散寒
用药特点	散寒止痛	炮附子	干姜
	降逆止呕	半夏	蜀椒
	温养脾胃	甘草、粳米、大枣	人参、饴糖
结论	治虚寒性腹痛,附子不如干姜;虚寒性呕吐,半夏不如蜀椒;温养脾胃,甘草、粳米、大枣不如人参、饴糖		

胁下偏痛,发热,其脉紧弦,此寒也,以温药下之,宜大黄附子汤。(十五)

大黄附子汤方:

大黄三两　附子三枚(炮)　细辛二两

上三味,以水五升,煮取二升,分温三服;若强人煮取二升半,分温三服。服后如人行四、五里,进一服。

[语译]　病人胁下偏于一侧疼痛,发热,脉象紧而弦,是寒邪凝聚腹中,应用温下法治疗,宜大黄附子汤主治。

[提要]　论述寒实内结的腹满痛证治。

[阐析]　"此寒也"是言本条的病因。脉紧弦:主寒主痛,可知本条病机为寒实内结。多由病人素有沉寒,阳气不运,积滞内停所致。如吴谦曰:"发热若脉数大,胃热实邪也,今脉紧弦,脾寒实也。"(《医宗金鉴》)所以病人应具形寒肢冷,舌苔白而黏腻等证。"胁下",包括两胁及腹部而言,胁下偏痛为左胁或右胁疼痛,而非两胁俱痛。主要是寒实内结,阻遏气机而腹中胀满疼痛,连及胁肋胀痛。由于阴寒挟实邪偏于一处,郁而不伸,所以两胁偏于一侧疼痛。对于发热,历代医家有两种认识:一是多数

医家认为寒实内结，阳气被郁，如尤怡说："阴寒成聚，偏于一处，虽有发热，亦是阳气被郁所致。"二是少数注家认为是寒热相结之证，如魏荔彤曰："乃肝家寒热之邪结不通也。"这种看法与"此寒也"，"以温药下之"不符，攻下寒热不宜用本方温下，宜用附子泻心汤。所以第一种说法为妥。同时本条发热还应与表证发热、阳明腑实发热相鉴别。表证发热为邪气客于肌表，阻遏卫气不能外达，卫气与邪气相争，营卫不和所致，其脉浮，有表证证候；阳明实热证发热是邪入阳明，阳热亢盛所致，其热为全身发热，脉滑数，有阳明经证或腑证的证候。

从病机与治法"温下"可知，本条应有"大便不通"，由于寒实内结，腑气不行所致，与虚寒性便难有别。如本篇一条便难，是脾胃虚寒，运化无权，当用温补，不可滥用苦寒攻下，其症状为满痛时减，喜按，按之濡软，脉象微弦。本证腹满痛不减，拒按，脉象紧弦。所以用大黄附子汤，温阳祛寒以散结，通便行滞以除积。方中附子辛热温通，祛脏腑之沉寒，细辛善于散寒止痛，二药辛热散寒，止痛之力较强；大黄与附子、细辛之辛热同用，制其寒凉之性而存其走泄通便作用，以泻内结之寒实。如果腹痛甚，喜温，加桂枝、白芍以和营止痛，腹胀满甚，加厚朴、木香以行气导滞；体虚或积滞较轻，可用制大黄，以减缓泻下之力；如体虚较甚，还可加党参、当归益气养血。

［选注］ 尤怡：胁下偏痛而脉紧弦，阴寒成聚，偏于一处，虽有发热，亦是阳气被郁所致。是以非温不能已其寒，非下不能去其结，故曰宜以温药下之。（《金匮要略心典》）

吴谦：腹满而痛，脾实邪也，胁下满痛，肝实邪也。发热若脉数大，胃热实邪也。今脉紧弦，脾寒实邪也，当以温药下之，故以大黄附子汤下其寒实，方中佐细辛者，以散其肝邪，此下肝脾寒实之法也。（《医宗金鉴》）

［按语］ (1) 本方主证为腹痛，大便不通。因此预后的良恶，亦从服药后大便是否通利为转移，因为寒实内结，阳气已经不足，是邪实正虚，如服温下剂后大便通利，是邪去正复，转危为安，如服药后大便仍不通畅，反增呕吐肢冷，脉象转细，是中阳已败，病情已趋恶化。《千金》温脾汤（大黄、附子、干姜、人参、甘草），与《本事方》中的温脾汤（厚朴、甘草、干姜、桂心、附子、大黄）即本方化裁而来，对于虚寒较盛，阳气不通而积滞内停者更为适宜。

(2) 大黄附子汤证与麻黄附子细辛汤证的鉴别要点：见表25。

表 25　大黄附子汤证与麻黄附子细辛汤证鉴别表

鉴别＼方名	大黄附子汤	麻黄附子细辛汤
相同点	用附子、细辛治疗寒邪深伏阴分	
病因病机	寒实内结，腑气不通	少阴病，邪入不深，正气虽虚不甚
症状	腹痛便秘，胁下偏痛发热	少阴病，始得之，反发热，脉沉者
治法	温下寒结	助阳解表
用药特点	大黄与附子、细辛相配，变苦寒为温下	麻黄与附子、细辛相配，助阳发汗，使表里之邪速去
选注	《古方八法举偶》云："麻黄附子细辛汤中附子只用一枚，此方附子用三枚，所以然者，麻、附、细辛是三味温药，只相助而不相制，故附子一枚已足。此方大黄苦寒且系三两，若只用附子一枚，岂不为大黄牵制，阻碍其已寒兴阳之功"	

寒气厥逆[①]，赤丸主之。（十六）

赤丸方：

茯苓四两　乌头二两（炮）　半夏四两（洗）一方用桂　细辛一两《千金》作人参

上四味，末之，内真朱[②]为色，炼蜜丸如麻子大，先食酒饮下三丸，日再夜一服；不知，稍增之，以知为度。

注释　① 厥逆：一言病机，又言症状。《伤寒论·厥阴篇》云："凡厥者，阴阳气不相顺接便为厥。厥者，手足逆冷者是也。"

② 真朱：即朱砂。

［语译］　寒气过盛，阴阳之气不相顺接，出现四肢厥冷等症状，应用赤丸主治。

［提要］　论述寒饮厥逆的证治。

［阐析］　由于本条叙证简单，历代医家对此分歧很大。对于病机：高学山认为厥为寒战，是"微阳深伏至阴之下，而逆阴自动"（《高注》）；黄元御认为厥为手足厥冷，为寒水侮土所致；陆渊雷认为寒气在肠胃，当为古之痰饮；吴谦则认为必有脱简，难以为后世法。我们认为主要是脾胃阳虚，水饮内盛，寒气挟水饮上逆，阳气不振，不能达于四肢，故手足厥冷。

对于本条有无腹痛，历代注家也有两种认识，一是无腹痛，以徐彬为代表，如他说："此即《伤寒论》直中之类也，腹无所苦而止厥逆。"二是厥逆重于腹痛，而未言腹痛，从所急而救治也。以黄树曾为代表，如他说："列入本条，必有少腹痛之证。"(《释义》)我们说当有腹痛，主要是寒湿内聚腹中，寒凝拘急所致。还应有呕吐、心下悸等症状。治疗应散寒止痛，化饮降逆。方用赤丸，以乌头大辛大热助脾肾之阳，并配伍细辛辛温散寒之品，祛散腹中沉寒痼冷，达到止痛救厥之效；用茯苓、半夏化饮降逆，使水饮下行而不上逆，以收降逆止呕之功；用朱砂为衣，取其重镇以降逆，诸药同用，故知本方是散寒止痛，化饮降逆之剂。用作丸剂，是与本证沉寒痼冷，水饮久停有关，意在缓图。与四逆汤、通脉四逆汤阳气暴张，新病寒厥，须速生效不同。此外，应注意服法，乌头为剧毒之品，服用时须经炮制方可入药，否则与酒同服，易于中毒。至于半夏与乌头配伍，是取其相反相成的作用而收奇效。

［选注］ 冉雪峰：且乌头大温有毒，服之易感麻痹，减低体温，减少血压，实验确凿。细辛多用闭气，是亦有迷走神经中枢被激，致心肌受阻作用，此大辛大温，反应之现象。是本方之能镇定神经，沉静循环，通畅经隧，可以了然。半夏生用有毒，亦能麻痹，方后注一洗字，是则洗去涎生用，而非久煮久漂明甚。茯苓旁流入坎，因此则正借其入坎，以回厥通阳，妙在纳朱为色，朱砂为赤色硫化汞，外刚内柔，体阴用阳，能通乌辛不能通之气，能降苓半所不能降之逆，方明标名赤丸，所重在此。唐宋后谓半夏反乌头，而方合用，岂借其相激以相成耶，处方内有朱砂，即以抑制调和二药之关系耶。(《历代名医良方注释》)

徐彬：此即《伤寒论》直中之类也，胸腹无所苦而止厥逆。盖四肢乃阳气所起，寒气格之，故阳气不顺接而厥，阴气冲满而逆。故以乌头、细辛伐内寒；苓半以下其逆上之气；真朱为色者，寒则气浮，故重以镇之，且以护其心也。(《金匮要略论注》)

腹痛，脉弦而紧，弦则卫气不行，即恶寒，紧则不欲食，邪正相搏，即为寒疝。

寒疝绕脐痛，若发则白汗出，手足厥冷，其脉沉紧者，大乌头煎主之。(十七)

乌头煎方：

乌头大者五枚(熬,去皮,不㕮咀)

上以水三升,煮取一升,去滓,内蜜二升,煎令水气尽,取二升,强人服七合,弱人服五合。不差,明日更服,不可一日再服。

[校勘] "白汗",赵刻本作"自汗",它本多作"白津",今依俞本及《千金》《外台》改。"沉紧"赵本、《脉经》、《千金》、《外台》作"沉弦"。

[语译] 病人腹痛,脉象弦而紧,弦是阳虚,卫气不能运行于外,所以恶寒;紧是寒凝,胃阳被困,所以不欲食,寒邪与正气相搏击,就发为寒疝病。其主要症状为绕脐周围疼痛,如果剧烈发作则伴有出冷汗,手足冰凉发冷,脉象变为沉紧,用大乌头煎治疗。

[提要] 论述寒疝的病机和证治。

[阐析] 病人腹痛而脉弦紧,主寒邪凝结。由于里阳虚,卫气不能行于外,故有恶寒感觉;紧脉表示外感寒邪,脾胃失运,寒不杀谷,故"紧则不欲食"。里阳虚而阳气不行,寒邪凝结三阴经脉所过之脐部,正邪相争,则腹部绕脐剧痛,发为寒疝。可知素体阳虚阴盛是发病的根据,外感寒邪是发病的诱因,其特点为内外皆寒。正如尤怡所言:"弦紧脉皆阴也,而弦之阴从内生,紧之阴从外得。"(《心典》)

以上所言,为寒疝在一般情况下的特点,寒疝发作时,病人脉象由弦紧转为沉紧,说明寒邪与正气相搏,里阳大伤,所以腹痛转剧,阴阳之气不相顺接,四肢失去温养则手足厥冷;由于疼痛剧烈,阴寒内闭,虚阳外浮,卫气不能固密,所以发为冷汗。对于白汗出,历代注家有以下几种看法。一是虚汗说,以尤怡为代表,认为白津汗之淡而不咸,为虚汗。二是似汗非汗说,以魏荔彤为代表,认为"发则白津出,津,似汗非汗也"。(《本义》)三是难忍痛苦之汗,以丹波元简为代表。认为:"此云白汗交流者,盖不堪痛苦之甚,而汗出也。"(《辑义》)四是冷涎说,以徐彬为代表,认为由于阴寒盛,疼痛时口流清冷涎液(《论注》)。五是白液说,以黄元御为代表,认为肾不藏精,白浊从小便而出。(《悬解》)六是冷汗,便白痰猪脂,遗精均作白津。以黄树曾为代表,认为:"冷汗淡而不咸,大便下如白痰猪脂,或未睡流精,皆谓之白津。"(《释义》)七是"白"当作"明显"解,白汗即明显出汗,说明汗出得又多又大。(李孔定《成都中医学院学报》2:17,1986)我们认为以尤氏和丹波所言比较恰当,尤氏言病机,丹波言症状。如《素问·

经脉别论篇》云："真虚痟（酸痛）心，厥气留薄，发为白汗。"是指因心痛而出白汗，可作为疼痛难忍而汗出的根据。

由于本证为阴寒内结，寒气极盛，所以用大乌头煎破积散寒止痛。大辛大热的乌头，猛峻善治沉寒痼冷，对于腹痛肢冷，脉象沉紧的发作性寒疝，能祛寒助阳，缓急止痛，蜜煎，既能制乌头毒性，且可延长药效，还可甘缓补虚。合为治沉寒疼痛，缓中益脾之剂。方后云"强人服七合，弱人服五合，不瘥，明日更服，不可一日再服"。是告诫我们，本方药性峻猛，应用时宜根据病人体质的强弱，给予不同的剂量，用时宜慎。

［选注］ 徐彬：此寒疝之总脉证也。其初亦止腹满，而脉独弦紧，弦则表中之卫气不行而恶寒，紧则寒气痹胃而不欲食，因而风冷注脐，邪正相搏而绕脐痛。是卫外之阳，胃中之阳，下焦之阳，皆为寒所痹。因寒脐痛，故曰疝。至发而白津出，寒重故冷涎也，手足厥冷，厥逆也，其脉沉紧，是寒已直入于内也。故与乌头一味合蜜顿服之，此攻寒峻烈之剂，即后人所谓霹雳散也。（《金匮要略论注》）

尤怡：弦紧脉皆阴也。而弦之阴从内生，紧之阴从外得，弦则卫气不行而恶寒者，阴出而痹其外之阳也；紧则不欲食者，阴入而痹其胃之阳也。卫阳与胃阳并衰，而外寒与内寒交盛，由是阴反无畏而上冲，阳反不治而下伏，所谓正邪相搏，即为寒疝者也。绕脐痛，发则白津出，手足厥冷，其脉沉紧，皆寒疝之的证。大乌头煎大辛大热，为复阳散阴之峻剂。故云一日不可再服。（《金匮要略心典》）

寒疝腹中痛，及胁痛里急者，当归生姜羊肉汤主之。（十八）

当归生姜羊肉汤方：

当归三两　生姜五两　羊肉一斤

上三味，以水八升，煮取三升，温服七合，日三服。若寒多者，加生姜成一斤；痛多呕者，加橘皮二两、白术一两。加生姜者，亦加水五升，煮取三升二合，服之。

［语译］ 寒疝病人，如果腹中疼痛拘急，且牵引两胁作痛，主用当归生姜羊肉汤治疗。

［提要］ 论述血虚寒疝的证治。

［阐析］ 本条言寒疝，为血虚引起，血为气母，血少气亦少；血虚气亦

虚；气不足便是寒。所以本条寒邪为内寒，寒邪凝滞则腹痛拘急，当有喜温喜按，得温则减等特点。血虚不能养肝，肝血亦不足，则肝脉失养，故胁痛，所以本条病机为血虚生寒，经脉失养，病位主要在肝与脾。用当归生姜羊肉汤，养血散寒。当归养血，行血中之滞，生姜宣气，温散寒邪，两药配用，宣行气血，温散寒邪而止痛；羊肉为血肉有情之品，气味浓郁，补益气血，与当归、生姜同用，温肝脾，散寒邪而止痛。若寒邪偏盛者，重用生姜增强温散止痛的效力。呕吐加白术、陈皮以健脾理气止呕。

[选注] 尤怡：此治寒多而血虚者之法。血虚则脉不荣，寒多则脉绌急，故腹胁痛而里急也。当归、生姜温血散寒，羊肉补虚益血也。（《金匮要略心典》）

吴谦：寒疝腹中痛及胁痛里急，脉见沉紧，较之绕脐痛轻矣。且无恶寒汗出，手足厥冷，故不用乌头煎之大温大散，而用当归生姜羊肉汤，养正为本，散寒为次。此治寒疝之和剂也。服乌头煎病势退者，亦当与之。（《医宗金鉴》）

寒疝腹中痛，逆冷，手足不仁，若身疼痛，灸刺诸药不能治，抵当①乌头桂枝汤主之。（十九）

乌头桂枝汤方：

乌头

上一味，以蜜二斤，煎减半，去滓，以桂枝汤五合解之②，得一升后，初服二合，不知，即服三合；又不知，复加至五合。其知者，如醉状，得吐者，为中病。

桂枝汤方：

桂枝三两（去皮）　芍药三两　甘草二两（炙）　生姜三两　大枣十二枚

上五味，剉，以水七升，微火煮取三升，去滓。

[校勘] “乌头”缺枚数。《千金》云：“秋干乌头实中者五枚，除去角。”可从。

[注释] ① 抵当：有四释。一言直击其当攻之地，《广雅·释诂三》：“当者，直也。”《汉书·杜钦传》：“抵者击也。”二作抵御、抵挡（《辞海》）。三谓犹“至当、极当”（任应秋《金匮要略语译》）。四谓“犹言只宜、只应的意思”，抵为“只”之讹（同上《语

译》)。第四说较符原义。

② 解之:解,稀释。用纯蜜煎乌头,药汁浓稠,故用桂枝汤稀释。

[提要] 论述寒疝兼有表证的治法。

[阐析] 本条言寒疝,指出其病因为寒邪引起,结合逆冷,手足不仁,可知为阳气大衰,阴寒内盛所致,寒邪凝滞,气机不通而腹痛,阳气虚衰,不能温养四肢,故四肢厥冷,阳气鼓动无力,血行涩滞,阴寒痹于四末,故手足麻木,知觉迟钝。而"若身疼痛",是由于阳气不能与邪抗争以驱散外寒,寒邪痹阻肌表,营卫不和所致。正如《素问·调经论篇》云:"阳虚则外寒。"所以本证病机为阳气大衰,寒邪凝滞,内外皆寒。如果医者单纯用灸法或刺法以温里寒或祛外寒均不对症,宜用乌头桂枝汤两解表里寒邪。

对于本证病机的认识,历代注家有以下几种认识:阳虚寒盛见解一致,但程林认为寒邪盛,充斥于内外;张璐认为手足不仁是有风邪,肝风内动所致;魏荔彤则认为寒邪内犯,阳虚不温。如他说:"手足为脾土之末,末不仁者,寒客中焦,无阳气以温之也。"(《本义》)既强调内因,也不忽视外因的致病因素,进一步说明本条病机为"内外皆寒",可从。

乌头桂枝汤,乌头用蜜,取大乌头煎之意,辛甘缓急,祛痼结之沉寒,缓中止痛,合用桂枝汤调和营卫,散肌表之寒邪,两方合用,表里同治。由于乌头有毒,所以必须注意煎服方法:一是用蜜同煎,可减轻其毒性,并能提高疗效,延长药效。二是用桂枝汤溶化蜜煎的乌头制剂,再煎汤服。三是方中乌头未见用量,现多从校勘为五枚,但服时剂量宜由小到大,以知为度。如方后云:"初服二合,不知,即服三合,又不知,复加至五合。"所谓以知为度,即病人出现如醉、得吐的反应,说明是中病有效的瞑眩反应,药力达到效力,沉寒痼冷,得以温散,阳气突然得以伸展,这时病人出现轻微的中毒反应,药物剂量已达到最大安全量,不可再加大服用剂量,否则会出现乌头中毒。

[选注] 程林:寒淫于内,则腹中痛,寒胜于外,则手足厥冷,甚则至于不仁,而身疼痛也,此内外有寒。即灸刺诸药亦不能治,故用辛甘大热之剂以疗之……乌头煎,热药也,能散腹中寒痛,桂枝汤,表药也,能解外证身疼。二方相合,则能达脏腑而利营卫,和血气而播阴阳。其药势翕翕行于肌肉之间,恍如醉状,如此,则外之凝寒以行,得吐,则内之冷结将去,故为中病。(《金匮要略直解》)

［按语］ 寒疝三方证治比较。

表 26 寒疝三方证治比较表

方 名		当归生姜羊肉汤	大乌头煎	乌头桂枝汤
病机		肝血不足，寒自内生	阳气不行，阴寒内结	内外皆寒
疼痛	部位	胁腹	绕脐	绕脐、肢体
	性质	缓和，绵绵作痛	剧烈，呈发作性	急剧，危重
	兼证	里急	白汗出，手足厥冷	四肢冷，手足不仁
脉象		弦涩或微涩	沉紧	弦紧
治法		温补气血，散寒止痛	助阳破积，驱寒缓痛	破积散寒，表里两解

其脉数而紧乃弦，状如弓弦，按之不移。脉数弦者，当下其寒；脉紧大而迟者，必心下坚；脉大而紧者，阳中有阴，可下之。（二十）

［语译］ 病人脉象数紧并见，就是弦脉，其脉状如弓弦那样硬直，重按沉取也不变动。如果脉数兼弦，当用温下法以去其寒。如果脉紧兼迟，必然病人有心下坚实的感觉。如果脉大兼紧，这就是外见阳脉而内有寒实的病变。可用温下法治疗。

［提要］ 论述寒实可下证的脉象与治法。

［阐析］ 弦脉和紧脉均属阴脉，同主寒主痛，但是有联系又有区别，从文中可见：数而紧乃弦，是言其联系，以下文字是言其区别。弦多并数，紧多与大、迟并见，虽然主病不同，但病邪性质（寒实）相近，均可用下法治疗。

“脉数而紧乃弦”，数者急迫也，是言其象，紧者，紧急有力，是言其形，数紧同见，脉象数而急迫兼紧急有力，形成弦象，状如弓弦一样绷得很紧而端直有力，因脉象绷紧劲急，所以按之左右不得移动。同时，数弦并见，乃为紧脉，故后言当下其寒。同时也可说明此处数脉非热是有根据的，李中梓《诊家正眼》论“数弦”，乃言“数而弦急，则为紧脉”；张景岳也说：“凡弦数之属，皆（与紧脉）相类也。”这些均说明紧、弦两脉可以相互转化，必兼见数急之象。

“脉紧大而迟”，紧主寒主痛，迟主病在里，脉紧迟兼见，是阴寒结于胸膈而致心下坚满疼痛,此处“大”有形容紧脉和主上之义。脉大而紧,大是言脉来盛去衰,触之极大,在外表现为阳脉之象,而又言紧,为阴寒内盛,所以言“阳中有阴”,用温下之法去其寒实。

对本条历代注家还有以下几种认识:尤怡认为是阴阳参见,寒热交至;黄树曾认为是火中伏寒;丹波元简认为“数”当“浮”说;《金鉴》认为“其脉数而紧乃弦,状如弓弦,按之不移,脉数弦者”十九字,当是衍文。总之,弦紧是寒实的主脉,脉来弦紧兼见数、大、迟,皆为寒实可下之证。后世医家认为用大黄附子汤治疗。

[选注] 尤怡:脉数为阳,紧弦为阴,阴阳参见,是寒热交至也。然就寒疝言,则脉反从弦,故其数为阴凝于阳之数,非阳气生热之数也。如就风疟言,则弦反从数,故其弦为风从热发之弦,而非阴气生寒之弦者,与此适相发明也。故曰脉数弦者,当下其寒。紧而迟,大而紧亦然。大虽阳脉,不得为热,正以形其阴之实也。故曰阳中有阴,可下之。(《金匮要略心典》)

黄树曾:脉数而紧,乃弦之状,以其有似弓弦,按之不移,而实非弦脉也。脉数为热,弦为寒,若弦数并见,则为火中伏寒,故当用温下法(如大黄附子汤)下其寒。脉来紧大而迟,乃心气不宣(因心主血脉,心气不宣,则下之流行难而脉迟),故主心下坚。大,阳也;紧,阴也,故脉大而紧,为阳中有阴,火中伏寒,故可用温下剂下之。(《金匮要略释义》)

附　方

《外台》乌头汤:治寒疝腹中绞痛,贼风入攻五脏,拘急不得转侧,发作有时,使人阴缩,手足厥逆。方见上

[语译] 《外台》乌头汤:治疗寒疝病腹中绞痛,风寒之邪直入五脏,寒凝于中,病人腹中拘急,不能转侧,发作有时,生殖器因受寒上缩,手足厥冷之证。

[提要] 论述寒疝表里寒盛的证治。

[阐析] 此方是从《千金》、《外台》而来。方中乌头十五枚,桂心六两,芍药四两,甘草二两,老姜一斤,大枣十枚,可知由仲景乌头桂枝汤化裁而成,将桂枝易桂心,乌头的用量已指出:“《金匮》用五枚”,此用十五枚,可知其法取于仲景。主要用于素有里寒,复感风寒之邪,直入五脏,外

内合邪，寒凝于腹中，致腹中绞痛拘急，不能转侧的寒疝病。由于正气未复，故发作有时，寒凝肝脉，外阴生殖器上缩，阳不能外达于四肢，则四肢厥冷，故本证比乌头桂枝汤症状更重。方中用乌头大辛大热以祛沉寒，桂心辛热，治腹中冷痛，二药合用辛热散寒止痛；芍药、甘草合用更能缓急止痛；生姜、大枣，能和中温脾胃，共奏温中通阳、散寒止痛之功。

[选注] 沈明宗：风寒内入肝肾，乘侮于脾，腹中绞痛；而贼风伤于五脏，皆可致病，故谓入攻五脏。邪入于经则拘急，不得转侧，由肝脉循阴器，使人阴缩，乘侮胃气不伸，手足厥冷，故用乌头驱散脏腑风寒，恐其过燥急烈，以蜜和中而润之。（《金匮要略编注》）

《外台》柴胡桂枝汤方：治心腹卒中痛者。

柴胡四两　黄芩　人参　芍药　桂枝　生姜各一两半　甘草一两　半夏二合半　大枣六枚

上九味，以水六升，煮取三升，温服一升，日三服。

[语译] 《外台》柴胡桂枝汤方：治疗突然感受外邪而致心腹疼痛之证。

[提要] 论述外感性胸腹两胁疼痛的治疗。

[阐析] 本方原出于仲景，即《伤寒论·太阳病下篇》136 条的柴胡加桂枝汤，治疗表寒未解，邪结少阳的外有发热恶寒，肢节烦痛，内有微呕，心下支结之证。《外台》用本方治寒疝腹中痛。有表邪而挟内寒重的寒疝当用乌头桂枝汤，如果有表邪而里寒不甚的寒疝，或内挟有郁热的心腹卒中痛，则须用柴胡桂枝汤治疗。本证是因外感风寒，内传少阳，气血不畅，故心腹卒痛，并当有气郁化热的表现，如寒热往来，心烦喜呕，胸胁疼痛，脉弦等证。所以用桂枝汤与柴胡汤各半量组成合方，小柴胡汤和解少阳，桂枝汤调和营卫，散太阳表邪，调中止痛，合而治疗外感性胸腹两胁疼痛之证。

[选注] 沈明宗：心腹卒中痛者，由风邪乘侮脾胃者多，而风气通于肝，故用柴胡、桂枝，提肝木之气，驱邪外出；白芍以疏土中之木，甘草、人参调养脾胃之气，以半夏消痰，黄芩能清风化之热，姜、枣宣通营卫，俾微汗出而病即愈。予以此方每于四时加减，治胃脘心腹疼痛，功效如神。（《金匮要略编注》）

[按语] 《证治准绳》用治疟疾身热多汗；沈明宗用此方："治胃脘心

腹疼痛，功效如神”，魏荔彤认为本方治寒中有热杂合，此表里两解，寒热并除之法。从以上可见本方的治疗范围很广泛。

《外台》走马汤[①]：治中恶心痛腹胀，大便不通。

杏仁二枚　巴豆二枚（去皮心，熬）

上二味，以绵缠搥令碎，热汤二合，捻取白汁，饮之，当下。老小量之。通治飞尸鬼击病。

注释　① 走马汤：形容病情及药效急速，捷如奔马，故名。

［语译］　《外台》走马汤治疗中恶病，心痛腹胀，大便不通等证。

［提要］　论述中恶急证的证治。

［阐析］　本方治疗中恶，通治飞尸、鬼击病。《巢源·中恶候》谓：“将摄失宜，精神衰弱，便中鬼毒之气。其状卒然心腹刺痛，闷乱欲死。”《飞尸候》谓：“飞尸者，发无由渐，忽然而至，若飞走之急疾，故谓飞尸。其状心腹刺痛，气息喘急胀满，上冲心胸者是也。”《鬼击候》谓：“鬼击者，谓鬼厉之气击著于人也，得之无渐，卒著如人以刀矛刺状，胸胁腹内绞急切痛，不可抑按，或吐血，或鼻中出血，或下血。”可见此三病，发作急剧，均有剧烈心胸腹部疼痛症状。文中“心痛腹胀，大便不通”，为其共同症状。主要因臭秽恶毒之气，从口鼻而入于心肺，气血不行，肠胃脏腑被寒浊秽毒壅塞，出现胸胁腹内绞急切痛，为寒实内结，升降受阻之证。所以用走马汤，速攻寒实以开闭结，取峻烈温通的巴豆破积攻坚，开通闭塞为主，佐以苦温之杏仁，宣利肺与大肠之气机，使秽毒从下而泄，二药合用，通行壅塞腑气，泻下胃肠沉寒痼结，可治感受秽浊寒邪，腑气壅闭不通所致脘腹疼痛、胀满、大便不通的证候。

［选注］　沈明宗：中恶之证，俗谓绞肠乌痧，即臭秽恶毒之气，直从口鼻入于心胸，肠胃脏腑壅塞，正气不行，故心痛腹胀，大便不通，是为实证，非似六淫侵入，而有表里虚实清浊之分，故用巴豆极热大毒峻猛之剂，急攻其邪。佐杏仁以利肺与大肠之气，使邪从后阴一扫尽除，则病得愈，若缓须臾，正气不通，营卫阴阳机息则死，是取通则不痛之义也。（《金匮要略编注》）

问曰，人病有宿食，何以别之？师曰：寸口脉浮而大，按之反涩，尺中亦微而涩，故知有宿食，大承气汤主之。（二十一）

[语译] 问:病人胃肠食物积滞,从脉象上怎样分辨?老师回答:病人寸口脉浮取大而有力,重按反见涩象,尺部脉象也是微而涩,由此可知病人宿食不化,用大承气汤主治。

[提要] 论述宿食的脉因证治。

[阐析] 宿食病,多因饮食不节,食谷经宿不化,停聚中焦所致。临床上多出现腹胀痞闷,嗳腐吞酸,食臭或腹痛,或大便不调等症状,脉象上主要从以下几方面辨别。首先在寸口脉表现为浮大有力,是宿食停滞,气机不畅,气壅于上所致。如果积滞日久,气滞不通,阻碍气血的运行,故重按其脉有力,但见涩脉。这里的涩脉并非气血衰少,脉道失养,或血少血瘀的涩脉,主要是食邪阻滞气机所致。其次,在尺脉表现为微而涩。对此历代注家有以下几种认识,尤怡认为,谷多伤脾,中气阻滞,血气不利;张璐认为,浮大按之略涩,非涩弱无力之谓;丹波元坚认为,乃沉滞不起;如"非微弱之谓,乃沉滞不起之微"(《金匮玉函要略述义》)。吴谦则认为"微"当作"大"字。以上所言,我们认为,这里并非微涩无力的里虚证。究其原因,是食滞久郁,脾胃不能运化,糟粕停于大肠,下焦气血不得宣通,故尺中脉微而涩。不管其脉象怎样变化,均为宿食停积所致,对于这种病证,若不急攻,失去时机,至正气已虚时,攻之则正不能任,不攻则积滞难除,所以用大承气汤荡涤宿食,使其速去,正如《素问·阴阳应象大论篇》所说:"其下者,引而竭之。"

[选注] 尤怡:寸口脉浮大者,谷气多也。谷多不能益脾而反伤脾。按之反涩者,脾伤而滞,血气为之不利也。尺中亦微而涩者,中气阻滞,而水谷之精气不能逮下也,是因宿食为病,宜大承气汤下其宿食。(《金匮要略心典》)

[按语] 本条的寸口脉浮而大与虚劳病"脉大为劳"之脉大有相似之处,均可见"浮而大",但实质不同,本条之浮大,按之有力,且见反涩,为食阻气滞所致的实证;而虚劳之"大而浮",为阴虚不能敛阳,虚阳浮越于外,脉大而按之无力。应当鉴别。

脉数而滑者,实也,此有宿食,下之愈,宜大承气汤。(二十二)

[语译] 病人脉数而滑,是实证的脉象,是由宿食内停所致,用下法可以治愈,宜用大承气汤。

［提要］ 进一步论述宿食病的脉因证治。

［阐析］ 脉数为胃肠有热，脉滑为宿食新停，胃肠气机壅滞不甚，食气相搏，脉来滑利，故脉数而滑者，为宿食初滞不久，用大承气汤，荡涤肠胃积热食滞，则病自愈。

对本条之脉滑数，历代注家也有争议。黄树曾认为是痰热、宿食所致；尤怡认为是谷气之实，魏荔彤认为是实邪欲成而未成。总之，都有宿食成实的一面，可以互相参考。

［选注］ 魏荔彤：……滑与涩相反，何以俱为实宜下？滑者涩之浅，而实邪欲成未成者；涩者滑之深，而实邪已成者。故不论为滑为涩，兼大而见于关部，则有物积聚，宜施攻治，无二理也。（《金匮要略方论本义》）

［按语］ 宿食病的脉象特点，见下表。

表 27 宿食病的脉因证治表

脉　象	滑　　数	寸口脉浮大按之反涩	尺中亦微而涩
病机	宿食初停，壅滞不甚，食气相搏	宿食内，积气壅于上	积滞较久，气滞不通
病程	短		长
病情	较浅		病根较深
治法	下之愈		当下
方药	宜大承气汤		大承气汤主之

下利不欲食者，有宿食也，当下之，宜大承气汤。（二十三）

大承气汤方：见前痉病中。

［校勘］ “欲”，赵刻及俞本并误作“饮”，今从诸家本改。

［语译］ 病人泻痢，又不思饮食，是食浊停滞胃肠的宿食病，应当用下法，适宜用大承气汤治疗。

［提要］ 论述宿食下利的证治。

［阐析］ 宿食病见到下利，是由于宿食停积，气机受阻，脾胃升降功能失和，水谷不得消化而大便稀薄，甚则泄泻，本可使食浊积滞从下而去，但病人又见不欲食，是宿食尚未悉去，胃肠功能未复，食滞胃气而恶食臭，

不欲饮食。本可再用下法，使积滞从下全部排出，但其病已见下利，则不一定需要大承气汤重剂攻下，文中“当下之，宜大承气汤”，有斟酌之意，可仿大承气治疗。如黄树曾所言：“此节之证具，如病人色脉形质不宜下者，即难遽投大承气汤，学者宜注意。”(《释义》)

对宿食而致下利的机制，历代注家还有以下几种认识：尤怡认为，谷多伤脾，脾伤清气不升，水谷不分；周扬俊认为积滞未消，利数旁流；沈明宗认为食滞胃中，升降之机不转，肠不能分清泌浊而致下利。以上这些观点，从不同方面论述了下利的病机，但均不离宿食停滞这一病理基础，可互相参考。

［按语］ (1) 宿食下利不同于三阴下利，宿食不欲食与虚证不能食不同。程郊倩说：“伤食恶食故不欲食，与不能食者自别，下利有此，更无别样虚证，知非三阴之下利。”(《名医方论》)《金鉴》又说：“初下利不欲食者，是伤食，恶食不欲食也；久下利不欲食者，是脾伤不能食也。今初下利不欲食，以有宿食故也。”从以上可见，程氏以与虚证的下利不欲食相鉴别，而《金鉴》是以症状出现的先后鉴别。

(2) 病下利而用大承气汤通因通用，根据《伤寒论》记载，必须具备以下条件：① 脐腹四周，按之坚硬有块者；② 脉沉实或迟而滑，或滑而疾者；③ 下利纯水而无粪，其气极臭秽不可近者；④ 有谵语或兴奋症状者。可供参考。

宿食在上脘①，当吐之，宜瓜蒂散。(二十四)

瓜蒂散方：

瓜蒂一分(熬黄)　赤小豆一分(煮)

上二味，杵为散，以香豉七合煮取汁，和散一钱匕，温服之，不吐者，少加之，以快吐为度而止。亡血及虚者不可与之。

注释 ① 上脘：胃分上中下三脘，上脘即胃的上部。

［语译］ 病人有不消化食物停积在胃的上部，应当用吐法治疗，宜选用瓜蒂散。

［提要］ 论述宿食在上脘的治疗。

［阐析］ 胃分上、中、下三脘，饮食停积于胃，可有不同的临床表现，在上脘主要症状为：嗳腐吞酸，胸脘痞闷，泛泛欲吐，是由于饮食停滞，正气驱邪外出的表现，属暴病新病，治疗应当因势利导，根据《素问·阴阳应

象大论篇》"其高者，因而越之"的精神，当用吐法治疗。至于在中、下脘的表现，可参考吴谦云："胃有三脘，宿食在上脘者，膈间痛而吐，可吐不可下也；在中脘者，心下痛而吐，或痛不吐，可吐可下也；在下脘者，脐上痛而不吐，不可吐可下也。"(《医宗金鉴》)今食在上脘，当用瓜蒂散以吐之。

方中瓜蒂味苦，涌吐实邪，赤小豆味酸性泄，能利小便，与瓜蒂相伍，为酸苦涌泄之治，可以催吐。佐以香豉汁以开郁结，和胃气。本方为实邪郁在上脘而设，然药性悍猛，易伤正气，所以亡血及虚人，不可与之。总之，宿食在上宜吐，在中宜消，在下宜泻，三法已立，因证施治。

本方亦可用于痰涎壅塞所引起的胸膈胀满之证，故凡病属邪高实证，病势迫近于胸咽，有泛泛欲吐的，均可运用本方，不必限于宿食。假如病人有失血病史，或妇女妊娠期间，以及老弱病人，皆不宜使用本法。此外，如仓卒之际，药不及办，可用极咸盐汤一盏顿服，立吐，亦可用鹅毛等应急之法探吐。临床不可拘泥于原文。

［选注］ 吴考槃：张隐庵曰：胃为水谷之海，有上脘、中脘、下脘之分。上脘主纳，中脘主化。今食在上脘，不得腐化，故成宿食，当吐之。(《金匮要略五十家注》)

［按语］ 宿食在胃之上脘、中焦脾胃以及在肠比较表如下：

表28 宿食在不同部分的证治表

病位	病机	症状	治则	方药
胃之上脘	饮食停滞，正气驱邪外出	嗳腐吞酸，胸脘痞满，泛泛欲吐	其高者，因而越之	瓜蒂散
中焦脾胃（中、下脘）	饮食停滞脾胃不运	脘腹胀满，嗳腐吞酸，饮食不化，舌苔黄腻	中满者，泻之于内	保和丸平胃散越鞠丸
肠	饮食停滞气机壅滞	轻：脉数滑重：脉浮大按之反涩，尺中亦微而涩	其下者，引而竭之	大承气汤
	脾失健运清浊不分	下利不欲食	通因通用	

脉紧如转索[①]无常者，有宿食也。（二十五）

注释 ① 转索：形容脉象如转动的绳索，时紧时松，疏密不匀。

［语译］ 病人脉紧，就像转动的绳索那样，时紧时松，变幻无常，这是有宿食的缘故。

［提要］ 论述宿食的脉象。

［阐析］ 脉紧不但主表寒，也主宿食内停。本条出现脉紧如转索，是因宿食停积，气机壅滞，紧束脉道所致。并可因脾胃失调致营卫不和，出现寒热症状，以及嗳腐、吞酸、食臭诸证，故曰"有宿食也"。

脉紧，头痛风寒，腹中有宿食不化也。一云寸口脉紧。（二十六）

［语译］ 病人脉紧，不但见于头痛风寒的外感证，也可见于腹中宿食不化的宿食病。

［提要］ 论紧脉有宿食与风寒的不同。

［阐析］ 脉紧、头痛、寒热既可见于外感风寒，又可见于宿食不化，但二者是有区别的。外感风寒见到紧脉，是由于感受寒邪，寒邪收引凝敛，脉道收缩拘急，紧象多较恒定，多与浮脉相兼。出现寒热，是由于风寒直伤营卫，而致营卫不和而成，兼见头身疼痛等表证。而宿食不化所致的脉紧，是由于宿食内停，食积气壅，紧束脉道，气机失调，脉乍紧乍疏，没有常规。同时脾胃失调，以致营卫不和，而出现寒热之证。食积不化，郁滞于中，清阳不升，浊气上乘，可出现头痛，并可伴有吞酸、嗳腐、食臭，以及痞满腹痛等证。由于二者症状比较相似，在临床上须认真鉴别。正如陈念祖所说："脉紧、头痛风寒，言脉紧头痛与风寒证无异。但风寒证，有恶风恶寒、项强、脉浮等证兼见，而此则但觉头痛也。"（《金匮要略浅注》）

［选注］ 尤怡：脉紧头痛风寒者，非既有宿食，而又感风寒也；谓宿食不化，郁滞之气，上为头痛，有如风寒之状，而实为食积类伤寒也。仲景恐人误以为外感而发其汗，故举以示人曰："腹中有宿食不化。"意亦远矣。（《金匮要略心典》）

吴谦：脉紧头痛，是外伤风寒病也；脉紧腹痛，是内伤宿食病也。（《医宗金鉴》）

［按语］ 宿食病除了紧脉外，还有浮大、微涩、滑数等不同脉象，这些是由于宿食停聚的新久不一，加之人的体质各异等原因所产生，但究其原

因，均为食停所致，应根据具体情况，拟定相应的治法。

结　语

腹满、寒疝、宿食三病，皆与胃肠有关，临床表现均有不同程度的腹满痛等证，腹满也有宿食所致，腹满的寒证虚证，如大建中汤证、赤丸证，也与寒疝相近似，故仲景合为一篇讨论。

腹满是临床上一个症状，又是一个可以单独出现的病证，其病因很多，有外寒（中寒），内寒（中寒家）、肝寒、脾胃虚寒、阳虚阴盛、实热内结等不同，不外乎寒、热、虚、实四大类。所在脏腑，实热性腹满，多与胃肠腑实有关，虚寒性腹满，多与脾、肝、肾脏器虚弱有关，这与《伤寒论》"实则阳明，虚则太阴"的分类方法是一致的。在辨证上，虚证多按之不痛，喜温喜按；实证多按之痛甚而拒按；寒证多腹满时减，复如故；热证多腹满不减，减不足言，其中实热证多兼见口干、口苦、便秘、舌红苔黄、脉沉实等证；虚寒证多见口淡不渴、舌淡苔白、脉象微弦等证。

腹满的治疗，虚寒证多用温补。其中脾胃虚寒，水湿内停，症见腹中雷鸣切痛，用附子粳米汤化湿降逆，散寒止痛；脾胃阳微，中焦寒盛，症见上冲皮起，出现有头足，上下痛不可触近，用大建中汤温中散寒；脾胃虚寒，水饮上逆，症见腹痛，手足厥冷，呕吐痰涎，用赤丸散寒止痛，化饮降逆。对于实热证，则宜攻下，其中实热内积，气机壅滞，胀重于积，症见腹痛便闭，用厚朴三物汤，行气除满；证属燥屎积滞于肠道，满痛在于腹中，用大承气汤攻下积滞；对于寒实证腹满，症见胁腹疼痛，大便不通，脉象紧弦，治宜温下，用大黄附子汤；对于实而兼表之证，则宜表里两解，证属积滞内停，而外感表邪，症见腹满、发热、脉浮而数、饮食如故，用厚朴七物汤表里两解；对于病邪在里而连及于表，满痛偏于心下和两胁的少阳阳明之证，用大柴胡汤和表攻里。对于腹满的预后，一般来说，实热证表明邪气虽盛而正气未衰，治疗比较容易，预后较好，而对于寒实之证，邪实正虚，预后较差。

寒疝，以阵发性绕脐绞痛为主要症状，其病因多为阴寒内盛所致。对于阴寒内结，阳气欲脱，疼痛剧烈，伴有手足厥冷，出冷汗的发作性寒疝，用大乌头煎破结散寒，缓急止痛；而阴寒内结，兼挟表寒，身疼痛之证，用乌头桂枝汤两解表里之邪；对于血虚挟寒，腹中疼及胁痛里急的，用当归生姜羊肉汤养血散寒。

宿食即伤食，主要是饮食不节，食停胃肠，经宿不化所致，在辨证上，宿食在上，症见胸脘胀满，泛泛欲呕，方选瓜蒂散因势利导而吐之；宿食在下，症见腹痛不减，按之痛甚，下利如败卵，方选大承气汤攻下宿食；宿食在中，症见胃脘胀满，恶食，嗳腐吞酸，方选保和丸、平胃散、越鞠丸之属消食导滞，这是本篇的发展。

至于附方三首，均治寒疝急症重症，《外台》乌头汤治疗寒疝腹中绞痛，发作有时；柴胡桂枝汤治疗寒疝心腹卒痛；走马汤治疗寒疝少腹及阴中相引绞痛。

（张家礼　朱西杰）

五脏风寒积聚病脉证并治第十一

本篇重点论述五脏中风、中寒的证候以及五脏死脉，并附带叙述积聚在脏腑证候上的鉴别和上中下三焦、大小肠所发生的病变，因与脏腑经络密切相关，故合篇讨论。

《金匮》全书各篇条文，以此篇残缺最多。如肾中风、肾中寒、脾中寒；肝、脾、肺、肾四脏之“所伤”；心、脾、肺之“邪气留着”；中焦竭等，均未记载，当与有关文献互参。本篇“肝着”、“肾着”、“脾约”有具体治疗方药，余则有论无方，应结合其他各篇内容予以补充。

所谓五脏中风、中寒，是指两种性质不同的病因干及内脏而产生的五脏证候，并非专指外感风寒。本书《脏腑经络先后病篇》云：“经络受邪，入脏腑，为内所因也。”可知五脏风寒可能就是经络受邪入脏腑后的不同证候表现。又《素问 · 阴阳应象大论篇》云：“故邪风之至，疾如风雨，故善治者治皮毛……其次治五脏。治五脏者，半死半生也。”则知五脏风寒，多为痼疾，预后不良。此外，五脏中风、中寒应与其他类似病证相鉴别，它既非《伤寒论》中太阳病的中风或伤寒，也不是《中风历节病篇》的中风病，至于《素问 · 风论篇》所载“五脏风”，是以狭义的风邪为主，而《金匮》的五脏中风、中寒则以内伤为主。

本篇所论积聚与《难经 · 五十五难》之意相同，气之所积，痛有定处为积，属脏病；气之所聚，痛无定处曰聚，属腑病。

肺中风者，口燥而喘，身运而重①，冒②而肿胀。（一）

［注释］ ① 身运而重；“而”作“则”解。即身体运转动摇则感觉笨重，不能自主。② 冒：昏冒，沉闷。

[语译] 肺受了风邪侵袭的病人，口中干燥而气喘，身体动摇不能自主而又感到沉重，头昏冒而且身体肿胀。

[提要] 论述肺中风的症状。

[阐析] 肺中于风邪，风邪属阳，性燥，风燥伤肺，津液被灼，气不化津，津液不能濡润口舌，故见口干燥；肺与气道失濡，气息壅而不降故喘；肺主一身治节，宗气被伤，气机不利而卫阳不得外达，故见身体动摇，不能自主而又感到沉重；肺主通调水道，肺气不利，水道失调，清阳不升而浊阴不降，浊阴上逆，水湿浸渍肤表，故身体肿胀而又昏冒。

本条原文“中”字，陶葆荪《金匮易解》认为应读平声，因杂病以内因为主，与伤寒外邪入中的“中”字不同，其义可从。

原文“身运而重”，吴谦认为“当是头运而身重”，“冒而肿胀”，“当是冒风而肿胀”(《金鉴》)，征之临床，浮肿可出现昏冒，水湿内盛之人可因冒风寒而发浮肿，其理可通。

尤怡对本条注释较明晰、精炼；徐彬对“身运”一词阐释较当。(参[选注])

[选注] 尤怡：肺中风者，津结而气壅，津结则不上潮而口燥，气壅则不下行而喘也。身运而重者，肺居上焦，治节一身，肺受风邪，大气则伤，故身欲动而弥觉其重也。冒者，清肃失降，浊气反上为蒙冒也。肿胀者，输化无权，水聚而气停也。(《金匮要略心典》)

徐彬：大肠主津液，肺与大肠为表里，肺受邪则大肠之气不化，故口燥，肺为气主，邪搏其呼吸故喘，此实喘也。肺主周身之气，受邪则不能矫健如常度，故运而重。运者如在车船之上不能自主也，重者肌中气滞不活动故重也。邪气实则清气滞，故清阳不升而冒，内外皆借气为流动，肺本受邪，而内外皆壅，壅则外肿内胀矣。(《金匮要略论注》)

肺中寒，吐浊涕。(二)

[语译] 肺受了寒邪的侵袭，口中吐出稠浊如涕的黏液。

[阐析] 《素问·宣明五气篇》云“肺为涕”，肺受寒邪侵袭，胸阳不布，则津液凝聚，变生浊涕，此即《素问·阴阳应象大论篇》所说“寒气生浊”之意。肺气不宣则鼻窍不通而出气难，故浊涕不从鼻出而反从口出。

论“涕”字，此处应作“鼻涕”理解，但“涕”理应从鼻窍而出，何以言“吐浊涕”，反从口中吐出？李彣指出肺窍不利而鼻塞涕唾，“浊涎壅遏不通，吐出于口也”，其说甚通；梁运通认为此条“吐浊涕”，与肺痿吐浊唾涎沫相似，其状如鼻涕，亦可供参考。但赵以德将“吐浊涕”分浊饮唾出于口与浊涕流出于鼻二义，与临床不悖，可供启迪。

[选注] 梁运通：……外邪反复犯肺，肺气受伤不能布散津液，津聚成痰浊，每轻咳即可有痰浊唾出，其状如涕。（《金匮释按》）

赵以德：肺者阴也，居阳部……今寒中之，则气液蓄于胸而成浊饮，唾出于口，蓄于经脉，乃成浊涕，流出于鼻，以鼻是肺藏呼吸之门也。（《金匮玉函经二注》）

[按语] 本篇缺“肺伤”条文，但《脉经·卷六·肺手太阴经病证第七》所载：“肺伤者，其人劳倦则咳唾血，其脉细紧浮数，皆吐血，此为躁扰嗔怒得之，肺伤气壅所致。”有学者认为当系肺伤脱文，可供参考。

肺死脏[①]，浮之[②]虚，按之弱如葱叶，下无根者死。（三）

[注释] ① 死脏：为脏气将绝而出现的一种真脏脉，出现这样的脉为预后不良之征，故称为“死脏”。

② 浮之：指轻按、浮取之意。

[语译] “肺死脏”的脉象，轻按感到无力，重按感到非常软弱，像葱叶那样中空而没有根的，是死证。

[提要] 叙述肺死脏的脉象。

[阐析] 肺脏真气涣散，阳浮于上，阴弱于下，故脉轻按则虚，重按则弱如葱叶。中空，沉取无根，此为肺气绝，故主死。

原文“下无根”，历代医家有两种看法，喻昌以沉取无根，孤阴渐亡作解；黄树曾谓尺脉无根，重按空豁。据本条文气，浮取则虚，按之，是言中取稍一用力按捺，则弱如葱叶之中空，言下，即沉取没有根蒂，喻氏之见解较妥。

[选注] 喻昌：脉见浮之而虚，其藏真有散可知，加以有浮无沉，按之弱如葱叶，则在上之阳，不下入于阴矣。其下无根，则孤阴且以渐而亡矣。《内经》死阴之属，不过三日而死者，正指此等无根之脉而言也。（《医门法律》）

黄树曾：肺死，谓凡肺家之病，其脉按之弱如葱叶，下无根者必死也。

脏指右寸肺脏之脉；浮之，谓轻取；按之，谓重按；脉浮而无力曰虚；沉而无力曰弱；浮之虚，按之弱如葱叶，谓中空而轻取重按皆无力也；下无根，谓尺脉无根，重按空豁也。(《金匮要略释义》)

[按语] 本条言肺气绝的脉象，临床之际，当与喘促不休，鼻翼煽动，鼻孔中如烟煤色，鼾声，汗大出，毛发枯直等证情互参，方更全面。

肝中风者，头目瞤[①]，两胁痛，行常伛[②]，令人嗜甘。(四)

[注释] ① 头目瞤：瞤(shùn 顺)，《说文》："瞤，目动也"，这里形容头部颤动和眼皮跳动。

② 伛(yǔ 宇)：原意指驼背。伛者谓行走时常曲背垂肩，腰不能挺直之状。

[语译] 肝脏受了风邪的病人，头部颤动，眼皮跳动，行走时经常弯腰驼背，喜欢吃甜的饮食。

[提要] 叙述肝中风的症状。

[阐析] 肝受风邪侵袭，其正常生理功能受到影响，会产生一系列内伤为主的临床表现。肝脉上行巅顶而开窍于目，肝属风而主筋，风胜则动，故头目瞤动，此即"诸风掉眩，皆属于肝"之义。肝脉布于胁肋，风邪中肝，肝气郁结，故两胁疼痛；消灼精血，筋脉失养而拘挛，伸展运动不能自如而"行常伛"。肝喜疏达而苦急，故嗜食甘味以缓其急。

历代医家对本条注释，程林所注较为详备；陈念祖点明此条与《内经》所云"肝中风"为肝受表邪之外象不同；至于病机，曹家达强调血虚生风，高学山认为肝脏阴阳自虚而中风，黄元御认为"经气壅塞"、"木郁风动"，但都同意风胜血燥的观点。

[选注] 程林：肝主风，风胜则动，故头目瞤动也。肝脉布胁肋，故两胁痛也。风中于肝，则筋脉急引，故行常伛，伛者不得申也。《淮南子》曰：木气多伛。伛之义，正背曲肩垂之状，以筋脉急引于前故也。此肝正苦于急，急食甘以缓之，是以令人嗜甘也。(《金匮要略直解》)

高学山：肝为木脏……脏中阴阳自虚，则肝因而中风矣……头目俱瞤者，肝中风，则脏真之气自结，而失其疏畅之用，故不能上贯头目，而气虚瞤动矣……肝唯多血，故能养其筋脉，使之调达，肝络内布于胁，风淫血燥，则胁络拘急而痛……三句一意，盖两胁痛句为主，而以行伛，外诊其形，以嗜甘，内诊其性也。(《高注金匮要略》)

肝中寒者，两臂不举，舌本[①]燥，喜太息[②]，胸中痛，不得转侧，食则吐而汗出也。《脉经》、《千金》云：时盗汗、咳、食已吐其汁。（五）

[注释] ① 舌本：一指舌根，一指舌体。此处指舌体为是。

② 太息：即叹长气。

[语译] 肝受了寒邪侵袭的病人，两只手臂不能上举，舌体干燥，常叹长气，胸中疼痛，身体不能转动，吃了食物就呕吐而且出汗。

[提要] 叙述肝中寒的症状。

[阐析] 肝主筋而司运动，肝中寒邪，致手正内侧手厥阴心包经脉拘挛牵引，故两手臂不能上举，肝脉上络舌本，肝寒而津液不布，舌咽失濡而“舌本燥”。肝喜调达，肝气郁结则常“太息”；肝脉上贯胸膈，寒郁于肝致胸阳不布，脉络凝塞则见“胸中痛，不得转侧”；肝寒犯胃，胃不受食，逼迫津液外越，故“食则吐而汗出”。

本条“舌本燥”，魏荔彤认为是“寒郁而内热生”；梁运通认为此条之“舌本燥”，不同于咽干口燥，“必舌咽燥而不烦渴，乃阳虚津液不布之证。”其说可从。

历代注家对本条是否“肝中寒”原文颇有争议：如吴谦认为“两臂不举，舌本燥”两句，“而汗出”三字，文义不属，必是错简，故曹家达将此三句列于“肝中风”条内；谭日强又认为本条“可能是脾中寒的条文”，而将前条的“肝中风”，认为“可能是肝中寒的条文”，并分析《脉经·卷六》所载“肝中寒者，其人洗洗恶寒，翕翕发热，面翕然赤，漐漐有汗，胸中烦热”一条，因与本篇心中风，脾中风笔法一致，提出“可能是肝中风”的条文，均可供研究时参考。

魏氏对本条之注较全面；金寿山认为本条“似指胆道疾病”（《金匮诠释》），曹家达结合临床举出具体方剂，可以借用。

[选注] 魏荔彤：肝中寒而臂不举，筋骨得寒邪，必拘急不伸也。舌本燥，寒郁而内热生也。喜太息胸中痛者，肝为寒郁，则条达之令失，而胸膈格阻，气不流畅也。不得转侧者，两胁病满急，辗转不安也。食则吐而汗出，肝木侮土，厥阴之寒侵胃，胃不受食，食已即吐，如《伤寒论》中厥阴病所云也。汗出者，胃之津液为肝邪所乘，侵逼外越也，此肝脏外感之证也。（《金匮要略方论本义》）

曹家达:肝中寒之证有三,曰胸中痛,曰不得转侧,曰食则吐而汗出。胸中痛有两证,一为水寒血腐,蛔虫滋生,固当有蛔上入膈之乌梅丸证,谓之蛔厥;亦有如后文所云胸常气痞,按之小愈之旋覆花汤证,谓之肝着,肝胆之气,主疏泄营卫两气,太阳寒水与太阴寒湿并居,则肝胆不得疏泄,故凝滞胸膈作痛。不得转侧亦有两,一为寒阻胸膈,阳气不通,水道阻于下焦,痛连胁下不得转侧,则为胸胁苦满,往来寒热或胁下痞硬之小柴胡汤证,亦有脾脏蕴湿,寒湿凝闭肌腠者,则为一身尽重不可转侧之柴胡加龙骨牡蛎汤证。肝胆与胃同部,胃底原有消食之胆汁,肝中寒,则胃中亦寒,故食即吐酸而汗出,此即呕而胸满之吴茱萸汤证,阳明病之不能食,为胃中虚冷,亦正以肝脏困于寒湿,消食之胆汁少也。(《金匮发微》)

[按语] 王叔和云:"……肝伤者,其人脱肉,又卧,口欲得张,时时手足青,目瞑瞳人痛,此为肝脏伤所致也。"(《脉经·卷六》)可补本篇"肝伤"条文之脱简。

肝死脏,浮之弱,按之如索不来,或曲如蛇行者,死。(六)

[语译] 肝死脏的脉象,浮取软弱无力,重按好像绳索悬空,应手即去,不能复来,或者脉象曲折,似蛇蠕行之状的,是死证。

[提要] 叙述肝死脏的脉象。

[阐析] 肝的真脏脉,浮取无力,轻按软弱而无神。"按之如索不来",是指重按如绳索悬空,轻飘游移,应手即去而不还,乃一种散乱而毫无端直以长的脉象;"或曲如蛇行者",是指脉形如蛇行之状,曲折逶迤而不能畅达,欲作弦象而不能,毫无柔和之象,其产生机制是脉无胃气以养肝,肝血虚竭,生气已失,故见脉道挛急"曲如蛇行"。以上三种脉形,实属无胃气的弦脉,故主死。

历代注家对本条解释,大体相同,虽各有侧重,但都不如高学山阐述的全面,当详参。金寿山从脉"迟缓"注释本条,亦有参考价值。

[选注] 高学山:肝为多血少气之脏,故真阳最贵,真阳内固,则气温而脉体自如,真阳补充,则神完而脉机自满,今以木脉而浮之见弱,是枝叶之不能上荣者,知神去而机将息矣。索者,紧短之状,按之如索,是根株之已经下结者,知气削而质欲枯矣,此肝死脏之正脉。下文不来,及曲如蛇行两句,又承按之二字,而言死脉中之渐变者也。按,非重按至骨,但比浮

而轻取者，略略沉按之之谓。不来者，不特按时断绝，即再浮之，而亦不能乍还，残阳不胜六菽九菽之重也。曲如蛇行者，伏而不鼓，但左右弯曲，如蛇之行走，即俗称屋漏痕者是。真气之有去而不复返之象也，故皆主死。然断期之法，大概浮弱而按之如索者，以月计，浮弱而按之不来者，以日计，浮弱而按之曲如蛇行者，唯以时计而已矣。(《高注金匮要略》)

金寿山：原文“肝死脏，浮之弱，按之如索不来，或曲如蛇行者，死。”条是指其脉浮取则弱，沉取则坚，但脉来迟缓。“不来”二字，含有迟缓之意。“曲如蛇行”为脉象如蛇行之状，曲折逶迤而不能畅达，亦属迟缓之意。(《金匮诠释》)

[按语] 肝绝之证，面唇青，手足震颤，汗出不止，目闭不开或目不见物，瞳孔散大，甚至戴眼反折、筋痛，发直如麻等。当结合本条互参。

肝着，其人常欲蹈[①]其胸上，先未苦时[②]，但欲饮热，旋覆花汤主之。臣亿等校诸本旋覆花汤方皆同。(七)

旋覆花汤方：

旋覆花三两　葱十四茎　新绛少许

上三味，以水三升，煮取一升，顿服之。

[注释] ① 蹈：有三说。a 用足践踏　b 蹈系掐(tāo 掏)字之误，即用手扣击胸部　c 动也。无论按揉、叩击、捶打，甚至足蹈，都可达到振动胸膺之目的，此说甚当。

② 先未苦时：指疾苦未发作前的时候。

[语译] 肝着病，病人常要按揉其胸部，开始病情不重时，只要饮热汤，用旋覆花汤主治。

[提要] 论述肝着病的证治。

[阐析] 肝着，是因肝脏条达疏泄功能失职，致邪气凝固气血，形成肝经经脉气血郁滞、着而不行的病证。主证是“其人常欲蹈其胸上”，若肝气有所不足，风寒湿等邪气易痹阻于肝经，影响胸中气机不利，经脉气血不得畅行，常见胸中痞塞满闷，甚至胀满刺痛，喜捶打揉按或用脚蹈踏，均可使胸胁气机舒展，气血暂得通行，肝气条达，留着之邪气得散，故产生“其人常欲蹈其胸上”的症状。

肝着病的初期，“先未苦时”，病在气分，仅见胸中痞结轻症，故只想饮热汤，使气机通利，胸阳暂得宣达，寒凝气滞暂得缓解。但到肝着已成，肝经脉络血凝气滞，病已深入血分，此时虽欲饮热汤，亦不能暂减其痞结，必然要“其人常欲蹈其胸上”了。

历代注家对肝着之病位、病因病机有不同看法：有谓肝郁乘脾者；有谓肝乘肺者；有谓阳虚寒凝者；有谓肝脏气血郁滞者；有谓血着膈膜中者；有谓病位在胸，有别于胁痛者；《金匮要略讲义》谓肝经经脉气血郁滞，着而不行者，此说较当。

肝着病机，应以气郁血滞，阳气痹结为主，宜用行气活络、通阳散结法，主用旋覆花汤治疗。盖旋覆花性温，理气舒郁，宽胸开结，善通肝络而行气；辛温葱管，芳香宣浊开痹，温通阳气散结，亦有通络之功；新绛以活血化瘀见长，为治肝经血滞之要药。三药共煮，使肝经气行血畅，阳通瘀化，则肝着可愈。

[选注] 尤怡：肝脏气血郁滞，着而不行，故名肝着。然肝虽着而气反注于肺，所谓横之病也，故其人常欲蹈其胸上，胸者肺之位，蹈之欲使气内鼓而出肝邪，以肺犹橐籥，抑之则气反出也。先未苦时，但欲饮热者，欲着之气得热则行，迨既着则亦无益矣。旋覆花咸温下气散结，新绛和其血，葱叶通其阳，结散阳通，血气以和而肝着愈，肝愈而肺亦和矣。（《金匮要略心典》）

唐宗海：……其人常欲蹈其胸上，是欲他人以足蹈其胸，非手也。仲景常有叉手自冒心按摩等字，未有足蹈而改作手蹈者也……医林改错言其曾治一女，常欲人足踏其胸，用通窍活血汤（考原书应为血府逐瘀汤，笔者注）而愈……乃与古肝着之方暗合，可谓千虑一得。盖肝主血，肝着即是血黏着而不散也，血生于心而归于肝，由胸前之膜膈，以下入胞室。今着于胸前膜膈中，故欲人蹈其胸以逼之也。故用葱白以通胸中之气，如胸痹而用薤白之例；用旋覆以降胸中之气，如胸满噫气而用旋覆之例也；唯新绛，乃茜草所染，用以破血，正是治肝经血着之要药。（《金匮要略浅注补正》）

[按语] 历代医家对新绛的不同认识和用法：一种认为是绯帛，即将已染成大红色丝织品的大红帽帏作新绛使用。至于以何物作染料，则有不同看法。有指茜草新染，尚未经洗涤使用之丝织物为“新绛”者；有谓藏红花所染者；有谓用“猩猩血染成的帽帏”者；还有以缨哥花所染为新绛者。亦有医家认为“新绛”就是新刈之茜草。临床时，可以茜草、红花、苏

木、郁金等代用。

旋覆花汤广泛运用于瘀血性的胸胁痛，以及月经不调、痛经和妊娠行人工流产术后漏下不止，男子乳岩等。

心中风者，翕翕[1]发热，不能起，心中饥，食即呕吐。（八）

［注释］ ① 翕翕（xī 息）：原为形容鸟羽开合之状，此处形容发热轻微。

［提要］ 叙述心中风的症状。

［阐析］ 心主火热而为阳脏，风为阳邪，阳邪干及心包，则心中蕴郁火热之邪，蒸越于外，故见微微发热；风热内盛，壮火食气，气液耗伤，精神疲困，不欲起立行动；风热内扰，由心包通过胃络干及胃府，化燥伤津，胃中失濡则烦躁嘈杂；胃中风热盘踞则胃失和降，食入则火势愈盛而上逆呕吐。

历代医家对本条的不同看法，有谓火热上壅者；有谓心火与胃脘痰饮同时致病者；有谓心中阳热激动胃气，胆汁上逆者；陆渊雷提出此条实为“胃中风”者，均可供参考。

［选注］ 曹家达：按此为风邪袭肺，吸动心阳之证，心阳随卫气外泄，故翕翕发热，热伤气，故无气以动而卧不能起，心营虚，故嘈杂似饥，胃底胆汁，为风阳吸而上逆，故食入即呕吐。（《金匮发微》）

陆渊雷：《千金》心脏门，作心中饥而欲食，食则呕，此条颇似半夏泻心汤之证，当是胃病，非所谓心中风也。下二条同。古人多误胃病为心病，仲景亦称胃为心下是也。（《金匮要略今释》）

［按语］ 此条治法，曹家达谓“当用防风、黄芪以泄风，大黄、甘草以降逆，不治风而风自愈。若用羚羊角以熄风、犀角以凉心则失之矣”。可供临床参考。

心中寒者，其人苦病心如啖[1]蒜状，剧者心痛彻背，背痛彻心，譬如蛊注[2]。其脉浮者，自吐乃愈。（九）

［注释］ ① 啖（dàn 啖）：吃的意思。

② 蛊注：病证名。发作时心腹烦懊而痛，甚则流注传染致死。详见《诸病源候论·蛊注候》。本条“譬如蛊注”，形容痛如虫咬之状。“蛊”是毒虫，“注”是传染。

［语译］ 心脏受了寒邪的侵袭，病人痛苦，好像吃了大蒜似的，病情

严重的，心痛牵引到背部，背痛牵引到心胸，好比蛊注病蛊虫啃咬一样。有的病人脉象浮，不因服药而自己呕吐，病就可以痊愈。

［提要］ 论述心中寒的症状及预后。

［阐析］ 寒为阴邪，心中有寒邪凝滞，阳气郁结，心火闭敛于内，有如食辛辣味浊的薤蒜一样，产生似痛非痛、似热非热等感觉，故曰“心中寒者，其人苦病心如啖蒜状”。病情重者，阴寒上盛，心阳闭阻，无力鼓运气血，胸背前后气机闭塞不通，故心痛彻背，背痛彻心，难以忍受，犹如蛊虫啃咬之状。“其脉浮者，自吐乃愈”，说明病在上焦，邪入未深，待心阳渐复，阴寒有外出之转机，如果病者不因服药而自己作吐，则阳气伸展，邪从上越，故当愈。

历代医家对本条注释，以程林较确切。其他注家，各有侧重。周扬俊认为本条犹胸痹病，曹家达简言之为“乌头赤石脂丸证”；郑艺文认为本条“心中常指胃，或胸中”。（《金匮要略浅释》）；高学山则以虫蛀证解释原文；陆渊雷认为此条属“胃中寒”的病变。陶葆荪对原文“自吐乃愈”作了深刻阐述；黄元御从五行生尅角度注释。均可供参考。

［选注］ 程林：《内经》曰：心恶寒者，寒邪干心，心火被敛而不得越，则如啖蒜状而辛辣，愦愦然而无奈，故甚则心痛彻背，背痛彻心，如蛊注之注也。若其脉浮者，邪在上焦，得吐则寒邪越于上，其病乃愈。（《金匮要略直解》）

陶葆荪：自吐乃愈的“自”字，是指病者自己作吐，还是指医者吐之……仲景提示我们在临床时，一症在手，需要四诊结合，判别邪正虚实、邪位浅深所透露的病机怎样来决定处理。例如此症既有如啖蒜状，是表示欲吐的征象，加以邪在上焦之上的浮脉，更有欲吐将吐的情势，似此就应该等待些时，暂勿与吐药，等待机输自传，排邪上出，一吐可愈。假如予以些时等待，还久之不能吐出，就知道转输机能不够，又需要设法用药物来帮助涌吐了。怎样处理，仲景虽未详说，临床时可举一反三。（《金匮要略易解》）

心伤者，其人劳倦，即头面赤而下重①，心中痛而自烦，发热，当脐跳，其脉弦，此为心脏伤所致也。（十）

［注释］ ① 下重：指身体下部沉重无力。亦可见肛门下坠感或脱肛。

[语译] 心脏受了损伤的病人,病人在劳动疲倦后,就会出现头面发红而且下部沉重,心中疼痛而且自觉心烦不安,发热,正当肚脐部位有跳动感,脉象弦,这都是因为心脏受伤所引起的。

[提要] 论述心伤的脉症。

[阐析] 所谓"心伤"者,因心主血,血生于气,若心血虚则气无所附,导致气血两伤,故症见"其人劳倦"疲乏;血虚则虚阳浮越于上而见"头面赤",此即《素问·生气通天论篇》"阳气者,烦劳则张"之意;上盛则下虚,中气不足则腰及下肢沉重无力,脾气下陷而觉肛门下坠或脱肛;心虚失养,虚热不潜而扰动于中,故见虚烦发热心痛等证,心气虚于上,肾气动于下,则见当脐跳动。心脉不应弦而反弦,是变心脉圆润滑利之常而为长直劲急之形,说明心之气阴两伤,不能濡养经脉,故曰"此为心脏伤所致也"。

历代注家对本条病机的认识,各有侧重。关于"心伤",尤怡主心虚;曹家达主营虚;高学山主心之气血两伤,可从。对"当脐跳"的病机,高学山认为心气虚,浊阴上乘阳位;曹家达认为乃心阳虚而冲气上冒;魏荔彤认为心与小肠相表里,小肠属脾,当脐亦属脾,土为火子,母病及子而有是证,从五行说予以分析;唐宗海进一步强调"心伤则小肠之气亦伤,故发动气而当脐跳";尤怡、陈念祖认为"心虚于上而肾动于下";梁运通则认为脐的部位跳动虽关于肾和小肠,但其根本原因在于心。尤氏、梁氏之说可从。此外,对于"其脉弦",吴谦认为当是"沉"脉,沉为肾脉,文义相属,必是传写之讹,可资参考。

[选注] 曹家达:此营虚证也。营虚则虚阳上浮于上而头面赤,浊阴滞于下,浮阳吸之,则为下重。下重者,大便欲行而气滞也。此证当便脓血,但证由劳倦而见,即属虚寒,当用桃花汤以温中去湿,或用四逆、理中,而非实热之白头翁汤证。阳气浮于上,则心中热痛自烦发热,浮阳吸肾邪上僭,则当脐跳动,此与发汗后欲作奔豚同。脉弦者,阴寒上僭之脉也,此盖心阳虚而冲气上冒之证,故曰为心脏所伤,法当用桂枝以扶心阳,甘草、大枣以培中气,桂枝加桂汤、茯苓桂枝甘草大枣汤,正不妨随证配用也。(《金匮发微》)

梁运通:……小肠位在脐下,肾亦当脐,脐的部位跳动虽关于肾、小肠,但其根本原因在于心。参看《伤寒论》65 条"发汗后,其人脐下悸者,

欲作奔豚”。为汗伤心阳，亦可证之矣。(《金匮释按》)

[按语] 关于心伤的临床治疗，高学山提出用小建中加参、芪、归、麦，或再加枣仁、柏子仁、茯神养心安神；曹家达认为下重便脓血者，当用桃花汤，若心阳虚而肾水妄动之当脐跳，可用茯苓桂枝甘草大枣汤；心伤而致中气大虚者，宜补中益气，佐以育阴潜阳，如用五味异功散加黄芪、龟版、牡蛎、白薇之类。总之，不离辨证论治的原则。

心死脏，浮之实如麻豆[①]，按之益躁疾者，死。(十一)

[校勘] 《脉经·卷六》“浮之”下有“脉”字；“如麻豆”三字，《脉经》、《千金要方·卷十三》均作“如豆麻击手”。《医统》“麻豆”作“丸豆”。《金匮要略释义》(黄树曾)句读为“心死，脏浮之实如麻豆……”。

[注释] ① 麻豆：有两释。一作五谷之一的实体解，即麻与豆。《素问》云：“麻麦稷黍豆为五谷”，“麻”即“芝麻”；或指“麻子仁”(详见金寿山注)。二将“麻豆”解作“动乱如豆粒滚动”，以“麻”作形容词(麻烦杂乱)者，是据《脉经》“浮之实如豆麻击手”而来，但据曹家达云：“如麻豆，即以坚实言之”，则“麻豆”实非“麻乱”之意。故以前说为当。

[语译] 心死脏的脉象，轻按坚实有力，好像麻豆一样，重按更觉脉跳躁动疾速的，是死证。

[提要] 叙述心死脏的脉象。

[阐析] 心之常脉应当圆润滑利，“来疾去迟”(见《难经·十五难》)而心的真脏脉则见“浮之实如麻豆”，是指轻按坚实，毫无柔和之象，“按之益躁疾者”，是指重按之，更见躁疾不宁和数乱的感觉，说明心血枯竭、神气涣散，失去心脉钩洪本象，与《素问·玉机真脏论篇》谓“真心脉至，坚而搏，如循薏苡子累累然”的精神(即牢实、搏击、坚急无根)也是一致的。

关于本条注释，李彣指出与《难经》、《内经》精神一致；高学山详析真阴内竭、真阳外亡之病机；曹家达点出原文之本意，均有深义。至于“麻豆”之辨，金寿山释可参。

[选注] 曹颖甫：心脉之绝，《内经》云但钩无胃，谓如带钩之坚实数急，而不见柔和也。此云浮之实如麻豆，即以坚实言之。按之益躁疾，即以数急不见柔和言之也。(《金匮发微》)

金寿山：原文“心死脏，浮之实如麻豆，按之益躁疾者，死。”条中“麻豆”，豆类之中没有麻豆，麻豆指的可能就是大麻子（火麻仁）。寇宗奭说麻子出上郡北地者大如豆，故麻子可能别称为麻豆，犹今称马铃薯为土豆也。《金匮》在麻杏薏甘汤、防己黄芪汤方后注云“右剉麻豆大”，于赤丸方后注云“丸如麻子大”，麻豆、麻子，当是一物之通称。心之平脉累累如贯珠，形圆，麻豆亦圆，所不同者，一则有胃气，一则无胃气，故按之益躁疾。（《金匮诠释》）

［按语］ 本条当与昏瞀、直视摇头、舌短口开、肩息、形体如烟熏、面黑如黧等心死证合参。

邪哭[1]使魂魄[2]不安者，血气少也；血气少者属于心，心气虚者，其人则畏，合目欲眠，梦远行而精神离散，魂魄妄行。阴气衰者为癫，阳气衰者为狂。（十二）

［注释］ ① 邪哭：一指精神失常、无故悲伤的哭泣，有如邪鬼作祟，故称邪哭。二指“邪入”，言风邪侵入人体。（《金匮要略讲解》）

② 魂魄：为人体精神活动的一部分。《灵枢·本神》：“随神往来者谓之魂，并精而出入者谓之魄。”

［语译］ 因邪气作祟致哭，使病人心神不安的，这是血虚气少的缘故；血虚气少是属于心的疾病。心气虚的人，时常感到恐惧，闭眼想睡，梦见自己走得很远，精神离决，魂魄散乱妄行。阴气衰弱的就成为癫病，阳气衰弱的就成为狂病。

［提要］ 论述心脏血气虚少发生精神错乱的病证。

［阐析］ 病人无故悲伤哭泣，好像鬼邪作祟而使魂魄不安的原因，非有鬼邪，实为“血气少”也。因血虚则肝无所藏，不能随神往来而魂不安，气虚则肺不敛，不能并精而出入故魄不藏，所以会导致神气不宁的精神病变。“血气少者属于心”，是言其邪哭的病位及病因。肝虽藏血，肺虽主气，而气血之化源主宰，皆归于心。《素问·经脉别论篇》云：“食气入胃，浊气归心，淫精于脉，脉气流经，经气归于肺”、“散精于肝”等即可说明气血与心肝肺三脏的密切关系。若心脏血气虚少，则肝肺失养，故致魂魄不安。“心气虚”，则心神失其主宰，胆气亦不足，故“其人则畏”惧恐怖。尤怡云：“人寤则魂寓于目”（《心典》）而目开，今心神虚弱不能统摄肝魂，肝魂失于主宰，则精气不能上注于目，故反见“合目欲眠”而不能熟睡，“目合

则神散于外而妄行”(《二注》)。魂魄虽系肝肺所藏，而实为神所主，精所御，今心神不敛，精气涣散则魂魄失统，魂不入舍，魄不安宅，故神魂魄三者浮荡无依，出现“梦远行而精神离散，魂魄妄行”等一系列精神错乱症状。王叔和《脉经・卷六》在本条之后曾进一步阐述说“魂属于肝，魄属于肺，肺主津液，即为涕泣，肺气衰者，即为泣出，肝气衰者，魂则不安，肝主喜怒，其声呼”，亦可供临床参考。

关于上述病证的治疗，曹家达曰：“此证正虚为重，外邪为轻，治此者，朱砂以镇之，枣仁以敛之，熟地、潞参、当归以补之，而又加远志以化痰，半夏以降逆，秫米以和胃，或者十活四五人。”(《发微》)秦伯未认为可借用酸枣仁汤；王渭川《金匮心释》认为可用蠲饮六神汤(《女科撮要方》：半夏曲、橘红、茯神、胆星、旋覆花、石菖蒲)加铁落、竹沥清邪化痰，蜈蚣、全蝎舒筋活络，小量龙胆草醒脑镇痉，有较好疗效。金寿山主张用甘麦大枣汤。这些治疗方药，均有参考价值。

关于“阴气衰者为癫，阳气衰者为狂”，历代注家分歧甚多，但可归纳为五种不同看法：

(1) 二版教材《金匮要略讲义》认为与《难经・二十难》“重阳者狂，重阴者癫”之说不符，故云：“其义未明，当存疑。”吴谦及谭日强均确定必系传写之讹误，应为“阴气衰者为狂，阳气衰者为癫”。

(2) “衰”不作“衰弱”讲，而是当“重叠”讲，“阴气重叠就成为癫病，阳气重叠就成为狂病”(见李今庸《金匮要略讲解》)。但有的学者认为本节着重阐明阴气衰、阳气衰在精神方面的病理反应，不能否定治癫狂可用补法。(参李克绍：与李今庸同志商榷——读金匮要略析疑三则《山东中医学院学报》3：41，1979)

(3) “衰”应作“裒(póu 剖)”，即与“重”义相通。(见刘联群：“衰”应作“裒”《四川中医》3：26，1985)

(4) 原文之阴阳是指部位而言，但各注家所指部位不同。赵以德以内外言阴阳，曹家达具体指明太阴、阳明而言阴阳；何任提出，阳气衰的，邪就趁虚侵及阳位，表现为狂症；阴气衰的，邪就趁虚侵及阴位，表现为癫症且。

(5) 阴阳指正气，非指邪气，且正邪含义各有所指。如魏荔彤指阴精衰和阳气衰；黄元御指肾精虚和心阳虚；陶葆荪指肝阴虚和肺气(阳)虚；

黄树曾指心阴气衰之癫和阳气衰之狂。

上述不同看法，虽各有一定道理，但总而言之，“阴气衰者为癫，阳气衰者为狂”旨在说明“血气少者属于心”所导致的癫狂的病因及其病理转变。《金匮》并未言其常，而多言其变，即阴气虚衰者可以转变为癫，阳气衰者可以转变为狂。

考《内经》既有狂属阳热证的不少论述，也有属阳气虚的论述，如《素问·腹中论篇》“厥逆……石之则阳气虚（谓砭石针刺泄其阳气，上下俱虚），虚则狂”，《素问·气厥论篇》“肝移寒于心，狂”。《灵枢·通天》“阳重脱者易狂”。可知《金匮》本条“阳气衰者为狂”与《内经》原文精义是完全一致的，它从另一角度补充完善了《难经》对癫狂论述的不足。

以临床实践而言，癫狂确有阴阳之分，狂病亦有阴寒凝结，水泛为痰，虚火上逆，“心无所依，神无所归”之阴狂，当用温阳化饮、交通心肾、潜镇摄纳、引火归元诸法，如仲景治“亡阳必惊狂”的桂枝去芍药加蜀漆牡蛎龙骨救逆汤，《张氏医通》有单味人参治愈神不守舍的虚狂案，临床中有用桂枝加龙牡汤合交泰丸疗“阴狂”的治案等，均可为证。

［选注］ 陶葆荪：“邪哭”多数皆认为是中邪的无端哭泣……有说邪字是六淫之邪……编者以为这只不过是热病后的后遗证候，初时确由外邪而来，到此时已是血气被耗，虚热内扰的阶段，结果虽仅是热伤血气，魂魄不安，而来因不明，故叫它做邪哭。“阴气衰者为癫，阳气衰者为狂”，注家多被“重阴则癫、重阳则狂”的经文所缚束……不肯接触题心。那么题心是什么？就是《难经》与《金匮要略》所说的异同点。什么是异同点？同的是两者都属阳魂阴魄受病，异的是两者虚实大别，因为经文所说的重阳重阴是由于阳与热、阴与寒两实相并，和此节的阳虚阴虚，纯由气血不足，虚热内扰而致魂魄不守、颠倒轻狂的，实在判然不同，两者虚实悬殊。（《金匮要略易解》）

黄树曾：颠（今作癫）狂，皆病名，各有二种。一为阴盛之颠……此颠疾因邪气聚于颠顶致仆而得名，《难经》所谓重阴者颠指此。治宜用风引汤加减；一为心阴气衰之颠，其状先不乐，头重痛，目赤心烦，语言错乱，神志不宁，脉来细弱者是。此节之颠，即属之。治宜养心血、安神志，如酸枣仁、生地黄、当归身、红枣肉、小麦、茯神、甘草、远志、菖蒲、牡蛎、菊花、莲子心、灯心、竹茹之类。一为阳盛之狂……《难经·二十难》所谓重阳者狂，即指此，治宜重用生铁落、胡黄连、泽芦荟、灵磁石、龙胆草等大苦大寒之品，折其上盛之威。一为阳气衰之狂，目妄见，耳妄闻，善呼，或多食，善见鬼神，善笑，而不发于外者是。此节之狂，属于后者，治宜用桂枝、甘草、高丽参、五味子、白茯苓、龙眼肉、龙骨、牡蛎等味，振其心阳，补其正气……（《金匮要略释义》）

［按语］ 本条所述癫狂与心脏之气血两虚有密切关系，《难经》所言癫狂属实，《金匮》所论癫狂属虚，故其所指有别。临床实践亦证实"阳气衰者为狂"确有一定的理论指导价值。

脾中风者，翕翕发热，形如醉人，腹中烦重①，皮目瞤瞤而短气。（十三）

注释 ① 腹中烦重：有谓"腹部很不舒服并有重坠的感觉"（中医研究院编《金匮要略语译》）；有谓"心烦而腹重""腹重为甚"者（《金匮要略自学辅导》）。

［语译］ 脾脏受了风邪侵袭的病人，肌肤微微发热，形状好像喝醉了酒一样，腹部感觉沉重满闷，很不舒服，眼胞皮肉跳动而短气。

［提要］ 叙述脾中风的症状。

［阐析］ 风为阳邪，脾主四肢肌肉，与胃相合，营卫源于脾胃。"脾中风"者，水谷中悍热之卫气与风邪相搏，则见微微发热；脾为湿土，所居在腹，风邪内干，郁遏脾气，阳气不能宣达于四肢；则身体怠惰无力，四肢不能自收持，病人形状与醉酒之人无异，故曰"形如醉人"；阳气郁遏，湿浊内停，腹部沉重满闷，感觉很不舒服，故曰"腹中烦重"；眼胞属脾，脾中风，风淫于外而气阻于内，则见眼胞皮肤瞤瞤跳动，甚至眼皮浮肿，或见《千金》所云"皮肉瞤瞤"而动；脾不运湿，气机阻滞，则呼吸不利而见短气，故称"皮目瞤瞤而短气"。

关于本条方治，可酌用越婢加半夏汤或越婢加术汤。

［选注］ 曹家达：脾脏主湿，风中于肌肉，内应于脾，留着不去，即为风湿，原其始病，盖即《伤寒论·太阳篇》系在太阴之证也。翕翕发热，形如醉人，此即太阳篇翕翕发热、鼻鸣干呕之桂枝汤证。腹为足太阴部分，风中脾脏，里湿应之，风湿相搏，故腹中烦重，风淫于上，吸水湿上行，肺气为之阻塞，故皮目瞤瞤而短气，此证湿邪不流关节而入于里，轻则为风湿，重则为风水，风邪吸于上则湿邪壅于腹部而不行，非去其上之所吸则下部

之壅湿不去，窃意越婢加术汤，亦可用也。(《金匮发微》)

梁运通：此条述脾之风热证候……脾风既不同于外感病脾经风湿，也不同于儿科病发热、抽搐的脾风，此脾经蕴郁之风热，与《素问·风论》之“脾中风状”属同一范畴，但其具体病机、病证不同，《内经》之脾风为脾湿发黄，《金匮》之脾风为脾虚里有湿热。对文中“皮目瞤瞤”一语，……曹氏认为水湿上行，当与李氏(李彣)见解相同……程氏认为是肌肉瞤动，并提出短气是气不能下达于肾，是证情更重的疾病，与本条所述不尽相合。(《金匮释按》)

[按语] (1) 本条的脾中风，是脾中风邪的内在征象，而《内经》所云“脾中风”是脾中风邪之外在征象，各有侧重。

(2) 关于脾中寒，黄树曾认为非有缺简，当参《伤寒论》、《金匮要略》有关篇章；谭日强认为前“肝中寒”的条文，可能是“脾中寒”的条文；考《三因极一病证方论·五脏中寒证》所云：“脾中寒之状，心腹䐜胀，四肢挛急，嗳噫不通，脏气不传，或秘或泄”实可补其阙文，当参。

脾死脏，浮之大坚，按之如覆杯① 洁洁②，状如摇者，死。臣亿等详五脏各有中风、中寒，今脾只载中风，肾中风、中寒俱不载者，以古文简乱极多，去古既远，无文可补缀也。(十四)

注释 ① 覆杯：有两种解释，一为覆置之义，则覆杯为安然不动；二为倾覆之义，则覆杯为杯之倾倒。但原文下有“状如摇”三字，可知第二义为是。

② 洁洁：清白貌。此处形容里面空无所有。金寿山认为“洁洁”可能为“岌岌”之音讹，形容杯子将要倒翻。(《金匮诠释》)可供参考。

[语译] 脾死脏的脉象，轻按大而坚，重按好像摸着将要倒翻的杯子，中空无物，形状动摇不定的，是死证。

[提要] 叙述脾死脏的脉象。

[阐析] 正常的脾脉应当从容和缓有神，今见“浮之大坚”，轻取脉气已不柔和，有阔大坚实之感；“按之如覆杯洁洁”，重按好像摸着倾覆的杯子，外表坚硬而中空无物；“状如摇者”，指脉来摇荡不定，不成至数，躁急无根，毫无规律可循。此皆为脾气败散，胃气衰竭，外强中干，脏腑经络无所禀受的真脏脉象，与《内经》有关“死脾脉”、“真脾脉”的描述，其精神实质是一致的。

历代注家对本条之释，各有千秋，高学山释本条脉理细致入微；曹家达谓即“雀啄脉”；黄树曾断为“脾死，脏”作解；郑艺文称“脉管硬化”；金寿山赞同徐彬与《千金》之注释，均有参考价值。

［选注］ 黄树曾：脾死，谓脾病将死；脏，指右关脾脉，曰脏者，示真脏脉见也。浮之大坚，谓右关脉轻按大而坚搏，全失柔和之气也，按之如覆杯洁洁状，谓右关脉重按上硬而中下皆空，如摇者，谓躁急不宁也，是脏气已绝，故现此等脉，而可决其必死也。（《金匮要略释义》）

郑艺文：浮而微弱，按之如葱管，中空无物，谓之芤脉，是亡血虚脱之象；浮大而坚，亦为脉道中空，脉管硬化，是为革脉，亦主死。（《金匮要略浅释》）

金寿山：“洁洁”可能为“岌岌”之音讹，形容杯子将要倒翻。徐氏曰：“洁洁状如摇，是不能成至而欲倾圮之象，故其动非活动，转非圆转，非脏气将绝而何？故死。”此释为是。《千金》作浮之脉大缓，按之如覆杯洁洁状（杯子将倒之状）。其文较《金匮》为胜。所以，如果把按之像摸着覆置的杯子，中空无有，只能用摸着葱管来形容，不能用摸着覆杯来形容。（《金匮诠释》）

趺阳脉浮而涩，浮则胃气强，涩则小便数[①]，浮涩相搏，大便则坚，其脾为约[②]，麻子仁丸主之。（十五）

麻子仁丸方：

麻子仁二升　芍药半斤　枳实一斤　大黄一斤　厚朴一尺　杏仁一升

上六味，末之，炼蜜和丸，梧子大，饮服十丸，日三，以知为度。

注释 ① 数：读“朔”（shùo）时，作“频繁”解；读“醋”（cù）时，作“细密”解。

② 脾约：病名。因脾的功能受胃热津伤的约束，既不能为胃行其津液，也不能转输水津上归于肺，由于水津不能四布，胃热盛而脾阴弱所产生的大便燥结、小便频数细长的症状。意乃弱者为强者所约束，故称脾约。

［语译］ 病人趺阳脉浮而且涩，脉浮表示胃气强盛，脉涩说明因小便频数而津液缺乏，浮脉和涩脉同时并见，病人往往会有便秘，这是因为脾为胃热所约制，不能为胃行其津液，是为脾约病证。应该用麻仁丸主治。

［提要］ 从趺阳脉象论述脾约的病机、症状及治法。

［阐析］ 趺阳脉主候脾胃病，趺阳脉浮而涩，浮是举之有余，属阳脉，主胃热气盛；涩是按之滞涩而不流利，属阴脉，主脾脏津液不足，脾阴不足，则不能为胃行其津液而肠道失润；胃热气盛，则胃阴为其所伤，膀胱为其所迫，故见大便干结、小便频数细长之症。此即胃强脾弱的脾约病，盖脾受胃热约束之故也。治宜泄热润燥、缓通大便的麻子仁丸。

历代注家对脾约病证的认识，对“胃气强”和肠燥的看法是基本一致的，但对“其脾为约”的理解却有出入：有谓脾弱者；有谓脾阴虚者；有谓胃肠津液亏耗者；有谓脾土过燥者；有谓脾被湿热所约制者。但从原文精神分析，重在“胃气强”与脾阴弱两方面。

麻子仁丸“泄热润燥”是泄其阳明燥热，乃针对“胃气强”而言，而滋润太阴津液和肠燥，又是针对脾阴弱和“小便数”而言。麻子仁丸中有三组药物：胃气强者，有大黄、厚朴、枳实以抑其胃强；脾阴弱者，有麻仁、芍药、杏仁、蜂蜜以扶其脾弱；水津不能转输四布者，则杏仁、厚朴又能利肺气、助脾气以输转之。

［选注］ 成无己：趺阳者，脾胃之脉，诊浮为阳，知胃气强；涩为阴，知脾为约。约者，俭约之约，又约束之约。《内经》曰：饮入于胃，游溢精气，上输于脾，脾气散精，上归于肺，通调水道，下输于膀胱，水精四布，五经并行，是脾主为胃行其津液者也。今胃强脾弱，约束津液，不得四布，但输膀胱，致小便数，大便难，与脾约丸通肠润燥。《内经》曰：脾欲缓，急食甘以缓之。麻仁、杏仁之甘，缓脾而润燥；津液不足，以酸收之，芍药之酸，以敛津液；肠燥胃强，以苦泄之，枳实、厚朴、大黄之苦，下燥结而泄胃强也。(《注解伤寒论·辨阳明病脉证治》)

周扬俊：趺阳脉，土也，浮为阳，涩为阴，故浮之见阳，沉之见阴也。夫阳有余，则胃气强，阴不足，则太阴不固，故小便数，然则脾正为胃行津液者也，脾涩而不能约束水津，则留于胃者甚少，而胃自失所润，然则胃之不润，脾为之也，故曰为约。于是以大黄、枳实去实，先以麻仁润燥，芍药养阴，且用厚朴佐杏仁以利肺气，兼补益阴气之用，斯得之矣。(《金匮玉函经二注》)

［按语］ 脾约病证无潮热、谵语、腹满、硬痛证，虽不更衣十日而无所苦，多由太阳病转变而来，称太阳阳明；胃家实则有痞满燥实坚(闭)等典

型证候，多由外邪直犯阳明而成，称正阳阳明。二者有所区别。

又，脾约之津液不足为胃热亢盛所致，而脾阴虚又可见形体消瘦，皮肤干燥乏泽，肌热，饮食不化，口干消渴，大便干涩，舌质红，苔少乏津。故二者也不尽相同。且脾阴虚以滋养脾阴为主，与麻仁丸泻热通便法迥异。

肾著[①]之病，其人身体重，腰中冷，如坐水中，形如水状，反不渴，小便自利，饮食如故，病属下焦，身劳汗出，衣一作表里冷湿，久久得之，腰以下冷痛，腹重如带五千钱，甘姜苓术汤主之。（十六）

甘草干姜茯苓白术汤方

甘草　白术各二两　干姜　茯苓各四两

上四味，以水五升，煮取三升，分温三服，腰中即温。

注释　① 著：此处音义同“着”（zhuó），即留滞附着之意。

［语译］　肾着这种病证，病人身体沉重，腰部冷，好像坐在水中一样；外形好像水气病，但口反不渴，小便通利，饮食正常，是属于下焦的病。由于身体劳动而出汗，衣服里面又冷又湿，时间久了就会得这种病。腰以下感到寒冷而疼痛，腹部沉重，好像围着五千个铜钱似的，这种病应该用甘草干姜茯苓白术汤主治。

［提要］　论述肾着病的成因和证治。

［阐析］　本条宜分两段阐述。

从条首至“病属下焦”为第一段，是叙述肾着病的全身症状及其病位。肾主水，若病人脾肾阳气有所不足，则寒湿之邪易随三阴经脉及冲任督带奇经下注，必然留着于肾之外府的腰部，形成“肾着”病证。由于水湿寒邪留着于肾经和腰部，阳气痹着不行，故见“其人身体重，腰中冷，如坐水中”，“形如水状”；“反不渴，小便自利，饮食如故，病属下焦”者，因为如果肾之本脏自虚或水湿停蓄膀胱，则不能化气行水，津液不能上潮于口，必有口渴和小便不利；今见上焦无热，中焦胃气尚和，亦无停水，说明并非病在肾之本脏和膀胱，不属水气病，而“病属下焦”肾之外府的腰有寒湿，故曰“反”而不渴，小便自利，饮食正常。

从“身劳汗出”至条末为第二段，重在论述肾着病的成因、特征及治法方剂。

肾着病的形成，由于“身劳汗出”则阳气易虚，“衣里冷湿”则寒湿留着于腰，“久久得之”说明病程较长，多系慢性病。而“腰以下冷痛，腹重如带五千钱”则为肾着病的主要特征。“腰者肾之府……又为冲任督带之要会”(《临证指南医案·卷五》)，而“带脉总束诸脉，使不妄行”(《奇经八脉考》)有调控上下虚实的平衡作用。今寒湿注着于腰之肌腠，影响督脉通达阳气，带脉约束诸脉的功能减弱，则寒湿更易下注，故见腰以下冷痛，腰腹一周有如带五千串铜钱那样重滞的感觉。前已言“身体重”，故未再明言“腰重”。

归纳肾着病的病机特点为：阳气不行，寒(冷)湿(水)留着，病在腰部。总属经络疾患，与肾经虚、督脉带脉功能减弱、脾气虚有密切关系。

肾着病的治法，不需温肾之本脏，而以祛除腰部经络寒湿为主，故宜温行阳气、散寒除湿、燠土制水，体现了辛甘化阳、甘淡渗水法，甘姜苓术汤主之。

历代注家对肾着的病因病机有不同看法：有谓肾元未病，病在肾之外府，寒湿黏着腰间和带脉者；有谓肾气本衰，湿气外着为病者；有谓冷湿浸渍经络、肾气痹着，水旺侮土为病者；有谓肾阳不振，水湿泛溢为病者；有谓脾阳不运、寒湿停留为病者。各有所据，当合观之。

甘姜苓术汤中干姜辛温，能“去脏腑沉寒痼冷，发诸经之寒气”；茯苓甘淡渗湿而暖腰膝，专导水湿下走；重用干姜、茯苓，具温通阳气、散寒除湿之功；助以白术之苦温，健脾燥湿而利腰脐之气；再和以炙甘草益其脾气，脾气健运则湿邪易除。诸药配用，能使脾肾阳气充足而寒湿得去，肾着可愈。方后云：“分温三服，腰中即温”，说明甘姜苓术汤亦非单理中焦，也顾及到了“病属下焦”肾之外府的腰，实乃审因论治之方。

[选注] 徐彬：肾着者，言黏着不流动也，但卫气出于下焦，肾有着邪，则湿滞卫气，故身体重，腰为肾之府，真气不贯，故冷如坐水中，形如水状者，盖肾有邪，则腰间带脉常病，故溶溶如坐水中，其不用之状，微胀如水也，然反不渴，则上焦不病，小便自利，饮食如故，则中焦用命而气化，故总曰病属下焦，湿从下受之，故知其身劳汗出，衣里冷湿，久久得之，必曰因劳者，肾非劳不虚，邪非肾虚不能乘之耳。然虽曰肾着，湿为阴邪，阴邪伤阴，不独肾矣，故概曰腰以下冷痛，腹重如带五千钱，谓统腰腹而为重也。总之肾着，乃湿邪伤阴，肾亦在其中，与冬寒之直中者不同，故药以

苓、术、甘扶土渗湿为主，而以干姜一味温中去冷，谓肾之元不病，其病止在肾之外府，故治其外之寒湿而自愈也，若用桂、附，则反伤肾之阴矣。（《金匮要略论注》）

刘献琳：因本病的病变部位不在肾之本脏，而在肾之外府，故以腰以下寒冷疼痛为特点，寒湿停留，脾阳不运，所以又有腹重如带五千钱的特点，应用甘姜苓术汤，以健脾利水、温阳散湿。（《金匮要略语释》）

［按语］ (1) 本方的适应证，除原文所述，尚可兼有腰间水气、阴唇水肿、腰冷而精液时泄、心下悸等。

(2) 肾着汤与真武汤，均因阳虚而水寒停滞，然前者重在阳气不行，寒湿滞留于腰，后者重在肾阳虚衰、水气不化；前者治在温行经络间寒湿，燠土制水，后者治在温肾阳以散寒，健脾气以散水；前者用药特点，在于炙甘草以燠土，干姜发诸经寒气，后者则在于附子壮肾阳、生姜散水气，芍药敛阴而制附子之燥。二方虽同用茯苓、白术健脾除水，主治则异，应予鉴别。

肾死脏，浮之坚，按之乱如转丸，益[1]下入尺中者，死。（十七）

注释 ① 益：音义通“溢”。“益下入尺中”，是寸口脉跳动部位下移，后世称为“垂入尺泽”。《临证指南》常描述此脉，可以参考。（参《金匮诠释》）

［语译］ 肾死脏的脉象，轻按则坚，重按则脉象好像弹丸转动一样，其脉溢满涌入尺中的，是死证。

［提要］ 叙述肾死脏的脉象。

［阐析］ 肾脉本当沉实有力，今反见轻取坚实，脉不沉而外鼓，说明肾失胃气之资助，故脉不柔和。重按之则如弹丸之乱转，是变沉实之脉为躁动不静之象，“益下入尺中者”，指上述脉形满溢，涌入尺部更加明显，乃真气不固而搏跃外越，元阴元阳将脱，反其封蛰之性，故主死。

历代注家对本条病机有三种不同的认识：① 谓脉至尺泽犹大动乃真气外越者，以尤怡为代表。② 肾脏死脉为阳绝，以高学山为代表。③ 真阴出于阳，真阳将脱，阴阳离绝之兆，以周扬俊为代表。此说可从。

［选注］ 尤怡：肾脉本石，浮之坚，则不石而外鼓，按之乱如转丸，是变石之体而为躁动，真阳将搏跃而出矣。益下入尺，言按之至尺泽，而脉犹大动也，尺下脉宜伏，今反动，真气不固而将外越，反其封蛰之常，故死。

(《金匮要略心典》)

周扬俊:《内经》死肾脉来,发如夺索,辟辟如弹石,又谓搏而绝,如指弹石,辟辟然,是皆无胃气而元真之阳已亡,唯真脏之残阴,随呼吸而动,单见本脏之象耳。浮以候外,外,阳也。坚者,犹弹石夺索,乃真阴出于阳也。按以候里,里,阴也,动则为阳乱动如转丸,乃真阳将脱,动无伦序,不能去来,唯系息于其中,若益入尺,是阴阳离绝,死兆彰彰矣。(《金匮玉函经二注》)

[按语] (1) 本条当与肾死证互参:如大骨枯槁、齿枯、发焦脱落、狂言、目反直视、面色正黑、喘促而吸气困难、腰中欲折、白汗出如流水、二便失禁等等。

(2) 关于本篇五脏死脉的特点:① 中空而无胃气(按之弱如葱叶、按之如覆杯洁洁);② 浮取无力无神,不柔和(浮之虚,浮之弱,浮之实如丸豆,浮之大坚,浮之坚);③ 重按无根(下无根者,益下入尺中者);④ 脉率快或脉律不齐(按之益躁疾者,按之乱如转丸,按之如索不来,状如摇)。

(3) 本篇缺"肾中风"与"肾中寒"。陈言《三因极一病证方论》有所补充,现录之供参考:

"肾中风者,人迎与左尺中,脉浮而滑,在天为寒,在地为水,在人脏为肾。肾虚因中邪风,为母子相感,故脉应在左尺中。肾风之状,多汗,恶风,色如炲,面庞然浮肿,腰脊痛引小腹,隐曲不利,昏寝汗愈多,志意惶惑,诊在耳,其色黑。"

"肾中寒者,人迎与左尺中,脉沉紧而滑,肾虚中寒,寒喜中肾,以类相从,脉应本部,沉滑者吉,紧涩,耳轮黑,目睛昳,为不利。肾中寒之状,色黑,气弱,吸吸少气,耳聋腰痛,膝下清,拘挛而疼,昏不知人,余例见伤寒门。"

问曰:三焦竭[①]部,上焦竭善噫,何谓也?师曰:上焦受中焦气未和,不能消谷,故能噫耳。下焦竭,即遗溺失便,其气不和,不能自禁制,不须治,久则愈。(十八)

注释 ① 三焦竭:有三说,一言三焦各部所属脏腑的功能衰退(中医研究院中医研究生班:《金匮要略注评》);二言"竭,不是枯竭的意思,有更迭之义"。《礼记·礼运》"五行之动,迭相竭也",郑玄注:"言五行运转,更相为始也。"三焦竭是说三焦虽分部而相助为理，上中下三焦之病也是互相关联的。（金寿山《金匮诠释》）三言“三焦因阻竭而不能各归其部，不能各司其事，且不能相互为用。”（李今庸《金匮要略讲解》）均可供参考。

［语译］ 问：“三焦各部功能暂时衰退，如上焦衰退时，经常嗳气，这是什么道理呢？”老师说：“上焦禀受中焦的气，如果胃气不和，不能够消化食物，陈腐的水谷之气上逆，所以使人嗳气；下焦衰退，就会遗尿或大便失禁，这是由于下焦气不和，不能自己约制的缘故，可以不须治疗，久之正气复而病会自愈。”

［提要］ 论述三焦各部机能衰退，互相影响或直接发生的病变。

［阐析］ “三焦竭部”，是指三焦各部所属脏腑的生理功能一时性的虚乏，不能发挥应有功能。原文“上焦受中焦气”是指心肺营卫之气皆赖中焦水谷精气所奉养，如果中焦脾胃功能衰退，不能消化水谷，那么上焦所受者皆是脾胃陈腐之气，食气上逆，肺气不降而成为噫气，故原文所说“上焦竭善噫”的病因，既与上焦（肺）本身生理功能一时性不足有关，又与中焦功能衰退不能消谷有关。“下焦竭”者，则肾气失于闭藏，摄纳无权，膀胱失约，肝气疏泄太过，导致遗溺与大便不能控制而自下。所谓“其气不和”，亦可理解为三焦之气不和，即上虚不能制下、脾气不摄、肾气不固。由于三焦功能是相互为用、互相制约协调的，故虽有三焦功能一时失调而发生嗳气遗溺失便等病变，可不单独依赖药物治疗，待三焦气和，正气复而“久则愈”。

原文“不须治，久则愈”，历代注家有不同看法，有谓脱简者；有谓可以不用药物治疗，久则自愈者；有谓不须治下焦或上焦，但必须调治中焦者；亦有认为必须治其下焦者。但结合临床实践，假若三焦功能暂时失调而形体未衰者，可以不须过用药物治疗，以免反伤冲和的中气，待三焦气和而病自愈；若下元不甚虚者，用甘草干姜汤、补中益气汤补益脾肺，亦可向愈；若形气已衰，又必须温补脾肾，如理中汤再加益智仁、桑螵蛸、故纸、巴戟、鹿角片等，均可供参考。

［选注］ 尤怡：上焦在胃上口，其治在膻中，而受气于中焦，今胃未和不能消谷，则上焦所受者非精微之气，而为陈溺之气矣，故为噫。噫，嗳食气也，下焦在膀胱上口，其治在脐下，故其气乏竭，即遗溺失便。然上焦气未和，不能约束禁止，亦令遗溺失便，所谓上虚不能制下者也，云不须治

者，谓不须治其下焦，俟上焦气和，久当自愈。夫上焦受气于中焦，而下焦复受气于上焦，推而言之，肾中之元气不正，则脾胃之转运不速，是中焦又复受气于下焦也。盖虽各有分部而实相助，为理如此，此造化自然之妙也。(《金匮要略心典》)

梁运通：三焦是气化之所在，如《灵枢·五癃津液别论》谓："故三焦出气，以温肌肉。"《难经·三十八难》说："所以府有六者，谓三焦也，有原气之别焉，主持诸气。"言"三焦竭部"是三焦所属上、中、下各部，竭是气化功能虚弱之意。上焦气化功能不足，就多嗳气，其原因是中焦气机不和，向上泛逆所致，如《灵枢·营卫生会》说："人受气于谷，谷入于胃，以传与肺。"《素问·经脉别论篇》说"经气归于肺"，"脾气散精，上归于肺"都说明中焦脾胃水谷之气，输布上焦，现中焦之气不和，不能消化水谷变成精微之气，滞气与陈腐食浊之气上逆而为噫气，是上中两焦功能失调所致。若是下焦气化功能不足，不能调摄下焦，就易出现大小便失禁，言"其气不和"是下焦之气不和，自身失于制约二便的功能，故谓"不能自禁制"，《中藏经》说下焦"虚寒则大小便泄下而不止"就是这个意思，是下焦气化失调而变生虚寒所致。(《金匮释按》)

[按语] 原文"不须治、久则愈"，强调了人体本身拥有促进健康的本能，不要单纯依赖药物治病，待正气复而病自愈，符合自然养生的观点，有重要理论和实践的指导意义。

师曰：热在上焦者，因咳为肺痿；热在中焦者，则为坚；热在下焦者，则尿血，亦令淋秘不通，大肠有寒者，多鹜溏[①]；有热者，便肠垢[②]；小肠有寒者，其人下重便血，有热者，必痔。(十九)

注释 ① 鹜溏：鹜，即鸭；鹜溏，即鸭溏，形容大便水粪杂下。

② 肠垢：指带有黏液垢腻的粪便。《诸病源候论·下痢便肠垢候》："肠垢者，肠间津汁垢腻也。由热痢蕴积，肠间虚滑，所以因下痢而便肠垢也。"

[语译] 老师说：热邪停留在上焦的，因咳嗽而为肺痿病；热邪停留在中焦的，导致大便坚硬；热邪停留在下焦的，就尿血，亦可导致小便淋沥涩痛、闭塞不通。大肠有寒的人，多水粪杂下如鸭粪；大肠有热的人，则解出带黏液垢腻的粪便；小肠有寒的，其人肛门重坠而便血；小肠有热的，必生痔疮。

［提要］ 论述热在三焦的病证和大小肠的寒、热证。

［阐析］ 热在上焦，肺失清肃，气逆而咳，久咳津气俱伤，可形成肺痿；热在中焦者，消灼脾胃阴津，肠道失润，大便燥结坚硬。热在下焦者，灼伤肾与膀胱络脉则尿血，热结气分，气化不行，则小便淋沥、尿道疼痛或小便闭塞不通。大肠为传导之官，其病变有寒热之别，有寒则水粪杂下如鸭粪，有热则排出肠垢。小肠为受盛之官，其病变亦有寒热之分，有寒则阳虚气陷不能统摄阴血，故下重便血；有热则热移广肠，结于肛门之经脉则生痔疮。

《温病条辨·下焦篇》云："先便后血，小肠寒湿，黄土汤主之。"可知本条小肠有寒与黄土汤的病机应是一致的。

［选注］ 丹波元坚：……疑此条大肠小肠，系于传写互错。盖言小肠有寒，故泌别不职而水粪杂下，其有热者，肠垢被迫而下出也。大肠有寒，则阳气下坠，故下重便血，其有热者，毒结肛门，故为痔也。注家顺文解释，竟不免强凑。今大小易置，其义始了。(《金匮玉函要略述义》)

黄树曾：……此下重是指脱肛，与上热利下重之指里急后重者不同，此为虚寒，小肠虚寒则脱肛便血，此便血宜用炮黑姜、侧柏叶、艾叶等药温之，脱肛宜用补中益气汤温补升举之。(《金匮要略释义》)

［按语］ 以上两条，示人临床辨证时，当注意病情的寒热虚实；重视病位与病因的辨证；弄清本脏本腑直接引起的病证，也要分清他脏他腑间接引起的病证；既要重视病之常，更要掌握病之变；除了考虑脏腑局部的特点，也要从整体出发，掌握脏腑之间的相互联系。

问曰：病有积、有聚、有檠气[①]，何谓也？师曰：积者，脏病也，终不移；聚者，腑病也，发作有时，展转痛移，为可治。檠气者，胁下痛，按之则愈，复发为檠气。

诸积[②]大法，脉来细而附骨者，乃积也。寸口，积在胸中；微出寸口，积在喉中；关上，积在脐旁；上关上[③]，积在心下；微下关[④]，积在少腹；尺中，积在气冲[⑤]。脉出左，积在左；脉出右，积在右；脉两出，积在中央。各以其部处之[⑥]。(二十)

注释 ① 檠气：檠即"穀"的异体字。谷气，指停积留滞的饮食之气，以胁下痛和复发为特征。《脉经·卷六》作"繫气"。

② 诸积：包括《难经·五十六难》所分五积：心积曰伏梁，肝积曰肥气，脾积曰痞气，肺积曰息贲，肾积曰奔豚。但其病因皆由气血食痰虫等积滞所引起。

③ 上关上：关上即是关部。上关上，是指关脉的上部。

④ 下关：指关脉的下部。

⑤ 气冲：穴名，即气街，在脐腹下横骨两端，鼠溪穴上三寸，在此代表部位。

⑥ 各以其部处之：有两释。一指治法，尤怡云："各随其积所在之处而分治之。"一指诊法，李彣云："各以其部之处，而诊积之所在也。"据原条文文气，后说较是。

［语译］ 问：病有积、有聚、有穀气，这是什么意思？老师答道：积，是五脏之病，始终不移动；聚，是六腑之病，发作有一定的时候，疼痛展转移动，是可以治好的。穀气病，胁下痛，按之则痛消失，后又复发为穀气。

各种积病诊断的基本方法，脉象沉细，重按至骨的，这是积病；寸口脉沉细，积在胸中；沉细脉微出寸口之上，是积在喉中；关部沉细的，积在脐的旁边；脉沉细而出于关脉上部，积在心下；脉沉细而出于关脉下部的，是积在少腹；尺部脉沉细的，是积在气冲；沉细脉出于左手，积在身体左边；沉细脉出于右手，积在身体右边；沉细脉在两手同时出现，积在中央部位。根据积的所在部位而进行处理诊治。

［提要］ 论述积、聚、穀气的鉴别和诊脉以辨积病的部位。

［阐析］ 本条第一自然段论述积、聚、穀气三者的主证、预后和鉴别。从部位言，积病在脏，固定不移；聚病在腑，推之能移，时聚时散；穀气在胁下，病在胃肝。从疼痛言，积病胀痛有定处，但无发作性；聚病之痛，左右上下走窜移动有发作性；穀气痛在胁下，按之痛缓，易于复发；从病情轻重言，积病在脏，病根较深难治；聚病在腑，病根较浅可治。穀气是饮食所伤，肝胃气滞，病易治愈。穀气之治，后世常用越鞠丸加减。

第二自然段论述积病的主脉，并通过诊脉判断积病在上中下左右的部位。

"诸积大法……乃积也"是言积病主脉。积病多由气血痰食阴寒凝结而成，气血不易外达，脉多沉细重按至骨，故曰"诸积大法，脉来细而附骨者，乃积也。"

"寸口，积在胸中……积在气冲"是通过候寸关尺的脉诊确定积病在上中下各部的病位。若沉细之脉见于寸部，则积在胸中，如胸痹病见"阳微"之脉者是；沉细之脉"微出寸口，积在喉中"者，如梅核气之类；沉细之脉见于“关上，积在脐旁”者，如疟母、肥气（类似“脾肿大”、“脾脓肿”）、息贲（包括“肝脓疡”、“膈下脓疡”）之类；沉细之脉见于“上关上，积在心下”，如伏梁、痞气、胃痛之类；沉细之脉见于“微下关，积在少腹”，如寒疝之类；沉细之脉见于“尺中，积在气冲”，如肠覃（类似卵巢囊肿）、石瘕（类似宫腔积血、子宫口粘连）、肾积奔豚之类。

“脉出左……各以其部处之”。是言积在左、中、右各部的脉象。沉细之脉出于左者，说明脉气不能布达于左，则“积在左”，“脉出右，积在右”者，其理亦同。沉细之脉左右同时出现者，脉气不能分布于左右，则“积在中央”。因脉出部位与积病的部位是相应的，故能诊脉之部位，以判断积病之所在，故曰“各以其部处之”。

［选注］ 李彣：积为脏病，深入在里，故脉细而附骨也。寸、关、尺、上下、左右，别积病之所在，皆指细而附骨之部分，即《内经》前以候前，后以候后，上竟上者，胸喉中事也；下竟下者，少腹腰股膝胫足中事也。（《金匮要略广注》）

［按语］ 《素问·脉要精微论篇》是通过触诊尺肤以判断病位，本条则是通过诊脉以判断积病部位，二者精神实质是一致的。也有学者认为本条实际上是表述了对腹部体表的划分区域和各脏腑归属，便于腹部疾病的临床定位诊断，为《金匮》腹诊内容。

结　语

本篇论述了五脏风寒和真脏脉象、三焦各部病证及积聚脉症和槃气的症状，并对肝着、脾约、肾着病证，出示了具体治疗方剂。

风与寒两种性质不同的病因干及五脏中的某一脏，会出现各脏不同的特殊病变，充分体现了脏腑经络辨证和八纲辨证的精神。五脏疾病举例，理法方药完整的有肝着、脾约和肾着三种病证。肝着病为肝经气郁血滞、阳气痹结所致，故制旋覆花汤行气活血、通阳散结，后世通络逐瘀法即源于此；脾约病为胃气强、脾阴弱、燥热伤津所致，故用麻子仁丸泄热润燥、缓通大便；肾着病为阳气不行、寒湿留着肾之外府所致，与水旺侮土有关，故用甘姜苓术汤温中散寒、健脾除湿。以上三方都是临床常用的有效方剂。篇中对肺脏未举病例，心病有心伤和心虚的描述，其中叙述心脏血气虚少发生精神错乱的病证，以及“阴气衰者为癫，阳气衰者为狂”的提法，进一步完善了癫狂的病因病机，对临床亦有指导意义。

关于本篇对五脏死脉（“真脏脉”）的描述，除了与《内经》所说“脉无胃气亦死”的精神一致而外，而且具体揭示了真脏脉中空无胃气、浮取无力无神、重按无根、脉律不齐等五脏死脉的特点，故对五脏真气将绝的脉象的研究提供了丰富的、极有研究价值的资料，是中医脉学体系中的重要内容。

由于五脏六腑分属上、中、下三焦，因此三焦各部病证，均离不开有关脏腑。如篇中所举热在上焦而为肺痿；热在中焦为大便坚结；热在下焦为尿血或癃闭；大肠有寒者，多鹜溏，有热者，便肠垢；小肠有寒者，阳气下陷、气不摄血而为下重便血，有热则热移广肠而为痔疮等，均是在启发学者临床时必须仔细辨证，分清寒热虚实等病情。此外，还叙述了上中下三焦各部脏腑生理功能暂时衰退时，互相影响或直接发生的噫气、遗溺失便等病变，亦可供临床参考。

本篇还扼要指出了积、聚、槃气三病的特点，重点论述了积病的主脉及其在上中下左右各部的脉象，以脉判断病位，这些都是在《内经》、《难经》理论基础上的进一步发展与运用，具有一定的指导意义，也是在中医脉学中值得深入探讨的问题。

（张家礼）

痰饮咳嗽病脉证并治第十二

本篇与消渴小便不利、水气病篇，皆属津液代谢失常的疾患。

本篇篇名痰饮咳嗽，似乎两个病种，但其实质内容，是以痰饮病为重点，咳嗽只不过是痰饮病程中的一个症状。

篇名的痰饮是广义的，包括条文中的狭义痰饮、悬饮、溢饮和支饮等四种。至于留饮指水饮留而不行，伏饮指水饮潜伏不出，微饮指痰饮之轻微者，均属广义痰饮范围，而狭义痰饮仅指水饮停留于肠胃的病变，应予区别。

痰饮病名，为张仲景首创，《脉经》、《千金翼》俱作"淡饮"，汉晋唐时期，"痰"字与"淡"、"澹"相通，为水液动摇之貌。至宋·杨仁斋《直指方》则以稠黏浓浊的水津为"痰"，清稀的水津为"饮"，可知《金匮》之"痰饮"重在"饮"病，而偏于寒饮。总因阳气衰微，水饮停聚体内局部脏器而致病，常见呕、咳、喘、满、痛、肿、悸、眩等症状。

本篇对痰饮病的辨证论治，全面而系统，为后世痰饮学说奠定了坚实的基础，有极大的指导意义和临床价值。

问曰：夫饮有四，何谓也？师曰：有痰饮，有悬饮，有溢饮，有支饮。（一）

［语译］ 问：饮病有四种，是什么意思？老师答道：有痰饮，有悬饮，有溢饮，有支饮。

［提要］ 论述饮病的四种分类。

［阐析］ 根据水饮停留的部位和病理变化，将饮病分为四类。

水津与阴寒之邪相聚则为饮，与阳热之气相搏则为痰，此狭义痰饮病位在肠胃，病性偏寒为主。

水饮如水囊空悬，聚于胁下者，则为悬饮。

水饮满盈，浸渍肌肤，旁溢四肢者，则为溢饮。

水饮支撑上发于胸膈心肺之间者，则为支饮。

［选注］ 吴谦：今世所谓四饮者，有痰饮、悬饮、溢饮、支饮，言饮病之情状也。四饮亦不外乎留饮、伏饮之理，但因其水流之处，特分之为四耳！由其状而命之名，故有四也。（《医宗金鉴》）

问曰：四饮何以为异？师曰：其人素盛今瘦，水走肠间，沥沥有声，谓之痰饮；饮后水流在胁下，咳唾引痛，谓之悬饮；饮水流行，归于四肢，当汗出而不汗出，身体疼重，谓之溢饮。咳逆倚息，短气不得卧，其形如肿，谓之支饮。（二）

［语译］ 问：四饮以什么作为区别？老师答道：若病人身体向来肥胖，现在消瘦，水饮流走肠间，发出沥沥的声音，这称为痰饮；饮水以后，水流在胁下，咳唾痰涎的时候、牵引胁下疼痛，这称为悬饮；饮后水液流行，渗入四肢，应当汗出却不汗出，身体感到疼痛和沉重，这称为溢饮；咳嗽气逆而倚床呼吸，气息短促不能平卧，病人外形像浮肿的样子，这称为支饮。

［提要］ 论述四饮形成病理和主症。

［阐析］ 本条是以饮病为讨论核心，非以水病为问题，说明四饮与水气病各有异同。现分别阐析之。

(1) 狭义痰饮：人身水液代谢的正常道路，根据《素问·经脉别论篇》的记载，与胃、脾、肺、三焦、膀胱有密切关系。若脾胃运化水谷精微的功能失常，或因肺气阻滞，不能“通调水道”，则所入饮食，多变为痰饮，“水走肠间”，则“沥沥有声”；因脾主肌肉，肌肤之肥盛必赖水谷之气以长养，今饮食精微不得充养肌肤，故见“其人素盛今瘦”，此为狭义痰饮，亦即《诸病源候论》所称水在肠间摇动有声之“流饮”。主要是以病因命名的。

(2) 悬饮：水液代谢与三焦亦有密切关系。《难经·三十一难》云：“三焦者，水谷之道路。”由于三焦水道失于通调，不能把水液全部下输膀胱，则水液流注胁下，故曰：“饮后水流在胁下。”肝的支脉，贯膈注肺，两胁为肝肺气机升降出入必经之道路，今水饮聚胁，则肝肺气机之升降不利，饮邪上逆射肺而为咳唾，咳唾时，肝肺气机与停饮相互搏击，牵引胁下疼痛。此为有形水饮悬聚胁下，故“谓之悬饮”，主要以病机病位而命名。

(3) 溢饮:四肢为诸阳之本,为脾所主;而肌表之皮毛玄府,又为肺所合。四肢肌肤必赖脾阳的运化,卫阳的温煦,方能排泄水饮外出。若肺气不宣、脾气不运,则饮入之水必不能下输膀胱,反而流行于四肢,渗溢于肤表,故曰"饮水流行,归于四肢"。"当汗出而不汗出"者,若肺气宣通,卫阳畅旺,毛窍开张,水饮当能从汗而去。今四肢肌表水湿过盛,阻遏卫阳,玄府闭塞则水饮不能从汗而解,前三句言溢饮形成的病因病机。其主证则为"身体疼重",是因卫外的阳气不能宣散水饮,导致肢体经络营卫运行不畅而身体疼痛,水饮停留肌肉而重滞。此因水饮泛溢于四肢肤表而成,故曰"谓之溢饮",主要以病机命名。溢饮属实证,病重时可见四肢微肿,故不同于水气病,应予鉴别。

(4) 支饮:若水饮停聚胸膈,影响肺气宣肃而心气不宁者,则必见"咳逆倚息,短气不得卧",以肺在变动为咳也,正说明阴寒水饮上逆之势较重。"其形如肿"者,说明水饮浸淫躯壳内外,阳气不运,因肺合皮毛,饮邪犯肺而走皮肤,气逆水亦逆也。言"如肿",外形好像浮肿,是饮邪犯肺,反复咳喘所致,与水气病之必肿实有主次之分。"谓之支饮"者,唐宗海曰"水饮上出,有似木枝上发也"(《浅注补正》)故其支饮主要以病机命名。临床中,若支饮初起,则出现咳嗽气逆、痰多、恶寒、苔白、脉弦等邪实为主之证;病久而肺脾肾阳气俱虚,则出现咳嗽喘逆、甚至不能平卧,或头面四肢浮肿、脉细弦等本虚标实之证。

历代注家对本条阐析,各有所长。赵以德结合《内经》原文,阐述水饮形成机制,颇为精当;徐彬明确论述了四饮之间的关系;李彣和吴谦从阳盛或阴盛的角度分析痰和饮,亦可供参考。

[选注] 赵以德:水性走下,而高原之水流入于川,川入于海,塞其川,则洪水泛溢,而人之饮水亦若是。《内经》曰:"饮入于胃,游溢精气,上输于脾,脾气散精,上归于肺,通调水道,下输膀胱,水精四布,五经并行。"今所饮之水,或因脾土壅塞而不行,或因肺气涩滞而不通,以致流溢,随处停积。水入肠间者,大肠属金主气,小肠属火,水与火气相搏,气火皆动,故水入不得,流走肠间,沥沥有声,是名痰饮。然肠胃与肌肤为合,素受水谷之气长养而肥盛,今为水所病,故肌肉消瘦也。水入胁下者,属足少阳经,少阳经脉从缺盆下胸中,循胁里,过季胁之部分,其经多气属相火,今为水所积,其气不利,从火上逆胸中,遂为咳唾,牵引胁下痛,是名悬饮。

水泛溢于表，表，阳也，流于四肢者，四肢为诸阳之本，十二经脉之所起，水至其处，若不胜其表之阳，则水散当为汗出，今不汗，是阳不胜水，反被阻碍经脉营卫之行，故身体疼重，是名溢饮。水流入肠间，宗气不利，阳不得升，阴不得降，呼吸之息，与水迎逆于其间，遂作咳逆倚息短气不得卧，荣卫皆不利，故形如肿也，是名支饮。(《金匮玉函经二注》)

徐彬：饮非痰，乃实有形之水也，其所因不同，所居不同，故有悬、溢、支之分。悬者如物空悬，悬于膈上而不下也；溢者如水旁积，满盈而偏溢肢体也；支者如果在枝，偏旁而不正中也。痰饮者，亦即饮与涎相杂，久留而不去者，其间或凝或不凝，凝者为痰，不凝者为饮也。(《金匮要略论注》)

吴谦：痰饮者，水饮……得阳煎熬成痰，得阴凝聚为饮。(《医宗金鉴》)

[按语] (1) 四饮及广义痰饮的病机特点：

狭义痰饮是因脾虚不能为胃行其津液，水饮停留胃肠，其证较轻浅；悬饮是因三焦决渎失常，饮停胁下，其病较深；溢饮是因肺气不宣，脾气不运，不能通调水道，水饮泛溢四肢肌肤，其病较重；支饮是因胸阳不足，水饮停聚膈间，冲射于肺，其病最重。

广义痰饮是因肺脾肾气化失常，三焦水道通调失职，影响体内水液的运化、敷布和排泄，故水饮停留于所虚的不同脏器和部位。其中，尤以脾气虚不能为胃游溢精气，水液代谢失职为形成广义痰饮的主要病机。

(2) 仲景对痰饮病的分类，是以病位和证状为基础，并涉及到病因与病机，临床中当结合本篇“水在五脏”及八纲的内容，进行辨证论治，方更全面。

水在心，心下坚筑①，短气，恶水不欲饮。(三)

注释 ① 心下坚筑：心下痞坚、满闷不快，筑筑然悸动有力，像捣东西的样子。

[语译] 水饮波及在心，心下坚满，筑筑跳动，呼吸短促，怕水，不想喝水。

[提要] 论述水饮波及心脏的症状。

[阐析] “水在心”，是水饮波及至心，心胃之阳不足，不能运化阴寒水饮，水气冲激，故见“心下坚筑”；若阻遏肺气，则往来气机不利而见“短

气”,心胃阳气被水饮所困,则“恶水不欲饮”。

历代医家对本条注释,喻嘉言主火衰,陆渊雷主“水在胃中”,高学山认为系病在心肺之支饮,但均与阳虚不运有关。均可供参考。

[选注] 尤怡:水即饮也,坚筑悸动有力,筑筑然也。短气者,心属火而畏水,水气上逼,则火气不伸也。(《金匮要略心典》)

高学山:盖支饮屯积心下,故其水气得以上射心肺之证也。(《高注金匮要略》)

[按语] 据本条临床表现,可用本篇治支饮的苓桂术甘汤。

水在肺,吐涎沫,欲饮水。(四)

[语译] 水饮波及在肺,吐涎沫,想喝水。

[提要] 论述水饮波及于肺的症状。

[阐析] 肺主气而行营卫,通调水道而布达津液,今水饮波及于肺,则肺气不利,气凝液聚,变生涎沫,其绵绵不断者为涎,轻浮而白者为沫,皆系水饮所生,肺气与水饮相激,水随气泛,故曰:“水在肺,吐涎沫。”气不化津,肺既失津液滋润,胃亦失溉,故见“欲饮水”以自救,但必不多饮。

此条注释,赵以德主“肺虚冷”;徐彬主“气郁而热”;程林主水饮酿肺,“吐多液干”;尤怡主“水独聚肺,诸经失溉”。似以程说较当。

[选注] 程林:连绵不断者曰涎。轻浮而白者曰沫。涎者,津液所化,沫者,水饮所生,酿于肺经则吐,吐多则津液亦干,故欲饮水。(《金匮要略直解》)

尤怡:吐涎沫者,气水相激,而水从气泛也,欲饮水者,水独聚肺,而诸经失溉也。(《金匮要略心典》)

[按语] 本条尚应与本篇支饮及第十三条“肺饮”互参。

水在脾,少气身重。(五)

[语译] 水饮波及在脾,气短,身体沉重。

[提要] 论述水饮波及于脾的症状。

[阐析] 脾主肌肉而恶湿,水饮濡滞,浸淫肌肉则“身重”;脾为水困,脾精不运,中气不足则倦怠气短。以上皆为水盛反侮脾土之象,故曰“水在脾,少气身重”。

对本条注释，赵以德主“中虚”兼“水气”，尤怡则单主“水盛”。二说似可合参。

［选注］ 赵以德：中虚则少气，肌肉不得所养，唯受水气，水，阴也，故身重。（《金匮玉函经二注》）

尤怡：脾为水困，故少气。水淫肌肉，故身重。土本制水，而水盛反能制土也。（《金匮要略心典》）

［按语］ 临床所见中气虚者，有少气身倦而无重胀；水湿盛者，有少气身倦而多兼重胀。但中气不足和水湿停蓄可互为因果，二者实不可偏废。

水在肝，胁下支满①，嚏而痛。（六）

注释 ① 胁下支满：犹如树枝梗于胁肋，支撑胀满。或谓“支满犹偏满”者（《金匮心典》）。

［语译］ 水饮波及至肝，胁下支撑胀满，打喷嚏时牵引胁肋疼痛。

［提要］ 论述水饮波及于肝的症状。

［阐析］ 肝脉布胁肋，水饮客于肝，则肝气抑郁，肝络不和，故见“胁下支满”；水饮随肝脉上注于肺，肺气不得宣布，故作嚏也。此处之嚏虽出于肺，然与外感无关，嚏时水饮与肝络相激，则牵引胁下作痛。故曰：“水在肝，胁下支满，嚏而痛也”。

历代医家所注，陆渊雷认为“亦悬饮之类证”；尤怡提出“肝脉上注于肺”；徐彬从肝胆阳气不和立论。陶葆荪则谓“嚏”字系“咳”字之误者，方与本篇第二条悬饮咳唾引痛相合。（《金匮易解》）诸说均可供参考。

［选注］ 陆渊雷：胁下为肝经之部位，故胁下支满为水在肝，察其证，盖是胸膜积液，实非肝脏积水之谓。嚏而痛与“咳唾引痛”同意，盖亦悬饮之类证，而为十枣汤所主。（《金匮要略今释》）

徐彬：肝与少阳胆为表里，所以主半表里者，其经脉并行于胁，水气乘之，阴寒内束故胁下支满，而少阳气上出，故冲击而嚏，如伤风然，然相攻牵动则痛矣。（《金匮要略论注》）

［按语］ 本条可与本篇第二条、第九条互参。

水在肾，心下悸。（七）

［校勘］ “心下悸”,《金鉴》作“脐下悸”。

［语译］ 水饮波及至肾,脐下跳动。

［提要］ 论述水饮波及于肾的症状。

［阐析］ 水饮犯肾,命门火衰,肾气不能化气行水,可见脐下蓄水冲逆,而为动悸。心肾水火是互相交济为用的,水饮随经上凝于心,亦可导致心下悸动。

本条注释,赵以德认为肾水盛而火气内郁,徐彬又言及“心虚”之悸,但都不离肾水凌心之旨。

［选注］ 赵以德:今水在肾,肾水愈盛,上乘于心,火气内郁,神灵不安,故作悸动,筑筑然惧也。(《金匮玉函经二注》)

徐彬:肾本水脏,加水则重强,故凌心不安而为悸也。悸亦有心虚者,然支饮者兼见此证,则当泻水。(《金匮要略论注》)

［按语］ (1) 本条当与本篇十七条肾气丸证互参。

(2) 以上五条,是从四饮而推及五脏,认为水饮不仅可以留于肠间、胁下、胸膈、肢体,亦可波及五脏,产生直接或间接的病变。这里所谓水在五脏,并非五脏本身有水,不过是受水饮的影响,出现与各脏有关的外候而已。徐彬所言:“脏中非真能蓄有形之水,不过饮之气侵及而已,不可泥。”甚为贴切。此外,水在五脏与四饮之间,其关系也非常密切,如水在心脾肾之与痰饮,水在肝之与悬饮,水在肺心之与支饮,水在脾肺之与溢饮,其病因病机、证状治疗,均有内在联系,正可相互印证,不能机械划分,也说明了脏腑经络学说在辨证中的具体运用。

夫心下有留饮[1],其人背寒冷如手大。(八)

［校勘］ “手”,诸注本作“掌”。

注释 ① 留饮:痰饮停留不去之意。

［语译］ 心下有水饮停留,病人背部寒冷,其范围如手掌大。

［提要］ 论述水饮停留在心下的症状。

［阐析］ 俞穴是人体脏腑经络气血输注出入的处所,心之俞穴在人体背部。背为胸之府,诸阳受气于胸中,而心阳转行于背,饮留近背,寒饮灌注于心俞,则阳气不能外达,影响督脉温煦功能。今水饮停留在心下,则饮邪留积之处,阳气被遏,而不能内入,故见“其人背寒冷如手大”也。

历代注家对本条“心下”理解不一：赵以德指“心”，陈念祖指“胸中”，唐宗海言“胸膈”，陆渊雷云“胃中”，均有一定道理，但决定留饮部位，应视临床表现而定。至于背寒冷的机制，程林认为“阳气抑遏而不行”，魏荔彤主“气不外达”，尤怡谓“阳气所不入”，其说虽异，实则基本一致。

[选注] 赵以德：心之俞，出于背。背，阳也。心有留饮，则大气不行，唯是寒饮注其俞，出其背，寒冷如掌大，论其俞之处，明其背之非尽寒也。(《金匮玉函经二注》)

程林：诸阳受气于胸中，而转行于背，心下有留饮则阳气抑遏而不行，故背寒冷如手大者，言其不尽寒也。(《金匮要略直解》)

[按语] 临床上“背寒冷”的病因病机比较复杂，当审因论治；结合本条，有主张用苓桂术甘汤者；有用指迷茯苓丸者；有用控涎丹者；有用王隐君滚痰丸主疗脊背上一条如线之寒起证者。总之，不离辨证论治的总原则。

留饮者，胁下痛引缺盆，咳嗽则辄已[①]。一作转甚。(九)

注释 ① 咳嗽则辄已：有两释，一将辄已作转甚解，即咳嗽时痛势更加剧烈；二将辄已作“即止”解，辄，立即也；已，停止也。即因咳嗽唾出留饮，疼痛反而大减之意。(《易解》)二说均可供参考。

[语译] 留饮病人，胁下疼痛牵引缺盆，咳嗽时则疼痛更厉害。

[提要] 论述水饮停留在胁下的症状。

[阐析] 缺盆在锁骨上缘的凹陷部位，是足少阳胆经所过之处，然后自缺盆沿胸侧过季肋部；而足厥阴肝经则上行络胆布胁肋贯膈。水饮停留胁下，不仅影响肝肺气机升降，而且导致肝胆经脉不利，形成“胁下痛”，咳嗽时振动病所，疼痛加剧，牵引缺盆亦痛。

历代注家对本条“辄已”有不同理解，程林谓“咳嗽则痛引胁下而转甚”，曹家达则云“咳则痛不可忍，故欲咳而辄已。已者，中止之谓”(《金匮发微》)是不欲咳嗽，欲咳中止之意；陶葆荪称“胁下痛因咳嗽而转甚，固然有之。但也有因咳嗽冲开留饮，唾出了稀涎，留饮移，积气泄，闭塞暂通，疼痛反而大减的”(《易解》)，与尤怡“咳嗽则辄已者，饮被气击而欲移，故辄已”之意实同。诸说均可供参考。

[选注] 程林：缺盆者，五脏六腑之道，故饮留于胁下，而痛上引缺

盆,引缺盆则咳嗽,咳嗽则痛引胁下而转甚,此属悬饮。转甚,一本作辄已。未有咳嗽而胁下痛引缺盆辄愈也。(《金匮要略直解》)

尤怡:胁下痛引缺盆者,饮留于肝,而气连于肺也。咳嗽则辄已者,饮被气击而欲移,故辄已。一作咳嗽则转甚,亦通。盖水流胁肋下,咳嗽引痛之谓。(《金匮要略心典》)

胸中有留饮,其人短气而渴;四肢历节痛,脉沉者,有留饮。(十)

[语译] 胸中有饮邪停留,病人呼吸短促而口渴,四肢关节疼痛,脉象沉的,这是有留饮。

[提要] 论述水饮停留在胸中或四肢的病变及其脉象。

[阐析] 胸为肺府,胸阳不振,则"胸中有留饮",导致肺气不降,呼吸不利,故"其人短气",并见"渴"者,赵以德曰:"气不布则津液不化而膈燥,是以渴也"。但渴不多饮。《医宗金鉴》认为"渴"字当是"喘"字,亦通。因为"短气者,呼吸虽急而不能接续,似喘而无痰声,亦不抬肩,但肺壅而不下。"(《医宗必读》)"喘"者"疾息也"(《说文》)指呼吸快速,故可以"短气而喘"并见之。

留饮与湿邪病性相类,"湿流关节",肺主气而朝百脉,故胸中饮邪亦可随肺气流注四肢关节,由于阳气不能畅达,影响筋骨关节营卫之运行,故亦可形成"四肢历节痛"。此条"胸中有留饮",可归属四饮中之"支饮",由于支饮近表,故在一定情况下,有可能转归为溢饮而见"四肢历节痛"。

"留饮"虽有部位的不同,但均有阳气闭郁在内的病机,与外邪关系不大,故"脉沉"而不浮,是里饮应有的脉象,这是诊断留饮的一个重要依据,上述八、九、十条留饮各证,皆可见到沉脉。

关于本条注释,沈明宗与黄元御从支饮与溢饮立论,颇为得当。

[选注] 沈明宗:此明支饮甚则为溢饮矣。盖留饮乃气郁水积,故谓脉沉者,有留饮也。(《金匮要略编注》)

黄元御:饮阻窍隧,肺无降路,津液凝滞,故短气而渴。湿流关节,故四肢历节烦痛,此饮之自胸膈而流四肢者,所谓溢饮也。(《金匮悬解》)

[按语] (1) 本条留饮之"四肢历节痛"与历节病"不可屈伸疼痛"有别。又与痹证不同。历节病主肝肾先虚,病在筋骨,脉沉而弱;痹证有风

寒湿三气杂至，见浮紧濡缓之脉，与气候变化有关。留饮则痛点固定，与气候变化关系不大。

(2) 本条留饮"四肢历节痛"属后世"经络痰饮"主证之一，痰随经络，流滞肢体，局部顽麻冷痛，手足重坠，屡发不愈，可用小续命汤加减，养血祛风，除湿豁痰取效；若单见"短气而渴"者，可予苓桂术甘汤。

(3) 以上留饮三条，是随病位的不同而反映出特有的症状，且均可归属四饮范围：水饮停留心下，属狭义痰饮；在胁下属悬饮；在胸中属支饮；在四肢关节属溢饮。此外，还应与首篇"色鲜明者，有留饮"的望诊合参之。

膈上病痰，满喘咳吐，发则寒热，背痛腰疼，目泣自出，其人振振身瞤剧，必有伏饮。(十一)

[语译] 膈上有痰，胸满，气喘，咳嗽，吐痰涎，发作时则恶寒发热，背痛腰疼，眼泪自行流出，病人身体颤抖，而且摇动得很厉害，这必然是有痰饮潜伏于内。

[提要] 论述痰饮潜伏膈上发作前后的症状。

[阐析] 原文前两句为痰饮伏于膈上的经常病变。膈上为心肺之所居，若上焦阳虚，水津不能敷布于全身内外，则停留成痰饮，潜伏膈上，故"膈上病痰"实属支饮病位。有形的痰浊阻滞胸膈，肺胃之气不降，肝肾之气不升，出现胸膈满闷喘咳并唾痰涎等"满喘咳吐"的症状，这些为痰饮常见证状，并非伏饮所独有。

后五句为气候转变或外邪引动伏饮的暂时病变。由于素有伏饮，风寒伤及足太阳经脉，经俞不利，营卫被遏，故见"发则寒热"，身热恶寒，"背痛腰疼"而周身不舒。"目泣自出"者，《灵枢·口问》云："目者，宗脉之所聚也，上液之道也……宗脉感则液道开。"《灵枢·五癃津液别论》云："肺举则液上溢。"今寒束于表而皮毛闭塞，风寒之邪袭扰液道(即足太阳所过目内眥，又名泪窍)，加之饮伏于内，外寒与内饮相搏，逼迫肺气上逆而见喘咳，气逆则窍开，饮邪上迫液道，则眼泪不能自控而出，甚至涕泣相随。外寒触动伏饮，内饮阻遏，阳气不得宣通，与伏饮搏击肌肉筋节之间，故全身肌肉振颤动摇相当厉害，甚至不能自主，故"其人振振身瞤剧"。以上诸证，乃"必有伏饮"所致。

关于本条注释，陈念祖、《金鉴》认为俗称“哮(吼)喘病”；唐宗海则认为伏饮不单指哮喘一病；徐彬、陆渊雷认为伏饮属四饮中支饮的范围；梁运通谓“古人所列为伏饮者，以其皆久病而反复发作者也”(《金匮释按》)。以上诸说，均可供参考。

［选注］ 陈念祖：饮留而不去，谓之留饮；伏而难攻，谓之伏饮。膈上伏饮之病，时见谈满喘咳，病根已伏其中，一值外邪暴中其内，饮与外邪相援，一时吐露迅发，则以外邪之为寒热、背痛、腰疼，激出内饮之痰满喘咳大作，以致目泣自出，其人振振身瞤剧者，因以断之曰：必有伏饮，俗谓哮喘，即是此证。(《金匮要略浅注》)

尤怡：优饮亦即痰饮之伏而不觉者，发则始见也，身热背痛腰疼，有似外感，而兼喘满咳嗽唾，则是《活人》所谓痰为病，能令人憎寒发热，状类伤寒者也。目泣自出，振振身瞤动者，饮发而上迫液道，外攻经隧也。(《金匮要略心典》)

［按语］ (1) 伏饮与留饮之比较：本篇第八、九、十条所谓留饮，其病位较广，而有心下、胁下、胸中、四肢的不同，本条伏饮仅限于膈上；留饮一般无发作性，伏饮有发作性。其病情，伏饮较留饮为重。

(2) 关于本条的临床治疗：徐彬认为“当从表里并治，如小青龙及木防己去石膏加茯苓芒硝之类”；谭日强提出，此证急性发作时，可用小青龙汤散寒逐饮；外证解后，由于胃阳素虚者，可用苓桂术甘汤培土制水；由于肾阳素虚者，可用肾气丸温肾化水；由于脾肾俱虚者，可用真武汤温肾健脾，以善其后。(参《金匮要略浅述》)

夫病人饮水多，必暴喘满。凡食少饮多，水停心下。甚者则悸，微者短气。

脉双弦[①]者寒也，皆大下后善虚。脉偏弦[②]者饮也。(十二)

注释 ① 双弦：一谓左右两手之脉俱弦；二谓“有一手两条脉，亦曰双弦，此乃元气不壮之人，往往多见此脉，亦属虚”。(见徐彬《金匮要略论注》)

② 偏弦：谓或左或右之一手脉弦。

［语译］ 病人饮水过多，必定突然气喘胀满。凡是吃东西少而饮水多的，则水饮停在心下。病情重的，则心下悸动；病情轻的，则呼吸短促。

两手脉象都弦的，便是虚寒证，都是大下后容易里虚的缘故。如果一手脉弦的，就是饮病。

[提要] 论述广义痰饮的病因、病机和脉症。

[阐析] 本条第一自然段论述广义痰饮病的病因、病机和症状。病人病后津液过伤而思饮，如饮水过多，脾胃无力运化，则饮邪溢于膈、射于肺，必见突然气喘胸满，故曰"夫病人饮水多，必暴喘满。"此与《伤寒论·76条》"发汗后，饮水多，必喘，以水灌之，亦喘"之旨相同，是一种暂时性的暴饮病变，如果原无饮病，水饮消则喘自平。"凡食少饮多，水停心下，甚者则悸，微者短气"四句则是叙述脾胃虚弱所导致痰饮的症状。"食少"说明胃气弱而纳谷减少，影响脾气虚不能健运和转输津液，所以稍微多饮，则水谷精气不能游溢上输于脾，脾气不能散精，导致"水停心下"，饮邪重者，水气凌心而为"心下悸"，饮邪轻微者，气机不畅，妨碍呼吸而为"短气"。

第二自然段是通过弦脉来辨别(脾胃的)虚寒病(见双弦)与饮病(见偏弦)。"脉双弦者寒也，皆大下后善虚"，是指素体阳虚病人，大下之后，则中阳更伤，便易酿成虚寒性疾病，由于阳虚不能化津，津不上潮而欲多热饮，饮邪停留亦可转化为寒饮。因其大下后全身虚寒，主寒主痛之弦脉见于两手，但必弦缓无力。若见单手脉弦有力，则是水饮偏注于一侧，正气未必大虚，如胁下偏痛的悬饮之类，故谓"脉偏弦者饮也"。但结合临床，饮病见"偏弦"之脉，虽或应见，但结合本篇十三条"肺饮不弦"，十四条支饮"其脉平"对看，说明也有不见弦脉的痰饮病。本段又启示，同一弦脉，有属虚寒和水饮之异。

[选注] 尤怡：饮水过多，水溢入肺者，则为喘满，水停心下者，甚则水气凌心而悸，微则气被饮抑而短也。双弦者，两手皆弦，寒气周体也；偏弦者，一手独弦，饮气偏注也。(《金匮要略心典》)

梁运通：李时珍说："弦脉主饮……浮弦支饮"、"沉弦饮痛"、"弦滑痰饮"等，饮证的主脉是弦象，但双手虽皆见弦脉，如果兼见迟缓的多是虚寒证，大抵可因攻下之后，里气虚，内生寒邪所致。一手见弦象而无迟缓细弱的，多数为饮邪所致。(《金匮释按》)

[按语] (1) 关于广义痰饮病的成因：据本条原文"食少……皆大下后善虚"，说明脾失健运是饮病的内因，"饮水多"是其诱因，唐宗海以"偏

弦者，饮也"为由，提出治饮以涤饮为主，补虚为辅。故其成因当以脾失健运、水饮停积合观之。

(2) 关于本条的临床治疗：凡饮水过多，一手脉弦而见喘满短气的，可用苓桂术甘汤；下后里虚，两手脉弦缓而见喘满心悸的，可用真武汤。

肺饮不弦，但苦喘短气。（十三）

［语译］ 肺中有水饮停留，脉象不弦，只感到气喘而呼吸短促。

［阐析］ 肺饮者，即"心肺间之支饮也"（魏荔彤《本义》）。肺主气而司呼吸，饮邪在肺，则肺气上逆而呼气短促，喘咳不能平卧，可以不见饮病的弦脉，脉象并非诊断肺饮的唯一依据，故云："但苦喘短气。"

归纳注家对"肺饮不弦"有三种认识：① 是从病之浅深轻重而言，陈念祖谓"饮之未甚者"；赵以德云"水积则弦，未积则不弦"，说明不弦为病轻；魏荔彤则云"弦脉为病尚浅，不弦则必见沉紧而为病至深"，是以不弦为病重。② 强调病在肺的症状：徐彬曰："乃肺之形病不妨脉，故不弦"。③ 认为悬饮脉弦，支饮脉不弦。吴谦云："弦为诸饮之诊，然专主者肝也，水在肝部，则病悬饮，故脉沉弦也；水在肺部，则病支饮，故脉不弦也。"（《医宗金鉴》）

笔者认为，上述第二种看法较妥，此条重在强调肺饮的临床症状，而不以切诊作为诊断饮病的唯一依据，临床宜不拘于"脉偏弦者饮也"的定论，如痰饮在肺，虽多见右手脉弦，也有见滑脉的，总之要四诊合参。

［选注］ 赵以德：脉弦为水为饮，今肺饮而曰不弦，何也？水积则弦，未积则不弦，非谓肺饮尽不弦也。此言饮未积，犹得害其阳，虽不为他病，亦适成其苦喘短气也。（《金匮玉函经二注》）

尤怡：肺饮，饮之在肺中者，五脏独有肺饮，以其虚而能受也，肺主气而司呼吸，苦喘短气，肺病已著，脉虽不弦，可以知其有饮矣。（《金匮要略心典》）

支饮亦喘而不能卧，加短气，其脉平也。（十四）

［语译］ 支饮亦有气喘而不能平卧，还有呼吸短促的症状，它的脉象是平和的。

［提要］ 论述支饮的轻证及其变脉。

［阐析］ 本条应与本篇第二条“咳逆倚息，短气不得卧，其形如肿，谓之支饮”互参。因其支饮仅在气道上浅层的支络中，故相对而言，彼重而此轻，不再赘释。

关于本条“其脉平”者，有两种看法：① 并非无病脉。此乃与上条“脉偏弦者饮也”相对而言，指其脉不弦，说明饮邪留伏未深，故不能以弦脉作为诊断饮病的唯一依据。② 指脉平和如常，人虽病而脉不病，与《妇人妊娠病篇》第一条“妇人得平脉”所指平和无病之脉含义相同，临床中，不能因其脉如平人而误诊。

赵以德、徐彬对本条所释可从。

［选注］ 赵以德：脉平当无病，何以有病而反平也？正与上条不弦意同。明其虽有支饮，而饮尚不留伏，不停积。以其在上焦，未及胸中，不伤经络，故脉平，然碍其阴阳升降，故喘不能卧，短气耳。（《金匮玉函经二注》）

徐彬：上既曰偏弦者饮，恐人因脉不弦，而并疑喘与短气不得卧三证，以为非饮也。饮脉不弦，故两举特异者言之。（《金匮要略论注》）

［按语］ 以上三条说明，辨证须灵活，不可一概执脉断病，饮病之脉，有偏弦、不弦、脉平的区别。饮病宜四诊合参。

病痰饮者，当以温药和之。（十五）

［语译］ 患痰饮病的，应该用温性的药物来调和治疗。

［提要］ 论述广义痰饮病的总治则。

［阐析］ 广义痰饮病，多系中阳不运，津液停聚为湿，湿凝成痰，积留为水饮，由于阴凝饮邪，最易伤人阳气，其临床表现，虚实并见，故其总的治疗原则，首当用药性偏温者，采取调和的原则。

温药作用表现为振奋阳气、开发腠理、通行水道三方面，使病人表里阳气温升宣通，水饮得化，水谷精微营贯周身，旧饮去而新饮不生。

所谓“和之”者，有调和、调理之义，非燥之、补之也。若刚燥则伤正，“饮当去水，温补反剧”（张子和语）。“温药和之”者，是在温药之中，兼用行气、消饮、开阳、通导二便和清郁热的药物。其具体治法，如温中降逆、行气利水、消痰涤饮、通导二便等。实寓有对痰饮病辨证论治的精神。

本篇用治痰饮的温药有桂枝、白术、附子、细辛、干姜、生姜、半夏、椒目等;而"温药和之"的代表方,当首推苓桂术甘汤。余如肾气丸(桂附配阴药温养下焦阳气)、小青龙汤(姜、辛、夏配白芍、五味以制约之)、真武汤等均可视为代表方,以其刚柔相济也。

历代学者,对本条阐析,见仁见智,各有不同。① 有谓此条是针对四饮消除后,所用调理善后的大法;或在运用发汗、利尿、逐饮法的基础上,佐以温药宣通阳气之意;② 有谓不属痰饮病的正治法者;③ 有谓"和"字,当是"利"字者。

赵以德强调了温药发越阳气;魏荔彤提出痰饮"必可有开导"之法;梁运通谓"振奋阳气、温化水饮",并选用"疏导饮邪"的药物,方谓"和之",均有启发。

[选注] 赵以德:痰饮由水停也,得寒则聚,得温则行,况水从乎气,温药能发越阳气、开腠理、通水道也。(《金匮玉函经二注》)

魏荔彤:言和之,则不耑事温补,即有行消之品,亦概其义例于温药之中,方谓之和之,而不可谓之补之益之也。盖痰饮之邪,因虚而成,而痰亦实物,必可有开导,总不出温药和之四字,其法尽矣。(《金匮要略方论本义》)

梁运通:这里说"病痰饮者"指广义的痰饮病,以水饮为阴邪,得阳气则温化,故不拘饮邪停蓄什么部位,都应以"振奋阳气、温化水饮"为主要治疗方面,并可随证选用疏导饮邪的药物,以达到温化而不壅滞、疏导而不伤正,故谓"和之"。(《金匮释按》)

[按语] "病痰饮者,当以温药和之",后世在此基础上发展为十大治法,即以祛痰涤饮为主,根据兼杂病因的不同,分别采用燥湿利痰、清热化痰、祛风化痰、开窍涤痰、理气泄痰、攻坚导痰、温阳利痰、泻下逐痰、豁痰蠲饮、健脾消痰等法,但其用药理论依据,皆出自本篇。

心下有痰饮,胸胁支满,目眩,苓桂术甘汤主之。(十六)

苓桂术甘汤方:

茯苓四两　桂枝　白术各三两　甘草二两

上四味,以水六升,煮取三升,分温三服,小便则利。

[语译] 心下有痰饮停留,胸胁支撑胀满,眼目晕眩,用苓桂术甘汤

主治。

［提要］ 论述饮停心下狭义痰饮的证治。

［阐析］ “心下”包括“胃之上，心之下”（徐彬）“膈膜中”（唐宗海）。膈膜、胃脘有停饮，则阻碍气机上下循行，饮邪弥漫于胸则胸满，淫溢于胁则胁满，故见“胸胁支满”。所谓“支”者，正如徐彬所云：“撑定不去，如痞状也。”饮阻于中，则清阳不升，故头目眩晕。

本条为脾胃阳虚所致的狭义痰饮，故用苓桂术甘汤温阳蠲饮、健脾利水。本方的配伍特点是温化三焦水饮：在上焦者，有茯苓利肺通调水道，宁心而镇水气凌心之惊悸，桂枝辛温以通心胸阳气，炙甘草振奋心阳；在中焦者，有茯苓以健脾，白术燥湿运脾，炙甘草补脾护液，共制水饮上泛；在下焦者，有茯苓甘淡渗利水邪，桂枝化气下气，降冲行水，白术利水。故后世称本方为苓桂剂之祖方。

历代注家，对本条病位及饮病分类有歧义。徐彬认为此乃“上焦所主”，曹家达认为是“病支饮”；高学山认为“痰饮是其总名”，即属广义痰饮；尤怡言“内属脾胃”则属狭义痰饮了。尤氏说较当。

［选注］ 尤怡：痰饮阴邪也，为有形，以形碍虚则满，以阴冒阳则眩。苓桂术甘温中去湿，治痰饮之良剂，是即所谓温药也。盖痰饮为结邪，温则易散，内属脾胃，温则能运耳。（《金匮要略心典》）

陈元犀：主以苓桂术甘汤者，以茯苓为君，盖以苓者令也，使治节之令行，而水可从令而下耳，桂枝振心阳以退其群阴，如离照当空则阴霾全消，而天日复明也。白术补中土以修其堤岸，使水无泛滥之虞，更以甘草助脾气转输以交上下，庶治节行，心阳振，土气旺，转输速，而水有下行之势，无上凌之患矣。（《金匮方歌括》）

［按语］ （1）关于苓桂术甘汤的适应证及其临床应用：除原条文所述，尚可见心下逆满、气上冲胸、咽喉不利、起则头眩、身振振摇、小便不利，以及呕恶咳喘、咳而遗尿。心悸静发而动止，面色黧黑有水斑，目下发青，舌质淡嫩，舌苔白润甚至水滑，脉象沉弦或沉紧。总之属于“水气上冲证”者。

本方用治单纯性肥胖症、“干渴（喜热饮）症”、“痰饮经闭”、视网膜水肿，以及慢性气管炎脾虚型轻证，凡寒饮伤及脾胃之阳者，均可应用本方治疗。

(2) 关于苓桂术甘汤的加减：本方是治痰饮病的主方，亦是“病痰饮者，当以温药和之”的具体运用，凡脾胃阳虚、水饮停聚者，皆可用本方为基础，随证加减。

如头目眩晕甚者，加泽泻；咳嗽呕吐稀涎者，加半夏、陈皮；干呕、巅顶疼痛，肝胃阴寒水气上逆，加吴萸；心悸脉结，加人参、五味；身瞤动而水气上泛，加附片；饮家阴吹，胸满咳逆者，去术、草加橘皮、半夏、枳壳、生姜。

夫短气有微饮，当从小便去之，苓桂术甘汤主之；方见上。肾气丸亦主之。方见脚气中。(十七)

［语译］ 呼吸短促，有轻微的水饮停留，应当从小便去其饮，用苓桂术甘汤主治；肾气丸亦可主治。

［提要］ 论述微饮的证治。

［阐析］ 原文“短气有微饮”，因有脾虚、肾虚之异，故治法有别。此处“短气”乃因轻微饮邪阻碍呼吸所致，与第十二条“水停心下……微者短气”之意相同。“微饮”是因痰饮病在缓解期中，其症状不明显，没有根治而产生的。

“微饮”为何“当从小便去之”？尤怡云：“饮，水类也，治水必自小便去之。”(《心典》)因饮邪虽微，乃水饮内阻，必然妨碍脾肾气机之升降，三焦水道不得畅通运行，多致小便不利或小便不正常，而小便正常乃是肺脾肾气化功能恢复的指征。饮与水既同类，欲蠲其饮，宜利其水，故治此类微饮，当用化气行水法，使气化水行，饮有去路。可知“当从小便去之”原文有两层意思：一是饮病有小便不正常的症状者，直接用利小便一法以去饮，这与“病痰饮者，当以温药和之”总治则中“通行水道”的作用是一致的；二是通过利小便达到通阳化饮目的。即使饮病没有出现“小便不利”的症状，也可用利小便药，所谓“通阳不在温，而在利小便”，是间接达到“振奋阳气”之目的。

人体气机之升降出入，与心、肺、脾、肝、肾密切相关，《难经·四难》曰：“呼出心与肺，吸入肾与肝，呼吸之间，脾也。”故本条“短气”，因其产生部位有别，则治法迥异。

“苓桂术甘汤主之”者，若因脾阳不运，津液留而为饮，“气”不能上升于心肺，症以呼出之气短促为特征者，当用此汤通阳化气利小便，药后使饮随小便而去，故方后注云“分温三服，小便则利”。

“肾气丸亦主之”者，若因下焦肾气虚弱，不能化气行水，津液聚而成饮，水无出路，饮泛心下，肺失宣降者，症以吸入之气短促、动则更甚为特征，以及兼见畏寒、手足逆冷、少腹拘急不仁、小便不利或失调、舌质淡、苔细白，脉沉虚弦滑或沉细，当用此丸温阳化气，使肾中阳气蒸腾，水化为气，饮随小便而去，则短气有微饮亦解。这里要说明的是，本条微饮的形成，是肾气衰微所致，肾气依赖于肾阴与肾阳，阳根于阴，若徒用辛温燥烈之药壮阳化饮，则独阳不长，反而不能蒸腾化气、通阳蠲饮，故肾气丸中有熟地、山茱萸、山药等滋阴以生阳的药物相伍，此“阴中求阳”（张景岳语）也；更用少许桂枝、附子生少火而化气行水，所谓“少火生气”也。微饮去，则短气解，并不违背治痰饮病当“温药和之”的总治则。

历代注家对本条见解各有所长。徐彬认为本条总是水饮在心下，故当利小便；魏荔彤认为苓桂术甘汤燥脾祛饮，能利小便而不是强行利泻。肾气丸更能补命门火，暖脾胃以化饮；王子接从纳气归肾、补足三阴、三阳入手释肾气丸方义；陆渊雷点出二方主候，不可执一证而忽视整体。赵以德从呼气与吸气辨别二方之所主。均有深意。

［选注］ 王子接：肾气丸者，纳气归肾也。地黄、萸肉、山药补足三阴经，泽泻、丹皮、茯苓补足三阳经。脏者，藏精气而不泄，以填塞浊阴为补；腑者，如府库之出入，以通利清阳为补，复以肉桂从少阳纳气归肝，复以附子从太阳纳气归肾。（《绛雪园古方选注》）

赵以德：微饮而短气，由饮水停蓄，致三焦之气升降呼吸不利也，二方各有所主，苓桂术甘汤主饮在阳，呼气之短。肾气丸主饮在阴，吸气之短。盖呼者出心肺，吸者出肾肝，茯苓入手太阴，桂枝入手少阴，皆轻清之剂，治其阳也；地黄入足少阴，山萸入足厥阴，皆重浊之剂，治其阴也。一证二方，岂无故哉！（《金匮玉函经二注》）

［按语］ 本条“短气有微饮”，即属四饮中支饮范围，特别是久病支饮病人，用肾气丸加巴戟、葫芦巴、苁蓉、蛤蚧、五味子、补骨脂、白果之类，可提高温肾纳气、通阳化饮的效果。

病者脉伏，其人欲自利，利反快，虽利，心下续坚满，此为留饮欲去故也，甘遂半夏汤主之。（十八）

甘遂半夏汤方：

甘遂大者三枚　半夏十二枚（以水一升，煮取半升，去滓）芍药五枚　甘草如指大一枚（炙）一本作无

上四味，以水二升，煮取半升，去滓，以蜜半升，和药汁煎取八合。顿服之。

［语译］　病人脉象为伏，将要下利，下利后反而感到爽快舒适，虽然下利，但心下仍继续坚硬胀满，这是留饮将去而未去的缘故，用甘遂半夏汤主治。

［提要］　论述留饮欲去不去的证候和攻逐利导的治法。

［阐析］　本条拟从四个方面进行分析。

(1) 本条留饮证候的特点："病者脉伏，其人欲自利，利反快……此为留饮。"其留饮证候的特点有二，一是重在"利反快"，此为留饮下利与寒湿性下利的区别。寒湿脉伏的"欲自利"，下利后必然精神困倦、气短而脉转虚弱，因其湿盛阳微，故所下之物，应为不消化的清稀完谷。但本条并非脾胃虚寒的下利，而是痰饮久留于心下肠胃或膈间经隧隐僻之处，因其水饮深结、闭郁血脉，故不见弦沉脉，而见脉伏，可归属狭义痰饮兼支饮的范围。由于阳气被郁而气血失凋，但正气未虚，仍有逐饮外出之力，故有"其人欲自利"之症，此"自利"属实证，以其"利反快"也；二是下利物必多涎沫而未尽，且与宿食下利有所区别。若仅根据"利反快"，仍不能说明是留饮去而阳气运行之征。若宿食积结胃肠，所下之物酸腐秽臭，一旦宿食得去，下利后仍反快爽。必见下利物多涎沫而未尽者，方为留饮下出、阳气得通之象。

(2) 本条留饮欲去未去的症状、病机、治法、方义。

除前述脉症而外，尚见"虽利，心下续坚满"，一个"续"字，可知在"其人欲自利"之前，早有"心下坚满"症，即使在下利之后，"利反快"爽，但快爽不久，心下继续见坚硬胀满，说明留饮牢结，未能去尽。"此为留饮欲去故也"一句，《金鉴》提出"当在利反快"之下，方合因势利导之理。原文"欲去"者，徐彬云："虽坚满而去者自去，续者自续，其势已动，故曰欲去"，但新饮仍然日积。则本条病机为：留饮欲去未去而新饮日积。

治法；正如魏荔彤曰："盖阴寒之气立其基，水饮之邪成其穴，非开破

导利之不可也"(《本义》)此条若不施用攻下逐饮、因势利导的甘遂半夏汤，不但留饮不能尽去，正气亦日渐衰弱，此《内经》"留者行之，结者散之"之义也。

方义：甘遂半夏汤，主用攻逐膈膜心下留饮的甘遂，驱水由胃肠随大便而去，佐以半夏散结除痰、降浊下行，补甘遂之不逮，再加芍药散结和阴，甘草护液调中，蜂蜜缓中解毒，共奏开破利导而不伤正之功。临床不用蜂蜜亦效。

(3) 本方煎煮法、用量、甘遂与甘草相反的问题：本方煮药法，当从《千金》记载，即甘遂与半夏同煮，芍药与甘草同煮，最后将两汁加蜜合煮，顿饮，较为安全。原文甘遂用量"大者三枚"，若用散剂，可取 1～3 克，面煨冲服，或胶囊装甘遂末服。若用煎剂，当少于 7.5 克(甘遂大者三枚之量)，可直攻水饮而不致毒人。

甘遂半夏汤为攻逐留饮之猛剂，正是取其甘遂、甘草二药相反，同用之以激荡久留深伏的饮邪，使之下降外出，陈元犀曰："甘遂与甘草相反而同用之者，盖欲其一战而留饮尽去，因相激而相成也。"(《金匮方歌括》)据实验研究，甘草剂量相等或大于甘遂，则毒性较大(恶心呕吐等)。

注家阐析本条，赵以德认为脉伏乃中焦堵塞、胃气不得转输所致；徐彬分析利后续坚满，在于病根未拔；高学山认为甘遂、甘草相反者，是缓急之性相反，并非增其毒性。均可供参考。

[选注] 徐彬：脉得诸沉，当责有水，又曰脉沉者有留饮，又曰脉沉弦者为悬饮，伏者亦即沉之意。然有饮而痛者为胸痹，彼云寸口脉沉而迟，则知此脉指寸口矣。欲自利者，不由外感内伤，亦非药误也，利反快，饮减人爽也。然病根未拔，外饮加之，仍复坚满，故曰续坚满，虽坚满而去者自去，续者自续，其势已动，故曰欲去。(《金匮要略论注》)

高学山：甘遂性急，甘草性缓，相反者，言其缓急之性也。俗解谓二药自相攻击，谬甚。(《高注金匮要略》)

[按语] 甘遂半夏汤可用于心包积液、胸腔积液、痰饮咳喘等症见呼气困难、胸部痞满者，或留饮胃痛、痰湿内停的"腹壁脂肪增多症"。因本方攻坚逐水之力峻猛，服药后可见大便水泻，黏腻如鱼冻样物。可自闻胸腔有下行之水鸣音，不必惊异，此乃药中病所之象。若水饮停积，根深蒂固，须与补脾药及肾气丸交替服用，以免伤及正气。

脉浮而细滑，伤饮。（十九）

［语译］ 病人脉象浮而细滑的，是被水饮所伤。

［提要］ 论述骤伤外饮的脉象。

［阐析］ 本篇除本条而外，皆言有某饮（有悬饮、有溢饮、有支饮、有痰饮、有留饮、有伏饮）。此处曰“伤饮”者，并非内有停积水饮，乃为外饮所骤伤，其病尚浅。由于水饮外入，肺气尚能鼓邪达表，故只见脉浮，而不言水饮留伏的沉弦脉。言“细”脉者，犹言“小”脉，与滑脉相合，作“小滑”理解，因水饮初聚为痰，则多见细滑，犹言饮邪之轻浅也。

历代注家对本条脉象解释，各有侧重。尤怡主“饮之微”；陶葆荪认为本条乃为心肺气血被水饮所伤，“浮为肺气虚弱，细为心血虚少，滑为有水饮，且当兼见苦短气、满喘咳唾等症状。”（《金匮要略易解》）；梁运通认为是“虚人初病饮证，故谓之伤饮”；今人亦有将“细脉”释为“水湿阻碍，脉道不利”，批驳魏荔彤将浮细强解为弦脉者（《金匮要略注评》）。均各有据，但以尤氏之说较当。

［选注］ 尤怡：伤饮，饮过多也；气资于饮，饮多反伤气，故脉浮而细滑，则饮之微也。（《金匮要略心典》）

中国中医研究院中医研究生班：饮脉当弦，今见浮而细滑之象，诸家多认为是外饮骤伤，水邪未深之故。尤氏认为是“饮之微”所致，于理亦通。盖因饮水过多，水停心下，饮邪上迫于肺，肺主皮毛，故脉浮；水湿阻碍，脉道不利，故脉细；痰饮停聚故脉滑。由于是一时性伤饮，故不见弦脉，唯魏氏将浮而细之脉强解为弦脉，令人难以信服。（《金匮要略注评》）

［按语］ 本条只言“伤饮”，不说症状，前后联系，旨在辨别饮证的不同脉象。

脉弦数，有寒饮，冬夏难治。（二十）

［语译］ 脉象弦、数，又有寒饮，在冬季和夏季，就很难治疗。

［提要］ 论述寒饮病脉证不符、时令不合者，预后不佳。

［阐析］ 原文既云“有寒饮”，则易伤阳气而脉见“弦”，不应见“数”脉，饮聚化热伤阴虽可见“数”脉，但寒饮而见“弦数”痰热之脉，显属脉证不符。从治疗用药而论，用温药治寒饮，则不利于热；用寒药治热，则又不

利于寒饮。从时令而言，冬寒季节有利于热，但不利于饮，欲用温化饮邪之药必然伤阴而脉数更甚；夏热季节有利于饮，但不利于热，欲用苦寒清热之药则易伤阳而寒饮愈甚，不利于弦脉。可见寒温用药两难，故曰“冬夏难治”。“冬夏”是寒热的代辞，证情兼见寒热则用药不能单纯偏寒或偏热，当寒热并用。若在春秋季节，则可适其寒温而调治之。

对本条注解，尤怡指出病脉相左，故难治。《金鉴》认为原文“弦数”当为“弦迟”，始与寒饮之理合，但脉证相应，则不难治了。

［选注］ 赵以德：此言其脉邪之不相应也。寒饮反见数脉，数是《内经》有用热远热，有用寒远寒之诫，在夏用热药治饮，则数脉愈增，在冬用寒药治热，则寒饮愈盛，皆伐天和，所以在冬夏难也，在春秋或可适其寒温而消息之。（《金匮玉函经二注》）

尤怡：脉弦数而有寒饮，则病与脉相左。魏氏所谓饮自寒而挟自热是也。夫相左者必相持，冬则时寒助饮，欲以热攻，则脉数必甚；夏则时热助脉，欲以寒治，则寒饮为碍，故曰难治。（《金匮要略心典》）

［按语］ (1) 本条指出饮病与季节变化关系密切。如临床上支饮哮喘病人，每至冬夏病情加剧，寒热虚实错杂，治疗颇为棘手。

(2) 寒饮病化热病人，治当因病因时制宜。如黄连温胆汤、小陷胸汤，视其寒热的多少，病位高低，随证选用。偏阴虚者，合麦门冬汤出入。

脉沉而弦者，悬饮内痛。（二十一）

［语译］ 脉象沉而弦的，是悬饮引起的胸胁疼痛。

［提要］ 论述悬饮的脉证。

［阐析］ “脉沉”主里病，“弦”脉属阴而主饮主痛，为肝病主脉，“脉偏弦者饮也”（本篇第十二条），故“脉沉而弦者”，为水饮内结，悬积于胸胁之间，阻遏肝、肺、三焦气机，胸胁气滞不通，故曰“悬饮内痛”，“内痛”者，胸胁牵引疼痛也。

本条当与第二、四条合参。

［选注］ 尤怡：脉沉而弦，饮气内聚也，饮内聚而气击之则疼。（《金匮要略心典》）

高学山：脉弦为饮，又为痛，脉沉为留饮，故知为悬饮而胁下并缺盆内

痛也。(《高注金匮要略》)

病悬饮者,十枣汤主之。(二十二)

十枣汤方:

芫花(熬) 甘遂 大戟 各等分

上三味,捣筛,以水一升五合,先煮肥大枣十枚。取九合,去滓,内药末,强人服一钱匕,羸人服半钱,平旦温服之;不下者,明日更加半钱。得快下后,糜粥自养。

[语译] 患悬饮病的,用十枣汤主治。

[提要] 论述悬饮的治法。

[阐析] 本条宜从两方面阐述。

1. 十枣汤的适应证:

本条当与本篇第二、二十一、三十二、三十三条合参,结合《伤寒论》有关条文,以心下痞,鞕满引胁下痛为主证,结合临床,病者主诉心下痞者甚多,而诉心下硬满者较少,医者以手切按病人心下,觉抵抗力较强,若有硬满之状。病者称心下痛者极少,称牵连胸胁痛者多,若积饮较重者,或有窒息感,故"鞕满引胁下痛"应是他觉证。应用十枣汤宜注意"表解里未和"者可用,即无发热恶寒的表证,而有痞满坚实之里证;凡悬饮久积,曾服它种祛痰涤饮药病未解,且脾胃尚不大虚,能胜任峻猛攻逐者,方投以本方;若服一次,效果不显,需停几天再服;若病重且伴有虚象,可用陈无择《三因方》的十枣丸(即芫花、甘遂、大戟三味等量为末,枣肉为丸,体弱者每次服 3 克,强者服 4.5 克,每日清晨空腹服一次)。

2. 十枣汤方义、服法及服后的反应:

方义:甘遂性苦寒,能泻经隧水湿,而迅速直达;大戟性苦辛寒,能泻脏腑水湿,为控涎之主;芫花性苦温,能破水饮窠囊;三味峻攻水饮,恐伤正气,故又佐以大枣十枚,调和安中,使下不伤正,且寓补土制水之意。十枚大枣,约在 30 克以上。

服法:方后注谓"强人服一钱匕",折合今制约五分左右;"羸人服"半钱"应为"半钱匕",约三分左右。目前临床用量,以诸药为末,每服 3 克至 4.5 克,一日一次,清晨空腹,枣汤调下;或药末装胶囊服亦可。

服后反应:药后约 1～2 小时腹中鸣响,轻微腹痛,继则泻下稀水

3～5次不等；有的在哳部觉热辣刺激感，或同时出汗，上腹部不适，泛恶呕吐。若不用枣汤送下，则呕吐更甚。若服药后有胸闷烦躁，泻后疲软者，是药已中病的反应，不久即可消除；若服药后无任何反应，效果多不理想。

多数注家认为十枣汤是逐水峻剂，宜慎用。唯黄树曾、曹家达认为只要药证相宜，仍当急用峻剂逐之，此说可从。

[选注] 李彣：三物皆味苦，苦以泄之，能直达水饮窠囊之处。但恐峻利泄人真元，故加大枣甘以缓之，且枣为脾果，补土所以制水也。（《金匮要略广注》）

黄树曾：水饮壅淤，若不急用峻剂逐之，行将喘逆肿满，滋蔓难图。今医多畏其峻而不敢用，因而贻误者，不可胜记。（《金匮要略释义》）

[按语] 悬饮轻证，可用《温病条辨》香附旋覆花汤；若胸胁疼痛剧烈、咳唾涎沫，舌苔白滑，脉弦滑者，宜用控涎丹（甘遂、大戟、白芥子、神曲为丸）攻逐胁痰，效果较好。

病溢饮者，当发其汗，大青龙汤主之；小青龙汤亦主之。（二十三）

大青龙汤方：

麻黄六两（去节）　桂枝二两（去皮）　甘草二两（炙）　杏仁四十个（去皮尖）　生姜三两（切）　大枣十二枚　石膏如鸡子大（碎）

上七味，以水九升，先煮麻黄，减二升，去上沫，内诸药，煮取三升，去滓，温服一升，取微似汗，汗多者，温粉粉之。

小青龙汤方：

麻黄三两（去节）　芍药三两　五味子半升　干姜三两　甘草三两（炙）　细辛三两　桂枝三两（去皮）　半夏半升（洗）

上八味，以水一斗，先煮麻黄，减二升，去上沫，内诸药，煮取三升，去滓，温服一升。

[语译] 患溢饮的，应当发汗，用大青龙汤主治；小青龙汤也可主治。

[提要] 论述溢饮的不同治法。

[阐析] 本条拟从三方面分析。

（1）溢饮的病因病理：病人肺气闭郁，又感外邪，或口渴而暴饮，正如《素问·脉要精微论篇》所云："溢饮者，渴暴多饮，而易（宜作'溢'解）入肌皮肠胃之外也。"脾虽能为胃行其津液，上归于肺，但肺气不宣，不能通调水道下输膀胱，以致肌表水湿或饮入之水泛溢四肢，留滞肌表，则成为本条表实无汗之溢饮。

（2）溢饮主证及与风水的关系：结合临床，溢饮病人除"身体疼重"、"无汗"而外，亦可出现第十二条所云"夫病人饮水多，必暴喘满。凡食少饮多，水停心下，甚者则悸，微者短气"诸证，甚至发展到面目四肢浮肿，以及兼见外感风邪表证，这是水饮外溢，不得汗出之故。溢饮与风水虽同有水饮侵溢肌表腠理的病机，但其轻重程度有别：溢饮是饮邪流于局部，归于四肢，可以发展为风水；风水是水液泛溢全身，包括头面、肢体等，必见水肿。故《金鉴》所云"溢饮者……即今之风水，水肿病也"将二者相提并论，似欠客观。

（3）溢饮的不同治法：溢饮的治疗，应当发汗解表，因势利导，使外溢四肢肌表的水饮，随汗外泄。但同一溢饮，有外感风邪、内有郁热和外感风寒、内停寒饮之不同，故必须同病异治。

大青龙汤之脉证，以"不汗出面烦躁"为辨证要点，属于外感风寒，内有郁热，水湿阻滞肌表，风、水、热三者郁结肺气，卫气不能鼓荡外溢水饮所致，故当从肺以发汗散水、清热，着力在表中之表的皮毛，使风邪、水饮及郁热均随汗而解，而以表寒偏重者用之最当。

小青龙汤证，常见恶寒、背部显著怕冷，或有发热、身痛，喘咳稀痰量多，甚则咳逆倚息不能卧，胸满心悸，干呕或呕吐清水，恶水不欲饮，小便不利，脉浮紧或弦滑，苔白滑，为内停寒饮、外感风寒的实证，治当涤饮发汗，温肺行水，着力在表中之里的肌肉。若脾肾阳虚的痰饮咳喘则非本方所宜。

历代注家对治溢饮宜发汗的见解是一致的，尤怡、方舆輗对大小青龙汤的异同有中肯分析，可从。

［选注］ 尤怡：水气流行四肢，当汗出而不汗出，身体重痛，谓之溢饮。夫四肢阳也，水在阴者宜利，在阳者宜汗，故以大青龙汤发汗去水，小青龙汤则兼内饮而治之者耳。徐氏曰：大青龙合桂、麻而去芍药，加石膏，则水气不甚而挟热者宜之，倘饮多而寒伏，则必小青龙为当也。（《金匮要

略心典》)

方舆輗：大小青龙汤方意相似，大青龙者，以大发之剂，伍以石膏；小青龙者，虽无石膏，而有半夏、细辛、五味子，品味有八，其缓急寒热表里，以此亦可知矣。喻昌：大青龙者，升天而行云雨也；小青龙者，鼓波而行沧海也。治饮症者，以小青龙为第一义也。（引自《金匮要略今释》）

膈间支饮，其人喘满，心下痞坚，面色黧黑①，其脉沉紧，得之数十日，医吐下之不愈，木防己汤主之。虚者②即愈，实者③三日复发，复与不愈者，宜木防己汤去石膏加茯苓芒硝汤主之。（二十四）

木防己汤方：

木防己三两　石膏十二枚鸡子大　桂枝二两　人参四两

上四味，以水六升，煮取二升，分温再服。

木防己去石膏加茯苓芒硝汤方：

木防己二两　桂枝二两　人参四两　芒硝三合　茯苓四两

上五味，以水六升，煮取二升，去滓，内芒硝，再微煎，分温再服，微利则愈。

［校勘］　“石膏十二枚鸡子大”，《外台》作“石膏鸡子大三枚”，《三因方》作“石膏六两”，方名“防己桂枝汤”。《心典》作“鸡子大二枚”。

注释　① 黧黑：唐·慧琳《一切经音义》引《韵诠》云：“黧，色黑而黄也。”黧黑，谓黑而晦黄。

② 虚者：指心下虚软。

③ 实者：指心下痞坚结实。

［语译］　膈间有支饮，病人气喘胀满，心下板硬痞坚，面色黑而晦黄，脉象沉紧，得病已经数十天，经过医生用吐、下的方法而不愈，用木防己汤主治。心下虚软的，就即时而愈，心下痞坚结实的，过了三天后膈间支饮复发，如再给木防己汤而不愈的，应用木防己汤去石膏加茯苓芒硝汤主治。

［提要］　论述支饮重证当分偏虚偏实的不同治法。

［阐析］　本条宜分两段分析。

“膈间支饮……木防己汤主之”为第一段，论述支饮正虚邪盛的证治。病乃“膈间支饮”，则肺气受阻，心阳不布，故“其人喘满”，此乃支饮“咳逆倚息、短气不得卧”的互辞。水饮内结、脾不散津而有郁热，故见“心下”（包括膈膜及胃上脘）痞坚板硬感；“面色黧黑”者，因膈间阴凝水饮上浮，营卫运行不利，阴乘阳位，饮邪与郁热上蒸于面，呈黑而晦黄之色。“其脉沉紧”，未言浮紧，非属外寒，沉主水，紧为寒，说明水饮留伏内结于里。以上诸证，“得之数十日”，说明病程较长，正气易虚。由于饮留膈间，更非食积里实，其病位不以肠胃为主，若误用呕吐或攻下，则支饮不去，津气两伤，故曰“医吐下之不愈”。上述病情，说明其病机乃气虚、饮热互结的膈间支饮重证。故其治法，应补虚清热、通阳利水，使支饮从小便而解。

“虚者即愈……宜木防己汤去石膏加茯苓芒硝汤主之”。为第二段，论述支饮邪实重于正虚的治法。“虚者即愈，实者三日复发”，原文“虚者……实者”是指“心下痞坚”这一症状变虚软或结实而言。若膈间支饮“心下痞坚”变虚软，说明病人服用木防己汤后，里无结聚，饮热互结渐散，“水去气行而愈”（尤怡语）；若“心下痞坚”未转虚软，结实仍在，说明饮邪凝结，里实有物，病人服用木防己汤后，阳气暂行而饮邪重聚，故曰：“实者三日复发。”若“复与”木防己汤而“不愈”者，说明经过“试探”观察，病人木防己汤证的病情发生了变化，故当随证加减。因病机重在饮热交结的实证而仍兼气虚，故治当通阳利水、软坚补虚，用木防己汤去石膏加茯苓芒硝汤主治。此时由于水饮盛而郁热轻，加之有痞坚结实证，故将前方之木防己汤去其石膏（石膏辛凉重坠、清解郁热、降逆定喘，但不长于散结）。而易以芒硝之寒咸以软坚破结；再加茯苓（合防己）益脾，利水宁心；茯苓合桂枝通阳化气，增强导水下行之力；仍用人参益气补虚，共成攻补兼施之剂，以木防己名汤者，因该药能疏通全身体液的郁滞和郁血，善通全身十二经和膈膜间水饮，故为全方主药。

历代注家对本条病位的认识，略有分歧。赵以德责之心肺气血，尤怡等责在肺胃。至于对原文“虚者……实者”的理解，亦有出入。赵以德将虚实作邪气浅深解释；黄树曾以饮邪盛或不盛辨虚实；《金匮要略讲义》明确指出“虚者，指心下虚软”，实者乃“痞坚结实”，从症状立论，可从。

[选注] 赵以德：心肺在膈上，肺主气，心主血，今支饮在膈间，气血当不通利。气不利，则与水同逆于肺而发喘满；血不利，则与水杂揉，结于

心下而为痞坚。肾气上应水饮，肾水之色黑，故黧黑之色见于面也。脉沉为水多，紧为寒，非别有寒邪，即水气之寒也。医虽以吐下之法治，然药不切于病，故不愈。用木防已者，味辛温能散留饮结气，又主肺气喘满，所以为主治；石膏味辛甘微寒，主心下逆气，清肺定喘；人参味甘温，补心肺气不足，皆为防已之佐；桂枝辛温，通血脉开结气，且支饮得温则行，又宜导诸药，用之为使。若邪客之浅，在气分多而虚者，服之即愈。若邪客之深，在血分多而实者，则愈后必再发。以石膏为气分药，故去之；芒硝味咸寒为血分药，能治痰结，去坚消血癖；茯苓伐肾邪，治心下坚满，佐芒硝则行水之力益倍，故加之。（《金匮玉函经二注》）

尤怡：支饮上为喘满，而下为痞坚，则不特碍其肺，抑且滞其胃矣。面色黧黑者，胃中成聚，营卫不行。脉浮紧者为外寒，沉紧者为里实。里实可下，而饮气之实，非常法可下；痰饮可吐，而饮之在心下者，非吐可去，宜其得之数十日，医吐下之而不愈也。木防已、桂枝，一苦一辛，并能行水气而散结气；而痞坚之处，必有伏阳，吐下之余，定无完气，书不尽言而意可会也，故又以石膏治热，人参益虚，于法可谓密矣。其虚者，外虽痞坚，而中结聚，即水去气行而愈。其实者，中有实物，气暂行而复聚，故三日复发也。魏氏曰：后方去石膏加芒硝者，以其既散复聚，则有坚定之物，留作包囊，故以坚投坚而不破者，即以软投坚即破也；如茯苓者，亦引饮下行之用耳。（《金匮心典》）

［按语］ 木防已汤证，除原文所述，尚有上气而渴、小便不利、其形如肿等。本方是一张温凉补利兼施、开三焦水结之剂，凡年老体虚，病情以邪实为主、正虚为次的膈间支饮、眩晕、暑湿痹、鹤膝风等，均可以此为基础加减治疗。

心下有支饮，其人苦冒眩①，泽泻汤主之。（二十五）

泽泻汤方：

泽泻五两　白术二两

上二味，以水二升，煮取一升，分温再服。

注释 ① 冒眩：尤怡云："冒是昏冒而神不清，如有物冒蔽之也。眩者，目眩转而乍见玄黑也。"（《心典》）

［语译］ 心下有支饮，病人苦于昏冒目眩，用泽泻汤主治。

［提要］ 论述支饮眩冒的证治。

［阐析］ 清阳出上窍，浊阴出下窍。今见“心下有支饮”，则心阳被遏，阻碍脾胃阳气升降之职，清阳不能上走于头目，浊阴不能下行为小便，加之中虚湿盛，肝风易动，因而阴浊水饮上干清阳之位，而见“苦冒眩”，此即本篇第三十八条“支饮者法当冒”之意，简称为“水饮眩晕证”。综上所述，本条病机为脾虚水泛，蒙蔽清阳，治当利水补脾。

本方重用泽泻利水除饮以下走，白术健脾燥湿，筑堤坊以制其水邪上泛，一补一泄，使脾运恢复，阳气畅达，则阴浊水饮下降，清阳上升，此为上病下取、单刀直入之法，药后阳气通畅，可絷絷汗出而解。

历代注家对本条归属支饮或狭义痰饮有不同看法。黄树曾认为属支饮，必有欬逆身肿之证，心下即膈间，且肺肾俱病；《金匮要略注评》据程林“小剂以治支饮之轻者”，认为是“支饮轻证”。杨百茀认为本证除冒眩之外，无其他伴随证状，相对而言“本证为狭义痰饮之轻证”(《金匮集释》)，梁运通据《金鉴》认为“当属痰饮”。

临床体会，本条原文虽未提出“咳逆倚息、短气不得卧”等支饮主证，但可治疗“苦冒眩”而兼有咳嗽气喘者，故泽泻汤证可视为支饮与狭义痰饮之轻证。

［选注］ 梁运通：据《金鉴》说：“心下，膈下也。水在膈上则喘满，水在膈间则痞悸，水在膈下则唯苦眩晕。”此条水在膈下即胃中，并未言咳逆身肿，当属痰饮明矣。(《金匮释按》)

程林：《内经》曰：清阳出上窍。支饮留于心膈，则上焦之气，浊而不清，清阳不能走于头目，故其人苦冒眩也。白术之甘苦以补脾，则痰不生，泽泻之甘咸以入肾，则水不蓄，小剂以治支饮之轻者。(《金匮直解》)

［按语］ (1) 关于泽泻汤的适应证及其应用：“苦冒眩”为泽泻汤之主证，病发时头目眩晕不敢动，动则呕吐清水，双目紧闭，不敢视物。若浊阴上干清窍，尚可见头痛、头重、鼻塞；脾阳失运或湿浊困脾者，又可见大便素溏和多寐证状；面色可见黧黑，脉沉滑。舌体胖大宽厚，苔白滑腻。泽泻汤广泛应用于水饮性的梅尼埃病、中耳积液、化脓性中耳炎、突发性耳聋等。

(2) 泽泻汤证与苓桂术甘汤证的比较见下表。

表 29　泽泻汤证与苓桂术甘汤证比较

比较＼方名	泽　泻　汤	苓桂术甘汤
相同点	头昏目眩、脾虚水饮为患的症状，均用白术补脾制水	
病名 病位	支饮。水饮滞留膈间、心下	痰饮。水饮停留心下脾胃
症状	“苦冒眩”，不动亦眩晕。可兼见咳逆、身浮肿，呕吐清水或小便不利。舌体胖大宽厚	胸胁支满，起立则头眩心悸，气上冲胸诸证
病机	脾虚水泛、蒙蔽清阳	脾胃阳虚、饮停心下
治法	利水补脾	健脾燥湿，化气行水，温中降逆，平冲蠲饮

支饮胸满者，厚朴大黄汤主之。（二十六）

厚朴大黄汤方：

厚朴一尺　大黄六两　枳实四枚

上三味，以水五升，煮取二升，分温再服。

［语译］　支饮病胸部胀满的，用厚朴大黄汤主治。

［提要］　论述支饮胸满的证治。

［阐析］　支饮病位本在胸膈，若气滞水结、郁而化热，饮热交结上焦气分，则“觉支饮证具，胸满证亦具也。”由于心肺与大小肠互为表里，若上焦饮热过盛，则影响胃肠气机之畅通，必然多见大便秘结。故其病机为饮热交结于胸(腹)的支饮实证，治当逐饮荡热、行气开郁，用厚朴大黄汤主治。厚朴专于逐饮消满，佐以枳实导痰破滞。二药合用，行气开郁，上达胸中通降痰饮；再以气厚力宏、上至咽喉、下达直肠的大黄推荡饮热下泄，则饮热互结的支饮胸满证，可用上病下取法治愈。本方厚朴、大黄为主药，故以之名方。厚朴一尺系汉制，其长度约合今制 23.1 厘米。

对“支饮胸满”，孙思邈认为是酒客咳者，久饮过度所致，张璐亦云：“此支饮胸满者，必缘其人多湿热，浊饮上逆所致。”(《张氏医通》)，黄树曾则认为是饮塞胸中，阳气凝滞而成；《金鉴》则认为是错简，“胸”字当是“腹”字。笔者认为，原文不改亦通。

[选注] 孙思邈：夫酒客咳者，必致吐血，此为久饮过度所致也；其脉虚者必冒，其人本有支饮在胸中也，支饮胸满，厚朴大黄汤主之。(《备急千金要方》)

黄树曾：饮为阴邪，胸为阳位，支饮胸满，是饮塞胸中，为阴邪踞阳位，阳气因而凝滞不行，故用厚朴行气消饮为君。又此证与大结胸证，均系饮邪凝聚而致满，地道不通，故亦如大陷胸汤用大黄六两，直决地道，俾饮邪得顺流而下出。(《金匮要略释义》)

[按语] (1) 关于本方的适应证及临床运用：本方除见胸中胀满、咳逆倚息不得卧而外，多兼腹满、大便秘结，舌红苔黄，脉弦滑有力，形体壮实者。若宿食久滞，化热生痰、痰热迫肺的小儿咳喘病，本方有效。

(2) 本方与小承气汤、厚朴三物汤的比较见下表。

表 30 小承气汤证、厚朴三物汤证与厚朴大黄汤证之比较

比较 \ 方名	小承气汤	厚朴三物汤	厚朴大黄汤
相同点	均用大黄、厚朴、枳实；均有大便秘结、腹胀痛、脉实体实之证；均有热结气滞的病机；均用泄热行气的治法		
主症	下利谵语为主，有潮热与燥屎	腹满疼痛，大便闭结	支饮、胸腹满胀，心下时痛
病机	实滞阳明，热结旁流	气滞热结在肠	饮热互结胸胃
治法	荡热导滞、通因通用	行气除满、泄热止痛	逐饮荡热、行气开郁
主药、药量	大黄为主；朴二枳三，四两黄	厚朴为主；朴八枳五，四两黄	厚朴、大黄为主；朴尺枳四，六两黄
煎服法、药量、作用	三味同煎，一次服六合	枳朴先煎，后纳大黄，取其气厚而行气导滞之力更强；一次服一升，以利为度	三味同煎，一次服一升。用大黄之意与大陷胸汤同，使饮热从浊道而出

支饮不得息，葶苈大枣泻肺汤主之。方见肺痈中(二十七)

[语译] 支饮病呼吸困难，用葶苈大枣泻肺汤主治。

[提要] 论述支饮壅肺化热的证治。

[阐析] 首言“支饮”，既是病名，又是病因。其主症是“不得息”，正

如《金鉴》所曰："喘咳不得卧，短气不得息，皆水在肺之急证也。"由于水饮停积胸膈，郁而化热，水热互结，上逆射肺，肺气不利，故肺气愈滞而水饮愈壅，水饮积结而肺气不利。饮壅与气滞互为因果，导致肺失肃降，症见喘咳气逆，不易分清呼与吸，胸满或张口抬肩，口吐稀涎，咽干不欲饮，其脉滑数等，皆可总称之为"不得息"。此为水饮壅肺之实证，与肺痈初起、喘不得卧的痰热壅肺证相同。故治当泄肺逐饮，补脾和中，用葶苈大枣泻肺汤主治。方中葶苈泻肺开结平喘，佐大枣以扶脾，并缓和葶苈峻烈之性，使邪去而正不伤，与十枣汤之用大枣、皂荚丸之用枣膏，其意相同。

此条注释，赵以德阐述与肺痈热结同治之理，沈明宗指出为峻攻支饮在肺之方，均颇得当。

[选注] 赵以德：支饮留结，气塞胸中，故不得息，葶苈能破结利饮，大枣通肺气补中，此虽与肺痈异而方相通者，盖支饮之与气未尝相离，支饮以津液所聚，气行则液行，气停则液聚，而气亦结。气，阳也，结以化热，所以与肺痈热结者同治。(《金匮玉函经二注》)

沈明宗：此支饮偏溢于肺也。支饮贮于胸膈，上干于肺，气逆则呼吸难以通彻，故不得息；然急则治标，故佐大枣之甘以保胃，葶苈之苦以泄肺，俾肺气通调，脾得转输，为峻攻支饮在肺之方也。(《金匮要略编注》)

[按语] (1) 关于葶苈大枣泻肺汤的临床应用：凡渗出性胸膜炎、肺心病及心衰有水饮壅滞于肺之急证，脾胃偏虚、肺有热饮者，可以本方加苏子等治疗，效果较佳。后世医家见"支饮不得息"，多合用《千金》苇茎汤。

(2) 支饮与肺痈同用葶苈大枣泻肺汤者，因肺痈初期，风热痰涎结聚于肺，气机被阻，"喘不得卧"；支饮痰浊壅塞于胸，肺气不利则"不得息"。由于病机相同，所以异病同治。

呕家本渴，渴者为欲解，今反不渴，心下有支饮故也，小半夏汤主之。《千金》云：小半夏加茯苓汤。(二十八)

小半夏汤方：

半夏一升　生姜半斤

上二味，以水七升，煮取一升半，分温再服。

[语译] 经常呕吐的人，本来应该口渴，口渴是疾病将要解除之候，

现在反而不渴，是心下有支饮的缘故，用小半夏汤主治。

［提要］ 论述支饮兼呕的证治及其预后。

［阐析］ 本条是从呕吐后之渴与不渴，推测支饮之解与未解，从而决定其治法。

沈明宗云："此支饮上溢而呕之方也。凡外邪上逆作呕，必伤津液，应当作渴，故谓呕家本渴，渴则病从呕去，谓之欲解。"（《编注》）故支饮呕吐病人有渴象，即为向愈之兆。但若久呕而"今反不渴"者，则知水饮不仅停留于胃，又停滞于心下膈间。舌为心之苗窍，舌本为支饮所浸淫，则舌不干燥而不渴，"心下有支饮故也"。原文"心下有支饮"是产生呕家不渴的病名、病因和病位。心下（膈间及胃）有支饮滞留为其主要病机，治当蠲饮降逆、和胃止呕，用小半夏汤主治。方中半夏、生姜既能蠲饮散结而开痞，又能降逆以止呕，以开宣上中二焦之阳气、祛寒痰宿饮为其所长，故支饮去而呕自止。方后谓"以水七升，煮取一升半"者，乃久煎浓煎法，可减低生半夏的毒性。

沈明宗、吴谦、尤怡等多数注家均认为本条属四饮中之支饮；赵以德则认为"有痰饮动中"、梁运通认为是"饮邪停积胃中，应是痰饮证"。杨百茀明确指出本条"实乃狭义痰饮"。（《金匮集释》）笔者认为，结合临床实际，本条实乃支饮并见狭义痰饮。

［选注］ 尤怡：此为饮多而呕者言。渴者饮从呕去，故欲解，若不渴，则知其支饮仍在，而呕亦未止。半夏味辛性燥，辛可散结，燥能蠲饮，生姜制半夏之悍，且可散结止呕也。（《金匮要略心典》）

梁运通：赵以德说："呕家为有痰饮动中而欲出者，饮去尽而欲解矣，反不渴是积饮所留，由气不畅结聚津液而成耳。"提出此条为痰饮动中，呕的原因虽多，但无不关及于胃，此言"呕家"，"心下"，用小半夏汤足证是饮邪停积胃中，应是痰饮证。（《金匮释按》）

［按语］ 关于小半夏汤的适应证，是以频吐清水涎沫而不渴为其特征，并可兼见头眩、眉棱骨疼痛、口淡、舌质淡、脉缓滑等。

腹满，口舌干燥，此肠间有水气，己椒苈黄丸主之。（二十九）

己椒苈黄丸方：

防己　椒目　葶苈（熬）　大黄各一两

上四味，末之，蜜丸如梧子大，先食饮服一丸，日三服，稍增，口中有津液，渴者加芒硝半两。

［语译］ 腹部胀满，口舌干燥，这是肠间有水气，用己椒苈黄丸主治。

［提要］ 论述狭义痰饮、水走肠间的证治。

［阐析］ 本篇第二条云："其人素盛今瘦，水走肠间，沥沥有声，谓之痰饮。"本条则有"腹满，口舌干燥"，其病因是先由肠胃转输不利，不能把应当下行之水液全部下输于膀胱，致使水饮留滞肠间，并非水气泛溢全身肌肤，故曰"此肠间有水气"，亦可见腹内"沥沥有声"。而且"腹满"明显，正属狭义痰饮。原文"肠间有水气"，而无泻利症状，与肺气郁结、饮邪化热、蕴结肠间、腑气壅塞有密切关系；"口舌干燥"亦因肺气郁而不降，脾气不能散布水津上潮于口所致，不能误为单纯的热结。可知本条病机为饮热交结于肠、气机不利之实证，治当荡热涤饮，前后分消。用己椒苈黄丸主治。

本方防己"苦以泄之"，善于渗透、旋转肠间水气，椒目"辛以散之"，熏蒸水津上潮口舌，且除"心腹留饮"(《本经疏证》)，二味辛宣苦泄，导肠间水气从小便而去；葶苈苦寒"破坚逐邪，通利水道"(《本经》)，凡水气停留一处，有碍肺降者宜之，与大黄相伍，攻坚决壅，由上而下，直泻肺与大肠痰热水气从二便而出。用蜜为丸者，甘缓以缓药力之猛并滋润脏腑。如此则前后分消，腹满自解。肺气得降，脾气得升，饮去而水津得以上潮，故方后曰"口中有津液"，口舌干燥即解。方后又云"渴者加芒硝半两"，是说服此方而反渴者，为水饮久停、郁热内结之象，故于原方再加芒硝以软坚破结，取大黄推荡之力，攻逐其顽固郁结的饮邪，使水去而脾气散津，口渴自解。此乃《内经》"热淫于内，治以咸寒"之义。

关于"口舌干燥"一症，李彣认为"湿积中焦，津液不为灌溉"所致；赵以德认为与"金气不宣"津液不行有关；曹家达主张为里寒；高学山将渴与干燥加以区别。李氏所论较当。程林对本方的阐析较透彻，可从。

［选注］ 李彣：腹满，水聚于胃也，肠间有水气，则湿积中焦，津液不为灌溉，故口舌干燥。前云水走肠间，沥沥有声，为痰饮，此肠间有水气，即痰饮也。(《金匮要略广注》)

程林：防己、椒目导饮于前，清者从小便而出；葶苈、大黄推饮于后，浊

者从大便而下也，此前后分消，则腹满减而水饮行，脾气转而津液生矣。（《金匮要略直解》）

［按语］ 关于本方适应证及临床应用：因其肺气郁结，多有大便秘结、小便短黄。有时溏泻涎沫或见浮肿，舌苔黄腻，脉沉弦有力，体实气盛者。病人药后可泻痰涎水，感觉饥饿乏力，但有舒适感。本方对肝硬化腹水、急性肾功衰竭属饮邪内聚、壅滞不通的实证、痰饮经闭等，有一定疗效，但属脾虚饮停者勿用。

卒呕吐，心下痞，膈间有水，眩悸者，小半夏加茯苓汤主之。（三十）

小半夏加茯苓汤方：

半夏一升　生姜半斤　茯苓三两　一法四两

上三味，以水七升，煮取一升五合，分温再服。

［语译］ 突然呕吐，心下痞满，为膈间有水饮，有头晕目眩和心下悸的，用小半夏加茯苓汤主治。

［提要］ 论述支饮呕吐、眩悸的证治。

［阐析］ 本条“膈间有水”为致病主因，故有水饮浮动诸证。“卒呕吐”者，是因膈间水饮偶触寒邪，致胃气上逆而突然发作呕吐，此为兼证与卒证；膈间宿饮致阳气不布，饮结气滞则见心下痞满；水饮上泛而清阳不升则头目昏眩，水饮凌心则心下悸，故“心下痞”和“眩悸”为本条主证。由于膈间水饮尚未影响肺气肃降，故未见咳逆倚息等支饮证。治当和胃降逆以止呕，宣阳散寒以利水，方用小半夏汤加茯苓引水下行，诸证即愈。

关于本条病位，实与小半夏汤的病位一致，历代注家有所偏重，有谓饮在胸肺的支饮者，如高学山称“此支饮暴停之症治”（《高注金匮要略》）；有谓水停胃中的狭义痰饮者，如陆渊雷云：“心下痞因胃中水满之故……膈间有水，可知胃部还有振水音。”但笔者认为当合观之，小半夏加茯苓汤应是支饮并见狭义痰饮。

［选注］ 尤怡：饮气逆于胃则呕吐，滞于心则心下痞，凌于心则悸，蔽于阳则眩，半夏、生姜止呕降逆，加茯苓去其水也。（《心典》）

中国中医研究院中医研究生班：小半夏汤为治心下有支饮之主方，但水气凌心之心悸，却非姜夏所能胜任，故加茯苓去水，下肾逆以安神，水气一去则诸症自除。所以小半夏汤证而兼见眩悸者，应用小半夏加茯苓汤治之。（《金匮要略注评》）

［按语］（1）关于本方临床运用，若水饮所致恶阻呕吐，用伏龙肝水煎服之，效良；急性肾炎、尿毒症病人，有酸中毒呕吐和不能进食时，常用本方降逆止呕，半夏可重用至 30 克；对糖尿病、电解质紊乱等代谢障碍，以及神经性呕吐亦有显效。治水饮所致梦游证，效亦佳。

（2）本方与小半夏汤的比较：二方均治膈间（或心下）有支饮，均有呕吐清水或眩的症状，水饮偏寒化的病机，散寒化饮的治法。但其主证，小半夏汤重在呕而不渴，小半夏加茯苓汤重在心下痞、眩悸、卒呕吐；其病机，小半夏汤在先有寒饮而致久呕，寒多而饮少；小半夏加茯苓汤是先有水饮，触寒而暴发呕吐，寒与饮俱重；其治法，小半夏汤旨在降逆蠲饮，而小半夏加茯苓汤，意在降逆止呕，散寒祛饮，引水下行，因加有茯苓淡渗利水，益脾宁心，故祛饮之力更强。

假令瘦人[①]脐下有悸，吐涎沫而癫眩，此水也，五苓散主之。（三十一）

五苓散方：

泽泻一两一分　猪苓三分（去皮）　茯苓三分　白术三分　桂二分（去皮）

上五味，为末，白饮服方寸匕，日三服，多饮暖水，汗出愈。

注释　① 瘦人：即本篇第二条狭义痰饮“其人素盛今瘦”的互辞。

［语译］　假如瘦人脐下有悸动感，吐涎沫，而又感到眩晕，这是水饮之证，用五苓散主治。

［提要］　论述中下焦水饮上逆的证治。

［阐析］　一般而言，瘦人阳常有余，阴常不足，少有水饮内停。“假令”者，启示学者常中有变，即本有留饮或狭义痰饮的病人，肌肤不充，“其人素盛今瘦”，其临床表现，正如尤怡所云：“瘦人不应有水，而脐下悸，则水动于下矣；吐涎沫则水逆于中矣；甚而癫眩，则水且犯于上矣。”其病机乃水饮积结于中下焦，并泛逆上焦。由于膀胱气化不行，下窍不通而水无去路，胃中停水又不得脾气转输，故水饮上下泛溢成为水逆眩晕证，治当

化气利水，用五苓散。

五苓散用猪苓、茯苓、泽泻利水，白术崇土制水，桂枝温阳化气以行水，诸药配伍，为阳虚、三焦气化不利而设的利水专剂，使水饮下行随小便而去，则悸、吐、眩诸证自解。若有外感发热则用桂枝，若无表证，宜用肉桂，以加强化气行水之功。方后注云“多饮暖水，汗出愈”，旨在补充水津使游溢布散，并扶助胃阳、温行水气。说明五苓散又兼有发汗作用，使水饮内外分消，防止水气泛溢肌肤而发展成水肿病。

关于原文“瘦人”，喻昌认为素体是瘦人，多数注家认为是因病(水饮)致瘦；吴谦认为“瘦”字当是“病”字。又原文“癫”字，《金鉴》认为“当是巅字。巅者头也，文义相属，此传写之讹。”梁运通认为“癫字解为错乱之意，形容其状眩晕颠倒也通”(《金匮释按》)，李今庸谓“癫眩，即颠眩，就是两目眩运之欲颠仆者”。(《金匮要略讲解》)亦有学者因五苓散可治水痫，故将“癫”字作“癫痫”理解者。上述见解，均可供临床参考。

[选注] 喻昌：瘦人木火之气本盛，今以水饮之故，下郁于阴中，夹其阴邪鼓动于脐则悸，上入于胃则吐涎沫，及其郁发，直上头目为癫为眩。(《医门法律》)

王子接：苓，臣药也，二苓相辅，则五者之中，可为君药矣，故曰五苓。猪苓、泽泻相须。借泽泻之咸以润下。茯苓、白术相须，借白术之燥以升清。脾精升则湿热散而小便利……然欲小便利者，又难越膀胱一腑，故以肉桂热因热用，内通阳道，使太阳里水引而竭之。(《绛雪园古方选注》)

[按语] (1) 五苓散与苓桂甘枣汤的比较见表31。

(2) 关于五苓散的临床运用

本方的临床运用相当广泛，如水湿蓄积、小便不利的水肿、癃闭，水饮上冲的眩晕、昏厥、癫痫、脑积水、急性青光眼、过敏性鼻炎、急性吐泻；水湿外淫、郁于肌肤的湿痹、湿疹、风疹。以及顽固性头痛、三叉神经痛、视网膜水肿，梅尼埃病等等。关于本方药量，与《伤寒论》所载有异，《伤寒论》五苓散有两、铢之别，以汉制一两为24铢计，总量四两；汉制无钱、无分，故《金匮》五苓散既有两、分之别，当从晋制一两为4分计，则总量亦为四两。实则相同。至于每次用量一方寸匕，约合五分，即1.5克，可供临床参考。

表 31　五苓散证与苓桂甘枣汤证鉴别表

比较＼方名	五苓散	苓桂甘枣汤
相同	下焦有水饮而见脐下悸，故均用苓桂通阳利水	
主证	癫眩、吐涎沫，小便不利	欲作奔豚，有气从少腹上冲之势
病因病机	水饮积结下焦与中焦，泛逆于上焦，脾失转输，三焦膀胱气化不利	发汗后心阳不足，水饮内动，冲气上冲
治法	通利三焦，化气行水。兼以解表。利水之力强	通阳利水、平冲降逆，补土制水之力强

附　方

《外台》茯苓饮：治心胸中有停痰宿水，自吐出水后，心胸间虚，气满，不能食，消痰气，令能食。

茯苓　人参　白术各三两　枳实二两　橘皮二两半　生姜四两

上六味，水六升，煮取一升八合，分温三服，如人行八九里进之。

［校勘］　此方见于《外台秘要·第八卷·痰饮食不消及呕逆不下食方》。名延年茯苓饮。方后云：忌酢物桃李雀肉等。又细注云：仲景《伤寒论》同。则知此方原出仲景。

［提要］　论述痰饮吐后、邪少虚多的证治。

［阐析］　“心胸中有停痰宿水”，是因上中二焦阳气先虚，脾不能散精上归于肺，故胸膈有痰饮宿水停积，脾为湿困，既不能为胃行其津液，则湿积为饮，饮凝成痰，所饮之水，积结胃中，胃气失降而水饮上逆则“吐出水”饮，饮邪虽有所去，但正气未复，“心胸间虚”，脾虚失运，气机阻滞，饮邪留于胸膈，虚气横逆胀满，故曰“气满，不能食”，上述病情，可归属狭义痰饮兼支饮之列，以脾虚痰滞为主，治当“消痰气，令能食”，亦即补脾祛痰、理气散饮之意。停痰宿饮得散，脾气健运，胃气恢复，则自能饮食。方用《外台》茯苓饮。

方中人参、茯苓、白术补脾益气，使脾阳健旺，停痰宿饮得以运化，更以枳实、橘皮利气消饮、和胃去满，重用生姜温散寒饮，并宣行中上二焦之阳气，诸药配伍，祛痰扶正，使邪去而正不伤，面面俱到。方后所云"如人行八九里进之"者，意即约一小时服药一次。

后世四君子汤、五味异功散、六君子汤实从此方演变而来。

［选注］ 丹波元简：［沈］脾虚不与胃行津液，水蓄为饮，贮于胸膈间，满而上溢，故自吐出水后，邪去正虚，虚气上逆，满而不能食也。所以参、术大健脾气，使新饮不聚，姜、橘、枳实以驱胃家未尽之饮，曰消痰气，令能食耳。(《金匮玉函要略辑义》)

梁运通：此方……为饮留胃肠而附，主要用于脾虚里有痰饮之证。丹波元坚说："与苓桂术甘汤、小半夏汤等证，其机相近者也。"临床应相互参照应用。(《金匮释按》)

［按语］ 《外台》茯苓饮的适应证，除原文所述而外，应兼有口淡、喜食辛辣、唾清稀涎沫、舌质淡或舌体胖嫩，脉象缓滑等，属脾虚寒痰者宜之。临床可治胃下垂兼停水者。

咳家其脉弦，为有水。十枣汤主之。方见上(三十二)

［语译］ 经常咳嗽的病人，脉呈弦象，为内有水饮，用十枣汤主治。

［提要］ 论咳家有水的证治。

［阐析］ "咳家"有水饮，又名"饮气嗽"，其临床特征如《外台秘要·卷九·许仁则疗咳嗽方一十二首》所云："饮气嗽者，由所饮之物，停澄在胸，水气上冲，冲入于肺，肺得此气，便成嗽，久而不除，渐成水气，若作此病，亦难疗之……其状亦不限四时，昼夜嗽不断，遇诸动嗽物，便致困剧，甚者乃至双眼突出，气即欲断，汗出，大小便不利，吐痰饮涎洟沫，无复穷限，气上喘急肩息，每旦眼肿，不得平眠。"此外，独见水饮内阻的弦脉，与外感之浮脉和肺痿之数脉应予鉴别。因其咳嗽为水饮冲肺所致，故当峻下水饮以止咳，用十枣汤主治。

对此条注释，尤怡谓"水饮渍入肺也"，高学山认为属悬饮，黄树曾则详于咳家的临床辨证。均可供参考。

［选注］ 高学山：此言悬饮之未及逼肺，而但以饮气上射而咳者，其脉症治例如此也。(《高注金匮要略》)

黄树曾：既曰咳家，则其咳嗽已有相当时间，可知其证多大小便不利，喉中嗘(音鸡)吼有声，咳甚则喘吐，面目浮肿，倚息不得卧，是皆芫花、甘遂、大戟所主之证，而脉弦主饮，上三味皆涤饮之良药。(《金匮要略释义》)

夫有支饮家，咳烦胸中痛者，不卒死，至一百日或一岁，宜十枣汤。方见上(三十三)

[语译] 常患支饮病，咳嗽烦闷而胸中疼痛的，如果不突然死亡，延续到一百天或一年，应该用十枣汤治疗。

[提要] 论述支饮久咳重证的治疗。

[阐析] 常患支饮，必有"咳逆倚息，短气不得卧"，由于水饮留伏胸膈，化热则烦，阻碍气道，阳气不通则胸痛，为支饮久咳之重证。病虽缠绵，尚不至大伤元气，并非很快死亡，故云"不卒死"，病程虽至一年之久，其病机仍属胸膈支饮上冲于肺，故应攻逐水饮以止咳，用十枣汤治疗。

临床当变通其用法。正气不太虚者，当用十枣汤原方急去水饮以止咳；若正虚而水饮不甚，兼见大小便秘涩、头面身体浮肿者，则宜《外台秘要·卷九咳嗽门》许仁则之"大干枣三味丸"：大枣六十枚擘去核，葶苈子一升熬，杏仁一升去尖皮。右药合捣如羔，蜜丸，桑白皮饮下之，初服七、八丸(每次九克至十二克)，日服二次，以大便通畅为度，病重者令鸭溏佳，至胸痛消失而咳止，此取扶正而利气逐饮之意。若体虚久咳者，则用"张仲景方治三十年咳，大枣丸方"，即大枣百枚去核，杏仁百枚熬，豉百三十枚，豉、杏仁捣令相得，纳枣捣令熟和，调丸如枣核一丸含之，稍咽汁，日二，渐增之，常用良。(参《医心方卷第九·治咳嗽方第一》)。

注家对原文"至一百日，或一岁"见解不一，徐彬认为元气未竭，攻病不嫌峻，仍宜十枣汤；魏荔彤认为"宜十枣汤者，是宜于百日一岁之前也"主张早用。结合临床，久病未必皆虚，此条支饮为本，病本不拔，绝无愈期，徐氏之说可从。

[选注] 徐彬：夫有支饮家，乃追原之词也，谓支饮本不痛，蔓延至胸痹而痛，气上逆为咳，火上壅为烦，已有死道矣。不卒死，甚至百日，或经年之久，其虚可知，幸元气之未竭也，原其病支饮为本，病本不拔，终无愈期。逡巡不愈，正坐医家以虚故畏缩，故因宜十枣汤，以见攻病不嫌峻，不得悠悠以待毙也。(《金匮要略论注》)

魏荔彤：不卒死，仲景之意，宜早治以十枣汤，至一百日或一岁，则难治矣。宜十枣汤者，是宜于百日一岁之前也。若谓日久饮深，宜十枣汤，恐非圣人履霜坚冰之意。总之，涵咏白文自明。(《金匮要略编注》)

久咳数岁，其脉弱者可治；实大数者死；其脉虚者必苦冒。其人本有支饮在胸中故也。治属饮家。(三十四)

［语译］ 患咳嗽有数年，病人脉象弱的可以治愈，脉象实大数的就会死亡。病人脉象虚的必然头目昏冒；这是病人本有支饮在胸中的缘故。其治疗应当从水饮病方面着手。

［提要］ 论述从久咳病人的脉症判断支饮及其治疗、预后。

［阐析］ 本条“久咳数岁”，并非指虚劳病的咳嗽，乃因脾肺阳气失运，饮留胸膈，变生支饮，咳唾痰涎不止，若遇外邪则咳嗽加剧。“其脉弱者可治”，因久咳正气已虚，脉象亦多虚弱，为脉证相符，此时正气虽虚而饮邪亦微，若于扶正之中寓逐水饮之法，可以徐徐收功治愈，如前述肾气丸、《外台》茯苓饮之类。若反见“实大数者死”，此为脉证不符，正虚而邪盛，欲补其虚，有妨于邪，欲攻其邪，有伤于正，故难治。上述饮病预后的判断，与《内经》“久病脉弱者生，实大者死”的精神是完全一致的。“其脉虚者，必苦冒，其人本有支饮在胸中故也”则进一步说明脾肺俱虚，胸阳不布，不能运化水湿，阴浊痰饮上逆，蒙蔽清阳，故见头目昏冒沉重，眼生黑花。“治属饮家”者，应当考虑正虚及支饮两方面，温阳去饮，脾肺转输有权，饮去而冒眩可愈，如前述“心下有支饮，其人苦冒眩，泽泻汤主之”可参。

对原文“实大数者死”，赵以德认为是火邪刑金，沈明宗谓“邪热炽盛，阴气大亏”，黄元御称“肺胃上逆，阳气绝根，土败于甲木，金败于相火”，高学山、曹家达皆从水饮内盛作解。均可供参考。而尤怡从正虚邪盛概之，似更全面。

［选注］ 沈明宗：久咳数载，是非虚劳咳嗽，乃脾肺素不足，肺气滞而不利，津化为饮，上溢胸中肺叶空窍之处，即支饮、伏饮之类。内之伏饮相招，风寒袭入，内外合邪而发，世谓痰火屡屡举发者是矣。然久咳必是邪正两衰，其脉故弱，脉证相应，故为可治。实大数者，邪热炽盛，阴气大亏，甚者必造于亡，故主死也。脉虚者，乃上焦膻中宗气不布，痰饮浊阴上溢，胸中气逆上冲，所以苦冒。冒者，瞑眩黑花昏晕之类。因其人本有支饮存

蓄胸中，则当治其支饮而咳自宁，故治属饮家。(《金匮要略编注》)

尤怡:久咳数岁不已者，支饮渍肺而咳，饮久不已，则咳久不愈也。咳久者其气必虚，而脉反实大数，则其邪尤盛，以犹盛之邪，而临已虚之气，其能久持乎？故死。若脉虚者，正气固虚，而饮气亦衰，故可治。然饮虽衰而正不能御，亦足以上蔽清阳之气，故其人必苦冒也，此病为支饮所致，去其饮则病自愈，故曰:治属饮家。(《金匮要略心典》)

[按语] 关于本条支饮的具体治法，若属膈间支饮，虚实夹杂、饮热互结者，可用木防己汤；眩悸者，可用小半夏加茯苓汤；苦冒者，泽泻汤。至于脉象“实大数”者，若痰热重，当清热祛痰，伤及气阴，当益气养阴，清热化痰，总之，仍宜四诊合参以判断预后，辨证论治为要。

咳逆倚息不得卧，小青龙汤主之。方见上(三十五)

[语译] 病人咳嗽气逆，倚床呼吸，不能平卧，用小青龙汤主治。

[提要] 论述外寒发动内饮的支饮证治。

[阐析] 本条实为治疗本篇第二条所述支饮的主方，亦应与第十一条“膈上病痰，满喘咳吐。发则寒热，背痛腰疼，目泣自出。其人振振身瞤剧，必有伏饮”互参。

肺主声，在变动为咳，“咳逆倚息不得卧”，咳逆气促，只能倚床喘息而不能平卧。以药测证，乃因水饮滞于内，寒邪闭于外，内饮外寒壅遏肺气，形成外寒发动内饮的支饮咳喘证。治当温饮散寒，小青龙汤主治。

本条各家均认为是外寒内饮之证。沈明宗强调表里合邪，吴谦认为咳喘证久病多痰饮、新病多形寒，见解大体一致，均可从。

[选注] 沈明宗:此表里合邪之治也。肺主声，变动为咳，胸中素积支饮，招邪入内，壅逆肺气，则咳逆倚息不得卧，是形容喘逆不能撑持，体躯难舒，呼吸之状也。故用小青龙之麻、桂、甘草开发腠理，以驱外邪从表而出；半夏、细辛温散内伏之风寒，而逐痰饮下行；干姜温肺行阳而散里寒；五味、芍药以收肺气之逆，使表寒内饮，一齐而解，此乃风寒挟饮咳嗽之主方也。(《金匮要略编注》)

吴谦:咳逆，古咳嗽名也，倚息，今呼吸促也，咳嗽呼吸气促不得卧，久病多属痰饮，新病每兼形寒，故宜以小青龙汤汗之，以散内饮外寒也。(《医宗金鉴》)

［按语］ (1) 小青龙汤既治溢饮,又治支饮,因均有外寒内饮的病机,故取其解表发汗治溢饮,温肺化饮治支饮,异病可以同治也。

(2) 关于小青龙汤的用法:表寒实证,用麻黄发汗定喘;不宜峻汗者,用麻绒;支饮后期喘而汗出者,可用麻黄根 30 克;干姜、细辛、五味必须等量;初期,桂枝、芍药宜等量;病久体虚,芍药倍桂枝。关于细辛用量,若入煎剂,可用 6 克至 9 克,无副作用。

青龙汤下已,多唾口燥,寸脉沉,尺脉微,手足厥逆,气从小腹上冲胸咽,手足痹,其面翕热如醉状,因复下流阴股,小便难,时复冒者,与茯苓桂枝五味甘草汤治其气冲。(三十六)

桂苓五味甘草汤方:

茯苓四两　桂枝四两(去皮)　甘草三两(炙)　五味子半升

上四味,以水八升,煮取三升,去滓,分温三服。

［语译］ 病人服用小青龙汤之后,吐出很多痰唾,口干燥,寸部脉象沉,尺部脉象微,手足厥冷,气从小腹上冲到胸部和咽部,手足麻痹,面部时而微微发热,像酒醉的样子,接着冲气又向下流到两腿内侧,小便难,有时又见头目昏冒的,与茯苓桂枝五味甘草汤,治疗病人的冲气。

［提要］ 论述阳虚的支饮病人服小青龙汤后发生冲气的变证及其治疗。

［阐析］ 小青龙汤是治疗支饮咳喘实证的主方,体现了外散风寒、内蠲水饮的治法,若阳虚病人,纵有寒饮上泛的支饮咳喘病证,也非本方所宜。若不了解这一原则,出现了上条"咳逆倚息不得卧"的支饮证,服用小青龙汤之后,口中涎沫多而喜唾,则"表邪虽退,内饮未消"(沈明宗语),是因小青龙汤发表伤阳,水饮未尽而饮气上溢。见"寸脉沉",说明停饮在胸,上焦阳虚。"口燥"且"尺脉微"者,乃因脾肾阳虚,不能温养少火以生脾土,则脾不散津上潮于口,并非内有实热。由于脾肾阳虚,阳气不能外达于四末,则更见"手足厥逆";中下二焦阳气既虚,气不温煦,血不濡养筋脉,营卫运行迟滞,导致"表气虚"(《金鉴》语),亦必见麻木不仁,故有"手足痹"的症状。特别突出的是出现了"气从小腹上冲胸咽"的变证。因冲脉起于下焦而挟肾脉上行,今肾阳虚,心阳亦不足,阴寒水饮妄动,所以挟冲脉上冲胸咽,当然与误用温燥之麻黄等引动冲气有关。由于阴盛于下,

格阳于上，假热上浮，则见其人“面翕热如醉状”，甚至发展为阴盛戴阳证。“时复冒”者，为阴寒水饮上冲太甚，干及巅脑，故有时头冒目眩。但冲气是时发时止的，冲气一逆，则周身之气皆逆，肾气无权制敛冲气；当冲气下降时，则饮随气降，“因复下流阴股”，然而冲气仍有上逆趋势。“小便难”者，说明冲气有时虽能还于下焦，但毕竟肾阳已虚，不能化气行水。结合临床，尚可出现心慌心跳、脉结代或“期外收缩”、(早搏)诸证。

归纳本条病机特点，乃心肾阳气素虚，外寒不重，用小青龙汤发散，更伤阳气，肾气失制，引发冲气妄动，水饮随冲气而上下。因而治其气冲则成当务之急，且必须兼顾下焦，始为虚实两全之策。其具体治法，当敛气平冲、通阳化饮、降逆缓急。用桂苓五味甘草汤。

本方桂枝辛温通阳以化饮，炙甘草之甘温扶中缓冲，桂、甘同伍，辛甘化阳以平冲气(桂枝必重用至 20 克以上)；茯苓行治节而健脾利饮，导水邪从小便而去；五味子酸温入肝间接治冲任，收敛散漫浮逆之阳气，敛气归元，养肾补心，且与甘草同伍，又有酸甘化阴之功，使虚阳不致上浮。这样阳气温通，阴气和调，冲气得平，正如《金鉴》所言：“虽阴阳表里俱虚，然属误汗寒热错杂之坏病，故与茯苓桂枝五味甘草汤，先通阳和阴，俟上冲气平，再议它法也。”

对本条“青龙汤下已”之“下”字，《金鉴》认为当是“汗”字，谓“大小青龙汤皆汗剂，必是传写之讹”。关于“多唾，口燥”的机制，徐彬云“不堪发散动其冲气，以致肺燥如痿而多唾，唾者痰薄如唾也。又口燥，燥者觉口干非渴也。”杨百茀谓“唾：稠痰”，“服小青龙汤完毕，多唾口燥，是寒饮将去之征，与二十八条渴者为欲解的病机相同”。(《金匮集释》)；《金鉴》则谓“辛热则伤阴，故多唾口燥也”。笔者认为，小青龙汤证本有咳唾清稀涎沫，药后仍见“多唾”，说明并非向愈之征。对原文“下流阴股”的理解，徐彬谓“面翕热如醉状，所谓面如妆朱，真阳上浮也，然未至于脱，则阳复下流阴股，谓浮于面之阳，旋复在两股之阴，作热气也”此说甚有新意；至于本条发为冲气的病机，高学山云“小青龙本为发汗之剂，汗乃心液，汗出而膈气上空，则在下之气上凑，而发为冲气”(《高注金匮要略》)强调心阳不足的一面，亦可供参考。唐宗海认为四磨汤调纳逆气是本桂苓味甘汤意，足资启发。

[选注] 尤怡：服青龙汤已，设其人下实不虚，则邪解而病除，若虚，

则麻黄、细辛辛甘温散之品，虽能发越外邪，亦易动人冲气。冲气，冲脉之气也。冲脉起于下焦，挟肾脉上行至喉咙，多唾口燥，气冲胸咽，面热如醉皆冲气上入之候也。寸沉尺微，手足厥而痹者，厥气上行而阳气不治也。下流阴股，小便难，时复冒者，冲气不归而仍上逆也。茯苓、桂枝能抑冲气，使之下行，然逆气非敛不降，故以五味之酸敛其气，土厚则阴火自伏，故以甘草之甘补其中也。(《金匮要略心典》)

唐宗海：然冲为气街，气根于肾，血海即丹田，肾气之所藏也。若冲脉挟肾中虚阳上逆喘急者，宜用四磨汤调纳逆气，是仲景桂苓甘草五味汤意。但仲景用桂枝化膀胱之寒水，谓气从少腹上冲咽喉，面热如醉，或热流于两股，或小便难而昏冒，忽上忽下，如电光之闪灼无定，乃阴盛格阳而阳气飞越，故以辛温化之。今系失血，阴气既伤，再用桂枝，岂不犯阳盛则毙之戒。故用沉香代桂，以纳浮阳，而即用人参以滋阴，沉香直走下焦，乌药治膀胱肾间之气。冲为血海，居膀胱肾间之地，治阳明者治其末，治膀胱肾间者，是治其本也。若肾中阴气大虚，而冲阳不能安宅，则用四磨汤加熟地、枣皮、山药、枸杞子滋阴配阳以安之。若其人素有水饮，格阳于上，因而动血者，仲景桂苓甘草五味汤又为对证，见表 32。(《金匮要略浅注补正》)

［按语］ (1) 桂苓五味甘草汤证与苓桂甘枣汤比较，见表 32。

表 32　桂苓五味甘草汤证与苓桂甘枣汤证比较

方名 比较	桂苓五味甘草汤	苓桂甘枣汤
相同点	汗后伤阳、饮邪上冲。小便不利。均用茯苓、桂枝、甘草通阳化饮、平冲利尿	
病因病机	心肾阳虚，水饮随冲气上下妄动	心阳虚，肾中水邪有上冲之势
症状	支饮变证，气从小腹上冲胸咽	脐下悸，欲作奔豚
治法特点	敛气平冲、降逆缓急为主	补土泄水为主
用药特点	五味子敛气归元，养肾补心	大枣补土制水

(2) 征之临床，小青龙汤变证并非仅有桂苓五味甘草汤证一种证型，

有气阴两虚之人见小青龙汤证，投药后可见大汗出、胸闷咳喘加重，乃亡阳之兆，急投大剂真武汤温阳救逆可愈。

（3）本方的临床运用：凡因气机逆乱而导致的冲气病、气厥、哮喘、慢性支气管炎、胃痛、足冷、腿疼、坐骨神经痛等证，均可以平冲降逆的桂苓五味甘草汤加减。后世治冲脉挟肾中虚阳上逆喘急者，用四磨汤调纳逆气，亦本“桂苓五味甘草汤意”（唐宗海语）

冲气即低，而反更咳、胸满者，用桂苓五味甘草汤去桂加干姜、细辛，以治其咳满。（三十七）

苓甘五味姜辛汤方：

茯苓四两　甘草　干姜　细辛各三两　五味子半升

上五味，以水八升，煮取三升去滓，温服半升，日三服。

［语译］　冲气已平，但反而更加咳嗽、胸满的，用桂苓五味甘草汤去桂加干姜、细辛，来治疗其咳嗽和胸满。

［提要］　论述冲气虽平而支饮复动的证治。

［阐析］　病人若服桂苓五味甘草汤后，“冲气即低”，逆气平静而不上冲，“而反更咳、胸满者”，说明胸膈伏留之寒饮仍在，胸阳未复，而支饮复发，寒饮冲射于肺。治当温阳蠲饮、散寒泄满，用苓甘五味姜辛汤方。

桂枝能平冲降逆，因冲气已平，故不再用桂枝温肾化气降其冲气。而是在桂苓五味甘草汤的基础上，去掉桂枝。因主证在于咳满，故取干姜之守而不走，既能温中阳，又能除肺寒化痰，《本经》即主治胸满；用细辛之辛温走而不守，既能散沉寒，又能祛伏匿之寒饮，《本经》即主治咳逆。加干姜、细辛之目的，是专门针对咳嗽、胸满症而设，此即所谓“药随证转”也。且本方姜、辛、味同用，开合相济以镇咳，正是仲景配伍之独到处，亦为后世治寒饮咳喘之所本。总之，苓甘五味姜辛汤的特色是：化饮而无麻、桂之燥，祛邪而无伤正之弊，较小青龙汤缓和得宜，是与小青龙汤媲美的又一治饮名方，亦为体虚支饮的基础方。

关于冲气即低去桂的理由，徐彬以桂“不能驱脏内沉匿之寒”；尤氏以桂“辛而导气”，沈明宗、吴谦并云“桂走表，故去之”；丹波元简引成无己“桂枝泄奔豚”之说，认为“冲气即低，乃桂之功著矣”。丹波氏之说，可谓知其要者。此乃仲景“知犯何逆，随证治之”又一范例也。

［选注］ 徐彬：冲气即低，乃桂苓之力单刀直入，肾邪遂伏，故低也。反更咳满，明是肺中伏匿之寒未去，但青龙汤已用桂，桂苓五味甘草汤又用桂，两用桂而邪不伏，以桂能去阳分凝滞之寒，而不能驱脏内沉匿之寒，故从不得再用桂枝之例而去之，唯取细辛入阴之辛热，干姜纯阳之辛热，以除满驱寒而止咳也。(《金匮要略论注》)

丹波元简：案成无已云："桂枝泄奔豚"，故桂枝加桂汤用五两，以主奔豚气从小腹上至心者。今冲气即低，乃桂之功著矣，故去之。沈氏、《金鉴》并云桂走表，故去之，非。(《金匮玉函要略辑义》)

咳满即止，而更复渴，冲气复发者，以细辛、干姜为热药也，服之当遂渴，而渴反止者，为支饮也。支饮者法当冒，冒者必呕，呕者复内半夏以去其水。(三十八)

桂苓五味甘草去桂加姜辛夏汤方：

茯苓四两　甘草　细辛　干姜各二两　五味子　半夏各半升

上六味，以水八升，煮取三升，去滓，温服半升，日三。

［语译］ 咳嗽与胸满已止，却更复渴和冲气复发的，这是因为细辛、干姜属热性药物，服了应当口渴。如果反而不渴的，是有支饮的缘故；患支饮病的理应头目昏晕，昏晕的人必定呕吐，呕吐的再加半夏以去水饮。

［提要］ 论述冲气与支饮的鉴别，以及服用苓甘五味姜辛汤后变呕、冒的证治。

［阐析］ 本条宜分两段理解。

从"咳满即止"至"为支饮也"为第一段，是从渴与不渴辨别冲气与支饮。"咳满即止"，是服用苓甘五味姜辛汤后，寒饮得姜辛之温散，不再射肺，故咳满之证缓解，"而更复渴，冲气复发者"，是因苓甘五味姜辛汤方过于辛热，转从燥化，伤津口渴，特别是"以细辛、干姜为热药也"，而且此二味用量过重，则动其冲气，又可复发心肾阳虚的冲气上冲证，本宜再用三十六条的桂苓五味甘草汤敛其冲气。然而"服之当遂渴"，即病人继续服用苓甘五味姜辛汤，则当口渴不止，今再服热药，"而渴反止"者，应渴而不渴，故称之曰"反"，究其病因，"为支饮也"，此与本篇第二十八条所云"今反不渴者，心下有支饮故也"，其旨相同。因素有支饮未尽，旧饮与新饮上逆，气冲胸膈，但必有咳满等证，而为支饮之饮气上逆的气冲。

“支饮者法当冒……去其水”为第二段，强调支饮饮气上逆的特征及其治法。“支饮者法当冒，冒者必呕”，乃因心下支饮，浊阴上逆，此言冒眩与呕为支饮饮气上逆的特征，临床可兼有喘悸，甚至面目浮肿等症状。但冲气上逆者，亦兼有眩冒，然冲气上逆之眩冒，并无呕吐。呕与不呕，是辨别饮邪与冲气的关键。支饮饮邪引起的冒呕，“呕者复内半夏以去其水”，即用苓甘五味姜辛汤加半夏，共收温阳散寒、降浊祛饮之效，而用半夏去胃中水饮而降逆止呕。

苓甘五味姜辛汤中干姜、细辛，已由三两减为二两，既有化饮祛邪之功，且无燥动冲气之弊。

对本条注释，梁运通选评唐容川之说，指出支饮不是指饮停胸肺，而是“饮留胃中”；《金匮要略注评》肯定了尤、唐二氏“论理颇当”，均可供参考。

［选注］ 梁运通：唐容川说：“此言咳满止而作渴者，为冲气非饮也，不得仍用姜辛矣。细玩而渴反止者下，当有咳满不止意在，故断为支饮，通观支饮皆言咳满，此承上咳满而言，故不再重其词。唯冲气有时复冒证，而支饮者法亦当冒，此不可以不辨，冲气冒不呕，支饮之冒是饮犯胃，必兼呕吐，宜仍用姜辛原方加半夏，以去胃中之水则愈，勿误认为冲气也。”唐氏明确指出“通观支饮皆言咳满”，“支饮之冒是饮犯胃必兼呕吐”，明确这两点，就容易辨别证情。此条明言“咳满即止”，就不一定是“当有咳满不止意在”了，此所谓支饮不是指饮停胸肺的支饮，而是饮留胃中，第二十五、二十八两条所述“心下有支饮”之谓也。（《金匮释按》）

中国中医研究院中医研究生班：姜、辛为热药，伤阴动阳，故使冲气复发而见口渴，当仍可考虑用苓桂味甘汤。若口不渴，而见冒且呕，是饮邪上逆之候，并非冲气上逆所致，故用苓桂味甘汤去桂加姜辛治之。因有呕吐一证，故加半夏以降逆止呕，此与上节之病机大致相同，故唐氏云：“当有咳满不止意在。”亦是读于无字处之卓见。饮邪上逆与虚阳上冲皆有眩冒一证，但前者口不渴而呕，后者渴而不呕，尤、唐二氏以此鉴别之，论理颇当。至于尤氏所说冲气由阳虚和阴虚引起，则治疗亦异，可供临床参考。（《金匮要略注评》）

［按语］ 支饮饮气上逆的气冲与心肾阳虚的冲气之比较　见表33。

表33　支饮之气冲与心肾阳虚的气冲比较表

病证 比较	支饮饮气上逆的气冲	心肾阳虚的冲气
相同	均有饮邪上冲引起昏冒、目眩症状，故同用茯苓、五味、炙甘草健脾化饮、敛气平冲	
病因病机	支饮停于胸膈或胃脘，饮邪上逆	心肾阳虚，寒饮随冲脉妄动
主证	法当冒，不渴而必呕咳满	气从小腹上冲胸咽，渴而不呕，时复冒、小便难，无咳满，冲气明显
治法	温阳散寒、降浊祛饮	敛气平冲、通阳化饮、降逆缓急
用方	苓甘五味姜辛半夏汤	桂苓五味甘草汤

由上表可知，桂枝是平定心肾阳虚冲气的主药。

水去呕止，其人形肿者，加杏仁主之。其证应内麻黄，以其人遂痹，故不内之。若逆而内之者，必厥，所以然者，以其人血虚，麻黄发其阳故也。（三十九）

苓甘五味加姜辛半夏杏仁汤方：

茯苓四两　甘草三两　五味半升　干姜三两　细辛三两　半夏半升　杏仁半升（去皮尖）

上七味，以水一斗，煮取三升，去滓，温服半升，日三服。

［语译］　服用苓甘五味姜辛半夏汤后，水饮消除，呕吐停止，但病人身体浮肿的，应用前方加杏仁主治；这个证候本来应该加入麻黄，但因为病人手足感到麻痹，故不宜加入；如果违反了禁忌而用麻黄，病人就会手足发凉，这是因为病人血虚，麻黄又能发汗使病人亡阳的缘故。

［提要］　论述脾气虽复而肺卫气滞变肿的证治及其用药禁忌。

［阐析］　本条宜分两段理解。

"水去呕止……加杏仁主之"为第一段，论述肺卫气滞变肿的证治。服用苓甘五味姜辛半夏汤后，中焦脾胃之气渐复，故"水去呕止"，然而又见"其人形肿者"，正如徐彬所云："肺气已虚，不能遍布，则滞而肿"，说明肺气虚滞，表气未宣而卫气不能外达皮毛，肺气不得清肃宣行，通调水道，水气泛溢皮肤故见身肿，此与反复咳喘有关。其治疗则宜前方"加杏仁主之”，辛开苦泄，宣导肺气。肺为水之上源，肺气通利，气降水行，寒饮得散而形肿自消。苓甘五味姜辛半夏杏仁汤有温阳散寒、利肺涤饮之效，虽温而不发散，利气而消肿。

“其证应内麻黄……麻黄发其阳故也。”为第二段，阐述不应纳麻黄的用药禁忌及其机制。《水气病》篇第十八条谓“腰以上肿，当发汗乃愈”，第二十六条有“水，发其汗即已”之文；溢饮水在肌肤，本篇第二十三条有青龙汤治之。而本条有“其人形肿”，故曰“其证应内麻黄”以发汗消肿，使水随汗出而解。之所以不加麻黄者，仲景自释曰：“以其人遂痹，故不内之”，是因此条支饮病人曾有三十六条所具备的“寸脉沉，尺脉微，手足厥逆……手足痹”等气血虚痹之证，故不能加用麻黄，只宜在原方中加一味杏仁利气消肿便可以了。“若逆而内之者，必厥。所以然者，以其人血虚，麻黄发其阳故也”。是进一步阐述血虚病人误用麻黄后的副作用。麻黄为发汗峻药，而汗乃心液，为血所化，血汗同源，所以，发汗既能散泄阳气（包括血中之阳的营气，卫外之阳的卫气），亦能伤耗津液和阴血。气为血帅，血生于气，血虚而气无所附，则导致阴阳气血俱虚，而见四肢厥冷、肢体麻木，故血虚病人纵有形肿之证，必须忌用麻黄发汗。

关于“其人形肿”之理，徐彬与魏荔彤都认为虚是根本，而徐氏强调气滞，魏氏认为阴凝于里，“即支饮中如肿之证也”，尤怡与黄元御认为肺卫气壅。以上见解，当合参之。至于对原文的评述，《金匮要略注评》较为中肯。

［选注］ 黄元御：服苓甘五味姜辛半夏后，水去呕止，其人形肿者，此卫气之郁，宜加杏仁利肺壅而泄卫郁。肿家应内麻黄以泄卫郁，以其人服小青龙后，阳随汗泄，手足麻痹，故不内之，若逆而内之者，必手足厥冷；所以然者，以汗泄血中阳气，其人阴中之阳已虚，麻黄复泄其血中之阳气故也。（《金匮悬解》）

中国中医研究院中医研究生班：其形如肿，为心下之饮虽去，但饮气外溢，肺卫壅滞尚未宣通。本当用麻黄发汗以消肿，但其人素有不足，又因发汗，阴阳俱虚，寸沉尺微。而仲景早有尺脉微不可发汗之明训，故不可再用麻黄复伤其阴、虚其阳，只可用杏仁利肺壅而泄卫郁，肺卫宣通则水肿自消。以上三家（尤怡、徐彬、黄元御）注释，无非此意。（《金匮要略注评》）

［按语］（1）本条说明“血虚忌汗”法，源自《内经》“夺血者无汗”的理论。仲景认为衄家、亡血家、尺中迟者，均不可发汗。血虚之人慎用辛温发汗，违之则厥。而后世养血解表法则是其发展。

（2）仲景在治痰饮方中加杏仁行气顺气，厚朴大黄汤之用厚朴、枳实治支饮，对饮病的治疗有相得益彰的作用，盖气行则饮动也。叶天士用小青龙汤，亦往往去麻黄而改用杏仁，亦宗仲景之意。

若面热如醉，此为胃热上冲熏其面，加大黄以利之。（四十）

苓甘五味加姜辛半杏大黄汤方：

茯苓四两　甘草三两　五味半升　干姜三两　细辛三两　半夏半升　杏仁半升　大黄三两

上八味，以水一斗，煮取三升，去滓，温服半升，日三服。

［语译］　如果面部热得像醉酒的样子，这是胃热上冲熏蒸颜面的缘故，应该加大黄泄其胃热。

［提要］　论述支饮未尽，兼胃热上冲的证治。

［阐析］　原文“若”字，是承上文而言，谓咳嗽、胸满、眩冒、呕吐、形肿等证悉具，又兼有“面热如醉”，经常面色潮红，是因连续服用辛温之剂，饮邪又未尽，而酿生之胃热随阳明经气上熏其面，此与三十六条所言“其面翕热如醉状”属热势有休止者不同。彼有寸脉沉、尺脉微，手足厥逆而痹，气从小腹上冲胸咽等近乎阴盛戴阳证，因属浮阳冲气，故药用酸温敛气平冲；此条则“其人形肿”、“面热如醉”，热势毫无休止，可能兼有腹满便秘、舌苔黄腻、脉沉弦或沉数等证候，故曰“此为胃热上冲熏其面”，乃水饮挟阳热证。此外，本条亦与“面色缘缘正赤者，阳气怫郁在表”（《伤寒论·48条》）属表证不解有别。

本条治疗，当温脾涤饮、清泄胃热。在苓甘五味姜辛半夏杏仁汤涤饮的基础上，又加苦寒之大黄以泄胃热，（若无大便秘结，亦可酌加石膏以清之）。方中虽有干姜、细辛、半夏之温热，但功在温脾阳而去水饮，虽辛、苦、寒、热并用之剂，但并行不悖，此正如徐彬所云：“各自为功，而无妨矣。”

对本条面热如醉与冲气上逆其面翕热如醉者的不同，尤怡所注较精当；对以上六条是一份支饮病例的分析，梁运通所评可从；又本条首冠

"若"字，有的注家认为是承上文，为辨别证候而设，方中应是七味药，不当有杏仁。或对是否为证情的又一变，含混不清。其实赵以德的《衍义》已明确说："服后五变，因胃有热，循脉上冲于面，热如醉，加大黄以泄胃热。"指出了这是第六诊所见，为服药后出现的证情变化。（参《金匮释按》）

[选注] 尤怡：水饮有挟阴之寒者，亦有挟阳之热者，若面热如醉，则为胃热随经上冲之证，胃之脉上行于面故也，即于消饮药中加大黄以下其热，与冲气上逆其面翕热如醉者不同。冲气上行者，病属下焦阴中之阳，故以酸温止之，此属中焦阳明之热，故以苦寒下之。（《金匮要略心典》）

梁运通：以上六条，是一份支饮的病例，记载了服小青龙汤后证情的复杂变化，六诊五变。初诊服小青龙汤。其后的五变，一是服小青龙汤后，水停未散，而阳气衰，阴血亦虚。再变饮邪未去而更咳胸满。三变胃中停饮上逆。四变水饮行散外溢，其人形肿。五变胃有热，循脉上冲于面。通观支饮，证皆咳喘，且多痰饮留伏难已，治必多用温化。如唐容川说："咳嗽证，《金匮》两见，一在肺痈肺痿之下，大抵以润燥为主。一在痰饮之下，大抵以治饮为先。此仲师咳嗽各症，以此二法，立经权常变之铃法也。"唐氏能指出《金匮》论咳嗽的要领。（《金匮释按》）

[按语] （1）本条亦应与《伤寒论·211条》相区别。该条云"阳明病，面合色赤（即满面通红），不可攻之"是因阳明病热郁于经，不得宣泄而熏蒸于上所致，经热虽盛，但腑气未实，必无腹满、潮热、便秘等证，故不可攻下；本条面热如醉，是因胃热上冲，而非表邪怫郁，故加大黄以利之。

（2）从三十五条至四十条记载了服用小青龙汤后的病情变化，也是一个典型医案。这六条反映了仲景运用辨证论治的原则性与灵活性，既要治病求本（阳虚寒饮），又要照顾其标，证变法变，药随证转，随机（病机）应变。正如唐宗海谓仲景用药之法"全凭乎证，添一证则添一药，易一证亦易一药"，观本篇用药，其理亦然。

以上六条的具体用药规律是：五味子、细辛、干姜是治阳虚寒饮咳喘的要药，也是组成小青龙汤的核心；血虚病人，麻黄当慎用；肾虚气冲时，桂枝（今用肉桂）在所必用；水饮呕吐，必用半夏；血虚见形肿，预防麻黄发生副作用时，可代之以杏仁；胃热上冲者，可加大黄（结合其他脉证）。

（3）见表34、35。

表 34　虚阳外浮与胃热上熏的鉴别表

比较＼病证	虚阳外浮	胃热上熏
病机	素体阳虚，误服辛散药，导致寒饮并冲气上逆，虚阳外浮	素体阳旺，或过服辛热，饮邪未尽，水饮挟胃热循经上熏于面
证候特点	其面翕热如醉状，热势不甚，发作有休止。伴见气从小腹上冲胸咽，手足厥逆而痹，小便难、时复冒，寸脉沉、尺脉微	面热如醉，热势较甚，且无休止，伴见形肿、腹满、便秘、舌苔黄腻、脉象沉弦等
治疗	温阳化饮，敛气平冲，桂苓五味甘草汤为主方	温化饮邪，苦寒泄热，苓甘五味姜辛半杏大黄汤为主方

表 35　小青龙汤等六首方剂的比较表

比较	主要证候	病因病机	治法
共同点	咳逆倚息不得卧	阳虚寒饮	温阳化饮
小青龙汤	另有恶寒发热、头身疼痛等	内饮外寒	温饮散寒
桂苓五味甘草汤	寸脉沉、尺脉微，手足厥逆而痹，气从小腹上冲胸咽，其面翕热如醉状，小便难，时复冒	心肾阳虚，水饮随冲气而上下妄动	敛气平冲、通阳化饮、降逆缓急
苓甘五味姜辛汤	冲气即低，而反更咳胸满	支饮复动	温阳蠲饮 散寒泄满
苓甘五味姜辛半夏汤	咳满、冒呕、不渴，无伤寒表证	阳虚寒饮 饮气上逆	温阳散寒 降浊祛饮
苓甘五味姜辛半夏杏仁汤	加手足痹，其人形肿	阳虚寒饮 肺卫气滞	温阳散寒 宣降肺气
苓甘五味姜辛半杏大黄汤	更加面热如醉	水饮未尽 胃热上冲	温脾涤饮 清泄胃热

先渴后呕，为水停心下，此属饮家，小半夏加茯苓汤主之。

方见上(四十一)

［语译］ 先口渴而后呕吐，是水饮停于心下，这是素有水饮的病人，用小半夏加茯苓汤主治。

［提要］ 论述饮家兼新饮致呕的证治。

［阐析］ 原文“先渴”，既不是因呕而渴，以前并无呕吐，又非胃热之渴饮，乃因素有水饮，脾不能散布水津上归于肺而渴，加之饮水过多，水饮不化，故水饮停于胃脘上口或膈间，可知本条“水停心下”为新饮，与本篇第三十条“膈间有水”同义，由于胃气不降，水饮格拒上逆而“后呕”。“此属饮家”，谓病者素有水饮停积之痼疾。故本条既有新饮，亦属饮家。因其饮邪较甚，虽用小半夏汤仍不能尽散其水，故再加茯苓增强利水之力，使旧饮尽去，脾阳得运，而新饮不生。

魏荔彤、张璐等认为本条是先有饮邪、胃不化津而渴，后因饮水多致饮随胃气上逆而呕。《金匮要略注评》将本条与《伤寒论》“水逆”证作了鉴别，均可参考。

［选注］ 张璐：先渴者，因痰饮占居中宫，津液不得灌注于上，肺失其润而然。后呕者，胃中所积之饮随气逆而上泛也。（《张氏医通》）

中国中医研究院中医研究生班：本病是先有胃中停饮，津液不能上升而致口渴；口渴则饮水，水入不下则助饮邪上逆而呕。小半夏加茯苓汤可行水散饮，饮行则呕自止。饮家当治其饮，不必治其渴，饮去渴自止。尤氏、魏氏、周氏，所注相同。《伤寒论》有“水逆”一证，也是渴欲饮水，水入则吐，并且有发热之表证，但其病机为水蓄膀胱，肾之气化不行，关门不利，肾为胃关，下关不开，胃气不降，逆而上行，故致水入则吐，所以用五苓散以通阳化气、解表行水。二者自是不同，临床需要加以鉴别。（《金匮要略注评》）

［按语］ （1）本条饮家口渴，是因饮邪内阻，津液不布，故并不多饮，稍微多饮则常见呕吐，且喜热饮。属胃热口渴者，因水液为热所消，故多喜冷饮而少见呕吐。二者应予鉴别。

（2）本条水停心下与第三十条膈间有水，其病机皆因饮邪上犯，故均用小半夏加茯苓汤，体现了异证同治的原则。又，本条与第二十八条，呕渴的先后虽有不同，其寒饮上逆的病机则一，故对广义痰饮的治疗，重在祛痰散饮。后世二陈汤，即是本条用方的发展。

结　语

本篇重点讨论广义痰饮病，其病因病机，主因肺脾肾气化不足于内（肺失通调，脾失运化，肾失温蒸），外感六淫，内伤七情，饮食失节等诸多原因均可导致水液代谢失常，其中尤以脾失健运为产生痰饮病的关键。

《金匮》将痰饮病分为四饮进行辨证。① 狭义痰饮，病位在胃肠，病机为脾失健运，水饮停留。主要症状：其人素盛今瘦，水走肠间，沥沥有声。水走肠间，又兼腹满、口舌干燥证；饮停心下，则其人背寒冷如掌大、胸胁支满、目眩、短气；痰饮在胃，呕吐痰涎；因肾阳不足而水停心下者，多见小便失常及短气、心悸；饮停下焦，波及中上二焦者，则见脐下悸、吐涎沫而癫眩；留饮不去，病者脉伏，其人欲自利、利反快，虽利、心下续坚满。均可见弦脉。② 悬饮：病位在胁肋部。病机为水饮积结三焦，肝胆脉络不和；主证为胸胁满胀，咳唾引痛，干呕短气，脉弦。③ 溢饮：病位在四肢肌肤。病因病机：当汗出而不汗出，脾不散精归肺，肺失宣降，不能通调水道，水饮泛溢四肢肌肤。主证：恶寒无汗，身体疼重，四肢历节痛，以及咳喘呕吐涎沫，脉浮紧或弦紧。④ 支饮：其病位以心肺胸膈为主，亦可波及脾胃。病机：胸阳不足，饮留膈间（及胃），上凌心肺，肺失宣降。主证：咳逆倚息短气不得卧，喘满、心下痞坚，苦冒眩，心悸，胸中痛，呕吐不渴，面色黧黑，其形如肿，脉弦诸证交替出现。总之，四饮的症状分类，大体有呕咳满痛肿喘悸眩八端，涉及到现代医学的消化、呼吸、循环、神经、泌尿系统。四饮均可见咳逆、舌苔白滑、脉弦等三大主证，标在肺胃，本在脾肾。其中狭义痰饮与其他三饮多相互影响，临证当彼此互参。关于四饮的病性，除少数有饮郁化热，寒热错杂的表现而外（如木防己汤证、己椒苈黄丸证、厚朴大黄汤证），多数属寒饮范围。

关于广义痰饮的治疗原则及其方剂：本篇广义痰饮的治疗总则，“当以温药和之”，用方计二十一首（附方亦在内），细言之，体现了五大治法：第一温阳化饮法，计十二首。脾胃阳虚，当分轻重，轻者以① 泽泻汤利水补脾，治支饮轻证；重者用② 苓桂术甘汤温中降逆，治狭义痰饮或支饮；脾阳虚而寒饮停聚，三焦膀胱气化不行者，当用③ 五苓散化气行水，治痰饮；胃阳虚而水饮上逆，当区别饮邪停滞的新久而选方，新病而饮积胃脘者，当以④ 小半夏汤温胃降逆，治支饮或痰饮；久病而饮邪较甚者，则用⑤ 小半夏加茯苓汤导饮下行，治支饮或痰饮。因肾气虚不能化气行水，水气凌心而见心下悸、短气、小便失调者，予⑥ 肾气丸温肾化气，导饮外出，治支饮；“心胸中有停痰宿水，自吐出水后”，而“心胸间虚，气满，不能食”者，则用⑦《外台》茯苓饮补脾“消痰气”，除胀满，治痰饮或支饮。若阳虚而饮留不去，波及肺脾肾，而以咳喘胸满为主证者，当分别其不同兼证，选用⑧ 桂苓五味甘草汤、⑨ 苓甘五味姜辛汤、⑩ 苓甘五味姜辛半夏汤、⑪ 苓甘五味姜辛半夏杏仁汤、⑫ 苓甘五味姜辛半杏大黄汤等五方治疗支饮变证，此为辨证论治的举例示范，证变药变，灵活施治。以上方剂，鲜明体现出“病痰饮者，当以温药和之”的治疗总纲。第二表里两解法：计两首方。内饮而有外寒干肺者，当以① 小青龙汤化饮解表，治支饮或溢饮；若外感风寒而内有饮邪郁热者，则以② 大青龙汤发汗清热祛饮。本法亦属“温药和之”之法。第三疏导胃肠法：计两首方。痰饮积结胃肠，郁而化热，脾不输精，见“腹满，口舌干燥”，属狭义痰饮者，用① 己椒苈黄丸荡热涤饮、前后分消；若饮热交结于胸胃，见胸腹满胀，属支饮者，当用② 厚朴大黄汤逐饮荡热、行气开郁。此法为“温药和之”之变法。第四泻水逐饮法：计三首方。如水饮射肺，喘不得卧，属支饮者，用① 葶苈大枣泻肺汤泄肺逐水；留饮欲去不去，属支饮兼痰饮者，则以② 甘遂半夏汤攻逐利导，使水饮从二便而去；胸胁（腹）积水，属悬饮或支饮者，应以③ 十枣汤攻下逐水或去饮止咳。第五扶正祛饮法：计两首方。膈间支饮，正虚而饮热互结，用吐下法而饮不除者，则以① 木防己汤通阳利水、补虚清热；若见心下痞坚，顽固难除者，当用② 木防己去石膏加茯苓芒硝汤通阳利水、软坚补虚。本法亦属“温药和之”的变法。

以上对广义痰饮病的辨证论治，特别是“温药和之”的总治则，以及痰饮病治本以脾肾为主，叶天士谓“外饮治脾”，苓桂术甘汤为主方；“内饮治肾”，肾气丸为主方。治标，有行消开导清等，为后世奠定了痰饮学说的基础，其辨证论治的精神，实为《金匮》二十二篇之冠。至今对饮证的分类仍未超越本篇范围。

（张家礼）

消渴小便利淋病脉证并治第十三

本篇论述消渴、小便不利、淋病三种病证的脉证和治疗。篇名“小便利”,《衍义》、《论注》、《编注》、《悬解》、《心典》等注本均根据篇中内容改作“小便不利”,宜从。

消渴之名,始见于《内经》,如《素问·奇病论篇》云:“肥者令人内热,甘者令人中满,故其气上溢,转为消渴。”根据本病的证候表现,临床又有上、中、下三消之分。上消属肺,即《素问·气厥论篇》所谓“心移热于肺,传为膈消”。中消属胃,即《素问·脉要精微论篇》“瘅成为消中”之谓。下消属肾,《素问·刺热论篇》所说“肾热病……苦渴,数饮身热”,《灵枢·邪气脏腑病形》所说“肾脉微小,为消瘅”等,均是下消的病变。

消渴有病证之分。消渴病是以多饮、多食、多尿及形体消瘦,或尿有甜味为特征的慢性疾患,属内伤杂病范畴,消渴证则以口渴饮水无度为主症,无多食多尿(反而尿少)及形体消瘦,属热病过程中的一个“证”。本篇将消渴病证穿插论述,论“病”为主,兼述其“证”,具有相互鉴别的意义。

小便不利是一个症状,谓小便短少或溺出不畅而言,可出现在许多疾病之中。其病变部位和机制,《内经》指出由肾虚和膀胱气化不利所致。从本篇内容看,主要涉及杂病和时病中一些以“小便不利”为主症的疾患。

淋病,是以小便淋沥涩痛为主症的疾患,其名亦始见于《内经》,如《素问·六元正纪大论篇》云:“脾受积湿之气,小便黄赤,甚则淋。”本病病机也很复杂,但多为肾虚、膀胱热结。根据本病的临床表现,后世有石淋、气淋、膏淋、劳淋、血淋等五淋之分,篇中论述此病不够全面,仅涉及血淋、石淋。

上述三种病证虽各有特点,但其病变部位主要在肾与膀胱,而且均有口渴或小便异常(小便不利或小便过多)的证候表现,有的方药还可互相通用，故合为一篇论述。但全篇内容不多，大部分条文与《伤寒论》互见，少部分条文或有证无方，或有方无证，所以不少注家疑有脱简，因此在学习本篇时须注意掌握其主要精神，才能从中得到启发。

厥阴之为病，消渴，气上冲心，心中疼热，饥而不欲食，食即吐，下之不肯止。（一）

［语译］ 厥阴病的证候表现，主要是口渴饮水无度，气逆向上冲心，心中疼痛有灼热感，腹中饥饿而又不想吃，若勉强进食，就会立即呕吐出来（甚至吐出蛔虫）。如果使用下法治疗，常可导致腹泻不止。

［提要］ 论厥阴病上热下寒的证候表现及其治疗禁忌之一。

［阐析］ 伤寒病至厥阴，大多表现为两种类型，即厥热胜复和寒热错杂，本条所论，是属寒热错杂中的上热下寒证。内热消灼肺胃津液，故口渴饮水特多。“气上冲心，心中疼热”者，足厥阴肝经循小腹上络于心，气火上冲于心，故心中热痛，即尤怡所谓“火生于木，肝气通心”之说。肝木乘胃，胃虚而热客，故胃中嘈杂似饥而不欲食；如强与食，则肝胃气逆而呕吐，吐甚则肠中蛔虫窜动随呕吐而出。此证治当寒温并用，若误以苦寒攻下，重伤脾胃，则上热未去，下寒转甚，致胃肠虚寒而变生泄泻不止。至于“下之不肯止”，临床约有两种情况：一为寒热错杂，寒盛于下而格热于上。证见吐泻不止，四肢厥逆而手心不温，干呕，吐涎沫，欲近衣，若有吐蛔，蛔虫多静少动，下利物清稀，肛门无热感，舌尖虽红而根部苔白腻，此为厥阴寒格吐利，可用干姜黄芩黄连人参汤（见《伤寒论》第 358 条）救治。二为湿热内蕴，误用苦寒攻下，湿热乘虚下陷，则成协热下利不止。证见下利秽臭，肛门灼热疼痛，四肢厥逆而手足心热，不欲近衣，多食即吐，口苦口臭，舌尖红赤，根部苔黄，此为邪从热化之证，宜用白头翁汤清热止利。

［选注］ 喻昌：“集书者采《伤寒论》厥阴经消渴之文凑入，后人不能抉择，斯亦不适于用也。盖伤寒传经热邪，至厥阴而尽，热势入深，故渴而消水。及热解则不渴，且不消矣，岂杂证积渐为患之比乎？”（《医门法律》）

黄树曾：“厥阴是肝与心包络二经，饮水极多，随饮随渴，而饮不解渴者，名曰消渴，与渴之饮水多而饮能解渴者不同。气由少腹上冲心包，曰气上冲心。因少腹属厥阴，肝气通于心，故有此证。又因火生于木，故心中疼热；肝木乘胃，故虽饥而不思食，食则肝气上冲而作吐。因病属厥阴而不在阳明，故不宜下，虽下之，其渴吐亦不止也……厥阴为风木之脏，中见少阳相火，风郁火燔，则病消渴，《内经》所谓风消是也，故古人治消渴责之厥阴。”（《金匮要略释义》）

［按语］ （1）注家对本条有两种不同的见解。以喻昌为代表的注家认为，本条是《伤寒论》厥阴篇条文错简在此。以黄树曾为代表者则认为，本条与厥阴篇条文末两句字义不同，本条属杂病消渴，即《内经》中的风消。他认为，此病发生原因是“风郁火燔”，总属厥阴。我们认为喻昌之说较为合理，此条实为《伤寒论》厥阴篇首条，只有个别字句不同，但总的精神是一致的，列于此的目的，主要是与消渴病作鉴别。

（2）热病的消渴证与杂病的消渴病是有区别的。前者势急而暴渴多饮，虽饥而不欲食，一般多小便不利，如治疗恰当，预后良好；后者势缓，乃渐积而成，不仅多饮，而且消谷善饥，小便亦多，治疗较难。

（3）本条有证无方，注家多主张用乌梅丸化裁治疗，可供临床参考。

寸口脉浮而迟，浮即为虚，迟即为劳；虚则卫气不足，劳则营气竭。

趺阳脉浮而数，浮即为气，数即消谷而大坚一作紧。气盛则溲数，溲数即坚，坚数相搏，即为消渴。（二）

［语译］ 寸口脉见浮而迟，浮脉属虚，迟脉属劳；虚是卫气不足的表现，劳是营气衰竭的象征。

趺阳脉见浮而数，脉浮是胃气盛，脉数为胃有热，胃热气盛，则易消谷食而且大便坚硬。气盛又会导致小便频数，小便频数则加剧大便坚硬，便坚与溲数如此相互影响，就会形成消渴病。

［提要］ 论消渴病上、中消的病机和证候特点。

［阐析］ 本条分上、下两段，从“寸口脉浮而迟”至“劳则营气竭”为第一段，论述上消的形成机制；以下为第二段，论述中消病的病机和证候表现。

寸口脉候心肺，心主血属营，肺主气属卫。“寸口脉浮而迟”即《脉经》所述之“虚脉”（《脉经》：“虚脉，迟大而软，按之无力，隐指豁豁然空。”），故其“浮”并非外邪在表，乃阳虚气浮之象，其“迟”亦非里寒，是劳伤阴血，血脉不充之征。今浮迟并见，当属营卫气血俱不足，卫虚气浮不敛，营虚燥热内生，心移热于肺，于是形成上消病。

趺阳候胃,“脉浮”为胃中阳气有余,气盛而外达则脉浮,故“浮即为气”;数脉主热,为胃热亢盛。《灵枢·师传》曰:“胃中热,则消谷。”谷消则饥,水消则渴,胃热气盛,故病人多食善饥,渴而饮水。气有余便是火,水为火迫,偏渗膀胱,故小便频数而量多。热盛津伤,加之津液偏渗,肠道失润,故大便坚硬难解。所以条文指出的“数即消谷”,“溲数”,“而大坚”,就是中消病的证候特点。

最后两句“坚数相搏,即为消渴”是概括中消病的形成机制。由于胃热太盛,则肠燥便坚,溲数津亏;津亏肠燥,阳亢无制,则胃热更炽。胃热与津亏二者相互影响,互为因果,则是形成中消病的主要机制。《素问·阴阳别论篇》云“二阳结,谓之消”即指此而言。

[选注] 尤怡:诊寸口而知营卫之并虚,诊趺阳而知胃气之独盛,合而观之,知为虚劳内热而成消渴也。夫所谓气盛者,非胃气盛也,胃中之火盛也。火盛则水谷去而胃乃坚,如土被火烧而坚硬如石也,故曰数即消谷而大坚。胃既坚硬,水入不能浸润,但从旁下转,而又为火气所迫而不留,故曰气盛则溲数,溲数则坚。愈数愈坚,愈坚愈数,是以饮水多而渴不解也。(《金匮要略心典》)

唐宗海:此以寸口诊营卫,而上消之证含于其中,趺阳诊阳明,而中消之证详而不漏,然二证实相因而起也。(《金匮要略浅注补正》)

[按语] (1) 注家对本条约有三种看法。第一,《金鉴》赞同巢氏《病源》之说,认为“寸口脉浮而迟……劳则营气竭”一段,“当在《虚劳篇》中,错简在此。”第二,以尤怡为代表,认为本条上下两段合看,说明消渴病的形成是“虚劳内热”,即虚劳之体加阳明内热所致。第三,以唐宗海为代表,认为本条上段论上消,下段论中消,但二者又相因为病。我们认为,第三种看法比较妥当。因为消渴病的形成,与肺、胃、肾均有密切关系,本条寸口与趺阳对举,意在说明上消、中消形成的机制。但营卫气血不足,脏腑柔弱之体,确易患消渴病,即《灵枢·五变》所说:“五脏皆柔弱者,善病消瘅”之谓。而过食肥甘厚味,导致胃热气盛,也是引起消渴病的常见原因之一。所以尤氏之说也有参考价值,但条文中的“虚”“劳”二字,不能与“虚劳病”完全等同看待。

(2) 陈念祖说:“心火亢盛,移热于肺为膈消……心火不足,移寒于肺为肺消。”两者虽同称上消,但膈消属消渴病,肺消是气不布津而致口渴,当属消渴证。

(3)“气盛溲数”是中消病形成的主要病理。一般而言，胃热过盛，津液被灼，当口渴而小便短少；而消渴病胃热气盛，其所饮之水，为火热所迫，偏渗膀胱，故见小便频数而量多。其机制注家多从“胃强脾约”作解，即胃热过亢，饮水过多，脾气受困，不能为胃行津润燥，故水液由三焦膀胱直趋而下。但小便频数与肾虚不固也有密切关系，正如《巢源》所谓：“肾虚则小便数也。”现就其关系示意如下：

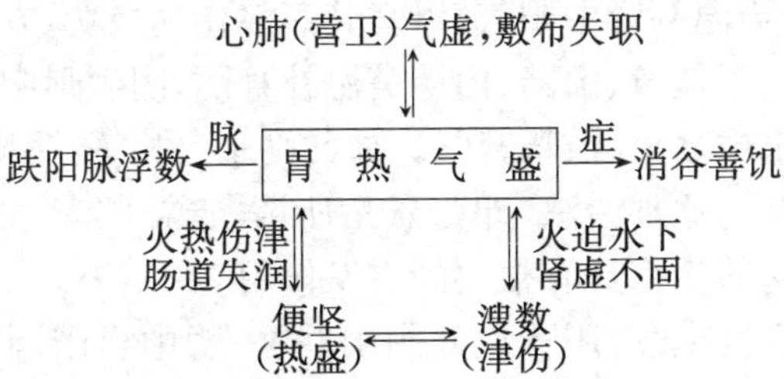

(4) 本条两见浮脉，但病机各异。上段浮在寸口，浮迟并见，为阳虚气浮，故浮而无力；下段浮在趺阳，浮数并见，为胃热气盛，故浮而有力。一虚一实，宜区别之。

(5) 关于本条治疗，唐宗海曰：“师未出方，今补拟其略。大抵上消证，心火亢盛，移热于肺为膈消者，用竹叶石膏汤去半夏加瓜蒌根之类，或不去半夏，喻嘉言最得其秘；心火不足，移寒于肺为肺消者，用炙甘草汤，或柴胡桂姜汤加人参、五味子、麦门冬之类。中消证责在二阳，以人参白虎汤送下脾约丸颇妙。然亦须随证变通，不可胶柱也。”程钟龄则提出“治中消者，宜清其胃，兼滋其肾”确有指导意义。

男子消渴，小便反多，以饮一斗，小便一斗，肾气丸主之。方见脚气中(三)

[语译] 男子患了消渴病，其证小便特多，假如饮水一斗，小便也解出一斗，当用肾气丸主治。

[提要] 论肾气虚衰的下消证治。

[阐析] 消渴病有上、中、下三消之分，上消在肺，中消在胃，多属燥热病变。唯下消在肾，肾为水火之脏，内寓真阴真阳，阴虚则热，阳虚则寒，故下消病有寒热之不同。本条所论，乃肾脏阳气虚衰的下消病。

下消一病，不独男子易患，女子也不例外。条首冠以“男子”二字者，因男子属阳，以肾为事，若房劳过度，精耗势必导致阳伤，病起于肾虚之意。

“消渴，小便反多”，不仅与热病伤津，口渴尿少之消渴证相对，“反”有“异常”之意，强调下消病的小便有异常多的特点。其多的程度是，假如病人饮水一斗，在相同时间内，小便也能解出一斗，进出相等，体内毫无留蓄，此乃肾中阳气虚衰所致。因“肾主水液”，肾阳衰微，既不能蒸腾津液以上润，故上则渴饮无度；又不能化气以固摄水液，故饮入之水，直下膀胱而小便特多。治当温补肾中阳气，以复其蒸津化气之功，方用肾气丸。

肾气丸方中，以地黄、山药、山茱萸滋补肾阴，阴生则阳长；用附子、桂枝温暖肾阳，补水中之火，鼓舞肾气。如此则水火相济，阴阳协调，阳气振奋，下消诸证可愈。这种治法，即张景岳所谓“善补阳者，必于阴中求阳”之法，对阳虚杂病的治疗具有很大的启发作用。

或问：本证肾气虚衰，用肾气丸阴阳并补，阴中求阳，其理易明，方中何以反佐丹皮、泽泻、茯苓一组泻药？况病人小便本已特多，怎敌更用苓、泽利尿？答曰：肾司二便，二便畅通，本是肾气功能正常的一种表现，故肾气丸中以适量之利尿活血药配伍滋阴补阳药物使用，自有相反相成，以通促补之妙，与《内经》所谓“肝欲散，急食辛以散之，以辛补之”之理相同。

［选注］ 吴谦：饮水多而小便少者，水消于上，故名上消也；食谷多而大便坚者，食消于中，故名中消也；饮水多而小便反多者，水消于下，故名下消也。上、中二消属热，唯下消寒热兼之，以肾为水火之脏也。饮一溲一，其中无热消耗可知矣。故与肾气丸从阴中温养其阳，使肾阴摄水则不直趋下源，肾气上蒸则能化生津液，何消渴之有耶？（《医宗金鉴》）

尤怡：男子以肾为事，肾中有气，所以主气化，行津液而润心肺者也。此气既虚，则不能上至，气不至，则水亦不至，而心肺失其润矣。盖水液属阴，非气不至，气虽属阳，中实含水，水之与气，未尚相离也。肾气丸中有桂附，所以斡旋肾中颓坠之气，而使上行心肺之分，故名曰肾气。不然，则滋阴润燥之品，同于饮水无济，但益下趋之势而已，驯至阳气全消，有降无升，饮一溲二而死不治。夫岂知饮入于胃，非得肾中真阳，焉能游溢精气，而上输脾肺耶。

按：消渴证有太阴、厥阴、阳明、少阴之异。系太阴者，心热移肺也；系厥阴者，风胜则干，抑火从木出也；系阳明者，火燔而土燥也；系少阴者，水虚不能制火也。然此不言水虚不能制火，而言火虚不能制水，则法之变而论之精也。唯火不能化水，故饮一斗，水亦一斗，不然，未有不为火所消者矣。(《金匮要略心典》)

[按语] (1) 注家对此条均认为是下消，但对下消产生的机制却有不同的认识。赵以德提出精亏火炽，肺肾俱伤；尤怡以肾虚阳气全消解释；黄元御认为是土湿木郁，火不归根，下寒上热之故。我们认为，虽各有一定依据，但以尤氏之说较为合理。因为下消之因重在肾虚，从肾气丸主治来看，显然肾中阳气衰微是本证的病机所在。

(2) 肾气丸在《虚劳病》篇和《痰饮病》篇均治小便不利，在本篇则治小便过多，前者取其化气行水，后者取其化气摄水，现简示如下：

小便不利(肾失开)｝肾气丸｛化气行水
小便过多(肾失阖)｝肾气丸｛化气摄水

(3) 肾气丸治阳虚下消病，除条文所述证候外，临床常见腰酸足肿，阳痿、羸瘦，渴喜热饮，小便清长，或尿有甘味，脉沉细无力，尺部尤弱，舌淡苔少乏津润等。后世医家认为，运用本方时，若再选加人参、天冬、黄精、花粉等味，则疗效更佳；若并见胃热者，亦可与白虎加人参汤合用。

(4) 关于阴虚下消病的治疗，程钟龄曾说："宜滋其肾，兼补其肺……下消清肺者，从上源以生水也。"其具体方药，《浅述》以六味地黄汤合生脉饮加猪胰子煎服，可资临床参考。

脉浮，小便不利，微热消渴者，宜利小便发汗，五苓散主之。方见上。(四)

渴欲饮水，水入则吐者，名曰水逆[①]，五苓散主之。方见上(五)

注释 ① 水逆：证候名，是膀胱蓄水较重的一种表现，以小便不利，渴而饮水，水入即吐为其主症。

[语译] 若病人脉象见浮，小便不利，自觉有轻微发热和口渴饮水证候的，适宜利小便与发汗二法并施，用五苓散主治。

若病人口渴而想饮水，饮水后立即吐出的，名叫水逆证，也用五苓散主治。

[提要] 论寒水相结，膀胱气化受阻的小便不利证治。

［阐析］ 条文中的"脉浮"，应为浮而兼紧，乃风寒束表之象。"三焦膀胱者，腠理毫毛其应"，膀胱为津液之府，气化正常，下出则小便通畅，上达则毛窍和润。今寒邪随太阳经入里，膀胱气化受阻，水停于下，则小便不利。卫气抗邪于表，故病人发热，但表邪不甚，故曰"微热"。气不化津，津液不能蒸腾于上，故有口渴。这种口渴，既由寒水互结膀胱引起，所以渴而饮水不多(或者水入则吐)。分析上述病情，属太阳经腑同病，而以腑病为重，故治宜利小便发汗，方用五苓散分消表里。

第五条承接上条，续论寒水互结，小便不利而引起"水逆"证候的证治。风寒之邪，循经入腑，寒与水结，膀胱气化不利，津不上承，故渴而饮水。下焦蓄水过多，上干于胃，胃失和降，故对渴饮之水，拒而不纳，形成水入即吐之"水逆"证。"水逆"证既由膀胱蓄水引起，当从魏荔彤之说："其人小便亦必不利"，而且是本条之主症，故亦宜用五苓散主治。

总之，上述二条，均为寒水互结，膀胱气化不利之蓄水证。所不同者，第四条兼有表邪，属太阳经腑同病，病情较轻；第五条不兼表邪，但膀胱之水已上逆犯胃，属胃与膀胱同病，病情较重。由于两者病机相同，故均用五苓散化气行水治疗。现将两条的病因病机、证候特点和治疗原则，列表比较于下，见表36：

表36 第四条与第五条之五苓散证比较

比较＼条文	第四条	第五条
病位	太阳经腑	胃与膀胱
病因	风寒在表、循经入腑	风寒离表，循经入腑，水邪上逆
病机	寒与水结，气化受阻，膀胱蓄水，表里同病	寒与水结，气化受阻，膀胱蓄水，上逆犯胃
证候	表证——脉浮，微热 里证——小便不利，渴欲饮水	(小便不利)，渴欲饮水，水入则吐
治则	利小便发汗(即化气利尿，解表通阳)	化气利水，通阳降逆

［选注］ 魏荔彤：脉浮而小便不利，则非水无制而火衰，火升上而津耗之证矣。其脉亦浮者，必风湿外感之邪也。表外中风，脉必浮，内有湿

热，故小便不利，正津为湿邪所格，不能上于胸咽，故消渴。是饮多而不小便，水为内热所消，非同于虚寒之饮一斗溲一斗，以小便为消也。唯利其小便以除湿邪，湿去热自除，热除渴自已。又宜微发其汗，使风邪自表而越，湿亦随之外出，热亦随之外出矣。主之以五苓散，导水清热滋干，且用桂枝祛风邪于表，表里兼治之道，为外感风湿，内生邪热者……水气上逆，饮入即吐者，此非消渴之证。与消渴正相反，一水入即渴，一水入即吐也，此名之曰水逆，其人小便亦必不利，亦宜五苓散主之。（《金匮要略方论本义》）

尤怡：热渴饮水，水入不能已其热，而热亦不能消其水，于是水与热结而热浮水外，故小便不利而微热消渴也。五苓散利其与热俱结之水，兼多饮暖水取汗，以去其水外浮溢之热，热除水去，渴当自止。（《金匮要略心典》）

［按语］ (1) 注家对第四条病机的解释，有不同看法。魏氏认为是外受风邪，内有湿热；尤氏指出是水与热结，而热浮水外，均从水热互结作解。我们认为，本证之微热，属风寒束表，卫阳郁闭所致，自与外感风热不同。文中提出“发汗”治疗，可见本证是无汗的。结合临床来看，五苓散证虽有口渴、小便不利，但病人多渴喜热饮，小便时亦无灼热疼痛之感，且常见舌质淡嫩，苔薄白，脉浮缓等，故本书解为“寒水相结，膀胱气化受阻”，以与第十三条猪苓汤证相区别。

(2)“水逆”证属膀胱胃腑同病，外感内伤皆可导致。其病机证候，可与《痰饮病篇》第三十一条互补，其治法还可与《呕吐病篇》第十八条茯苓泽泻汤互参，或加半夏和胃降逆更佳。在剂型的选择上，有医家提出，不宜用汤剂，可将药末研细为散舐服，或用少量水送服，既有助于治疗，又避免大量进水而呕吐不止，可供临床效法。

(3) 以上两条，虽皆有消渴饮水之症，但属于外感热病过程中的一个症状，并非杂病中的消渴病。其辨别要点，正如魏荔彤所说：“在于小便利不利。小便利而消渴者，虚劳之证，责之正不足也；小便不利而消渴者，风湿之证，责之邪有余也。”列于此，意在与消渴病相鉴别耳。

渴欲饮水不止者，文蛤散主之。（六）

文蛤散方：

文蛤五两

上一味，杵为散，以沸汤①五合，和服方寸匕。

注释 ① 沸汤：指开水。

［语译］ 病人口渴想喝水，而渴仍不止的，用文蛤散主治。

［提要］ 论肾热熏灼的消渴证治。

［阐析］ “渴欲饮水不止者”，为热邪深入下焦，肾阴被劫，盛火上炎，故渴而饮水。但饮水只能暂润胃燥，不能已其肾热，故虽饮水而仍口渴不止。本证无吐水，小便不利，故不属停水所致。乃肾热熏灼，热盛津伤之消渴证。文蛤质重入下焦，性寒能清热，味咸能润下生津，以此治之，符合《内经》“热淫于内，治以咸寒”之旨。

［选注］ 赵以德：尝考本草，文蛤、海蛤，治浮肿，利膀胱，下小便，则知内外之水，皆可用之。其味咸冷，咸冷本于水，则可益水；其性润下，润下则可行水，合咸冷润下则可退火，治热证之渴饮不止。由肾水衰少，不能制盛火之炎燥而渴，今益水治火，一味两得之。《内经》曰：心移热于肺，传为膈消者，尤宜以咸味，切于人心也。（《金匮玉函经二注》）

吴谦：渴欲饮水而不吐水，非水邪盛也。不口干舌燥，非热邪盛也。唯引饮不止，故以文蛤一味，不寒不温，不清不利，专意生津止渴也。或云：文蛤即今吴人所食花蛤，性寒味咸，利水胜热，然屡试而不效。尝考五倍子亦文蛤，按法制之名百药煎，大能生津止渴，故当用之，屡试屡验也。（《医宗金鉴》）

［按语］ （1）本条属热病引起的口渴证，唯赵氏认为是消渴病，即《内经》所谓“膈消”，后世注《金匮》者，多不从赵氏之说。

（2）对本条“渴饮不止”机制的解释，注家主要从两方面着眼：一是从方药推测，如赵氏认为由肾水衰少，不能制盛火之炎燥，用文蛤益水治火，一味两得之；徐彬认为是里热郁结，故用文蛤软坚、润燥、清热。二是从治疗推测，有的认为是服通常止渴药（多指甘寒生津之品）不能已者；而有的则提出，是服五苓散之后仍口渴不除。我们认为，二者均有一定依据，可从。值得强调的是，用试投某些方药来得到明确诊断的方法，仲景书中不乏其例，现今临床也屡见不鲜。

（3）文蛤为何药？众说纷纭。《本经》载：“文蛤，主恶疮，蚀五痔。出东海，有文理者。”显然是指海蛤之有花纹者，所以多数注家亦认为是海蛤。其味咸性寒，用之以除下焦之热而止口渴，应当有效。但因宋代《开宝本草》曾载“五倍子形似文蛤”之语，且曰“异名叫文蛤、百虫仓”，故陈言《三因方》误把五倍子作文蛤入药，云：“文蛤即五倍子，最能回津，本草在海蛤文甚失其性，识者当自知之。”不过，后世临床确有用五倍子治消渴的记述和报道，如《本草纲目》就明确记载五倍子有治消渴的功效；《金鉴》也说“屡试屡验”；1979 年第 2 期《新医学》报道北京首都医院内分泌科，用玉锁丹（药用：五倍子 500 克，龙骨 62 克，云苓 124 克）治糖尿病 31 例，有效率为 87%；《指难》云：“五倍子性平，不寒不热，不清不利，善能生津止渴，对上消有效。其实，海蛤、文蛤、五倍子均有生津止渴之效，其中海蛤、文蛤长于软坚散结，五倍子长于敛肺生津。”然而仲景本条之原意，正如《辑义》所说：“百药煎于生津止渴固效矣，然其药出于后世（据考，五倍子从唐代起正式入药），本条所用，即所谓花蛤也。”

淋之为病，小便如粟状[①]，小腹弦急[②]，痛引脐中。（七）

注释 ① 小便如粟状：指小便解出粟状之物，即砂石。

② 小腹弦急：指脐以下部位拘急作痛。

［语译］ 淋病的证候表现是，小便解出像小米样的硬物，小腹部拘急作痛，而且上引脐中部也痛。

［提要］ 论述石淋的症状。

［阐析］ 淋病，是以小便频数短涩，淋漓不爽，尿道刺痛为主症的疾病。本条病人小便解出如粟米样的砂石，故属石淋。

淋病产生的机制，《五脏风寒积聚病篇·第十九条》和《脉经》都指出是“热在下焦”之故，《诸病源候论·淋病诸候》则补充说：“淋之为病，由肾虚膀胱热也。”热邪煎熬津液，日久凝结成物，或停于肾脏，或阻塞尿道，或滞于胞中，均令小便排出不畅，而淋漓涩痛，或溺出如粟状之砂石。梗阻于中，热郁气结，小便涩而难出，故小腹拘急，痛引脐中部位。脐中者，赵以德认为是“膀胱之上口也”。（相当于输尿管部位）

［选注］ 尤怡：淋病有数证，云小便如粟状者，即后世所谓石淋是也。乃膀胱为火热燔灼，水液结为滓质，犹海水煎熬而成咸碱也。小腹弦急，痛引脐中者，病在肾与膀胱也。按巢氏云“淋之为病，由肾虚而膀胱热也”。肾气通于阴，阴，水液下流之道也。膀胱为津液之府，肾虚则小便

数，膀胱热则水下涩，数而且涩，淋沥不宣，故谓之淋。其状小便出少起多，小腹弦急，痛引于脐。又有石淋、劳淋、血淋、气淋、膏淋之异，详见本论，其言颇为明晰，可补仲景之未备。(《金匮要略心典》

陆渊雷：此条小便如粟状，诸注皆以为石淋，然石淋下如砂石，不当云粟状。唯徐氏以为色白而滴沥甚，则为诸淋通有之证，小腹弦急，痛引脐中，即膀胱部挛急疼痛也，亦诸淋通有之证。(《金匮今释》)

[按语] (1) 本条多数注家均作石淋论述，而徐彬、陆渊雷、丹波元简等则认为是诸淋通有之证。我们认为，病人小便时解出如粟米大小的固体物质，即是排出砂石，故作石淋为妥。程门雪《篇解》也说："淋出如砂石，象形也。石字不如砂字之似，粟字尤形容切当，当从《金匮》曰粟淋。"

(2) 石淋之成，注家均从邪热立论，但又各有发挥，如尤氏根据《巢源》"肾虚而膀胱热"之说，提出"乃膀胱为火热燔灼，水液结为滓质"所致，此属阴虚热结；赵氏认为脾虚肝郁，湿热下注；魏氏指出，砂石成因是肾阳亏而膀胱气化不足，肾水亏而火不能藏，致邪热煎熬而成。诸说皆有一定道理，宜参合而从。

(3) 吴谦曰："小便不利及淋病，皆或有少腹弦急，痛引脐中之证，然小便不利者，水道涩少而不痛，淋则溲数，水道涩少而痛，有不同也。"可见尿时痛与不痛是二病的主要区别，符合临床实际。

(4) 关于淋病的治法，本篇小便不利中治方，及《妇女妊娠篇》中的葵子茯苓散，可据证化裁后，借用于治疗本病。《读过金匮卷十九》称："……粟状即五淋之未病也，法唯先服文蛤散，不差则尾以五苓，以打消粟状为度。就合五淋成立，可以饮食消息之，能延五淋之寿命者，所在多有也。无已，则权用乌贼骨一芦茹丸及百合滑石代赭汤，如法守服二方，施诸石淋沙淋，十者命中其六七。"可供参考。

跌阳脉数，胃中有热，即消谷引食，大便必坚，小便即数。(八)

[语译] 趺阳部位脉见数，表示胃有邪热，所以大量消耗水谷而不断进食，同时必然引起大便坚硬，小便频数。

[提要] 再论中消的病机及脉症。

[阐析] 趺阳候胃，脉数主热，故曰"趺阳脉数，胃中有热"。胃热盛则杀谷耗津，故上有消谷善饥，烦渴引饮，下则大肠失润而"大便必坚"。

饮水虽多，但胃强脾约，脾失转输，水液直趋膀胱，故“小便即数”。小便频数，津液偏渗，肠道失润，大便更坚；热不下泄，胃热愈盛，消谷引饮益剧，于是形成中消病。

[选注] 尤怡：胃中有热，消谷引饮，即后世所谓消谷善饥，为中消者是也。胃热则液干，故大便坚；便坚则水液独走前阴，故小便数。亦即前条（指第二条下段）消渴胃坚之证，而列于淋病之下，疑错简也。（《金匮要略心典》）

陈念祖：小便利数，数而无度，茎中不痛，是热气燔灼，消渴之渐也。频数而短，茎中作痛，是热气下注，淋病之根也。此言淋病由于胃热下注，与消渴异流而同源也。师篇中凡复言迭叙之证，皆有深意。（《金匮要略浅注》）

[按语] （1）本条尤氏谓应列在第二条下段之后，疑是错简，《金鉴》直接把此条列为第二条下段之后。我们认为，本条小便频数，茎中不痛，与淋病小便频数，茎中涩痛者不同。其重见于此者，示人以与淋病相鉴别也。

（2）陈念祖认为：“此言淋病由于胃热下注，与消渴异流而同源。”《金匮要略易解》同意此说，认为此条与第二条下段是“果异因同”，同是中焦积热，本条酿成淋沥症状，彼则形成消渴。其说有参考价值。

淋家不可发汗，发汗则必便血①。（九）

注释 ① 便血：这里指小便出血。

[语译] 素患淋病之人，不可以辛温之药发汗，如果发汗，就必然会导致尿血。

[提要] 指出淋家禁忌发汗及误汗后的变症。

[阐析] 淋家，谓久患淋病不愈者。淋病之成，多因肾虚而膀胱积热，淋病日久不愈，必然导致肾阴日亏，膀胱蓄热不除。素有宿疾，复加外感，治宜滋阴清热，辛凉透泄，若妄用辛温之品发散，必助热伤阴，阴伤则邪热更甚，热邪伤及阴络，动其营血，故导致尿血变症。条文曰：“不可发汗。”实寓养阴生津、清热通淋，兼以辛凉解表之意。必须强调，文中“淋家”不过举例而言，凡肾虚下焦蓄热而复感外邪者，均应由此而悟出治法。

[选注] 赵以德：淋者，膀胱与肾病热也。肾属于阴，阴血已不足，若

更发汗，则动其营，营动则血泄矣。（《金匮玉函经二注》）

高士宗：淋家之膀胱津液先虚，故不可发汗。若发汗更夺其津液，则膀胱气竭，胞中并虚，故必便血。便血者，溺血也。（引自《金匮要略集注》）

［按语］ （1）本条亦见于《伤寒论·太阳病篇》第86条，当互参。

（2）淋家忌汗之理，综合各家之论，不外助热、伤阴、动血，故临床凡阴血不足，内蕴伏热，或素有出血史者，均当慎用辛温发汗。

小便不利者，有水气，其人若渴，瓜蒌瞿麦丸主之。（十）

瓜蒌瞿麦丸方：

瓜蒌根二两　茯苓三两　薯蓣三两　附子一枚（炮）　瞿麦一两

上五味，末之，炼蜜丸梧子大，饮服三丸，日三服；不知，增至七八丸，以小便利，腹中温为知①。

［校勘］“若渴”，徐镕本作“苦渴”，宜从。

注释　① 知：病愈也。《方言·第三》：“南楚病愈者谓之知。”

［语译］ 病人若因水气停留而引起小便不畅利的，其人口渴严重，用瓜蒌瞿麦丸主治。

［提要］ 论上燥下寒的小便不利证治。

［阐析］ 肾主水而司气化，为膀胱之里，“膀胱者，州都之官，津液藏焉，气化则能出矣”。膀胱气化之源，由肾所主，肾阳不足，不能化气于膀胱，所以“小便不利”。小便不利，则水无出路，故“有水气”内停。下焦真阳式微，既不能化气行水，亦不能蒸腾津液上潮于口，而致上焦燥热，故病人口渴剧烈，以渴为苦。证属下寒上燥，下寒者谓小便不利，寒水偏积于下；上燥者乃津液不上承，燥气盛于上。本证上浮之焰，非滋不熄，下积之阴，非暖不消，故治宜温肾化气与润燥生津并行，方用瓜蒌瞿麦丸。

瓜蒌瞿麦丸方中，瓜蒌根、薯蓣生津润燥，以治其渴；瞿麦、茯苓渗泄行水，以利小便；炮附子一味，能使肾阳振奋，气化有权，既可使水道通利，亦可蒸津上承，故为方中主药。方后注云：“以小便利，腹中温为知”，是谓本证当有少腹冷，或腰以下肿等阳虚水停于下焦的常见证候。服上方后，病人小便通利，少腹温暖，水肿消退，则是阳气通畅，寒去水行的象征，其病方可致愈。

本方的配伍特点，是寒凉温燥，淡渗补益同冶一炉，虽寒凉润燥而不伤阳气，温阳暖寒而不损阴津，淡渗利水而不耗津气，诸药相伍，攻补兼施，阴阳同调，寒温并用，各达病所，所谓并行而不悖。方剂服法更以蜜丸迭进，由小剂量逐渐增大，使药物能充分发挥其治疗作用。其构思之巧妙，足资后学从中受到启迪。

［选注］ 尤怡：此下焦阳弱气冷，而水气不行之证，故以附子益阳气，茯苓、瞿麦行水气。观方后云，腹中温为知，可以推矣。其人苦渴，则是水寒偏结于下，而燥火独聚于上，故更以薯蓣、瓜蒌根除热生津液也。夫上浮之焰，非滋不熄，下积之阴，非暖不消，而寒润辛温，并行不悖，此方为良法矣。欲求变通者，须于此三复焉。（《金匮要略心典》）

陈念祖：此言小便不利，求之膀胱。然膀胱之所以能出者，气化也，气之所以化者，不在膀胱而在肾。故清上焦之热，补中焦之虚，行下焦之水，各药中加附子一味，振作肾气，以为诸药之先锋。方后自注“腹中温”三字，为大眼目，即肾气丸之变方也。（《金匮要略浅注》）

［按语］ （1）注家对本证病机的认识约有三种见解，第一，赵以德认为阴寒留积，肺与膀胱气化不利；第二，徐彬提出脾肾虚弱，肺与膀胱俱热；第三，尤、陈诸氏均从下焦阳虚气冷，水气不行解释。我们认为第三种看法较妥，故后世注家多从此说。

（2）关于使用瓜蒌瞿麦丸的要点：第一，本方润上温下，凡有水气，证见水肿，小便不利，少腹冷痛，肢冷怯寒，口渴引饮等，用肾气丸嫌地黄之滋腻，山茱萸之酸敛碍水邪，桂枝之辛热增燥动血者，此方最为适宜，故《金鉴》说：“亦肾气丸之变制。”但“其人必脉沉无热，始合法也。”第二，本证病变重点在肾阳虚与脾气弱，故附子、山药、茯苓三味不可轻易去掉，其剂量也不可太少。临床可根据病人口渴的程度调整瓜蒌根的用量，如渴饮严重时，瓜蒌根应倍于附子，以增强生津润燥之力；若渴饮不甚，宜酌减瓜蒌根之量，总以切合病机为准。第三，本方不宜以肉桂代替附子温阳，因肉桂入血行血，本证病变在气分。

（3）瓜蒌瞿麦丸证与本篇肾气丸证，均有口渴及肾阳不足，气化不利的病机，其不同点主要在小便的变化，现列表比较之，见表 37。

表 37　瓜蒌瞿麦丸证及肾气丸证鉴别

比较＼方剂	瓜蒌瞿麦丸	肾气丸
证候	上见苦渴，下见小便不利，少腹冷，腰以下肿等	口渴饮水，小便反多，以饮一斗，小便一斗等
病机	肾阳不足，气化无权，不能蒸津行水（肾失开）	肾阳不足，气化无权，不能蒸津摄水（肾失阖）
功效	温阳化气，蒸津利水	温阳化气，蒸津摄水

（4）瓜蒌瞿麦丸与五苓散，同属水气不化病变，均有利水生津之功，现列表比较之，见表 38。

表 38　五苓散证与瓜蒌瞿麦丸证比较

比较＼方名	五苓散	瓜蒌瞿麦丸
相同	均有口渴与小便不利的症状，下焦气化不行的病机，均用茯苓利水	
主证	另有脉浮微热，水逆证，脐下悸，头目眩晕等蓄水证	苦渴，饮水不吐，水肿，腹中冷、腰痛、脉沉细、无热等
病因病机	太阳风寒之邪随经入里，三焦膀胱气化不行，水寒互结	上燥下寒，肾阳虚弱，气化不行
用药特点	桂枝解肌，通阳化气，白术健运脾气，猪苓、泽泻利小便	附子壮元阳，温肾化气为主，瓜蒌根、薯蓣、瞿麦润上利下

小便不利，蒲灰散主之，滑石白鱼散、茯苓戎盐汤并主之。（十一）

蒲灰散方：

蒲灰七分　滑石三分

上二味，杵为散，饮服方寸匕，日三服。

滑石白鱼散方：

滑石二分　乱发二分（烧）　白鱼二分

上三味，杵为散，饮服方寸匕，日三服。

茯苓戎盐汤方：

茯苓半斤　白术二两　戎盐弹丸大一枚

上三味。

［校勘］《四部备要》本“右三味”后，有“先将茯苓、白术煎成，入戎盐再煎，分温三服”等字，宜从。

［语译］小便不畅利，可以斟酌病情用蒲灰散主治，或用滑石白鱼散、茯苓戎盐汤主治。

［提要］论小便不利的三种治法。

［阐析］小便不利是一个症状，可见于多种疾病的过程中，其引起的原因十分复杂。本条仅言主症，并列三方，意在分别不同病情而选用之。但条文叙证过简，故必须从药测证理解。

蒲灰散由蒲灰、滑石二味组成。蒲灰（生用）功能凉血、化瘀、消肿，滑石善于利湿清热，合而成方，具有化瘀利窍泄热之功。故对湿热瘀结下焦引起的小便不利、尿道疼痛、小腹急痛等，即可选用之。

滑石白鱼散由滑石、乱发（血余炭）、白鱼三味组成。白鱼即衣鱼，又名蠹鱼，乃衣帛书纸中的蠹虫。《本经》称其“主妇人疝瘕，小便不利”。《别录》谓“能开胃下气，利水气，疗淋堕胎”。可见本品具有消瘀行血、利小便之功。乱发烧灰存性，名曰血余炭，《别录》谓其“主五淋，大小便不通”。《心典》称“血余疗转胞，小便不利”，均说明此药有止血消瘀、利尿通淋的作用。三药相伍，可凉血化瘀，清热利湿，故对湿热瘀结膀胱血分，膀胱气化受阻，并有阴络受伤，而引起小便不利，尿血，溲时茎中作痛等证，后世称之血淋者，则可选用本方治疗。

茯苓戎盐汤由茯苓、白术、戎盐三药组成。方中茯苓、白术利湿健脾。戎盐即青盐，李时珍《本草纲目》谓其“性味咸寒，疗溺血、吐血，助水脏，益精气”。但尤怡《心典》指出：“戎盐咸寒入肾，以润下之性，而就渗利之职，为驱除阴分水湿之法也。”徐彬《论注》补充说：“入肾除阴火，兼清热。”余无言《新义》则称“戎盐有消炎之功，能溶解尿酸结石。”可见戎盐“益肾”的功效当是间接取得的。所以本方用戎盐，主要是引药入肾，同时借其咸能软坚，寒能胜热，以治湿凝下焦的小便不利证候。综上，本方的适应证应是中焦脾虚，湿凝下焦，具有健脾渗湿，软坚散结之功效，对石淋久不愈，热不盛者宜，若热盛者，可于八正散或龙胆泻肝汤中加戎盐一味，效佳。

曹家达经验,“此方为膏淋、血淋阻塞水道通治之方”,黄竹斋认为是治劳淋、石淋之主方,其说均可供参考。

以上三方,均以利小便为主,都能治淋病和尿血,三者病机均属湿热瘀结肾与膀胱,但三方功用,又有轻重虚实之别。蒲灰散、滑石白鱼散都能凉血消瘀,清利湿热,前者清热利湿作用强,后者止血消瘀见优,俱治实证。茯苓戎盐汤健脾渗湿,软坚散结,热轻湿重,治虚实错杂证,属攻补兼施方剂。总之,本条所出利小便三方,虽其叙证不详,但其精神在于示人随证审用,故不能因其文简而忽视之。

[选注] 赵以德:小便不利,为膀胱气不化也,气不化,由阴阳不和。阴阳有上下,下焦之阴阳,肝为阳,肾为阴。肾亦有阴阳,左为阳,右为阴。膀胱亦有阴阳,气为阳,血为阴。一有不和,气即不化。自三方观之,悉为膀胱血病涩滞,致气不化而小便不利也。蒲灰、滑石者,《本草》谓其利小便,消瘀血。蒲灰治瘀血为君,滑石利窍为佐。乱发、滑石、白鱼者,发乃血之余,能消瘀血,通小便,《本草》治妇人小便不利,又治妇人无故尿血。白鱼去水气,理血脉,可见皆血剂也。茯苓戎盐者,即北海盐。膀胱乃水之海,以气相从,故咸味润下,佐茯苓利小便;然盐亦能走血,白术亦利腰脐间血,故亦治血也。三方亦有轻重,乱发为重,蒲灰次之,戎盐又次之。(《金匮玉函经二注》)

尤怡:蒲,香蒲也。宁原云:香蒲去湿热,利小便,合滑石为清利小便之正法也。《别录》云:白鱼开胃下气,去水气,血余疗转胞,小便不通,合滑石为滋阴益气,以利其小便者也。《纲目》戎盐即青盐,咸寒入肾,以润下之性,而就渗利之职,为驱除阴分水湿之法也。仲景不详见证,而并出三方,以听人之随证审用,殆所谓引而不发者欤。(《金匮要略心典》)

[按语] (1) 本条一证三方,有同病异治之义。注家均从药方以测证候解释,其认识分歧不大。

(2) 余无言承《金鉴》之说,认为本条小便不利之后,当有“其人不渴者”句,且属癃闭范畴,有一定临床指导意义。

(3) 戎盐一药,余无言结合西医学,认为有“消炎”和“溶解尿酸结石”的功效,并提出“食盐相反,不能代替”,有参考价值。

(4) 蒲灰属何药?历代注家有不同看法。《发微》认为是菖蒲灰,但考《本经》仅言菖蒲“味辛温”,有“通九窍”等作用,而无利小便之记载,虽然在本书《水气病》篇中载有蒲灰散治皮水厥逆的案例，乃取其菖蒲的理气作用。《心典》认为是香蒲灰，但《本经》中无香蒲利小便的记载。《论注》认为是蒲席灰，但《本经》并无此药；虽然蒲席烧灰存性能去湿利小便，但只能视作蒲灰的代用品。据《医学纲目》考证，认为“蒲灰恐即蒲黄粉”。查《本经》有“蒲黄治心腹膀胱寒热，利小便，止血消瘀”的记载，《千金方》有“治小便不利，茎中疼痛，小腹急痛，用蒲黄、滑石各等分，酒服方寸匕，日三服”一方，均与蒲灰散主治吻合，故蒲灰当以蒲黄为是。又，蒲黄在临床上有生用和炒用的不同，《大明本草》云：“破血消肿者生用，补血止血炒用。”蒲灰散中蒲黄可视病情，或生用，或炒用，或生、炒并用。何以名之曰“蒲灰”？《本经疏证》曾说：“蒲黄之质，固有似于灰也。”非炒成炭灰可知。

渴欲饮水，口干舌燥者，白虎加人参汤主之。方见中暍中。

（十二）

［语译］ 病人口渴想喝水，喝水后口舌仍干燥的，用白虎加人参汤主治。

［提要］ 论肺胃热盛、津气两伤的消渴证治。

［阐析］ 本条“渴欲饮水”，是肺胃热盛，津气两伤而致。因热能伤津，亦易耗气（壮火食气），气虚不能化津，津亏无以上承，故渴欲饮水自救。但饮入之水，不能灭其壮火；且气虚不能敷布水液，饮入之水直趋于下，而为小便频数。津亏不能滋润脏腑，口舌亦失其润泽，故虽饮水多，而仍感“口舌干燥”不解，于是形成口渴饮水——水入则消——消后仍渴的病理循环。

本病热在肺胃，但重在阳明，病尚未入腑，当属阳明经热过盛之候。故在治法上，宜清不宜下。同时因津伤化燥，清热又不宜苦寒，因苦能化燥，苦寒亦能伤胃。方用白虎加人参汤，清热而护津，益气以生津，津生则渴止。方中石膏辛凉清热为主药，知母苦寒质润，可助石膏清阳明经热，又可滋阴润燥，味虽苦而不化燥伤津，为本方辅药。人参大补元气，益气而生津，粳米、炙甘草甘润养胃，既可生津，亦可避免寒凉之药伤胃。合而成方，共奏清热益气，生津止渴之功。

［选注］ 尤怡：此肺胃热盛伤津，故以白虎清热，人参生津止渴，盖即所谓上消鬲消之证，疑亦错简于此也。（《金匮要略心典》）

黄树曾：不问外感杂病，如渴欲饮水，口干燥者，审系肺胃热炽津枯，即可酌投。(《金匮要略释义》)

[按语] (1) 注家对本条热伤肺胃这一病机的认识，见解相同，而列于本篇小便不利条文之中，究主何病，说法不一。尤氏认为是上消病，列于小便不利之中当属错简；高氏认为属小便不利范围，不是消渴；喻氏提出，此方可用治上消，但此条所述之证，不一定是消渴；黄树曾则谓，无论消渴病或消渴证，凡病机属肺胃热炽津枯，出现渴欲饮水，口舌干燥主证的，均可以本方清肺胃之热而获良效。结合临床来看，黄氏之说为妥。

(2) 上消以口渴多饮为主症，病变主要在肺，但与胃也有密切关系。故程钟龄说："治上消者，宜润其肺，兼清其胃。"之所以要清胃，程氏指出，"使胃火不得伤肺也"。本证用白虎加人参汤，是其义也。

(3) 本方亦可治消渴证。结合《伤寒论》第26、173、174、175条及第226条部分内容来看，其证多见烦渴引饮，小便不多，自汗出、壮热、脉大、苔黄等；本书第二篇也用白虎加人参汤治疗"汗出恶寒，身热而渴"的暑邪外感病。其小便不多，壮热自汗，与消渴病之小便频数，渴饮不解，无壮热自汗不同。

(4) 本证"口干舌燥"，为热灼津伤气耗；《痰饮病篇》第十九条己椒苈黄丸证之"口舌干燥"，乃"肠间有水气"，津液阻格，不能上承所致。又，"渴欲饮水"，也见于五苓散证，但并非"热灼津伤"引起，而是"寒水互结，膀胱气化不利"所致。以上，均当注意辨别。

(5) 本条与第二、第三条，分别为后世所谓上、中、下三消。现列表比较于下：

表39　上、中、下三消鉴别表

类别 证型	病　机	证　候	治　则	方　剂
上消	肺胃热盛 津气两伤	渴欲饮水 口干舌燥	清热益气 生津止渴	白虎加人参汤
中消	胃热气盛	消谷善饥、大便坚硬，小便频数	(缓下阳明积热)	(调胃承气汤)
下消	肾气虚弱 摄纳无权	男子消渴，小便多，饮一溲一	温肾摄水	肾气丸

(6) 白虎加人参汤亦可加味使用。如渴饮不解者，可加花粉、黄连；舌红绛，苔少者加生地、麦冬、玄参、玉竹、石斛；口舌干燥可酌配藕汁、生地汁、荸荠汁、梨汁等生津润燥。方中人参，因价值昂贵，病情不重者，可用党参或沙参、太子参代替（用量宜大），但病情严重，或用代替药无效时，仍当用人参（白参较好，西洋参更佳）。

脉浮发热，渴欲饮水，小便不利者，猪苓汤主之。（十三）

猪苓汤方：

猪苓（去皮）　茯苓　阿胶　滑石　泽泻各一两

上五味，以水四升，先煮四味，取二升，去滓，内胶烊消，温服七合，日三服。

［语译］ 病人脉浮发热，渴欲饮水，小便不利的，用猪苓汤主治。

［提要］ 论水热互结、郁热伤阴之小便不利证治。

［阐析］ 本条与《伤寒论·阳明病篇》第226条的最后一段同，此处仅少一“若”字（若脉浮）。

本条与本篇第四条五苓散证，均有小便不利，渴欲饮水，脉浮发热等症，但其行文次序不同。本条小便不利是由“脉浮发热，渴欲饮水”所引起，故列于其后。条文中“脉浮发热”，并非表证，而是里热外达之象，故发热较甚，且不兼恶寒，脉象亦多见浮数。热郁伤阴，故口渴饮水以自救。肾与膀胱相表里，肾寒则膀胱气化不行，可见小便不利；肾热也可导致膀胱气化不行，而致小便不利。本条之小便不利属于后者。故用猪苓汤利水清热，兼以养阴，使水去则热无所附，利水而不致伤阴，此即本书第一篇第十七条所说“夫诸病在脏，欲攻之，当随其所得而攻之”之意。方中用猪苓、茯苓、泽泻、滑石利水清热，配伍阿胶滋阴润燥，宜于水热互结、阴伤不盛之小便不利或淋证。

［选注］ 尤怡：此与前五苓散，病证同而药则异。五苓散行阳之化，热初入者宜之，猪苓汤行阴之化，热入久而阴伤者宜之也。（《金匮要略心典》）

唐宗海：趺阳脉浮为胃热，此但言脉浮，是指寸口脉言，非胃脉也。且但言脉浮，未言脉大，《浅注》添一大字便错。此与五苓散证，发作之脏腑不同，故寒热亦异也，玩仲景文法之次序自见。五苓散证，发于膀胱，膀胱之阳不能化水，故先小便不利；次乃随太阳经而见于表为热；水既停则津不升，故最后乃见消渴之证。是先病膀胱之水，而后见热、渴，但当温膀胱寒水为主，故用桂枝也。此节猪苓汤证，是证发于肺经，肺主皮毛，而先病发热，是肺有热也。肺热，津不布，故渴欲饮水。外热上渴，肺既受伤，不能通调水道，因而水道不利，是先病肺之虚热也。但当滋肺经之虚热为主，故用胶与滑石。二证之发现，先后不同，脏腑遂异，独其脉皆浮何哉？盖五苓散之浮，应太阳主表之义也；猪苓汤之浮，应肺主皮毛之义也。脉虽同而见证有先后，遂大异焉。修圆但云毫厘千里，而不指出，又注是胃热，谬矣。(《金匮要略浅注补正》)

［按语］ (1) 诸家注释本条，大多与五苓散证对比而论，但各有不同的见解。柯氏、陈氏认为五苓散证病在太阳，猪苓汤证病在阳明；尤氏从病之新久立论，认为五苓散宜于热初入者，而猪苓汤用在热入久而阴血伤耗者；《金鉴》以方测证，推断二证之异在有汗与无汗之间；唐氏提出五苓散证发于膀胱，猪苓汤证发于肺经。以上论述，各有不同，但都言之成理，可供参考。其中以尤氏病程有新久、病证有阴阳之说，明晰易用，较为妥切。

(2) 猪苓汤本是利尿剂，利尿易伤阴，故燥热津伤之盛者，虽有小便不利，本方亦不宜全用。(可仿《温病条辨》之苦甘化阴法。)正如《伤寒论》第227条云："阳明病，汗多而渴者，不可与猪苓汤，以汗多胃中燥，猪苓汤复利其小便故也。"若水热互结而阴未伤者，当用桂苓甘露饮(五苓散加石膏、寒水石、滑石)为宜。至于本证热邪的来源，据《伤寒论》列猪苓汤于阳明病篇和少阴病篇，可知其或为阳明余热，或为少阴虚热。唐氏《补正》又提出是肺热。总之，皆属内热，无论上焦、中焦或下焦，均可影响膀胱气化而形成本证。

(3) 猪苓汤证与五苓散证，均有小便不利，口渴饮水，脉浮发热等相同证候，病机上均属水与邪结，治疗均用猪苓、茯苓、泽泻利小便。现将其不同之处列表比较于下：

表40　五苓散证与猪苓汤证比较

方名 比较	五苓散	猪苓汤
证候特点	先见小便不利，后渐次出现微热消渴。或饮入即吐，吐涎沫、癫眩、脐下悸。小便不黄、无热感，无脓血尿，舌淡、苔薄白，脉浮缓	先有发热，渴欲饮水，后见小便不利。小便黄赤，有热感，可有脓血尿。或心烦不眠、下利、咳、呕等。舌质红绛，苔黄少津，脉象浮数或细数

（续表）

比较＼方名	五苓散	猪苓汤
病因病机	素体阳虚，伤寒太阳病发汗后，表邪未尽，影响膀胱气化不利，水停于下，津不上承，乃寒水互结之太阳膀胱蓄水证。以表邪不解，小便不利为病之本	素体阴虚，伤寒阳明病下后，津液损伤，余热未清，致使肺、肾、胃、膀胱等脏腑受累，乃热入久，与水相结，且阴已伤，故以水热互结，郁热伤阴之小便不利为病之本
治则	化气行水	利水清热　兼以养阴
用药特点	用桂枝、白术化气行水，健脾燥湿以治湿胜	用阿胶、滑石滋阴清热利水以治热胜

结　语

本篇概略论述了消渴、小便不利、淋病三种病证的辨证治疗。

消渴病的发生，篇中提出了胃热气盛、房劳伤肾、肾气不固，以及营卫虚弱，燥热内生等三个方面。证型上例举了“渴欲饮水，口干舌燥”为主证的上消病，治用白虎加人参汤，清热益气，生津止渴；中消以便坚、溲数、消谷、渴饮为主证，篇中未指出治法，后世医家多据证选用调胃承气汤类，以通腑泄热。至于“饮一溲一”的肾虚下消病，则宜温阳化气，蒸津摄水，方用肾气丸。秦伯未说：“火盛者称做阳消，气化无权的称做阴消。”本篇对消渴病病机和治法的论述，寒热阴阳、上中下三焦俱备，为后世治疗本病奠定了基础。

此外，篇中还涉及了热病过程中的渴饮证，如热邪深入下焦，肾热熏灼而致“渴欲饮水不止”者，可用文蛤散咸寒清热，生津止渴。至于伤寒厥阴病之口渴，后世主张用乌梅丸主治。本篇列入渴饮证，意在与消渴病相鉴别。

小便不利的病机，总属膀胱气化不行，因其病因及证型不同，故治法各异。若系寒水互结的太阳蓄水证，则用五苓散化气行水，通阳解表；若系水热互结，郁热伤阴的，则用猪苓汤利水清热，滋阴润燥；若属肾阳不足，下寒上燥者，则以瓜蒌瞿麦丸温阳化气，生津润燥；如因湿热瘀结下焦，膀胱气化受阻者，可分别选用蒲灰散、滑石白鱼散清热利湿，凉血化瘀。前方长于利尿通淋，后方凉血止血见优。若因中焦脾虚，湿凝下焦，热轻湿重者，宜用茯苓戎盐汤健脾渗湿，软坚散结，而达“益肾”之功。

另外，篇中还论述了石淋的典型证候，以及淋家禁汗的治则。关于淋病的治疗，只要病机相同，即可借用小便不利诸方，此乃异病同治之理。

（段光周）

水气病脉证并治第十四

本篇专论水气病的病因病机，辨证治疗。

所谓水气病，是指水气泛溢或留聚，导致周身皮肤或腹部肿胀为特征的一类病证，统属肿胀病范畴，但有水肿和气胀两种不同的病情。本篇肿、胀俱论，故以“水气”名篇。

“水气”之名，首见于《内经》，如《素问·评热病论篇》曰：“诸有水气者，微肿先见于目下也。”由于水与气不可分，故《内经》有的地方又称“水”病或“水肿”，如《素问·阴阳别论篇》云：“三阴结，谓之水。”《素问·水热穴论篇》则说：“肺为喘呼，肾为水肿。”其实均属水气病。

水气病的分类，《内经》有风水、石水、涌水等称，本篇则根据水气病形成的病因病机，及其证候、部位的不同，分为风水、皮水、正水、石水、黄汗五种类型。同时又根据水气病产生的内脏根源，分出心水、肝水、脾水、肺水、肾水、五脏水，以及水分、气分、血分等类型。“五脏水”是本脏气化不足而产生的水气病变，其证候虽可分属于皮水、正水、石水，但又可补充它们的不足。至于水分、气分、血分，则是从气、血、水三者相互影响，相互转化的角度，对水气病病因、证候的高度概括。即由水而病血，谓之水分；由血而病水，谓之血分；由气而病水，则谓之气分。上述三种分类法，同源而异流，纵横交错，互相补充，为水气病的辨证论治指明了方向，临床当参合而行之。

水气病形成的机制，《内经》论述颇详，但较分散。归纳起来，约有以下三方面：第一肺肾气化失调。《素问·水热穴论篇》云：“肾者至阴也，至阴者盛水也，肺者太阴也，少阴者冬脉也。故其本在肾，其末在肺，皆积水也。”肺肾两脏，主气主水，一上一下，水气互化，水升气降，循环不已，是为常态。若肺失宣降，肾失蒸腾，或水气升降失调，均可导致水液潴留，或充斥于皮腠之间，形成肿胀病。《内经》将这一调节系统喻之为本末关系，故有“其本在肾，其末在肺”之说，这是其一。第二肾脏开阖失度。《素问·水热穴论篇》曰：“肾何以能聚水而生病……肾者，胃之关也，关门不利，故聚水而从其类也。”因肾司二便之开阖，肾气充足，则二便通调，若肾气虚衰，开阖失常，关门闭塞，二便不利，势必导致水液糟粕不能排出体外，停聚于内，泛溢于外而成肿胀，这是其二。第三脾肺寒结，营卫不利。《素问·阴阳别论篇》指出：“三阴结，谓之水。”王冰注曰：“三阴结，谓脾肺之脉俱寒结也。脾肺寒结，则气化为水。”脾（胃）为营卫之源，肺主营卫之敷布，脾肺寒结，营卫之气运行不畅，故寒气合化而为水，这是其三。综上，水气病的形成，主要与肺、脾、肾三脏，以及三焦，膀胱二腑有关，其中尤以肾脏关系最大。张景岳曾总结说：“凡水肿等证，乃肺脾肾三脏相干之病。盖水为至阴，故其本在肾；水化于气，故其标在肺；水唯畏土，故其制在脾。”可谓精辟之论。

关于水气病的治疗，本篇从阳虚立论，故以温通阳气为主要治则。在具体运用上，仲景继承了《内经》“开鬼门，洁净府，去菀陈莝”的理论，提出了发汗、利小便和攻逐水邪的治法。但上述三法，只针对水气病的实证而言，至于虚证，温阳化气或滋补精血都是必需的，仲景文中亦寓有此意。

师曰：病有风水、有皮水、有正水、有石水、有黄汗。风水其脉自浮，外证骨节疼痛，恶风；皮水其脉亦浮，外证胕肿①，按之没指，不恶风，其腹如鼓，不渴，当发其汗。正水其脉沉迟，外证自喘；石水其脉自沉，外证腹满不喘。黄汗其脉沉迟，身发热，胸满，四肢头面肿，久不愈，必致痈脓。（一）

［校勘］ “胕”，《千金要方·卷二十一》作“浮”。“其腹如鼓，不渴”，《诸病源候论·皮水候》作“腹如故，而不满亦不渴”。

注释 ① 胕肿：胕与肤通，胕肿指皮肤浮肿。如《素问·水热穴论篇》：“上下溢于皮肤，故曰胕肿。胕肿者，聚水而生病也。”

［语译］ 老师说：水气病有风水、皮水、正水、石水、黄汗等五种。风水之脉，自当出现浮象，其外表症状是骨节疼痛和怕风；皮水的脉象也是浮的，外表症状有皮肤浮肿，按之凹陷不起，不怕风，腹部肿胀如鼓，口中

不渴。这两种病都应当用发汗的方法治疗。正水的脉象沉而迟，外证当有气喘；石水的脉象亦当现沉，外证腹部胀满，但不气喘。黄汗病脉象沉迟，身体发热，胸中满闷，四肢、头部及颜面部都浮肿，如经久不愈，势必发生痈疮脓肿。

［提要］ 总论水气病五种类型的脉证特点，并提出风水、皮水的治则，以及黄汗病的一种转归。

［阐析］ 条文开始之“病”，统指水气病。由于水气病的病因病机、证候表现不同，故有风水、皮水、正水、石水、黄汗等五种不同的类型。现将水气病五种类型的脉证特点阐释于下：

(1) 风水是一种什么样的疾病？《素问·水热穴论篇》曰：“勇而劳甚则肾汗出，肾汗出，逢于风，内不得入于脏腑，外不得越于皮肤，客于玄府，行于皮里，传为胕肿。本之于肾，名曰风水。”《素问·评热病论篇》云：“肾风者，面胕痝然，壅害于言……不能正偃，正偃则咳，病名曰风水。”《素问·大奇论篇》也说：“肾肝并浮为风水。”王冰注：“脉浮为风，下焦主水，风薄于下，故曰风水。”据此可知，风水为病，不仅感受风邪，与肾也有密切关系。故赵以德曰：“风水者，肾本属水，因风而水积也。”尤怡也说：“风水，水为风激，因风而病水也。”可见风水是先有肾气不化（即“本之于肾”），后因感风而诱发的一种水气病，从脏腑言，当与肺、肾、三焦、膀胱有关。“风令脉浮”，故“风水其脉自浮”；有风则“恶风”；水湿同类，“湿流关节”，阻滞营卫，故“骨节疼痛”。张璐根据《内经》的有关记述，认为“今止言外证骨节疼痛，恶风，不言胕肿，脱文也”。结合临床，风水当有头面浮肿，或兼发热等证。

(2) 水聚皮下，名曰皮水。脾主肌肉，肺主皮毛，故皮水与脾肺关系较为密切。皮水形成的原因比较复杂，或由外受水湿浸淫（如《素问·六元正纪大论篇》云：“感于寒湿，则民病身重胕肿，胸腹满。”）或因劳倦太过，饮食不节，导致脾虚湿困，健运失司，升降失调，或由风水风去水留（即徐彬所谓“邪已去经，而在皮间”。）或由正水、石水经治疗后的转归等。《诸病源候论·皮水候》指出：“肺主皮毛，肾主于水，肾虚则水妄行，流溢于皮肤，故令身体面目悉肿，按之没指而无汗也。”说明皮水与肾虚亦有一定关系。皮水病，水气在皮肤中，其病在表，故“其脉亦浮”，“外证胕肿，按之没指”；无风则“不恶风”；脾失健运，水湿阻滞脾络，故腹满如鼓状（如因水湿浸淫皮肤，病邪在外，水气尚未入里，腹部亦不至于胀满，此时则“其腹如故”。）；水气尚未化热，亦未入里阻滞津气的布散，故暂不口渴。“当发其汗”者，程林指出：风水与皮水相类，均属表。在表汗之可也，故当因势利导以祛邪。不过，风水发汗，主在祛风化气；皮水发汗，意在通阳散水。正如魏荔彤谓：“发汗固治风，而驱水之义亦在其中矣。”

（3）正水，是指肾脏之水自盛，治疗本病亦当正治其水脏。肾阳衰微，寒水留聚，故“其脉沉迟”；肺为水之上源，足少阴肾脉络于肺，水气随经上犯，肺气失于肃降，故“外证自喘”。本病水邪停蓄于腹内，当有腹胀满一证，如《素问·水热穴论篇》云：“水病下为胕肿大腹，上为喘呼，不得卧者，标本俱病。”《杂病广要》也认为，《诸病源候论》所载大腹水肿候，即是正水，故“腹满”当是正水证候之省文。这里仅言“自喘”之特征，是突出正水肺肾俱病的主证，并以之与下面石水区别。

（4）石水在《内经》早有记述，如《素问·阴阳别论篇》云：“阴阳结斜，多阴少阳，曰石水，少腹肿。”《素问·大奇论篇》曰：“肾肝并沉为石水。”《灵枢·邪气脏府病形》也说：“肾脉微大为石水，起脐以下至少腹，腄腄然。”说明石水是因阳气大衰，阴寒太盛，阴寒水气凝结于下焦少腹，气结血瘀而成，病在肾肝二脏。肝肾属下焦，阳气大衰，气血凝滞，故“其脉自沉”。“腹满”当是少腹肿满坚硬如石，乃寒水沉积，血脉凝固之征；“不喘”，是寒水之邪局限下焦，未及于上，肺未受邪之故。条文标出“不喘”，恰与正水“自喘”一证相区别。总之，石水是因肾阳大衰，阴寒水邪太盛，凝聚于下焦少腹，气结血瘀而致，故证见少腹坚硬胀满如石。本病较之正水，其病位更深，病情更重。

（5）黄汗病以汗出色黄而命名，是一种肌表营卫之气被水湿之邪郁遏而形成的水气病。卫郁营热，湿热交蒸肌腠，故汗出色黄。营卫郁滞，故“其脉沉迟，身发热”（正水脉亦沉迟，但此实彼虚，宜分辨之）；营卫之气宣发于上焦，胸中大气不畅，故“胸满”；四肢、头面属阳，阳郁而水湿潴留肌肤，则“四肢头面肿”。此时若及早发散寒水之邪，使营卫畅通，则诸证可解；若经久不愈，肌表营气壅遏过久，必致气血腐败，化为痊痈脓肿。正如《素问·生气通天论篇》云：“营气不从，逆于肉里，乃生痈肿。”黄汗病出现这种转归，说明病重而难愈。因其病之初，主在气分，久则入于营血。总之，黄汗病在发病上与肾的关系不大，在转归上可致痈脓，这是其特殊之处。据《四川中医函授》1985年第2期载有一水肿病病人，四肢头面浮肿，动则汗出，色黄染衣，继而出现腿胯及肩颈生疮痄化脓，可知仲景原文为临床的忠实记录，不可断然否定。（引自《张家礼金匮要略讲稿》）

［选注］ 赵以德：风水者，肾本属水，因风而水积也……今止言外证骨节疼痛，恶风，不言胕肿，肾外合于骨，水则病骨，肝外合于筋，风则筋束关节，故骨节痛。脉浮恶风者，知其风水之证在表耳。皮水者，皮肤胕肿也……当发其汗，散皮毛之邪，外气通而病解矣，此开鬼门法也。正水者，肾主水，肾经之水自病也。石水者，乃水积小腹，胞内坚满如石。《大奇论》曰：肾肝并沉为石水。注曰：肝脉入阴，内贯小腹，肾脉贯脊中，络膀胱，两脏并藏，气熏冲脉，自肾下入于胞，令水不行，故坚而满也。黄汗者，病水身黄，汗出如柏汁。大抵黄色属土，由阳明胃热，故色见于外。今之发热、胸满、四肢头面肿者，正属足阳明经脉之证。热久在肌肉不愈，故必致痈脓也。（《金匮玉函经二注》）

尤怡：风水，水为风激，因风而病水也。风伤皮毛，而湿流关节，故脉浮恶风而骨节疼痛也。皮水，水行皮中，内合肺气，故其脉亦浮。不兼风，故不恶风也。其腹如鼓，即《内经》鼟鼟然不坚之意，以其病在皮肤，而不及肠脏，故外有胀形，而内无满喘也。水在皮者，宜从汗解，故曰当发其汗。正水，肾脏之水自盛也。石水，水之聚而不行者也。正水乘阳之虚而侵及上焦，故脉沉迟而喘；石水因阴之盛而结于少腹，故脉沉腹满而不喘也。黄汗，汗出沾衣如柏汁，得之湿热交病，而湿居热外，其盛于上而阳不行，则身热、胸满、四肢头面肿。久则侵及于里而营不通，则逆于肉理而为痈脓也。（《金匮要略心典》）

［按语］ （1）徐彬说："《内经》止有水胀及石水二条，仲景特列五条，示人水病有浅深，欲人因名思义而处治无误耳。"本条实为水气病之总纲。其表里上下浅深之分，风水、皮水病在表，风水有外邪，为表中之表；正水、石水病在里，正水病及于上，为里中之表；石水病聚于下，为里中之里。黄汗病初期主在气分，久则伤及营血。

（2）风水病虽与外受风邪有关，但内因肾气不化（《巢源》引申为脾肾气虚），治风水固当祛风解表，但亦宜适可而止，否则根本动摇，病必难愈。

（3）皮水是临床上常见的一种水气病，病因有外感内伤之别。由于水湿外浸而致者，病情偏于实，治宜发汗通阳化水；病由脾虚内伤者，多属虚证，治当健脾利水。

(4) 黄汗病的归属，历代注家意见不一，有说是水气病，有说不是水气病，有说“似水气而实非水气，似历节而也非历节”的特殊病证(见秦伯未《金匮简释》)。我们认为，黄汗病因“汗出入水”，病在营卫气分，且有“发热，四肢头面肿”等“状如风水”的证候，故名之曰水气病则可，曰水肿病则不可。本篇以“水气病”标题，似与此有关。至于陆渊雷说“此病为风湿病所常见”，风湿病出汗者固属常见，但风湿病久不愈，少有发痈脓者，故其说有待商榷。

脉浮而洪，浮则为风，洪则为气，风气[①]相搏。风强[②]则为隐疹[③]，身体为痒，痒为泄风[④]，久为痂癞[⑤]；气强[⑥]则为水，难以俯仰，风气相击，身体洪肿，汗出乃愈。恶风则虚，此为风水；不恶风者，小便通利，上焦有寒，其口多涎，此为黄汗。(二)

注释 ① 风气：指外界的风邪和体内的水气两种邪气。

② 风强：指风邪偏盛。

③ 隐疹：即瘾疹，因外受风邪而诱发，以皮肤出现小丘疹和瘙痒为主症，类似“风疹”病。

④ 泄风：指隐疹身痒的病机，是卫气排泄风邪外出的象征，所以叫泄风。

⑤ 痂癞：指隐疹经久不愈，可化脓结痂，有如癞疾之象。

⑥ 气强；指水气偏盛。

［语译］ 病人脉象浮而洪，浮是外感风邪，洪是水气涌盛。风邪与水气相聚合，如风邪偏盛，则可发生隐疹，隐疹使病人皮肤瘙痒，痒是正气排泄风邪外出的象征，所以叫泄风，隐疹经久不愈，还可变成痂癞。若水气偏盛者，则为水气病，水气病人因全身浮肿，所以俯仰困难，可以采用发汗方法治愈它。怕风是表阳虚弱的象征，多属风水病；不怕风的，小便通利，这是寒湿郁于上焦，其人口中涎沫较多，此为黄汗病初起的证候表现。

［提要］ 论风气相搏的几种类似病变，以及风水与黄汗的鉴别。

［阐析］ 本条分两段解释，第一段从“脉浮而洪”至“汗出乃愈”，论“风气相搏”的脉象和病证；其余为第二段，论风水与黄汗的鉴别。

(1)“风气相搏”的脉象和病证：浮脉属阳主表，而风为阳邪，风邪伤于表，卫气抗争，其脉多浮，故“浮则为风”；洪脉之象，形大而势涌，多主气盛，这里是水气盛于外，故“洪则为气”。风邪与水气相结合，卫气与之相争于表，故曰“风气相搏”，或叫“风气相击”。正因“风气相搏”，所以“脉浮而洪”，即“脉浮而洪”是“风气相搏”在脉象上的反应。但“风气相搏”同时亦可产生病证，本条论述了两类不同的“风气相搏”病证：

其一，“风强则为隐疹”。隐疹即瘾疹，是一种以感受风邪为主要原因的皮肤疾患。本病除皮肤出现丘疹之外，其人必“身体为痒”。此因风热毒邪偏盛，侵入营血所致。“痒为泄风”者，是说风热毒邪有外泄之势，不必专事止痒。《素问·风论篇》记载：“（风邪）外在腠理，则为泄风。”王冰注曰：“风居腠理，则玄府开通，风薄汗泄，故云泄风。”《灵枢·刺节真邪论》也说：“气往来行，则为痒。”可见隐疹身痒是卫气与风热毒邪相争，且风毒之邪有随汗而排泄于外的一种反应，此乃隐疹病初之证。若风邪并不外泄，反而乘虚内攻血脉，腐溃肌肉，则可变为“痂癞”。痂癞是隐疹日久不愈的一种转归，以化脓结痂，顽固性瘙痒为其特征，成无己、黄元御等医家认为是癞疾（即“疠风”“麻风”之类），《金鉴》认为是疥癣一类的慢性皮肤病，可资参考。

其二，“气强则为水”。即谓水湿之气偏盛，更加风邪激惹，故水气肆行横溢，发为肿满喘促。其证见身体浮肿特甚，喘咳上气，“难以俯仰”，平卧不能，此即《素问·评热病论篇》所谓“肾风，面胕痝然，壅害于言……身重难以行，不能正偃，正偃则咳”之风水病。风水之病，因其“水为风激”，水气充斥肤表，故来势急骤。其治当趁正气未至大虚之时，采用发汗之法，使风水之邪尽从汗孔而出，故曰：“汗出乃愈”。

（2）风水与黄汗的鉴别：风水与黄汗均属水气为病，但风水之成，除感受风邪之外，还有阳气不足，肾气不化的内因存在。故“恶风”一症，若见于风水初期，多属风邪所致；若经使用祛风解表药治疗之后，恶风不减，即当责之于表虚不固（常伴见自汗、脉浮等证）。这是风水病之本质所在，所以条文强调“恶风则虚”，颇具临床指导意义。黄汗病“不恶风”，正与风水之“虚”相对。本病初期，水湿外浸，上焦心肺营卫之气被郁，故其病机主要责之于“上焦有寒”。寒湿之邪郁在上焦，下焦膀胱气化尚未受到影响，故而“小便通利”；上焦营卫之气被郁，气滞则津聚，故“其口多涎”。综上，黄汗病初起，湿郁气滞而未化热，其病多属有余；而风水“恶风”一症，常有“虚”之内因，这是两者的主要区别。

兹将本条精神图示于下：

- 风气相搏（风气相击）
  - 风强则为隐疹——皮肤丘疹，瘙痒——久不愈转为痂癞。（风胜为痒）
  - 气强则为水
    - （风水）——身体洪肿，难以俯仰，恶风，小便不利。（气胜为水）
    - （黄汗）——不恶风，小便通利，其口多涎。（上焦有寒）

［选注］　徐彬：此段详风之所以成水，并与黄汗分别之。因谓脉得浮而洪，浮为风是矣，洪乃气之盛也。风气相搏，是风与气两不相下也。其有风稍强者，则风主其病，故侵于血为瘾疹，因而火动则痒。然风少得疏泄，故曰泄风。久则营气并风而生虫，为痂癞疠风之属，不成水也。若气强则风为气所使，不外泄于皮肤，逆其邪乘阴分，以致阴络受病而为水。难以俛仰者，成水后肿胀之状也。然气虽强，风仍不去，故曰相击。风气无所不到，故身体洪肿。汗出则风与气皆泄，故愈。恶风为风家本证，既汗而仍恶风，则当从虚，而不当从风，故补注一句曰：恶风则虚。而总结之曰：此为风水，谓水之成，虽由于气，而实原于风也。其有不恶风者，表无风也。小便通利者，非三阴结也。更口多涎，是水寒之气缠绵上焦也。此唯黄汗之病，因汗出而伤水，则内入于胸膈，故即别之曰：上焦有寒，其口多涎，此为黄汗。不脱前黄汗证中胸满之意也。（《金匮要略论注》）

魏荔彤：脉浮而洪，浮则为风，洪则为气，气者水气，即湿邪也，湿邪挟风邪作热于表也。风气相搏者，风湿二邪相团结也。风阳邪在表，为湿所郁，故为瘾疹，身体为痒。风热在表，腠理疏泄，汗出而风愈入，风入而热为湿所涸，愈多搔抓，久久皮肤疮生，浸淫无已，遂为泄风而成痂癞，皆风邪合湿热留连于表分，渐根于营卫之所致也。此风盛于湿，故证多热也。若夫湿盛于风，则为风水之病而已。湿为寒邪留于表分，前言骨节疼痛，此言难于俛仰，互出见义矣。风气相搏，即风湿相击，而寒足胜热，故不为瘾疹痂癞，而发为洪肿，湿盛于热之明验也。此二证者，在风水中又分挟寒挟热，风盛湿盛，而后可言治也。然所挟虽不同，偏胜虽不一，而为风邪在表则一也。明其汗出乃愈，见治风水乃以发汗驱风为第一义，风去而所挟之寒热，其势俱大减矣。纵有未尽，强弩之末矣。然风水又有与黄汗相类者，风水有挟热，黄汗亦有挟热，不知风水之挟热在表，而黄汗之挟热在里也。所以风水必恶风而表虚，见此为风水无疑矣。总有挟热之证，亦不出驱风之治矣。若夫不恶风之水病,则非风水可名也。再谛之其人小便通利,水气盛于内矣。水气盛于内,必上冲,故云上焦有寒。上焦有水邪,正津必格阻,故云其口多涎。见此又知为黄汗无疑也。(《金匮要略方论本义》)

[按语] (1) 注家对本条"风气相搏"的认识一致,但对其引起的病证有所分歧。徐氏、魏氏认为是两种:风盛为隐疹痂癞,气盛为风水。唐宗海认为是三种:风强为泄风痂癞,气强为内水(里水),风气相当为风水。《金鉴》也说是三种,但把气强为水说成是支饮。我们认为,"风气相搏"(或曰"风气相击")为本条的病机总冒,故"气强为水"当指水气较风邪偏盛,即是风水病。

(2) 对泄风身痒的注解,徐氏谓"火动则痒,然风少得疏泄,故曰泄风。"《金鉴》谓"痒者肌虚,为风邪外薄故也。""火动"指病机,"肌虚"指汗出的症状,两说可互为补充。

寸口脉沉滑者,中有水气,面目肿大有热,名曰风水;视人之目窠上微拥[①],如蚕新卧起状[②],其颈脉[③]动,时时咳,按其手足上,陷而不起者,风水。(三)

[校勘] 《脉经·卷八》无"蚕"字。"目窠",原本作"裹",《灵枢》及赵、徐、尤、陈、黄诸注本皆作"目窠",今据改为是。

注释 ① 目窠上微拥:窠(kē 科),目窠即眼胞。微拥,即微肿,《灵枢·水胀》曰:"目窠上微肿"。全句意为,两眼胞微肿。

② 如蚕新卧起状:形容水气病人眼胞微肿,像睡眠后刚起来的人的眼胞微肿一样。

③ 颈脉:王冰注:"颈脉,谓耳下结喉旁人迎脉也",属足阳明胃经。

[语译] 病人寸口部的脉象沉而滑,这是内有水气的缘故。它的症状是面目肿大,身体发热,这种病名叫"风水"。在望诊时还可看到病人眼胞微微肿起,像睡觉刚醒的样子,颈部两侧的脉管跳动剧烈,时时咳嗽。触按病人的手足,皮肤凹陷,不能很快弹起来,这些都是风水病的症状。

[提要] 论风水病发展到严重阶段的脉证表现。

[阐析] 风水初起,人体正气未衰,卫气与风邪抗争于表,故"其脉自浮"。本条言"寸口脉沉滑者",沉主水,滑主气盛,沉滑并见于寸部,说明

水气盛而兼有风邪，上犯于表，为风水肿势逐渐加剧时的变态脉象。因其仍由水气引起，故曰“中有水气”。

“面目肿大，有热”，因头面属阳，风为阳邪，“高巅之上，唯风可到”，风与水邪上犯，水湿潴留于胸颈以上，故病人面目肿大；卫气被水湿郁遏，故而身体发热。其“寸口脉沉滑”之变脉与“面目肿大有热”的主证，均为风水相合，搏于肌表所致，仍属风水，故“名曰风水。”若从望颜面而诊，病人上下眼胞浮肿，好像刚刚睡醒的样子，双侧颈脉搏动明显，这些都是风水邪气过盛，进而波及脾胃所致。因眼胞属脾，胃脉所过颈部人迎脉为肺胃所主，风水上凑，经络为水气遏阻，因此眼胞浮肿，颈脉搏动加剧。“时时咳”是闻诊所得之证，为风水上渍于肺，肺气上逆所致。“按其手足上，陷而不起者”，是以手按压病者手足皮肤，凹陷不起，属切诊与望诊相得之证，是水湿浸淫，溢于肌肤较盛，而正气不足，难以聚复所致。本条四肢浮肿，按之凹陷不起，其肿势较之面目浮肿更剧，因四肢为脾所主，而又为诸阳之本，是脾虚湿聚，阳不化气。说明本病不仅在肺，且波及于脾，示其病情发展较速，病势较剧，属较重之风水病。

［选注］ 尤怡：风水其脉自浮，此云沉滑者，乃水脉，非风脉也。至面目肿大有热，则水得风而外浮，其脉亦必变而为浮矣。仲景不言者，以风水赅之也……颈脉动者，颈间之人迎脉动甚，风水上凑故也。时时咳者，水渍入肺也。按其手足上陷而不起，与《内经》以手按其腹，随手而起，如裹水之状者不同。然腹中气大，而肢间气细，气大则按之随手而起，气细则按之窅而不起，而其浮肿则一也。(《金匮要略心典》)

唐宗海：前言风水脉浮，此言脉沉者，盖脉浮主表，寸亦主表，沉滑而见于寸部，即是水犯于表之征，故亦断为风水。与浮洪、浮紧之断为风水，同一在表之义也。且浮脉但断为风，必兼洪紧，乃为风而兼水。沉滑亦当断为水，因见于寸脉，乃为水犯于表而兼风也。仲景文法细密如是，学者当玩焉。(《金匮要略浅注补正》)

［按语］ 风水病因失治、误治，或素体正气不足，均可导致病情增剧。此时，风水的一般脉症也有相应的变化。本条所述，即属风水增剧时的脉症。如寸脉沉滑、其颈脉动、时时咳、手足肿得厉害(甚至腹部亦肿)、按之凹陷不起等，为临床观察风水病情转变提供了一定的依据。至于眼胞浮肿，根据《内经》“诸有水者，微肿先见于目下”的记述，多为风水初期之征

象，待发展到时时咳，颈脉动，肿势已较盛了。

太阳病，脉浮而紧，法当骨节疼痛，反不疼，身体反重而酸，其人不渴，汗出即愈，此为风水。恶寒者，此为极虚发汗得之。

渴而不恶寒者，此为皮水。

身肿而冷，状如周痹①，胸中窒，不能食，反聚痛，暮躁不得眠，此为黄汗，痛在骨节。

咳而喘，不渴者，此为脾胀，其状如肿，发汗即愈。

然诸病此者，渴而下利，小便数者，皆不可发汗。（四）

［校勘］ “脾胀”，注家多作“肺胀”，宜从。

注释 ① 周痹：病名。病在血脉、肌肉，证见周身上下游走疼痛，见《灵枢》第二十七篇。

［语译］ 太阳病，脉象浮而紧的，理应骨节疼痛，今反不痛，只感到身体沉重酸楚，口不渴，这是风水病，用解表法使其出汗就会痊愈。如果病人出汗后怕冷严重的，这是由于阳气虚弱而又发汗所致。

若病人口渴而不怕冷的，这是皮水病。

病人身体肿胀而两胫发冷，其他症状如像周痹病，但同时又见胸中闷塞，不能进食，疼痛反而聚集在筋骨关节部位，傍晚时出现烦躁不安，以致不能安眠，这是黄汗病的特征。

若病人咳嗽气喘，口不渴，这是肺胀病。肺胀病也可出现像水肿那样的浮肿症状，如果使用发汗法治疗就会痊愈。

然而各种水气病，如果见到病人口渴而又腹泻，小便频数量多的，就不能用发汗法治疗。

［提要］ 再论水气病的辨证和治则。

［阐析］ 本条分五个自然段解释：

（1）论风水的证候及其治疗原则：太阳伤寒，因风寒之邪闭束肌表，骨节间营卫之气不畅，所以“脉浮而紧，法当骨节疼痛”。“反不疼，身体反重而酸”者，谓病人虽见发热恶寒，头项强痛，脉浮而紧等太阳伤寒之脉证，但骨节不痛，身体反以沉重酸楚为苦，这是风水外盛之候。文中以两“反”字，示人风水与太阳伤寒的鉴别要点在于重、痛两症。水湿重滞，故身重；风邪恋于肌表，故身体酸软；水湿尚未流注关节，故“反不疼”；风水病在表，水性本寒属阴，故风水泛表亦可见到浮紧之脉。“其人不渴”者，是风水在表，里无郁热；“汗出即愈”，这是风水表实证的正治法，以其病在表，故当用汗法治之，使风与水邪皆从汗解。“恶寒者，此为极虚发汗得之”。文中“极虚”一词与《胸痹病篇》“……责其极虚”同义，属同义反复词。即指阳气不足，并非虚之极。此句承接风水“汗出即愈”之后，意在反证发汗法只适宜于风水表实证。因风水病虽有风邪在表，但“其本在肾”，肾阳本有不足，若汗之不得法，不仅风水之邪不去，反使阳气更伤，于是可由“恶风”转为“恶寒”，此乃风水误汗伤阳的变证。所以，阳虚忌汗，是风水病使用汗法的一个原则。因水气病多有阳气不足，故这一原则也适用于其他类型的水气病。

(2) 论皮水的证候：皮水之证，有常有变。首条论及皮水“不渴”，是因阳气郁结不盛，多见于皮水初期，为其常；本条言皮水“渴”，乃因水湿潴留皮肤较盛，肺脾阳气受阻，不能转输津液上潮于口所致，多见于皮水经久不愈者，此为其变。同理，本条言皮水“不恶寒”者，属阳气尚通；若皮水郁结过久，阳气闭阻过盛，亦可出现恶寒，甚至厥冷的证候(如第二十七条蒲灰散证)。本条叙证简略，但有常有变，意在示人认识疾病，要知常达变，不可拘泥。

(3) 论黄汗的证候：“身肿而冷，状如周痹”，言黄汗病人身体浮肿而两胫自觉寒冷，其疼痛如像周痹病一样。《灵枢·周痹》云：“周痹者，在于血脉之中，随脉以上，随脉以下，不能左右……风寒湿气，客于外分肉之间……此内不在脏，而外未发于皮，独居分肉之间，真气不能周，故命曰周痹。”可见周痹是痹证之一种，证见周身上下游走疼痛，项背拘急，乃因阳气虚弱而风寒湿邪侵入血脉、肌腠，真气运行受阻所致。黄汗病因水湿郁遏卫阳，阳气不能上通下达，故身体浮肿而两胫寒冷；由于黄汗病以水湿为主因，故不如周痹那样随经脉上下游走疼痛，特称之为“状如周痹”。总之，黄汗与周痹的主要区别是：黄汗痛在关节而周身浮肿，周痹痛无定处而不肿，且无黄汗。“胸中窒”者，是湿邪郁滞，胸阳不振，肺气不得宣畅，故病人自觉胸中闷塞不通，即首条“胸满”之甚者。胃阳不振，寒不消谷，故“不能食”。“反聚痛……痛在骨节”者，因寒湿留注，聚于关节，筋脉失于温煦，故收引而痛。“暮躁不得眠”者，因“寒中于暮”，此时阳气更难以舒展，故关节痛剧，且热为寒郁、心神受扰，故病人烦躁不宁而不得安眠。

上述诸证，均为水湿郁遏营卫之气，湿热郁蒸肌腠而致，为黄汗病所具备，故曰“此为黄汗”。从所叙病情来看，又较首条“身发热、胸满、四肢头面肿”的黄汗病，尤重一等。

(4) 论肺胀的证治：咳嗽喘息是肺胀病的主要特征，故曰“咳而喘……此为肺胀”。其证是因外寒里饮相搏于肺，肺失宣降而上逆所致。其“不渴者”，无热可知；“其状如肿”者，因寒饮闭阻肺气，玄府不开，通调不利，气攻于上，故面部浮肿。此因肺气不宣，气滞作肿，虽与风水相似，而实质不同，故曰“其状如肿”。因本病由外寒内饮搏结于肺所成，其病在上在表，故曰“发汗即愈”。《肺痿肺痈咳嗽上气病篇》云：“上气喘而躁者，属肺胀，欲作风水，发汗则愈。”与本条同义，列于此，意在与风水病鉴别。

(5) 论阴虚不可发汗的禁忌：“诸病此者”谓上述风水、皮水、黄汗和肺胀等病，虽均可用汗法治疗，然而当须注意体内津液情况。因汗液为阴津阳气合化而成，发汗必然伤及人体的阴津阳气，所以阳虚者忌汗，阴虚者亦当禁用汗法。如上述可汗之病，出现“渴而下利”，说明内热津伤或脾虚津亏；“小便数者”，是肾虚不能摄约小便，致津液从小便而消耗。此皆说明体内津液已伤，其时若再发汗，势必导致津枯液竭之危，故而告诫曰：“皆不可发汗”。

[选注]　徐彬：此一段言风水中有类太阳脉，而不出太阳证者，又有相似而实为皮水者，有相似而实为黄汗者，有相似而并非皮水、黄汗，实为肺胀者。如太阳病脉浮紧，法当骨节疼痛，所以前叙风水亦曰外证骨节疼痛，此反不疼；又，太阳病不重，今得太阳寒脉，身体反重而酸，却不渴，汗出即愈，明是风为水所柔，故不疼而重。风本有汗，乃因自汗而解，故正其名曰，此为风水。然既汗不宜恶寒，复恶寒明是人为汗虚，故曰此为极虚发汗得之。若前证更有渴而不恶寒者，渴似风水，然不恶寒则非风水矣，故又别之曰，此为皮水。但皮水身不热，故又注其的证曰，身肿而冷，状如周痹。周痹者，通身皮肤受邪而不用，即前所谓外证胕肿，按之没指也。若前证更有胸中窒，不能食，反聚痛，暮躁不得眠者，明是入水可伤心，致胸中受邪而窒，邪高妨食，又邪聚而痛，又心烦而暮躁不得眠，此为黄汗证都在胸，故曰此为黄汗。若前证之脉浮紧而骨节仍痛，且咳而喘，但不渴则类于皮水，然而不甚胕肿，又非皮水，故曰此为肺胀。乃肺主气受邪而咳，其状如肿，实非肿也。此亦风之淫于肺者，故总曰发汗则愈，见证异而

治宜同也。诸病此者四句，谓证虽不同，似皆可发汗，然遇有渴者、下利者、小便数者，即为邪气内入，则非一汗所能愈，故曰皆不可发汗。（《金匮要略论注》）

尤怡：太阳有寒，则脉紧骨痛，有湿则脉濡身重，有风则脉浮体酸，此明辨也。今得伤寒脉而骨节不疼，身体反重而酸，即非伤寒，乃风水外胜也。风水在表而非里，故不渴。风固当汗，水在表者亦宜汗，故曰汗出即愈。然必气盛而实者，汗之乃愈，不然则其表益虚，风水虽解，而恶寒转增矣，故曰：恶寒者，此为极虚发汗得之。若其渴而不恶寒者，则非病风，而独病水，不在皮外，而在皮中，视风水为较深矣。其证身肿而冷，状如周痹。周痹为寒湿痹其阳，皮水为水气淫于肤也。胸中窒，不能食者，寒袭于外而气窒于中也。反聚痛，暮躁不得眠者，热为寒郁而寒甚于暮也。寒湿外淫，必流关节，故曰此为黄汗，痛在骨节也。其咳而喘，不渴者，水寒伤肺，气攻于表，有如肿病而实同皮水，故曰发汗则愈。然此诸病，若其人渴而下利，小便数者，则不可以水气当汗而概发之也。仲景叮咛之意，岂非虑人之津气先亡耶！（《金匮要略心典》）

［按语］ （1）本篇首条已说风水“外证骨节疼痛”，而本条却言风水骨节不疼，身体反重而酸，其理安在？尤怡说：“风与水合而成病，其流注关节者，则为骨节疼痛，其浸淫肌肤者，则骨节不疼，而身体酸重，由所伤之处不同故也。”其说中肯。

（2）“其证身肿而冷，状如周痹”一句，尤氏解释为皮水与周痹的鉴别，有一定参考价值。

（3）汗法是治疗风水、皮水、黄汗等水气病的重要方法，本条首揭阳虚忌汗，未言阴虚不可发汗。合而观之，凡阴阳气血不足者，皆当慎用（或忌用）汗法，这是一个普遍原则，不独水气病而言。

里水者，一身面目黄肿，其脉沉，小便不利，故令病水。假如小便自利，此亡津液，故令渴也。越婢加术汤主之。方见下。（五）

［校勘］ “里水”，应作“皮水”。《脉经·卷八》注：“一云皮水”，可知里水当为皮水。

“黄肿”，《脉经》卷八作“洪肿”。“方见下”，《医统》本作“方见中风”，可从。

“越婢加术汤主之”一句，程林《直解》认为当在“故令病水”之后，宜从。

［语译］ 患皮水病的人，周身及面部、眼胞都肿得很厉害，脉象亦沉。由于小便不畅利，所以使人患皮水病，应该用越婢加术汤来主治。假如病人小便通利，这就容易导致津液耗竭，而产生口渴的症状（越婢加术汤也就不适宜了）。

［提要］ 论皮水夹热的证治。

［阐析］ 皮水的形成，是因脾虚不能运化水湿，肺气失宣，不能通调水道，下输膀胱，水气阻遏于皮腠，影响营卫之气通畅，玄府闭塞，三焦气化受阻，决渎失司，故见“小便不利”；水无出路，湿郁化热，水热之邪充斥于表，故“一身面目洪肿”（浮肿得很厉害）；里有郁热故口渴；水气过盛，浸淫肌腠，脉气不能鼓动于外，故“其脉沉”。本证水热之邪郁于肌表，治当发汗行水，兼清郁热，因此应用越婢加术汤主治。方中以麻黄配石膏发散水热之邪，以白术健脾利水，与麻黄相伍，不仅可行皮中之水，且可抑制麻黄之过汗，甘草、生姜、大枣调畅营卫，共奏发汗利水、清泄郁热的作用。

“假如小便自利，此亡津液，故令渴也”属插笔，意在指出越婢加术汤的禁忌证候。因皮水郁热常见口渴，但因气化不利，其口渴一症必与“小便不利”同见，故宜用散水清热的越婢加术汤治疗。假如口渴与“小便自利”并见，说明津液早有亡失，则发汗行水清热之越婢加术汤不得再与之，否则重亡津液。这正是上条“渴而下利，小便数者，皆不可发汗”这一原则的具体运用。

方后注云：“恶风加附子一枚炮”，“恶风”是使用越婢加术汤发散之后出现的变症，是卫阳虚弱，腠理疏松的表现，故加附子壮阳固表。

［选注］ 徐彬：此言正水而兼色黄为异者，以其别于风水、皮水之在外，故曰里水。然水病多面目鲜泽，此独一身面目黄肿，则久郁为热矣。又，水病小便必难，不渴，或郁久而津亡，热壅为渴。小便反自利，热在上焦气分，故以越婢行阳化热，加术以胜其水。（《金匮要略论注》）

尤怡：里水，水从里积，与风水不同，故其脉不浮而沉。而盛于内者，必溢于外，故一身面目悉黄肿也。水病小便当不利，今反自利，则津液消亡，水病已，渴病起矣。越婢加术是治其水，非治其渴也。以其身面悉肿，故取麻黄之发表；以其肿而且黄，知其湿中有热，故取石膏之清热与白术之除湿。不然则渴而小便利者，而故犯不可发汗之戒耶。或云：此治小便利，黄肿未去者之法，越婢散肌表之水，白术止渴生津也，亦通。（《金匮要略心典》）

［按语］（1）本条注家多作里水解，但考《脉经》与《外台·卷二十皮水门》引《古今录验》云："皮水，越婢加术汤主之。"我们认为，《脉经》《外台》与《金匮》相去不远，故作皮水解为是。

（2）关于"黄肿"，我们根据《脉经》记述和皮水夹郁热的特点，作"洪肿"解释，形容浮肿之甚。唯黄元御认为属"湿热黄疸已成之候"，其说有待临床验证。

（3）越婢汤本是发散之剂，本条文中以"小便自利，此亡津液，故令渴也，"提示阴虚皮水病人不能服用越婢加术汤；同时又在方后注"恶风加附子一枚"，说明素体阳气不足的皮水病，也不能单服或屡服越婢加术汤。其禁忌之理，与上条同，富有临床指导意义。

（4）里水即皮水，第一条云"其脉亦浮"，本条云"其脉沉"。前言浮者，是病邪在表，发病之初，故轻取即得；此言沉者，乃水气已盛，病程已久，故重按始见。由此可见，脉象主病不能绝对化。

跌阳脉当伏，今反紧，本自有寒，疝瘕[①]，腹中痛，医反下之，下之即胸满短气。（六）

跌阳脉当伏，今反数，本自有热，消谷，小便数，今反不利，此欲作水。（七）

注释 ① 疝瘕：指腹痛有块的证候，本条由寒气引起，所以积块或聚或散，没有定处。

［语译］ 跌阳部位的脉象一般是沉伏的，而今反见紧象，这是素体有寒邪内结的缘故，所以病人常患疝瘕腹痛的证候，应当用温药治疗。如果医生反用苦寒之药攻下，病人就会发生胸中满闷和呼吸短促的变证。

又，跌阳脉应当沉伏，现在反而见数，这是素有积热的缘故，所以病人常有消谷善饥、小便频数之证。如果病人的小便反而不利，就有可能形成水气病。

［提要］ 从趺阳脉的变化，论水气病的病机和证候。

［阐析］ “趺阳脉当伏”者，趺阳属胃脉，因其部位在下，且脉道又在足背二骨之间，故趺阳之平脉，一般当沉伏于里而不显露于表。“今反紧”，紧脉主寒，素有寒积于中，故曰“本自有寒”。阳虚寒盛于内，寒气攻冲，筋脉挛急，故病人常有“疝瘕，腹中痛”的证候。疝指寒疝，瘕为腹中积块，时聚时散，游移无定处，两者可单见，亦可合并而致，但均属腹痛有形的病证。由于病因为寒，故治当用温药。若医者见其腹痛有形，误认为里实而投以苦寒之药攻下，不仅腹痛不止，而且下后重伤阳气，中阳虚衰则水湿不运，寒水相聚，上逆犯肺，肺气不得宣降，故而胸中胀满，呼吸短促。此乃素有积寒，复经误治伤阳，脾阳亏损，健运失职，则可病水。

又，“趺阳脉当伏，今反数”者，谓其伏脉不见，反见数脉。数脉主热，示其中焦素有积热，故曰“本自有热”。胃热则杀谷，故病人常有“消谷”善饥之感；胃热气盛，则口渴饮水，脾阴不足，不能为胃行其津液，故饮入之水反而偏渗膀胱而致“小便数”。“今反不利，此欲作水”者，因胃热迫水，偏渗膀胱，小便当数，今不利，故曰反。可知水与热互结，影响膀胱气化不利，水热之邪不从下泄，蓄积于内，泛溢肌表，势必将有形成水肿病之可能，故曰“此欲作水”。告其转归，有及早防治之义。

［选注］ 赵以德：论曰趺阳脉当伏者，非趺阳之胃气本脉也，为水蓄于下，以伏其气，故脉亦伏。脉法有曰：伏者为水，急者为疝瘕，小腹痛。脉当伏而反紧，乃知其初有寒疝瘕痛。先病者治其本，当先温其疝瘕，治寒救阳，而后行可也。若反下之，是重虚在上之阳，阳虚亦不布化，而成胸满短气也。（《金匮方论衍义》）

尤怡：趺阳虽系胃脉，而出于阴部，故其脉当伏。今反紧者，以其腹中宿有寒疾故也。（《金匮要略心典》）

［按语］ (1) 注家对“趺阳脉当伏”有不同见解，赵氏认为是水蓄气伏，魏荔彤认为是胃阳为水湿阴寒所闭，皆为病脉；而尤氏则从部位作解，认为是正常脉。我们认为，从“当伏”与“反紧”、“反数”的文气来看，是相对而言，故以尤氏解释为宜，但赵、魏之说也有参考价值。

(2) 上述两条，是从趺阳脉的变化来预测水气病的发生。说明水气病的形成，不仅与中焦脾胃有关，而且与素体宿疾也有关。其病理变化，常随宿疾的属性而转变。如素有积寒，则水与寒聚而病水；若素有伏热，则水与热结而病水。

（3）胃燥津伤之中消病与水热互结之水气病，均可出现趺阳脉数，口渴饮水，消谷善饥等症，但消渴病小便必数，而水气病则小便不利，以此为辨。

寸口脉浮而迟，浮脉则热，迟脉则潜[①]，热潜相抟[②]，名曰沉[③]。趺阳脉浮而数，浮脉即热，数脉即止[④]，热止相抟，名曰伏[⑤]。沉伏相抟，名曰水。沉则络脉虚[⑥]，伏则小便难，虚难相抟，水走皮肤，即为水矣。（八）

［校勘］ "抟"，《脉经·卷八》、《论注》、《悬解》均作"搏"。

注释 ① 潜：潜藏，指热邪潜入营血之中。

② 抟：相聚合之意，同"搏"义。

③ 沉：指热邪内伏而不外达。

④ 止：伏止不行，指热邪伤及膀胱，气化不利。

⑤ 伏：指热邪沉伏于下，不能由小便而泄。

⑥ 虚：指营血虚弱。

［语译］ 寸口部的脉象浮而兼迟，脉浮为外热，脉迟为热邪潜藏，热邪与营血相聚合，则内伏而不外达，故名之曰沉。趺阳部位的脉象浮而兼数，脉浮为胃热气盛，脉数可使小便止涩不利，热邪与水相互团聚，不能由小便排泄，则沉伏于下，故名之曰伏。热邪沉潜，加之水邪留伏，水热互结，则可导致水气病，故名曰水。热邪沉潜则使络脉营血亏虚，水邪留伏则使气化不利而小便困难，虚热与水邪相合，水热之邪不从小便排泄，反而泛溢皮肤，于是形成水气病。

［提要］ 论水热互结的水气病形成的机制。

［阐析］ 本条是通过合诊寸口、趺阳二脉，来阐述水热互结之水气病形成的机制，可分为四段讨论：从条首至"名曰沉"为第一段；从"趺阳脉浮而数"至"名曰伏"为第二段；从"沉伏相抟，名曰水"为第三段；从"沉则脉络虚"至"即为水矣"为第四段。

第一段：通过"寸口脉浮而迟"的脉象，来论述客热沉潜的病机。寸口为阳位，属心肺所主。浮脉主表属阳，热亦为阳邪，今浮脉见于寸部，当是外有风热犯表之证，故曰“浮脉则热”、“迟脉则潜”者，谓寸部脉迟是因热邪潜伏所致。风热之邪何以不从表解？结合“沉则脉络虚”来看，当是热邪由气分入于营分。营阴吸热，故热不出；营卫循行不畅，则脉迟涩不利。“热潜相搏，名曰沉”，是进一步阐述以上病机。相搏即相合，指客热入舍于营，与营阴相聚合，则邪热潜伏于营而无外达之机。沉，是内伏而不出，在这里指心肺营卫郁滞，客热沉潜不出的病机，非指沉脉。

第二段：通过“趺阳脉浮而数”的脉象，来论述里热伏止于内的病机。趺阳属胃所主，趺阳脉浮，是胃热气盛，故曰“浮脉即热”。“数脉即止”者，数脉主热，“止”乃里热伏止不行之谓。里热何以伏止不能下泄呢？结合下文“伏则小便难”来看，当是热邪灼肾，膀胱气化不利，水热互结，水不利则热不下泄。“热止相搏，名曰伏”，是概括上述病机，即里热下灼，与水邪相聚，水道不利，故里热伏止于内。此“伏”者，是谓里热潜伏的病机，非伏脉也。

第三段：以“沉伏相搏”阐述水热互结之水肿病机。综上所述，“沉”指上焦客热沉潜于里，“伏”指中焦邪热伏止不行，上中二焦之热相合，即谓“沉伏相搏”。两热相聚，其热必盛。上焦心肺被灼，营卫不畅，上源不清，通调失职，水道不利；中焦热盛，口渴饮水，运化无权，邪热伤肾，肾气不化，均能导致水热互结。水热之邪停蓄于内，泛溢肌肤，于是形成水肿，因此“曰水”。可见，无论外感客热，或内伤邪热，只要影响人体水液气化功能失调，就能发生水气病。

第四段：通过“虚难相搏”，进一步阐述水热互结之水肿病机的演化。前已述及，“沉”是外感客热沉潜于营阴之中不去，热久必伤阴，故曰“沉则络脉虚”。“伏”为里热伏止于下，《五脏风寒积聚病篇》第十九条曰：“热在下焦者，则尿血，亦令淋秘不通”。膀胱受热而气化不利，故曰“伏则小便难”。“虚难相搏”者，是水热互结之水肿病机的进一步发展。热盛水结，为热性水肿病之初，其时邪热虽盛，而阴犹未伤，或阴伤不盛。若邪热沉伏过久，营阴必伤，故这里的“虚”指营阴虚弱。加之小便艰难，水热之邪不从下泄，势必泛溢肌表，因而形成水热互结、营阴虚衰的水肿病，故曰“即为水矣”。

兹将条文内容图示如下：

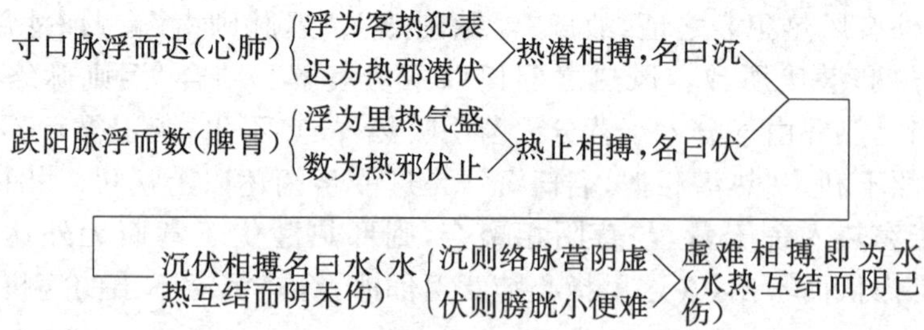

［选注］ 尤怡:热而潜,则热有内伏之势,而无外发之机矣,故曰沉。热而止,则热有留滞之象,而无运行之道矣,故曰伏。热留于内而不行,则水气因之而蓄,故曰沉伏相搏,名曰水。热留于内,则气不外行而络脉虚,热止于中,则阳不下化而小便难。以不化之水,而当不行之气,则唯有浸淫躯壳而已,故曰虚难相搏,水走皮肤,即为水矣。此亦所谓阴气伤者,水为热蓄不下者也。(《金匮要略心典》)

徐彬:此段论正水所成之由也。谓人身中健运不息,所以成云行雨施之用,故人之汗以天地之雨名之,人之气以天地之疾风名之。故寸口脉主上,犹之天道必下济而光明,故曰阴生于阳。趺阳脉主下,犹之地轴必上出而旋运,故曰卫气起于下焦。今寸口脉浮而迟,浮主热,乃又见迟,迟者元气潜于下也。既见热脉,又见潜脉,是热为虚热,而潜为真潜,故曰热潜相搏,名曰沉,言其所下济之元气,沉而不复举也,非沉脉之沉也。今趺阳脉浮而数,浮主热,乃又见数,数者卫气止于下也。既见热脉,又见止脉,是客气为热,而真气为止,故曰热止相搏,名曰伏,言其宜上出之卫气,伏而不能升,非伏脉之伏也。从上而下者,不返而终沉,从下而上者,停止而久伏,则旋运之气几乎熄矣。熄则阴水乘之,故曰沉伏相搏,名曰水。见非止客水也,恐人不明沉伏之义,故又曰络脉者,阴精阳气所往来也,寸口阳气沉而在下,则络脉虚;小便者,水道之所从出也,趺阳真气止而在下,气有余即是火,火热甚则小便难。于是上不能运其水,下不能出其水,又焉能禁水之胡行乱走耶?故曰虚难相搏,水走皮肤,即为水矣。水者即身中之阴气,合水饮而横溢也。沉伏二义,俱于浮脉见之,非真明天地升降阴阳之道者,其能道只字耶?此仲景所以为万世师也。(《金匮要略论注》)

［按语］ (1)本条论述了水气病形成的另一机制——水热互结,而

水热互结病水的关键也是气化不行。这一机制，对于水气病的辨证论治，具有很大的启发，对后世影响颇大，如后世治水热壅结之水肿，以疏凿饮子开郁散结，行气逐水，即是受本条启示。

(2) 本条除《金鉴》以文义不属，不予解释之外，其余注家约有两种不同的见解。一是以尤氏为代表，认为此即阴气伤，而水为热蓄不下之水气病；二是以徐氏为代表，认为阳气沉伏于下，既不能化气，也不能行水，仍属阴寒水气病。我们认为，条文“热潜相搏”“热止相搏”，明言病因为“热”，故以尤氏之解为妥。

(3) 本条与《消渴病篇》第二条所述脉象，均为“寸口脉浮而迟”及“趺阳脉浮而数”，但其各自意义不同，现比较于下：

表41　寸口脉浮而迟与趺阳脉浮而数之比较表

鉴　别	《消渴病篇》第二条	本　　条
主病	合诊寸口、趺阳，阐述消渴病机	合诊寸口、趺阳，阐述水气病机
寸口脉浮而迟	“浮即为虚，迟即为劳”主营阴虚竭，卫气不足，燥热内生，发为上消	“浮脉则热，迟脉则潜”，主外来客热，影响肺气通调水道，水热蓄结，故热邪沉潜不出
趺阳脉浮而数	“浮即为气，数即消谷而大坚”，是胃热气盛，气阴两伤，气化太过，故病消渴溲数	“浮脉即热，数脉即止”，是胃热灼肾，气化不行，水热互结，故病水肿而小便不利

寸口脉弦而紧，弦则卫气不行，即恶寒，水不沾流①，走于肠间。

少阴脉紧而沉，紧则为痛，沉则为水，小便即难。(九)

注释　① 沾流：沾音詹，濡也，渍也，即濡润滋养之意；流者，指水液流布膀胱而为尿。沾流是人体正常的水液代谢过程。喻昌作“活流”，言水液随气运行，供给全身需用，亦可从。

［语译］　病人寸部的脉象弦而兼紧，脉弦是卫气运行不畅，因而病人感觉怕冷。同时因水液不能浸渍和排泄，所以流注于肠道之间，形成水气病。

若少阴部位的脉象紧而沉，脉紧主疼痛，脉沉有水气。寒自内生，气化失职，所以导致小便困难，也能形成水气病。

［提要］ 论水气病的形成与肺、肾有关。

［阐析］ 本条从脉症说明水气病的形成机制与肺、肾有密切关系，分两段阐释：

（1）从脉症论述水气病的形成，与肺卫虚寒有关（相当于五脏水中的“肺水”）。“寸口脉”指寸部之脉，寸部为肺所主，卫气宣发于肺，而弦紧之脉皆属阴主寒，故“寸口脉弦而紧”者，是寒邪外束，卫阳被郁。肺卫之气不能畅行，故病人自觉恶寒怯冷。此处仅论“弦则卫气不行，即恶寒”，而无“紧则……”之句，根据仲景以脉论病的行文特点来看，开始两脉并提，继则二脉分论，如《腹满寒疝宿食病篇》第十七条：“腹痛，脉弦而紧，弦则卫气不行，即恶寒，紧则不欲食……”，由此推测，此处似有脱简。

“水不沾流，走于肠间”，是因卫阳为寒邪所郁，致肺气既不能宣发，又不能通调水道，故使水液既不能运化敷布以濡养形骸脏腑，也不能经三焦膀胱气化为尿，排出体外，于是反而流注于肠道之间，蓄积而成水气病。综上分析，此段水气病的形成，主因是“卫气不行”，进而导致“水不沾流，走于肠间”，所以与后面第十五条“肺水者，其身肿，小便难，时时鸭溏”的证候相似，当参合理解。

又，徐彬将文中“水不沾流走于肠间”连读，释为“水既不直走肠间，自不能不横出于肌肤矣”。因“水走肠间”并非生理状态，故徐氏之说欠妥。

（2）从脉症论水气病的形成，与肾气虚寒有关。少阴脉属肾，紧脉主寒主痛，沉脉主里主水，故“少阴脉紧而沉”者，是肾阳不足，阴寒水饮内盛之象；阳虚寒盛，筋脉拘急，或腹痛，或筋骨关节疼痛，故曰“紧则为痛”。肾阳不足，不能化气行水，则膀胱气化不行，因而小便短少困难，水蓄于内则成水肿，故曰“沉则为水，小便即难”。综上，本条所论水肿，乃由肺肾两脏引起，其肾为本，其肺为标，此即正水形成的机制。

［选注］ 魏荔彤：寸口肺脉也，弦而紧，形寒饮冷伤肺也。肺主气，肺伤则宗气不运，而卫气自不能行之畅利矣，所以其人恶寒。肺为皮毛之合也，于是气不通行而水乘，阴寒内盛得以凝聚，上肺寒不能由汗而泄，下气虚不能由小便而出，走注肠间，必由胃而下。胃与肠二阳也，水邪能存注于此，则阳衰气弱可知，此又正水里水之所成也。（《金匮要略方论本义》）

喻昌：弦为水，紧为寒，水寒在肺，则营卫不温分肉而恶寒。肺之治节

不行，不能通调水道，故水不活流而但走大肠之合也。即肺水者，其身肿，小便难，时时鸭溏之互辞也。（《医门法律》）

［按语］ 本条注家多单独解释，认为肺卫之气被外寒所郁，三焦膀胱气化不利，小便艰难，水气泛滥致肿；与肾阳不足，寒自内生，气化不利，寒水互结也能致肿。我们认为，根据《素问·水热穴论》的记述："肾者，至阴也，至阴者，盛水也。肺者，太阴也。少阴者，冬脉也。故其本在肾，其末在肺，皆积水也。"本条即是根据这一理论，合诊寸口、少阴脉，来阐明水气病的形成，与肺、肾阳气虚寒皆有密切的关系，亦即正水的病机。

脉得诸沉，当责有水，身体肿重。水病脉出①者，死。（十）

注释 ① 脉出：指水气病之沉脉暴出而无根，上有而下绝无。

［语译］ 若病人脉象见沉，而又身体浮肿沉重，这是水气留蓄、泛溢所致的常见脉症。若水气病人的脉象由沉伏暴出而无根，上有而下绝无，这是阴盛格阳的危象，多主死。

［提要］ 论水气病的一般脉症和预后。

［阐析］ "脉得诸沉，当责有水"，谓诊脉得之于沉象，应当归属于有水气的缘故。责，归属之意。水病而得沉脉者，是因水为阴邪，阴邪盛则必碍阳气，脉中之阳气不能鼓动气血达于外，且因水留皮肤，脉络受压，营卫被阻，故其脉当沉。"身体肿重"者，为水液充斥皮肤，蓄积不行之体征，所以亦应当责之于有水，而且是水气病的必见症状。因沉脉主病有多种，举凡表里、寒热、虚实各证均可见到沉脉，所以诊断水气病，必须脉症合参，即将脉沉与"身体肿重"结合起来分析，方可得出水气病的正确诊断。

"水病脉出者，死"，脉出，是谓轻举虽有，而重按则散、盛大无根之脉。水气病，因其水阻脉气，营卫不畅，脉多沉伏；待肿势渐消，其脉亦逐渐转浮，且均匀和调。这都是脉症相符之象，一般预后良好。若病人肿势未减，脉象不沉，突然出现浮大无根、散乱不均之脉，是阴盛于内，阳越于外，真气欲脱，阴阳将离之象。为邪盛而正气衰亡，故而预后不良，多为死证。这是以脉象的变化来预测水气病的转归，具有临床指导意义。

［选注］ 黄元御：脉得诸沉，阴旺水寒不能化气，当责有水。水溢皮肤，身体肿重，是其证也。水病脉沉，若脉出者，阳根下断，升浮无归，法当死矣。（《金匮悬解》）

尤怡：水为阴，阴盛故令脉沉。又，水行皮肤，营卫被遏，亦令脉沉。若水病而脉出，则真气反出邪水之上，根本脱离而病气独盛，故死。出与浮迥异，浮者盛于上而弱于下，出则上有而下绝无也。(《金匮要略心典》)

[按语] (1) 本条指出了诊断水气病的一般原则，及从脉象推测水气病的转归预后，具有临床指导意义。

(2)“脉暴出”多为阴盛格阳，阳气涣散不敛的危象，水气病可见，少阴戴阳证服破阴回阳药后亦可出现。如《伤寒论》第 315 条云：“少阴病，下利脉微者，与白通汤，利不止，厥逆无脉，干呕烦者，白通加猪胆汁汤主之。服汤，脉暴出者，死。”均为预后不良之征兆。

(3) 据《杂病广要》载，“水病脉出”时的死证有：手掌肿无纹，心败而死；面唇苍黑，伤肝者死；脐肿反突，破皮流黄水者，脾败而死；两肩凸而背肿平者，肺败而死；足下涌泉平满，阴囊阴茎俱肿，大肿大喘者，肾败而死；断绝饮食者死，胃气已亡也。可补本条之未逮。

夫水病人，目下有卧蚕，面目鲜泽，脉伏，其人消渴。病水腹大，小便不利，其脉沉绝[①]者，有水，可下之。(十一)

注释 ① 脉沉绝：指脉沉之甚，有如欲绝之状。

[语译] 患水气病的人，下眼胞浮肿，好像有蚕在那里躺着，面部和眼胞肿得光亮润泽，脉象沉伏，其人口渴而饮水多。如果患水气病而肚腹肿大，小便不利，脉象沉得很难切到，这是里有水气蓄积，可用攻下法治疗。

[提要] 论水气病可下之脉症。

[阐析] 水气病人，“目下有卧蚕”，是指病人下眼胞浮肿，状如卧蚕，即《灵枢·水胀》所说“水始起也，目窠上微肿如新卧起之状”的证候。脾胃为水湿所困，水气泛溢于眼胞，故眼胞浮肿；“面目鲜泽”是皮中水气太盛，肤润而平滑，故肤色光亮而润泽，此与首篇“色鲜明者有留饮”之意类同；“脉伏”，较之脉沉更进一层，是水气内盛，营卫被遏之象；水停气结，气不化则津不升，气郁过久则化热伤津，故“其人消渴”饮水，因其由水气停聚所致，故必饮水不多，当属消渴证范畴。“病水腹大，小便不利”者，因渴饮多则气化不利，气机郁滞而三焦闭塞，阳不化水，故“小便不利”；于是，水愈积愈多，溢于腹内，故而“腹大”。“其脉沉绝者”，谓其脉沉伏不出，并

非无脉之绝，为水势太盛，停聚于内，阻碍阳气，脉气不达之故；曰“有水”，是指水气病人，见如上证，腹大消渴，小便不利，面目浮肿光亮，脉象沉伏不出等，是水气蓄积于里之实热证候。此时若使用利小便之法治疗无效，则可用攻下逐水之法治之，但仍当斟酌病人正气之强弱而用，故曰“可下之”。此属《素问·汤液醪醴论篇》提出的“平治于权衡，去菀陈莝”之法。

［选注］ 赵以德：《内经》色泽者病溢饮，溢饮者渴多饮，溢于肠胃之外。又曰水，阴也，目下亦阴也，腹者，至阴之所居也，故水在腹，便目下肿也。其人初由于水谷不化津液，以成消渴，必多饮，多饮则水积，水积气道不宣，故脉伏矣。所积之水溢于肠胃之郭，则腹大。三焦之气不化，则小便难。若脉沉绝者，知其水积在内已甚，脉气不发故也，必下其水，乃可愈矣。（《金匮玉函经二注》）

徐彬：此为正水言之，谓凡水病人，脾胃为水气所犯，故目之下胞曰窠，胃脉之所至，脾脉之所主，病水则形如卧蚕。水气主润，故面目鲜华而润泽，不同于风燥也。脉伏即沉也，其人消渴，水在皮肤，内之真气耗，耗则渴，然非骤至之热，故直消渴，不若偶渴病水也。在下必腹大，小便不利，盖非痞塞，则不能成水耳。至于脉沉绝，则沉之甚也。水病不尽可下，沉甚则水甚，故可下之，以去其标。（《金匮要略论注》）

［按语］ (1) 本条从因、证、脉、色四方面提出了诊断水气病的一些方法。如消渴引饮，小便不利，是水病之一因；目下状如卧蚕是水病之证；沉伏欲绝，是水病之脉；面目鲜艳光泽，是水病之色。以上均可供临床参考。

(2)“可下之”，提示水气病当慎用下法。一般而言，凡邪盛、正虚不甚之里水证，应及早攻逐水邪以治标。本条所述病水腹大、脉象沉绝为邪盛之征；而面目鲜泽、小便不利、其人消渴，与面目晦暗不泽、小便利数、其人不渴相对而言，是正气尚旺的表现。

(3) 关于本条“可下之”的具体方药，如素体不虚，起病骤然，小便不利，见证如上，可用十枣汤、己椒苈黄丸攻逐其水；脉伏者，可用甘遂半夏汤开破利导；甚者可用刘河间的神佑丸、舟车丸，或用浚川散等。以上诸方均适用于阳水实证。如属阴水“邪实正虚，不任攻下者，则宜温阳利水”，陈念祖主张用真武汤温补肾阳，加木通、防己、椒目等导利水湿，可作临床参考。另外,《金匮心释》提出,本证若因寒实内结,“肾阳将绝,宜急下存阳,犹伤寒少阴证急下存阴之义,宜用大黄附子细辛汤”。其见解独到,有临床参考价值。

问曰:病下利后,渴饮水,小便不利,腹满因肿者,何也?答曰:此法当病水。若小便自利及汗出者,自当愈。(十二)

[校勘] “因肿”,《脉经·卷八》作“阴肿”,即指前阴水肿,宜从。

[语译] 问:病人患泄泻之后,口渴想饮水,小便不畅利,腹部胀满,前阴部也出现水肿,这是什么道理呢?答:按理说,这要形成水肿病。但若病人小便通利和能出汗者,此病就能自然痊愈。

[提要] 论下利后病水的机制及自愈的转归。

[阐析] “病下利后,渴饮水”者,谓泄泻日久,津气俱伤,故渴而饮水以自救。“小便不利”者,因下利后脾肾两虚,脾虚则运化失职,肾虚则气化无力。阳气不化,水液不行,故小便不畅利。脾虚不能制水,所饮之水停留于中;肾虚不能化气行水,小便不利,水无从排泄,不仅留聚腹中,而且溢于肾所主之窍孔——前阴,故病人“腹满阴肿”。《金匮要略易解》认为,原文“因肿”不错,言其腹部因水聚而满,满而溢,所以引起肤肿,与后文“汗出者,自当愈”相吻合,若仅限于“阴肿”,则仅云“小便自利”即可。此说可参。“此法当病水”,是总结上述见证,如出现在下利后脾肾虚弱之时,则是发生水气病之先兆。因为脾肾气化功能不足,所饮之水,无由排出,因此按其常理,应当发生水气病,故当及早预防之。

“若小便自利及汗出者,自当愈”,是言本证自愈的机转。小便自利,是膀胱气化正常,汗出,是营卫调畅,示其肺、脾、肾三脏阳气未至大衰,或气化已有复苏之机。三焦腠理通畅,膀胱气化正常,水邪既可从毛窍而出,又可从小便而去,故而“自愈”。此其向愈机转,告之治水病之法,当从利小便、发汗方面求之,以通畅脏腑元真之气为目的,盖气通则水亦行矣。

[选注] 尤怡:下利后,阴亡无液,故渴欲引水。而土虚无气,不能制水,则又小便不利。腹满因肿,知其将聚水为病矣。若小便利,则从下通,汗出则从外泄,水虽聚而旋行,故病当愈。然其所以汗与利者,气内复而机自行也,岂辛散淡渗所能强责之哉!(《金匮要略心典》)

吴考槃:自当愈句,有寓小便不利,汗不出,宜利小便、发汗意。仲景

未明言，细玩自知。（《金匮要略五十家注》）

［按语］（1）本条说明水气病的形成与自愈，关键在于人体脏腑气化功能障碍与否。如肺脾肾与三焦膀胱气化功能紊乱，渴饮而水无出路，则病水肿；若其气化功能正常，虽一时渴饮，也可不病水肿，即或暴饮而暂病水肿，也可不药而自愈。

（2）下利后病水，是产生水气病的一种途径，针对下利后脏腑气化功能紊乱的具体情况予以调治，即能预防病水。

心水者，其身重而少气，不得卧，烦而躁，其人阴肿。（十三）

［校勘］“身重”，《千金要方·卷二十一》作“身肿”。“躁”，疑为“悸”字之误。

［语译］心脏病而导致水肿者，病人感到身体沉重，呼吸短促而气少懒言，心中烦躁不安，不能平卧，病人的前阴部也有水肿现象。

［提要］论述心水的证候。

［阐析］从本条起以下五条，均论述五脏水的证候。五脏水，是指五脏气化功能失常之后，出现水肿及有关气化障碍的证候，非五脏自身有水。

“心水者”，即心脏有病而引起的水肿病。心为阳脏，主一身之血脉。心阳虚，血脉不畅，寒凝水停，故其人身体肿胀而沉重。“少气”是气少不足以言，呼吸短促不续之状，为心阳虚、水邪盛，肺气被水邪所困而致。“不得卧”指病人不能平卧，因平卧则水邪更逆于肺，如坐起则水邪下趋，肺气稍利，此与“支饮不得卧”相类似。水气凌心，心阳被郁，故病人心中烦躁不宁，或心悸不安。“其人阴肿”者，因前阴为肝肾经脉所过，肾脉出肺络心，心阳虚不能下交于肾，则肾水不得制约，溢于前阴而阴肿。

［选注］黄树曾：身重，一身沉重，不若平时之轻适也。少气，气少不足以言，《素问·脉要精微论篇》所谓“言而微，终日乃复言者”是也。水由心发，阳气被郁，故身重；心气受伤，故少气。烦而躁，谓先烦而后躁，由于阴阳不交使然。烦而躁，故不得卧。此节心水之心字，当指心包络而言。心包络乃厥阴之脏，厥阴脉循阴器，水由心包而发，滞于阴器，因而有阴肿之证。（《金匮要略释义》）

黄元御：心水者，水灭火也。阴盛阳虚，故身重而少气；阳不根阴，故

烦躁不得卧寐；火种下绝，肝肾寒凝，故阴器肿大也。（《金匮悬解》）

[按语] （1）不得卧，烦而悸，是诊断心水的重点。

（2）本条所述，与现代医学之“心病性水肿”的症状类似，可酌情使用苓桂术甘汤或桂枝去芍加麻辛附子汤治疗。

肝水者，其腹大，不能自转侧，胁下腹痛，时时津液微生，小便续通[①]。（十四）

注释 ① 小便续通：指小便断续通畅，即时通时不通。

[语译] 患肝水的病人，其腹部肿大，甚至不能自由转动，胁腹部位常常作痛，口中津液时时微生，其小便也时通时不通。

[提要] 论述肝水的证候。

[阐析] “肝水者”，乃肝有病而引起的水肿病。肝主疏泄，肝病而乘脾土，脾不能运化水湿，水气盛，留积腹内，故其腹肿大；腹部水势太盛，为肝病腹水之重证，故腹大而“不能自转侧”、“胁下腹痛”，是指胁腹部疼痛，因胁为肝之府，而肝脉自少腹而循胁肋，行身之侧，肝气通于腹，今水气凌肝，则必阻肝络，肝经气血郁滞不通，甚至气血瘀阻，故胁腹部胀痛或刺痛。“时时津液微生，小便续通”，为本条之重点。因肝主疏泄，疏者条达而上，泄者顺利而下，肝有病则疏泄功能紊乱，升降之机失常。肝脾不升，肺胃失降，则津液不生而小便不通；当肝气稍舒时，则脾气得升而胃气得降，水津即随肝气而上升，故见“时时津液微生”，口中津润；肝气条达而疏泄畅行，三焦通畅，则小便利下。“小便续通”，指小便断续通利，时通时不通。可见“时时津液微生，小便续通”是肝脏疏泄功能紊乱、正邪相争的反映，对肝水的诊断具有重要意义。

[选注] 徐彬：木不能泄水以助土，故阴盛而腹大；木气上扬，病则横肆而强直，故不能自转侧；肝之府在胁，而气连小腹，故胁下腹痛；大肠主津液，肝木侮土，则土衰而水浊且涩，然非大肠本病。肝气少舒，舒则阳明气畅，津液微生而小便续通。以肝主疏泄，此其独异于肺脾肾者也。（《金匮要略论注》）

魏荔彤：肝经有水，必存两胁，故腹大而胁下痛；少阳为阴阳往来之道路，有邪窒碍，故不能自转侧；肝有水邪，必上冲胸咽，故时时津液微生；及上升而下降，小便不利者又续通。此水邪随肝木往来升降之气，上下为患

也，见此知肝经有水，当于肝脏治水也。(《金匮要略方论本义》)

[按语] (1) 胁下腹痛，小便续通，是诊断肝水的重要依据。

(2) 本条所述，与现代医学“肝硬化腹水”之临床表现类似，其治当疏肝行气，活血利水。有用当归芍药散化裁治疗取效者，可资参考。

肺水者，其身肿，小便难，时时鸭溏。(十五)

[语译] 患肺水的病人，周身浮肿，小便不利，大便时时如鸭之溏泄。

[提要] 论述肺水的证候。

[阐析] “肺水者”，是因肺病而引起之水肿。肺主气而司治节，通调水道，为水之上源，若肺虚，气失所主，通调失职，水气势必横溢于体表，故“其身肿”。肺失通调，水不下转膀胱，则“小便难”。而小便难，水无去路，又会加剧“其身肿”。“时时鸭溏”者，因肺与大肠相表里，肺气不行，则大肠传化失调，肺金收敛失职，故而大便时粪水杂下，有如鸭粪，清而不实。赵以德《金匮玉函经二注》认为是水走大肠所致，云：“水不得自小便出，反从其合与糟粕混成鸭溏也。”可供参考。

[选注] 徐彬：肺主气，以运于周身，病则正气不布，故身肿；小便必因气化而出，气不化，故小便难；肺气病则不能受脾气之上输，肺脾交困而鸭溏。鸭溏者，如鸭粪之清而不实也。(《金匮要略论注》)

赵以德：肺主皮毛，行营卫，与大肠合，今有水病，是营涩卫停，其魄独居，阳竭于外，则水充满皮肤。肺本通水道，下输膀胱为尿溺，今既不通，水不得自小便出，反从其合，与糟粕混成鸭溏也。(《金匮玉函经二注》)

[按语] 时时鸭溏，为肺水的特征，但需与一般腹泻相鉴别。

脾水者，其腹大，四肢苦重，津液不生，但苦少气，小便难。(十六)

[语译] 患脾水的病人，腹部肿大，四肢感到非常沉重。因为津液不能生发，所以病人唯以气短不续为最苦，而且小便亦困难。

[提要] 论述脾水的证候。

[阐析] “脾水者”，谓脾病而导致水肿。脾居于腹而主四肢，四肢为诸阳之本，脾阳虚不能运化水湿，阳气闭郁不能达于四末，四肢反为水湿所困阻，故见“其腹大，四肢苦重”。“津液不生，但苦少气”，是脾虚气弱之

征。因津液之成，源于水谷精微；津液之行，有赖脾气之转输。今脾虚气弱，水湿困阻于腹，纳谷减少，同时脾不能为胃“游溢精气”，故“津液不生”。“阴虚则无气”，脾不能输精于肺，故肺气虚而“少气”。“小便难”者，是脾虚不能散精于肺，肺不输津于膀胱之故。

［选注］ 魏荔彤：脾专主腹，故腹大；脾主旋运，又主四肢，脾有水邪，旋运不利，故四肢苦重，津液不生；气不行于上下，则阻碍不通，故上则苦少气，下则小便难。见此，知有水在脾，当于脾脏治水也(《金匮要略方论本义》)

尤怡：脾主腹而气行四肢，脾受水气，则腹大四肢重；津气生于谷，谷气运于脾，脾湿不运，则津液不生而少气，小便难者，湿不行也。(《金匮要略心典》)

［按语］ 腹大，四肢苦重，是诊断脾水的重点。

肾水者，其腹大，脐肿腰痛，不得溺，阴下湿如牛鼻上汗，其足逆冷，面反瘦。(十七)

［语译］ 患肾水病的人，其腹部也胀大，甚至脐肿而突，同时有腰痛，无尿，会阴部经常潮湿，好像牛鼻上出的汗一样。病人双足寒冷至膝，其面部与腹部相比，反而显得瘦削。

［提要］ 论述肾水的证候。

［阐析］ “肾水者”，谓因肾病而致水肿。肾主水，司开阖，为胃之关，肾阳虚惫，不能化气行水，于是水蓄下焦，上犯侮土，水聚于腹，故“其腹大”。脐为腹之中央，腹中水盛，水气胀满，故“脐肿”而突。腰为肾之外府，肾阳虚衰，寒水凝聚，经络不通，故而“腰痛”。“不得溺”是小便极少，甚至无尿，为肾阳式微，阴寒凝结，膀胱气化几灭的征象。肾开窍于二阴，水寒积于腹内，不得外泄，必下注浸淫于下，故阴下潮湿“如牛鼻上汗”。肾阳虚，不能温煦下焦，水寒下注，寒湿独盛，双足营卫运行不畅，故“其足逆冷”至膝。“面反瘦”者，肾居下焦，肾病而阴盛于下，故其面部与“腹大脐肿”相比，显得反而瘦削，其实面目亦肿。

［选注］ 尤怡：身半以下，肾气主之，水在肾，则腰痛、脐肿、腹大也。不得溺，阴下湿如牛鼻上汗，其足逆冷者，肾为阴，水亦为阴，两阴相得，阳气不行而湿寒独盛也。面反瘦者，面为阳，阴盛于下，则阳衰于上也。

(《金匮要略心典》)

程林:肾者胃之关也,关门不利,故令聚水而生病,是有腹大、脐肿之证也。腰者肾之外候,故令腰痛。膀胱者肾之府,故令不得溺也。以其不得溺,则水气不得泄,浸渍于睾囊而为阴汗,流注于下焦而为足冷。夫肾为水脏,又被水邪,则上焦之气血,随水性而下趋,故其人面反瘦,非若风水里水之面目洪肿也。(《金匮要略直解》)

[按语] (1) 肾水是五脏水中病情较严重者,本条以腹大脐肿,腰痛不得溺,其足逆冷,面反瘦等证突出其特点,有临床诊断价值。

(2) 以上论述五脏水病,从其病位和症状来看,肝脾肾三脏为阴脏,位居于腹,病变重心在里在下,故三脏病水均有腹大;心肺二脏,属于阳脏,位居于胸,病变重心在上在表,故心肺病水,均有身重、身肿、烦躁不得卧等症。

(3) 五脏水是中医藏象学说在水气病辨证上的具体运用,同时与经络循行也有密切关系。如肺水,因肺合大肠,故见“时时鸭溏”;脾主四肢,故脾水有“四肢苦重”;肝脉布胁肋,故肝水有“胁下腹痛”;腰为肾之外府,故肾水有“腰痛”;因足少阴经脉起于足,故又有“其足逆冷”的症状;心水,因肾脉出肺络心,心阳虚不能制约肾水,故有“阴肿”。这种以五脏为中心,对水气病进行辨证论治的方法,具有临床指导价值,也是《金匮》论治杂病的主要特点。

(4) 本篇的五脏水与《痰饮病》篇的水在五脏,二者的区别是:五脏水为本脏功能衰弱而产生的病变,以水肿为续发主症,多有小便难的症状,病变范围较广;而水在五脏,是痰饮流注,影响某一脏器所导致的病变,无水肿,病变多局部症状。但痰饮与水气也有密切关系,可以相互转化,故不能截然划分。

(5) 五脏水与四水的主要区别是:五脏水来自内脏,可能属于正水、石水一类疾患,而四水中还有来自外感者,如风水。

师曰:诸有水者,腰以下肿,当利小便;腰以上肿,当发汗乃愈。(十八)

[语译] 老师说:一切水气病,凡腰部以下肿甚者,应当以利小便治疗为主;若腰以上肿甚的,应当以发汗治疗才能痊愈。

［提要］ 论述水气病的一般治疗原则。

［阐析］ “诸有水者”，泛指一切水气病，如前所述之风水、皮水、正水、石水、五脏水等。水气病的治法同其他疾病一样，当根据其上下表里之病位不同，采取就近因势祛邪的方法治疗，才能使邪去而正气不伤。“腰以下肿，当利小便”者，因人体以腰部为界，腰以下属阴，为里，水气病出现腰以下肿甚者，说明水邪主要聚结在里在下，“在下者，引而竭之”，故当采用利小便为主的治法，使水湿从小便而去；“腰以上肿，当发汗乃愈”，因腰以上属阳为表，腰部以上肿势较甚，说明水邪主要在上在表，“其在表者，汗而发之”，故当采用发汗为主的治法，使水邪从汗液而泄。这种因势利导之法，为水气病之一般治则，亦是《素问·汤液醪醴论篇》所提出的“开鬼门，洁净府”治法的具体运用。

［选注］ 吴谦：诸有水者，谓诸水病也。治诸水之病，当知表里上下分消之法。腰以上肿者，水在外，当发其汗乃愈，越婢、青龙等汤证也；腰以下肿者，水在下，当利小便乃愈，五苓、猪苓等汤证也。（《医宗金鉴》）

沈明宗：此以腰之上下分阴阳，即风水正水两大法也。腰以下主阴，水亦属阴，以阴从阴，故正水势必从于下部先肿，然阳衰气郁，决渎无权，水逆横流，疏凿难缓，利小便则愈，经谓洁净府是也。腰以上主阳，而风寒袭于皮毛，阳气被郁，风、皮二水，势必起于上部先肿。即腰以上肿，当开其腠理，取汗通阳则愈，经谓开鬼门是也。（《金匮要略编注》）

［按语］ （1）本条为水气病的治疗提出了发汗、利尿的一般原则，结合前面第十一条“可下之”的治则，概括起来就是：“发汗、利尿、攻下。”此三法，对于水气病的临床指导价值较大。但此三法的运用，只宜于水气病的实证、阳证，对于其虚证、阴证，则不能单独使用。因此，本法则不能代替水气病的具体治法，临证时当视其具体情况而灵活应用。

（2）发汗与利尿，都是通阳的常用治法，对水气病的治疗具有重要意义。临床常以两法合用，上下分消，有相得益彰之效。

（3）关于虚性水肿的治法，如久病见“腰以上肿”，有属肾气虚者，当用温养肾气法，使元阳复而水气得化，此乃“上病下取”也；如久病见“腰以下肿”，有属脾肺气虚，心血不足而挟瘀者，当用补养心脾，佐以化瘀法，可用归脾汤加味，使正气健旺，而虚肿得愈，此属“下病上取”法也。

师曰：寸口脉沉而迟，沉则为水，迟则为寒，寒水相搏。趺阳脉伏，水谷不化，脾气衰则鹜溏，胃气衰则身肿。少阳脉卑[①]，少阴脉细，男子则小便不利，妇人则经水不通，经为血，血不利则为水，名曰血分。（十九）

注释 ① 少阳脉卑：少阳脉指和髎部位之动脉，在上耳角根之前，鬓发之后，即耳门微前上方，属手少阳三焦经脉。卑，指脉搏按之沉而弱，主营气虚弱。

［语译］ 老师指出：病人寸部脉象沉而迟，沉脉主水，迟脉主寒，寒水相互搏结，可以形成水气病。若病人趺阳脉见沉伏，表示脾胃阳气不足，脾气衰不能消化水谷，于是水粪杂下，像鸭子的稀薄大便，胃气衰则营卫运行不畅，故见身体浮肿。若病人少阳脉沉而弱，少阴脉细而小，则表示肾气不足。这样的脉象如见于男子，因肾气不化而小便不利，可导致水气病；如见于妇人，则常见经水不通。因为月经来源于血，经水不通则表示血行不利，血不利则化而为水，亦可形成水气病，但这叫做血分水气病。

［提要］ 论述水气病的形成机制，以及血分水气病的概念。

［阐析］ 本条分三段阐释，从条首至“寒水相搏”为第一段；从“趺阳脉伏”至“胃气衰则身肿”为第二段；其余为第三段。

第一段，通过“寸口脉沉而迟”说明肺气虚弱可以产生水气病。寸口属阳，为肺所主，沉脉主水，迟脉主寒，故曰“沉则为水，迟则为寒”。“寒水相搏”者，是谓肺气虚弱，卫阳不固，寒邪犯肺，治节不行，通调失职，因而水与寒邪相互搏结，泛溢肌肤，则可导致水气病。所以“寸口脉沉而迟”是“寒水相搏”之象，而肺气虚弱则是“寒水相搏”之因。

第二段，通过“趺阳脉伏”阐述中焦脾胃阳虚致肿之机制。“趺阳脉伏”者，指趺阳部之脉沉伏不起。因脾与胃相合，故“趺阳脉伏”是脾胃阳气虚弱，不能鼓动脉气所致。脾胃阳虚，不能腐熟运化水谷，因而“水谷不化”。“脾气衰则鹜溏”者，因脾气虚衰，运化失职，不能分别清浊，故水粪杂下，形如鸭溏。“胃气衰则身肿”者，注家有不同解释，如《心典》云：“胃气主表，故衰则身肿也。”《教参》认为“胃衰不能分消水液”。此处是着重强调胃气虚弱与水气病的形成有密切关系。因胃为水谷之海，五脏皆禀气于胃，若胃气虚衰，则既不能纳食，又不能腐熟水谷，全身气血津液势必匮乏；又胃虚脾亦衰，脾失运化，则水湿内停。脾胃气虚，营卫不畅，水湿留滞，故周身浮肿。

但此种浮肿属气虚气滞而致，自与一般湿盛之肿不同。

第三段，通过“少阳脉卑，少阴脉细”阐述肾气虚衰导致两种水气病的不同机制。“少阳脉卑”，历代医家有不同的认识：唐宗海认为是足外踝阳蹻脉之前，足少阳胆经所过之处为少阳脉；徐彬云“少阳者，左关胆脉也”；黄竹斋据《素问·三部九候论篇》“上部天，两额之动脉”，疑两额动脉为少阳脉；吴谦说是右尺脉，尤怡说“少阳者，生气也”，均指肾中真阳；二版《金匮》教材根据《素问·三部九候论篇》“上部人，耳前之动脉”，指出属手少阳三焦经的和髎部位之动脉。至于“脉卑”的形态与主病，成无已《注解伤寒论·平脉法》云：“荣气弱，名曰卑。”王肯堂说：“按之沉而无力，故谓之卑也。”《二注》读“卑”为“怯”音。意即少阳之脉沉而无力，主营气不足。我们认为，因“少阳属肾”，“三焦为元气之别使”，“三焦者，决渎之官，水道出焉”，故“少阳脉卑”，实指肾中元阳不足，三焦气化不利，其脉必沉弱无力。切诊之处，古代切耳前之动脉虽可信，但现今临床多切按右手尺部脉为是。“少阴脉细”者，少阴脉属肾，候在足内踝太溪穴处，细脉主阴血不足，今肾脏精血亏损，脉道不充，故“少阴脉细”。

“男子则小便不利，妇人则经水不通”者，谓“少阳脉卑”与“少阴脉细”并见，说明肾阴肾阳俱不足，无论男女，均可能导致水气病。但因男子属阳主气，肾气易亏难复，肾气衰微，则三焦膀胱无以温煦蒸化，决渎无权，州都失职，故“男子则小便不利”而病水。女子属阴主血，肾精亏耗，冲任脉虚，寒客胞门，寒凝血少，故妇人则首见“经水不通”。“经为血，血不利则为水”，是补充说明妇女肾精亏虚，月经不通之后而病水的机制。因精血乃月经之源，精血亏虚，月经闭阻，则必气滞，“气行则水行，气滞则水停”，今经闭气滞，则水亦不行而停蓄，故而发生水病，因此曰“血不利则为水”。“名曰血分”者，谓此种水气病的产生，源于血分病变，虽症见水肿，而实因经血闭阻不行所致，故曰“血分”。

[选注] 赵以德：仲景脉法，寸口多与趺阳合，何也？盖寸口属肺，手太阴之所过，肺朝百脉，十二经各以其时来见于寸口。脾胃二经出在右关，胃乃水谷之海，五脏皆禀气于胃，则胃又五脏之本，所以二脉尤为诸经之要领也。邪或干于胃者，必再就趺阳诊之。趺阳，足跗上冲阳，胃脉之源也。此条寸口沉为水，迟为寒者，非外入之邪，即脾胃、冲脉二海之病。因水谷之阳不布，则阳虚竭，虚竭则生寒；下焦血海之阴不生化，则阴内

结，内结则生水。水寒相搏，十二经脉尽从所禀，而变见于寸口也。脾与胃为表里，脾气衰则不能与胃行其津液，致清浊不分于里而为鹜溏。胃气衰则不能行气于三阳，致阳道不行于表，则身体分肉皆肿。二经既不利，则趺阳之脉伏矣。邪在血海，血海者，冲脉所主，冲脉与肾之大络同出肾下，男女天癸之盛衰皆系焉……今以邪搏血海，血海属右肾之脏，三焦是其府，是以男女亦必从阴阳气血表里而分。在女则是其阴血海者病，在男则是其阳三焦者病。冲脉非大经十二之数，附见于足少阴脉者，是故男子少阳脉卑，为三焦气不化，气不化则小便不利；妇人少阴脉细，则经水不通，经为血，血不利为水，名为血分。虽然小便不利，因水者不独由于气，亦或有因血所致，如前用蒲灰散等方治血，概可见也。（《金匮玉函经二注》）

唐宗海：此分三节，寸口属肺，肺脉沉迟，则为寒水泛于上焦，遂发水肿矣，为第一段。趺阳脉伏，趺阳是足上胃脉，诊脾胃者也。脾主化谷，胃主化水，脾胃气虚，则水谷不化。水为阴，胃亦属阳，水湿而胃燥，以阴从阳，以燥去湿，故胃之阳土主行水也。谷为阴，有形质色味者，皆阴类也。脾亦属阴，谷坚而脾湿，足以濡软之，以阴从阴，化液归血分，故脾之阴土主化谷也。脾气衰则谷不化而鹜溏、不在水肿之例，唯胃气衰则水不化而身肿。此等水肿，与上段又不同也，此为第二段。然此两段，皆属气分，非血分也……下一段少阳脉诊于蹻前，少阳三焦起于脐下关元，即胞宫血海也。少阳脉卑陷，则知其病在血海，其血不行也。少阴脉诊于太溪，本诊肾与膀胱，今其脉细，亦是血少，脉为血管，血少故细。肾与膀胱血少，则水道不活动，胞室血涩则壅水，故男子小便不利，妇人经水不通。观经属血分，血分滞则阻水。血从气化，亦为水病，虽在水而实发于血，故名曰血分。知血分之能致水，则气血之理明矣。（《金匮要略浅注补正》）

［按语］ (1) 本条从肺脾肾三脏，论述了阳虚气弱型水气病的形成机制，因其病属于气虚水停，故唐宗海将其划归气分水肿的说法是正确的。条文第三段举妇人肾虚病水的另一种病机，即血不利则为水，名之曰血分，将水气病的病因病机由气分推向血分，富有重要的临床指导意义。

(2) 关于“血不利则为水”的血分水肿病，《脉经·卷九平妊娠胎动血分水分吐下腹痛证第二》中，尚有遗文一段，录之以供参考。

师曰：寸口脉沉而数，数则为出，沉则为入，出则为阳实，入则为阴结。

趺阳脉微而弦，微则无胃气，弦则为不得息。少阴脉沉而滑，沉则为在里，滑则为实，沉滑相搏，血结胞门，其瘕不泻，经络不通，名曰血分。

(3) 关于血瘀经闭水肿的治疗方药，陈念祖主张用泽兰、茺蔚子；曹家达主张参用麻黄附子细辛汤合甘草干姜汤、抵当丸、桃核承气汤、大黄䗪虫丸；蒋示吉《医宗说约》云："有血分证，妇人先经水断绝，而后四肢肿满，小便不通，此血瘀水道，以通经为主，宜小调经散。"(药用琥珀、没药、当归、桂心、白芍、细辛、麝香，为末，生姜汁、黄酒调服)。《本事续方》载："治妇人经脉不通，即化黄水，水流四肢则遍身皆肿，名曰血分……宜用此方。人参、当归、瞿麦穗、大黄、桂枝、茯苓各半两，苦葶苈炒二分，为细末，炼蜜丸，如梧桐子大，每服十五丸，空心米饮下，渐加至二十丸或三十丸。"黄竹斋认为，大黄甘遂汤似可取用。均可资参考。

问曰：病有血分水分，何也？师曰：经水前断，后病水，名曰血分，此病难治；先病水，后经水断，名曰水分，此病易治。何以故？去水，其经自下。(二十)

[校勘] 本条原文缺，据《脉经・卷九》补入。

[语译] 问：妇女患水肿病有血分、水分之不同，这是为什么？老师说：如果病人月经先停，后病水肿的，叫做血分，这种水肿病难治；如果病人先病水肿，其后月经闭止不来的，叫做水分，这种水肿病易治。为什么呢？因为去其水，其月经自然即来。

[提要] 论妇人病水，有血分、水分之异。

[阐析] 女子因其有经血的特殊生理，故在病理上较男子复杂。本条即指出妇人病水，有血分、水分两种不同的病情。"血分"者，是谓病人先见月经闭阻不通，而后出现水肿，即文中所说的"经水前断，后病水"之意。其形成之因，乃经血闭阻，血瘀气滞，而影响水液的运行，水气泛溢为肿。其病因血而致水，故称"血分"。"血分"深而难通，血不通则水不行，病情较重，非单纯治水之法可愈，故"此病难治"。"血分"病的治则是，先治血病，后治水肿，或治血为主，兼顾水肿。"水分"者，是先病水肿而后致闭经，即文中所谓"先病水，后经水断"之意。其形成之因，是水液阻滞，气郁血瘀所致。因其病由水而及血，故称"水分"。"此病易治"者，是因"水分"较之"血分"，其病位较浅，病情较轻，水邪一去，则血道通畅，而经水自

下，故曰“易治”。“水分”的治则是，先治水病，后治经闭，或治水病为主，兼顾血病。

［选注］ 尤怡：此复设问答，以明血分、水分之异。血分者，因血而病及水也；水分者，因水而病及血也。血病深而难通，故曰难治；水病浅而易行，故曰易治。(《金匮要略心典》)

魏荔彤：血分经水前断，正气虚也；水分先病水，邪气盛也。邪气盛者，祛邪可为；正气虚者，养正不足，故治有难易。去水其经自下，因先病水，致经断，此澄源以清其流也。(《金匮要略方论本义》)

［按语］ (1) 本条为王叔和阐发仲景上条“血分”病的机制而作，并从相对一面，引申出“水分”概念，因其有临床指导价值，故《讲义》收录之。

(2) 关于“血分”与“水分”的预后，尤氏从病位浅深立论，魏氏从邪正虚实作解，其实均属相对而言，水肿至此，治疗多较难。

(3) 本条以妇人病水立论，实属举例而言，男子病水，也有水与血的转化问题，唯表现不同而已。现将水与血的关系图示如下：

水⟺气⟺血

由图可见，无论是由水病血，或由血病水，都必然要通过“气”的作用，说明通调气机，促进气化是治疗水肿病的关键所在。

问曰：病者苦水①，面目身体四肢皆肿，小便不利，脉之②，不言水，反言胸中痛，气上冲咽，状如炙肉③，当微咳喘。审如师言，其脉何类④？

师曰：寸口脉沉而紧，沉为水，紧为寒，沉紧相搏，结在关元⑤。始时尚微，年盛⑥不觉，阳衰⑦之后，营卫相干⑧，阳损阴盛，结寒微动，肾气⑨上冲，喉咽塞噎⑩，胁下急痛。医以为留饮而大下之，气击⑪不去，其病不除。后重吐之，胃家虚烦，咽燥欲饮水，小便不利，水谷不化，面目手足浮肿。又与葶苈丸下水，当时如小差，食饮过度，肿复如前，胸胁苦痛，像若奔豚，其水扬溢，则浮咳喘逆⑫。当先攻击冲气，令止，乃治咳；咳止，其喘自差。先治新病，病⑬当在后。(二十一)

注释 ① 苦水：苦，形容词，或用作动词，作“患”或作“为……所苦”解。苦水，即患水气病，或为水气病所苦。

② 脉之：脉，在此作动词，即诊断之意；之，代词，指病人。

③ 状如炙肉：形容冲气发作时的症状，病人自觉咽中如像有烤肉块阻塞一样，吞之不下，吐之不出。《说文》："炙，炙肉也，从肉在火上。"

④ 其脉何类：脉代表证候；类，类别，分析。全句意为，病人的上述证候，应当如何来分析呢？即上述证候产生的机制何在？

⑤ 关元：任脉俞穴之一，在脐下三寸处。

⑥ 年盛：指壮年之时。

⑦ 阳衰：即阳气衰减之时，一般指女子五七（三十五岁）、男子六八（四十八岁）以后，其时阳明脉始衰。

⑧ 营卫相干：干，忤也。即指营卫之气不相和谐。

⑨ 肾气：这里指下焦阴寒水饮之气。

⑩ 喉咽塞噎：《说文》"噎，饭窒也"。喉咽塞噎，指咽喉阻塞不畅，甚至影响呼吸和饮食。

⑪ 气击：指气上冲击于咽喉、胸胁，即冲气发作时的证候表现。

⑫ 浮咳喘逆：指浮肿、咳嗽、喘促、冲气上逆四个症状。

⑬ 病：指水气病，前句新病指冲气、咳喘病。

［语译］ 问：患水气病的人，其面目周身四肢都浮肿，小便不利，但老师在为病人诊断的时候，却不谈水肿，反而仅说病人胸中疼痛，自觉阵阵有气上冲胸咽，气上冲时，咽中好像有烤肉块梗塞一样，而且应当有微微咳喘。如果病情确如老师所说的那样，那么这些证候产生的机制何在？

老师回答说：病人寸口部的脉象沉而紧，沉是有水，紧为有寒，寒与水相聚，常凝结于下焦关元之处。在寒水开始凝结的时候，还比较轻微，而且年龄又正在壮年气盛之时，所以感觉不大，待到年纪增大，阳气渐衰之后，营卫不和，阳气日衰，阴寒渐盛，于是蓄结在脐下的寒水之气开始蠢动。这种寒水之气一旦循冲脉上冲，病人就会出现咽喉阻塞不利，胸胁部发生拘急疼痛等症状。此时医生如以为是留饮胁痛而用峻药大下之，不仅气上冲不降，其病仍不能根除。其后又因见咽喉部梗塞而重用吐法治之，反使胃气虚弱而烦闷不舒，咽中干燥而想喝水，小便不利，饮食不消化，面目手足出现浮肿。因见其浮肿，医生又给病人服葶苈丸攻下其水，当时好像浮肿略有减轻，但由于饮食过多，水肿又复发如前，而且胸胁部剧烈疼痛，其病情好像奔豚那样。由于阴寒水气向上泛溢，所以出现浮肿、咳嗽、喘促、冲气上逆等症状。此时的治疗方法，应当首先平降冲气，使冲逆停止后，再治咳嗽，咳嗽止，则喘息自然痊愈。总之，先治冲逆咳喘等新发生的病证，水气病的根治应当在新病愈后再进行治疗。

[提要] 以病案形式讨论阳虚水气病的形成经过和误治后的变化，以及冲气与水气并发时的先后治则。

[阐析] 本条分四段讨论。

第一段，从条首至“其脉何类”，以发问形式提出水气与冲气并发时，何以首重冲气？作为本条论述的引言。

“病者苦水”，谓患水气病（正水、石水之类的阴寒水气病）严重的病人，症见“面目身体四肢皆肿，小便不利”，但老师在诊察后，不言水气病，反而说及胸中痛，病者自觉有气从少腹上冲胸咽，咽中梗塞，好像有烤肉块阻塞于内。这是水气并发冲气的证候。此时水气既盛，又加冲气上逆，致肺气失降，故还当见“微咳喘”。审视病情，果如老师所言，其机制何在？

第二段，从“师曰”至“胁下急痛”，论述水气与冲气并发之脉症和病因病机。

“寸口脉沉而紧”者，谓寸关尺三部脉均见沉紧，因沉主水，紧主寒，故沉紧并见，是水寒互结之象。肾主水，居下焦，水寒互结乃由肾阳虚弱，不能温化水液所致。关元穴在脐下，为元气之藏地，人身之下气海，俗称丹田，肾中真阳不足，故水寒之邪乘虚凝结于关元之处。“始时尚微，年盛不觉”，是谓初病未发者，因阴寒水气初结关元，邪气不盛，且又当壮年阳气尚旺盛之时，故对水气病无明显感觉。“阳衰之后，营卫相干，阳损阴盛，结寒微动”，谓至中年之后，阳气渐衰，阴寒日盛，营卫之气不相和谐，于是结于关元部之寒水之邪，乘虚而蠢蠢欲动。“肾气上冲，喉咽塞噎，胁下急痛”者，是谓下焦阴寒水饮之气循冲脉上逆，即水气并发冲气上逆之时的证候表现。“肾气”指下焦寒水之气。因冲脉起于胞中，与少阴经脉挟脐上行，至胸中而散。下焦寒水之邪乘阳虚循冲脉上冲，于是形成“喉咽塞噎，胁下急痛”等冲气上逆的证候。

第三段，从“医以为留饮而大下之”至“则浮咳喘逆”，论医生误治后的变证。

上述水气并发冲气之证，若医者辨识不清，误以“胁下急痛”为饮邪留聚胁下，而以十枣汤之类峻药大下其水，不仅上逆之冲气不降，而且因药不对证，故病必不除，此为一误也；“后重吐之”，是以“喉咽塞噎”误认为痰饮阻塞于上焦，而重以瓜蒂散之类涌吐之，此为再误也。先下后吐，一错再错，正气日损，故使中气大伤，而变证丛生。“胃家虚烦，咽燥欲饮水”，是脾胃气阴大伤，胃中虚热上浮所致；脾胃虚弱，故“水谷不化”；本证原因肾阳不足，水气不化，又加误治伤正，渴欲饮水，气不化水，故“小便不利”；水气泛溢，而致“面目手足浮肿”。“又与葶苈丸下水”，是医者见其“面目手足浮肿”，病因未明，虚实不辨，徒以葶苈丸下水以治其标。因病之根本未能治，所以虽因一时下水，肿势稍减，但因脾肾虚损未复，稍有饮食不慎，则更损其气，而水肿复发如前，故文中曰“食饮过度，肿复如前”。“胸胁苦痛”是前症“胁下急痛”的进一步发展，其痛虽剧烈，但具有发作性的特点，不如气结血瘀之胸胁刺痛不休，故“像若奔豚”。“其水扬溢，则浮咳喘逆”，是总结上述病情，因其一误再误，阳气愈损愈虚，下焦阴寒水饮之邪乘阳虚循冲脉上逆之势更甚，于是导致水气与冲气并发的证候。水气泛溢于外则为浮肿，水气上迫于肺，则为咳为喘，这就是本条开始所谈到的病情。

第四段，从“当先攻击冲气”至结尾，论水气并发冲气时的先后缓急治则。

综上所述，本病是先有积水，继发冲气，复因误治，而见浮肿、咳喘，其病情复杂，新病与旧病之症状俱备。此时极需辨清病之新久，证之缓急，而治有先后。其正确的治则是：“先治新病，病当在后。”新病者，谓冲气、咳喘也，但在同一新病中，又当分其缓急，急者先治，缓者后治。因冲气上逆较咳喘更急，故“当先攻击冲气”。“攻击”在此含有温化水饮，平冲降逆之意，可用《痰饮病篇》之桂苓五味甘草汤之类治之。“令止，乃治咳”，因咳喘皆较冲气为缓，故当在冲气停止之后予以治疗。治咳当以温肺化饮为主，如《痰饮病篇》之苓甘五味姜辛汤之属。“咳止，其喘自差”，是谓本病的咳喘，皆同因于水寒犯肺，今用温肺化饮之剂治之，水寒之邪得散，肺气得降，故咳止喘平。待新病解除之后，再治其水气之本病，故曰“病当在后”。此处之“病”，指水气病，即痼疾。治水气当以温阳化气行水为法，如肾气丸之类可以选用。

［**选注**］　尤怡：此水气先得而冲气后发之证。面目肢体俱肿，咽喉噎塞，胸胁满痛，有似留饮而实挟冲气也。冲气宜温降，不宜攻下，下之亦未

必去，故曰气击不去，其病不除。医乃不知而仍吐之，胃气重伤，胃液因尽，故咽燥欲饮水，而小便不利，水谷不化，且聚水而成病也。是当养胃气以行水，不宜径下其水。水虽下，终必复聚，故暂差而复如前也。水聚于中，气冲于下，其水扬溢，上及肺位，则咳且喘逆。是不可攻其水，当先止其冲气，冲气即止，然后水气可去，水去则咳与喘逆俱去矣。先治新病，病当在后者，谓先治其冲气，而后治其水也。(《金匮要略心典》)

赵以德：此水病，脉之不言水，反言胸中痛等病，当时记其说者以为异，非异也，是从色脉言耳。脉沉为水，紧为寒为痛，水寒属于肾。足少阴脉，自肾上贯肝膈，入肺中，循喉咙，其支者从肺出络心，注胸中，凡肾气上逆，必冲脉与之并行，因作冲气，从其脉所过，随处与正气相击而为病耳。要知其病始由关元……关元是足少阴任脉所会，寒结关元，其肾部之色，必微枯而黑，知是久痹之证，非一日也。及阳衰之后，营卫失常，阴阳反作，寒结之邪，冲肾气而上，故作此证。医不治其冲气，反吐下之，遂损其胃，致水谷不化，斯津液不行，而渴欲饮水，小便不利也。由是扬溢于面目四肢，浮肿并至，冲气乘虚愈击，更有像若奔豚咳喘之状。必先治其冲气之本，冲气止，肾气平，则诸症自差。未差者，当补阳泻阴，行水扶胃，疏通关元之久痹，次第施治焉耳。(《金匮玉函经二注》)

[按语] (1) 本条指出，冲气与水气并发，当先治冲气，后治水气，因冲气为新病为急，水气为痼疾为缓。此乃首篇“夫病痼疾，加以卒病，当先治其卒病，后乃治其痼疾也”之具体运用，告诫医者，治病当分先后缓急。

(2) 本条与《痰饮病》篇体虚支饮病人，误服青龙汤后，并发冲气的机制和治法完全相同，应当参合研究。又，痰饮、水气并发之冲气，实质属于寒水奔豚，故与奔豚气病亦当互参。

风水，脉浮身重，汗出恶风者，防己黄芪汤主之。腹痛加芍药。(二十二)

防己黄芪汤方：方见湿病中。

[校勘] 赵刻本载有防已黄芪汤及煎服法，除白术三分及无加减法外，余同《湿病》篇防已黄芪汤。今从《医统》本改注“方见湿病中”。

[语译] 风水病，见脉浮、身体肿重、自汗出而恶风的，用防已黄芪汤

主治。若病人腹痛的，用本方加芍药治疗。

［提要］ 论表虚风水的证治。

［阐析］ 水为风激，因风而病水，名曰“风水”。风水“脉浮”，是其病在表，外有风邪，“身重”者，风水面目四肢浮肿，湿胜则身体沉重；“汗出恶风”，是自汗出之后恶风加重，为表虚卫气不固，腠理疏松，风邪乘虚犯表所致。从上述脉症分析可知，本证属表虚不固，风与水搏于肌表而引起，故当用补卫固表、利水除湿之防己黄芪汤主治。“腹痛加芍药”者，注家见解不一。赵以德说：“腹痛者，阴阳气窒，不得升降。”是里气失于调和之意；张璐说：“腹痛者，肝郁气塞，不得升降，再加芍药以收阴也。”肝气郁，固可用芍药柔肝，但本条别无肝郁之症。陈念祖说：“腹痛者，胃不和也，加芍药以泄之。”此与《湿病篇》同，但意义不明。据《本经》载，芍药能“开血痹”，本证水阻气滞，当有影响血脉痹阻之势，血痹不通，故而腹痛，因此加芍药开血痹以缓急止痛。

［选注］ 赵以德：脉浮表也；汗出恶风，表之虚也；身重，水客分肉也。防己疗风肿水肿，通腠理，黄芪温分肉，补卫虚，白术治皮风止汗，甘草和药益土，生姜、大枣辛甘发散。腹痛者，阴阳气窒，不得升降，加芍药以和之。（《金匮玉函经二注》）

陈元犀：恶风者，风伤肌腠也；身重者，湿伤经络也；脉浮者，病在表也。何以不用桂枝、麻黄以发表祛风，而用防己、黄芪以补虚行水乎？盖以汗出为腠理之虚，身重为土虚湿胜，故用黄芪以走表塞空，枣、草、白术以补土胜湿，生姜辛以去风，温以行水，重用防己之走而不守者，领诸药环转于周身，上行下出，外通内达，迅扫而无余矣。（《金匮方歌括》）

［按语］ （1）本条与《痉湿暍病》篇第二十二条之原文，仅有“湿”与“水”字为异，均用防己黄芪汤治疗，但二者各有不同的特点。前者为风湿在表，以关节疼痛为主症，后者是风水在表，以面目肿、按手足上陷而不起为特征。但同属表虚，病机一致，故同用一方，谓之异病同治。

（2）本证水湿在表，何以汗出而不愈？因水湿停聚，由于卫阳虚弱；而卫虚腠理不固，又导致自汗出。本证主因肌表卫气虚弱不愈，则水自停、汗自出。由此也说明，黄芪、白术等甘温补中、益气固表之药是本方之主药。现将机制图示如下：

水湿停聚⟷ 卫阳虚弱,腠理不固 ⟷自汗出

(3) 本证与暍病,都有“汗出恶风(寒)”,而且“恶风”(寒)均出现在“自汗出”之后。但暍病有身热,口渴,脉洪大,蒸蒸汗出等阳明里热炽盛之证,而本证无热,口中和,脉浮而弱,动则汗出,面目浮肿等,与之不同。

(4) 既名风水,何以不用祛风药?因本证为表卫虚弱,失于固密,虚而受风所致。表虚为本,风邪为标,恶风乃是自汗出的结果,一般多轻微短暂,故只须补气,即能托邪外出。临证若病人恶风较甚,或有明显的“伤风”症状,(如咽痒、流泪、喷嚏等),亦可少佐防风以祛风。

风水恶风,一身悉肿,脉浮不渴,续自汗出①,无大热,越婢汤主之。(二十三)

越婢汤方:

麻黄六两　石膏半斤　生姜三两　大枣十五枚　甘草二两

上五味,以水六升,先煮麻黄,去上沫,内诸药,煮取三升,分温三服。恶风者,加附子一枚炮。风水加术四两。《古今录验》。

[校勘] “分温三服”之下,《千金要方·卷七》有“覆取汗”三字。“风水加术四两”,《辑义》据《外台》,认为当作皮水。

注释 ① 续自汗出:指断续自汗出,为风水壅遏于表,肌腠不畅,郁热自里而发的症状。

[语译] 风水病,出现恶风,全身浮肿、脉浮,口不渴,断续自汗出,没有高热征象的用越婢汤主治。

[提要] 论风水挟有郁热的证治。

[阐析] 风水之病,是因风邪袭表,肺卫失宣,通调失职,影响到肾的气化,导致水气泛溢肌表而成。因其表卫被风邪所伤,故证见“恶风”。“一身悉肿”谓周身浮肿,为水气泛滥四溢之象。“脉浮”是病在表;“不渴”说明里热不盛,津液未伤。“续自汗出”,多数注家据尤氏”脉浮不渴句,或作脉浮而渴”,认为本证表无大热,里热较盛,因而作“陆续汗出”或“继续不断的自汗出”解释,唯赵以德云:“续自汗出者,为风有时,开其腠理也。”王廷富《金匮指难》明言:“续自汗出,是断续自汗。”因本证

里虽有郁热，但水气壅遏于表，表气不畅，故虽自汗出，而必汗出不畅；且越婢汤以发散为主要功效，若其人里热炽盛，汗液不断地外出，岂有再重用麻黄、生姜发散之理？故“续自汗出”当作“断续自汗出”理解为妥。“无大热”，不单指里无大热，表热亦不盛，说明本证以风水为主，郁热是水气遏郁气机的结果，但其热势并不严重。正因为本证属风水郁结而有化热之势，故以“越婢汤主之”。因本方以发汗行水为主，兼有清透郁热之效。

越婢汤方中，重用麻黄配生姜发汗行水，配石膏辛凉清透郁热，甘草、大枣补中益气，使邪去而正不伤。方后云“恶风者，加附子一枚”，“恶风”为风水之本症，这里谓恶风加剧或服药后恶风之症不除，是肾阳虚弱、卫气不固的表现，故当于原方加附子温肾助阳以顾其本，否则，如果发散过度，必将动摇其根本，导致亡阳之虞。“风水加术四两”，谓本证水湿偏盛，可再加白术健脾利湿，同时麻黄与白术配伍，既能并行表里之湿，又能使之不过于发散。但越婢加术汤亦能治皮水，故谓“皮水加术四两”亦通。

［选注］ 徐彬：前证身重则湿多，此独一身悉肿，则风多气强矣。风为阳邪，脉浮为热，又汗非骤出，续自汗出，若有气蒸之者然，又外无大热，则外表少而内热多，故以越婢汤主之。麻黄发其阳，石膏清其热，甘草和其中，姜枣以通其营卫，而宣阳气也。此方剂独重，盖比前风多气多则热多，且属急风，故欲一剂铲之。若恶风，知内虚，故加附子。《古今录验》加术，并驱湿矣。（《金匮要略论注》）

陈元犀：恶风者风也，一身悉肿者水也，脉浮者风发也。风为阳邪，风动则水火战而浪涌矣。涌于上则不渴，涌于外则续自汗出。云无大热者，热被水蔽，不得外越，内已蕴酿而成大热矣。石膏重镇，能平息风浪以退热，引麻黄直越其至阴之邪，协生姜散肌表之水，一物而两握其要也。又以枣草安中养正，不虑其过散伤津，所以图万全也。（《金匮方歌括》）

［按语］ (1) 本条与上条同属风水，其证候表现同有汗出、恶风、脉浮，但两者机制各异，虚实有别，其辨证的侧重点也有不同，治法用药迥异。现列表比较如下：

表 42　越婢汤证与防己黄芪汤证比较

证名 比较	越婢汤证	防己黄芪汤证
主证	一身悉肿，续自汗出，无大热，渴或不渴	身重，动则汗出，或腰以下肿及阴，无热象
汗出机制	热逼水津外泄	表虚腠理不固
恶风原因	风邪袭表较甚，恶风在汗出之前	卫虚受风，邪不甚，恶风在汗出之后
病机属性	风水表实而挟郁热	风水表虚，水湿滞于肌肤
治法	发汗利水，兼清郁热	补卫固表，利水散湿
药物	麻黄　石膏　生姜　甘草　大枣	防己　黄芪　白术　生姜　甘草　大枣

(2)“恶风”为风水本有之主症，若服用越婢汤后，恶风不解或加剧，其因是“恶风则虚”(肾阳不足，见第二条)，故宜急加附子温阳固肾，否则将出现“恶寒者，此为极虚发汗得之”(见第四条)的后果。所以“恶风加附子一枚”非常重要，可谓是使用越婢汤之关键所在。若非深明风水病“本之于肾”的病机，又未研究本方之后加附子的奥义，临证是难于想到加附子使用的。

皮水为病，四肢肿，水气在皮肤中，四肢聂聂动[①]者，防己茯苓汤主之。(二十四)

防己茯苓汤方：

防己三两　黄芪三两　桂枝三两　茯苓六两　甘草二两

上五味，以水六升，煮取二升，分温三服。

注释　① 聂聂动：聂(zhé 哲)，树叶动貌。聂聂动，形容其动轻微，多为自觉症状。

[语译]　皮水病，四肢肿胀明显，并时有轻微跳动感觉的，是水气滞留在皮肤下所引起，用防己茯苓汤主治。

[提要]　论阳虚气郁的皮水证治。

[阐析]　“皮水为病”，概指本篇第一条所述“脉亦浮，外证胕肿，按之

没指，不恶风，其腹如鼓，不渴”等脉证。“四肢肿”、“聂聂动”为本条皮水证候的特点。因脾主四肢，脾阳虚而不运化水湿，水气潴留四肢皮下，肿胀明显，说明其阳虚气郁较盛，以“四末为诸阳之本”。阳气被水湿之邪郁遏于四肢，卫气欲通不通，正邪相争，故病人自觉肿处时有轻微跳动之感。本证水气过盛，阳郁不宣，故以防己茯苓汤通阳化气、分消水湿为主治方。方中防己能通腠理，袪水湿，与黄芪相配伍，能走表祛湿，使皮下之水从表而散；茯苓淡渗利水，配桂枝以通阳化气，使水邪由小便而去；且桂枝与黄芪相协，则通阳行痹，振奋卫阳，有助于散肌表之水；甘草调和诸药，并能顾中。本方为治皮水常用方。

［选注］ 黄元御：阳受气于四末，皮水为病，阳衰湿旺，故四肢肿。水气在皮肤中，木郁风动，故四肢聂聂动摇。黄芪、桂枝，发营卫而达木郁，苓、甘、防己，培中土而泄水气也。(《金匮悬解》)

尤怡：皮中水气，浸淫四末，而壅遏卫气，气水相逐，则四肢聂聂动也……防己、茯苓善驱水气，桂枝得茯苓则不发表而反行水，且合黄芪、甘草助表中之气，以行防己、茯苓之力也。(《金匮要略心典》)

表 43　防己黄芪汤证与防己茯苓汤证鉴别表

证　名	防己黄芪汤证	防己茯苓汤证
相同点	均治水气在表，药均用防己、黄芪、甘草以走表行水、制水	
主治病证	脉浮身重、汗出恶风，或腰以下肿甚之风水	四肢肿而聂聂动，小便不利，为皮水之水气重者
病机	表虚不固，风水滞于肌表	阳气失运，皮中水气盛而不行
功效	补卫固表，利水祛湿，利水之力逊	通阳化气，表里分消水湿，利水之力强
药物	防己一两　黄芪一两一分　白术七钱半　甘草半两　生姜四片　大枣一枚	防己　黄芪各三两　茯苓六两　甘草二两　桂枝三两

［按语］ 防己茯苓汤可视为防己黄芪汤变方，现将二方比较于上表。

里水[①]，越婢加术汤主之，甘草麻黄汤亦主之。(二十五)

越婢加术汤方：方见上。于内加白术四两。又见脚气中。

甘草麻黄汤方：

甘草二两　麻黄四两

上二味，以水五升，先煮麻黄，去上沫，内甘草，煮取三升，温服一升，重覆汗出，不汗，再服。慎风寒。

注释　① 里水：即皮水，如《外台·卷二十》云："范汪皮水，一身面目悉肿，甘草麻黄汤主之方。"又云："《古今录验》皮水，越婢汤加术主之方。"

［语译］　皮水病，可以用越婢加术汤主治，亦可以用甘草麻黄汤主治。

［提要］　说明用表散法治皮水的两种情况。

［阐析］　里水即皮水，但据本篇第五条的记述看，当属皮水表实，肿势严重者，因其挟有郁热，故用越婢加术汤发散水气，兼清郁热，使水热之邪尽从表解。但也有皮水初起，或素体阳气不盛者，水气虽滞留皮下，但无郁热，故直需以甘草麻黄汤发汗宣肺，利水和中，此亦同病异治之法。

甘草麻黄汤以麻黄发汗宣肺利水，甘草和中补脾，从而达到肺气宣发，水去肿消的目的。方后云："重覆汗出，不汗，再服。"可知本证属表实无汗，本方的主要功效是发散水湿。

［选注］　吴谦：里水之"里"字，当是"皮"字，岂有里水而用麻黄之理，阅者自知，是传写之讹。皮水表虚有汗者，防己茯苓汤固所宜也；若表实无汗有热者，则当用越婢加术汤；无热者，则当用甘草麻黄汤发其汗，使水从皮外去也。(《医宗金鉴》)

陈元犀：风水皮水之外，有正水而兼色黄，名里水。里水虽无发汗之法，而邪盛正不衰者，亦必借麻黄之力，深入其中，透出于外，以收捷效。今色黄，是湿热相杂于内，宜此汤(越婢加术汤)；如寒气凝结于内，宜甘草麻黄汤。(《金匮方歌括》)

［按语］　本条一证两方，应加以比较。据《中风篇》附方《千金》越婢加术汤主疗中有"腠理开，汗大泄"的记述，可知越婢加术汤证应汗多，汗多之因，是由于内热所迫。从本条甘草麻黄汤后服法得知，其病属皮水表实无汗。故二者的主要区别，在汗与热之有无。

水之为病，其脉沉小，属少阴；浮者为风。无水虚胀者，为

气。水，发其汗即已。脉沉者，宜麻黄附子汤；浮者，宜杏子汤。（二十六）

麻黄附子汤方：

麻黄三两　甘草二两　附子一枚炮

上三味，以水七升，先煮麻黄，去上沫，内诸药，煮取二升半，温服八分，日三服。

杏子汤方：未见，恐是麻黄杏仁甘草石膏汤。

［语译］ 水气病，凡脉见沉小的，属少阴阳虚正水证；若见浮脉，则为受风邪诱发的风水证。正水、风水均可使用汗法治愈，但脉沉的正水宜用麻黄附子汤，脉浮的风水宜用杏子汤。此外，如因阳虚气滞作胀者，并非水肿，所以不能使用汗法治疗。

［提要］ 论正水与风水的不同治法，以及水肿与虚胀的鉴别。

［阐析］ 本条分三点讨论。

(1) 正水与风水的区别："水之为病，其脉沉小，属少阴。"因沉脉主里，其脉沉小，说明本证是因少阴肾阳虚弱，不能化气行水所致，因此"属少阴"，应属正水；"浮者为风"，因浮脉主表，"风令脉浮"，说明这种水肿是由外受风邪，肺卫失宣，影响肾气不化而成，故当属风水。

(2) 水肿与虚胀的鉴别："无水虚胀者，为气"，为本条中插笔，意在与水肿病相区别。所谓"虚胀"，即《腹满寒疝宿食篇》中的虚寒性腹满，因其阳虚寒凝气滞，腹部胀满必有喜温喜按，时有减轻，按之无没指、无裹水之感、小便多通利等特点，不若水肿病之面目身体浮肿，按之没指，小便多为不利。张璐说："虚胀者，手太阴气郁不行而为虚胀也。"因其外证虚浮胀满，与水肿病似是而实非(但也有相互转化的密切关系)，故其治法亦当有所不同。水肿可发汗，虚胀宜温通阳气，不可发汗。

(3) 正水与风水的不同治法："水，发其汗即已。"这里的"水"，包括风水与正水，即不仅风水可用汗法，正水因其标本俱病(肺肾同病)，亦可使用汗法，因势利导而治之。但毕竟风水与正水病机有别，故虽可同用汗法，而正水发汗与风水发汗却有不同。正水须兼顾肾阳，温经发汗，故"脉沉者，宜麻黄附子汤"。方中麻黄发汗解表，附子助阳化水，甘草调中补脾，共达温阳发汗、解表祛水之目的。风水当祛风解表，宣肺发汗，故"浮者，宜杏子汤”。杏子汤方未见，后世多认为系麻黄杏仁甘草石膏汤或甘草麻黄汤加杏仁，前者适用于风水兼肺有郁热，后者适用于风水而肺无郁热的证候，临床可酌情选用。

［选注］ 尤怡：水气脉沉小者属少阴，言肾水也；脉浮者为风，即风水也；其无水而虚胀者，则为气病而非水病矣。气病不可发汗，水病发汗则已。然而发汗之法，亦有不同，少阴则当用温其经，风水即当通其肺，故曰脉沉者，宜麻黄附子汤，脉浮者，宜杏子汤。沉谓少阴，浮谓风也。（《金匮要略心典》）

陈念祖：此为石水证出其方也，而并言及风水与气肿。从反面掉出正旨，时文有借宾定主之法，汉文已开之。（《金匮要略浅注》）

［按语］ (1) 历代注家对本条“浮者为风……发其汗即已”有五种不同看法：第一，赵以德、曹家达为代表，谓“水气壅在皮毛而发为虚胀”，句读为“浮者为风，无水，虚胀者为气水。发其汗即已”。第二，《金鉴》认为，气水之“气”字，当是“风”字，若是“气”字，则无发汗之理，且通篇并无气水之病。故句读为：“浮者为风，无水，虚胀者为风。水，发其汗即已。”第三，陆渊雷指出，此条首句水之为病，则全条皆言水病，不应羼入气病。愚意，“无水虚胀者为气水”一句，直是衍文，当删。第四，谭日强谓，原文“气水”的“水”字，恐系“分”字之误。此条只附带提及，作为对比说明，是借宾定主文法。其句读是“浮者为风，无水虚胀者为气分，发其汗即已。”第五，以尤怡、陈念祖为代表，《金匮》二、四版教材相同，认为其无水而虚胀者，则为气病而非水病，气病不可发汗，水病发其汗则已。故其句读为“浮者为风。无水虚胀者，为气。水，发其汗即已”。我们认为，第五种看法较妥，可从。

(2)《水气病篇》共载方十首，用麻黄者有六首，可见仲景以麻黄为治水气病之主药。诚如黄竹斋谓：“麻黄能上宣肺气，下伐肾邪，外发皮毛之汗，内祛脏腑之湿，故仲景于水气病用之为主药。”唯临证时当随证候之虚实寒热酌情配伍他药使用。

(3) 麻黄附子汤即《伤寒论·少阴病篇》麻黄附子甘草汤增麻黄一两而成，据《伤寒论》载，其证必兼脉沉细、恶寒、四肢不温等。杏子汤方虽未见，但据脉浮和用杏仁一药，可知其病为肺卫受邪，故当有恶风咳喘等证。若风水用杏子汤宣肺发汗而恶风不解者，又当仿越婢汤法，加入附子以温肾固本。因风水亦“本之于肾”,此又不可不知。

厥而皮水者,蒲灰散主之。方见消渴中。(二十七)

［语译］ 皮水病出现手足厥冷的,用蒲灰散主治。

［提要］ 论皮水厥逆的证治。

［阐析］ “厥而皮水者”,谓手足逆冷,而又见“脉浮,胕肿,按之没指,不恶风,其腹如鼓,不渴”等皮水证候。独言其厥而未详述皮水之证,是突出本证之手足厥冷,非一般阳虚或气郁所致,乃由水邪外盛,湿热内蕴,阳气被遏,不达四肢而致,实为湿热较盛之皮水证。故以蒲灰散清湿热,利小便而通阳气。方中蒲灰、滑石清湿热,利小便。此处蒲灰,当从《千金》作蒲黄,有化瘀通窍之功,滑石亦能利水清热滑窍,同用使水湿郁热尽从小便而去,阳气通则厥逆解。后世叶天士谓“通阳不在温,而在利小便”,正体现了这种治法。以方测证,本证还当有小便不利,或黄热短少,舌苔黄腻等。

［选注］ 魏荔彤:厥而皮水者,厥为阳虚阴盛之证,但在皮水中,则非中阳内虚之证,而乃卫阳外虚之厥也。皮水之邪既盛,必溢于四肢,周身之卫气凝滞不行矣,故令得厥。非必里阳已微,方见厥逆也。此厥之因水而成者,治其水而厥可愈,主之以蒲灰散,祛水即用利水之法,水去而卫气得行于皮肤,四肢可以回温,而厥亦已矣。(《金匮要略方论本义》)

尤怡:厥而皮水者,水邪外盛,隔其身中之阳,不行于四肢也。此厥之成于水者,去其水则厥自愈,不必以附子、桂枝之属,助其内伏之阳也。(《金匮要略心典》)

［按语］ (1) 皮水的正治法是汗法,如越婢加术汤、甘草麻黄汤;皮水也可用利尿法,如本条之蒲灰散;皮水也可汗利同用,如防己茯苓汤。可见同一病证,治法可以多种多样。

(2) 以蒲灰散清湿热,利小便,治湿热壅遏、阳气被阻之皮水,为后世“阳水”的治法奠定了基础。

问曰:黄汗之为病,身体肿,一作重。发热汗出而渴,状如风水,汗沾衣,色正黄如柏汁,脉自沉,何从得之?师曰:以汗出入水中浴,水从汗孔入得之,宜芪芍桂酒汤主之。(二十八)

黄芪芍桂苦酒汤方:

黄芪五两　芍药三两　桂枝三两

上三味，以苦酒一升，水七升，相和，煮取三升，温服一升。当心烦，服至六七日乃解。若心烦不止者，以苦酒阻故也。一方用美酒醯代苦酒。

［语译］ 问道：黄汗发病，身体浮肿，发烧出汗而口渴，病状好像风水。其汗液沾内衣，颜色正黄，像黄柏汁，脉象沉。那么，这种病是怎样得来的呢？老师说：因为出汗时，进入水中洗澡，水从汗孔渗入肌腠，故得黄汗病。宜用芪芍桂酒汤主治。

［提要］ 论黄汗的病因病机及其证治。

［阐析］ (1) 黄汗病的证候特点：黄汗病是以病人汗出色黄而命名的一种水气病，故“汗沾衣，色正黄如柏汁”是黄汗病独有的特征。因其有“身体肿，发热汗出而渴”等与风水相类似的症状，故条文曰“状如风水”。但风水脉浮而黄汗脉沉，风水恶风而黄汗不恶风，风水汗出色不变，而黄汗汗出色黄如柏汁等，是黄汗与风水不同之处。此外，本篇第一条所述“胸满”，第二条所述“小便通利……其口多涎”，第四条所述“身肿而冷……胸中窒，不能食，反聚痛，暮躁不得眠……痛在骨节”等，皆为黄汗病的证候表现，宜前后互参。

(2) 黄汗病的病因病机：黄汗病从何得之？条文指出：“以汗出入水中浴，水从汗孔入得之。”说明本病之因，是汗出营卫之气衰弱，又外受水湿之邪，内外相因而形成的。汗出则腠理空疏，表卫虚则玄府大开，抵御外邪之能力减弱，又加之入水中浴，则水寒之气入于汗孔，郁阻营卫，致汗液排泄不畅。湿滞肌肤，卫郁营热，湿热交蒸于肌腠，故形成本病。但黄汗病的形成，非一定如上述之“汗出入水中浴”这一因素，此当举一反三，凡汗出当风，冒雨涉水，或居处潮湿，或劳动汗出，衣里冷湿等均可能导致水遏营卫化热，交蒸肌腠而发为本病。

(3) 黄汗病的治疗：“宜芪芍桂酒汤主之。”本方能调和营卫，实卫祛湿，兼泄营热。方中桂枝、芍药调和营卫；重用黄芪实卫走表以扶正达邪，且有桂枝与其配伍，则辛温振奋卫阳而行水湿；苦酒即米醋，既能协芍药以摄营敛阴，又可泄营中郁热。四药相配，使卫阳得实，营阴得益，其气得行，水湿可散，湿热则清，其病可解。方后云：“温服一升，当心烦，服至六七日乃解。若心烦不止者，以苦酒阻故也。”心烦者，是醋酸收阻湿于内所致；服至六七日乃解，是药力久积而生效，湿去气行，故而乃解，此所谓“不止不行，不塞不流”之意。“若心烦不止者”，是苦酒用之太过，故曰“以苦酒阻故也”。

［选注］ 赵以德：汗本津也，津泄则卫虚。水血同类阴也，水入则营寒，寒则气郁，郁则发热。水热相搏于分肉则身肿。营出中焦，营之郁热，内蓄于脾，则津液不行而渴；卫虚腠理不固则汗出，脾土发热则黄色见于汗如柏汁也。所以补卫为要，黄芪益气，入皮毛，肥腠理，退热止汗之功尤捷，故为君；桂枝理血入营散寒，通血脉，解肌肉，用之调营以和卫，故为臣；营气因邪所阻，不利于行，芍药能和阴气，故佐桂枝一阴一阳以利其营。苦酒，醋也，用之使引入血分以散滞也。（《金匮玉函经二注》）

徐彬：盖汗出则腠疏，客水之气从毛孔而伤其心，故水火相蒸而色黄，水气搏结而脉沉。此证亦有从酒后汗出当风所致者，盖虽无外水，所出之汗，因风内反，亦是水也。但此只就入水浴者言之，其理当参会耳。药用芪芍桂酒，盖桂芍乃驱风圣药，得芪酒而遍走肌肉，不治湿而湿去，风能胜湿也。然心得补气热药当暂烦，病去方解，故曰当心烦至六七日乃解。然非增病，故但曰苦酒阻故也。（《金匮要略论注》）

［按语］ 历代医家对苦酒的功效约有三种不同的看法：第一，认为苦酒能入营分消肿、泄热、散滞，教材本此看法。如《神农本草经》云：“醋味酸温无毒，主消痈肿，散水气，杀邪毒。”故《伤寒论》第312条有“少阴病，咽中伤，生疮，不能语言，声不出者，苦酒汤主之”的记载，即取其消肿敛疮之功。第二，认为苦酒入气分，能收敛津液以止汗。如张璐云“苦酒阻绝阳气，不能通达”，故心烦不止；陈元犀则曰“苦酒之酸以止汗”。第三，认为苦酒酸敛温行，能收能散。如《本经疏证》就持这种观点。我们认为第一种看法较优。

黄汗之病，两胫自冷；假令发热，此属历节。食已汗出，又身常暮盗汗出者，此劳气也。若汗出已反发热者，久久其身必甲错；发热不止者，必生恶疮。

若身重，汗出已辄轻①者，久久必身瞤②，瞤即胸中痛。又从腰以上必汗出，下无汗，腰髋弛痛③，如有物在皮中状。剧者不

能食，身疼重，烦躁，小便不利。此为黄汗，桂枝加黄芪汤主之。（二十九）

桂枝加黄芪汤方：

桂枝三两　芍药三两　甘草二两　生姜三两　大枣十二枚　黄芪二两

上六味，以水八升，煮取三升，温服一升，须臾饮热稀粥一升余，以助药力，温服取微汗。若不汗。更服。

［校勘］《医统》本在“暮”字后有“卧”字。“劳”作“荣”。“温服”作“温复”。

注释　① 辄轻：辄（zhé 哲），就。辄轻，指汗出后就感觉轻快，不出汗时则感重滞，说明黄汗病虽有汗，但汗出后营卫仍不和，故病不解。

② 瞤：原指眼睑跳动，这里指身体肌肉不自主的掣动感。

③ 腰髋弛痛：指腰髋部的筋脉肌肉弛缓无力，酸软疼痛。

［语译］　黄汗这种病，两足小腿常常寒冷。假如两小腿部发热的，这是历节病。又病人吃了饭淌汗，或夜晚睡觉时身体常出盗汗者，这是虚劳病。黄汗病如果汗出以后反而发热的，日子长了，其身体的皮肤必然干燥起屑，像鳞甲般交错。全身发热不止的，必然要生恶疮。

黄汗病，如身体沉重的，汗出之后，往往感觉轻快些。但长此下去，病人必自觉身上的肌肉时而掣动，肌肉掣动时就引起胸中疼痛。又病人还必然出现腰以上出汗，而腰以下无汗，腰髋部的肌肉弛缓无力，酸软疼痛，好像有虫在皮肤里面爬行一样。病势严重的不能进食，身体疼痛沉重，心中烦躁，小便不利。这些都是黄汗病的表现，用桂枝加黄芪汤主治。

［提要］　论黄汗与历节、劳气的鉴别，并论述黄汗病的另一种证治。

［阐析］　本条由两自然段组成。

第一段，论黄汗与历节、劳气的鉴别。“黄汗之病，两胫自冷”，因黄汗病由水湿郁滞肌肤，卫郁营热，湿热交蒸而致。而湿性重浊下注，阳气郁遏，下肢失于温煦，故身虽发热而两胫发冷。历节发热为一身尽热（包括两胫亦热），这是黄汗与历节在发热方面的区别，故曰“假令发热，此属历节”。但黄汗与历节的区别不止于此，现将二病列表比较于下：

表 44　黄汗与历节之鉴别

病　名	黄　　汗	历　　节
病因	“水从汗孔入得之”、肌肤营卫失调为其内因	“汗出入水中，如水伤心”，犹言水湿伤及血脉。肝肾虚损，“营卫俱微”为其内因
病机	以湿遏热伏为主	以肝肾虚而血脉瘀滞为主
病位	病在肌腠为主	病在骨节（筋骨）为主
证候	黄汗出，遍于周身；四肢头面肿；骨节疼痛而不转历诸节；身热而胫冷；脉象沉迟有力	黄汗出，局限于关节痛处；手足小关节肿；肢节掣痛剧烈，转历诸节；一身尽热，两胫亦热；脉象沉弱无力

“食已汗出，又身常暮卧盗汗出者，此劳气也”。劳气，是指劳损元气之谓，即虚劳病。虚劳汗出，多责之阴虚、阳虚两途。若因胃气本有不足，食后食气外泄，则“食已汗出”；若因营阴内虚不敛，卫气不固，阴津随气外泄，则常有暮卧盗汗出。上述劳气所出之汗，皆非黄色，与黄汗自有不同。

本段最后四句，注家有两种不同意见：一是以丹波元胤、二版教材为代表，认为是续论劳气与黄汗的鉴别。因为黄汗发热，每因汗出而湿热之邪得以外泄，故汗出而热减；虚劳之热因劳伤元气所致，元气不复，发热终不得愈。发热不为汗出而衰，是为“反发热”。发热日久不解，必耗营血，肌肤失其营养，故“其身必甲错”，此与虚劳病兼干血的大黄䗪虫丸证相似。关于“发热不止者，必生恶疮”，二版教材也认为是虚劳病“长期发热不退，必致营气不通，正气日衰，一旦外感邪毒，与瘀热相合，还可溃烂肌肤而发生恶疮。”二是以程林、陆渊雷及四版教材为代表，认为是叙述黄汗病的转归。即黄汗病亦有汗出之后而热仍不退者，湿热瘀结肌肤过久，亦可导致皮肤粗糙如鳞甲状；如果瘀热腐败气血，使肌肤溃烂，故“生恶疮”，此与本篇第一条所论“黄汗……久不愈，必致痈脓”的病情相符。临床验证属实、详参第一条。

第二段，论述黄汗病由轻转重，由阳转阴的病情表现及其治法。黄汗病总由湿热郁遏而成，但细分之，又有偏热和偏湿两种病情。一般说来，素体阳盛或黄汗病初期，病情多偏实热；若素体阳弱或黄汗病至晚期，病情多偏虚寒。“若身重”，是黄汗病湿盛之证。湿邪在表，汗出则湿可去，阳可通，故汗出之后，黄汗病者一身沉重的症状可随即减轻。但湿盛则阳微，汗出湿虽可去，然而阳虚未复，故身体只能轻快一时。如果长期汗出，必然导致阳气日衰，阴津渐亏，筋脉失于温养，故身体肌肉瞤动。胸中为气海，阳气不足，阴邪上乘，正邪相搏，则胸中疼痛。此与首条“胸满”和第四条“胸中窒”同一机制，唯病情轻重有别。阳气虚于上，失其固护之能，故“腰以上必汗出”；水湿趋于下，阳虚寒湿之邪痹阻于下，故“下无汗，腰髋弛痛”；正邪相争，阳气欲通不通，故病人自觉“如有物在皮中状”，或动或痒。上述皆属阳虚湿盛在躯体经络的表现，若黄汗病情进一步转剧，亦可内犯脏腑，从而出现一系列脏腑气化受损的证候。如胃气被戕则“不能食”，脾阳不运则“身疼重”，心阳受阻则“烦躁”，肾气不化则“小便不利”等。总之，上述病情皆由黄汗病日久不愈，湿盛阳微，病变渐次入里所致，故治以桂枝加黄芪汤调畅营卫，宣阳逐湿。方中桂枝汤既能解肌和营卫，祛散外湿；也能化气调阴阳，恢复脏腑气化；加黄芪以增强其补气达表逐湿之力，而使营卫之气内外通畅，则湿邪缓缓而去。

［选注］ 徐彬：此段论黄汗中变证零杂，同归于黄汗，其治大同而小异也。谓黄汗病由水气伤心，故热聚心胸，君火不能下交于肾，每两胫自冷，自者真气不下，非足下另受邪也。假令发热而足胫亦热，是风寒历于肢节而痛，故曰此属历节。其汗出之期，乃心火为水湿所伤，不能生土，中气虚馁，心主血，营分虚热，于是食已胃劳火动则汗，当暮阴虚则汗，故曰此劳气也。乃又设言汗与发热，及身重相并之际，以尽病态曰，假若汗出已，宜身凉，今因内邪盛而反热，则皮肤之阴气为汗所烁，久久必甲错。更发热不止，营气热腐，则生恶疮。假若身本重，湿也，汗出已辄轻，是表湿为汗所衰，但暂轻而不能止其重，则内气愈虚，内虚则肌肉瞤瞤动也。胸中痛，气不运也。又或元气上下不能贯串，则腰以上汗，下无汗，于是元气不能及下，则腰髋弛痛，弛如脱也。如有物在皮中状，不便捷也。其剧而危者，胸中之元阳伤，则不能食，周身之阳气室，则身痛，气壅则烦躁，心火郁冒，而热气下流则溺涩。然皆积渐所致，其原总由水气伤心而病日深，故曰此为黄汗。药用桂枝加黄芪者，调和营气，而畅其气，则补正即所以祛邪耳。（《金匮要略论注》）

程门雪：黄汗一病，病因虽为水入汗孔，水从外入，及其变化，乃有虚实之不同，决非如水病之发汗利水纯从实治者可比矣！黄者，中土之色也。湿郁土菀则黄，如黄疸是；脾虚本藏之色外越，亦黄。黄汗之黄，盖虚黄耳。始由水入汗孔，伤其卫阳，由表入里，又伤其心阳。而其人之本体又属脾阳不足者，脾虚不能自蕴其华，心虚不能自藏其液，表阳虚不能敛其外泄之津，中阳虚不能化其外来之湿，而黄汗之病以成。(《金匮篇解》)

［按语］ (1) 对于黄汗病治疗，后世除选用黄芪、芍药、甘草之外，常据病情适当配伍茵陈、山栀、黄柏、白藓皮、防己、赤苓、木通等，以增强清热利湿的作用，可供临床参考。

(2) 本条与上条皆论黄汗，且分设芪芍桂酒汤和桂枝加黄芪汤两方治疗，现将两方证治异同列表比较于下：

表 45　芪芍桂酒汤证与桂枝加黄芪汤证比较表

证　名		芪芍桂酒汤证	桂枝加黄芪汤证
同		药物：同有黄芪、芍药、桂枝；功用：宣达阳气，调和营卫，排泄水湿；主治：黄汗病	
异	症状	身体肿，发热，周身汗出而渴，汗沾衣，色正黄如柏汁，脉自沉	身疼重，腰以上必汗出，下无汗，腰髋弛痛，不能食
	病机	表虚而湿郁热伏于肌腠	营卫失调，水湿郁滞，阳气被郁
	治法	实卫固表，调和营卫，宣阳散湿，佐以清泄郁热(为正治法)	调和营卫，宣阳散湿(为变治法)
	方药	黄芪五两(为君)　芍药三两　桂枝三两　苦酒一斤	桂枝汤(为君)　桂枝、芍药各三两　甘草二两　生姜三两　大枣十二枚　另加黄芪二两

师曰：寸口脉迟而涩，迟则为寒，涩为血不足；趺阳脉微而迟，微则为气，迟则为寒。寒气不足[1]，则手足逆冷，手足逆冷，则营卫不利，营卫不利，则腹满胁鸣相逐，气转膀胱。营卫俱劳[2]，阳气不通即身冷，阴气不通即骨疼。阳前通[3]则恶寒，阴前通则痹不仁。阴阳相得，其气乃行，大气[4]一转，其气乃散。实则失气，虚则遗尿[5]，名曰气分。(三十)

［校勘］ “胁鸣”，《直解》、《本义》及《金鉴》均作“肠鸣”，是。

注释 ① 寒气不足：即有寒而又气血不足。

② 营卫俱劳:“劳则气耗”,即指营卫之气虚衰。

③ 前通:《广韵》“前,先也。”成无己《注解伤寒论》亦作“先”解。“阳前通”和“阴前通”,即指营卫失调,不能谐行之义。

④ 大气:这里指膻中之宗气。

⑤ 遗尿:这里指小便失禁。

[语译] 老师说:寸口脉象迟而兼涩,迟为有寒,涩是血不足。又趺阳脉象微而兼迟,微是气虚,迟是内寒。由于气血虚寒,于是手足逆冷,手足逆冷,说明营卫运行不利,而营卫不通利,则导致腹部胀满,肠中气水相攻逐,故而肠鸣有声,甚至寒气冲动于小腹膀胱部位。如果营卫之气俱衰,卫阳不通即身体寒冷,营阴不通就骨节疼痛。如果营卫失调而不谐行,卫阳先通则恶寒,营阴先通则肌肤麻痹不仁。只有营卫二气相互结合协调,膻中之宗气才能正常运行,宗气一转,其水湿邪气就会消散。如果病变属实证,病人常有腹胀矢气的表现,如果属虚,则常有小便失禁,这叫做气分病。

[提要] 合诊寸口、趺阳以论气分病的病机、证候和治疗原则。

[阐析] 本条分三段讨论:从开始至“痹不仁”为第一段,“阴阳相得”至“其气乃散”为第二段,其余为第三段。

第一段,论述脾肺寒结导致营卫不和的三种证候表现。“寸口脉迟而涩”,寸口为心肺所主,肺主气,肺气不足,则气为寒抑;心血运行不畅,则脉来艰涩。故“寸口脉迟而涩”的脉理,实为气血不足而又兼有寒邪所致,故曰“迟则为寒,涩为血不足”,这里的血不足主要由肺气虚寒引起。趺阳脉为脾胃所主,“趺阳脉微而迟”,乃脾气虚弱,寒自内生,故“迟则为寒”。综上,从合诊寸口、趺阳可知,水气病气分的主要机制是中、上二焦阳气不足,气血俱虚,寒邪乘虚内迫为患,因脾(胃)为营卫之源,肺(心)主营卫之敷布,故气分病之阳气不足,主要指营卫之气不足。

“寒气不足”是总结上文之辞,即营卫气血不足而又兼有寒邪。阳气不能温煦四肢,故“手足逆冷”;“手足逆冷,则营卫不利”是强调手足逆冷的原因,除营卫气血不足之外,当责之于营卫运行不利。而营卫不利除表现手足逆冷之外,在内尚可导致腹部胀满,肠鸣响声,甚至寒气攻冲转动于小腹膀胱部位,因为卫阳之气既可“温分肉,充皮肤”,亦能“熏肓膜,散胸腹”。“营卫俱劳”指营卫之气耗伤太过,气虚不运,血行不畅,故“身冷”、“骨疼”。营卫失调,不能并行,则有“恶寒”、“痹不仁”等症。这里的“阳气不通”与“阴气不通”，以及“阳前通”与“阴前通”四句，均属互文见义笔法，宜前后互参理解。为便于掌握原文意义，兹将上述内容图示于后：

- 寸口脉迟而涩（肺）、趺阳脉微而迟（脾）→ 寒气不足
  - 营卫不利
    - 手足逆冷（外）
    - 腹满肠鸣相逐（实则矢气）（内）
    - 气转膀胱（虚则遗尿）（内）
  - 营卫俱劳
    - 阳气不通→身冷
    - 阴气不通→骨疼
  - 营卫失调不能谐行
    - 阳前通（先通）→恶寒
    - 阴前通（先通）→痹不仁

第二段，论气分病的治疗原则。“阴阳相得，其气乃行”，是针对上述营卫不利、营卫俱劳、营卫失调而言，即营卫之气充实，畅利，协调，就能运行不息，发挥其正常的生理功能。“大气一转”即“其气乃行”，《灵枢·五味》曰：“其大气之搏而不行者，积于胸中，命曰气海”，可见大气即膻中宗气。营卫是宗气的主要组成部分，故营卫畅行，宗气得转。“其气乃散”指水湿邪气因宗气运转而得以消散，正胜则邪却也。总之，气分病的治则当是调畅营卫（阴阳），温运阳气。

第三段，举例说明气分病虚实不同两种病情。“实则矢气，虚则遗尿”，由于阳气衰微，大气不转，寒气郁结不行，常有腹部胀满之症。郁结之气泄于后阴，则证见矢气频频，此乃气分病之实证；若阳虚气弱，失于固摄，则小便频数失禁，此为气分之虚证。无论虚实，皆属脾肺寒结，营卫气病所致，故“名曰气分”。

［选注］ 徐彬：仲景于论正水后，结出一血分，于论黄汗后，结出一气分，何也？盖正水由肾受邪，发于下焦，下焦血为主用，故论正水而因及于经血不通；黄汗由心受邪，发于上焦，上焦气为主用，故因黄汗而推及于大气不转，唯上下焦之气血阴阳不同，此仲景治黄汗以桂枝为君主，取其气化；而治正水以麻黄为君主，取其入营也；石水以附子为君主，取其破阴也，审其主言之次弟，则立方之意，不晓然耶！（《金匮要略论注》）

尤怡：微则为气者，为气不足也，寒气不足，该寸口、趺阳为言，寒而气血复不足也。寒气不足，则手足无气而逆冷，荣卫无源而不利，由是脏腑之中，真气不充，而客寒独胜，则腹满肠鸣相逐，气转膀胱，即后所谓矢气、遗溺之端也。荣卫俱劳者，荣卫俱乏竭也。阳气温于表，故不通则身冷；

阴气荣于里，故不通则骨疼；不通者，虚极而不能行，与有余而壅者不同。阳前通则恶寒，阴前通则痹不仁者，阳先行而阴不与俱行，则阴失阳而恶寒；阴先行而阳不与俱行，则阳独滞而痹不仁也。盖阴与阳相须也，不可失，失则气机不续而邪乃着，不失则上下交通而邪不容，故曰："阴阳相得，其气乃行，大气一转，其气乃散。"矢气遗溺，皆相失之征。曰气分者，谓寒气乘阳之虚，而病于气也。（《金匮要略心典》）

［按语］ (1) 本条主要精神，在于指出气分病是由阳气衰弱，大气不转所致，与水肿的形成，同出一源，唯在证候上有胀与肿、无形与有形之别。但二者亦可互相影响和转化，如水病多兼气胀，而气病时间经久，亦可转为水病。

(2) 气分病的治疗当以调和营卫为主，营卫调畅，大气得转，邪气则散。这种调营卫、转大气的治法，不仅适用于水气病，其他如血痹、虚劳、肺痿、胸痹等病，亦常采取这种治法。本书首篇指出："五脏元真通畅，人即安和。"就是这种治法的理论依据。

气分，心下坚，大如盘，边如旋杯①，水饮所作，桂枝去芍药加麻辛附子汤主之。（三十一）

桂枝去芍药加麻黄细辛附子汤方：

桂枝三两　生姜三两　甘草二两　大枣十二枚　麻黄二两　细辛二两　附子一枚（炮）

上七味，以水七升，煮麻黄，去上沫，内诸药，煮取二升，分温三服，当汗出，如虫行皮中，即愈。

注释　① 旋杯：即复杯，为水饮凝聚心下的一种体征，中高边低，按之外硬内软，故曰复杯之状。

［语译］ 气分病，病人心下按之坚硬，状如盘大，中高边低如复杯，此为水饮凝聚而成，用桂枝去芍药加麻辛附子汤主治。

［提要］ 论气分病的治疗方法。

［阐析］ "气分"即上述之气分病，是阳气虚弱，营卫运行不畅而形成的一种水气病证，其证可见"心下坚，大如盘，边如旋杯"。心下即胃脘部位，为上、中焦交界之处，营卫源于中焦，宣发于上焦，且胃络通心，肺脉亦起于中焦，故营卫不畅，大气不转，常导致水饮停聚心下而见"心下坚满"

等症(胸痹、心痛、痰饮、咳嗽上气等病亦常见此症),故文中指出此为“水饮所作”。寒饮凝聚,则有形可征,故扪按病人心下,可见大如盘,中高边低,外硬内软如复杯状的肿块。这是气分病在心下局部的体征特点,联系上条,本证当有手足逆冷,腹满肠鸣,恶寒身冷,骨节疼痛,手足麻木不仁,脉象沉迟等全身性证候。

桂枝去芍药加麻辛附子汤能温阳散寒,通利气机,宣行水饮,故为本证主方。方中以麻黄、附子、细辛助阳温经发汗,桂枝、生姜通阳化气散寒饮,甘草、大枣补中气,从而使阳气振奋,大气运转,寒饮内蠲,表寒外散。《心典》曰:“不直攻其气,而以辛甘温药,行阳以化气。”是本方的特点。去芍药者,以其酸收,不利于温通阳气也。

方后云“当汗出,如虫行皮中,即愈”,可见本方具有发汗作用。“如虫行皮中”,是阳气得其药力而振奋,复行于周身,推动阴凝之邪外达肌腠之征,故而“即愈”。

[选注] 丹波元坚:《巢源》气分候曰:夫气分者,由水饮搏于气,结聚而成。气之流行,常无壅滞,若有停积,水饮搏于气,则气分结而住,故云气分。(《金匮玉函要略述义》)

尤怡:气分即寒气乘阳之虚,而结于气者,心下坚大如盘,边如旋杯,其势亦已甚矣。然不直攻其气,而以辛甘温药,行阳以化气,视后人之袭用枳、朴、香、砂者,工拙悬殊矣。云当汗出如虫行皮中者,盖欲使既结之阳,复行周身而愈也。(《金匮要略心典》)

陈元犀:此证是心肾交病,上不能降,下不能升,日积月累,如铁石难破。方中用麻黄、桂枝、生姜以攻其上,附子、细辛以攻其下,甘草、大枣补中焦以运其气,庶上下之气交通而病可愈。(《金匮方歌括》)

[按语] 本证病在气分,而治以桂枝去芍药加麻辛附子汤,以辛甘化阳行气,使其阳气得助而振奋,周行于身,阴凝之邪得散而病解。此乃“阴阳相得,其气乃行,大气一转,其气乃散”气分病治法的具体运用。

心下坚,大如盘,边如旋盘,水饮所作,枳术汤主之。(三十二)

枳术汤方:

枳实七枚　白术二两

上二味,以水五升,煮取三升,分温三服,腹中软即当散也。

［语译］ 病人心下坚满，其大如盘，边如旋盘者，为水饮凝聚而成，亦可用枳术汤主治。

［提要］ 论气分病的另一种治法。

［阐析］ 本条叙证，与上条比较，仅“旋杯”和“旋盘”之不同。《金匮要略易解》认为，“旋杯”是“脚企而束，身高而峭”，形容“腹大的根脚坚束面积高峭”，积水牢固而严重；而“旋盘”是“脚阔而低，身扁而平”，形容“腹大的根脚缓弛，面积平阔”，其积水程度远不及“旋杯”者严重。其说有一定临床依据，可供参考。

本证因脾虚气滞，失于转输，导致水饮内聚，痞结于心下，故以枳术汤行气散结，健脾利水。方中枳实行气消痞，白术健脾运湿化饮，二药配伍，可使痞结之水饮消散而又不再复生。

［选注］ 尤怡：证与上同，曰水饮所作者，所以别于气分也。气无形，以辛甘散之；水有形，以苦泄之也。（《金匮要略心典》）

赵以德：心下，胃上脘也。胃气弱，则所饮之水，入而不消，痞结而坚。必强其胃，乃可消痞，白术健脾强胃，枳实善消心下痞，逐停水，散滞血。（《金匮玉函经二注》）

［按语］ （1）本条与上条均论述气分病的证治，其异同点见下表。

表 46 桂枝去芍药加麻辛附子汤证与枳术汤证之鉴别

<table>
<tr><th colspan="2">证　名</th><th>桂枝去芍药加麻辛附子汤证</th><th>枳　术　汤　证</th></tr>
<tr><td colspan="2">同</td><td colspan="2">主证主病：心下坚，大如盘，为气分病
病因病机：阳虚而饮停气分（水饮所作）
治则：阴阳相得，其气乃行，大气一转，其气乃散</td></tr>
<tr><td rowspan="4">异</td><td>兼证</td><td>手足逆冷或恶寒身冷，痹不仁或骨节疼痛，腹满肠鸣</td><td>脘腹痞满而胀</td></tr>
<tr><td>病机</td><td>阳虚阴凝，水饮不消，阴气凝结于心下，而兼表证，属表里同病</td><td>脾虚气滞，水饮痞结心下，病在中焦</td></tr>
<tr><td>治法</td><td>温阳散寒，通利气机宣散水饮</td><td>行气散结，健脾利水</td></tr>
<tr><td>药物</td><td>桂枝三两　生姜三两　甘草二两
大枣十二枚　麻黄　细辛各二两
附子一枚炮</td><td>枳实七枚　白术二两</td></tr>
</table>

(2) 本方枳实与白术之比约为2∶1，故重在破积滞，消痞气；宋《全生指迷方》枳术汤枳实与白术之量为1∶2，枳实用麸炒，以助谷气，煮散服，主治"心下盘旋，欲吐不吐，由饮癖停留不散者"，重在健脾化饮；《内外伤辨惑论》之枳术丸，枳实与白术等量，研极细末，"荷叶裹烧饭为丸"，以荷叶升发胃气，辅助白术健脾，与枳实苦泄相伍，则能升清降浊，主治饮食停滞脾胃，脘腹痞胀，有消食强胃，散痞除胀之功效，以缓治为其特点。

附　方

《外台》防己黄芪汤：治风水，脉浮为在表，其人或头汗出，表无他病，病者但下重，从腰以上为和，腰以下当肿及阴，难以屈伸。方见风湿中。

[校勘] 《外台秘要·卷二十》载有深师木防己汤，主治与此相同，其方药味与本书《痉湿暍病》所载防己黄芪汤相同，唯分量稍异，作"生姜三两，大枣十二枚擘，白术四两，木防己四两，甘草二两炙，黄芪五两"，方后注云："此本仲景《伤寒论》方。"

[提要] 本方主治表气虚，水湿偏盛的风水证候。

[阐析] 防己黄芪汤为仲景治表虚风水（风湿）的主方，故《外台》亦载其主"治风水"。"脉浮为在表"，说明表有水气；"其人或头汗出"，为阳虚气浮；因其无明显恶风等表证，故云"表无他病"。本证重在水湿偏盛，湿性下趋而沉滞，水湿停聚，阳气阻格，故"病者但下重"，"腰以下当肿及阴，难以屈伸"，"从腰以上为和"，并非腰以上平和无病，实指腰以上无明显水肿。综上可见，本证乃水湿盛于下，表气虚于上，虽与本篇第二十二条证候有别，但仍属风水病，故用防己黄芪汤加重药量治之，以病重药当重也。

[选注] 魏荔彤：其方仲景已列于篇中，后人复注明而续入者，重在腰以下有水湿之邪也。言脉浮在表，其人或头汗出，却表无他病，腰以上和，知病在腰以下，正为清湿之邪，下受之故也，故腰下肿及阴，难以屈伸。主以此方，见不唯治风邪之上受，且治湿邪之下受也云尔。（《金匮要略方论本义》）

[按语] 《痉湿暍病篇》防己黄芪汤药物总量近四两，本方药物总量

约二十两，可见其效力之异。

结　语

本篇专论水气病，脉、因、证、治俱备，其中涉及气分、血分的条文，主要是从气、血、水相关的角度，扩展对水气病的认识，有助于水气病的辨证治疗。

水气病的病因，本篇约有风、水、湿、热等，至于其形成，主要是阳气衰微，水停不化，泛溢全身，与肺、脾、肾三脏气化失调，以及三焦、膀胱两腑受影响有关，其中与肾的关系尤为密切，故有“其本在肾”之谓。

本病的分型，有风水、皮水、正水、石水、黄汗，各有特点，至于肝水、心水、脾水、肺水、肾水的论述，是病水之后脏气受到影响的不同表现，亦有助于临床辨证论治。

水气病的治疗，本篇主要根据《内经》“开鬼门”、“洁净府”，“去菀陈莝”的理论，提出了“腰以上肿当发汗”，“腰以下肿当利小便”，“可下之”三大治法，对指导临床实践，具有重要价值。但对水气病的虚证，又不得拘泥上述三法。

本篇所出方剂十二首，各有适应证候。如防己黄芪汤治风水表虚；越婢汤治风水郁热；杏子汤用于风水，能宣肺散邪；防己茯苓汤治皮水阳气被郁；蒲灰散治皮水厥逆。越婢加术汤与甘草麻黄汤同治皮水，前者为皮水兼有郁热，后者则肺气不宣而无郁热。麻黄附子汤治正水，属助阳温经，发汗散水之剂。桂枝加黄芪汤治黄汗病湿重阳郁，芪芍桂酒汤治黄汗病阳郁而营分有热。桂枝去芍药加麻辛附子汤治阳虚寒凝气滞的气分证，枳术汤则治脾虚气滞饮聚的心下痞结证。至于篇中提出的“可下之”之论，虽无方药，但《痰饮病篇》之十枣汤、己椒苈黄丸及后世的舟车丸、疏凿饮子等方，均可参考借用。

（段光周）

黄疸病脉证并治第十五

本篇所论黄疸病，包括各种原因所致的各种发黄病证在内。根据条文所述，全篇内容可归纳为发黄证与黄疸病两大类。这两类病证在病因、病机、症状、治疗和预后上均有所不同。为将两者区别开来，张仲景在条文中将发黄证冠以“黄”字，将黄疸病冠以“疸”字。因黄疸病是本篇讨论的重点，故将其冠以篇名。

发黄证，泛指一切发黄病证。条文中以“黄”字冠称。如“诸黄”，“黄家”，“男子黄”等等。其发病因于内伤的，如“燥结发黄”、“虚劳发黄”等，与湿热关系不大。其发病因于外感的，如桂枝加黄芪汤证和小柴胡汤证的发黄，与湿热有一定的关系。

黄疸病，凡以面黄、目黄、身黄、爪甲黄、小便黄为主要症状的发黄病证，统称为黄疸病。条文中以“疸”字冠称。如“谷疸”，“酒疸”，“女劳疸”，“黑疸”等。《说文》“疸，黄病也”。其症状在《内经》中就有记载。如《素问·平人气象论篇》就指出：“溺黄赤，安卧者黄疸……目黄者，黄疸。”导致黄疸的主要原因，正如《素问·六元正纪大论篇》所说：“湿热相搏，民病黄疸。”

本篇将黄疸的分类(命名)与黄疸的发病原因合而论之。如谷疸，与饮食有关；酒疸，与嗜酒有关；女劳疸，与房劳有关。诸疸久不愈，湿热挟瘀，可转为黑疸。后世医家在此基础上进一步发展了黄疸的分类。如巢元方的《诸病源候论·黄疸诸候》将本病分为二十八候。《圣济总录·黄疸门》分为九疸三十六黄。元代罗天益的《卫生宝鉴》将其概括为阴黄、阳黄两大类。这种执简驭繁的分类方法，临床指导意义较大，至今仍被采用。

黄疸病与脏腑的关系，早在《内经》中就有论述。《灵枢·经脉》指出“脾所生病者……黄疸”，“肾所生病者……黄疸。”《素问·玉机真藏论篇》指出：“肝传之脾，病名曰脾风，发瘅腹中热，烦心出黄（瘅同疸）。”由此可见，黄疸病，关及肝脾肾三脏。

黄疸病的治疗，根据“湿热相搏，民病黄疸”的病因病机，本篇提出了“清利湿热”是治疗黄疸病的最重要方法。

寸口脉浮而缓，浮则为风，缓则为痹。痹非中风。四肢苦烦，脾色必黄，瘀热以行。（一）

［语译］ 寸口部位出现浮而且缓的脉象，脉浮为有风邪，脉缓为湿邪痹阻。此处的痹，即非痹证，也非伤寒太阳中风。四肢烦扰不舒，皮肤颜色必发黄，这是脾之瘀热行于肌表之故。

［提要］ 论述发黄的机制。

［阐析］ 本条以脉象阐述发黄的机制。“寸口脉浮而缓”，脉浮主风邪，脉缓主湿邪，风湿相合，痹阻经络、肌肤、关节，多发为中风、痹证之类的病。但本条病机演变不是这样，特插入“痹非中风”一句，以示强调。此处之“痹”，为风湿相合，从阳化热，痹阻不行。湿热内困于脾，循经外扰四肢，证见四肢苦烦；湿热内侵血分，血液因之而瘀滞，瘀热转输流布于周身，故体表必见脾主之黄色，于是导致周身发黄。

［选注］ 唐宗海：痹非中风，四肢苦烦相连读。盖脉缓者本主风痹，乃今之痹，非中风四肢烦痛之痹，是既无四肢烦痛证，而又见缓脉，其应当在脾经，必系风热内陷入于脾经，必见脾湿合热之色而发黄也……又按瘀热以行，一瘀字便见黄皆发于血分，凡气分之热，不得称瘀。（《金匮要略浅注补正》）

尤怡：脉浮为风，脉缓为湿，云为痹者，风与湿合而痹也；然非风痹疼痛之谓，故又曰痹非中风。所以然者，风得湿而变热，湿应脾而内行，是以四肢不疼而苦烦，脾脏瘀热而色黄。脾者四运之轴也，脾以其所瘀之热，转输流布，而肢体面目尽黄矣，故曰瘀热以行。（《金匮要略心典》）

［按语］ 本条论述的内容提示三点：① 寸口脉浮，主有外邪，表明发黄与外邪有关。② 寸口脉缓，主内有湿邪，外邪与内湿相合，从阳化热，湿热痹阻于脾，是发黄的关键。③ 湿热蕴蒸，血液瘀滞，转输流布，是导

致发黄的直接原因。

趺阳脉紧而数，数则为热，热则消谷，紧则为寒，食即为满。尺脉浮为伤肾，趺阳脉紧为伤脾。风寒相搏，食谷即眩，谷气不消，胃中苦浊[①]，浊气下流，小便不通，阴被其寒，热流膀胱，身体尽黄，名曰谷疸。

额上黑，微汗出，手足中热，薄暮即发，膀胱急，小便自利，名曰女劳疸；腹如水状不治。

心中懊憹而热，不能食，时欲吐，名曰酒疸。（二）

注释 ① 苦浊："苦"作"病"字解。"浊"即指湿热。下"浊气"亦为湿热。

［**语译**］ 趺阳脉紧而数，数为胃有热，胃热盛则能食善饥；紧为脾有寒，脾寒运化不及，食后即感到胀满。尺脉浮是肾虚有热，趺阳脉紧是寒伤脾。风寒相合，令食后眩晕，食物不得消化，胃中为湿热所苦。湿热之邪下流膀胱，使小便不通利。寒湿困阻太阴脾，胃中湿热下扰膀胱，令全身发黄。此病称作谷疸。

额上发黑，微微汗出，手足心发热，每到黄昏时发作，膀胱拘急不舒，小便通利，此病称作女劳疸。如果腹部胀满好像有水一样，就无法治疗。

心胸郁闷不舒而且感到烦热，不能进食，时时欲吐，此病称作酒疸。

［**提要**］ 论述疸病的病机、分类和主症。

［**阐析**］ 本条分三段阐析。

第一段从"趺阳脉紧而数"至"名曰谷疸。"本段以脉象阐述了谷疸的病机。趺阳脉主候脾胃。脉紧则主脾寒，脾寒则生湿，寒湿困脾，食不运化，故"食即为满"。脉数主胃热，胃热则消谷易饥，故"热则消谷"。以上从趺阳脉的紧而数，阐述了谷疸是由脾中寒湿与胃中热邪相合而得。"尺脉浮为伤肾，趺阳脉紧为伤脾"是插笔，指出女劳疸与谷疸在脉象上的区别。尺脉候肾，女劳疸为肾虚有热，虚热上浮故尺脉浮；谷疸为寒湿困脾，故趺阳脉紧。本段从"风寒相搏"至"名曰谷疸"，进一步论述了谷疸的病机和症状。风代表阳邪，示胃中有热，寒代表阴邪、示脾中有湿。条文以"风寒相搏"概括了谷疸胃热与脾湿相搏结、湿热郁蒸的病机，并以此说明谷疸的诸种症状。由于胃中有热，谷入胃后助长热邪，胃热上冲，干及清阳即头眩；寒湿困脾，不得运化，故"谷气不消"。"胃中苦浊，浊气下流"，与“阴被其寒，热流膀胱”病机一致。“阴”指太阴脾，谓脾寒生湿，湿郁化热，与胃中湿热相合并下注膀胱，膀胱气化不利，故小便不通，小便不通，湿热不得外泄，郁蒸泛溢，导致“身体尽黄”，从而形成谷疸。因为其发病与饮食有关，故称为谷疸。

第二段从“额上黑”至“腹如水状不治”。这一段论述了女劳疸的成因、症状和预后。所谓女劳，是指房劳太过而言。“额上黑”，黑为肾之本色外现。肾与膀胱相表里，房劳伤肾，虚火循膀胱经脉上炎，与血相搏，故额上黑。肾虚生热，故手足中热、微汗出，薄暮即发。病由肾虚而非湿热，故小便自利。如果女劳疸病至腹部胀大如有水状，是脾肾两败之征，治疗较难，故曰“不治”。

最后一段为第三段。此段论述了酒疸的症状。酒疸多由嗜酒伤中，湿热内蕴所致。湿热上熏于心，致心胸郁闷不舒，烦热不安；湿热中阻，升降之机不利，浊气不能下行，胃气上逆，故不能食，并时常泛恶欲吐。病与嗜酒有关，故名为“酒疸”。

［选注］ 尤怡：趺阳脉数为热者，其热在胃，故消谷；脉紧为寒者，其寒在脾，故满。满者必生湿。胃热而脾湿，乃黄病之源也。尺脉浮为伤肾者，风伤肾也，趺阳脉紧为伤脾者，寒伤脾也。肾得风而生热，脾得寒而生湿，又黄病之源也。湿热相合，其气必归脾胃。脾胃者，仓廪之官也，谷入而助其热则眩，谷不消而气以瘀，则胃中苦浊，浊气当出下窍。若小便通，则浊随溺去，今不通，则浊虽下流而不外出，于是阴受其湿，阳受其热，转相流被而身体尽黄矣。曰谷疸者，病虽始于风寒，而实成于谷气耳。

肾劳而热，黑色上出，犹脾病而黄外见也。额于部为庭，《灵枢》云：庭者，颜也。又云：肾病者，颧与颜黑。微汗出者，肾热上行而气通于心也。手足心热，薄暮即发者，病在里在阴也。膀胱急者，肾热所逼也。小便自利，病不在腑也。此得之房劳过度，热从肾出，故名曰女劳疸。若腹如水状，则不特阴伤，阳亦伤矣，故曰不治。

懊侬，郁闷不宁之意。热内蓄则不能食，热上冲则时欲吐，酒气熏心而味归脾胃也。此得之饮酒过多所致，故名酒疸。（《金匮要略心典》）

巢元方：黄疸之病，此由酒食过度，脏腑不和；水谷相并，积于脾胃，复为风湿所搏，瘀结不散，热气郁蒸，故食已如饥，令身体面目及爪甲小便尽黄，而欲安卧。

谷疸之状，寒热不食，食毕头眩，心忪怫郁不安而发黄，由失饥大食，胃气冲熏所致。

女劳疸之状，身目皆黄，发热恶寒，小腹满急，小便难。由大劳大热而交接，竟入水所致也。

夫虚劳之人，若饮酒多，进谷少者，则胃内生热，因大醉当风入水，则身目发黄，心中懊痛，足胫满，小便黄，面发赤斑。(《诸病源候论》)

[按语] 本条的主要精神在于讨论黄疸的分类和主症。除身体尽黄外，其中谷疸以食谷即眩为主症，酒疸以心中懊侬为主症，女劳疸以额上黑为主症；但是谷疸、酒疸均小便不利，而女劳疸则小便自利。

阳明病，脉迟者，食难用饱，饱则发烦头眩，小便必难。此欲作谷疸。虽下之，腹满如故，所以然者，脉迟故也。(三)

[语译] 阳明病，脉象迟，不能饱食，饱食后则烦闷、头晕、小便不利，这是谷疸欲作之征。虽用攻下药治疗，腹部依然胀满，所以如此，是由于脉迟的缘故。

[提要] 论述谷疸从寒化的病机。

[阐析] 谷疸多因阳明湿热，故其脉多数。今脉不数反见迟，说明太阴脾气虚寒。脾虚则运化无力，脾寒则不能腐熟水谷，故令“食难用饱”。过食则脾运化不及，水谷不化精微，反变生湿浊阻于中焦，症见脘腹胀满；湿浊上于清阳则头眩；湿浊下流，妨碍气化则小便必难，湿浊不得外泄，泛溢周身而致“欲作谷疸”。此病属太阴寒湿，治当温运，而非攻下。若把脘腹胀满误作实证而治以攻下，则更伤脾阳，腹满必不愈。所以说：“虽下之，腹满如故。”

[选注] 程林：脉迟为寒，寒不杀谷，故食难用饱，饱则谷气不消，胃中苦浊，浊气蕴蓄则发烦，熏蒸则作眩也。小便难者，以脉迟则无阳以施化，浊气但留于胃而不宣，是以欲作谷疸，若下之徒虚其胃而腹满如故也。所以然者，以脉迟为寒故也。(《金匮要略直解》)

吴谦：谷疸属胃热，脉当数，今反迟，脾脏寒也。寒不化谷，所以虽饥欲食，食难用饱，饱则烦闷，胃中填塞，健运失常也。清者阻于上升，故头眩，浊者阻于下降，故小便难也。此皆欲作谷疸之征，其证原从太阴寒湿郁黩而生，若误以为阳明湿热发黄下之，虽腹满暂减，顷复如故，所以

然者，脉迟寒故也，此发明欲作谷疸，属脾阴寒化，而不可下者也。（《医宗金鉴》）

［按语］ 本条的辨证要点，在于“脉迟”，即精神疲倦，腹满时减，食少头眩，便溏形寒，舌淡苔白等太阴寒湿证。寒湿谷疸其黄色晦暗，形如烟熏之状，即后世所谓“阴黄”之类。治宜温运脾湿，如理中、四逆等方，并可酌加茵陈退黄。

夫病酒黄疸，必小便不利，其候心中热，足下热，是其证也。（四）

酒黄疸者，或无热，靖言了了[①]，腹满欲吐，鼻燥；其脉浮者先吐之，沉弦者先下之。（五）

酒疸，心中热，欲呕者，吐之愈。（六）

注释 ① 靖言了了：语言不乱，神情安静。

［语译］ 患酒黄疸的病人，必见小便不利，心中热，足下热，是其证状。

患酒黄疸的病人，有的无热，神情安静，语言不乱，腹胀满欲吐，鼻干燥；如果脉象浮就先用吐法治疗，如脉象沉弦，就先用下法治疗。

患酒黄疸的病人，自觉心中热，想呕的，用涌吐法治疗，吐后病愈。

［提要］ 以上三条进一步论述酒疸的证治。

［阐析］ 第四条论述酒疸的证候。酒疸的形成与嗜酒有关。酒性湿热，嗜酒过度，必致湿热内蕴。湿热郁蒸于上，致心中烦热；湿热下注则足下热，阻碍气化则小便不利。小便不利致湿热之邪不得外泄，泛溢周身发为酒疸。《伤寒论》187、278 两条都说：“小便自利者，不能发黄。”由此可见，小便不利是导致发黄的关键。察小便利与不利，对发黄的辨证，有着非常重要的意义。

第五条论酒黄疸的治疗应因势利导。酒疸多是湿热为患，但病有在上、在中、在下的不同。湿盛于热时，可不出现热象，病人神情安静，语言清晰。湿浊中阻，致腹部胀满；湿浊妨碍胃气和降，则泛恶欲吐；湿浊阻碍津液化生和上承，则鼻干燥。治疗当因势利导。如诊其脉浮，是湿浊壅阻于上，先用吐法治疗。如诊其脉沉弦，是病邪停阻于下，先用下法治疗。

第六条论述酒疸湿热上壅欲吐的治法。酒疸湿热内蕴郁蒸致心中烦热，湿浊中阻，胃失和降，证见欲呕，欲呕表明病邪趋向于上，顺应病势，治以吐法，使病邪从上排出而愈。

[选注] 吴谦：酒体湿而性热，过饮之人，必生湿热为疸病也。无热，无外热也；谵语、鼻燥，有内热也；小腹满，湿热蓄于膀胱也；欲吐，湿热酿于胃中也。其脉浮者，酒热在经，先吐之以解外也；沉弦者，酒饮在里，先下之以解内也。(《医宗金鉴》)

魏荔彤：此疸成于酒，湿邪存注，加水气之证，皆有形之物，均可谓之实邪也。实邪则宜吐下，不同于胃虚成疸之证。(《金匮要略方论本义》)

[按语] 以上三条均是对第二条所论酒疸的补充。但具体内容各有侧重。第四条补充说明酒疸的症状。第五条指出酒疸的特殊症状和治疗。第六条又是对第五条的补充。总之，酒疸无论有热还是无热，只要病邪在上，证见脉浮欲呕，即可用吐法；病邪在下，脉见沉弦，即可用下法。不必拘于五、六条的脉证。

酒疸下之，久久为黑疸①，目青面黑，心中如啖蒜齑状②，大便正黑，皮肤爪之不仁③，其脉浮弱，虽黑微黄，故知之。(七)

注释 ① 黑疸：是酒疸误下后的变证。目青面黑，大便亦变黑色。这是一种症状，并不是黄疸中的一种。

② 心中如啖蒜齑状："啖"(dàn 淡)是吃的意思。"齑"(jī 济)，指捣碎的姜、蒜、韭菜等。此言胃中有灼热不舒感。

③ 爪之不仁：谓肌肤麻痹，搔之无痛痒感。

[语译] 酒疸经下法治疗后，时间长了转变为黑疸。证见两目青，面色黑，心中如吃了姜、蒜、韭菜等辛辣食物一样灼热不舒。大便黑色，皮肤搔抓不知痛痒，脉象浮而弱，皮肤虽黑但微带黄色，故知黑疸是酒疸误下的变证。

[提要] 论述酒疸误下变为黑疸的证候。

[阐析] 酒疸误用下法，不仅损伤正气，反而导致湿热之邪乘虚内陷，深入血分。湿阻热蒸，阴血瘀滞，久久变为黑疸。其症见目青，是瘀血内阻，肝窍不荣之征。面黑是瘀血阻滞，血不外荣，微黄，是湿热仍在上蒸。皮肤爪之不仁，搔之不觉痛痒，是瘀血外痹肌肤络脉，肌肤失荣而不用。湿热中阻，致胃中灼热不舒如食辛辣。大便正黑，为瘀血内结，流滞

于肠腑。久病见脉浮弱，浮则表明湿热仍有上攻之势，弱则表明气血已伤。从其面色虽黑而微带黄色，可知黑疸是由酒疸误下转变而来。

［选注］ 黄元御：酒疸下之败其脾阳，久而寒水侮土变为黑疸……一藏堙郁而木气不达也，下后土败阳亏，水邪上凌，木郁湿土之中则见黄色，木郁寒水之内则见黑色，木气自郁则见青色。（《金匮悬解》）

尤怡：酒疸虽有可下之例，然必审其腹满，脉沉弦者而后下之；不然，湿热乘虚陷入血中，则变为黑疸。目青面黑，皮肤不仁，皆血变而瘀之征也。然虽曰黑疸，而其原则仍是酒家；故心中热气熏灼，如啖蒜齑状，一如懊侬之无奈也；其脉当浮弱，其色虽黑当微黄，必不如女劳疸之色纯黑而脉必沉也。（《金匮要略心典》）

［按语］ 本篇第十四条指出，女劳疸也可转变为黑疸。巢元方也说："夫黄疸、酒疸、女劳疸，久久多变为黑疸。"（《诸病源候论》）本条黑疸瘀血阻滞、湿热内蒸的病机完全是首条"瘀热以行"的进一步发展。本条言"久久为黑疸"，表明黑疸的形成经历了一个比较长的时期。发黄是"瘀热以行"的结果，若发黄经久不愈，必致瘀血阻滞，湿热内蒸，其色便由黄变黑。由此可见，黑疸是诸疸的转归，并非酒疸一症误治如此。

师曰：病黄疸，发热烦喘，胸满口燥者，以病发时火劫其汗①，两热所得②。然黄家所得，从湿得之。一身尽发热而黄，肚热③，热在里，当下之。（八）

注释 ① 火劫其汗：谓用艾灸、温针或熏法，强迫出汗。

② 两热所得：谓火与热相互搏结。

③ 肚热：谓腹中热。

［语译］ 老师说：患黄疸病，证见发热、烦躁、气喘、胸中胀满、口中干燥，这是疾病发作时，用火攻的方法强迫出汗，致热邪与火邪两相搏结而得。但病人发黄是因湿而得。病人周身发热，皮肤色黄；腹中热，这是热邪在里，当用攻下法治疗。

［提要］ 论述热盛于湿的黄疸病的成因和证治。

［阐析］ 黄疸初期黄未出现以前，证见发热，若将此热误认为是外感发热而施以火攻，强令汗出，以达泄热之目的，必致"两热所得"，出现热邪盛实的黄疸病。因为黄疸病的发热，多因湿热为患所致。以"火劫其汗"，

热不但不解，反而导致火攻之热与湿热之邪相合，热势增剧，出现一派热盛于湿，热盛于里之象，如发热，烦躁，喘促，胸满口燥，一身尽发热，尤以腹部为盛。实热在里，治当攻下，故说："热在里，当下之。"

"然黄家所得，从湿得之"是对本条病机的补充说明。一方面指出黄疸发热，是湿热所为，另一方面又强调发黄与湿有关。即无湿不发黄，发黄必有湿之谓。

[选注] 陈念祖：此概言黄疸有因误火而得之证，又辨其湿热相合者为疸病之常，独热在里者为疸病之变。使人分别论治也。(《金匮要略浅注》)

尤怡：烦、满、燥、渴，病发于热，而复以火劫之，以热遇热，相得不解，则发黄疸，然非内兼湿邪，则热与热相攻，而反相散矣，何疸病之有哉。故曰"黄家所得，从湿得之"，明其病之不独因于热也。而治此病者，必先审其在表在里，而施或汗或下之法。若一身尽热而腹热尤甚，则其热为在里，里不可从表散，故曰当下。(《金匮要略心典》)

[按语] 本条论述黄疸初期，误用火劫发汗导致里热盛实的黄疸证候。文中"病发时"，当指黄疸初期未发黄时。条文不仅列举了热盛于里的一系列症状，而且还指出了"热在里，当下之"的治疗原则。同时又强调了黄疸发热与湿有关，黄家发黄，也与湿有关。提示我们治疗黄疸的发热、黄家的发黄，都要考虑到湿的因素。

有医家认为本条是误用火劫而致发黄的证治。文中"病发时"指黄疸未病前的其他疾病。此说可供参考。

本条有证无方，后人主张用栀子大黄汤、大黄硝石汤或凉膈散等方治疗。

脉沉，渴欲饮水，小便不利者，皆发黄。(九)

腹满，舌痿黄[①]，燥不得睡，属黄家。舌痿疑作身痿。(十)

[校勘] "燥"，《医统》本作"躁"。《金鉴》"舌痿黄"之"舌"字，当作"身"字。

注释 ① 痿黄：即萎黄，谓身黄而不润泽。

[语译] 脉沉，口渴想饮水，小便不通利的，都会发黄。

腹胀满，肤色萎黄，烦躁不得安睡，属素有发黄病证的人。

［提要］ 以上两条论述湿热发黄与脾虚发黄的不同证候。

［阐析］ 第九条论述了湿热发黄的机制。脉沉主病在里，同时也主内有湿邪停滞。水湿同性，此与《金匮·水气病篇》的“脉得诸沉，当责有水”机制相同。只不过湿为水之渐，水为湿之聚，程度不同罢了。湿邪阻滞，津不上承，导致口渴，但一般是渴不多饮。此证湿郁化热，热伤津液则证见口渴欲饮。湿热阻滞下焦，有碍膀胱气化，导致小便不利；小便不利又导致湿热之邪与饮入之水无从排泄，水、湿、热郁于体内，熏蒸泛溢，导致发黄。

第十条论述脾虚发黄的证候。腹乃脾所主，脾虚生湿，湿滞为满，故其证见腹满。脾虚不能运化水谷精微以濡养周身，故见身体萎黄不润泽，此乃脾之本色外现。脾湿郁而化热，湿热上蒸，导致烦躁不得眠。此病见于素有发黄病证之人，所以说：“属黄家。”

［选注］ 陈念祖：疸病将成未成，必先有一二证而可卜之。凡病在里则脉沉，里热则渴欲饮水，饮水多而小便不利者，水无去路则郁于里而为湿，湿与热合，交相蒸郁，皆可卜其发黄。（《金匮要略浅注》）

赵以德：瘀热内积为腹满，外连肌表成痿黄，身热气烦，血少荣微，夜不入阴故不睡。属黄家者，以其虽不似黄疸之黄，亦由积渐所致也。黄疸之黄深，实热之黄浅，痿黄之黄浅，虚热之黄浅，若舌痿黄燥者亦有说，心脾脉络舌上下，凡舌本黄燥，即是内热，况舌痿乎，湿热结积虽不行肌表，然已见于舌，即属黄家也。（《金匮方论衍义》）

［按语］ 以上两条从湿热与脾虚两个方面论述了发黄的机制和证候。湿郁化热可发黄，脾虚生湿也可发黄。但发黄总不离“黄家所得，从湿得之”这一原则。应该明确的是，发黄与黄疸是两个不同的概念，二者在成因、病机、转归和症状表现上均有所不同，因而治疗也不相同，学习时应注意区别。

有医家认为第九条论述的是湿热发黄，属阳黄范畴；第十条论述的是寒湿发黄，属阴黄范畴。但也有医家认为第十条也是论湿热发黄。以上诸说可作参考。

黄疸之病，当以十八日为期，治之十日以上瘥，反剧为难治。（十一）

［语译］ 黄疸病，应以十八日作为痊愈的期限，治疗十日以上痊愈，若反加剧的，便是难治之症。

［提要］ 论述黄疸病的预后。

［阐析］ 黄疸自发黄之日算起，一般到十八天左右是病势转变的期限。如果治疗及时而且得当，诸证能在十日左右减轻，就容易治愈；如果十日以后病反加重者，是邪盛正虚，治疗就比较困难，本条的主要精神，除了说明黄疸病预后的一般期限外，更重要的是在强调黄疸病要争取早期治疗。

［选注］ 尤怡：土无定位，寄王于四季之末各十八日。黄者土气也，内伤于脾，故即以土王之数，为黄病之期。盖谓十八日脾气至而虚者当复，即实者亦当通也。治之十日以上瘥者，邪浅而正胜之，则易治；否则，邪反胜正而增剧，所谓病胜脏者也，故难治。（《金匮要略心典》）

魏荔彤：十八日为期，治之可已者也。十日以上，治之既瘥矣，反复发增剧者，则正气正阳不足以胜之，邪旋已旋复，邪不受正制，故复必增剧也。（《金匮要略方论本义》）

疸而渴者，其疸难治，疸而不渴者，其疸可治。发于阴部[①]，其人必呕；阳部[①]，其人振寒而发热也。（十二）

注释 ① 阳部、阴部：阴指在里，阳指在表。

［语译］ 黄疸病证见口渴的，比较难治；黄疸病证见口不渴的，则易治疗。病邪发于内部的，病人必见呕吐；病邪发于外部的，病人出现寒战并且发热。

［提要］ 再论黄疸的预后。

［阐析］ 黄疸出现口渴，可由以下几个原因所致：① 湿邪阻滞，津不上承；② 热盛津伤；③ 气虚不能敷布津液。无论哪种原因，都说明疸而口渴是病邪深入，邪气盛实或正气渐虚。渴必欲饮，饮后反助湿邪，故说："其疸难治。"反之，黄疸口不渴，则表明病邪轻浅，热不盛、津未伤、正不虚，故说："其疸可治。"

呕吐证多发病于里，所以说："发于阴部"；振寒发热，病多在表，所以说："发于阳部。"这里的发于阴、发于阳，即第一篇第十三条阳病、阴病之谓。此亦为疾病的一种分类方法。

[选注] 尤怡:疸而渴,则热方炽而湿且日增,故难治。不渴,则热已减而湿亦自消,故可治。阴部者,里之脏腑,关于气,故呕;阳部者,表之躯壳,属于形,故振寒而发热。此阴阳内外浅深微甚之辨也。(《金匮要略心典》)

赵以德:阴部者,脾太阴也;阳部者,胃阳明也。热甚于里则呕,热在于表则发热振寒。(《金匮方论衍义》)

[按语] 以上两条,对黄疸的预后判断,均为约略之辞,不可拘泥,临证还须全面辨证,加以判断。叶天士关于黄疸的发生和预后曾作过这样的判断:"黄疸之发与不发,在于小便利与不利,疸之易治难治,在于口之渴与不渴。"(《临证指南医案》)其理论实源于本篇。

谷疸之为病,寒热不食,食即头眩,心胸不安,久久发黄为谷疸,茵陈蒿汤主之。(十三)

茵陈蒿汤方:

茵陈蒿六两　栀子十四枚　大黄二两

上三味,以水一斗,先煮茵陈,减六升,内二味,煮取三升,去滓,分温三服。小便当利,尿如皂角汁状,色正赤,一宿腹减,黄从小便去也。

[语译] 谷疸病,恶寒发热不能食,食后即感头眩晕,心胸烦闷不适,时间久了身体发黄成为谷疸,用茵陈蒿汤主治。

[提要] 论述谷疸湿热证的证治。

[阐析] 谷疸多由饮食内伤,脾胃受损,蕴湿生热,加之外感病邪而发。谷疸的恶寒发热与表证的恶寒发热不同,是由湿热交蒸于外,营卫不和所致。即尤怡所说:"谷疸为阳明湿热瘀郁,阳明既郁,营卫之源壅而不利,则作寒热。"(《金匮要略心典》)湿热中阻,胃受纳不利,故不欲食,食后水谷不化精微,反助湿生热,湿热郁蒸,令心胸烦闷不舒,湿热上冲即头眩;"久久发黄为谷疸",表明从病谷疸至周身发黄有一个郁蒸过程,并非一病谷疸,就见周身发黄。

本条叙证较略,第二条所论谷疸之证,本条当有。因此,本条的主证有:寒热不食,食即头眩,心胸不安,腹满,小便不利等。

谷疸的病机为湿热蕴蒸,治当清泄湿热,方用茵陈蒿汤。方中茵陈蒿、栀子清泄湿热、利疸退黄；大黄荡涤积滞，泄热退黄；诸药合用，使瘀热从二便而出。方后注："尿如皂角汁"，是湿热外泄之征，故曰："黄从小便去也。"

[选注] 尤怡：谷疸为阳明湿热瘀郁之证，阳明既郁，营卫之源壅而不利，则作寒热；健用之机窒而不用，则为不食；食入则适以助湿热而增逆满，为头眩，心胸不安而已。茵陈、栀子、大黄，苦寒通泄，使湿热从小便出也。(《金匮要略心典》)

魏荔彤：谷疸之为病，寒热不食，此寒热由内发外，与表邪无涉也，故食即头眩，心胸不安，知为内伤非外感。久久在内蕴酿，而热与湿相搏，面目身体发黄，又不同于风寒外袭内混。故变热之速而发黄之捷也。主之以茵陈蒿汤，湿盛则除，热盛则清之义也。服后以小便利，溺如皂角汁状，色正赤，腹减黄退为度也。(《金匮要略方论本义》)

[按语] 茵陈蒿汤是治疗湿热黄疸的基本方。临证经验，凡阳黄证见面黄、身黄、色鲜明如橘子色、小便短赤不利、腹满、便秘、发热、口渴欲饮、舌红、苔黄腻、脉滑数，病属湿热壅滞的，均可选用本方，而且疗效肯定。有人主张治疗湿热黄疸，先用茵陈蒿汤或栀子大黄汤排除肠胃的积滞，然后用茵陈五苓散利小便，清除余湿。这种分步治疗的指导思想，深合谷疸的病机，值得借鉴。

黄家日晡所发热，而反恶寒，此为女劳得之；膀胱急，少腹满，身尽黄，额上黑，足下热，因作黑疸，其腹胀如水状，大便必黑，时溏，此女劳之病，非水也。腹满者难治。硝石矾石散主之。(十四)

硝石矾石散方：

硝石　矾石(烧)等分

上二味，为散，以大麦粥汁和服方寸匕，日三服。病随大小便去，小便正黄，大便正黑，是候也。

[语译] 素有发黄症的人，多在申酉时发热。若此时反出现怕冷，这是女劳疸所为。膀胱拘急，少腹胀满，周身发黄，额上色黑，足下觉热，因而成为黑疸。腹部胀满如有水状，大便必是黑色，时常溏泄，此因女劳而病，不是因水而病。腹部胀满的难治。用硝石矾石散主治。

［提要］ 论述女劳疸变为黑疸并兼有瘀血湿热的证治。

［阐析］ 本条阐述了三点：

(1) 黄家发热与女劳疸发热的鉴别，这一段从条文开始至“此为女劳得之”为止。黄家之症，多由湿热蕴蒸，郁于阳明所致，故多见日晡（申酉时即午后 3 至 7 时）阳明经气旺时而发热，但不恶寒，假如不发热而反恶寒，则非湿热郁于阳明之发黄证，而是女劳疸肾虚内热证。其热表现为“手足中热，薄暮即发”。黄家发热与女劳疸发热在部位、表现、时间和病机上均有所不同：

表 47 黄家发热与女劳疸发热的鉴别

发热 病证	部位	时间	表　现	兼证	病　机	性质
黄家	全身	日晡	外有热象 热势较高	不恶寒	湿热郁于阳明	实
女劳疸	手足	薄暮	自觉发热 热势不高	恶寒	肾虚内热	虚

(2) 女劳疸的症状及转变。这一段从“膀胱急”到“因作黑疸”为止。女劳疸得之于房劳过度，肾精亏虚。阴损及阳，阳虚于内，膀胱失于温养而证见拘急；阳虚于外，肌表失于温煦而证见恶寒。肾虚不助膀胱气化，湿浊积留导致小腹胀满。湿浊不得外泄，泛溢周身导致身尽黄。因女劳病性属虚，故其色必晦暗不鲜明。虚火循膀胱经脉上炎，与血相搏，瘀血停滞于额，导致额上黑色。如女劳疸日久不愈，则转变为黑疸。所以说：“因作黑疸”。由此可见女劳疸与黑疸的关系。

(3) 黑疸的证治及预后，从“其腹胀如水状”至句尾。黑疸由女劳疸转变而来，由于肾虚生热，虚热灼伤脉络，瘀血渗于肠腑，故大便正黑。女劳疸病在肾，久病及脾，脾不健运，则时见大便稀溏。脾虚生湿，湿浊与瘀血交相阻滞，令“其腹部胀满如水状”。但并非有水积聚，故说“非水也”。后面一句“腹满者”表示病至后期，肾不主水，脾不运湿，水湿停聚令腹部胀满，此属脾肾两败之征。所以说“难治”。

“硝石矾石散主之”一句是倒装笔法。是针对肾虚挟有瘀血湿热的病机而言。不是为腹满、脾肾两败的病机而设。硝石矾石散功在消瘀化湿，硝石即火硝，味苦咸性寒，能入血分消瘀除热；矾石即皂矾，性寒味酸，能入气分化湿利水，大麦味甘性平，功能养胃，缓硝、矾之悍性。诸药合为养胃、消瘀、化湿之方。硝矾性峻烈，本非脾肾两虚所宜，但用其消瘀化浊，佐以大麦粥养胃，消中寓补，故用之无恐。

［选注］ 徐彬：此详辨女劳疸证，其初亦未遽黑，故与诸黄相类曰黄家；但日晡所发热而反恶寒，谓彼骤然表证，或发热恶寒并见，而无定时。至于疟则发热即不恶寒，恶寒即不发热，亦无定时。脾胃劳热，则但热不恶寒，每于日昃时。若此独专于日晡，日晡即申时，此时气血注膀胱，然前曰薄暮，此曰日晡，乃统申酉时言之。酉时气血注肾也。以发热知阴虚生热；以恶寒知肾中虚极不任客寒，以日晡所发知卫气并肾与膀胱，而肾虚又不任热，故曰此为女劳得之。(《金匮要略论注》)

吴谦：此详申女劳疸之为病。黄疸日晡所发热，乃阳明热证，当不恶寒也，而反恶寒者，非阳明热证，此或为女劳得之也。女劳得之疸症，虽膀胱急，少腹满，而小便自利，身虽尽黄，而额上则黑，虽发热，唯足下甚，此少阴热因作黑疸也，故腹胀如水状，而大便必黑，时溏，知非水胀满，乃为女劳得之疸胀病也。时溏黑色者，亦脏病及血之征也。血病者，颜必变，岂有色黑而血不病者乎？女劳疸腹满者为难治，以其脾肾两败也。以硝石入血消坚，矾石入气胜湿；然此方治标固宜，非图本之治，世人书讹，姑辨其理也。(《医宗金鉴》)

［按语］ 本条论述了黑疸是在女劳疸肾虚挟瘀的基础上进一步演变而来，二者只是病变阶段和程度的不同，而并非两个疾病。与女劳疸相比，黑疸证见时溏，表明病由肾及脾，程度加重；女劳疸瘀血症反见额上黑，黑疸则黑色由额及面，而且大便正黑，表明瘀血程度的加重和范围的扩大。本篇第七条指出，酒疸误下，可变为黑疸。本条又指出，女劳疸也可变为黑疸。实际上诸疸久不愈，湿阻、瘀停、正虚，均可转为黑疸。因此，诸疸及其他内伤诸黄后期，病至正虚、湿阻、瘀停阶段，均可出现类似黑疸的症状，因而也可选用硝石矾石散消瘀化湿治其标，而后补益脾肾治其本。

另外，若女劳疸纯属肾虚，不兼瘀血，前人多用补肾法治疗。如偏于肾阴虚的用六味地黄丸，左归丸为主；偏于肾阳虚的，用肾气丸、右归丸为主；如肾虚兼有瘀血的，可用标本同治法。

酒黄疸，心中懊侬或热痛，栀子大黄汤主之。（十五）

栀子大黄汤方：

栀子十四枚　大黄一两　枳实五枚　豉一升

上四味，以水六升，煮取二升，分温三服。

［语译］ 患酒黄疸，心中郁闷不舒或灼热而痛，用栀子大黄汤主治。

［提要］ 论述酒疸的证治。

［阐析］ 嗜酒过度，湿热内蕴是酒疸起病的原因。湿热中阻，上熏于心，致心中懊侬，郁闷不舒；湿热阻滞，气机不利，甚者不通，不通则痛，故证见心中热痛。“热痛”反映了湿热阻滞，气机不通的严重程度。

治用栀子大黄汤清心除烦。方中栀子、豆豉宣泄郁热而除烦，枳实行气开结，大黄清泄湿热，二药合用，消阻滞于中；淡豆豉开宣于上，此即尤怡所说：“栀子、淡豉彻热于上，枳实、大黄除实于中，亦上下分消之法也。”（《金匮要略心典》）

［选注］ 徐彬：前酒疸正条尚有不能食，欲吐后各变证，如小便不利，足下热、腹满不一，此独举心中懊侬为酒疸第一的根据也，热而至痛更甚矣。（《金匮要略论注》）

喻昌：此治酒热内结，昏惑懊侬之剂。然《伤寒论》中有云：“阳明病无汗，小便不利，心中懊侬者，身必发黄”，是则诸凡热甚于内者，皆足致此，非独酒也。（《医门法律》）

［按语］ 本条叙证较略，结合前面所论的酒黄疸以及栀子大黄汤的方药，本条适应证除心中懊侬热痛外，还有身热、烦躁不眠、大便难、小便不利、身黄如橘子色等症状。

栀子大黄汤与茵陈蒿汤均是治疗阳黄的有效方剂，二方均用了栀子、大黄，其功用主治相类似，但二者的病位、病机和用药却有所不同。栀子大黄汤病在心中、心下，病位偏于上，病机为湿热阻滞、气机不通，热多湿少，故方中用了枳实行气散结止痛，豆豉除烦；茵陈蒿汤病在腹中，病位偏于下，病机为湿热中阻，升降失常，湿热俱盛，故方中重用茵陈清热利湿。

诸病黄家，但利其小便；假令脉浮，当以汗解之，宜桂枝加黄芪汤主之。方见水气病中。（十六）

［语译］ 凡患发黄病的人，只须利其小便，如果脉浮，当用发汗法治

疗，宜用桂枝加黄芪汤主治。

［提要］ 本条论述发黄疾病的治疗大法与邪在表的证治。

［阐析］ 本条与前第八条“然黄家所得，从湿得之”相呼应。发黄，离不开湿邪为患。湿邪内停，郁而化热，湿热阻滞，气化失职，小便不利，湿热无从排泄，熏蒸泛溢发为黄病。针对这一病机，治疗大法当以通利小便为主，小便利则湿有去路，诸黄可退。因此，通利小便是退黄的一大法则。但病黄家有湿邪在内与在表的不同。前“但利其小便”是针对湿邪在内而设。如果病黄家但脉见浮象，说明病邪在表，治当因势利导，“以汗解之”。方宜用桂枝加黄芪汤。

桂枝汤调和营卫，微微取汗以祛表邪。加黄芪益气，一助托邪，二助化湿；合用为黄家病邪在表的微汗之剂。此与《痉湿暍病》篇的风湿在表，缓取微汗的意义完全相同。

［选注］ 尤怡：小便利，则湿热除而黄自已，故利小便为黄家通法。然脉浮则邪近在表，宜从汗解，亦脉浮者先吐之之意。但本无外风而欲出汗，则桂枝发散之中，必兼黄芪固卫，斯病去而表不伤，抑以助正气以逐邪气也。（《金匮要略心典》）

吴谦：诸病黄家，谓一切黄家病也。黄病无表里证，热盛而渴者当清之，湿盛小便不利者，但当利其小便。假令脉浮，则为在表，当以汗解之，宜桂枝加黄芪汤。于此推之，可知脉沉在里，当以下解之也。（《医宗金鉴》）

［按语］ 桂枝加黄芪汤本为外感表虚证而设。今用治黄家脉浮，可知此黄家得之于湿邪浮于表或外感湿邪。由此可知，内湿外湿皆可使人“病黄家”。内湿但利其小便，外湿以微汗解之，是其治疗大法。

诸黄，猪膏发煎主之。（十七）

猪膏发煎方：

猪膏半斤　乱发如鸡子大三枚

上二味，和膏中煎之，发消药成，分再服。病从小便出。

［语译］ 各种发黄，用猪膏发煎主治。

［提要］ 论述胃肠燥结的萎黄证治。

［阐析］ 本条言“诸黄”，是指各种不同病情的发黄证，经久不愈，湿

郁化燥，渐渐导致津枯血燥，内不足以滋养脏腑，证见大便干燥，外不足以润泽肌肤，证见皮肤枯涩萎黄。

猪膏发煎方用猪膏利血脉，解风热，润燥结；乱发入血消瘀，通大便，全方功在润肠通便，活血润燥。

［选注］ 尤怡：此治黄疸不湿而燥者之法。按《伤寒类要》云：男子、女人黄疸，饮食不消，胃胀，热生黄衣，在胃中有燥屎使然，猪膏煎服则愈。盖湿热经久，变为坚燥，譬如盦曲，热久则湿去而干也。《本草》：猪脂利血脉，解风热，乱发消瘀，开关格，利水道，故曰病从小便出。（《金匮要略心典》）

沈明宗：此黄疸血分通治之方也，寒湿入于血分，久而生热，郁蒸，气血不利，证显津枯血燥，皮肤黄而暗晦，即为阴黄，当以猪脂润燥，发灰入血和阴，俾脾肾之阴得其和，则气血不滞而湿热自小便去矣。（《金匮要略编注》）

［按语］ 据《千金翼方·卷十八》、《外台·卷四》记载，本证当有少腹急满、大便秘结等证。

本条所谓“诸黄”，应当活看。因本方仅适用于津枯血燥的萎黄证，并非能治一切发黄病证。

黄疸病，茵陈五苓散主之。一本云茵陈汤及五苓散并主之。（十八）

茵陈五苓散方：

茵陈蒿末十分　五苓散五分方见痰饮中

上二物和，先食饮方寸匕，日三服。

［语译］ 有些黄疸病，可用茵陈五苓散主治。

［提要］ 论述湿重于热的黄疸证治。

［阐析］ 本条叙证简略，仅凭“黄疸病”三字，不足以辨证，当以药测证，茵陈五苓散功在清热利湿退黄。方中茵陈苦寒清热，利湿退黄，五苓散淡渗利水除湿。全方利水作用较强，故知本方主治湿重于热的黄疸。其证除有身黄、目黄、小便黄外，还有恶心倦怠，身重，食欲减退，小便短少不利，轻度腹满，舌苔白腻，脉濡缓等症状。

［选注］ 尤怡：此正治湿热成疸者之法，茵陈散结热，五苓利水去湿也。（《金匮要略心典》）

吴谦：黄疸病之下，当有小便不利者五字，茵陈五苓散方有着落，必传写之遗。黄疸病脉沉，腹满在里者，以大黄硝石汤下之；脉浮无汗（当为有汗）在表者，以桂枝加黄芪汤汗之；小便不利者，不在表里，故以茵陈五苓散主之。（《医宗金鉴》）

［按语］ 茵陈五苓散除湿力强而清热力弱，是治疗湿重于热的黄疸主方。若将本方用量颠倒，即五苓散十分，茵陈五分，便可用于治疗寒湿发黄的轻证。证见发热恶寒，一身黄色晦暗不鲜，小便不利，舌淡苔白滑，脉浮等。黄疸发黄，其色介于阴黄与阳黄之间的，也可用茵陈五苓散治疗。

黄疸腹满，小便不利而赤，自汗出，此为表和里实，当下之，宜大黄硝石汤。（十九）

大黄硝石汤方：

大黄　黄柏　硝石各四两　栀子十五枚

上四味，以水六升，煮取二升，去滓，内硝，更煮取一升，顿服。

［语译］ 黄疸病腹部胀满，小便不畅而颜色发红，自汗出，这是表无外邪，里有实热，应当用下法治疗，宜用大黄硝石汤。

［提要］ 论述黄疸热盛里实的证治。

［阐析］ 黄疸湿热壅盛，聚结于里，里热成实导致腹部胀满。湿热阻滞，膀胱气化不利，则小便不利而赤。本条自汗出，是里之实热逼津外出，而不是肌表不固的表证，故说“此为表和里实”。既然表和无病，里热又已成实，治则当用攻下，通腑泄热，除湿退黄。宜用大黄硝石汤。

方中用大黄泻热通腑，凉血行瘀；硝石消瘀泄热，以上二药合用能荡涤瘀热。栀子、黄柏二药苦寒泻热，兼能利湿除黄。全方具有清热通便、利湿除黄的作用。全方药力较猛，运用时必须证见腹部或胁下胀满，疼痛拒按，大便秘结，小便不利，脉象滑数有力等实热证象明显的，才可选用本方。

［选注］ 吴谦：李彣曰：腹满，小便不利而赤，里病也。自汗出，表和也。里病者，湿热内甚，用栀子清上焦湿热，大黄泻中焦湿热，黄柏清下焦湿热，硝石则于苦寒泻热之中，而有燥烈发散之意，使药力无所不至，而湿

热悉消散矣。(《医宗金鉴》)

喻昌:湿热郁蒸而发黄,其当从下夺,亦须仿治伤寒之法,里热者始可用之,重则用大黄硝石汤荡涤其湿热,如大承气汤之例;稍轻则用栀子大黄汤清解而兼下夺,如三黄汤之例;更轻则用茵陈蒿汤清解为君,微加大黄为使,如栀豉汤中加大黄如博棋子大之例。是则汗法固不敢轻用,下法亦在所慎施,以疸证多挟内伤,不得不回护之耳。(《医门法律》)

[按语] 黄疸虽为湿热郁蒸,但病机上有湿偏盛、热偏盛和湿热俱盛的不同,故治疗有栀子大黄汤、茵陈蒿汤和大黄硝石汤的区别。现将三方作一比较:

表48 阳黄三方证治比较表

证名	栀子大黄汤证	茵陈蒿汤证	大黄硝石汤证
共同点	均用治阳黄,均选用栀子、大黄清热解毒退黄		
主治	酒黄疸	谷疸	黄疸
主证	心中懊侬,热痛	寒热不食,食即头眩,心胸不安	腹满,小便不利而赤,自汗出
病位	偏上,心中、心下	偏下,腹中	偏中下,腹部
病情	轻	较轻	较重
病机	热多湿少	湿热两盛	里热成实
治则	清心除烦	清泄湿热	通腑泄热
用药特点	枳实行气开结、豆豉除烦	茵陈清热利湿	黄柏、硝石泄热消瘀

黄疸病,小便色不变,欲自利,腹满而喘,不可除热,热除必哕。哕者,小半夏汤主之。方见痰饮中。(二十)

[语译] 黄疸病,小便颜色不变,想要自行下利,腹胀满而喘,不可用除热的方法治疗,热邪虽除,必然引起呃逆。呃逆的,用小半夏汤主治。

[提要] 论述黄疸误治变证的证治。

[阐析] 黄疸病一般多为湿热熏蒸,其小便必黄赤短少,或不利;此条小便色不变,是里无热。欲自利,即有泄泻的趋势,这是寒湿困脾,脾虚

不运之征。寒湿不化，停滞中焦故致腹满，此虚寒腹满必时减、喜温、喜按。湿邪阻滞，气机不畅故证见喘。此病属寒湿内盛，脾虚不运，治疗当用理中汤、四逆汤之类，温运脾阳，散寒除湿。如果误将此证认为是里热实证，投以苦寒药除热，此举必更伤脾胃阳气，导致胃气上逆而出现呃逆。此时治疗当以小半夏汤温胃和中，降逆止呃。若呃逆已止，须再进一步辨证论治。

［选注］　徐彬：此言黄疸中有真寒假热者，谓内实小便必赤，今色不变加自利，虚寒也；虽腹热能满，虚亦满；实证有喘，虚亦喘。误以为热，而攻除之则虚其胃而哕；哕由胃虚而气逆，逆则痰壅，故曰哕者小半夏汤主之。谓哕非小故，唯姜半能行痰下逆而调胃，胃调然后消息治之，非小半夏即能治黄疸也。（《金匮要略论注》）

尤怡：便清自利，内无热征，则腹满非里实，喘非气盛矣；虽有疸热，亦不可以寒药攻之。热气虽除，阳气则伤，必发为哕，哕，呃逆也。魏氏谓胃阳为寒药所坠，欲升而不能者也。小半夏温胃止哕，哕止然后调理中脏，使气盛而行健，则喘满除，黄病去，非小半夏能治疸也。（《金匮要略心典》）

诸黄，腹痛而呕者，宜柴胡汤。必小柴胡汤，方见呕吐中。（二十一）

［语译］　各种发黄，证见腹痛而呕吐的，宜用小柴胡汤治疗。

［提要］　论述发黄见少阳证的证治。

［阐析］　在发黄的病变过程中，如证见往来寒热，腹痛而呕，是邪在少阳，治宜和解少阳，方用小柴胡汤。

学习本条应注意以下几点：

1. 本条不是少阳证引起发黄，而是在发黄的病变过程中，出现腹痛而呕的少阳症状。

2. 和解少阳，不是治疗发黄的主要方法，但是，通过和解少阳，可使气机通利畅达，有助于退黄。

3. 小柴胡汤本为少阳证而设，此用治发黄，说明不论何病，只要邪在少阳，出现少阳证，就可使用小柴胡汤。充分体现了异病同治的辨证论治思想。

［选注］ 尤怡：腹痛而呕，病在少阳，脾胃病者木邪易张。故以小柴胡汤而散邪气，止痛呕，亦非小柴胡汤能治诸黄也。(《金匮要略心典》)

吴谦：呕而腹痛，胃实热也，然必有潮热便硬，始宜大柴胡汤两解之。若无潮热，便软，则当用小柴胡汤去黄芩加芍药和之可也。(《医宗金鉴》)

［按语］ 发黄出现少阳证，可用小柴胡汤治疗。但发黄总因湿热为患，方中人参甘温，能助湿生热。若湿热明显者当去人参加茵陈。如里热渐盛，大便秘结，则为少阳阳明并病，当改用大柴胡汤，和解少阳，攻下阳明。

男子黄，小便自利，当与虚劳小建中汤。方见虚劳中。(二十二)

［语译］ 男子发黄，小便自行通利，当用治虚劳的小建中汤。

［提要］ 论述虚劳萎黄的证治。

［阐析］ 湿热内蕴导致发黄，其证多小便不利。今发黄又证见小便自利，可知其发黄非湿热所致，而是脾胃虚弱，气血不足，肌肤失荣的萎黄证。本证非独见于男子，凡妇人经病产后或大失血后，气血虚损，外不荣皮肤，均可见萎黄证。虚劳萎黄的特点是色黄无泽如草木干枯。病由脾胃不足，气血亏虚，治当以小建中汤，从脾胃着手，建立中气，开生化之源，使气血充盈，血色外荣，则萎黄自退。

［选注］ 尤怡：小便利者，不能发黄，以热从小便去也。今小便利而黄不去，知非热病，乃土虚而色外见，宜补中而不可除热者也。夫黄疸之病，湿热所郁也，故在表者汗而发之，在里者攻而下之，此大法也。乃亦有不湿而燥者，则变清利为润导，如猪膏发煎之治也；不热不寒，不实而虚者，则变攻为补，变寒为温，如小建中之法也。(《金匮要略心典》)

吴谦：妇人产后经崩，发黄色者，乃脱血之黄色，非黄疸也。今男子黄而小便自利，则知非湿热发黄也，询知其人必有失血亡血，以致虚黄之色外现，斯时汗、下、渗、利之法俱不可施，唯当与虚劳失血同治，故以小建中汤调养营卫，黄自去矣。(《医宗金鉴》)

［按语］ 本条的辨证要点在于周身发黄，其色萎黄如草木之干枯不荣。从“小便自利”，可知本条发黄非湿热所致。因为凡是与湿热有关的发黄病，小便多不利。如第九条所论“小便不利者，皆发黄”，第十六条所论“诸病黄家，但利其小便”。都说明了这一点。女劳疸小便也

自利，但与虚劳萎黄在病机和发黄的颜色上完全不同，现将两者作如下比较：

表 49　虚劳萎黄与女劳疸证治比较表

病　名	虚　劳　萎　黄	女　劳　疸
颜色	身尽黄，色如草木之干枯，萎黄不泽	身尽黄，额上黑，色晦暗
病机	脾胃虚弱，气血失荣，脾色外现	肾虚瘀热，肾色外露
兼证	可见小建中汤诸证	微汗出，手足中热，薄暮即发，膀胱急
治则	建立中气，开生化之源	消瘀化湿治标，补肾治本
方药	小建中汤	硝石矾石散、左归丸、右归丸
相同点	两者发病均与“劳”有关，病性均属虚，均见小便自利，与湿热关系不大	

附　方

瓜蒂汤：治诸黄。方见暍病中。

［语译］　瓜蒂汤治疗各种发黄。

［提要］　论述使湿热从上泄出的治黄方法。

［阐析］　瓜蒂汤即一物瓜蒂汤。瓜蒂味苦而长于涌吐。古书载黄病之治，多用瓜蒂，认为该药能去湿除黄，将瓜蒂研末吹鼻取黄水，或作散剂令病人吐黄水以治黄病。但是，此法催吐甚剧，今多不用。据实验报道，瓜蒂研末搐鼻，渗出黄水，治黄疸有效。

［选注］　赵以德：古方多用此治黄，或作散，或吹鼻，皆取黄水为效。此治水饮郁热在膈上者，何也？盖瓜蒂吐剂也，《内经》曰：在上者因而越之。仲景云：湿家身上疼而黄，内药鼻中，是亦邪浅之故也。（《金匮玉函经二注》）

尤怡：服讫吐出黄汁，亦治脉浮欲吐者之法也。（《金匮要略心典》）

《千金》麻黄醇酒汤：治黄疸。

麻黄三两

上一味，以美清酒五升，煮取二升半，顿服尽。冬月用酒，春月用水煮之。

［语译］《千金》方中的麻黄醇酒汤可治黄疸。

［提要］本条再论汗法治疗黄疸。

［阐析］本篇第十六条："假令脉浮，当以汗解之。"指出了发黄邪在表用桂枝加黄芪汤治疗。本条是表实，证有无汗，脉浮紧，治用麻黄醇酒汤发汗解表，除湿退黄。临床有用麻黄汤加茵陈发汗治急性黄疸，属伤寒表实者有效。

［选注］沈明宗：外感风寒，湿热在表，郁盦成黄，或脉自浮，当以汗解者，用此一味煮酒，使彻上彻下，行阳开腠，而驱营分之邪，则黄从表解矣。（《金匮要略编注》）

结　语

本篇所论黄疸，包括一切发黄病证在内。总的症状，以周身皮肤发黄为主。总的病机以"瘀热以行"概括，即湿热熏蒸，血液瘀滞是导致发黄的直接原因。治疗上，以"黄家所得，从湿得之"和"小便不利者，皆发黄"为依据，提出了"诸病黄家，但利其小便"，即以通利小便、清泄湿热为治疗大法。

但是，从全篇所论的具体内容来看，本篇所论的黄疸，实质上包括了发黄证和黄疸病两大类。但以论黄疸病为重点。

黄疸病，指以面黄、目黄、身黄、小便黄为特征的一类发黄病证。条文中多以"疸"字冠称，如"谷疸"、"酒疸"、"女劳疸"、"黄疸"、"黑疸"等。从其名称便可辨其发病原因：谷疸，与饮食有关；酒疸，与嗜酒有关；女劳疸，与房劳有关；黄疸，与湿热有关；黑疸，是诸疸之转归，与湿热挟瘀有关。

具体治疗：谷疸，证见寒热不食，食即头眩，心烦不安，小便不利，病属湿热俱盛，治以茵陈蒿汤清泄湿热；如证见食难用饱，饱即发烦头眩，腹满，小便难，脉迟，病属太阴寒湿的，治以理中汤、四逆汤之类，温散寒湿。酒疸，证见心中懊侬或热痛，身热，小便不利，治以栀子大黄汤清心除烦。女劳疸，证见身尽黄，额上黑，微汗出，手足中热，薄暮即发，膀胱急，小便自利者，治以补肾诸方，如偏于肾阴虚，以六味丸、左归丸为主；偏于肾阳虚，用肾气丸、右归丸为主。女劳疸转变为黑疸，证见大便必黑，时溏，腹胀如水状，治以硝石矾石散消瘀化湿。黄疸湿盛于热，证见发黄，恶心倦怠，食欲减退，小便短少不利，治以茵陈五苓散清热利湿；黄疸里热成实，证见发黄腹满，小便不利而赤，自汗出，病属表和里实，治宜大黄硝石汤，泄热通便，利湿除黄。黄疸误治，损伤中阳，胃失和降，证见呃逆者，以小半夏汤降逆止呃治其标。

发黄证，泛指一切发黄证候。条文中多以"黄"字冠称，如"病黄家"、"黄家"、"诸黄"、"男子黄"等。其发病因于内伤的，如"萎黄"、"燥结发黄"、"虚劳发黄"等，与湿热关系不大。其发病因于外感的，如第十六条："病黄家……假令脉浮，当以汗解之。"和第二十一条："诸黄，腹痛而呕者"等，与湿热有一定的关系。

具体治疗：病黄家脉见浮的，是邪在表，治以桂枝加黄芪汤调和营卫，助气托邪。燥结发黄，证见周身萎黄，大便秘结，少腹急满，病属胃肠燥结，治以猪膏发煎消瘀通便，活血润燥。发黄兼少阳证，证见一身发黄，腹痛而呕，治以小柴胡汤和解少阳。男子虚劳发黄，证见一身萎黄无泽，小便自利，治以小建中汤，建运脾胃，使气血充盈，得以外荣，则萎黄自退。

（曲丽芳）

惊悸吐衄下血胸满瘀血病脉证治第十六

本篇论述惊、悸、吐、衄、下血和瘀血等病证。篇名虽列举了胸满,但篇中仅作为瘀血的伴见症状而提出,因此,胸满不是一个独立的疾病。本篇所论病证可概括为惊悸证和血证两大类,因上述病证均与心和血脉密切相关,故合为一篇讨论。

惊悸是卒受惊恐,其人自觉心中跳动不宁的一种病证。但严格地讲,惊与悸是两种病证。两者的发病原因不同,临床表现也各异。正如《资生篇》所说:“有所触而动曰惊,无所触而动曰悸;惊之证发于外,悸之证发于内。”惊者,多由外界突然刺激引起惊恐、精神不宁,一般病情轻浅,以实证为多。悸者,其人自觉心中跳动不宁,病情较惊者为重,以虚证为多。但惊与悸常互相影响,互为因果。卒受惊恐,必然导致心悸;心悸不已者,又易为惊恐所扰,因而惊悸常常并称。本篇仅对火邪致惊和水饮致悸作了讨论,至于其他原因所致的惊悸,不是本篇论治的重点。

本篇所论血证,包括出血和瘀血两部分。出血又包括了吐血、衄血、下血三种。导致出血的原因多为火热迫血妄行和虚寒气不摄血两种。针对出血的主要病因,篇中拟定了清热凉血和温中摄血两大治疗出血的基本法则。关于瘀血,本篇着重讨论了瘀血的症状特点,条文虽只有两条,但意义却非常深远,实开瘀血学说之先河。为后世瘀血学说的形成和发展奠定了良好的基础。

寸口脉动而弱,动即为惊,弱则为悸。(一)

[语译] 寸口部位出现动而且弱的脉象,脉动是因为惊,脉弱是因为悸。

[提要] 从脉象论述惊和悸的病因病机。

［阐析］ 诊得寸口脉短而急促，应指跳突如豆，即为动脉，多见于惊证。诊得寸口脉细软无力，重按乃见，即为弱脉，多见于悸证。惊证多由卒受惊吓，惊则气乱，心无所倚，神无所归，脉厥厥动摇，故曰："动则为惊。"悸证多由营血亏虚，心脉不得充养，心气鼓动无力，导致脉象软弱无力，故曰："弱则为悸。"若寸口部先后诊得动弱两脉，则表明心之气血内虚，又为外惊恐所扰，其症可见精神惶恐，坐卧不安，心中悸动不宁，是为惊悸证。

［选注］ 徐彬：前奔豚章，既言有惊怖，有火邪，皆从惊发得之，此又另揭惊悸言之，非详其病所从得，乃谓病有惊狂不安者，有只心悸不宁者，惊乃邪袭于心在实边，故其寸口脉动，动者有粒如豆也；悸者神不能主在虚边，故其寸口脉弱，弱者脉来无力也。动而弱者，有邪袭之而心本原虚也，故惊悸并见。（《金匮要略论注》）

程林：动乃数脉见于关上，上下无头尾如豆大，厥厥动摇者名曰动，乃阴阳相搏，当以见于关为是，不应见于寸口也。惊者，为物卒动。邪从外来，有动于心，故脉为之动摇；悸者，为心跳动。病从内生，有怯于心，故脉为之弱也。（《金匮要略直解》）

［按语］ 惊证与悸证虽有外来与内生的不同，但两者常互相影响，并互为因果。受惊必致心悸，而心悸又易为惊恐所扰。惊证日短，病轻多实，悸证日久，病深多虚。惊可导致动脉，但并非动脉均主惊；悸可导致弱脉，但并非弱脉均主悸。因此临床上，仅以脉之动、弱诊断惊、悸，不足为凭，必须脉证合参，方为全面。

师曰：夫脉浮，目睛晕黄[①]，衄未止。晕黄去，目睛慧了[②]，知衄今止。（二）

［校勘］ "夫"，赵本及俞乔本并作"夫"，程氏、《金鉴》同。其余诸家本均作"尺"为是。

注释 ① 目睛晕黄：有两种情况，一是望诊可见黑睛周围发生黄晕，与黄疸白珠发黄有别；另是病人自觉视物昏黄不清。

② 目睛慧了：谓目睛清明。

［语译］ 老师说：尺部脉浮，黑睛周围有黄晕，视物昏黄不清，说明衄血尚未停止。目睛晕黄退去，视物明晰清楚，说明衄血已停止。

［提要］ 从脉证判断衄血的预后。

［阐析］ 尺脉候肾，目为肝窍，肝主藏血，肝肾同源，相火内寄肝肾。尺脉当沉不当浮，浮则表明肝肾阴亏，相火内动，虚热上扰。肝之虚热上扰于目，则见目睛晕黄，视物不清。热迫血妄行，损伤阳络则见衄血。以上脉证说明“衄未止”。若晕黄退去，目睛清明，视物清晰，说明阴复火降，热退血宁，故“知衄今止”。

［选注］ 尤怡：尺脉浮，知肾有游火；目睛晕黄，知肝有蓄热，衄病得此，则未欲止。盖血为阴类，为肾肝之火热所逼而不守也。若晕黄去，目睛且慧了，知不独肝热除，肾热亦除矣，故其衄今当止。（《金匮要略心典》）

吴谦：浮脉主阳主表，若目睛清洁，主阳表病也；目睛晕黄，主血脉病也。盖以诸脉络于目，而血热则赤，血瘀则黄。今目睛黄晕，知其衄未止也；若黄晕去，目睛慧了，知其衄已止，故曰：衄今止也。（《医宗金鉴》）

又曰：从春至夏衄者太阳，从秋至冬衄者阳明。（三）

［语译］ 老师又说：从春季到夏季衄血者属太阳，从秋季到冬季衄血者属阳明。

［提要］ 论述衄血有表热里热的不同，并与四时气候有关。

［阐析］ 春夏两季，阳气升发，体内阳热浮越在外，此时衄血，多因表热亢盛，损伤阳络所致。表阳盛者太阳。所以说，春夏衄者太阳。秋冬两季，阳气收敛，体内阳热也潜藏于内，此时衄血，多因里热亢盛，扰动血脉所致，里阳盛者阳明，所以说，秋冬衄者阳明。

［选注］ 尤怡：血从阴经，并冲任而出者，则为吐，从阳经并督脉而出者则为衄，故衄病皆在阳经。但春夏阳气浮，则属太阳，秋冬阳气伏，则属阳明为异耳。所以然者，就阴阳言，则阳主外，阴主内；就三阳言，则太阳为开，阳明为合，少阳之脉，不入鼻额，故不主衄也。（《金匮要略心典》）

魏荔彤：从春至夏，阳气方升，此时得衄，多因外感风寒客于肌表，而邪热生于胸胃，热既内盛，血遂上逆而致衄，故曰太阳之衄，以外感之因也……从秋至冬，阳气方降，此时得衄多因内伤，津液耗于脏腑，而邪热生于三焦，热亦内盛，血亦上逆而致衄，故曰阳明之衄，以内伤之因也，是就其分属大纲言之。然春夏岂无内伤之衄，秋冬岂无外感之衄，又在人临证

审谛而不可拘执言者矣。(《金匮要略方论本义》)

[按语] 本条以天人相应的观点,阐述了衄血与四时气候的关系。但春夏衄血也有因阳明里热的,秋冬衄血也有因太阳表热的。《伤寒论》46条"太阳病,脉浮紧,无汗发热,身疼痛,八九日不解,表证仍在,此当发其汗,服药已微除,其人发烦目瞑,剧者必衄,衄乃解。所以然者,阳气重故也,麻黄汤主之"。《伤寒论》207条"阳明病,口燥,但欲漱水,不欲咽者,此必衄"。以上两条说明表热不以汗解,必郁而为衄;里热不从下泄,亦必逆而为衄。因此,但知衄血皆因热而不必拘于四时也。

衄家不可汗,汗出必额上陷[①],脉紧急,直视不能眴[②],不得眠。(四)

[校勘] "汗出必额上陷,脉紧急"《脉经》为"汗出必额上促急而紧。

注释 ① 额上陷:额上两旁动脉因血脱而下陷不起。
② 眴(shùn 瞬):眼球转动貌。

[语译] 常流鼻血的病人,不可发其汗。误汗必致额上凹陷处的经脉下陷,脉紧急,目直视不能转动,不得眠。

[提要] 论述衄家误汗后的变证。

[阐析] 衄家,指经常鼻衄肌衄之人,此处也可理解为出血病人。《灵枢·营卫生会》说:"夺血者无汗,夺汗者无血。"凡失血病人,阴血必亏,即使外有表邪,也不可妄用汗法。汗血同源,如果误发其汗,必重伤阴血,阴血亡失则经脉空虚,故额上脉络陷而不起。阴血亏虚,经脉失养,经气不柔,故诊其脉紧急。目得血而能视,阴血亏不能荣于目,故目系急,目睛直视不能转动。阴虚不能潜阳,故不得入寐。

[选注] 尤怡:血与汗,皆阴也,衄家复汗,则阴重伤矣。脉者血之府,额上陷者,额上两旁之动脉,因血脱于上而陷下不起也。脉紧急者,寸口之脉,血不荣而失其柔,如木无液而枝乃劲也。直视不眴不眠者,阴气亡则阳独胜者。《经》云:"夺血者无汗。"此之谓也。(《金匮要略心典》)

赵以德:衄在上,络脉之血已脱,若更发汗,是重竭津液,津液竭则脉枯,故额上陷,脉紧急,牵引其目,视不能合也,无血阴虚,故不得眠。(《金匮玉函经二注》)

[按语] 关于本条"额上陷,脉紧急",历代注家有两种看法:一是以

吴谦为代表的医家认为：额上陷脉紧急是指额两侧（即太阳穴部位）下陷，额上之脉紧急。另一是以尤怡为代表的医家认为“额上陷”指额上两旁之动脉因血脱于上而陷下不起；而“脉紧急”是指寸口脉紧急。另外，成都中医学院编写的《金匮要略讲稿》将“额上陷，脉紧急”断为“额上陷脉紧急”。“额上陷脉”指额上两旁陷中之经脉，因为额两旁经脉所居之处，本身就略为低陷，并非衄家误汗而陷下，而是衄家误汗导致陷中处的经脉紧急。此说可供参考。

病人面无色，无寒热。脉沉弦者，衄；浮弱，手按之绝者，下血；烦咳者，必吐血。（五）

［校勘］ “面无色”，当从《脉经》、《巢源》、《千金》、《外台》等作“面无血色”为是。

［语译］ 病人面色㿠白，不恶寒发热，脉沉弦的，为衄血；脉浮弱，以手按之则无，为下血；烦躁咳嗽的，必致吐血。

［提要］ 论述衄血、下血、吐血的不同脉证及其鉴别诊断。

［阐析］ 病人面色白而无华，是血脱不荣之征。无寒热，是无外感表证的互词，由此可知，此处的“面无血色”是内伤出血所致。但内伤出血有衄血，下血、吐血的不同，为明确诊断，需进一步诊其脉象。若脉见沉弦，沉主病在肾，弦主病在肝，此为肾水虚不能涵养肝木，肝火逆上，伤及阳络，则见衄血。若诊其脉浮弱无力，重按则无，浮为阴不敛阳，虚阳外浮，弱为血虚，脉体不充，由此可知此为阴血脱于下，虚阳浮于上的下血证。若面无血色，又见虚烦咳嗽，可知其阴虚有热，虚热灼伤肺络，必致吐血。

［选注］ 尤怡：面无色，血脱者，色白不泽也；无寒热，病非外感也；衄因外感者，其脉必浮大，阳气重也。衄因内伤者，其脉当沉弦，阴气厉也。虽与前尺脉浮不同，其为阴之不靖则一也。若脉浮弱，按之绝者，血下过多，而阴脉不充也。烦咳者，血从上溢，而心肺焦燥也。此皆病成而后见之诊也。（《金匮要略心典》）

黄树曾：脉沉为肾，弦为肝，脉沉弦而面不华色，身无寒热者，显属肝肾之火上逆，逼阳血由清道而出为衄。脉浮为阳虚、弱为血虚、手按之绝，足征下焦之阴尤虚，无阳气维之，血必下漏，故面无色、无寒热。脉浮弱手按之绝者，主下血也。烦咳由于肺胃之火上逆，咳甚则阳络伤而血外溢，

故烦咳无寒热面无色者，必吐血也。(《金匮要略释义》)

夫吐血，咳逆上气，其脉数而有热，不得卧者，死。(六)

［语译］ 吐血，病人伴见咳嗽、喘逆、脉数、发热，不能卧寐的，属死证。

［提要］ 论述吐血重证的预后。

［阐析］ 此条是继前第五条"烦咳者，必吐血"而来，也可理解为是上条吐血证的进一步发展。吐血与咳嗽喘逆并见，表明该吐血与咳嗽喘逆有关，其血当来自肺，咳伤肺络，喘则气逆，致血随咳逆而咯出。吐血必致阴血亏虚，阴虚则火旺，虚火灼肺，肃降失常，不但吐血不止，反而加重咳逆上气。如此恶性循环，终致阴不敛阳，虚阳外浮导致身热、脉数；虚火上浮扰动心神，导致虚烦不得安眠。如此发展，阴愈亏则阳愈旺，阳愈旺则阴愈亏，阴阳将有离决之势，故预后险恶，属难治之证。

［选注］ 赵以德：此金水之脏不足故也。外不足则火浮焰，浮焰则金伤。夫阴血之安养于内者，肾水主之，水虚不能安静，被火逼逐而血溢出矣。血出则阳光益炽，有升无降，炎烁肺金，金受其害，因咳逆而上气。金水子母也，子衰不能救母，母亦受害，不能生子，二者之阴，有绝而无复。脉动身热，阳独胜也，不能卧，阴已绝也，阴绝，阳岂独生乎，故曰死也。(《金匮玉函经二注》)

唐宗海：血随气为运行，气以血为依归。但病血而不病气，则气足以资血原，为可治。但病气而不病血，则血足以招气归，亦为可治。唯气血交病，则不可治矣。气者水中之阳也，肾水枯竭，阳气上越，熏灼肺金，肺痿咳逆，上气不休，则气不归根矣。血者心火所化之阴汁也。心中血管跳动，而为周身之动脉。心血太虚，其火独旺，则脉数身热，盗汗心烦，不得安卧，而血不灌溉矣。(《金匮要略浅注补正》)

夫酒客咳者，必致吐血，此因极饮过度所致也。(七)

［语译］ 平素嗜酒之人，又见咳嗽，必然导致吐血。这是因为饮酒过度所致。

［提要］ 论述酒客咳血、吐血的病机。

［阐析］ 酒体湿而性热，嗜酒过度，必致湿热内蕴。湿热积于胃，损

伤胃络则吐血;湿热上蒸,熏灼于肺,肺失清肃则见咳,损伤肺络则咳血。可见湿热是导致酒客咳血、吐血的主要原因。因肺胃出血皆从口而出,故笼统地称之为吐血。

[选注] 徐彬:此言吐血,不必尽由于气不摄血,亦不尽由于阴虚火盛。其有酒客而致咳,则肺伤已极,又为咳所击动,必致吐血,此非内因也,故曰极饮过度所致,则治之当以清酒热为主可知。(《金匮要略论注》)

尤怡:酒之热毒,积于胃而熏于肺则咳,久之肺络热伤,其血必随咳而吐出。(《金匮要略心典》)

寸口脉弦而大,弦则为减,大则为芤,减则为寒,芤则为虚,寒虚相击,此名曰革,妇人则半产漏下,男子则亡血。(八)

[提要] 论述虚寒亡血的脉象。

[阐析] 本条在《血痹虚劳病》第十二条中已有论述。此处专为失血立论,故去掉该条最后"失精"二字。并与第六、七条作为对比,说明亡血不一定都导致阴虚,也可导致阳虚。

[选注] 徐彬:此段言下血之脉,非言吐衄之脉也。谓脉之弦者,卫气结也,故为减为寒;脉之大者,气不固也,故为芤为虚。至弦而大,是初按之而弦,弦可以候阳,稍重按之而大,大可以候阴。不问而知其上为邪实,下为正虚,故曰寒虚相搏,此名曰革。谓如皮革之上有下空也。下既虚,则无阳以统之,血不循行经络而下漏。男女一体,故曰妇人则半产漏下,男子则亡血,血下遗如亡也。(《金匮要略论注》)

[按语] 革脉兼弦、大两种脉形,但不是两脉的简单相加。革脉之弦,其柔韧之性不如弦脉,故说:"弦则为减。"寒性凝滞、收引,令脉体失之柔和,故又说:"减则为寒。"革脉之大,是外大而中空,故说"大则为芤",阴血亏虚,脉体不充,故"芤则为虚"。概括起来,革脉的指下感觉是浮大、外急、中空、下无,形如按鼓皮。

本条旨在讨论虚寒下血以及革脉形成的机制。结合《虚劳篇》所论,革脉形成的原因多为长期的、慢性的失血和失精。精血亏损可以导致"脉"发生以下一些变化:① 脉体本身失之濡养而失去柔和之态;② 脉体不得充盈而脉见中空;③ 阴不涵阳,阳气浮越,脉见浮大;④ 阴损及阳,阳不温煦,脉体拘急。总之,芤脉与革脉都主失血,但有急性、慢性与时间长短的不同，芤脉多见于急性失血，革脉多见于慢性失血。临床上，革脉不如芤脉常见，但若诊得革脉，就应考虑到病人是否有慢性失血或失精。

亡血不可发其表，汗出即寒慄而振。（九）

［语译］ 失血的病人，不可以发汗解表，汗出后会寒战怕冷。

［提要］ 论述亡血误汗伤阳的变证。

［阐析］ 失血之人，阴血已亏。虽有表邪，也不可用发汗之法去解表邪。若误用汗法，则不但更伤阴血，而且阳气也随津外泄，阳气耗散，卫阳也不足以卫外，故寒战怕冷。此证有由亡血、亡津至亡阳之变。因此，凡出血病人，皆不可使用汗法。

［选注］ 尤怡：亡血者，亡其阴也；更发其表，则阳亦伤矣。阳伤者外不固，故寒慄。阴亡者内不守，故振振动摇。前衄血复汗，为竭其阴，此则并亡其阳，皆所谓粗工嘻嘻者也。（《金匮要略心典》）

吴谦：发阴虚之汗，汗出则亡阴，即发吐衄之汗也，故见不得眴，不得眠，亡阴之病也。发阳虚之汗，汗出则亡阳，即发亡血之汗也，故见寒慄而振，亡阳之病也。（《医宗金鉴》）

［按语］ 本条与前第四条均论出血忌汗及其误汗后的变证。前条汗后出现“脉紧急，直视不能眴，不得眠”，以阴伤为重；本条汗后出现“寒慄而振”，以阳伤为重。导致这种病机变化的原因，主要是由于人的体质有偏阴偏阳的差异。如阴本虚而更发其汗，必使阴液更伤；如阳本虚而又误汗，必使阳气更损。但另一方面又说明，误汗不仅能伤阴，也能伤阳。因此，任何体质的出血病人都应忌汗。

病人胸满，唇痿[①]舌青，口燥，但欲漱水不欲咽，无寒热，脉微大来迟，腹不满，其人言我满，为有瘀血。（十）

注释 ① 唇痿：口唇色萎不泽。

［语译］ 病人胸胀满，唇色萎而不泽，舌色青，口干燥，但只想漱水而不欲下咽，无恶寒发热症状，脉象微大而迟，腹无胀满之征，但病人自觉腹部胀满，此为内有瘀血。

［提要］ 论述瘀血的主要脉证。

[阐析] 瘀血致病可出现以下一些脉证：

胸满：瘀血在胸，气机阻滞，气滞为满。故病人自觉胸满。

唇痿：瘀血内阻，血不上荣，故唇色不泽。

舌青：心主血，舌为心之苗。瘀血阻滞，血行不畅，令舌色青紫或见青紫斑点。此为瘀血证的主要特征。

口燥，但欲漱水不欲咽：瘀血阻滞，津不上承，故令口干燥。但病在血瘀，而非津伤，故只欲漱水以滋润，而不欲吞咽以补津。这是瘀血口燥的特点。

无寒热：表明病为内伤瘀血，而非外感受邪。

脉微大来迟：瘀血之脉稍大于常脉，但往来迟缓。此因瘀血阻滞，气血不畅，脉行不利所致。

腹不满，其人言我满：瘀血滞于腹部经隧，影响气机运行，故病人自觉腹部胀满，但腹部并非宿食、水饮等有形之邪停聚，故察其外形并无胀满之征。

[选注] 尤怡：胸满者，血瘀而气为之不利也；唇痿舌青，血不荣也；口燥欲漱水者，血结则气燥也；无寒热，病不由表也；脉微大来迟，血积经隧，则脉涩不利也；腹不满，其人言我满，外无形而内实有滞，知其血积在阴，而非气壅在阳也。故曰为有瘀血。(《金匮要略心典》)

徐彬：瘀血证不甚则但漱水，甚则亦有渴者，盖瘀久而热郁也。(《金匮要略论注》)

[按语] 本条提出"瘀血"的概念，并对其主要脉证作了描述。其中"舌青"对瘀血的诊断最有意义。因为不论瘀血的部位、时间、程度如何，都必在舌上有所反映。后世医家根据此证，进一步观察到瘀血还可导致舌体出现青紫、瘀斑、瘀点，对完善瘀血的诊断，作出了贡献。

病者如热状，烦满，口干燥而渴，其脉反无热，此为阴伏，是瘀血也，当下之。(十一)

[语译] 病人好像发热，心烦胸满，口中干燥而渴，诊其脉反没有热，这是瘀血郁热深伏于血分所致。治当攻下瘀血。

[提要] 论述瘀血郁热的证治。

[阐析] 本条进一步讨论瘀血的脉证，并指出瘀血的治疗。瘀血内

伏，郁久化热，令病人自觉发热，烦满。瘀血阻滞，津液久不上承，令口中干燥而渴。诊其脉，并无热象，即不见滑数洪大等热象脉。此证是由于瘀血阻滞日久，郁而化热伏于阴分所致，故曰："此为阴伏。"治以攻下瘀血法，瘀血去则郁热解，诸证自除。

［选注］ 赵以德：血阴也，配于阳，神得之以安，气得之以和，咽得之以润，经脉得之以行，身行之中，不须臾离也。今因血积，神无以养则烦，气无以和则满，口无以润则燥，肠胃无以泽则渴，是皆阳失所配，荣卫不行，津液不化，而为是病也，非阳之自强而生热者，故曰如热状。（《金匮玉函经二注》）

吴谦：此承上文或详脉证，以明其治也。如热状，即所谓心烦胸满，口干燥渴之热证也。其人当得数大之阳脉，今反见沉伏之阴脉，是为热伏于阴，乃瘀血也。血瘀者当下之，宜桃核承气，抵当汤、丸之类也。（《医宗金鉴》）

［按语］ 本条"是瘀血也，当下之"，非仅指攻下瘀血一法，当理解为化瘀、行瘀、散瘀、逐瘀等多种以消除瘀血为目的的治疗方法。因为以下法治瘀血，仅适用于瘀血蓄结、停滞并与外直接相通之处，如肠、膀胱、子宫等处。用攻下瘀血法治疗这些部位的瘀血，瘀血可直接外出并得以速去。反之，如瘀血蓄结、停滞于与外不相通的部位，强令攻下，瘀血外出无路，必生它变。此时，当治以化瘀、散瘀、行瘀之法，使瘀血行消缓散，方为妥当。另外，《伤寒论》和《金匮要略》有众多的活血化瘀方剂，足见张仲景治瘀方法之丰富，而绝非仅限于下法一种。

张仲景为瘀血学说的发展和活血化瘀方法、方药的广泛运用奠定了坚实的基础。他创立的众多活血化瘀方剂，现仍广泛地，有效地运用于临床。

火邪者，桂枝去芍药加蜀漆牡蛎龙骨救逆汤主之。（十二）

桂枝救逆汤方：

桂枝三两（去皮）　甘草二两（炙）　生姜三两　牡蛎五两（熬）　龙骨四两　大枣十二枚　蜀漆三两（洗去腥）

上为末，以水一斗二升，先煮蜀漆，减二升，内诸药，煮取三升，去滓，温服一升。

［语译］ 惊病由于火邪者，用桂枝去芍药加蜀漆牡蛎龙骨救逆汤主治。

［提要］ 论述火劫致惊的治疗。

［阐析］ 本条之“火邪”，当泛指各种原因（包括温针、火灸，熏法等）所致的火热之邪为患。火热为患，一可逼津外出，汗伤心阳；二可“壮火食气”，心气受损；三可灼津为痰，痰阻心窍；由此导致神气浮越之惊证。其证见心悸，烦躁惊狂，卧起不安，治以宣通心气，敛镇心神的桂枝去芍药加蜀漆牡蛎龙骨救逆汤治疗。

方用桂枝汤去芍药之阴柔以补益心阳，宣通血脉，蜀漆涤痰逐邪以开心窍，牡蛎、龙骨镇惊安神，合为益心气，宁心神之剂。因其所主证候紧急，且由火邪所致，故方名“救逆”。

［选注］ 陈念祖：火邪者，所包者广，不止以火逼劫、亡阳惊狂一证，然举其方治，可以启其悟机，但认为火邪为主，即以桂枝去芍药加蜀漆牡蛎龙骨救逆汤主之。（《金匮要略浅注》）

徐彬：此方治惊，乃治病中之惊狂不安者，非如安神丸、镇惊丸等之镇心为言也。奔豚篇中，虽有惊怖等四部病，皆从惊恐得之句，然病由虚声所惊，可以镇浮而愈。若因灸焫且热且惊，以致邪结胸中，惊狂不安，则必驱散其胸中之邪为主，故标之为火邪者，见胸中者，清阳之所居，乃火劫，亡阳致神明散乱。故以桂甘姜枣，宣其上焦之元阳，则爝火自息，惊则必有瘀结，故加常山苗蜀漆破血，疗胸中结邪，而以龙骨之甘涩平，牡蛎之酸咸寒，一阳一阴，以交其心肾，而宁其散乱之神，若桂枝汤去芍药，病不在肝脾，故嫌其酸收入腹也。（《金匮要略论注》）

［按语］ 本条应与《伤寒论》有关火劫病变的条文互参。临证时，不必拘泥于火邪致惊，凡属不同原因所致的心阳不足、痰迷心窍而见惊狂，卧起不安等症者，均可用本方。

心下悸者，半夏麻黄丸主之。（十三）

半夏麻黄丸方：

半夏、麻黄等分

上二味，末之，炼蜜和丸小豆大，饮服三丸，日三服。

［语译］ 心下悸动的，用半夏麻黄丸主治。

［提要］ 论述水饮致悸的治法。

［阐析］ 心下即胃脘部位。水饮内停心下，上凌于心，心阳被遏，令病人自觉心中悸动不宁。治以宣通阳气、降逆消饮之半夏麻黄丸。

该方用麻黄宣发阳气，半夏蠲饮降逆，心阳得宣，饮邪得降，则悸动自宁。但郁遏之阳不能过发，凌心之水不易速去，故以丸剂小量，缓缓图之。而且，以蜜为丸补益正气，令邪去而正不伤。

［选注］ 陈念祖：此为悸证出其方也，但悸病有心包血虚火旺者；有肾水虚而不交于心者；有肾邪凌心者；有心脏自虚者；有痰饮所致者。此则别无虚证，唯饮气之为病欤。《金匮要略浅注》)

赵以德：饮冷则水停，水停则中气不宣，脉不利，由是心火郁而致动。用麻黄以散荣中寒，半夏以散心下水耳。首论以脉弱为悸，而用此汤治者，其脉必不弱，非弦即紧，岂脉弱心气不足者，犹得用此药乎。(《金匮玉函经二注》)

吐血不止者，柏叶汤主之。（十四）

柏叶汤方：

柏叶　干姜各三两　艾三把

上三味，以水五升，取马通汁一升，合煮取一升，分温再服。

［语译］ 吐血不止的，用柏叶汤主治。

［提要］ 论述吐血属虚寒的治法。

［阐析］ 本条叙证简略，所主之证当从分析方药功效入手。侧柏叶苦、涩、微寒，其气清降，能折其上逆之势以收敛止血；干姜辛热，温中止血，艾叶苦辛温，温经止血，二药合用，能振奋阳气以摄血。马通汁即马粪用水化开滤过取其汁。其性微温，能引血下行以止血。可知，本方是温中止血之剂，故本条所主，当为虚寒性吐血证。导致虚寒性吐血的原因很多，如吐血不止，气随血耗，阳气渐虚；或中气虚寒，血不归经；或过饮寒凉，损伤阳气，温摄无力，都可导致虚寒性吐血。针对以上病机，故治疗选用了温中止血、引血归经的柏叶汤。不过临床应用此方时，多以童便代马通汁。艾叶用焦艾，干姜用炮姜，因二药炮制后，由辛温变为苦温，则温而不散，止而不凝，疗效更佳。

［选注］ 徐彬：此重“不止”二字，是诸寒凉止血药皆不应矣。吐血本

由阳虚，不能导血归经；然血亡而阴亏，故以柏叶之最养阴者为君，艾叶走经为臣，而以干姜温胃为佐，马通导火使下为使。愚意无马通，童便亦得。(《金匮要略论注》)

尤怡：仁斋《直指》云：血遏热则宣行，故止血多用凉药；然亦有气虚挟寒，阴阳不相为守，营气虚散，血亦错行者，此干姜、艾叶之所以用也。而血既上溢，其浮盛之势，又非温药所能御者，故以柏叶抑之使降，马通引之使下，则妄行之血顺而能下，下而能守也。(《金匮要略心典》)

[按语] 本方所治虚寒吐血，其证当还有面色萎黄或苍白，血色淡红或暗红、形倦神疲、舌淡苔白、脉虚无力等虚寒体征。

下血，先便后血，此远血也，黄土汤主之。(十五)

黄土汤方：亦主吐血衄血。

甘草　干地黄　白术　附子(炮)　阿胶　黄芩各三两　灶中黄土半斤

上七味，以水八升，煮取三升，分温二服。

[语译] 便血，大便在先，出血在后，此称为远血，用黄土汤主治。

[提要] 论述虚寒便血的证治。

[阐析] 便血，大便在先，出血在后，说明血来自直肠以上的部位，故称为远血。其血色暗红或呈棕黑色，混杂于大便中。导致远血的原因，多为中焦脾气虚寒，统摄无权致血液下渗，并随大便而出。

黄土汤温脾摄血。方中灶心黄土，又名伏龙肝，功能温中涩肠止血；附子、白术温阳健脾以摄血；干地黄、阿胶滋阴养血以止血。反佐黄芩，以防诸温燥药动血。甘草甘缓和中并调和诸药。合为温中健运，养血止血之剂。

[选注] 陈念祖：愚每用此方，以赤石脂一斤，代黄土如神，或以干姜代附子，或加鲜竹茹、侧柏叶各四两。(《金匮要略浅注》)

尤怡：下血先便后血者，由脾虚气寒，失其统御之权，而血为之不守也。脾去肛门远，故曰远血。黄土温燥入脾，合白术、附子以复健行之气，阿胶、生地黄、甘草以益脱竭之血，而又虑辛温之品，转为血病之厉，故又以黄芩之苦寒，防其太过，所谓有制之师也。(《金匮要略心典》)

[按语] 本方主药灶心黄土，临床上多用赤石脂代之。黄土汤不仅

用治远血，凡属脾气虚寒，统摄无权的吐血、衄血、崩漏、泄泻、呕吐、尿血等出血证，用之均有良效。

下血，先血后便，此近血也，赤小豆当归散主之。方见狐惑中。（十六）

［语译］　便血，出血在先，大便在后，此称为近血，用赤小豆当归散主治。

［提要］　论述湿热便血的证治。

［阐析］　便血，血在前，便在后，说明血来自直肠附近，其血色多鲜红。其证多因湿热蕴结大肠，迫血下行所致。若湿热腐肉成脓，则便中可夹有脓液。

治用赤小豆当归散清利湿热，活血止血。方中赤小豆清热利湿，排脓解毒，当归行血散瘀，浆水清凉解毒，调和脏腑。诸药合用为消瘀排脓，清热利湿之剂。

［选注］　尤怡：下血先血后便者，由大肠伤于湿热，而血渗于下也。大肠与肛门近，故曰近血。赤小豆能行水湿，解热毒，当归引血归经，且举血中陷下之气也。（《金匮要略心典》）

唐宗海：远血之异于近血也，岂唯先后之别，尤有形迹之异。近血者，即今之脏毒痔疮，常带脓血者是也，何以知之，观仲景用赤豆当归散而知之矣。狐惑有脓者，赤豆当归散主之。赤豆发芽是排其脓，即所以行血也。（《金匮要略浅注补正》）

［按语］　本篇将便排出在先，血排出在后的便血称作“远血”。将血排除在先，便排出在后的便血称作“近血”。结合临床所见，凡出血部位距肛门较远（如食管、胃、十二指肠、小肠等），其血便多以柏油样大便为多。如血在肠中停留的时间不长，则可见暗红色血液与大便混杂而下，很少见到像条文描述的那种血便分明的“先便后血”的“远血”。凡出血部位在肛门或距肛门很近（直肠），其血便多表现为便前或便后滴血，或血与便同下，这种后世称作“肠风下血”和“脏毒”的下血，其血色多鲜红，血与便不相混杂。因此，远血近血的辨证，除以血、便排出的先后为依据外，还应结合出血部位、时间、血色、血量、全身脉证综合考虑，方为全面。

表 50　黄土汤证与赤小豆当归散证鉴别表

方　证	黄土汤证	赤小豆当归散证
辨证要点	便血量多,色黯或柏油样大便,胃脘冷痛或腹痛绵绵,得热得食则减,面色萎黄或苍白、形寒肢冷、神疲懒言、便溏 舌淡苔白,脉沉细	大便下血、血色鲜红、或夹脓液,腹痛、大便不畅,肛门灼热或肿痛、纳呆尿赤 舌红苔黄腻,脉濡数或滑数
病机	脾气虚寒,气不摄血	大肠湿热、迫血下行
治法	温脾摄血	清热利湿、活血止血

心气不足,吐血、衄血,泻心汤主之。(十七)

泻心汤方:亦治霍乱。

大黄二两　黄连　黄芩各一两

上三味,以水三升,煮取一升,顿服之。

[校勘]　“不足”,当从《千金》改作“不定”为是,即心烦不安之意。

[语译]　心烦不安,吐血、衄血,用泻心汤主治。

[提要]　论述热盛吐衄的证治。

[阐析]　心主血脉,心藏神。火热亢盛,扰乱心神于内,证见心烦不安;迫血妄行于上,导致吐血、衄血。治以泻火力量很强的泻心汤。

泻心汤清热泻火,凉血止血。方中黄连善泻心火,黄芩泻上焦火,大黄苦寒降泄能引火邪下行,并有推陈出新、止血消瘀之功,全方一派苦寒,功在清泻实火。

[选注]　尤怡:心气不足,心中之阴气不足也。阴不足则阳独盛,血为热迫,而妄行不止矣。大黄、黄连、黄芩泻其心之热而血自宁。寇氏云:“若心气独不足,则当不吐衄也;此乃邪热因不足而客之,故令吐衄。以苦泄其热,以苦补其心,盖一举而两得之。”此说亦通。(《金匮要略心典》)

[按语]　陈念祖注《十药神书》谓:“余治吐血,诸药不止者,用金匮泻心汤百试百效,其效在生大黄之多,以行瘀也。”泻心汤治各种热性的吐血、衄血,疗效肯定。

泻心汤与柏叶汤均治吐血,但一寒一温,性质有别。现将两方证作一比较：

表 51　泻心汤证与柏叶汤证比较

方　证	泻　心　汤　证	柏　叶　汤　证
症状	吐血鲜红或暗紫，心中烦热，面红尿赤，发热口渴，便秘，舌红苔黄，脉数有力	吐血不止，血色淡红或暗，面色苍白或萎黄，形倦神疲，舌淡苔白，脉虚数无力
病机	心火亢盛，迫血妄行	中气虚寒，不能摄血
治法	泻火清热止血	温中止血
临床运用	流行性出血热出血，流脑皮肤瘀斑，肝昏迷出血，痢疾下血，急性血小板减少出血，肺结核、支气管扩张咳血、胃及十二指肠出血，诸病血热妄行出血	上消化道出血，胃溃疡、十二指肠溃疡、肝硬化食道静脉曲张出血，肺结核出血，血小板减少性紫癜

结　　语

本篇论述了惊悸证和血证两个病证。胸满仅作为瘀血的一个伴见症状而提出，故未作单独讨论。

惊与悸是两种不同的病证，本篇从“动即为惊，弱则为悸”将两者作了区分。惊者，多因卒受精神刺激，惊则气乱，病多属实，故脉见动；悸者，多因心血不足，心失所养，病多属虚，故脉见弱。但惊与悸常互相影响，互为因果，突然受惊，必导致心悸，心悸不已，又极易受惊。治疗上，一般法则是惊宜镇静，悸宜补虚。因惊致悸的，以治惊为主，惊平则悸自定。因悸易惊的，以治悸为主，悸定则不受惊。具体治疗，因火邪而致心阳不足，神气浮越的惊狂证，用桂枝去芍药加蜀漆牡蛎龙骨救逆汤通阳镇惊安神；因水饮凌心所致的悸证，用半夏麻黄丸蠲饮通阳，降逆平悸。其他原因所致的惊悸证，可参考其他有关篇章。

血证是本篇讨论的重点，内容包括出血证和瘀血证两部分。导致出血的原因很多，本篇主要从火热迫血妄行和虚寒气不摄血两方面进行了讨论。血证的治疗，如因中气虚寒，不能摄血导致的吐血不止，用柏叶汤温中止血；因心火亢盛，迫血妄行导致的吐血，衄血，用泻心汤苦寒清泄，降火止血；因脾气虚寒，不能摄血导致的先便后血的远血证，用黄土汤温脾摄血；因大肠湿热导致的先血后便的近血证，用赤小豆当归散活血化瘀，清利湿热。由于血汗同源，本篇特别提出了“衄家不可汗”和“亡血不可发其表”的治疗禁忌。

关于瘀血，本篇论述了瘀血的主要症状特点：唇萎舌青，口燥，但欲漱水不欲咽，自觉胸满和腹满。并提出了“当下之”的治疗原则。虽然本篇所论瘀血有症有法而无方，但散在于其他各篇的众多活血化瘀方剂，如下瘀血汤、抵当汤、大黄䗪虫丸、桂枝茯苓丸等名方，既补了本篇之不足，又为后世瘀血学说的发展乃至当今的瘀血学说研究和活血化瘀方法，方剂的广泛运用，奠定了坚实的基础。

（曲丽芳）

呕吐哕下利病脉证治第十七

本篇论述呕吐、呃逆、泄泻和痢疾的病因病机和辨证论治。由各种原因引起胃失和降，出现以呕吐为主要症状的一种病证，称之为呕吐。一般认为有声有物者为呕，无声有物者为吐。因为呕与吐往往是同时并见，故后世多将呕吐并称。如朱丹溪说："凡有声有物，谓之呕吐。"从病因病机而论，本病既可由本脏自病，亦可由他脏疾病影响发病。外感浊邪犯胃，胃肠实热，脾胃虚寒，或过食生冷伤胃，过食肥甘厚腻，壅遏胃气，或误治失治伤胃，均可导致胃失和降，胃气上逆而呕吐。《素问·至真要大论篇》说："诸呕吐酸，皆属于热。"《素问·六元正纪大论篇》说："火郁之发，民病呕逆。"《素问·举痛论篇》说："寒气客于肠胃，厥逆上出，故痛而呕也。"说明呕吐之病，有寒热虚实不同。根据本篇所论，可归纳为实热证、虚寒证、寒热错杂证、水饮内停证等四个证型。在治法上应当虚实异治。实证者，应当祛邪与和胃降逆法同用；虚证者，应当补虚与和胃降逆法同用。如饮停于胃的呕吐，用小半夏汤治疗；虚寒性呕吐，用大半夏汤治疗；寒热错杂证，用半夏泻心汤治疗。各随辨证而论治，不可拘泥于一方一法。

哕，(yuè 月)即呃逆也。由于各种原因引起气机上逆，出现以呃逆为主要症状的一种病证，称之为哕，后世称为呃逆，俗称打嗝。朱丹溪说："有声无物谓之哕。"但是，历代医家对哕病有所误解，如孙思邈误以为咳逆，李东垣误以为干呕，《太平圣惠方》误以为咳噫，而张景岳方才作了明确鉴别，他说："哕者，呃逆也，非咳逆也，咳逆者，咳嗽之甚者也，非呃逆也。干呕者，无物之吐，即呕也，非哕也。噫者，饱食之息，即嗳气也，非咳逆也。"说明哕是指呃逆，不是干呕，不是咳逆，也不是噫。哕病的临床表现是声短而频，喉间呃呃声响连作，故后世称呃逆，呃逆令人不能自制。

本病可突然发作，数作即止，亦可间歇发作，经久不愈。从病因病机而论，本病既可由饮食不节。内伤生冷，寒气蕴蓄，恼怒抑郁，或实热内盛，或寒热失调等因素使胃失和降，气机不利，气逆动膈者，皆可导致呃逆发生。故《素问·宣明五气篇》说："胃为气逆，为哕为恐。"《金匮要略讲义》说："哕……是胃膈气逆之证。"哕病的辨证要点是，呃逆频作，声响高亢，舌质红，脉实有力者，属实属热；呃逆日久不愈，声响低细，舌质淡，脉虚弱者，属虚属寒。本篇所论呃逆可归纳为实热内阻；胃寒气闭；胃虚有热三型。临床上尚有肝郁气滞；血瘀痰阻等证，应当随证辨别。在治法上，应当调理气机，降逆和胃止呃，并根据病情消除致病之因。本篇展示了理气和胃，用橘皮汤；补虚清热，用橘皮竹茹汤的治法。

下利，是泄泻和痢疾的总称。其中泄下大便稀薄的称溏泄；大便清稀，如水下迫的称为水泻；水谷杂下，势不可禁者称为洞泻；泄下粘滞，秽浊腥臭，或完谷不化者，称为伤食泻；大便频作，里急后重，腹痛，便下脓血或黏液者，称为痢疾。在《素问·阴阳应象大论篇》和《素问·通评虚实论篇》中所称的"濡泄"、"洞泄"、"飧泄"、"肠澼"等病，就是指泄泻和痢疾而言。泄泻发病的原因，多为感受暑湿寒热之邪，或食生冷不洁之物损伤脾胃，致脾胃升清降浊功能失常，或者气虚与清气下陷等所致。痢疾亦与上述原因有关，但主要是湿热疫毒之邪，蕴结肠脏，化为脓血浊毒所致。对于泄泻的辨证，应当分清寒热虚实。若泄下大便稀薄，或者水泄，或者滑脱失禁，肛门无灼热感，舌质淡，口不苦不渴者，为虚寒泄泻；泄下臭秽，肛门灼热，舌红，苔黄腻，口苦者，为湿热泄泻。对于泄泻的治疗，实证重在祛邪，虚证重在健脾。张仲景提出"当利小便"，是治疗泄泻的重要法则，即利小便以实大便也。但若久病转虚致衰者，又当回阳救逆，如四逆汤类。治疗湿热痢疾，当清热燥湿，凉血解毒，如白头翁汤等方。

夫呕家有痈脓，不可治呕，脓尽自愈。（一）

［语译］ 平素患呕吐的病人，如果吐出物中有脓血，说明胃中有痈疡溃脓，此时不能用止呕吐的治法和药物，待脓血排尽后则呕吐病自能康愈。

［提要］ 论述因胃有痈脓致呕吐的治法。

［阐析］ 引起呕吐的原因很多，既可责之于外邪犯胃，亦可责之于脏

腑本身功能失职。如寒痰水饮犯胃，脾胃虚寒，胃热迫逆，肝郁犯胃，胆胃不和，脾肾失职，都可导致呕吐的发生。本条是论述胃有痈脓所致的呕吐病的治法。《素问·病能篇》说："热聚于胃口不行，故胃脘为痈。"胃内有痈脓，通过自身的呕吐，使痈脓从呕吐而出，这是正气逐邪外出的表现。在治疗时应当审证求因，从其本治，而不能单纯治呕。因为呕吐是病之标，胃有痈脓是病之本，故治疗本病应当因势利导，以消痈排脓为治法，待痈脓排出干尽，则呕吐自能愈，所以说"夫呕家有痈脓，不可治呕，脓尽自愈"。若病人因有痈脓所致的呕吐，不注重排脓，而单纯止呕，则会导致脓毒内留，不仅呕不能止，反会使病情加剧而发生变证。仲景此举呕家有痈脓不可止呕为例，以明示医生"见呕休治呕"之意。后世医家王好古在《医垒元戎》说"见痰休治痰，见血休止血"的卓识之见，实由此而得到启发。

［选注］ 尤怡：痈脓，胃中有痈，脓从呕出也。是因痈脓而呕，脓尽痈已，则呕自愈，不可概以止吐之药治之也。（《金匮要略心典》）

吴考槃：不可治呕，脓尽自愈者，言不可治其呕以止其脓，宜治其痈，毒尽则脓亦尽，而呕自愈，故不必治呕也。（《金匮要略五十家注》）

［按语］ 本条所论引起呕吐的原因是胃有痈脓，与肺无关。若是痈脓在肺，则当咳吐脓血。本条所论是呕而不咳，故病在胃而不在肺，临床应当鉴别。原文所谓"脓尽自愈"并不是说不用药物治疗而等待自愈。相反应当采取积极的有效措施，以促进痈脓的排出。原文没有明确具体治法和方药，后世周扬俊对本条提出了"辛凉开其结，苦泄以排其脓，甘寒以养其正"的治法。张璐主张"轻者金匮排脓汤，重者射干汤，或犀角地黄汤加忍冬、连翘"（《张氏医通》）这些都是因势利导之法，可作参考。

先呕却渴者，此为欲解。先渴却呕者，为水停心下，此属饮家。呕家本渴，今反不渴者，以心下有支饮故也，此属支饮。（二）

［语译］ 病人先有呕吐，随后出现口渴的，这是呕吐将愈。病人先有口渴，随后出现呕吐的，是水饮停留在心下，此称为水饮病。常患有呕吐的病人本来应有口渴，今虽然有呕吐，但病人没有口渴，是因为胃中有水饮停留，而支撑胀满所致，这是属于支饮病。

［提要］ 从病人发生呕与渴的先后测知饮邪的去留，并说明胃有停饮会导致呕吐。

［阐析］　患有水饮而呕吐的病人，若是先有呕吐，然后随之出现口渴欲饮水者，这是水饮已从呕去，脾能运化，胃阳将复的征象，呕吐病即将治愈，故原文说“此为欲解”。若是病人先有口渴欲饮，然后随之出现呕吐，这是由于胃有停饮脾失健运，胃失和降，上逆作呕所致，即原文所说的“先渴却呕者，为水停心下，此属饮家”之意。

在一般情况下，患呕吐的病人由于呕吐会损伤津液，故呕吐后可有口渴，这是表示停饮已去，胃气将复，其病向愈之征，故说“呕家本渴”；今病人有呕吐而没有口渴，是表示仍有水饮内停，所以说“心下有支饮故也，此属支饮”。

［选注］　赵以德：伤寒论言呕多有因，因热，因寒，因水，因饮，皆属胃家病。此独以水饮者，分三节言之：初一段先呕却渴者，为饮而呕，呕则饮去，饮去阳气回，津液尤未布故渴耳。虽渴，终因邪去正回而必解也。第二段先渴却呕者，即前痰饮条中小半夏加茯苓汤主之。第三段本渴，今反不渴，亦痰饮条中小半夏汤主之。（《金匮玉函经二注》）

尤怡：呕家必有停痰宿水，先呕却渴者，痰水已去，而胃阳将复也，故曰此为欲解。先渴却呕者，因热饮水过多，热虽解而饮旋积也，此呕因积饮所致，故曰此属饮家。呕家本渴，水从呕去故也，今反不渴，以宿有支饮在心下，愈动愈出也，故曰此属支饮。（《金匮要略心典》）

［按语］　本条载《痰饮病篇》是重在辨证论治，在本篇是论呕与渴，而重点在于论述呕吐的原因。此条未论及治法和方药，但在痰饮病篇四十一条“此属饮家”下有“小半夏加茯苓汤主之”一句。“此属支饮”句二十八条原作“小半夏汤主之”，都可作为本条的方药。论呕吐的原因，寒热虚实皆有，但本条是水饮内停为主，故可用化饮降逆之方以治其呕。

问曰：病人脉数，数为热，当消谷引食，而反吐者，何也？师曰：以发其汗，令阳微，膈气虚，脉乃数，数为客热[①]，不能消谷，胃中虚冷故也。

脉弦者，虚也，胃气无余，朝食暮吐，变为胃反[②]。寒在于上，医反下之，今脉反弦，故名曰虚。（三）

注释　① 客热：“客”与“主”相对，客热是意指虚热或假热，是相对于实热真热而言。

② 胃反:病名,指朝食暮吐,暮食朝吐,吐出不消化食物的一种胃病。俗称"反胃"或"翻胃"。

[语译] 问:病人脉数,数脉本来主热,应当消谷善饥,但反而出现呕吐,这是什么原因呢?老师答道:因为发其汗,导致阳气衰微,宗气虚弱故脉数。脉数,并非真热,实属虚热假热,所以不能消化水谷,是胃中虚冷的缘故。

脉弦属虚,胃中阳气不足,早晨吃的食物,傍晚吐出来,变为胃反病。因为寒在上部,医生反而用攻下法治疗,现在脉反弦,故说属虚。

[提要] 论虚寒胃反的脉证和病机。

[阐析] 本条可分两段讨论,从开头至"胃中虚冷故也"为第一段,从"脉弦者虚也"至末尾为第二段。第一段重点阐述了胃反呕吐的脉证。在一般情况下,脉象的主病规律是阳盛则脉数,阴盛则脉迟。见数脉本应主热,病人应当消谷善饥,现反而呕吐。其原因是医生误用发汗法治疗,致使阴阳衰微,胃气受损,所以脉象变数。这种数脉是胃中虚冷所致,是一时性的假热,所以称为客热。其病之本是心胃阳虚,不能消化水谷,致胃失和降而呕吐,故原文说"数为客热,不能消谷,胃中虚冷故也"。第二段是进一步阐述虚寒性胃反的病机。在一般情况下,弦脉多主寒,主痛。现不言弦,而称为虚,这是由于本病之初不应当用下法,而医生误以为数脉为胃肠实热证而用攻下法,使胃阳更伤,故脉象由"数"主客热,又变为弦脉而主虚。这种情况的弦脉既不主水饮,也不主阴寒,而是胃虚生寒之弦,胃虚且寒,宗气亦虚,脾胃无以消化水谷,所以食入于胃,停宿不化,朝食暮吐,变为胃反痼疾。

[选注] 赵以德:凡脉以候病,阳盛则数,阴盛则迟。今言阳微而脉数,数而复胃中冷,其理安在?盖脉病不可以概论也。此数由药之遗热所客,胃中冷,由阳不足而致,何也?中焦者阴阳之界,汗剂必用辛温发表,不当汗而汗,损其中脘阳分,致令阳微,膈气虚。药之遗热从阴分而变,遂成数脉,古云客热,非阳盛也。虽有客热,胃中之阳气不足,故曰胃中虚冷也。医反以寒剂泻之,复损阴分之阳,故脉变弦,上下之阳俱不足,虽当日暮行阴之时,阳亦不入于阴,而糟粕不输于大小肠,从口入者,唯有从口出而已,故曰胃气虚无余。言胃中之阳气所存无几,所以反胃而朝食暮吐也。(《金匮玉函经二注》)

尤怡：脉数为热，乃不能消谷而引饮而反吐者，以发汗过多，阳微膈虚所致，则数为客热上浮之数，而非胃实气热之数矣。客热如客之寄，不久即散，故不能消谷也。脉弦为寒，乃不言寒而曰虚者，以寒在于上，而医反下之所致，故其弦非阴寒外加之弦，而为胃虚生寒之弦矣！胃虚且寒，阳气无余，则朝食暮吐而变为胃反也。（《金匮要略心典》）

［按语］ 本条提示我们，在临床上脉象主病有其常，但亦有其变，应当知常而达变。如数脉不单主热证，弦脉不单主寒证，也主虚证，这也是《金匮》中的脉学特点之一。本条的主要精神在于说明脾胃素虚的病人，医生误用汗法或下法治疗，致心胃阳气重伤，是导致胃反的原因之一。在治疗本病时，应当以温补脾胃阳气为大法，使其恢复健运和升清降浊之职，切忌用辛温发汗和苦寒攻下法，以免损伤阳气。

寸口脉微而数，微则无气，无气则营虚，营虚则血不足，血不足则胸中冷。（四）

［语译］ 病人寸口六脉微而数，脉微说明阳气虚衰，阳气虚则营气亦虚，营气虚则血不足，血不足则胸中寒冷。

［提要］ 论胃反气血两虚的病机。

［阐析］ 本条是承上条继续论述胃反胸中冷的脉象和病理。这里的“寸口”是指双手寸关尺三部脉而言。脉微而数的“数”字，是承上条之“令阳微，膈气虚，脉乃数”而言。这里的“数”并非有热，而是由于病人气血两虚，并且是以阳虚为主所致。文中的“无气”，应理解为阳气虚少，包括卫气、中气和脏腑功能之气俱不足，故概称为无气。人体的气血是相互滋生的，营血要靠阳气的化生，阳气的化生又靠营血的滋养。在正常的生理情况下，相互滋生，相互为用，在病理情况下则相互影响。由于阳气衰微，脾胃阳虚，中气虚寒，则营气的化生不足，而导致营血虚；而营血不足，气无以滋养，阳气不能生发，又导致阳虚。气血俱不足，则胸中冷，脾胃虚寒，不能消化水谷，食停于胃，朝食暮吐，变成胃反呕吐之疾。所以原文说：“寸口脉微而数，微则无气，无气则营虚，营虚则血不足，血不足则胸中冷。”对这种脾胃阳虚、气血不足所致的呕吐病，应当以温胃益脾，补益气血，和胃降逆为基本治法，故尤怡指出“当以温养真气为主”。

［选注］ 赵以德：此段推原胃中虚冷之故，故于寸口脉证之。谓寸口

主上焦，微则胸中少元阳之气，营气随卫气者也，血即营之成流者也。无气以引满其营气而营虚，虚则血少，不能如平人之充盛而不足矣。虽阴火炎而见数象，胸中之营卫空虚，元阳大亏，焉得不冷。（《金匮玉函经二注》）

尤怡：此因数为客热，而推言脉微而数者为无气，而非有热也。气者营之主，故无气则营虚。营者血之源，故营虚则血不足。营卫俱虚，则胸中之积而为正气者少矣。故胸中冷合上二条言之，客热因非真热，不可以寒治之。胸中冷亦非真冷，不可以热治之，是皆当以温养真气为主。真气冲和纯和之气，此气浮则生热，沉则生冷。温之则浮焰自收，养之则虚冷自化。若热以寒治，寒与热治，则真气愈虚，寒热内贼，而其病益甚矣。（《金匮要略心典》）

［按语］ 上条论脉数为客热，主阳气衰微，胃中虚冷，不能消谷，本条论脉微而数，主阳气虚衰，营血不足。说明胃反呕吐的脉象可有数与微数等不同脉象，但阳气衰微，宗气虚寒，营血不足，导致胃中虚冷不能消化水谷的病机则一。故在治疗上，都应当以温胃健脾，补中益气，调和营卫，使脾能升清，胃能降浊，宗气充足，气血充盈调畅，则胃反呕吐自能痊愈。

趺阳脉浮而涩，浮则为虚，涩则伤脾，脾伤则不磨，朝食暮吐，暮食朝吐，宿谷不化，名曰胃反。脉紧而涩，其病难治。（五）

［语译］ 病人趺阳部位的脉象浮而涩，浮则为胃虚，涩则为脾伤。脾伤则不能运化水谷，早上吃的食物晚上吐出，晚上吃的食物早上吐出。食停于胃，不能消化，名为胃反。如果趺阳脉象紧而涩，这种病难于治疗。

［提要］ 再论胃反属于脾胃两虚的脉证和预后。

［阐析］ 以上三条都是论述胃反呕吐的脉因证治，都属于脾胃两虚，运化失职的呕吐病。在正常情况下，趺阳脉主候胃气，应当不浮不沉，大小适中，和缓自如，则脾胃健运不病。胃为阳土，以降则和，故趺阳脉不应当浮，浮则为胃阳虚浮而不降，所以说浮则为虚。脾为阴土，以升则健，故趺阳脉不应当涩，涩则伤脾，脾阳不足，气不化津，津气两伤，脾津不足，所以说涩则伤脾。由于病情深重，脾胃两虚，健运失职，宿谷不化，以致形成朝食暮吐、暮食朝吐的胃反病。由于脾胃两虚，阳气不足是胃反呕吐之本，其脉象不仅是浮而涩，而且可有“紧而涩”。趺阳脉紧为寒盛，涩为津

亏，说明脾胃两虚，阳气不足，因虚而寒，因寒而燥。《难经》说，“气主煦之，血主濡之”，由于脾土虚寒，气不化津，脾阴不足，则津亏脉涩；胃中阳气不足，宿谷不化，虚实兼并，则脉紧。在治疗时，助阳则伤阴，滋阴则伤阳；驱邪则伤胃，扶正则碍邪，形成上吐下秘，正虚邪实，脾胃将绝之证，所以说其病难治。

[选注] 赵以德：……土有阴阳，胃为阳土，脾为阴土。阳主气主动，阴主血主静。今谓脾伤不磨何哉？此阴阳互为体用之义也。盖阳参于阴则阴能动而不为凝结，阴参于阳则阳能固而不为飞扬。斯脾动则脉不涩，胃固则脉不浮。若浮则胃家虚而谷不能腐熟，涩则脾血伤而谷不得消磨。所以，在朝当阳时食入者，至暮行阴时反吐，在暮当阴时食入者，至阳时亦出，以其两虚不能参和，莫得转输于大小肠也。河间谓趺阳脉紧为内燥盛而湿气衰，故为难治。可见浮脉病成必变紧脉也，况紧而见涩，其血已亡乎。上脘亡血膈间干涩食不得入，下脘亡血必并大小肠皆枯，食不得下，故难治也。(《金匮玉函经二注》)

尤怡：此因胃气无余变为胃反，而推言其病之并在于脾也。夫胃为阳，脾为阴，浮则为虚者，胃之阳虚也，涩则伤脾者，脾之阴伤也。谷入于胃而运于脾，脾伤则不能磨，脾不磨则谷不化。而朝食者暮当下，暮食者朝当下，若不化则不得下，必反而吐出也。夫脾胃土也，土德本缓而脉反紧则肝有余；土气本和而脉反涩则血不足。脏真不足而贼邪有余，故曰难治。(《金匮要略心典》)

[按语] 以上三条都以脉象论述胃反呕吐的病机。第三条以“脉弦者虚也”立论，第四条以“寸口脉微而数，微则无气”立论，第五条以“趺阳脉浮而涩”立论。脉象虽有差别，病机则一，从不同的角度说明了脾胃阳虚，中焦虚冷，血少津枯，脾胃转输运化功能失职，是胃反呕吐之本。

病人欲吐者，不可下之。(六)

[语译] 病人想呕吐的，不可用攻下法治疗。

[提要] 论病人欲吐未吐不可用下法的治疗原则。

[阐析] 病人欲吐，在一般情况下，是由于邪气干胃，胃失和降，但是正气有驱邪外出之势。故其基本治法应当因势利导，促使正气胜邪，邪去则正气能安，呕吐即止。亦即《素问·阴阳应象大论篇》“其高者，因而越

之"的精神。若病人本有欲吐之势而误用下法，与病势相逆，则会导致正虚邪陷，使邪不能去，反而病势加剧。所以，在《金匮·黄疸病篇》亦指出了"欲吐者，吐之愈"的治疗原则，故仲景在此指出"病人欲吐者，不可下之"。

［选注］ 徐彬：治病之法，贵在因势利导，故《内经》说，在上者越之，在下者竭之。今病欲上吐，不可强之使下。凡病皆然，故曰病人欲吐者，不可下之，是概言非止反胃而反胃在其中。（《金匮要略论注》）

魏荔彤：病人欲吐者，气逆上冲也，有可吐者，病在上则越之可也，如不可吐者，则顺气止逆治之，使无吐可也。断不可误为攻下，逆其性而折之，使邪愈深入而难于调顺也。此误下之戒，于呕吐门中首宜知忌者也。（《金匮要略方论本义》）

［按语］ 在临床上，病人有想吐之势，首先应当辨清欲吐的原因。若属于脾胃功能失调，则应当调理脾胃，和胃降逆；如有邪气干胃，无论有形之邪，或无形之邪，都应当促其病邪的驱除。有热者清热；有湿浊者，芳化湿浊，有寒者，当温胃散寒。如果胃中有痰浊宿食，各种异物或中毒，则不仅不能用下法，且应当及时涌吐洗胃，使有碍于胃气和降的因素迅速消除，则呕吐即可止。

哕而腹满，视其前后①，知何部不利，利之即愈。（七）

注释 ① 前后："前"指小便，"后"指大便。

［语译］ 病人呃逆而腹部胀满时，应当询问病人大小便情况，看何部不利，然后通其大便或利其小便，则呃逆可愈。

［提要］ 论呃逆实证的治法。

［阐析］ 病人呃逆，同时又有腹部胀满见证的，应当查明腹满的原因。《素问·宣明五气论篇》说"胃为气逆多哕"，但有虚实之分。仲景指出哕而腹满，利之愈，说明属于实证呃逆。病人呃逆而见腹满，多因大小便不通，气逆迫胃，故医生应当询问病情，分清是前部小便不利，或是后部大便不通。此二者都可导致气机上逆，形成呃逆，故尤怡说："病在下而气溢于上也。"哕而腹满，大便不通畅，是因实邪内阻，府气不通所致；哕而腹满，小便不利者，是因水湿阻滞，气化不利所致。应当分别论治。后世医家朱奉议《活人书》对本条指出了"前部不利者，猪苓汤；后部不利者，调胃承气汤"的治法，可供参考。

[选注]赵以德：哕者，无物有声之谓也。腹满而为实，实则气逆而作哕，故必视其前后何部不利而利之，则满去而哕自止矣。（《金匮玉函经二注》）

魏荔彤：胃气上逆冲而为哕，治法当视其前后，审大小便调不调也。前部不利者，水邪之逆也，当利其小便而哕愈。后部不利者，热邪实也，当利其大便而哕愈。（《金匮要略方论本义》）

[按语]前条论病人欲吐不可用下法，本条论呃逆是因大小便不通利应当用下法，重点提示了不可见呕止呕，见哕止哕，都应当遵循审证求因，辨证论治的原则。

呕而胸满者，茱萸汤主之。（八）

茱萸汤方：

吴茱萸一升　人参三两　生姜六两　大枣十二枚

上四味，以水五升，煮取三升，温服七合，日三服。

[语译]　呕吐而同时有胸部胀满的，用吴茱萸汤治疗。

[提要]　论胃虚寒凝呕吐的证治。

[阐析]　呕吐之病，既可见于实热证，也可见于虚寒证。本条是属于胃虚寒凝，水饮内停，浊阴不降，阴乘阳位，胸阳不展，气机不利，气逆迫胃，胃失和降所致的呕吐，故呕而胸满。正如陈修园说："若呕而胸满者，是阳不治，阴乘之也。"（《金匮要略浅注》）故用吴茱萸汤温中补虚、散寒降逆，方中吴茱萸、生姜温胃散寒，和胃降逆，化饮止呕，人参、大枣益脾安胃，温中补虚。

[选注]　徐彬：胸乃阳位，呕为阴邪，使若胸之阳气足以御之，则未必呕。呕亦胸中无恙也，乃呕而胸满，是中有邪来乘虚袭胸，不但胃不和矣。虚邪属阴，故以茱萸之苦温，善驱浊阴者为君；人参补虚为佐，而以姜枣宣发上焦之正气也。（《金匮要略论注》）

[按语]　根据《伤寒论》和本条所论，吴茱萸汤主要用于治疗胃虚寒饮呕吐；厥阴寒结头痛；少阴虚寒下利呕吐。后世的应用有很大发展，特别近年来用于治疗现代医学所称的慢性胃炎，胃神经证，神经性呕吐，神经性头痛，梅尼埃病，三叉神经痛等病，都有很好的疗效。但均应按照中医辨证论治的原则，证属于虚寒，以阴寒湿浊为主要发病原因的，用之更

为适宜。

干呕，吐涎沫，头痛者，茱萸汤主之。方见上。（九）

［语译］ 病人干呕，吐涎沫，又兼有头痛的，用吴茱萸汤主治。

［提要］ 论胃虚肝寒上逆的呕吐证治。

［阐析］ 病人有呕吐之声，而无吐出之物，故称为干呕。又因病人胃气虚寒，饮邪上泛，但虚寒重而饮邪少，正如《金匮·水气病》篇说："上焦有寒，其口多涎。"所以病人表现为干呕，吐涎沫。病人不仅胃虚有寒，尚有厥阴肝经寒气上逆，故有头痛。无论干呕，吐涎沫，头痛，皆是胃气虚寒，饮邪内停，肝经寒气上逆所致，故用吴茱萸汤主治。

［选注］ 徐彬：干呕者，有声无物也。物虽无而吐涎沫，仲景曰，上焦有寒，其口多涎。上焦既有寒，寒为阴邪，格阳在上，故头痛。比胸满而呕，似有在上在下不同，然邪必乘虚，故用吴茱萸汤兼温补以驱浊阴。谓呕有不同，寒则一也。（《金匮要略论注》）

李彣：太阴少阴经从足至胸，俱不上头，二经并无头痛证。厥阴经上出额与督脉会于巅，故干呕吐涎沫者，里寒也。头痛者，寒气从厥阴经脉上攻也。不用桂附用吴茱萸者，以其入厥阴经故耳。余皆温补散寒之药。（《金匮要略广注》）

［按语］ 本条与第八条比较，一为呕吐胸满，一为干呕吐涎沫头痛。虽然症状有所不同，但其病机在本质上是一致的，都属于中焦虚寒，寒饮内停，阴寒上乘所致，故都用吴茱萸汤一并主治，是属异病同治之例。

呕而肠鸣，心下痞者，半夏泻心汤主之。（十）

半夏泻心汤方：

半夏半升（洗） 黄芩三两 干姜三两 人参三两 黄连一两 大枣十二枚 甘草三两（炙）

上七味，以水一斗，煮取六升，去滓，再煮取三升，温服一升，日三服。

［语译］ 病人呕吐而肠鸣有声，心下痞满，用半夏泻心汤主治。

［提要］ 论寒热错杂的呕吐证治。

［阐析］ 本条的主证是呕吐，肠鸣，心下痞。呕吐是由于胃气虚寒，

浊邪干胃，胃失和降。肠鸣，是中焦虚寒，浊邪干清，脾气下陷，故肠鸣有声。心下痞，即胃脘部痞塞满闷；由于中焦阳虚，寒热互结，胃不降浊，脾失健运，故心下痞。总由寒（湿）热错杂，痞塞中焦，升降失常，故上为呕吐，中为痞塞，下为肠鸣，所以用半夏泻心汤主治。方中人参、大枣、甘草、干姜温中益气，半夏降逆止呕，黄芩、黄连苦降泄痞。本方充分体现了攻补兼施，寒温并用，辛开苦降的治法。

［选注］ 赵以德：阴阳不分，塞而不通，留结心下为痞。于是胃中空虚，客气上逆为呕，下走则为肠鸣。故用是汤以分阴阳，水升火降，而留者去，虚者实。成无己注："是方连、芩之苦寒入心，以降阳而生阴也；半夏、干姜之辛热，以走气而分阴行阳也；甘草、参、枣之甘温，补中而复阴阳通上下也。"（《金匮玉函经二注》）

吴谦：呕而肠鸣，肠虚有寒也；呕而心下痞，胃实而热也；并见，乃下寒上热，肠虚胃实之病也，故主以半夏泻心汤。用参、草、大枣以补中气，半夏以降客逆，而干姜以胜中寒，芩、连以泻结热也。（《医宗金鉴》）

［按语］ 历代医家对本条病机的认识略有不同。赵以德认为是阴阳不分，塞而不通。尤怡认为是邪陷而中气痞塞，升降失常。《金鉴》认为是肠虚寒而胃实热，寒热虚实相错杂。其论述实质是一致的，应当互参。现代常用本方治疗消化性溃疡，急慢性胃肠炎，都有较好的疗效，以病人舌质红，舌苔黄腻，胃脘痞满为辨证要点。

干呕而利者，黄芩加半夏生姜汤主之。（十一）

黄芩加半夏生姜汤方：

黄芩三两　甘草二两（炙）　芍药二两　半夏半升　生姜三两　大枣十二枚

上六味，以水一斗，煮取三升，去滓，温服一升，日再夜一服。

［语译］ 病人干呕，又有下利的，用黄芩加半夏生姜汤主治。

［提要］ 论湿热干呕下利的证治。

［阐析］ 本条所论干呕而下利，其病机为湿热郁阻胃肠所致。湿热浊邪犯胃，胃气上逆则干呕；湿热郁迫于肠，脾失健运，不能分清别浊则下利。以方测证还应当有口苦，舌苔微黄而腻，腹痛肠鸣，脘腹作胀等见证。本病的重点在肠道，以治下利为要，干呕是伴发证，故用黄芩加半夏生姜

汤主治。方中黄芩、芍药清泄里热，半夏、生姜降逆和胃，化湿止呕；甘草、大枣调和诸药而安胃气。使湿热得以辛开苦降，则呕利即愈。

［选注］ 程林：中焦不和则气逆于上而作呕，迫于下而为利。故用半夏、生姜入上焦而止呕，甘草、大枣入中焦而和脾，黄芩、芍药入下焦而止利。如是则正气安而邪气去，三焦和而呕利止矣。（《金匮要略直解》）

魏荔彤：干呕而利者，邪在中而不在上下也。呕为热逆之呕，利为挟热之利。审谛已明，主之以黄芩加半夏、生姜汤可也。半夏半升，用辛苦以开之降之，而不伤于寒。黄芩、芍药一收一降，而邪热之在中，必由小肠而膀胱随小便以去。甘、姜、大枣益胃补中。乃治中有实热作呕下利之善计也。（《金匮要略方论本义》）

诸呕吐，谷不得下者，小半夏汤主之。方见痰饮中。（十二）

［语译］ 凡呕吐饮食不能下的，用小半夏汤主治。

［提要］ 论胃有停饮呕吐的证治。

［阐析］ 诸呕吐，泛指各种原因所致的呕吐，但本条主要是指水饮停胃，胃失和降所致的呕吐。胃主纳谷，以降为顺，水饮停于胃，胃气上逆，则不能纳谷。其证应有呕吐较剧，口不渴，舌质淡，苔白滑，心下痞，目眩心悸等见证。水饮停胃致呕，故用小半夏汤主治，以散寒化饮，和胃降逆。

［选注］ 赵以德：呕吐谷不得下者，有寒有热不可概论也。食入即吐，热也，朝食暮吐，寒也。此则非寒非热，由中焦停饮气结而逆，故用小半夏汤。（《金匮玉函经二注》）

沈明宗：此痰饮多而致呕之方也，外邪内入而呕，必自饮食稍进。此痰饮多而外邪少，拒格于胸胃之间，气逆而谷不得入。故用生姜散邪，半夏以消痰饮而止呕逆。（《金匮要略编注》）

［按语］ 医家对本条病因病机认识有所不同。赵以德认为是“中焦停饮气结而逆”；沈明宗认为是“痰饮多而外邪少”，强调痰饮为主，兼有外邪；魏荔彤则认为是“寒气格于上，而胃气虚冷于中”，强调虚寒。各家所论基本一致。小半夏汤是治疗胃有停饮的方剂，亦治痰饮和胃气虚寒之证，但若属于热性之呕吐，又当别论。

呕吐而病在膈上，后思水者，解，急与之。思水者，猪苓散主之。（十三）

猪苓散方：

猪苓　茯苓　白术各等分

上三味，杵为散，饮服方寸匕，日三服。

［语译］　膈上有病，引起呕吐，吐后，想饮水的，这是呕吐向愈，应及时给病人饮用。口渴想饮水的，用猪苓散主治。

［提要］　论水饮致呕吐的证治。

［阐析］　呕吐之病位本是在胃，但不言胃，而说病在膈上，这是因为膈热而饮水，但胃无燥热而不消水，水停于胃，膈热与水饮相搏，胃气上逆则呕吐，所以说"呕吐而病在膈上"。呕吐之后，膈热与水饮随呕吐去，邪去正安，胃阳将复，是呕吐病向愈之征，故病人呕吐之后而思饮水，此与本篇第二条"先呕却渴者，此为欲解"同理，所以说"后思水者，解"。既然是水去阳复，渴思饮水，就应当因势调治，少少与水饮之，以滋其虚燥，令胃气和则愈，所以说"急与之"。本证属于膈热脾虚之证，因而导致了因膈热而渴，渴饮多而呕，呕吐后又思饮水的病理。若思水而贪饮，则会有旧饮虽去，而新饮又复发的可能，尚需用药物治疗，故仲景继用猪苓散主治。因本有水饮，用散剂有助胃气以散水饮之力，故用散而不用汤。方中猪苓、茯苓淡渗利水，白术健脾除湿，使水湿下走，脾胃健运，则呕吐自愈。

［选注］　尤怡：病在膈上，膈间有痰饮也。后思水者，知饮已去，故曰欲解，即"先呕却渴者，此为欲解"之义。夫饮邪已去，津液暴渴，而思得水，设不得，则津亡而气亦耗，故当急与。而呕吐之余，中气未复，不能胜水，设过与之，则旧饮方去，新饮复生，故宜用猪苓散以崇土而逐水也。（《金匮要略心典》）

高学山：急与之义有二：盖呕吐则液干，不急与水济之，致生烦热懊侬之变者，一也；又虚阳新复，而饮机自动，不急应之，则神机燥涩，而其阳终复者，二也。然病后饮水，又恐行迟积饮，此渗浊培土之猪苓散，为不可失矣！（《高注金匮要略》）

［按语］　本条的重点在于"后思水"。病人呕吐以后想饮水，说明病情不重，病程不长，胃阳自复，中阳未致虚寒，只是一时性的呕吐，伤及了津液。故一方面及时饮水与调养，另一方面只用健脾利水之剂，而不用温补温化之品，使其淡渗化饮而不伤阴。

呕而脉弱，小便复利，身有微热，见厥者，难治，四逆汤主之。（十四）

四逆汤方：

附子（生用）一枚　干姜一两半　甘草二两（炙）

上三味，以水三升，煮取一升二合，去滓，分温再服。强人可大附子一枚，干姜三两。

［语译］　病人呕吐以后，脉象微弱，小便反而通利，身体微有发热，四肢逆冷的，比较难治，用四逆汤主治。

［提要］　论虚寒呕吐而阴盛格阳的证治。

［阐析］　病人呕吐而脉象微弱，说明呕吐日久，胃气大伤，化源不及，气血虚衰。病人本来有呕吐而小便自利，继呕吐加剧之后，而小便反而更多，故称为"复利"。这是由于呕吐日久，脾胃阳虚不能运化，下焦阳气虚衰，肾失气化和固摄所致。阴寒内盛，血脉不利，故四肢不温。阴盛于内，格阳于外，虚阳外越，故身有微热。病人呕吐甚而见此诸证，是阴盛格阳，阳虚欲脱之危候，故用四逆汤急救回阳。有阳气欲脱的危险，所以说难治。仍用四逆汤治疗。方中附子回阳救逆，干姜温中散寒，甘草益气和中，达温中散寒、回阳救逆之功。

［选注］　高士宗：呕者水去，寒犹在上，小便当少，今复利者，寒又在下也。脉弱者，气衰于内，身微热者，格阳于外。呕证如是，则上下寒而内外虚。若见手足逆冷而厥者，则表里阴阳之气不相顺接，故为难治。四逆汤主之，生附子壮火回阳以治厥，干姜温脾暖胃以治呕，甘草安中调上下以治内外也。（《高注金匮要略》）

魏荔彤：呕而脉弱者，胃气虚也。小便复利，气不足以统摄之，脱而下泄也。身有微热见厥，内积阴寒，外越虚阳，阳衰阴盛，其呕为阳浮欲越之机也。见此知为难治，非寻常火邪痰饮之呕也。主之以四逆汤，益阳安胃，温中止逆，亦大不同于寻常寒热错杂治呕之方也。附子辛热，干姜辛温，甘草甘平，强人倍用，以急回其阳，勿令飞越，则呕可止也。（《金匮要略方论本义》）

［按语］　前面所论各呕吐证，是局部寒证或寒热错杂的呕吐，病势较轻。本条则是以阴盛格阳，阳虚欲脱为主，呕吐次之，故以温中回阳为治

法。方后说，强人可大附子一枚，目的在于加强回阳壮火之力。

呕而发热者，小柴胡汤主之。（十五）

小柴胡汤方：

柴胡半斤　黄芩三两　人参三两　甘草三两　半夏半斤　生姜三两　大枣十二枚

上七味，以水一斗二升，煮取六升，去滓，再煎取三升，温服一升，日三服。

［校勘］　方中“半夏半斤”，《伤寒论》、《医统》本均作“半夏半升”。

［语译］　病人呕吐并且发热的，用小柴胡汤主治。

［提要］　论少阳邪热迫胃致呕的证治。

［阐析］　本条论述简略，结合《伤寒论》有关条文，应有心烦喜呕，往来寒热，胸胁苦满等症状。《伤寒论》103 条说：“有柴胡证，但见一证便是，不必悉俱。”邪郁少阳，故有发热；邪热迫胃，胃气上逆，故有呕吐。用小柴胡汤和解少阳之枢机，则热除呕止。方中柴胡、黄芩清解少阳之热，半夏、生姜降逆止呕，人参、大枣、甘草补虚安中，共达和解少阳、降逆止呕的目的。

［选注］　魏荔彤：呕而皮肤发热，伤寒少阳经证也，合以口苦咽干目眩，而少阳病全。但见呕而发热，虽非伤寒正病，亦少阳经之属也。主之小柴胡，表解里和而病愈矣。（《金匮要略方论本义》）

尤怡：呕而发热，邪在少阳之经，欲止其呕，必解其邪，小柴胡则和解少阳之正法也。（《金匮要略心典》）

［按语］　本条与前一条都有呕吐发热见证，但前一条是呕而脉弱，身有微热，四肢逆冷，病属阳虚寒逆，阴盛格阳，阳气有外越欲脱之势，故用回阳救逆的四逆汤主治。本条是呕而发热，未言脉弱，病属少阳邪热犯胃，致胃气上逆而作呕，故用和解少阳，降逆止呕的小柴胡汤主治。二证虚实寒热迥然不同，应注意鉴别。

胃反呕吐者，大半夏汤主之。《千金》云：“治胃反不受食，食入即吐。《外台》云：治呕，心下痞鞭者”。（十六）

大半夏汤方：

半夏二升（洗完用）　人参三两　白蜜一升

上三味，以水一斗二升，和蜜扬之二百四十遍，煮取二升半，温服一升，余分再服。

［语译］ 因胃反引起呕吐的，用大半夏汤主治。

［提要］ 补述虚寒胃反呕吐的治法。

［阐析］ 本条是根据前述胃反有关条文补出治法。病人有朝食暮吐，暮食朝吐，吐出宿谷清冷不化等见证，故称胃反呕吐。脾以升则健，胃以降则和。由于胃气虚寒，不能腐熟水谷，故宿谷不化，朝食暮吐，暮食朝吐。脾阳虚不能化气生津，肠道失于濡润，则可出现大便干燥如羊屎，胃肠燥结，失于和降，上逆而为呕吐。此概由脾胃虚寒，胃肠燥结，健运失职所致，故用大半夏汤主治，开结降逆，补虚润燥。方中重用半夏开结降逆，人参、白蜜补虚润燥。

［选注］ 魏荔彤：胃反而呕吐者，胃家久虚，食停气滞，旋食旋吐也。方以半夏为君者，开散寒邪，降伏逆气，洵圣药也。佐以人参补胃益气，白蜜和中润燥。服法多煮白蜜，去其寒而用其润，俾黏腻之性，流连于胃底，不速下行，而半夏、人参之功，亦可徐徐斡旋于中，其意固微矣哉。（《金匮要略方论本义》）

［按语］ 大半夏汤重用半夏降逆化浊，温胃止呕，同时又用人参、白蜜补虚润燥，温燥化浊与甘润补虚并用，是治疗虚寒胃反病的基本方剂。胃反呕吐病，与胃癌和食管癌、幽门梗阻有关，凡属虚寒者，可以本方为基础加减治疗。病人痰多胸闷者，加瓜蒌、薤白、枳壳；兼瘀血者，加当归、川芎、三七粉；虚燥者，加葛根、丹参、沙参、麦冬。

食已即吐者，大黄甘草汤主之。《外台》方：又治吐水。（十七）

大黄甘草汤方：

大黄四两　甘草一两

上二味，以水三升，煮取一升，分温再服。

［语译］ 吃完食物即呕吐的，用大黄甘草汤主治。

［提要］ 论胃肠实热呕吐的证治。

［阐析］ 食已即吐，是食物入胃顷刻即吐出。以方测证，多是由于胃肠实热积滞，腑气不通，火热上迫于胃的证候。亦即《素问·至真要大论篇》所说“诸逆冲上，皆属于火”之类，所以用大黄甘草汤主治。方中大黄

通腑泄热，甘草和胃止呕，使热随便泄，腑气通畅，胃气得降，则呕吐即愈。

［选注］ 程林：经云，诸逆冲上，皆属于火。食已即吐，是胃热上逆而不能容食，与反胃寒呕水饮不同，故用是汤以平胃热。（《金匮要略直解》）

尤怡：经云，清阳出上窍，浊阴出下窍，本乎天者亲上，本乎地者亲下也。若下既不通，必反上逆，所谓阴阳反作，气逆不从，食难入胃，而气反出之矣。故以大黄通其大便，使浊气下行浊道，而呕吐自止，不然止之降之无益也。（《金匮要略心典》）

［按语］ 本篇第六条所论"病人欲吐者，不可下之"是邪气干胃，正气有驱邪外出之势，要用因势利导，吐之则愈，不可用下法。第十六条所论"胃反呕吐者，大半夏汤主之"是脾胃虚寒、宿谷不化所致，治当辛温开结与甘润补虚并进。本条所论"食已即吐"是腑气不通，积热上冲于胃，或者胃中本有实热，并不是胃中见有形之实邪。本证以口苦，舌质红，舌苔黄，或兼有大便秘结为辨证要点。方用大黄甘草汤通腑泄热，荡涤胃热而止呕。此三者证有虚实寒热，有形无形，病位上下，病程的轻重久暂不同，临证时应当详审细辨。

胃反，吐而渴欲饮水者，茯苓泽泻汤主之。（十八）

茯苓泽泻汤方：《外台》云治消渴脉绝，胃反吐食方。有小麦一升。

茯苓半斤　泽泻四两　甘草二两　桂枝二两　白术三两　生姜四两

上六味，以水一斗，煮取三升，内泽泻，再煮取二升半，温服八合，日三服。

［语译］ 病人反复呕吐，吐后口渴欲饮水的，用茯苓泽泻汤主治。

［提要］ 论饮阻气逆呕渴并见的证治。

［阐析］ 大半夏汤主治的"胃反"，是朝食暮吐，暮食朝吐，宿谷不化。本条的"胃反"，是指病人反复呕吐之意。由于饮停于胃，胃气上逆则呕。饮停伤脾，脾失运化，津液不升，胃中虚燥，渴而引饮；饮水过多，脾胃再伤，水饮不化，水停愈多；呕吐愈甚，津愈不升，口渴愈甚，故呕吐与口渴并见。方用茯苓泽泻汤以健脾利水，温胃化饮。方中茯苓、泽泻、白术淡渗利水，健脾除湿，桂枝、生姜、甘草通阳化饮，和胃降逆。使气化水行，胃气得降，呕渴即止。

［选注］ 黄树曾：此证由于饮留于中，碍脾之输，竭肺之化，不能输水，不能化水为津，故渴欲饮水，水溢而化机仍窒。夫饮乃未化之水，客于一隅。（《金匮要略释义》）

李彣：吐而渴者，津液亡而胃虚燥也。饮水则水停心下。茯苓、泽泻降气行饮，白术补脾生津，此五苓散原方之义也。然胃反因脾气虚逆，故加生姜散逆，甘草和脾。又五苓散治外有微热，故用桂枝。此胃反无表热，而亦用之者，桂枝非一于攻表药也，乃彻上彻下，达表里，为通行津液、和阳散水之剂也。（《金匮要略广注》）

［按语］ 茯苓泽泻汤是五苓散去猪苓加生姜、甘草而成。茯苓泽泻汤证与五苓散证有相似之处，都因饮邪为患，但有部位和主证不同。前者是胃有停饮，脾失运化，以呕渴并见为主证；后者是膀胱气化不行，水停下焦，以小便不利为主证。

吐后，渴欲得水而贪饮者，文蛤汤主之。兼主微风，脉紧，头痛。（十九）

文蛤汤方：

文蛤五两　麻黄三两　甘草三两　生姜三两　石膏五两　杏仁五十枚　大枣十二枚

上七味，以水六升，煮取二升，温服一升，汗出即愈。

［语译］ 病人呕吐之后，口渴想喝水而贪饮的，用文蛤汤主治。兼治微受风邪的脉紧，头痛。

［提要］ 论呕吐后口渴贪饮兼表邪的证治。

［阐析］ 病人呕吐以后，出现口渴引饮，是由于病人胃中饮热互结，吐后水去热存，余热未清，津液亏损，失于滋润，所以口渴欲饮水。或有脉紧，头痛恶风寒，这是感受外邪未解所致，故用文蛤汤以清热生津，解表散邪。方中文蛤、石膏清热生津，润燥止渴，麻黄、杏仁宣肺发表，生姜、大枣、甘草安中和营卫，使表解热清，则口渴自愈。

［选注］ 徐彬：此即前之渴欲饮水也。贪饮是水不足以止其燥，况在吐后，而非胃反者，则虚少热多，故用文蛤之咸寒清热散结为主。而以麻杏甘石疏其气分之热，姜枣宣散上焦之邪。然麻黄发其阳，故亦主微风，但方似以清热为主。设脉紧，紧为寒，格火在上，故头痛。赘此一句，以示

壅热贪饮之人，脉紧头痛，在所或有。正与前干呕吐涎沫条中注头痛相等也。然不吐涎沫，胸寒少，故麻杏可愈。（《金匮要略论注》）

尤怡：吐后水去热存，渴欲得水，与前猪苓散证同。虽复贪饮，亦止热甚而然耳，但与除热导水之剂是矣。乃复用麻黄、杏仁等发表之药者，必兼有客邪郁热于肺不得解故也。观方下云汗出即愈，可以知矣。曰兼主微风脉紧头痛者，因麻杏甘石擅驱风发表之长耳。（《金匮要略心典》）

[按语] 医家对本条的认识有所不同。柯琴认为此条原文应为《伤寒论》太阳病篇的“文蛤散”条，而另有“微风，脉紧头痛”方才为文蛤散汤所宜。《金鉴》认为文蛤汤主之五字，应当在“头痛”之下。徐彬认为贪饮是水不足以止其燥，虚少热多，故方以清热为主。尤怡认为是吐后水去热存，兼有客邪郁热，呕后贪饮是为止其热甚，故方用除热导水之剂。程林认为贪饮者，饮水必多，多则淫溢上焦，必有溢饮之患，认为以饮邪为主。据原文精神和各家认识，《金鉴》认识可从，而尤怡里热兼有外邪的认识更为全面。

干呕，吐逆，吐涎沫，半夏干姜散主之。（二十）

半夏干姜散方：

半夏　干姜等分

上二味，杵为散，取方寸匕，浆水一升半，煎取七合，顿服之。

[语译] 病人干呕，胃气上逆，吐涎沫，用半夏干姜散主治。

[提要] 论脾胃阳虚寒饮呕逆的证治。

[阐析] 干呕、吐逆、吐涎沫可以单独出现，也可以同时发生。皆是由于中阳不足，胃中虚寒不能降浊，脾阳虚弱不能散津，寒饮不化，变生痰涎，随胃气上逆而唾吐涎沫。即所谓脾寒则涎不摄，胃寒则气上逆，故干呕吐逆，或吐涎沫。方用半夏干姜散治疗。方中半夏降逆止呕，温化水饮；干姜温中散寒。方后强调浓煎顿服之，是使其药力宏厚而收效更捷。

[选注] 魏荔彤：干呕吐逆吐涎沫者，胃中虚寒，津液变为涎沫，虚邪非实邪可知矣。主之以半夏干姜散方，犹之小半夏汤，唯易生姜为干姜。生姜性偏上而发越，不如干姜之专功理中也，用意亦甚微也。（《金匮要略方论本义》）

尤怡：干呕吐逆，胃中气逆也。吐涎沫者，上焦有寒，其口多涎也。与前条干呕吐涎沫头痛不同。彼为厥阴阴气上逆，此是阳明寒涎逆气不下而已。故以半夏止逆消涎，干姜温中和胃，浆水甘酸，调中行气止呕逆也。(《金匮要略心典》)

[**按语**] 本篇第九条说“干呕，吐涎沫，头痛者，茱萸汤主之”，本条说“干呕，吐逆，吐涎沫，半夏干姜散主之”；二者似同，但也有不同。前者是胃虚有寒挟厥阴肝寒之气上逆，虚甚而饮邪少，故用吴茱萸汤主治。方中用吴茱萸苦辛温散，以降肝寒之逆；重用生姜温胃化饮，和胃止呕；人参、大枣安中补虚。后者是寒饮内盛，胃气上逆为重，故用半夏干姜散主治。方中半夏重在降逆化饮，干姜温中止呕。二者皆属寒饮之证，但有偏重肝胃之别，虚实程度之异，治法亦各有侧重。

病人胸中似喘不喘，似呕不呕，似哕不哕，彻心中愦愦然无奈[①]者，生姜半夏汤主之。(二十一)

生姜半夏汤方：

半夏半升　生姜汁一升

上二味，以水三升，煮半夏，取二升，内生姜汁，煮取一升半，小冷，分四服，日三夜一服。止，停后服。

注释 ① 彻心中愦愦然无奈：“彻”，通彻牵联之意。全句形容病人整个心胸烦闷懊侬之极，有难于忍受而无可奈何的感觉。

[**语译**] 病人心中好像气喘，而实则不喘；好像是呕，而实则不呕；好像是呃逆，而实则没有呃逆。但整个心胸烦闷懊侬无可奈何，当用生姜半夏汤主治。

[**提要**] 论寒饮搏结胸中的证治。

[**阐析**] “胸中”与“心中”包括心肺和胃在内。胸为气海，是清气升降出入的道路。由于寒饮搏结胸中，气机升降出入受阻，影响到肺胃，凌迫于心，故有是诸多症状。寒饮及肺，则清气不布，肺气被郁，但由于肺的宣肃功能间接受到影响，并不是肺之本脏自病而喘，故“似喘不喘”。寒饮及胃，胃气受阻，但并非胃府自病，只有欲呕之势，故“似呕不呕”。寒饮上逆至胸，胸阳不布，气机升达不利，故“似哕不哕”。胸中阳气受阻，逼迫于心，心阳被郁，气血不能温通畅行，心中感到烦闷懊侬，有难于忍受之苦，故“心中愦愦然无奈”。正如徐彬所说：“喘、呕、哕，俱上出之象，今有其象

而非，其实是膈上受邪，未攻肺，亦不由胃”。(《金匮要略论注》)病属寒饮搏结，治当辛温化饮，开郁散结，所以用生姜半夏汤主治。方中生姜汁温胃通阳散结，和胃止呕，半夏化饮降逆。

[选注] 赵以德：夫阳气受于胸中，布气息为呼吸，胸中心肺之分，清气之道也。阴邪闭之，则阻其呼吸往来，令气或促或搏或逆，有似呼喘呕与哕也。且心舍神者也，聚饮停痰则神不宁，故彻心愦愦然无奈也。用半夏辛温燥其湿饮，生姜之辛热散寒折逆，则阳得以布，气得以调，斯病可愈耳。(《金匮玉函经二注》)

尤怡：寒邪搏饮，结于胸中而不得出，则气之呼吸往来出入升降者阻矣。似喘不喘，似呕不呕，似哕不哕，皆寒饮与气相结之证也。且饮，水邪也，心，阳脏也。以水邪而逼处心脏，欲却不能，欲受不可，则彻心中愦愦然无奈也。生姜半夏汤即小半夏汤，而生姜用汁，则降逆之力少而散结之力多。乃正治饮气相搏，欲出而不出者之良法也。(《金匮要略心典》)

[按语] 小半夏汤，是半夏和生姜而重用半夏，其方义重在降逆化饮，赵以德说是“由中焦停饮，气结而逆”，故用小半夏汤。半夏干姜散，是半夏和干姜等分为末，其方义重在温中降逆，尤怡说“此是阳明寒气不下而已”。生姜半夏汤是半夏和生姜汁，而重用姜汁，其方义重在化饮散结；黄树曾说是“由于寒邪搏饮，结于胸中，阻其呼吸往来出入升降之机使然”。三方所主，有异有同，诸家所说，颇为确切。方后说“小冷分四服”，是因寒饮搏结，可拒热药而不纳，反致呕吐。此与《素问·五常政大论篇》所说的“治寒与热，凉而行之”的反佐法是一致的。“分四服”，即日服三次，夜服一次。因寒饮搏结，难于骤消，多次缓服，使其逐渐宣散胸中寒饮。

干呕，哕，若手足厥者，橘皮汤主之。(二十二)

橘皮汤方：

橘皮四两　生姜半斤

上二味，以水七升，煮取三升，温服一升，下咽即愈。

[语译] 病人干呕，呃逆，如果手足厥冷的，用橘皮汤主治。

[提要] 论胃寒气逆的干呕呃逆证治。

[阐析] 病人有干呕，呃逆，同时又有手足暂时厥冷者，这是由于外寒干胃，胃气被郁，中阳受阻所致。胃气本以和降为顺，胃为寒邪所阻，胃

寒气逆，则干呕。寒气动膈，则呃逆作声。寒邪袭胃，胃阳被遏，阳气不能通达温煦四肢，则手足厥冷。但这种厥冷是暂时性的，待寒去则厥止，并不属于四逆汤证类的阴盛阳衰证，所以方后说“温服一升，下咽即愈”，故用橘皮汤主治，方中橘皮理气和胃，生姜温胃散寒、降逆止呕，使阳通寒去，则干呕、呃逆、厥冷诸证自愈。

［选注］ 程林：干呕哕，则气逆于胸膈间而不行于四肢，故手足为之厥。橘皮能降逆气，生姜呕家圣药，小剂以和之也。然干呕非反胃，厥非无阳，故下咽气行即愈。(《金匮要略直解》)

吴谦：干呕哕，犹言干呕即哕也。东垣以干呕为轻，哕为重，识仲景措词之意也。哕而手足厥，乃胃阳虚，是吴茱萸汤证也。若初病形气俱实，虽手足厥，非阳虚阴盛者比，乃气闭不达于四肢也，故单以橘皮通气，生姜止哕也。(《医宗金鉴》)

［按语］ 以干呕、呃逆、手足厥而言，都有虚实寒热不同。本证属寒邪闭阻胃中，气机不能通达所致。程林强调是“气逆于胸膈而不能行于四肢”；吴谦强调“非阳虚阴盛，乃气闭不达于四肢”；尤怡说“非无阳，胃气不和则气不至”。各家措词虽有不同，但都认为是一时性的胃寒气闭，阳气不能达于四肢，非阳气虚衰的实质是一致的。具有病情轻，病程短暂，手足厥，但并不畏寒怕冷，脉象有力等特点。

哕逆者，橘皮竹茹汤主之。(二十三)

橘皮竹茹汤方：

橘皮二升　竹茹二升　大枣三十枚　人参一两　生姜半斤　甘草五两

上六味，以水一斗，煮取三升，温服一升，日三服。

［语译］ 呃逆证，用橘皮竹茹汤主治。

［提要］ 论呃逆属于气虚有热的治法。

［阐析］ 以方测证除病人呃逆有声而外，还应当有虚烦不安，手足心热，脉虚数，舌红少津，口干，气虚乏力等见证。是气虚有热，胃失和降，虚热动膈，气逆上冲所致。故用橘皮竹茹汤治疗，以补虚清热，降逆和胃。方中橘皮理气和胃，降逆止呃；竹茹清热安中；人参、甘草、大枣益气补虚。

［选注］ 魏荔彤：哕逆者，胃气虚寒固矣。亦有少挟虚热上哕者，何

以治，仲景主之橘皮竹茹汤。橘皮竹茹，行气清胃，而毫不犯攻伐寒凉之忌，佐以补中益气温胃之品，而胃气足，胃阳生，浮热不必留意也。(《金匮要略方论本义》)

李彣：哕有属胃寒者，有属胃热者。此哕逆因胃中虚热，气逆所致。故用人参、大枣补虚，橘皮、生姜散逆，竹茹甘寒，疏逆气而清胃热，因以为君。(《金匮要略广注》)

[按语] 本条所论呃逆，是虚寒多而郁热少的证型。故方药组成只兼用竹茹清热。重用姜、枣、甘草和橘皮配伍人参，实为理气温胃，补中益气为主之方。若真属于胃中有实热或湿热所致的呃逆，则非本方所宜。后世医家严用和用本方加茯苓、半夏、麦冬、枇杷叶，并命名为济生橘皮竹茹汤。增强了补虚清热之功，用于治疗气阴两虚，致胃气上逆的呕吐和呃逆证，可供临床参考。

夫六腑气绝[①]于外者，手足寒，上气，脚缩[②]；五脏气绝于内者，利不禁；下甚者，手足不仁。(二十四)

注释 ① 气绝：指脏腑生理功能协调失常，气机阻绝虚衰。《金鉴》云"气绝非谓脱绝，乃谓虚绝也。"

② 脚缩：指下肢痉挛性抽搐，或踡缩不能伸展。

[语译] 六腑气机衰竭于外，就会发生手足寒冷，气机上逆，下肢挛缩；五脏气机衰竭于内，就会发生难于制止的下利，下利严重的，手足麻木不仁。

[提要] 论呕吐呃逆和下利的病机和预后。

[阐析] 六腑为阳，主表而卫外，以胃为本。胃阳虚衰，阳气不能外达以温养四肢，则手足寒冷而不温和。胃失和降，故胃气上逆而发生呃逆或呕吐，所以说"六腑气绝于外者，手足寒，上气"。脾胃阳虚，津气不布，筋脉失去阴津的润养和阳气的温煦，则脚挛急踡缩。五脏主阴，肾为先天之本，脾为后天之本，由于脾胃阳虚，穷必及肾。肾阳虚衰，不能固摄内守，脾肾皆虚，清气下陷，故久利不禁。下利严重而久不止，阴损及阳，气血津液不足，筋脉失养，故手足麻木不仁，所以说"五脏气绝于内者，利不禁，下甚者，手足不仁也"。

[选注] 赵以德：六腑主表为阳，五脏主里为阴。阳为卫，阴为营。

六腑绝，卫先不行于外，故手足寒。阳主升，在息为呼，外绝则气上出，出而不反则下绝，下绝则筋急，故脚踡缩也。五脏绝，营先不行于内，则阴气去，大便属阴；故下利不禁，甚则血离于外，故手足不仁。（《金匮玉函经二注》）

徐彬：此言凡病危笃，必脏腑之气先绝，而脏尤主利也。谓人有利虽久而起居如平人，脏腑之气未绝故也。如六腑之气先绝于外，则六腑为阳，阳所以温手足，御三焦。气既绝于外，则手足无阳以运而寒。胸中无阳以御下焦之气，而上气，脚下之阳道不行，则有阴无阳，而脚缩不能伸。五脏气先绝于内，则肾不能为胃关而利不禁，不禁之极为下甚。手足因无阴以维阳，而脏气不相统摄，则为不仁，不仁者，伸缩皆不能也。（《金匮要略论注》）

［按语］ 呕吐，呃逆，下利之初，多是脾胃受病，但病久不愈，穷必归肾，并波及其余之脏。故在治疗本病时，首以调治脾胃为先，若病情日久及肾时，则又当脾肾同治。

下利[①]脉沉弦者，下重[②]；脉大者，为未止，脉微弱数者，为欲自止，虽发热不死。（二十五）

注释 ① 下利：本条的下利是指痢疾。

② 下重：指患痢疾病的里急后重。

［语译］ 患痢疾的病人，脉象沉弦的，有里急后重的症状；脉象大的，是痢疾没有停止；脉象微弱兼数的，是痢疾将要自行停止的表现，虽然有发热症状，但不会死亡。

［提要］ 从脉象推测痢疾的症状和预后。

［阐析］ 患痢疾的病人，若其脉沉弦并见，则沉主邪毒郁结在里，正气内陷，阳气不升。下重，即里急后重，欲便不能，数便而不止，并有腹中剧痛。此毒邪闭结在里不解，正盛邪实，病势急重，所以说下痢，脉沉弦者下重。痢疾病人脉大是大而有力。大则病进，主邪气亢盛，正气未安，痢疾未愈，故“脉大者为未止”。微弱之脉本主虚，数脉本主热，但是，微弱之脉见于痢疾病人“脉沉弦”或“脉大”之后，这是说明邪衰正气亦衰，其病将愈，况且是微弱脉中见数。数乃阳脉，此乃阴中生阳，是邪气渐衰，阳气渐复之征，所以说“脉微弱数者，为欲自止”。如果痢疾病下痢不止，或者是

下痢虽止而发热不止者，是阳亡于外，阴亡于内，邪气亦未去之危重证。故《内经》说“肠澼身热则死”。今脉微弱数，是体虚邪退，虽有发热，其病将愈，故说“虽发热不死”。

［选注］ 徐彬：下利者，里有邪气也，而上下轻重不同，皆于脉别之。假令脉沉则为寒，弦为气结。沉而弦，则为病邪结于下焦，故下体之阳道不行而重。脉大主实，邪盛，故大则为未止。微弱者，邪衰正亦衰也。数为阳脉，于微弱中见之，则为阳气将复，故知欲自止。下利热不止者死，谓阳亡于外，阴亡于内也。脉既微弱数，则邪去，邪去而发热，则虽有余邪，正将胜之，故曰不死。（《金匮要略论注》）

魏荔彤：下利脉见沉弦者，此滞下之病，非飧泄之病也。沉为阳陷入阴分。沉中见弦，为少阳之气不能宣达，故气随阳降而下重也。脉沉弦而大者，阳气陷入深而且多，故为未止。脉微弱者，阳气陷入浅而少，更兼见数，阳气勃勃，欲动于阴，斯易为升达也，故为欲自止，是以虽滞下而发热，亦不死也。若夫脉沉弦而大，再身见发热，阳邪入阴而炽盛，阴分受伤而煎耗，可以有死之道也。然善治之，升其阳，散其邪，救其津，保其阴，亦非尽可死之证也。（《金匮要略方论本义》）

［按语］ 本条从脉象推测痢疾病的轻重和预后。在临床上，脉大身热主病进，为正盛邪实，治以清热解毒，凉血止痢为要。脉弱身不发热主病退，为邪去正亦虚，治当健脾补虚为法。但若痢疾之后，邪毒盛实，或痢疾后伤津耗液，又当遵照魏荔彤所说，助阳气与救阴津并举。

下利手足厥冷，无脉者，灸之不温。若脉不还，反微喘者，死。少阴负趺阳[①]者，为顺也。（二十六）

注释 ① 少阴负趺阳：少阴脉主候肾，趺阳脉主候脾，少阴负趺阳，即少阴脉小于趺阳脉。

［语译］ 病人下利，四肢厥冷，诊不到脉搏，用灸法治疗以后，四肢仍不转温，脉亦不复，反而又出现微喘的，多主死证。但若少阴脉小于趺阳脉的，此为顺证。

［提要］ 论下利死候与顺证的鉴别。

［阐析］ 脾主四肢，心主血脉。患痢疾的病人，因脾阳受损，不能温煦四肢，心阳亦衰，脉气不充，故下痢，四肢厥冷而无脉。无脉者，是

脉伏弱而不起，此时脾肾皆虚，用灸法尚不能温中回阳，四肢仍不见温，若脉不复还，更加出现微喘者，是阴气竭于下，阳气脱于上，胃气将绝，阴阳离决之危候，脉无胃气则死。若病人下痢甚，正气亦虚，但在未喘之际，诊得少阴脉小于趺阳脉，此为肾阳资生于脾胃。胃气尚存，脉得胃气则生，脾胃阳气来复，病有生机而可向愈，所以说“少阴负趺阳者，为顺也”。

［选注］ 赵以德：手足诸阳之本，十二经脉之所由起也。论曰，脉者血之府，气主煦之，血主濡之，是气司脉之动息，血充脉之形体也。血不自至，必气以运之。气即阳也，火也，若阴寒之气盛，则阳火之气衰，不能布散通于经脉，津液亦不行，聚而下痢，所以脉无而手足冷矣。若残阳尚根于中，未竭于脏者，则以艾灸接引孤宿之火，布散经脉，手足温则生。其阳已绝于脏，止息呼吸之息，用艾灸之，无根之阳反从艾火上炎，奔迫为喘而脱矣，故死。夫趺阳胃脉土也，少阴肾脉水也，负者克也。若少阴受负于趺阳，是后天之阳尚存，阴寒犹可回，故为顺也。（《金匮玉函经二注》）

陈念祖：下痢手足厥冷，阳陷下不能行于手足也。无脉者，阳陷下不能充于经脉也。灸之起陷下之阳，手足应温而竟不温，然手足虽不温，而犹望其脉还为吉兆。若脉亦不还，反加微喘者，是下焦之生气不能归元，而反上脱也，必死。所以然者，脉之元始于少阴，生于趺阳，少阴趺阳为脉生死之根。少阴脉不至，则趺阳脉不出，故少阴在下，趺阳在上，故必少阴上合而负于趺阳者，戊癸相合，脉气有根，其证为顺也。其名负奈何，如负载之负也。此言下痢阳陷之死证，而并及于脉之本原也。（《金匮要略浅注》）

［按语］ 上条言下利脉微弱数者为欲自止，本条言少阴负趺阳为顺，二者都说明先天肾之元阳未绝，后天脾胃尚有生机，故其病可愈。但上条言脉大发热，本条言下利厥冷脉伏，这是仲景明示痢疾之病，亦有寒热阴阳虚实证不同，对临床治疗痢疾病有原则的指导意义。

下利有微热而渴，脉弱者，今自愈。（二十七）

［语译］ 病人下利，身有轻度发热，口渴，脉象弱，其病将愈。

［提要］ 论阴寒下痢病将愈的脉证。

[阐析] 本条所论下利，指泄泻病人如果脉实身大热，则说明正盛邪实，其病势未衰。若泄泻以后，病人只有轻度发热，并且有口渴思饮，脉象虽弱，但平静不躁，则微热而渴是胃阳将复，脉弱为邪气衰而正气安，故其病将自愈。

[选注] 徐彬：下利本客寒伤里，苟非直中阴证，必阴阳互胜，阴胜难愈，阳胜易愈。假令微热，是邪出表也。而渴是胸中阳胜也，且脉弱则在里之邪气少矣。虽不治之，邪去正自复，故令自愈，不必喜功生事也。(《金匮要略论注》)

程林：下利大热而渴，则偏于阳；无热不渴，则偏于阴，皆不能愈。以微热而渴，知阴阳和，脉弱知邪气去，故即自愈。(《金匮要略直解》)

下利脉数，有微热，汗出，今自愈；设脉紧为未解。(二十八)

[语译] 病人下利以后脉数，身有微热而汗出，是其病将自愈之征；假设病人脉紧，是邪气未解，其病未愈。

[提要] 论下利病自愈与未解的脉证。

[阐析] 假如湿热下利之病，若脉数则为邪热未解，其病不愈。但本条所论是属于脾肾两虚的下利。病人在虚寒下利之后出现脉数，则数脉为阳，是阳气来复，并不是邪气未尽之征。加之身有微热汗出，此为邪去正安，表和里解，阳气宣通的表现，故云"自愈"。假如病人下利之后脉紧者，说明表邪未解，阳气未通，寒邪仍盛，所以说"设脉紧，为未解"。

[选注] 程林：寒则下利，脉数有微热，则里寒去，汗出则表气和，表里俱和，故今自愈。设复紧者，是知寒邪尚在，是为未解也。(《金匮要略直解》)

吴谦：下利脉数，内热利也；微热汗出，其邪衰矣，故今自愈。设脉紧者，是表未衰，故为未解也。(《医宗金鉴》)

[按语] 本条所论"脉数"，应当是脉弱而数，并非数实之脉。与本篇二十五条所说的下利后，"脉微弱数者，为欲自止"的意义相同。若其脉数实，则为邪热盛而下利未止。从本条文义看，"下利脉数"，应是下利，一时伤阳，邪衰则阳复，脉由不数至微数，进而出现微热汗出，表里和而病自愈。

下利脉数而渴者，今自愈；设不差，必圊脓血[①]，以有热故

也。(二十九)

注释 ①圊:(qìng清),本义是"厕也",在此即大便之意。

[语译] 病人下利,脉象数而口渴的,病将自愈;假设病不愈的,大便必下脓血,因为有热的缘故。

[提要] 论虚寒下利自愈与便脓血的病机。

[阐析] 本条是承前二条,继续论述虚寒下利以后,阳气来复,其病自愈,或阳复太过,其病加剧的脉证和病机。今下利之后,出现脉微数而口渴思饮,此为邪随利去,阳气来复,是其病向愈的表现,故说"今自愈"。设若病人下利之后,其病不愈,反而表现出脉象数实,发热,甚则下利脓血。这是由于下利伤阴,阳复太过。邪热灼伤肠络,必圊脓血。故说"设不差,必圊脓血,以有热故也"。

[选注] 徐彬:数脉与渴并见,亦是阳胜,故令自愈。设不差,则寒既退而病不退,不宜责寒矣。乃热多反动其血,故曰必圊脓血,以有热故也。(《金匮要略论注》)

魏荔彤:此言下利固以阳气有余为吉,然又不可太盛,成热邪伤阴,致阳复有偏胜之患。(《金匮要略方论本义》)

下利脉反弦,发热身汗者,自愈。(三十)

[语译] 病人下利,脉象反而弦,但身有发热汗出的,其病自能愈。

[提要] 再论虚寒下利向愈的脉证。

[阐析] 虚寒下利,邪气内陷,其脉当沉而不应当弦,今脉弦,故说脉反弦。但此脉之弦并不是沉弦,也不是弦大而实,而是浮脉之中兼有弦象。同时有发热汗出的见证,此热是微热,汗亦是微汗。这是下利以后,邪随利去,阳气来复,表和里解,营卫调和的表现。故仲景说,发热身汗者,其病可自愈。

[选注] 赵以德:此脉初不弦后乃弦,故曰脉反弦。弦者必轻虚,春脉也,见少阳之气升发矣。阳气久为阴寒所复,下陷聚液成利。一旦得升发之,攻其阴邪,从而走表,发汗而散,故利自愈。(《金匮玉函经二注》)

魏荔彤:下利脉不沉而见弦,则浮而弦也。浮而弦,阳气由少阳升达之象,知不陷下而升上也。故发热身汗,只为阳升利止之象,而不必他疑

也，所以必其人方自愈也。(《金匮要略方论本义》)

下利气者，当利其小便。(三十一)

［语译］ 病人下利而矢气的，应当用利小便的方法治疗。

［提要］ 论下利气的证治。

［阐析］ 病人下利与矢气同时并见，气随利失，频作不已，名曰下利气。发生本病的主要原因是脾虚湿盛。气郁湿滞，脾失健运，清浊不分，使清阳不升而中气下陷，故水湿与郁气并下。本证虽有脾虚的一面，但以水湿过盛为主，故仲景指出当利其小便。通过利小便以实大便，使水湿从小便而去，湿去则气行，气机通畅，则下利已而矢气得除。后世所谓"治湿不利小便，非其治也"实受本条启示。

［选注］ 魏荔彤：下利气者，下利矢气也。清气所化，出于小便，阳也。浊质所变，出于大便，阴也，人之常也。今清气出于大便，清浊阴阳不分也。法当利其小便，使清气仍自小便出，则下利可已矣。(《金匮要略方论本义》)

吴谦：下利气者，初利则为气郁于大肠而不外渗，水气并下，但当利其小便，输其渗泻之窍，气宣而利止也。久利则为气陷于大肠而不上举，又当于升补中兼利小便也。(《医宗金鉴》)

下利，寸脉反浮数，尺中自涩者，必圊脓血。(三十二)

［语译］ 病人下利，寸脉反而浮数，尺脉涩的，必大便脓血。

［提要］ 论述热利下脓血的病机。

［阐析］ 下利之病，多属于里证，但亦有阴阳寒热虚实不同。若下利属于阴寒证，其脉象应当沉而迟，若属于虚寒证，其脉象又当沉而弱。今病人下利，反而表现为浮而数，说明此下利属于阳热亢盛之证。寸脉候阳以主气，故寸脉浮数是为阳热亢盛。尺脉候阴以主血，故尺脉涩是为阴血不足，并主血脉滞涩。阳热亢盛，阴血不足，邪毒内瘀，热灼营腐，则下利脓血，所以说"下利脉反浮数，尺中自涩者，必圊脓血"。

［选注］ 赵以德：寸以候阳，尺以候阴，阳为气，阴为血，下利本属阴寒之病，当脉沉。今反寸脉浮数，则是阳盛于上，而下不以阴和。阴，血也，血不得与气和，则不荣经，不藏于肝则散入肠胃，故尺脉涩，血积为脓

也，须用利而出之。(《金匮玉函经二注》)

魏荔彤：下利寸脉反浮数，尺中自涩者，热在下也。寸脉浮数，阳欲升也。尺脉自涩，为阴所陷而不能升也。浮数者，热之浅而易散者也。涩者阴虚热盛，伤其下焦之血，血室中有胶凝之象，故尺脉见涩。人之肾水不足，则尺脉见涩，不知血室中血胶凝，则亦不足，故亦如水不足之见涩也。因而熏灼肠胃，变为脓血。此又热入之深，急宜清其下焦之实热也。(《金匮要略方论本义》)

下利清谷，不可攻其表，汗出必胀满。(三十三)

[语译] 病人下利清谷，不能用解表药强发其汗，误汗则必然导致腹中胀满。

[提要] 论虚寒下利禁用发汗法。

[阐析] 病人下利清谷，皆脾肾阳虚，阴寒内盛不能温化健运水谷所致。不仅有下利里虚寒的表现，由于中阳虚衰不能卫外，亦可有类似外感样的恶风恶寒见证。此时，里虚寒为本为急，外感风寒为缓为标。治疗时，应当急用四逆汤类，以温中救逆治其本，待中阳复而表寒自除。若误治其表，强攻辛散发其汗，则必致里阳更伤，寒凝气滞，增生腹中胀满之疾。所以仲景明确指出，“下利清谷，不可攻其表，汗出必胀满”。

[选注] 魏荔彤：下利清谷者，非唯下焦无实热，而且中脘有虚寒矣。法不宜攻其表，中虚则津亡，津亡则必小有热证见于外。若误以外感而发汗，汗出中益虚。阳散则阴凝，阴凝则胀满。此又不知表里之虚实寒热而误治之也。(《金匮要略方论本义》)

黄元御：下利清谷，脾阳陷败，虽有太阳表证，不可攻之，攻之汗出阳亡，清阳愈陷，浊阴愈逆，必生胀满。(《金匮悬解》)

下利脉沉而迟，其人面少赤，身有微热，下利清谷者，必郁冒[①]，汗出而解，病人必微热。所以然者，其面戴阳[②]，下虚故也。(三十四)

[校勘] 根据《伤寒论》365 条和《医统正脉》本，“病人必微热”之“热”字，应当为“厥”字。

注释 ① 郁冒：此处作郁热昏冒理解，详参《产后病》篇第一条。

② 戴阳：指虚阳上浮，面红如妆。

［语译］ 病人下利，脉象沉而迟，面色微有红赤，身有轻度发热，泻下没有消化的水谷，必然会有郁闷头昏，发热汗出而愈，四肢必然微有不温。这是由于面部戴阳，下元虚冷的缘故。

［提要］ 论虚寒下利而虚阳上浮的脉证和病机。

［阐析］ 下利病人脉象沉迟并见，说明阴寒内盛，下焦阳虚，阳不胜阴则下利。阴盛于下，阳浮于上，则病人戴阳而面色微见红赤。阴盛于内，格阳于外，则身体微有发热。阴寒内盛，脾胃阳虚，不能消食运化，则下利清谷。下利清谷的病人虽有虚阳上浮和格于外的表现，但下利亦是正气胜邪于外的表现。说明这种虚阳并不是即将脱越之阳，而是阴阳格拒，正邪相争的缘故。若病人在下利过程中，或在下利之后出现面稍赤，并感觉面热而头目昏冒，又身有微热汗出的，说明病人阳气虽虚，但尤能与阴邪相搏，正胜邪却，则汗出而病解。病解汗出之前，虽然是阳气将复，表里和，阴阳相顺接，但必竟是虚阳初复未盛，气血未定，尚不足以温养四肢，则四肢欠温，所以说“下利清谷者，必郁冒汗出而解，病人必微厥”。最后三句是仲景对本证病机的概括，说明下焦阳虚，阴盛格阳，虚阳上浮，是导致下利和戴阳的病机所在。

［选注］ 喻昌：太阳阳明并病，面色缘缘正赤者，为阳气怫郁在表，宜解其表。此之下利脉沉迟而面见小赤，身见微热，乃阴寒格阳于外，则身微热；格阳于上，则面稍赤。仲景以为下虚者，谓下无阳，而反在外在上，故云虚也。虚阳至于外越上出，危候已彰。或其人阳尚有根，或服温药以胜阴助阳，阳得复反而与阴争，差可恃以无恐。盖阳返虽阴不能格，然阴尚盛亦未肯降，必郁冒稍倾，然后阳胜而阴出为汗。邪从外解，自不下利矣。郁冒汗出，俨（yǎn 眼）有龙战于野。其血玄黄之象，阳入阴出，从危转安。（《医门法律》）

陈念祖：下利脉沉而迟，其为阴盛阳虚无疑矣。阳虚则气浮于上，故其面稍赤。虽身有微热，尚见阳气有根，其奈阳不敌阴，为下利清谷。而不能遂止者，是阳热在上，阴寒在下，两不相接，唯以大药救之。今阴阳和，上下通，必郁冒汗出而解。然虽解而病人必微厥。所以然者，其面戴阳，阳在上而不行于下，下焦阳虚故也。（《金匮要略浅注》）

［按语］ 对于阳虚阴盛而下利清谷的病人，治疗的基本大法是温中

助阳以胜阴，切忌任何苦寒泻火伤阳之剂。若病重，出现四肢不温，面部戴阳的假象时，应当以回阳救逆为先。用四逆汤之类温中回阳为宜。若误以为邪盛发热，而误用发汗或苦寒清里之法，皆可导致表里两伤，而反致病情加重。

下利后脉绝，手足厥冷，晬时[①]脉还，手足温者生，脉不还者死。（三十五）

注释 ① 晬时：即一昼夜，又称一周时。

［语译］ 病人下利以后诊不到脉搏，手足厥冷，待一昼夜之内，脉搏复出，手足转温的可生，若脉搏仍不复出的则死。

［提要］ 从下利的脉证判断预后。

［阐析］ 病人暴注下利，或者是久利之后，出现脉绝，四肢厥冷，都是阴津耗损，阳气虚脱，而致阴竭阳脱之证，说明病情危重。病人若在一昼夜之内脉搏恢复，四肢转温者，说明阳气来复，生机尚存，其病可治，故主生。若时至一昼夜，脉搏不出，四肢厥冷，则说明阴竭阳脱，阴阳离绝，生机息灭，故主死。

［选注］ 赵以德：脉者气血之候，下利脉绝，不唯无阳，亦且无阴。气血养神者也，气血亡，其脉亦绝。晬时复还，手足温，此可见气血暂息耳，故生；脉不还则亡矣，故死。所谓生者，非不治自生，救其气血，止其利也。（《金匮玉函经二注》）

陈念祖：此言生死之机，全凭于脉。而脉之根，又藉于中土也。其脉生于中焦，从中焦而注于手太阴，终于足厥阴，行阳二十五度，行阴二十五度，水下百刻一周，循环至五十度，而复会于手太阴。故还与不还，必视乎晬时也。通脉四逆汤，白通汤，或加胆尿，皆神剂也。（《金匮要略浅注》）

［按语］ 本条从脉搏的"绝"与"还"判断下利病的吉凶。就一般情况来看，因病情急，病程短，突然暴注下利者，其阳易伤，脉亦虚竭不出，但急用回阳救逆之方（如参附汤，或四逆汤，白通汤之类），则可使脉还肢温而愈。若病属久利不止，病程较长，阴阳之气逐渐虚衰，而出现脉绝肢冷，则其病难治，多主危重死证。

下利腹胀满，身体疼痛者，先温其里，乃攻其表。温里宜四逆汤，攻表宜桂枝汤。（三十六）

四逆汤方：方见上。

桂枝汤方：

桂枝三两(去皮)　芍药三两　甘草二两(炙)　生姜三两　大枣十二枚

上五味，㕮咀，以水七升，微火煮取三升，去滓，适寒温，服一升，服已须臾，啜稀粥一升，以助药力，温复令一时许，遍身漐漐，微似有汗者，益佳，不可令如水淋漓。若一服汗出病差，停后服。

[语译]　病人下利，腹部胀满，身体疼痛的，治当先温其里，再治其表。温里可用四逆汤，治表可用桂枝汤。

[提要]　论虚寒下利兼表证的治法。

[阐析]　病人患下利病，发生腹部胀满。这是由于中焦虚寒，脾胃阳虚，健运失职所致。下利腹满又兼有身体疼痛的，这是由于里阳虚而表阳亦虚，加之外感风寒，营卫不和所致。在《脏腑经络先后病》篇第十四条，已明确指出了表里同病时，应分先后缓急的治疗原则。凡表里同病，若正气不虚，应当先解其表，后攻其里。若正气已虚，又当先温里而后解表。本证下利腹满兼表证，里虚寒为急，应当先治里。此时若先行解表，则卫阳更伤而表亦不解，且有里阳虚脱之危。若表里同治，则里阳难复。故先用四逆汤温里以回阳，然后用桂枝汤解表以调和营卫。

[选注]　赵以德：下利腹胀满，内有虚寒也。表邪未解，故身体疼痛。以下利为重，先治其里，后治其表者，若《伤寒论》太阳证以医下之，续得下利清谷，身疼痛者，当先以四逆治其里，清便自调，然后以桂枝治其表即此意。(《金匮玉函经二注》)

尤怡：下利腹胀满，里有寒也。身体疼痛，表有邪也。然必温其里而后攻其表，所以然者，里气不充，则外攻无力，阳气外泄则里寒转增，自然之势也。而四逆用姜附，则寓散于温补之中，桂枝有甘、芍则兼固里于散邪之内，仲景用法之精如此。(《金匮要略心典》)

[按语]　仲景于方后对方药的煎服法论述详细，本条重点强调煎药时要用七升水，微火煮取三升，说明应当久煎。在服法上强调一次服一升，并加服热粥，以鼓舞胃气而助药力。在药后护理方面，强调要给病人加用衣被以保温，以助解表和营之功。并嘱注意观察病人，待全身汗出则

停药，不可大汗流漓，以免汗多伤阳。或减量缓服，以调理善后为宜。

下利三部脉皆平，按之心下坚者，宜大承气汤。（三十七）

［语译］　病人下利，寸关尺三部皆如平常人之脉象，用手触按心下，感到坚硬胀满的，要急用下法治疗，宜大承气汤。

［提要］　论下利属实的脉证和治疗。

［阐析］　下利之病，其证有虚实寒热不同，在脉象上亦有虚实之异。今下利而寸关尺三部皆平和如常脉，既没有浮大弦数之象，亦没有沉迟细弱之脉，此为热结胃肠，尚未影响到血脉的和调，故“三部脉皆平”也。所谓“心下”，是指胃脘和腹部而言。按之心下和腹部痞坚而胀满，此为实邪内结。但正气不虚，并有正气驱邪外出之机，故出现下利。当因势利导，通因通用，速下其实邪。务使实邪去，则痞坚散而泄利止。故仲景说：“急下之，宜大承气汤。”

［选注］　徐彬：下利三部脉皆平，不应胸中有病。然按之心下坚，此有形之物横于其中，未动气血，不形于脉，而病气所侵，渐将及脉，故宜急下之以杜渐。（《金匮要略论注》）

李彣：下利按之心下坚者，实也。设或脉见微弱，犹未可下。今三部脉皆平，则里气不虚可知。自宜急下之，此凭脉又凭证之法也。（《金匮要略广注》）

［按语］　对本条的“下利”，陈念祖认为是积滞泄泻；黄树曾认为是痢疾。临床上，对此二者都可用大承气汤为基础方，速攻其邪以杜其渐。

下利，脉迟而滑者，实也，利未欲止，急下之，宜大承气汤。（三十八）

［语译］　下利脉象迟而滑的，病属实证，下利还不会停止，应当急用下法，以大承气汤为宜。

［提要］　论下利当用下法的脉证。

［阐析］　病人下利见迟脉，为气滞，见滑脉为食积。“脉迟而滑”，是气滞食积于中焦，脾失健运，腑气不和，故为下利。实滞于内，邪尚未衰，下利亦不会停止，故当舍证从脉，宜用大承气汤急下之，以通腑泄热，实邪去则利止。

[选注] 成无己：脉迟者，食干物得之，滑者谷气实。脾胃不消水谷，以致下利者，以大承气去宿食，利自止矣。（转引自《金匮要略五十家注》）

吴谦：脉迟不能兼滑，唯浮取之迟，沉取之滑，则有之矣。今下利脉迟而滑，谓浮迟而沉滑也。浮迟则外和，沉滑则内实。欲止内实之下利，当下之，积去则止，宜大承气汤。下利脉反滑者，当有所去，下乃愈，宜大承气汤。（《医宗金鉴》）

下利脉反滑者，当有所去，下乃愈，宜大承气汤。（三十九）

[语译] 病人下利，脉象反而滑的，应当有实邪可攻，用下法治疗，其病即愈，宜用大承气汤。

[提要] 论下利脉滑的证治。

[阐析] 患下利的病人，若是热实，其脉当数，若是寒湿，其脉当迟，若是久利体虚，其脉当弱。而今反而脉滑，为内有宿食之故。正如《脉经》所说："脉滑者，为病食也。"既有宿食内停，当用下法。使宿食之实邪有所去除，则下利即愈，所以说"当有所去，下乃愈"。故宜大承气汤通腑泄实，实邪去而下利止。

[选注] 吴谦：下利脉反滑者，是病虚脉实，不相宜也。若其人形气如常，饮食如故，乃有当去之积未去也，下之乃愈，宜大承气汤。（《医宗金鉴》）

下利已差，至其年月日时复发者，以病不尽故也，当下之，宜大承气汤。（四十）

大承气汤方：见痉病中。

[语译] 病人初患下利，当时其病已愈，但以后每当到了原来曾经患下利的时期，而下利病又重新复发的，这是病邪没有除尽的缘故。应当用下法，以大承气汤为宜。

[提要] 论下利复发的证治。

[阐析] 下利病是泄泻和痢疾的总称。若是泄泻病，则病愈之后不会复发，尤其不会有周期性的复发。今下利病已经痊愈，而到了过去发病的时期又复发，说明多是因痢疾病治疗不彻底所致。由于病人个体差异，或者在医治过程中过早使用收涩滋补之剂，或药力不及，治不彻底，使痢

疾之邪伏留于内，暂时隐而不发，到了适合于痢疾发病的时期，又重新复发而下利，所以仲景说："病不尽故也。"这种愈而复发的痢疾，后世称为休息痢。因为有邪气未尽，而与外之时令相合为病，故当用下法，宜用大承气汤，通腑泄实务在尽除其邪，使之不再留邪复发。但不一定非用承气不可，故仲景说"宜用大承气汤"，而不言"主之"。如后世用枣肉或桂圆肉包鸭胆子服用，疗效较好。

［选注］ 赵以德：因四时之气所感而为积者，必有所合之脏蓄之。病下利已，去不尽，非其时，则所感之脏不王，故伏而不动，再遇其时，则乘王而动，动则下利自作，肠胃病积聚不尽，故当下之。（《金匮玉函经二注》）

沈明宗：此旧积之邪复病也。下利差后，至期年月日时复发者，是前次下利之邪隐僻肠间，今值脏府司令之期，能动旧邪而发。然隐僻之根未除，终不能愈，故用大承气汤迅速除之耳。（《金匮要略编注》）

下利谵语者，有燥屎也，小承气汤主之。（四十一）

小承气汤方：

大黄四两　厚朴二两（炙）　枳实大者三枚（炙）

上三味，以水四升，煮取一升二合，去滓，分温二服，得利则止。

［语译］ 病人下利谵语的，是肠中有燥屎，用小承气汤主治。

［提要］ 论胃肠实热下利的证治。

［阐析］ 胃肠实热内盛，燥屎内结，腑气不通，热结旁流，迫热下利，实热蒙闭心窍，上攻脑神，至神志不清而神昏谵语。并兼有潮热面赤，心烦不安，脉象滑数，腹痛等证。原文"有燥屎也"概括其病因，以"小承气汤主之"明其治法，此属省文法。

［选注］ 柯琴：下利是大肠虚，谵语是胃气实，胃实肠虚，宜大黄以濡胃，无用芒硝以润肠也。（转引自《金匮五十家注》）

魏荔彤：下利而谵语者，阳明病也，利虽不止，而燥屎在胃亦足格阻脾气，不能旋运而清浊不得分也。法当去其燥屎，主之以小承气汤，亦类于积聚之治也。（《金匮要略方论本义》）

下利便脓血者，桃花汤主之。（四十二）

桃花汤方：

赤石脂一斤(一半剉，一半筛末)　干姜一两　粳米一升

上三味，以水七升，煮米令熟，去滓，温服七合，内赤石脂末方寸匕，日三服；若一服愈，余勿服。

［语译］ 病人下利，大便有脓血的，用桃花汤主治。

［提要］ 论下利脓血属虚寒的证治。

［阐析］ 下利脓血的病证，亦有虚实的不同，本证是由于病人先有湿热下利，伤及中气，进而溃损肠络，脾不统血，血随利下，滑脱不禁，而成下利脓血之证。还应当有面色痿黄或㿠白，神疲乏力，舌质淡，脉细弱，脓血色暗或成瘀块，四肢欠温，隐隐腹痛，喜温畏寒等见证。故用温中健脾、涩肠止利的桃花汤主治。方中赤石脂理血，塞肠固脱；干姜温中散寒；粳米益脾安中，务使血止寒散，健运复常。

［选注］ 吴谦：初病下利便脓血者，大承气汤或芍药汤下之，热盛者，白头翁汤清之。若日久滑脱，则当以桃花汤养肠固脱可也。(《医宗金鉴》)

陈念祖：此为利伤中气及于血分，即《内经》阴络伤则便血之旨也。桃花汤姜、米以安中益气，赤石脂入血分而利湿热。后人以过涩疑之，是未读《本草经》之过也。"(《金匮要略浅注》)

热利下重者，白头翁汤主之。(四十三)

白头翁汤方：

白头翁二两　黄连三两　黄柏三两　秦皮三两

上四味，以水七升，煮取二升，去滓，温服一升，不愈，更服。

［语译］ 湿热下利而里急后重的，用白头翁汤主治。

［提要］ 论湿热下利的证治。

［阐析］ "热利"者，即湿热下利。"下重者"，即里急后重。湿热疫毒，蕴结肠道，血瘀肉腐，致成湿热下利。还应当有发热脉数，舌红苔黄，口苦口渴，腹痛腹胀等证。用白头翁汤以清热燥湿、凉血解毒。方中白头翁清热凉血，黄连、黄柏、秦皮苦寒燥湿、清热解毒。在临床运用本方时，尚应加入行气和凉血之味，因为行气则后重自除，凉血则脓血自止。

［选注］ 魏荔彤：热利下重者，滞下之病多热，不同于泄泻下利之证

多寒也。故名之曰热利，而以下重别之。（《金匮要略方论本义》）

吴谦：下利脓血，里急后重，积热已深，故以白头翁汤大苦大寒，寒能胜热，苦能燥湿，湿热去，下重自除矣。（《医宗金鉴》）

［按语］　本证与桃花汤证都有下利脓血，但有虚实不同。本证为湿热蕴结的下利实证，以里急后重，下利脓血为主证；而桃花汤是久利致虚，为虚寒滑脱，气血下陷之下利，无热，无里急后重，是为二者的区别。

下利后更烦，按之心下濡者，为虚烦也，栀子豉汤主之。（四十四）

栀子豉汤方：

栀子十四枚　香豉四合（绢裹）

上二味，以水四升，先煮栀子，得二升半，内豉，煮取一升半，去滓，分二服，温进一服，得吐则止。

［语译］　病人患下利病以后更加心烦，按之心下濡软的，属于虚烦，用栀子豉汤主治。

［提要］　论下利后虚烦的证治。

［阐析］　从本条所论下利后更烦可知，病人在下利之初，或在下利过程中就有心烦见证。今下利已止，但心烦较之于下利初更甚，故曰下利后"更烦"。心烦之证，有虚实不同，若属实证心烦，则有胸中痞满，按之坚而痛等见证。而本证是按之心下濡软，说明下利已止，内无有形之实邪积滞。而是下利之后，实热之邪虽去，但余热未尽，无形邪热郁于胸膈，扰及心神所致，故称为"虚烦"。用栀子豉汤轻剂以解郁除烦。方中栀子清热除烦，豆豉宣泄胸中郁热，郁热清则虚烦自愈。

［选注］　徐彬：虚实皆有烦，在下利已属虚也，更按之心下濡，则非痞结瘤满之比。故以栀豉轻涌之以撤其热。盖香豉主烦闷，亦能调中下气，而栀子更能清心肺胃大小肠郁火也。（《金匮要略论注》）

黄元御：利后阳泄不应生烦，乃更烦者，是阳复而有内热也。承气证之烦，心下硬满，是谓实烦。若按之心下濡者，是谓虚烦。缘阳复热升，熏蒸肺津而化涎沫。心气郁阻，是以烦生，宜栀子豉汤吐其瘀浊以清烦热也。（《金匮悬解》）

［按语］　栀子豉汤是解郁除烦的常用方剂，非专主涌吐，故当正确理

解"得吐则止"之义。

下利清谷，里寒外热，汗出而厥者，通脉四逆汤主之。（四十五）

通脉四逆汤方：

附子大者一枚生用　干姜三两强人可四两　甘草二两炙

上三味，以水三升，煮取一升二合，去滓，分温再服。

［语译］ 病人下利不消化食物，属里寒外热，汗出而四肢冷的，用通脉四逆汤主治。

［提要］ 论寒厥下利，阴盛格阳的证治。

［阐析］ 本条所论下利，是由于脾肾阳虚，阴盛于内，中焦虚寒，脾气将竭，失其消化健运之职，故下利清谷。阴盛格阳于外，虚阳外越，卫阳不固，则身热面赤汗出。里寒外热，真寒假热，阴从利而下竭，阳以汗而外脱，阴阳之气不相顺接，故汗出而厥，四肢逆冷。此为阴盛格阳，阴阳即将离绝之危重证，故急当用通脉四逆汤主治，以回阳救逆。通脉四逆汤即四逆汤倍用干姜，增用附子而成。四逆汤为附子一枚，本方是附子大者一枚，说明病情更为急重。方中附子大辛大热，破阴壮阳而复脉；干姜辛温，温中散寒而止利；炙甘草甘温健中益脾。三药合剂，相得益彰，功专力宏，共达回阳救逆之功。

［选注］ 赵以德：里寒外热，格阳于外也。阳不得内和，故下利清谷；阴不得外和，故发身热。凡汗出于阴，阳气和则热解。此出于相格，故热不去而阳气反虚，不能布于手足，而厥不止者死。发热汗不止者亦死。此二证兼之犹可治者，为其厥未至阳绝，汗未至阴脱也。（《金匮玉函经二注》）

尤怡：挟热下利者，久则必伤脾阴，中寒清谷者，甚者并伤肾阳。里寒外热，汗出而厥，有阴内盛而阳外亡之象。通脉四逆，即四逆加干姜一倍，所谓进而求阳，以收散亡之气也。（《金匮要略心典》）

下利肺痛[①]，紫参[②]汤主之。（四十六）

紫参汤方：

紫参半斤　甘草三两

上二味，以水五升，先煮紫参，取二升内甘草，煮取一升半，

分温三服。疑非仲景方

注释 ① 肺痛：历代医家认识不同。徐忠可，赵以德认为肺与大肠相表里，因大肠病而引起肺气不利，故发生肺痛。曹颖甫认为肺居胸中，肺痛即胸痛。陈修园认为文义不明，不敢强解，应当存疑。程云来认为肺痛疑是腹痛。就疾病的一般情况而言，下利而腹痛是其常，肺痛可能是腹痛之误，故程云来之说较为合理。

② 紫参：据《中药大辞典》拳参[备考]说："《唐本草》所载紫参及《本草图经》的'晋州紫参'，为蓼属拳参组植物。故本品亦即《本草》紫参中的一种。"拳参的性味苦凉，主治作用，清热镇惊，理湿消肿，治热病惊搐，破伤风，赤痢，痈肿，瘰疬。以紫参之名入药的品种较多，但根据年代及药用功能，药材性状等综合分析，本条紫参汤中的紫参应为《中药大辞典》所载的拳参为是。

[语译] 病人下利，腹部疼痛的，用紫参汤主治。

[提要] 论下利腹痛的治法。

[阐析] 《本经》说："紫参味苦辛寒，主心腹积聚，寒热邪气，通九窍，利大小便。"生甘草亦有清热解毒、和中安胃之功。方中味苦辛寒的紫参用半斤之多，是为主药，配甘草三两清热和中安胃，是为辅药。由此可知，本证应当是胃肠积热所致的下利腹痛。下利则清浊不分，当有小便不利，而紫参既主积聚寒热邪气，又能利大小便，故用紫参汤主治。

[选注] 徐彬：下利肺痛，此气滞也。紫参性苦寒，能通血气，本草主心腹积聚，寒热邪气。而好古谓治血利，故以此散瘀止痛耳。然太苦寒，故以甘草调之，即补虚益气矣。(《金匮要略论注》)

黄元御：肺与大肠为表里，肠陷而利作，则肺逆而痛生。而肺肠失位，缘中气之不治，脾土不升，而后肠陷，胃土不降，而后肺逆。紫参汤，甘草补中而缓急，紫参清金而破瘀，瘀开而气调，各复肺肠升降之阳，则痛定而利止矣。(《金匮悬解》)

气利[①]，诃黎勒散主之。(四十七)

诃黎勒散方：

诃黎勒散十枚(煨)

上一味，为散，粥饮和[②]，顿服。疑非仲景方。

注释 ① 气利：指下利滑脱，大便随矢气挟杂而下。

② 粥饮和：即用大米或其他谷物煮成稀粥，再与药物调和服用。

［语译］ 病人下利伴矢气的，用诃黎勒散主治。

［提要］ 论虚寒性气利的证治。

［阐析］ 气利之证，有虚有实。本条论述简略，以方测证，诃黎勒散即诃子研为细末。诃子性温味涩，有敛肺涩肠，止利固脱之功。对于虚寒久利，滑脱失禁，泄泻不止尤宜用本品。可知本证称气利者，是指久泄或久利不止的虚寒下利。由于久泄久利伤及脾胃，中气虚寒，气陷不举，气虚失固，而致滑脱下利不止。在下利的同时兼有矢气，故称为“气利”。用诃黎勒散主治，粥饮和服者，取其益胃肠，建中气之功。

［选注］ 吴谦：气利，所下之气秽臭，所利之物稠黏，则为气滞不宣，或下之，或利之皆可也。若所利之气不臭，所下之物不黏，所谓气陷肠滑，故用诃黎勒散以固肠，或用补中益气以举陷亦可。（《医宗金鉴》）

尤怡：气利，气与屎俱失也。诃黎勒涩肠而利气，粥饮安中益肠胃。顿服者，补下治下，制以急也。（《金匮要略心典》）

［按语］ 前三十一条所论“下利气者，当利小便”是脾虚湿盛，气郁湿滞，湿与郁气并下，清浊不分，虚实挟杂，以实为主，故用利小便以实大便为治法。本证为久泄久利，胃肠虚寒，中气下陷，致气利失禁，故用性温味涩的诃子为散，与粥饮和服，临证时，对虚寒滑脱泄利之证，可将本方与附子理中汤，或《金鉴》所述补中益气汤合用，收效更捷。同为气利，证有不同，治法亦有不同。

附　方

《千金翼》小承气汤：治大便不通，哕数[①]谵语。方见上。

［校勘］ 此方载于《千金翼方·卷十八·霍乱门》，方中厚朴二两（炙），大黄四两，枳实五枚（炙）。

注释 ① 哕数：指呃逆频作，病较急。

［语译］ 《千金翼方》用小承气汤治疗大便不通，呃逆频作，神昏谵语。

［提要］ 论阳明实热呃逆谵语的证治。

［阐析］ “哕”者，即呃逆也。呃逆之疾，有虚实寒热不同。本证用小承气汤治疗，证属实热，故其证应有呃逆频作，声响高亢，舌质红，脉数实，

面潮热，大便不通等。皆是由于阳明实热，腑气不通，实热浊气上逆动膈，干蒙清窍，影响脑神所致。病人出现大便不通，呃逆谵语，用小承气汤主治，意在通腑泄热，使实热浊邪随大便而去，则诸证自平。

《外台》黄芩汤：治干呕下利。

黄芩三两　人参三两　干姜三两　桂枝一两　大枣十二枚　半夏半升

上六味，以水七升，煮取三升，温分三服。

[语译] 《外台》黄芩汤主治呕吐无物，兼有下利的病证。

[阐析] 干呕下利之证，有寒热虚实不同。本条是属于寒热错杂而偏于寒重的干呕下利证。由于寒热互结中焦，脾失运化，胃肠失于和降，寒从下走则下利，热迫于胃，胃失和降则干呕。其病机与本篇第十一条近似，但以中焦虚寒为主，胃热次之，故用黄芩汤治疗。方中干姜、半夏温胃止呕，人参、大枣补脾益气，桂枝温中补虚，散寒邪，黄芩清热。诸药合用，共收调中散寒、和胃降逆、补虚清热之功。

结　语

本篇所论呕吐哕下利病，为临床治疗胃肠道疾病奠定了丰富的理论基础，展示了许多实用有效的方剂，对治疗胃肠消化系统疾病有很好的指导意义。

呕吐病的发生，多是由于各种致病因素导致胃失和降所致，故在治疗时，除消除致病之因而外，应当以和胃降逆、调理胃肠为基本治法。本篇所论呕吐，病属于实热证的，有邪郁少阳的小柴胡汤证，邪热犯胃的黄芩加半夏生姜汤证，胃肠实热的大黄甘草汤证。病属于虚寒证的，有胃虚寒逆的吴茱萸汤证，阴盛格阳的四逆汤证，胃虚肠燥的大半夏汤证。病属于寒热错杂的，有寒热互结的半夏泻心汤证。病属于虚实并见，水饮内停为主的，有茯苓泽泻汤证，半夏干姜散证，生姜半夏汤证。此外，论述了呕吐病的预后和治禁原则，即脉紧而涩，其病难治；呕家有痈脓，不可治呕，脓尽自愈；病欲吐者，不可下之。这些重要原则，对于临床有很好的指导意义。

哕病的产生，除胃肠气机上逆动膈而外，与肝失疏泄亦有关，在治疗时，应以和胃降逆，疏肝理气为基本治法。本篇所论哕病，有胃寒气闭的橘皮汤证，气虚有热的橘皮竹茹汤证，亦论及了实热证，但有论无方。后世医家朱奉议《活人书》根据原文精神，提出了“前部不利者，猪苓汤；后部不利者，调胃承气汤”的见解，可作临床参考。

下利之病，寒热虚实皆有，在治疗时，应谨守病机，随证施治。所论之证，属于实热的，有热结旁流的大、小承气汤证，湿热蕴结的白头翁汤证，下利气而湿盛者，当利小便。属于虚寒的，有脾肾阳虚下利的通脉四逆汤证，脾不统血下利脓血的桃花汤证，中气下陷滑脱失禁的诃黎勒散证。此外，下利的因素很多，在治疗过程中，除必须袪邪而外，还应注重顾护脾肾之本，若肾气不虚，脾能健运，则诸利可治可愈。

（陈仁旭）

疮痈肠痈浸淫病脉证并治第十八

本篇论述了痈肿、肠痈、金疮、浸淫病四种疾病的辨证论治和预后，因为都属于外科疾患，故合为一篇论述。王叔和《脉经》所载本篇篇名作“痈肿肠痈金疮浸淫病脉证”符合仲景原意，可作参考。

痈肿，“痈”是各种痈疡疾病的总称。本篇之“痈”指的是痈肿而言。生于体表及四肢的，称为外痈；生于胸腹肢体之里或脏腑之中的，称为内痈。如前述之肺痈，本篇之肠痈皆为内痈。痈肿一般都有红、肿、热、痛，甚则腐溃成脓，脓尽始愈的过程。痈肿病也有阴阳证之别。就其病因病机而言，阴证多由气郁寒滞，阻遏于局部经络血脉所致。故《灵枢・痈疽》说：“寒邪客于经络之中则血泣，血泣则不通，不通则卫气归之，不得复返，故痈肿。”阳证是由于热毒瘀结局部营血所致。故《灵枢・痈疽》又说：“营卫积留于经脉之中，则血泣而不行；不行则卫气从之而不通，壅遏而不得行，故热；大热不止，热胜则肉腐，肉腐则为脓……故名曰痈。”《素问・生气通天论篇》说：“营气不从，乃生痈肿。”说明早在《内经》中对痈肿的病因病机就已经有了明确的认识。

肠痈，痈肿发生于肠之阑门部位的，称为肠痈，是属于内痈的范围。本病以右下腹疼痛拒按、右下肢屈而不欲伸，伸则腹痛加剧，甚者伴有发热恶寒为主证。肠痈有阳证与阴证之分。阴证由于气血郁滞，正气不足，阳气不化，久郁成毒，变成痈脓，其病程比较缓慢。阳证多由于热毒内聚，营血瘀结，腐败血肉所成，病程短，属于正胜邪实之急重证。早在《素问・厥论篇》说：“少阳厥逆，机关不利，机关不利者，腰不可以行，项不可以顾，发肠痈不可治，惊者死。”后世《诸病源候论》说：“肠痈者，由于寒温不适，喜怒无度，使邪气与营卫相干在于肠中，遇热加之，气血蕴积，积聚成痈，热积不散，血肉腐败，化而为脓。”对于肠痈的病因病机有了更加完整深入的认识。

金疮，篇名之“疮”即金疮，泛指一切金刃刀斧所伤在内，亦即本书首篇所论及的“金刃所伤”，也包括创伤性外伤疾患在内。由于人体受外伤之后，往往易于招致邪气，甚或变生疮疡，久不得愈，似与疮疡类似，故古时称金疮。古之“疮”与“创”同意。金疮之疾，因于金刃伤及皮肉筋骨，多有红肿热痛表现。若因亡血伤阴太过，可导致气血虚弱，创伤久不愈合，甚或感受邪毒，破溃成脓，变生疮疡之疾。

浸淫疮初起时如疥，渐出黄水，浸淫弥蔓，终成一片，痒痛难忍之特点的一种皮肤病，即后世所称的黄水疮。早在《素问·气交变大论篇》就有“岁火太过，炎暑流行……身热骨痛而为浸淫”的记载。本病属于湿热邪毒浸淫流布之疾。巢元方《诸病源候论》说“浸淫疮是心家有风热，发于肌肤，初生甚小，先痒后痛而成疮，汁出浸溃肌肉，浸淫渐阔乃遍体……因名浸淫也”进一步阐明了本病的成因与证候。

诸浮数脉，应当发热，而反洒淅恶寒[①]，若有痛处，当发其痈[②]。（一）

注释 ① 洒淅恶寒：形容病人感觉到好似有冷水洒在身上，凉风吹在身上那样畏寒怕冷。

② 痈：指痈肿。

［语译］ 凡是脉浮数，应当有发热的症状，但病人反而感觉到怕冷，好像冷水洒在身上似的，如果身上再有疼痛的部位，则应当发生痈肿。

［提要］ 论述痈肿初起的脉证和病机。

［阐析］ “诸”者，众，凡也。此处作“凡是”理解。浮脉主表，数脉主热。凡是诊得病人其脉象浮数的，多属于有外感表热的病证，并且应当有发热的见证，所以说“诸浮数脉，应当发热”。浮数之脉，一般应主表热证，但亦可主里热证。若病属于外感表热证，则病人应当有发热恶寒，并且是以发热重而恶寒轻。若里热已盛，表热未解时，亦可有浮数脉和恶寒的见证。本条所论，是病人有浮数之脉，本应发热而发热不突出，而病人反而感觉到恶寒怕冷，好似有冷水淋洒在身上，又有凉风吹在身上那样冷凉，故原文说“而反洒淅恶寒”。在这种情况下，病人虽然类似于外感表热证，

但只有身体某局部发生红、肿、热、痛的，这就是发生痈肿的征兆，所以说"若有痛处，当发其痈"。这是由于局部热毒壅塞，气血渐滞，营卫受阻所致。《灵枢·痈疽》说："营卫稽留于经脉之中，则血泣而不行，不行则卫气从之而不通，壅遏而不得行，故热。"又说："血泣则不通，不通则卫气归之，不得复返，故痈肿。"故应以脉浮数，而又有恶寒发热，身体局部发生红肿热痛为痈肿初起的辨证要点，切不可误以为普通的外感证。

［选注］ 徐彬：诸疮痈之发，初时有类外感。然察其证，则与表脉相反，故浮数脉本为风热之脉。风热即应发热，而反洒淅恶寒，且有痛处，明是内有壅结之毒，致卫气为内热所搏不行于表，而外反洒淅恶寒，自当发散结气则痈自开，故以一发字尽之。（《金匮要略论注》）

尤怡：浮数脉皆阳也，阳当发热，而反洒淅恶寒者，卫气有所遏而不出也。夫卫主行营气者也，而营过实者，反能阻遏其卫。若有痛处，则营之实者已兆，故曰当发其痈。（《金匮要略心典》）

师曰：诸痈肿，欲知有脓无脓，以手掩肿上，热者为有脓，不热者为无脓。（二）

［语译］ 老师说：各种痈肿，要想知道有脓无脓，用手触按在痈肿之上，感觉到很热的为有脓，感觉到不热的为无脓。

［提要］ 论用触诊法辨别痈肿有脓无脓。

［阐析］ 本条论述从触诊的角度诊断痈肿有脓无脓。用医生的手掩盖于病人痈肿之上，感觉到痈肿处明显发热的，为有脓，没有发热的，为无脓。从痈发生的始萌到成脓，是有其发展过程的。即先有局部性气血营卫的凝涩不通，尔后出现红肿热痛，恶寒发热。此时处于邪正交争之际，若正胜邪却，或治疗及时，则凝涩畅通而肿痛可消。若正不胜邪，或邪正抗争，则恶寒发热，局部红肿热痛不减，说明热毒壅结已盛，进而肉腐脓成。正如《灵枢·痈疽》篇说："大热不止，热胜则肉腐，肉腐则为脓。"故用手掩盖于痈肿之上，有明显发热者，说明热毒壅聚，为有脓；不热者，热毒未聚，故无脓。

［选注］ 周扬俊：邪客经络，则血必至于涩，涩则卫气归之，不得反复。于是寒郁则化热，热胜则肉腐而为脓。欲知成脓与否，以手掩其上，热则透出，否则未也。师之所以教之者，盖已成欲其溃，未成托之起也。

(《金匮玉函经二注》)

尤怡:痈肿之候,脓不成则毒不化,而毒不聚则脓必不成,故以手掩其肿上,热者毒已聚则有脓;不热者毒不聚则无脓也。(《金匮要略心典》)

[按语] 在临床上,若单凭触及痈肿发热与否作为有脓无脓的诊断是不够的,还应当结合病人的发病及病程,局部痈肿的色泽及软硬等情况综合分析,甚或可用空针从痈肿内部直接穿刺取样更为确切。一般情况下,痈肿初起,病人有全身发热,局部红肿热痛,此时痈肿痛甚,按之较坚硬。若经过寒战发热,痛剧之后,局部红肿稍退,疼痛明显减轻,痈肿顶部变软,甚或顶端已透脓变白,此即脓已成之确兆,此时即可排脓托毒,或进行手术治疗。陆渊雷说"辨脓法不可单凭热不热,更有软硬陷起,及痛不痛,色之变不变,皆须参合详审焉"(《今释》)可供参考。

肠痈之为病,其身甲错,腹皮急,按之濡,如肿状,腹无积聚,身无热,脉数,此为肠内有痈脓,薏苡附子败酱散主之。(三)

薏苡附子败酱散方:

薏苡仁十分　附子二分　败酱五分

上三味,杵为末,取方寸匕,以水二升,煎减半,顿服,小便当下。

[语译] 患肠痈的病人,其身上皮肤粗糙,似如鳞甲。腹部皮肤紧张,但用手按之是濡软的,用力按压又有肿胀之状,而腹中并无积聚硬块,身不发热,脉象数,这是肠内生了痈肿,用薏苡附子败酱散主治。

[提要] 论肠痈脓已成的辨证和治疗。

[阐析] 本条是论述病人患了肠痈,而已经成脓的症状和治疗。患了肠痈的病人,其皮肤干燥,失去荣润和光泽,似如鳞甲之状,摸之碍手。这是因为肠内生了痈脓之疾,气机为之郁滞,营血为痈脓所耗,营卫气血不能荣润肌肤所致。正如尤怡所说,"营滞于中,故血燥于外也"。肠内有痈脓,气血为之郁结,间接影响到腹部,故腹皮显得紧张有力,即所谓有诸于内,必形诸于外之理。由于腹内并无积聚,故按压腹壁是濡软的;但因肠中已有痈肿突起,故按之碍手如肿状。痈肿之疾在肠内而不在腹皮,所以说"腹皮急,按之濡,如肿状"。病人肠痈已久,郁热邪毒已经化腐成脓,正气已虚,病变局限,故全身没有发热。病人阳气不足,正不胜邪,或者是

大热肉腐酿生痈脓阶段已过，故虽然有脉数而并不发热，所以说身无热而脉数。这里的数脉主瘀热。肠痈正气渐虚，阳气不足，而痈脓未除，病属阴证虚证，并非热毒壅盛阶段，故用薏苡附子败酱散以振奋阳气，排脓解毒。方中重用苡仁配败酱排脓解毒，附子辛热，振奋阳气以散结。方后医嘱顿服，意在集中药力，速攻其疾，使痈脓极早排除，以杜滋漫之害。服药后"小便当下"者，是因为服药之后，痈脓向愈，营卫气血畅通，膀胱气化复常，则小便复通。说明患肠痈过程中，对小便的通利有影响，肠痈告愈，则小便亦复正常。

[选注] 徐彬：此论肠痈，乃肠胃之病，似宜只腹痛而不及外，不知痈乃血脉间病。肠为阳明，阳明主一身肌肉，故必其身甲错……腹为肠之府，故腹皮急，毒热之气上鼓也。气非有形，故按之濡，然皮之急虽如肿状，而实无积聚也。病不在表，故身无热，热虽无而脉数，痈为血病，脉主血也，故曰此为肠痈。薏苡寒能除热，兼下气胜湿，利肠胃，破毒肿，故以为君。败酱善排脓破血，利结热毒气，故以为臣。附子导热行结，故为反佐。(《金匮要略论注》)

尤怡：甲错，肌皮干起如鳞之交错，由营滞于中，故血燥于外也。腹皮急按之濡，气虽外鼓，而病不在皮间也。积聚为肿胀之根，脉数为身热之候。今腹如肿状，而中无积聚，身不发热，而脉反见数，非肠内有痈，营郁成热而何。薏苡破毒肿，利肠胃为君；败酱一名苦菜，治暴热大疮，排脓破血为臣，附子则假其辛热以行郁滞之气耳。(《金匮要略心典》)

[按语] 本条所论肠痈，病势缓慢，病程较长，发热恶寒不突出，甚或身体不发热，类似于慢性阑尾炎感染成脓。而中医辨证应当属于阴证虚证，故在治疗时有别于大黄牡丹皮汤之实证热证。

肠痈者，少腹肿痞[①]，按之即痛如淋[②]，小便自调，时时发热，自汗出，复恶寒，其脉迟紧者，脓未成，可下之，当有血。脉洪数者，脓已成，不可下也，大黄牡丹汤主之[③]。(四)

大黄牡丹汤方：

大黄四两　牡丹一两　桃仁五十个　瓜子半升　芒硝三合

上五味，以水六升，煮取一升，去滓，内芒硝，再煎沸，顿服之，有脓当下；如无脓，当下血。

注释 ① 肿痞:指肠痈有形之痈肿痞塞于肠中,用手触诊有压痛和反跳痛,故曰肿痞。

② 按之即痛如淋:指触诊按压肠痈所发之阑门部位时,牵扯至膀胱及前阴中类似有患淋病那样的刺痛感觉。

③大黄牡丹汤主之:根据原文精神,“大黄牡丹汤主之”一句,应当紧接在“脓未成,可下之”之后,方宜。仲景倒置此句,意在正反对举,强调鉴别诊断,属于倒装文法。

[语译] 患肠痈的病人,少腹部肿胀而痞满,用手按压肿处,病人感到如像患淋病那样刺痛,但小便确和平常一样正常。时时发热,自汗出,又复畏寒怕冷。若脉迟紧的,是脓未成,可以用下法治疗,以大黄牡丹汤主治。服药后,大便应当下污血。若脉象洪数的,为肠痈已经成脓,就不能用下法了。

[提要] 论肠痈急证脓未成的辨证和治疗。

[阐析] 患肠痈的病人,其少腹阑门部位出现了突起的包块,有形之痈肿阻碍于肠中,病人有痞塞不通的感觉,故曰“少腹肿痞”。此为热毒内聚,营血瘀结肠中所致。肠痈已经形成,不按固然痛,按之则有如淋病那样刺痛,故曰“按之即痛如淋”。虽然按压肠痈部时,可牵引至前阴痛如淋,但并不是真有淋病,故仲景在此补述“小便自调”一句,以便与淋病相鉴别。其病变在阳明肠府,不在少阴肾和膀胱,故小便自调。肠内有痈肿,营血凝滞,卫气受阻,则时时发热。实热熏蒸,营卫失调,迫津外泄,故自汗出。患肠痈病之初,有类似于外感的恶寒见证,病至大热肉腐成脓之际,由于正胜邪实,邪正相争,此时又出现恶寒,甚或可有高热寒战出现,故曰“复恶寒”,此与肺痈酿脓期“时时振寒”的意义相同。肠痈未成脓之时,由于局部的营血为邪气所遏,热伏血瘀蕴结不通,其脉象多为迟紧,是邪与血结而脓尚未成。此时在治疗上,应当急用攻下法,以泄热解毒,破血消痈,务必使痈肿消散,而污血从大便泄出。所以说,“其脉迟紧者,脓未成,可下之”,用大黄牡丹汤主治,当有血。方中芒硝、大黄泄热软坚,丹皮、桃仁破血凉血,瓜蒌仁清热解毒、消肿排脓,以共奏泄热解毒、破血消痈之功。肠痈到了酿脓期之后,脉象由迟紧变为洪数,此乃热毒瘀积,实热蕴结,血腐肉败,肠痈已成脓。此时治法应当以清热解毒、排脓生肌为主。可用苡仁、败酱草、银花、鱼腥草、当归、白芨、桔梗之类为宜。对于破

血攻逐之品应当慎用，否则有可能导致痈脓未尽而出血不止，至正气亏损的后果。所以说“脉洪数者，脓已成，不可下也”。

［选注］ 魏荔彤：肠痈者，内痈之属，而结于小肠者也，故少腹肿而气觉痞塞不通。按之即痛如淋，却小便自调，知非淋也。时时发热汗出，复恶寒，犹之前所言发热而反洒淅恶寒之义也。诊之其脉迟而紧，此脉必为尺脉，尺脉迟紧，宜为寒证。而少腹见肿，发热汗出，按之腹痛，俱非寒证也，且寒则但有胀而必无肿理，且按之必不痛，审乎此，知少腹肿而成痈，有确据也。然脉得迟紧，热伏而血凝之象，脓未成可知矣。故知当有蓄血，为阴寒之邪所凝聚而涩，久久变热发肿，将为痈脓而未成也。孰知尺中迟紧有实热之邪乎。仲景明其为当有血，犹之经言血涩变热成痈之旨也。若尺脉见洪数者，血变之热，已灼熏下焦而成脓矣。盖热发则成脓，成脓则洪数之脉见，热邪已透也。热不发则不成脓，不成脓则迟紧之脉见，热尚伏血中也。热伏血中，蓄血之类也，可下之，如抵当汤丸等方是也。如脓已成，则热已宣散，无所用下其蓄血之热矣，但下其脓而可愈矣。主之以大黄牡丹汤，下脓也，非下蓄血也。故不用抵当汤中之虻虫、水蛭攻坚破瘀。而易以芒硝之咸寒滑利之品，以佐桃仁、大黄之下泄，牡丹取其辛散，瓜子取其滑润，为下焦蓄脓虚实之邪主治，不同于下焦蓄血实坚之邪主治也……服后有脓便脓，无脓便血，总归于邪去病除而已。（《金匮要略方论本义》）

周扬俊：夫血病而气不病，故小便自调。然阳邪已盛，卫气渐虚，遂发热汗出而畏寒也。痈证如是，治之者须以脓成未成为异。欲知之法，舍脉无由，脉迟紧知未熟，为血瘀于内，勿使成脓，下之须早，非桃仁承气汤乎。脉若洪数者，则已成矣。岂复有瘀可下。此大黄、丹皮以涤热排脓，势所必用也。（《金匮玉函经二注》）

［按语］ 前薏苡附子败酱散主治肠痈属于阴证虚证，病情较缓，本条大黄牡丹汤主治肠痈属于阳证实证，病情较急，但在临床上此二方可结合使用。偏于阳虚寒凝的，加附子、当归；实热体实的加大黄、丹皮；苡仁、桃仁、瓜蒌仁虚实证均可用。从方后注解“顿服之，有脓当下；如无脓当下血”可知，无论肠痈脓未成之前，或脓已成之后，皆可用大黄牡丹汤主治。但在破血消痈时，解毒破血药并重；排脓生肌时，重用解毒之药，轻用破血之药，加用排脓之药，如桔梗、贝母鱼腥草、银花之类，并注意使用健脾除

湿、扶正托脓之味收效更捷。

问曰：寸口脉浮微而涩，法当亡血，若汗出。设不汗者云何？答曰：若身有疮，被刀斧所伤，亡血故也。（五）

［语译］ 问道：寸口脉象浮弱而涩，应当是亡血或汗出，如果不汗出，是什么原因呢？答道："如果身上有金创，是被刀斧所伤而失血的缘故。"

［提要］ 论金疮失血的脉证。

［阐析］ 本条论述创伤导致失血的脉证和诊断。这里的"寸口"应是指两手寸关尺三部脉而言，因创伤性的失血过多，可使全身津血受到影响。寸口脉微为阳气虚弱，脉涩为津血亏耗，脉浮为阴血虚少，阳气不能内守而虚浮。其脉浮微而兼涩，按一般规律，应当是亡血伤津，或者汗出过多所致。所以说，寸口脉浮微而涩，法当亡血，或若汗出。因为汗血同源，故《内经》说"夺血者无汗，夺汗者无血"。造成失血的原因很多，凡因吐衄下血，崩漏，汗出太过等都可导致津血亡失。设若病人没有这些常见的亡血汗出病史，但病人身上受了创伤，被刀斧等利器所伤，并有失血情况，这就是因为创伤亡血过多的缘故，所以脉虽浮而不能汗出。

［选注］ 徐彬：此条乃详应汗出而不汗出之故。谓寸口为阳，浮似阳盛，然微则为阳微，是浮乃火盛，非阳盛也。浮微而涩，血亏阴热，阴热则血为火搏。津为热脱，故当亡血，若汗出。乃有见是脉而汗反不出，故疑浮非因亡血，观其身有疮痕，知为刀斧所伤，则先已亡血也。夺血者无汗，故汗不出耳。不出方者，重在辨脉与汗，不主论治也。（《金匮要略论注》）

周扬俊：微则阳虚，涩为血虚，定理也，故涩则亡血，阳微当汗出，若不汗者云何，知汗为血液，故汗多尚亡阳，况去血乎。然则验为刀斧伤者，阴去而阳亦随衰，阳虽衰而不能复汗者，亡血故也。（《金匮玉函经二注》）

病金疮，王不留行散主之。（六）

王不留行散方：

王不留行十分（八月八日采）　蒴藋[①]细叶十分（七月七日采）　桑东南根白皮十分（三月三日采）　甘草十八分　川椒三分（除目及闭口者，去汗）　黄芩二分　干姜二分　厚朴二分　芍药二分

上九味，桑根皮以上三味，烧灰成性，勿令灰过；各别杵筛，

合治之为散，服方寸匕。小疮即粉之②，大疮但服之，产后亦可服。如风寒，桑东根勿取之。前三物，皆阴干百日。

注释 ① 蒴藋（shuò diào，硕掉）：本品为忍冬科植物蒴藋的全草或根。可以缝金疮，蒴藋之花称名为陆英，“陆英苦寒无毒，主骨间诸痹”。黄元御《长沙药解》说蒴藋“味苦微凉，入足厥阴肝经，行血通经，消瘀化凝”。《唐本草》说蒴藋“治折伤，续筋骨”。说明蒴藋有清热解毒，活血消瘀，续筋接骨之功。

② 粉之：外伤范围较小的少量出血，可将粉剂撒敷于伤口处，以便止血定痛。

［语译］ 因金刃利器所伤者，用王不留行散主治。

［提要］ 论金疮的治疗。

［阐析］ 金疮者，即篇首所说的“金刃”所伤的外科疾患。由于创伤导致皮肉筋骨的损伤，使皮肉破损，血脉瘀阻，影响到营卫气血的畅通。故对外伤疾患的治疗，应以活血止血，消肿定痛，续筋接骨为主。王不留行散即具有这些功效，为治疗金创外伤的专方，方中王不留行性味苦平，功专活血行血，消肿止痛；蒴藋行气理血，宣通痹滞；桑白皮性寒，生肌止血。三味先在瓦上微火烧成性，以深黄色为度，研为细末，取其止血定痛之功，并同其余药研制成散剂，以便备用。黄芩苦寒，芍药酸敛微寒，以入血分清热解毒，敛阴止血；川椒、干姜、厚朴辛温散寒，理血行滞，通调血脉；甘草和中生肌而解毒。在使用时，局部损伤较小的，用粉剂外用以止血定痛即可。若损伤较大，出血较多，又当以内服为主，收效更捷。产后与外伤都有瘀血，故说产后亦可用本方，是为异病同治之法。桑白皮性寒凉，若是外感风寒之疾，只宜宣透疏解，不宜寒凉收敛，所以仲景于方后说，“如风寒，桑东根勿取之”。

［选注］ 尤怡：金疮，金刃所伤而成疮者。经脉斩绝，营卫沮弛。治之者必使经脉复行，营卫相贯而后已。王不留行散，则行气血、和阴阳之良剂也。（《金匮要略心典》）

魏荔彤：主之以王不留行散，以王不留行为君，专走血分，止血定痛，而且除风散痹，于血分最宜也。佐以蒴藋叶与王不留行性共甘平，入血分，清火毒，祛恶气。倍用甘草以益胃解毒，芍药、黄芩助清血热。川椒、干姜助行血瘀，厚朴行中带破。唯恐血乃凝滞之物，故不惮周详也。桑根白皮性寒，同王不留行、蒴藋细叶烧灰存性者，灰能入血分止血也，为金疮血流不止者设也。小疮则合诸药为粉以敷之，大疮则服之，治内以安外

也。产后亦可服者，行瘀血也。(《金匮要略方论本义》)

排脓散方：

枳实十六枚　芍药六分　桔梗二分

上三味，杵为散，取鸡子黄一枚，以药散与鸡黄相等，揉和令相得，饮和服之，日一服。

[校勘]　桂林古本《伤寒杂病论·卷十五·辨瘀血吐衄下血疮痈脉证并治》载“有脓者，排脓散主之，排脓汤亦主之”，并与前第六条合为一条。

[阐析]　排脓散附于王不留行散之后，意在补充金疮的治法和方药。若金疮未成脓时，用王不留行散主治；若金疮已经感染成脓，则用排脓散主治。本方重用枳实配芍药，以破气行滞，止痛活血，再配伍桔梗，排脓解毒。鸡子黄扶正安中，诸药相协，共达消肿止痛，扶正安胃，排脓解毒之功，最适宜于疮疡痈肿排脓解毒之用。

[选注]　魏荔彤：排脓散为疮痈将成未成，治里之法也。(《金匮要略方论本义》)

尤怡：枳实苦寒，除热破滞为君，得芍药则通血，得桔梗则利气，尤赖鸡子黄之甘润，以为排脓化毒之本也。(《金匮要略心典》)

排脓汤方：

甘草二两　桔梗三两　生姜一两　大枣十枚

上四味，以水三升，煮取一升，温服五合，日再服。

[阐析]　排脓汤即肺痿肺痈篇中的桔梗汤，加生姜、大枣而成，桔梗为主药，用量为三两。方中甘草、桔梗，排脓解毒，生姜、大枣建中和营。本方辛甘建中和营而不燥热，是解毒排脓、安中和营的有效方剂。

[选注]　魏荔彤：排脓汤一方，尤为缓治，盖上部咽喉之间有欲成疮痈之机，即当急服也。甘草、桔梗，即桔梗汤，已见用肺痈病中。加以生姜、大枣以固胃气，正盛而邪火斯易解散也。疮痈未成者，服之则可开解；已成者，服之则可吐脓血而愈矣。(《金匮要略方论本义》)

徐彬：甘、桔以开其肺气，姜、枣以和中上焦之营卫，使内气通利，而脓不凝也。以上两方，乃为疮痈不能散者概治之方，不独为肠痈肿痈设也。

《金匮要略论注》)

［按语］　排脓散与排脓汤附于王不留行散之后，均未详论主治，但以方测证可知，此二方都属于排脓解毒的基本方剂，无论内痈外痈，金疮成脓者，都可使用。排脓散有破血排脓，消肿止痛之功，可侧重用于下部痈脓病；排脓汤苦辛甘同用，排脓解毒，安中和营卫为特点，可侧重用于上部痈脓病。临床运用时，可将此两方合用。或根据病情的寒热多少，分别加入苡仁、贝母、瓜蒌仁、银花、连翘、鱼腥草等，收效更捷。

浸淫疮，从口流向四肢者，可治；从四肢流来入口者，不可治。（七）

［语译］　浸淫疮这种病，从口部向四肢蔓延的可治，从四肢向口部蔓延的不易治。

［提要］　论述浸淫疮的预后。

［阐析］　本条论浸淫疮的预后，而未论及具体症状和病因病机，故后世医家对浸淫疮的认识有所不同。有认为是脱疽游丹、癞疠、棉花疮、杨梅疮、湿疹、神经性皮炎等，这些病与原文所述均不相符。而余无言认为是“脓疱疮”，或称“浸淫疮即黄水疮”(《金匮要略译释》)，以及曹家达认为其病因是“湿热兼毒”等认识较为确切。亦即现代皮肤病学所称的脓疱疮，是因化脓性球菌感染所致的皮肤病。巢元方谓“浸淫疮是心家有风热”，(《诸病源候论》)说明浸淫疮是因湿热火毒所生，逐渐弥蔓全身，尔后破溃成脓的皮肤病。从浸淫疮发病部位的先后和发病的趋势辨其预后，其理同《脏腑经络先后病篇》第十二条，不赘述。

［选注］　魏荔彤：浸淫疮者，热邪而兼湿邪，客于皮肤浸淫传染也。虽表分之病，而其人里分之湿热可知矣。湿则阳气必不旺，热则阴血必受亏，所以治疗之间，亦必细审疮势衰盛开聚之故，而后可施医药之方。如浸淫疮从口流向四肢者，热开而湿散也，可以清其热除其湿而治之。如先起四肢，渐上头面及于口里，是热湿邪相混，上甚之极，热无能开而结，湿无能散而聚耳，所以决其不可治也。不可治者，难治之义，非当委之不治也。热之不能开者徐开之，湿之不能散者徐散之，想亦可治也。(《金匮要略方论本义》)

吴谦：浸淫疮者，浸谓浸浸，淫谓不已，谓此疮浸淫，留连不已也。从

口流向四肢者轻，以从内走外也；从四肢流走入口者重，以从外走内也，故曰不可治。（《医宗金鉴》）

浸淫疮，黄连粉主之。方未见。（八）

［校勘］ 桂林古本《伤寒杂病论卷十五·辨瘀血吐衄下血疮痈病脉证并治》说："黄连粉方：黄连十分，甘草十分。右二味，捣为末，饮服方寸匕，并粉其疮上"。

［语译］ 患浸淫疮，用黄连粉主治。

［阐析］ 浸淫疮是由于湿热火毒为患的一种皮肤病，其流布浸淫力极强。治以清热泻火，燥湿解毒，外治为主，黄连粉主治。黄连粉方虽未见，但本方以黄连为主药是无疑的。黄连味苦寒，有清热泻火、燥湿解毒之功，故用黄连粉主治，则浸淫疮可愈。

［选注］ 尤怡：黄连粉方未见，大意以此为湿热浸淫之病，故取黄连一味为粉粉之，苦以燥湿，寒以除热也。（《金匮要略心典》）

陈念祖：黄连粉方未见，疑即黄连一味为粉外敷之，甚者亦内服之。诸疮痛痒，皆属心火，黄连苦寒泻心火，所以主之。（《金匮要略浅注》）

［按语］ 《素问·至真要大论》说："诸痛痒疮，皆属于心。"因此在外治浸淫疮的同时，还应当并用泻火解毒、清热燥湿内服药为宜，可于黄连方中加银花、连翘、土茯苓、苡仁等味。桂林古本《伤寒杂病论》所载之方可供参考。

结　语

本篇论述了痈肿、肠痈、金疮、浸淫疮等部分外科疾病的病因病机和辨证论治。虽然所涉内容不多，但为后世外科学的完善和发展奠定了基础。尤其是对肠痈的辨证治疗，为中医治疗急腹证开了先河，而至今为临床所实用，故应重点学习掌握。

痈肿初起，脉象多浮数，并有发热而反洒淅恶寒的见证，有似于感冒病。但局部有明显发生疼痛之处，此即为将要发生痈肿的先兆。若从触诊以辨痈肿有脓无脓，医生用手掩痈肿之上，感觉热甚者为有脓；无热感的为无脓。

肠痈，亦即包括现代医学所称的阑尾炎，有慢性与急性的不同。慢性属阴证，急性属阳证。阴证病势缓慢，其主要脉证是其身甲错腹皮急，按之濡，如肿状，腹无积聚，身无热，脉数而无力。其病机为痈脓内结，阳气不化。治当排脓消肿，振奋阳气，用薏苡附子败酱散主治。阳证病势急重，其主要脉证是少腹肿痞，按之即痛如淋，时时发热，自汗出，复恶寒。其脉象可因脓未成与脓已成有所不同。若脉迟紧者，说明脓未成，可用下法治疗，方用大黄牡丹皮汤，服药后应当下瘀血。若脉洪数者，说明脓已成，治当以排脓解毒为主，可用排脓散加味，慎用攻破动血之品，以防伤正耗血。

金疮，即金刃所伤的疾患。金疮的辨证要点是：寸口脉浮微而涩，同时又有刀斧等外受创伤的病史，以及亡血汗出的病情表现。对金疮的治疗，应以活血止血，消肿止痛，续筋接骨为原则，方用王不留行散主治，若创伤已成脓，可用排脓汤主治。

浸淫疮是由于湿热火毒为患的皮肤病。治疗本病用黄连粉外敷；内服方可用黄连、银花、连翘、土茯苓、苡仁、黄芩等味，以加强清热解毒，燥湿健脾之功，而收效更捷。

（陈仁旭）

趺蹶手指臂肿转筋阴狐疝蚘虫病脉证治第十九

本篇论述趺蹶、手指臂肿、转筋、阴狐疝、蚘虫等五种疾病的辨证论治。由于这五种病证都有不同的证候特征，既不便于归类其他篇章，又不足以单独成篇，故在论述杂病各篇之末，将此五种疾病合为一篇论述。

趺蹶，“趺”同“跗”，指足背；“蹶”，僵直之意。趺蹶连用，意指足踝关节以下的足背强直，或能前不能后等筋络关节运动失去常态的足部疾病。这种疾病除外伤疮疡因素而外，多是由于太阳经伤，致筋脉拘急所致。故仲景指出用针刺治疗，“刺腨入二寸”，即针刺小腿部腧穴以舒缓筋脉。

手指臂肿者，是指病人手指和臂部时常发生肿胀疼痛，抽引动摇，或者身体某些肌肉也可发生振颤动摇为特征的一种病证。本病的基本病机是由于风湿痰涎阻滞于关节经络所致。在治疗上，应当以祛风除痰，养血通络为主。

转筋，是以病人四肢突然发生强直痉挛性疼痛为特征的一种病证。本病的发生，多是由于湿浊内阻，郁久化热，热甚伤津；或因吐泻甚而伤津；或因素体阴津气血不足；或因暴受寒冷凝滞筋脉，使筋脉失去温煦和濡养所致。在治疗时，应当根据不同病情，分别采用清热除湿；养阴增液；温经散寒，活血通络；柔筋解痉等法为主。

阴狐疝，是指男性病人的阴囊时大时小，并随着阴囊的大小变化而发生时痛时止为特征的一种病证。这里的阴狐疝与《腹满寒疝病篇》所说的寒疝不同。阴狐疝者，是寒湿凝滞厥阴肝经，肝肾阳虚，或为湿热内阻所致的阴囊疾病；而“寒疝”者，是无形之寒气为病的腹痛病证。阴狐疝的治疗，以辛温通阳，疏肝理气为主。

蚘虫，“蚘”同“蛔”。蛔虫病是以病人经常发生腹脐部剧烈疼痛，甚或吐出蛔虫为特征的一种肠道寄生虫病。《诸病源候论》说蛔虫病发作时则“心腹作痛,口喜唾涎及清水”。在治疗时,应当急则治标,缓则治本。当虫动不安,发生剧痛时,急当安蛔止痛,待蛔虫安定而痛止,则当驱蛔杀虫。

师曰:病趺蹶[①],其人但能前,不能却,刺腨[②]入二寸,此太阳经伤也。(一)

注释 ① 趺蹶:“趺”同“跗”,“蹶”《说文》注“僵也”,痹厥不通之意。指足背僵直,行动不便的脚背部疾病。

② 腨(chuǎi 揣):《说文》:腓肠也。即小腿肚。

[语译] 老师说:患趺蹶的病人,其人只能向前行走,而不能往后退,这是太阳经伤的缘故。治疗时,针刺小腿肚穴位,深二寸。

[提要] 论趺蹶的病因和证治。

[阐析] 趺蹶病,是一种以足背部痹厥或肿痛,功能障碍失常的病证。其典型证是病人只能向前行走,而不能向后退却。这是由于太阳经脉受伤,经脉之气不通所致。因为足太阳经脉行身之后,下贯腨内,出外踝后。在治疗这种疾病时,宜用针刺足太阳经的承山穴,进针深度以二寸为宜,以达舒筋通络之功,使经络舒利,气血畅通,则趺蹶能愈。

[选注] 徐彬:人身阳明脉络在前,太阳脉络在后。故阳明气旺无病,则能前步;太阳气旺无病,则能后移。今倾跌之后,致蹶而不能如平人,能前步不能后却。必须刺腨肠入二寸者,盖腨肠者,太阳脉之所过,邪聚于太阳脉之合阳承筋间,故必刺而泻之。谓伤止在太阳经也,然太阳经甚多,而必刺腨肠者,盖腨肠即小腿肚,本属阳明,太阳脉过此,故刺之,使太阳与阳明之气相通,则前后如意耳。(《金匮要略论注》)

周扬俊:腨名承筋,在上股起肉处,脚跟上七寸,腨之中陷者是。法不可刺,或刺转深,遂伤其经,以致能前而不能却,此仲景自述已详。(《金匮玉函经二注》)

[按语] 趺蹶应当是指踝关节以下的整个足背、足掌、足指活动障碍的一类病变,非仅指“但能前,不能却”之一端。在治疗这种病证时,除用针刺而外,尚应配合活血通络、除湿宣痹类方剂收效更佳。

病人常以手指臂肿动,此人身体瞤瞤者[①],藜芦甘草汤主

之。（二）

藜芦甘草汤方：方未见。

注释 ① 瞤瞤（shùn 顺）：即身体某些局部的筋肉发生振颤掣动。

［语译］ 病人时常发生手指及臂部肿胀抖动，且身体肌肉也有牵引跳动的，用藜芦甘草汤主治。

［提要］ 论手指臂肿动的证治。

［阐析］ 本条论述风痰阻滞所致的手指臂肿的辨证和治疗。《素问·阴阳应象大论篇》说："风胜则动。"《三因方》说"痰涎留在胸膈上下，变生诸病，手足项背牵引钓痛，走易不定"与本证相类似。"常以手指臂肿动"，即手指关节和上肢臂部时常发生肿胀麻痹，并有振颤动摇，甚至全身某些局部的肌肉也有牵引或瞤动的见证。这种病证是由于风湿痰涎阻滞经络所致。风痰阻滞经络关节，经络气血循行不畅，则手指关节和臂部麻痹肿胀。风痰阻滞肌腠，则身体局部发生振颤跳动。对本病的治疗，应当以涌吐风痰，除湿通络为主，故用甘草藜芦汤主治。方中藜芦涌吐风痰除湿；甘草和中安正。使风痰去则诸证能愈。

［选注］ 徐彬：人身四肢属脾，然肌肉之气统于阳明，但足属足阳明，手属手阳明。若手指臂常肿动，乃手阳明有痰气壅闭。更身体瞤瞤，是肌肉间阳明之气不运，而肌肉肿动也。藜芦能吐风痰，甘草能安中气，故主之。（《金匮要略论注》）

周扬俊：凡动者皆属风，而肿属湿，故肝木主风，血虚则风生，气虚则湿袭。手臂肿且动，知其血不足以养筋，阳亦不能自固，而身体之瞤，势不得已矣。岂非有痰气在筋节间乎。夫见于外者，未有不因于内者也。究仲景有吐之法，惜乎方缺焉耳。（《金匮玉函经二注》）

［按语］ 临床上，凡治疗由于痰湿为主所致的肿胀，麻痹，或痛或不痛，或在四肢关节，或外在皮肤肌腠，或内在脏腑经络，可选用导痰汤或《指迷》茯苓丸为基础方，并佐以温阳活血的桂枝、当归、川芎、细辛等药物同用，疗效更佳。（导痰汤方：胆南星、枳实、半夏、陈皮、茯苓、甘草、生姜、大枣；指述茯苓丸方：半夏、茯苓、枳壳、风化硝、姜汁。）

转筋之为病，其人臂脚直，脉上下行[①]，微弦。转筋入腹[②]者，鸡屎白散主之。（三）

鸡屎白散方：

鸡屎白

上一味，为散，取方寸匕，以水六合，和，温服。

注释 ① 脉上下行：即寸关尺三部脉弦直有力，无柔和之象。

② 转筋入腹：下肢抽筋发生疼痛时，牵引到少腹亦作痛，故名。

［语译］ 转筋这种病，病人的上臂或下肢强直，不能屈伸，脉象弦直而有力，或见微弦，转筋痛连腹部的，用鸡屎白散主治。

［提要］ 论转筋入腹的证治。

［阐析］ 转筋，是以四肢发生突然痉挛剧痛为特点的病证，尤以下肢小腿的疼痛为多见。病情严重时，其疼痛可从下肢循经牵引小腹作痛，故又将这种情况称为转筋入腹。其主证是臂脚直，即上肢臂部或下肢小腿部发生痉挛强直，不能屈伸。其脉上下行而微弦，与痉病篇的"夫痉脉，直上下行"同理，都因经脉痉挛所致。脉微弦，是肝木乘其土虚，经脉失其柔和之候。脾主四肢，肝主筋，风主动。由于湿浊化热动风，伤及阴血，脾虚不能荣木，筋脉失养，则臂脚强直而转筋。《素问·至真要大论篇》说："诸暴强直，皆属于风。"如转筋上循入腹，此为邪热伤及筋脉较甚，故用鸡屎白散主治。《别录》说鸡屎白治转筋，利小便；《素问》用鸡屎醴治鼓胀，通利大小便；本证之转筋亦属于湿浊化热伤阴所致，故用本方以消积清热，去风安脾，而转筋即愈。

［选注］ 徐彬：转筋之病，大概是土不能安木。至于臂脚直，则风淫于脾矣。脉上下行微弦，是有痉之意。仲景云，夫痉家脉伏坚，直上下，又曰脉伏而弦，总是风入之象。此更转筋入腹，则是肝邪直攻脾脏。此时如贼犯王城，无暇缓治，故以鸡屎白之下气消积。捷于去风安脾者，先靖其内乱，而后徐图安辑耳。（《金匮要略论注》）

魏荔彤：转筋之为病，风寒外袭，而下部虚热也。其人臂脚直，脉上下行微弦，弦者即紧也，风寒入而隧道空虚也。直上下行，全无和柔之象。风寒入而变热，热耗其营血，而脉遂直劲也。转筋本在腨中，乃有上连少腹入腹中者。邪热上行，由肢股而入腹里，病之甚者也。主之以鸡屎白散，本草谓其利便破淋，且善走下焦，入至阴之分。以之疗转筋，大约不出泄热之意耳。然此治其标病，转筋止，而其本病又当别图补虚清热之方

矣。(《金匮要略方论本义》)

[按语] 《诸病源候论》说:"冷入于足之三阴三阳则脚筋转,入于手之三阴三阳则手筋转,随冷所入之筋筋则转,转者皆由邪冷之气击动其筋而移转也。"徐灵胎说:"有平时转筋者,有霍乱转筋者。"本条所论是湿浊化热伤阴所致。在临床上,各种原因引起的吐泻伤津太过;过度疲劳伤筋;怀孕期间气血不足等都可导致转筋。故在治疗本病时,应当审证求因,辨证论治。

阴狐疝气[①]者,偏有小大,时时上下,蜘蛛散主之。(四)

蜘蛛散方:

蜘蛛十四枚(熬焦)　桂枝半两

上二味,为散,取八分一匕,饮和服,日再服,蜜丸亦可。

注释 ① 阴狐疝气:为疝气病之一种。因本病发生时,病人之睾丸时上时下,犹如狐狸那样出没无常,故名。

[语译] 阴狐疝气这种病,阴囊一边小、一边大,时上时下,用蜘蛛散主治。

[提要] 论阴狐疝气的证治。

[阐析] 所谓阴狐疝气,是以病人的睾丸时上时下,而阴囊亦时大时小出入无定为特征的一种病证。当病人起立或行走时,睾丸由腹中下入阴囊,其阴囊感到胀大下坠,牵引作痛;当病人平卧之时,则睾丸又入于腹中,而阴囊亦随之变小。所以说"阴狐疝气者,偏有小大,时时上下"。《灵枢·经脉》说:"肝所生病者……狐疝"。本病多因情志不舒,或寒湿凝结厥阴肝经所致,故用辛温通利之蜘蛛散主治。方中蜘蛛破瘀消肿而散结,配桂枝温经散寒。使寒散瘀消,其病则愈。

[选注] 赵以德:此厥阴之筋病也。狐,阴兽,善变化而藏。睾丸上下,有若狐之出入无时也。足厥阴之筋,上抵阴股,结于阴器,筋结故偏有小大;气病,故时时上下也。蜘蛛布网取物,其丝右绕,从外而内,大风不坏,得乾金旋转之义,故主治风木之妖狐,配桂枝以宣散厥阴之气结。(《金匮玉函经二注》)

尤怡:蜘蛛有毒,服之能令人利,合桂枝辛温入阴而逐其寒湿之气也。(《金匮要略心典》)

［按语］ 本病与寒疝不同。寒疝是寒邪致病，以腹痛为主；阴狐疝气虽与寒邪有关，但病在阴囊，以睾丸出入不定，阴囊偏有大小为特点。二者应注意鉴别。关于蜘蛛用法，据雷敩《炮炙论》载："蜘蛛，凡使勿用五色者，兼大身上有刺毛生者，并薄小者，以上皆不堪用；须用屋西南有网，身小尻大，腹内有苍黄脓者真也。凡用，去头足了，研如膏，投药中用之。"此说可供参考。后世治疗疝气病常选用温经散寒，及疏肝理气药，如川楝子、延胡索、木香、小茴、荔核、橘核、乌药之类。若属于脾肾阳虚，中气不足者，又当温阳补肾，补中益脾为治。

问曰：病腹痛有虫，其脉何以别之？师曰：腹中痛，其脉当沉，若弦，反洪大，故有蛔虫。（五）

［语译］ 问道：病人腹痛和有虫，其脉象何以鉴别呢，老师答道：腹痛因于寒者，其脉应当沉而兼弦，如果反呈洪大脉，是有蛔虫。

［提要］ 论蛔虫与腹痛的脉证。

［阐析］ 本条论述寒气腹痛与蛔虫腹痛的鉴别。腹痛一证，在许多疾病中都可发生，但本条所说的"腹中痛"，是指寒性腹痛而言。因为沉脉主里主寒，弦脉主痛，里寒腹痛则脉当沉而兼弦。若腹痛脉洪大者，是由于蛔虫妄动所致的腹痛。但在判别单纯腹痛与有否虫痛时，单凭脉象是不够的，还应当询问病人平素有否经常腹痛，吐清涎，吐蛔虫等情况。对于小孩，尚应视其白睛有否蓝色斑点，下唇内表皮黏膜有没有半透明颗粒，面部有无浅色团状白斑，大便有无下蛔虫等，方能更为诊断确切。

［选注］ 赵以德：腹痛中焦湿土之为病也。腹为阴，痛为阴类，故脉当沉。若脉弦，是见厥阴风木之象矣。反洪大者，风木盛而生火，风木之邪，贼伤中土，湿热不攘则生虫。故曰诸虫皆生于风也。东方生风，在地为木，在体为筋，在脏为肝，风伤筋。此因风伤而生虫，故虫乃厥阴肝筋之为病也，是以《伤寒》蛔厥在厥阴篇内，此章蚘痛列于筋痛篇中。（《金匮玉函经二注》）

黄元御：腹中痛者，肾肝之邪，水寒而木郁也。肾脉沉，肝脉弦，是其脉当沉若弦。乃反洪大，是木郁而生上热也，木郁热闭则虫生，故有蚘虫也。（《金匮悬解》）

蚘虫之为病，令人吐涎，心痛[①]，发作有时[②]，毒药不止，甘草

粉蜜汤主之。(六)

甘草粉蜜汤方：

甘草二两　粉一两　蜜四两

上三味，以水三升，先煮甘草，取二升，去滓，内粉、蜜，搅令和，煎如薄粥，温服一升，差即止。

注释　① 心痛：指上腹部的疼痛。由于蛔虫动乱上逆，导致胃脘临心部的疼痛。② 发作有时：蛔动则腹痛，蛔静则痛止，并不是发作有定时。

[语译]　蛔虫病的症状，令人吐涎，心腹部疼痛，时作时止。经用杀虫药无效时，用甘草粉蜜汤主治。

[提要]　论蛔虫病的证治。

[阐析]　本条论述蛔虫病的证状和治疗。患有蛔虫病的病人，口吐清水，腹部或上腹部发生疼痛是基本特征。患蛔虫病的病人，无论寒热虚实，均可使蛔虫动乱不安。虫乱于肠则腹痛，上扰于胆则上腹剧痛，虫入于胃则吐蛔。脾胃虚寒，不能统摄津液，则脾津上泛而吐清涎。《灵枢·口问》说："虫动则胃缓，胃缓则廉泉开，故涎下。"亦即脾胃虚缓，脾津失于统摄所致。蛔动则腹痛，蛔静则痛止如常人，故说"发作有时"。蛔虫病发作之时，如果已经用了杀虫药而不见效的，则应当安蛔和胃，故用甘草粉蜜汤主治。方中甘草、蜂蜜皆为安蛔和胃之品，蛔虫得甘则安，腹痛可止，待胃和虫安时，再行驱杀蛔虫之剂。

[选注]　赵以德：夫饮食入胃，胃中有热则虫动，虫动则胃缓，胃缓则廉泉开，故吐涎。蛔上入膈，故心痛。蛔闻食臭出，得食则安，故发作有时也。毒药不止者，蛔恶之不食也。蛔喜甘，故用甘草、蜜之甘，随所欲而攻之；胡粉甘寒，主杀三虫，蛔得甘则头向上而喜食，食之即死。此反佐以取之也。(《金匮玉函经二注》)

尤怡：甘草粉蜜汤者，诱之以其所喜也，白粉即铅白粉，能杀三虫而杂于甘草、白蜜之中，诱使虫食。甘味既尽，毒性旋发，而虫患乃除，此医药之变诈也。(《金匮要略心典》)

[按语]　仲景未明方中的"粉"是何物，后世医家对此有不同认识。以赵以德为代表的医家认为是铅粉；《本草纲目》引《扬氏经验方》用甘草五钱，铅粉二钱，白蜜一两，治疗吐涎心痛，吐蛔，一二日间暴厥若死，半日

许下蛔虫九条;《浙江中医学院学报》1981 年第 2 期载,用生甘草 15 克,铅粉 5 克,白蜜 30 毫升,先煎甘草去滓,入铅粉 5 克,白蜜 30 毫升,煎如薄粥分二次温服,次日下蛔虫 20 余条。《金匮要略讲义》认为铅粉米粉两种观点可以并存,灵活运用。安蛔止痛时,方中之粉用米粉;杀虫驱虫时,方中之粉用铅粉。但铅粉的用量应控制在成人用 3 克以下,甘草可用 15 克,白蜜用 60 克为宜。临证时应根据病情和医生的经验选用,以安全为前提。

蛔厥者①,当吐蛔,令病者静而复时烦,此为脏寒②,蛔上入膈③,故烦,须臾复止,得食而呕,又烦者,蛔闻食臭出,其人当自吐蛔。(七)

[校勘] “令”,《玉函经》作“今”,是。

注释 ① 蛔厥:因患蛔虫病腹痛剧烈而致四肢厥冷的病证。

② 脏寒:指内脏虚寒,此处指胃肠虚寒,并与脾有关。

③ 入膈:此处并不指胸膈,是指上腹部的胆道、十二指肠及胃中而言。

[语译] 患蛔厥的病人,应当吐蛔,今病人安静,而时时心烦,此为内脏虚寒,蛔虫动乱上扰胸膈,所以心烦。但心烦很快又停止了,当再进饮食时,又出现呕吐心烦。这是蛔虫闻到饮食的气味而上窜,故病人经常吐出蛔虫。

[提要] 论述蛔厥的症状和病机。

[阐析] 因为病人患蛔虫病,腹痛剧烈时而致四肢厥冷,故称为蛔厥。患蛔厥病,不仅有腹痛,吐涎,还有时从口中吐出蛔虫的见证。今病人安静,时而又心烦,这是由于内脏寒冷所致。因为蛔虫寄生于肠内,喜温而恶寒。内因肠道虚寒,故蛔虫动乱不安,上窜入于膈,即蛔虫上逆入于胆道或胃中。由于蛔虫上扰,故病人心烦。当蛔虫入于胃中时,则蛔虫暂安而病人心烦复止。但当病人进饮食后,虫闻食臭而复动,则病人又发生呕吐心烦。在这种情况下,病人往往自行吐出蛔虫。

[选注] 尤怡:蚘厥,蚘动而厥。心痛吐涎,手足冷也。蚘动而上逆,则当吐蚘。蚘暂安而复动,则病亦静而复时烦也。然蚘之所以时安而时上者何也,虫性喜温,脏寒则虫不安而上膈,虫喜得食,脏虚则蚘复上而求食。(《金匮要略心典》)

徐彬：蚘厥，厥者逆也。此与脏厥相类，脏厥由无阳，蚘厥亦因脏寒，不能自安而上入，但邪有浅深，故脏厥则烦无暂安，蚘厥则须臾得止。故首言当吐蚘，以见因寒而蚘不安，至蚘上入膈，非无蚘而竟烦之比也。唯因蚘则动静不常，故既烦复止。及复食而呕且烦者，闻食臭而虫欲得食，则更上而吐出也。(《金匮要略论注》)

蛔厥者，乌梅丸主之。(八)

乌梅丸方：

乌梅三百个　细辛六两　干姜十两　黄连一斤　当归四两　附子六两(炮)　川椒四两(去汗)　桂枝六两　人参六两　黄柏六两

上十味，异捣筛，合治之，以苦酒渍乌梅一宿，去核，蒸之五升，米下，饭熟捣成泥，和药令相得，内臼中，与蜜杵二千下，丸如梧子大，先食，饮服十丸，日三服，稍加至二十丸。禁生冷滑臭等食。

[语译] 蛔厥病，用乌梅丸主治。

[提要] 论蛔厥的治疗。

[阐析] 前条论述蛔厥病的症状和病机，本条论蛔厥病的治疗。虽然前条说蛔厥为脏寒，但在临床上也有偏热者，也有寒热错杂者，应当辨证论治，灵活治疗。如本条所出乌梅丸，就是寒温并用的方剂。方中乌梅、川椒杀虫止呕；附子、细辛、桂枝、干姜温经散寒而止痛；黄连、黄柏苦寒清热除烦；人参、当归益气养血。以方测证，可知本证是属于胃虚而寒热交错的蛔厥病，故方中寒热辛温共用，以收辛温散寒，苦寒清热，杀虫安胃之功。

[选注] 汪昂：蚘得酸则伏，故以乌梅之酸收之；蚘得苦则安，故用连、柏之苦安之；蚘得寒则动，故以桂、附、姜、椒温其中脏，而以细辛、当归润其肾肝，人参用以助脾，乌梅兼以敛肺。(《引自《证治准绳》)

李彣："乌梅味酸，黄连、黄柏味苦，桂枝、蜀椒、干姜、细辛味辛，以蚘得酸则止，得苦则安，得甘则动于上，得辛则伏于下也。然胃气虚寒，人参、附子以温补之，吐亡津液，当归以辛润之，则蚘厥可愈也。"(《金匮要略广注》)

［按语］ 蛔虫病是临床上常见病证，以经常性腹痛、吐涎、吐蛔为特点。治疗本病的基本原则是虫未动扰时，以驱杀蛔虫为主，虫动而上扰胆胃之时，则当以安蛔止痛为主。此外，蛔厥病亦有病人素体偏寒偏热，和寒热错杂的不同，故在治疗时，安蛔和杀虫之外，尚须调理寒热而治之。如《全生集》取理中汤加乌梅、川椒，名为安蛔理中汤，用以治疗胃虚偏寒的蛔虫动扰之证。《伤寒辨注》用黄连、黄柏、枳实、乌梅、川椒组成方剂，名为清中安蛔汤，用以治疗胃不虚而偏热实的蛔虫动扰之证，可供参考。

结 语

本篇论述了趺蹶等五种病证，但对蛔虫病的辨证治疗是其重点。趺蹶的主证是足背强直，行动不便，因太阳经脉受伤所致，取承山穴针刺为治。手指臂肿是以病人的手指和臂部的肿胀，甚或有身体局部肌肉的跳动为主证，因风痰阻滞经络所致，用藜芦甘草汤主治。转筋的主证是臂脚直，脉弦，痉挛掣痛，因湿浊化热，伤及筋脉所致，用鸡屎白散治疗。阴狐疝以睾丸偏有小大，时时上下为主证，多因寒气凝滞足厥阴肝经所致，用蜘蛛散主治。蛔虫病有蛔虫证和蛔厥证之分。蛔虫证的主证是吐涎，腹中痛，无发热，用甘草粉蜜汤主治。蛔厥证的主证是腹痛，手足厥冷，甚或吐蛔，静而时复烦，用乌梅丸主治。

（陈仁旭）

妇人妊娠病脉证并治第二十

自此以下三篇，论述妇人妊娠、产后、杂病的病脉证治，是我国最早的妇科治疗学记载。据张仲景自序称《伤寒杂病论》共十六卷，其中十卷论伤寒，六卷论杂病，所谓杂病即现在的《金匮要略方论》。又考《隋书·经籍志》载有张仲景方十五卷，疗妇人方二卷，此妇人病三篇，便源于疗妇人方二卷。由此可知仲景论治妇人病本来不在杂病之中，今《金匮要略》所见妇人病部分，乃系北宋林亿等人整理列入。

妇人病三篇内容丰富，计有原文 45 条，载方药 40 首，病种涉及经、带、胎、产以及某些妇科杂病。篇中对妇人病的诊治，论述系统，立法严谨，用药精当，剂型尤为多样，不仅有膏、汤、丸、散、酒剂等内服疗法，而且运用针刺、煎药熏洗、阴道坐药等外治法。故此三篇无论在理论指导与临床实践方面，均有重要学术价值，并为后世中医妇科学的发展奠立了基础。

本篇专论妇人妊娠期常见疾病的证治，对早期妊娠的诊断，妊娠与癥病的鉴别、治疗，以及妊娠呕吐、妊娠腹痛、妊娠下血、妊娠小便难、妊娠水肿等病证的诊治、妊娠养胎、安胎的方法，都作了扼要的阐述。但重点在论述早期妊娠的诊断、妊娠腹痛及下血的辨证和治疗，因为这直接关系着胎儿的孕育，如果将妊娠误诊为疾病，滥用药物，或妊娠病腹痛、下血均可影响胎儿的发育，甚而导致堕胎、早产，所以对这方面的论述比较详细。

本篇对妊娠病的治疗，既重视照顾胎元之气，又不拘泥于安胎之说。篇中列举安胎、养胎据证用药范例，意即强调妊娠有病当治病，病去则胎自安，是“有故无殒，亦无殒”理论的体现，给后世医家治疗妊娠病以很大的启迪。

师曰：妇人得平脉①，阴脉小弱②，其人渴，不能食，无寒热，名妊娠③，桂枝汤主之。方见下利中。于法④六十日当有此证，设有医治逆⑤者，却⑥一月加吐下者，则绝之⑦。（一）

［校勘］ “其人渴”之“渴”字，《金匮要略心典》云：“一作呕亦通”。此作呕为当。

注释 ① 平脉：脉象平和如常人，无太过不及之象。如《金匮心典》所云：“平脉，脉无病也；即《内经》身有病而无邪脉之意。”

② 阴脉小弱：阴脉指尺部脉，小弱是细软无力的脉象。

③ 妊娠：即怀孕，又名妊子，重身，怀娠。《说文》：“妊，身怀孕也；娠，女妊身动也。”

④ 于法：“于”在此作语助词，无特殊意义。《辞海》云：“用于语首或语中者皆无义。”“法”即法度，规律之意。

⑤ 治逆：作误治解。

⑥ 却：退后之意。“却一月”在此条指妊娠三月左右。

⑦ 绝之：“绝”，《辞海》作“断也”，“极也”。故“绝之”可作断绝或杜绝解。

［语译］ 老师说：诊得妇人脉象，两手寸关部位平和如常人，唯有尺部脉略细软无力，呕不能食，但不恶寒发热，这是怀孕，治疗用桂枝汤。按一般妊娠的规律，在六十日内当有上述脉证出现，假如治疗不当，病情迁延一月未解，反见呕吐加剧，又增泄泻，则应随证施治，杜绝病根，不得拘泥于桂枝汤。

［提要］ 此论早期妊娠的诊断，妊娠恶阻的治法与误治后的处理。

［阐析］（1）关于早期妊娠的诊断：“妇人得平脉，阴脉小弱，其人呕，不能食，无寒热。”凡值生育年龄的妇女，无其他原因而月经逾期未至，出现呕吐不欲食，不伴有恶寒发热等外感症状，诊察脉象，唯两尺部细软无力，其他部位则从容和缓，柔和有力如常人，即如《素问·腹中论篇》“身有病而无邪脉”之象，此为早期妊娠的征象。

1）尺脉小弱的机制：因妊娠初起胎气未盛，又血聚以养胎，阴血一时不足，尺脉主肾，胞络系于肾，故脉略见细软无力。如尤怡说：“阴脉小弱者，初时胎气未盛，而阴方受蚀，故阴脉比阳脉小弱。”（《金匮要略心典》）

尺脉小弱为早期妊娠的脉象，迨至三月以后，胎气逐渐旺盛，胞宫气血充盈，则尺脉反见滑数流利，这就是《素问·阴阳别论》所谓“阴搏阳别谓之有子”。亦即《千金》所云:“三月尺脉数也。”

2) 妊娠呕吐的机制:妊娠呕吐亦称妊娠恶阻。因受孕后,经血不泻,血聚胞宫以养胎,冲脉之气旺盛,冲为血海而隶于阳明,冲脉之气上逆犯胃,胃失和降以致恶心呕吐,甚而不能食。此属生理变化,亦是早期妊娠常见的表现。若妊娠期间复感邪气,则生理与病理两因相合,其呕吐势必加重。

妊娠恶阻反应的轻重及持续时间的长短,除去孕后复感邪气的因素外,与孕妇素体脾胃强弱关系甚密,若平素脾胃强健,则恶阻反应较轻,只需饮食调理,在短期内可自行消失;若平素脾胃不健,则恶阻反应既重,而且缠绵难愈。由此提示学者,对妊娠恶阻的治疗,无论起于何因,在据证用药上均应顾护脾胃,才能收到满意的效果。

(2) 妊娠恶阻的治疗:“桂枝汤主之”,桂枝汤的作用,正如徐彬所云:“桂枝汤外证得之,为解肌和营卫,内证得之,为化气调阴阳也。”(《金匮要略论注》)妊娠恶阻为一时性的阴阳偏虚失调,谓桂枝汤化气调阴阳者,即是借助此方温调脾胃,以增进营卫之气的化生而和调阴阳,故本方用于脾胃虚寒的妊娠恶阻效果较佳。

(3) 误治处理:“于法六十日当有此证,设有医治逆者,却一月加吐下者,则绝之。”妊娠恶阻一般在两个月左右出现,假如失治或误治,病情延续至三月非但未愈,且呕吐增剧,又添腹泻,则应“绝之”。

关于“绝之”的含义,大致有以下几种说法:

(1) 随证施治,“断绝病根”:如徐彬说:“又加吐利,而因医治误,则脾胃实有受伤处,是当但以断绝病根为主,不得拘泥安胎之说,而狐疑致误也,故曰绝之。”(《金匮要略论注》)

(2) 用饮食调养,“绝其医药”:如魏荔彤说:“却一月之外,经不至之时,疑为经闭不行,或将两月之际,以渴不能食为实邪在胸胃,误吐误下,将妊娠中之气血初聚者,易散矣,必绝其医药,或如疟证中饮食消息止之之法,忌其油腻生冷肥甘,胃气自复。”(《金匮要略方论本义》)

(3)“断绝其妊娠”:如唐宗海说:“绝之二字,究属何义,尚待详求。同年秦仪鸿名渐和曰:此言医治之逆,再一月,反吐下之,则胎动而必堕,是断绝其妊娠也,其说颇通。”(《金匮要略浅注补正》)

(4) 调养中气,绝其病本:如黄元御说:“吐下大作,此中气之败,不关

胎故，则调燮中气，绝其病本也。”(《金匮悬解》)

(5) 疑“有脱简”：如吴谦说：“然脉平无寒热，用桂枝汤，与妊娠渴不能食者不合，且文义断续不纯，其中必有脱简”。(《医宗金鉴》)

以上注家对“绝之”的解释，笔者认为以徐、黄二氏之说甚当，对妊娠疾病的治疗如同其他疾病一样，亦当辨证论治，据证用药，才能应手奏效。经失治或误治，妊娠恶阻日久不止而反加剧，且增腹泻，说明并非纯属冲气上逆的生理原因影响，往往合并其他病理因素所致，故在治疗上当以“断绝病根”为要，不得囿于安胎之说。脾胃乃气机升降之枢，又为气血化生之源，妊娠养胎以及对恶阻、腹泻的治疗无不与脾胃相关，因而在辨证用药中寓以顾护脾胃，很有必要，故黄氏之说可从。如属脾胃虚弱者，更应以调养中气为主，方能收治病安胎两全之效。

魏、唐二氏之说，代表对妊娠恶阻的两种处理方法，亦可参考。若妊娠恶阻反应较轻，可参魏氏之说：“绝其医药”，用饮食调理；若妊娠恶阻反应既重，经治疗病情无好转，则应照唐氏之说“断绝其妊娠”。

[选注] 尤怡：平脉，脉无病也，即《内经》“身有病而无邪脉”之意。阴脉小弱者，初时胎气未盛，而阴方受蚀，故阴脉比阳脉小弱。至三四月，经血久蓄，阴脉始强，《内经》所谓手少阴脉动者妊子，《千金》所谓三月尺脉数是也。其人渴，妊子者内多热也；一作呕亦通。今妊妇二、三月，往往恶阻不能食是已。无寒热者，无邪气也。夫脉无故而身有病，而又非寒热邪气，则无可施治，唯宜桂枝汤和调阴阳而已。……六十日当有此证者，谓妊娠两月，正当恶阻之时，设不知而妄治，则病气反增，正气反损，而呕泻有加矣。绝之，谓禁绝其医药也。楼全善云：尝治一、二妇恶阻病吐，前医愈治愈吐，因思仲景“绝之”之旨，以炒糯米汤代茶，止药月余渐安。(《金匮要略心典》)

赵以德：妇人平脉者，言其无病脉也。阴脉小弱，其荣气不足耳。凡感邪而荣气不足者，则必恶寒发热，不妨于食；今无寒热，妨于食，是知妊娠矣。妊娠者，血聚气搏，经水不行，至六十日始凝成胎。斯时也，气血化于下，荣气不足，卫不独行，壅突中焦而不能食，津液少布，其人渴，用桂枝汤益荣和卫。设有医以他治，则更一月当化。若加吐下，复损其荣，土亦失其养育，条芩、白术可也，芎归可也，参、耆可也，但要益荣生津，和中下二焦而已。(《金匮玉函经二注》)

[按语] (1) 关于早期妊娠的诊断，本条仅提出了主要脉证，根据临床，对妊娠的诊断，了解平素月经情况很有参考价值。若平素月经正常，突然停经，而见恶心呕吐，或思酸择食，倦怠思睡，多属妊娠。

(2) 本条指出以桂枝汤治疗妊娠恶阻，仅属举例而已，桂枝汤适宜于脾胃虚寒的恶阻证，除呕吐、不能食外，常兼形寒肢冷、乏力、呕吐清涎、舌淡苔白润、脉缓滑无力等症，方宜用之，若属胃热或胃阴虚的妊娠恶阻，则非本方所宜。

妇人宿有癥病[①]，经断未及三月，而得漏下不止，胎动在脐上者，为癥痼害。妊娠六月动者，前三月经水利时，胎也。下血者，后断三月衃[②]也。所以血不止者，其癥不去故也，当下其癥，桂枝茯苓丸主之。(二)

桂枝茯苓丸方：

桂枝　茯苓　牡丹(去心)　芍药　桃仁(去皮尖，熬)各等分

上五味，末之，炼蜜和丸，如兔屎大，每日食前服一丸。不知，加至三丸。

[注释] ① 宿有癥病："癥病"为腹内瘀血停留，结而成块的病证。"宿有癥病"即素有癥积之病。

② 衃(pēi 胚)：《说文》："凝血也"，即色紫黑而晦暗的瘀血；亦可作癥痼的互辞。

[语译] 妇人素有癥积之病，月经停止不到三月，又下血淋漓不止，觉得胎动在脐上，这是癥病为害。怀孕六个月时发现胎动，且在受孕前三个月月经正常，这是胎。停经前月经失调，时有下血，停经后三月又下紫黑晦暗的瘀血。其所以下血不止，是癥病未除的缘故，应当去其癥病，用桂枝茯苓丸主治。

[提要] 本条论述癥病与妊娠的鉴别，以及癥病下血的治法。

[阐析] 全文共分三段。

第一段为"妇人宿有癥病"至"为癥痼害"。此段叙述癥病下血的临床表现。癥病即瘀血停留，结而成块的病证，所谓癥者，征也，有形可征也。若妇人素患癥积之病，初时病轻尚未影响月经，经行正常，久则病势发展，可致经水不利，甚而经闭不行。今停经未到三月，忽又下血淋漓不止，并自觉脐上似有胎动之感，此非真正妊娠胎动，乃因瘀血下行，血动而气亦

动，故似有胎动之感。上述表现皆为癥病影响，故云“为癥痼害”。

第二段从“妊娠六月动者”至“后断三月衃也”，乃属插笔，指出正常妊娠的特点，以资与癥病相鉴别。若在停经前三个月，月经应时通利，量、色、质均正常，停经后胞宫按月增大，按之柔软不痛，六个月时自觉胎动，此属妊娠胎动。假如平素月经不调，时有下血，停经后即“后断”三个月，又下紫色晦暗的瘀血，此乃癥病为患。

第三段即条文最后部分，继述癥病下血的治疗。其所以癥病下血不止，乃因癥积未除的缘故，治疗当去其癥，癥去则血自止，宜用桂枝茯苓丸消癥以止血。

本条重点分析下列两个问题：

1. 癥病与妊娠的鉴别：

癥病的临床特点是：

(1) 妇人素有癥病史。

(2) 胎动及胎动的部位与停经月份不相符合。谓“经断未及三月”，“胎动在脐上”，然停经未到三月，即使受孕，但胎儿形体未成，也是不会出现胎动的，一般在妊娠四月以后始有胎动，正如孙思邈所云：“妊娠一月始胚……四月形体成，五月能动”(《千金要方》)由此可知，“经断未及三月”之动，非胎动也；通常妊娠五六个月时胞宫膨大至脐，若胎动在脐上当见于六个月以后，今停经未到三月而见动在脐上，说明胞宫膨大速度超乎正常，此属癥而非胎，故曰“为癥痼害”。

(3) 停经后复漏下不止。但临床并非见癥病就有漏下，多数癥病病人，唯见经闭不行，而无下血。

(4) 停经前月经失调。即“下血者，后断三月衃也”，所谓“后断”即断后，指停经之后。癥病病人，停经三个月，而下紫色晦暗的瘀血，停经前必素有月经不调，故言“下血者”意即月经失调，常有异常的下血现象。

正常妊娠的特点：

① 停经四个月以后开始有胎动。② 停经前月经正常。所以说：“妊娠六月动者，前三月经水利时胎也。”

2. 癥病下血的治疗：“当下其癥，桂枝茯苓丸主之。”

(1) 癥病下血，何以“当下其癥”？

“癥”，乃瘀血结聚而成。癥病下血的病理是瘀血不去，新血不得归经，如原文云："所以血不止者，其癥不去故也，当下其癥"。所谓"当下"系指广义的"下法"，针对有形之实邪，拟以从下窍排出的治法，即《素问·阴阳应象大论篇》中说"浊阴出下窍"之意。此因癥积为害，根据《内经》提出的"留者攻之"，"血实者宜决之"的治疗原则，"下"的实质当是活血化瘀，使瘀血去，血得以归经，漏下亦止，故以"桂枝茯苓丸主之"。

(2) 方药特点：桂枝茯苓丸为化瘀消癥的缓剂，程云来称之为"治瘀之小剂"。方中以桃仁、丹皮活血化瘀以消癥，配伍芍药养血和血、使瘀血既去，新血又生。加入桂枝既可温通血脉以助化瘀之功，又可得芍药以调和气血。佐以茯苓渗湿利水，寓有治血兼治水之意。正如徐彬所说："癥之成必挟湿热为窠囊，苓渗湿气。"(《金匮要略论注》)赵以德亦说："恶血既破，佑以茯苓之淡渗，利而行之。"(《金匮玉函经二注》)综观全方，具有化瘀生新，调和气血之功效，以蜜丸"渐磨"，服法从小剂量开始，不知渐加，皆为癥病下血而设，旨在祛邪不伤正或少伤正。

[选注] 《中医新论汇编》：案金匮此节颇费辞解，先儒注释，皆以为经断即是受孕；胎动为真动。然按之实际，癥痼既阻害于中，何得安然受孕；且胎仅三月，亦无动在脐上之理也。余尝细译其文义，乃知此节完全为胎癥对勘之文，盖仲景恐人误癥作胎，误胎作癥，故两两比较之。

尤怡：癥，旧血所积，为宿病也。癥痼害者，宿病之气，害其胎气也。于法妊娠六月，其胎当动，今未三月，胎不当动而忽动者，特以癥痼害之之故，是六月动者，胎之常，三月动者，胎之变也。夫癥病之人，其月经当不利，经不利则不能受胎。兹前三月经水适利，胞宫净而胎可结矣。胎结故经断不复下，乃未三月而衃血仍下，亦以癥痼害之之故，是血留养胎者其常，血下不止者其变也。要之，其癥不去，则血必不守……故曰"当下其癥"。(《金匮要略心典》)

徐彬：药用桂枝茯苓丸者，桂枝、芍药一阴一阳，茯苓、丹皮一气一血，调其寒温，扶其正气。桃仁以之破恶血，消癥癖……且癥之初必因寒，桂能化气而消其本寒，癥之成必挟湿热为窠囊，苓渗湿气，丹清血热，芍药敛肝血而扶脾，使能统血，则养正即所以去邪耳。每服甚少而频……其结原微，故以渐磨之"。(《金匮要略论注》)

[按语] (1) 关于癥病与妊娠的鉴别，了解平素月经情况，尤其具有

临床诊断价值，正如魏荔彤所说："胎与衃之辨，当于血未断之前三月求之，前三月经水顺利，则经断必是胎；前三月有曾经下血者，则经断必成衃"。(《金匮要略方论本义》)

(2) 癥病下血与胎漏、盛胎有相似的临床表现，容易混淆，应当加以区别，现列表鉴别于下：

表 52　癥病下血、胎漏与盛胎之比较表

名　称	癥病下血	胎　漏	盛　胎
相同	均有月经停止，又复下血		
停经前月经情况	月经失调，时有下血	正常	正常
停经后临床表现	忽漏下不止，血色紫而晦暗有块，小腹按之硬痛，停经未到三月似有胎动在脐上	有妊娠反应，非月经周期性的下血，时下时止而无腰酸腹痛	有妊娠反应，初起月经仍应期而至，量少而无腰酸腹痛，三月后可不药自止。乃属妊娠期生理性的下血现象

妇人怀娠六七月，脉弦发热，其胎愈胀，腹痛恶寒者，少腹如扇[①]，所以然者，子脏开[②]故也，当以附子汤温其脏。方未见(三)

注释　① 少腹如扇：形容小腹寒冷较甚，如扇冷风入腹之状。

② 子脏开：徐彬云："子脏，子宫也。开者，不敛也。"(《金匮要略论注》)

[语译]　妇人怀孕六七个月时，出现脉弦、发热，胎气更胀，小腹疼痛而寒冷，如扇冷风入腹之状。其所以如此，是由于子脏开的缘故，当用附子汤温暖其子脏。

[提要]　论述妊娠阳虚寒盛的腹痛证治。

[阐析]　妊娠至六七月时，忽见脉弦发热，小腹疼痛而冷。犹如扇冷风入腹，并自觉胎愈胀大，此为阳虚寒盛，阴寒滞于胞宫所致。

(1) 何谓"其胎愈胀"？实指腹部胀满甚于平时，因妊娠至六七月，胎儿长大，易影响气机的升降，以致孕妇常感腹部胀满，加之阳虚阴盛，阴寒凝滞，阳气不通，故感胀满愈甚。

(2)"腹痛恶寒，少腹如扇"为辨证的要点：谓"腹痛恶寒，少腹如扇"，系指小腹冷痛，其冷尤甚，原因乃“子脏开故也”，张璐谓“子脏不能司闭藏之令”(《张氏医通》)意即子宫失于闭藏之职，其主要病理为肾阳虚，胞宫失于温摄，正如魏荔彤所说：“肾主开合，命门火衰，气散能开而不能合……妇人子脏之开亦此理。”(《金匮要略方论本义》)故“腹痛恶寒，少腹如扇”是肾阳虚、胞宫失于温摄，寒凝气滞的反映，也是阳虚寒盛腹痛的主要临床特征。

(3) 本证“恶寒发热”当与表证鉴别：原文叙述此证具有恶寒发热之象，似与表证相似，然细释其文义，则知已示其区别，“少腹如扇”是对“腹痛恶寒”的解释，指出腹痛即小腹痛，恶寒即小腹恶寒，说明恶寒是局部的，而非全身的，属里证，而不属表证，此即徐彬所云“然恶寒有属表者，此连腹痛，则知寒伤内矣”。所以，此证虽见恶寒发热，但其病因病机，脉证特点皆与表证迥别，其主要辨证是：

- 外感病、妊娠阳虚腹痛——恶寒发热
  - 病机
    - 表证——风寒束表，营卫失和
    - 里阳虚证——阳虚阴盛，虚阳外浮
  - 脉证
    - 表证——脉象浮缓或浮紧，发热较重，恶寒以背部显见，并有头身疼痛等
    - 里阳虚证——脉象沉弦无力，发热轻，恶寒以小腹尤甚，寒气习习如扇，并伴小腹疼痛等

［选注］ 尤怡：脉弦发热，有似表邪，而乃身不痛而腹反痛，背不恶寒而腹反恶寒，甚至少腹阵阵作冷，若或扇之者然。所以然者，子藏开不能合，而风冷之气乘之也。夫藏开风入，其阴内盛，则其脉弦为阴气，而发热且为格阳矣。胎胀者，胎热则消，寒则胀也。附子汤方未见，然温里散寒之意，概可推矣。(《金匮要略心典》)

张璐：妊娠脉弦为虚寒，虚阳散外，故发热，阴寒内逆故胎胀。腹痛恶寒者，其内无阳，子藏不能司闭藏之令，故阴中觉寒气习习如扇也。用附子汤以温其藏，则胎自安。世人皆以附子为堕胎百药长，仲景独用以为安胎圣药，非神而明之，莫敢轻试也。(《张氏医通》)

［按语］ 关于附子汤，原书未载方药，注家多认为是《伤寒论·少阴篇》之附子汤，但“附子为堕胎百药长”，妊娠用之，必须辨证精确，证属阳虚寒盛，又须用之，此即《内经》“有故无殒”之意，近人亦用本方重剂煎水，温洗或热敷腹部，安全而收效亦佳。(附子汤方：炮附子二枚、茯苓、芍药

各三两，白术四两、人参二两）。

师曰：妇人有漏下者，有半产[①]后因续下血都不绝者，有妊娠下血者，假令妊娠腹中痛，为胞阻[②]，胶艾汤主之。（四）

芎归胶艾汤方：一方加干姜一两。胡氏治妇人胞动，无干姜。

芎䓖　阿胶　甘草各二两　艾叶　当归各三两　芍药四两　干地黄四两

上七味，以水五升，清酒三升，合煮，取三升，去滓，内胶，令消尽，温服一升，日三服。不差，更作。

［校勘］　《脉经·平妊娠胎动血分水分吐下腹痛证第二》："半产"作"中生"。"胞阻"作"胞漏"。《二注》本干地黄为六两。

注释　① 半产：亦称小产，指妊娠三月以后，胎儿已成形，但未足月而自然殒堕；若三月以内，胎儿未成形而自然殒堕，谓之堕胎。如《医宗金鉴·妇科心法要诀》云："五、七月已成形象者，名为小产；三月未成形象者，谓之堕胎。"

② 胞阻：亦称胞漏或漏胞。系指不因癥积所致的妊娠下血，并腹中痛者。

［语译］　老师说：妇人常有漏下的，有因小产后继续下血淋漓不净的，有怀孕后又再下血的，假如怀孕下血并有腹中痛，这是胞阻，用胶艾汤主治。

［提要］　论述妇人常见的三种下血证治。

［阐析］　妇人下血，常见下列三种情况：一是经血非时而下，淋漓不断的漏下；二是小产后继续下血不净；三是妊娠下血并伴腹痛，此为胞阻，亦称胞漏或漏胞。这三种妇人下血，病情虽有不同，但其病机则皆属冲任脉虚，阴血不能内守所致，均当调补冲任，固经养血，可用胶艾汤一方通治。分析原文旨义，本条尤其注重胞阻的辨证论治。

胞阻的辨证论治：所谓"胞阻"，系指不因癥积而妊娠下血、腹痛的病证。腹痛是其辨证的关键，故原文"假令妊娠腹中痛，为胞阻"，"假令"二字是承上文"有妊娠下血者"而言，即是说假如妊娠下血又腹中痛，就称为胞阻。此条重点论述妊娠胞阻下血，胞阻既是病名，又是病位病机的概括，"胞"，言其病位，"阻"，言其病机，即胞脉阻滞，如尤怡所说："胞阻者，胞脉阻滞，血少而气不行也"。（《金匮要略心典》）意谓此下血而又腹痛，乃虚中挟实之证，故治疗用胶艾汤，可不必顾虑方中归、芎辛散行血之弊。

方中四物汤养血和血，阿胶养血止血，艾叶炒炭用则温经暖宫止血，且胶、艾同用，又可安胎，甘草调和诸药，清酒以行药势，诸药合用，则能养血止血，暖宫调经，亦治腹痛、安胎。

[选注] 尤怡：妇人经水淋漓，及胎产前后下血不止者，皆冲任脉虚，而阴气不能守也。是唯胶艾汤为能补而固之。中有芎、归，能于血中行气；艾叶利阴气，止痛安胎，故亦治妊娠胞阻。胞阻者，胞脉阻滞，血少而气不行也。(《金匮要略心典》)

唐宗海：此节须分宾主，妇人有无胎，即经水漏下不匀，有半产者，因下血不绝者，此两证是宾；有妊娠下血者，此一句是主。假令二字，承上文而言，假令妊娠而下血，腹中痛者，此为胞阻也。胞阻是阻胞中之血，恶阻是阻胃中之水，此又当辨。(《金匮要略浅注补正》)

[按语] 妇人下血，原因甚多，其治疗大法，当调补冲任，固经止血，而胶艾汤适宜用于血虚寒滞这种证型，方中归、芎、清酒等辛散行血导滞之品，既不可忽视、又不可滥用，务必辨证准确，掌握用药的分寸。若血分有热，或纯虚无滞、下血不止者，本方宜慎用。

妇人怀妊，腹中㽲[①]痛，当归芍药散主之。(五)

当归芍药散方：

当归三两　芍药一斤　芎䓖半斤一作三两　茯苓四两　白术四两　泽泻半斤

上六味，杵为散，取方寸匕，酒和，日三服。

[注释] ① 㽲痛：㽲，(jiǎo)绞，腹中急痛；又音(xiǔ)朽，病也。㽲痛是腹中拘急(即自觉牵引不适或紧缩感)，绵绵而痛。

[语译] 妇人怀孕，腹中拘急，绵绵而痛，用当归芍药散主治。

[提要] 指出妊娠肝脾不和的腹痛证治。

[阐析] 妇人怀孕以后，血聚养胎，阴血相对偏虚，肝为刚脏，非柔润不和，肝血虚则失于条达，如再因情志刺激，肝气横逆，乘犯脾土，以致肝郁脾虚，肝虚气郁则血滞，故腹中拘急，绵绵而痛，称为㽲痛。此痛既区别于寒疝的绞痛，又不同于瘀血之刺痛，乃属虚中挟滞之疼痛；脾虚则运化无权，水湿内停，并结合方药测证，应当有小便不利，足跗肿等症。

此证属肝郁脾虚，故治以当归芍药散，养血调肝，健脾利湿。

方中重用芍药以调肝缓急止痛，配伍当归、川芎以养血柔肝，并可疏利气机；白术、云苓健脾益气，合泽泻以淡渗利湿。如此配合，则肝脾两调，气血水同治，腹痛诸证自解。

［选注］　徐彬：疞痛者，绵绵而痛，不若寒疝之绞痛，血气之刺痛也，乃正气不足，使阴得乘阳，而水气胜土，脾郁不伸，郁而求伸，土气不调，则痛绵绵矣。（《金匮要略论注》）

尤怡：按《说文》疞音绞，腹中急也，乃血不足而反侵之也，血不足而水侵，则胎失其所养，而反得其害矣，腹中能无疞痛乎。（《金匮要略心典》）

［按语］　本方药味不多，似较平淡，但体现了肝脾两调，气血水同治的精神，不仅为后世创立调和肝脾的治法奠立基础，而且为临床广泛运用，如以本方治疗肝脾不和，气血失调的腹痛、月经不调、痛经、妊娠腹痛、带下、眩晕、石淋等病症，均有良好的效果。但治疗妊娠腹痛，方中川芎宜少用。

妊娠呕吐不止，干姜人参半夏丸主之。（六）

干姜人参半夏丸方：

干姜　人参各一两　半夏二两

上三味，末之，以生姜汁糊为丸，如梧桐子大，饮服十丸，日三服。

［语译］　怀孕以后呕吐不止，用干姜人参半夏丸主治。

［提要］　论述胃虚寒饮的恶阻证治。

［阐析］　妇女怀孕以后，出现恶心呕吐，本属生理现象，一般不需治疗，可自行缓解。本文谓“呕吐不止”，意即吐势颇剧，反复发作，缠绵难愈。以药测证，当有呕吐物多系清水或涎沫，口不渴，或渴喜热饮，并可见头眩心悸，倦怠嗜卧，溲清便溏，脉弦苔滑等。此因脾胃虚寒，寒饮上逆所致，故宜温中散寒，降逆止呕，用干姜人参半夏丸主治。

方中干姜温中散寒，人参补益脾胃；半夏配生姜汁，蠲饮降逆以止呕。四味合用，共达温中补虚，蠲饮降逆，和胃止呕之功。以丸剂服之，便于受纳，并能达和缓补益之效，实为虚寒恶阻久不止的“至善之法”。

［选注］　赵以德：此即后世所谓恶阻病也。先因脾胃虚弱、津液留滞，蓄为痰饮，至妊二月之后，胚化成胎，浊气上冲，中焦不胜其逆，痰饮遂

涌，呕吐而已，中寒乃起。故用干姜治寒，人参补虚，半夏、生姜治痰散逆也。(《金匮玉函经二注》)

魏荔彤：妊娠呕吐不止者，下实上必虚。上虚胸胃必痰饮凝滞而作呕吐，且下实气必逆而上冲，亦能动痰饮而为呕吐，主之以干姜人参半夏丸。方用干姜温益脾胃，半夏开降逆气，人参补中益气，为丸缓以收补益之功，用治虚寒之妊娠家，至善之法也。(《金匮要略方论本义》)

[按语] (1) 干姜人参半夏丸是治胃虚寒饮呕吐久不止的良方，方中干姜、半夏俱为妊娠禁忌药，但胃虚寒饮之恶阻，非此不除，故配伍人参扶正安胎，以收治病安胎两全之效，因而陈修园说："半夏得人参，不唯不碍胎，且能固胎。"后世常用六君子汤治胃虚痰湿的妊娠呕吐，可谓是此方用药配伍精神的发展。

若孕妇体质素弱，又有滑胎病史者，对妊娠禁忌药，仍宜慎用。

(2) 本方与首条桂枝汤，均可治脾胃虚寒的妊娠恶阻，但彼宜用于脾胃虚寒的轻证，属病之初，呕吐较轻者，用桂枝汤温调脾胃，以和阴阳；此宜用于脾胃虚寒的重证，属呕吐较剧，反复发作，久不止者，用干姜人参半夏丸温中补虚，降逆止呕，并以丸剂便于受纳。

妊娠，小便难，饮食如故，当归贝母苦参丸主之。(七)

当归贝母苦参丸方：男子加滑石半两。

当归　贝母　苦参各四两

上三味，末之，炼蜜丸如小豆大，饮服三丸，加至十丸。

[语译] 孕妇小便困难，饮食如平常一样，治疗宜用当归贝母苦参丸。

[提要] 论述妊娠血虚热郁的小便难证治。

[阐析] 妊娠小便难，系指妊娠期间出现小便频数而急，淋漓涩痛等症，即后世所谓"子淋"。其人饮食仍如平常，说明病不在中焦，而在下焦膀胱，以方药测知，乃因怀孕后，血虚热郁，肺燥气郁，失于通调，膀胱的津液不足，郁热蕴结所致。用当归贝母苦参丸主治。

本方以当归养血润燥，苦参清热利尿，除热结，配伍贝母清肺开郁，使上焦通则下焦自通，苦参、贝母两相配伍，有提壶揭盖之妙。以上三味合用，可使血虚得养，郁热解除，膀胱通调，则小便自能爽利。

［选注］ 赵以德：小便难者，膀胱热郁，气结成燥。病在下焦，不在中焦，所以饮食如故。用当归和血润燥，《本草》贝母治热淋，以仲景陷胸汤观之，乃治肺金燥郁之剂。肺是肾水之母，水之燥郁，由母气不化也。贝母非治热，郁解则热散，非淡渗利水也，其结通则水行。苦参长于治热，利窍逐水，佐贝母入行膀胱以除热结也。（《金匮玉函经二注》）

秦伯未：小便而难，饮食照常的用当归、贝母、苦参来治，很难理解，古今注家多望文生训，理论脱离实际。近得金华沈介业中医师来信，指正这条小便难当作大便难……孕妇患习惯性便闭，有时因便闭而呈轻微燥咳，用当归四份，贝母、苦参各三份，研粉，白蜜为丸，服后大便润下……其燥咳亦止。（《金匮要略简释》）

［按语］ 历代注家对本条持两种见解，一种认为是"小便难"；一种认为应是"大便难"。笔者认为原文既是小便难，分析本方药物，具有养血润燥，清肺开郁，利窍逐水之功，又方后注云："男子加滑石半两。"滑石长于利水通淋，显然仲景其意，以加滑石而助清热利尿之力，故应宗"小便难"为是。但肺与大肠相表里，肺燥气郁，失于肃降，以致大肠气机郁滞，传导失职，亦可出现大便难，则仍可用本方养血润燥，清肺开郁以通大便。两者治疗机制相同，皆为下病上取之法。故用本方治疗妊娠大便难，乃属"异病同治"。临床用之，苦参用量宜少。

妊娠有水气，身重①，小便不利，洒淅恶寒，起即头眩，葵子茯苓散主之。（八）

葵子茯苓散方：

葵子一斤　茯苓三两

上二味，杵为散，饮服方寸匕，日三服，小便利则愈。

注释　① 身重：在此条有两种含义，一是指水湿泛溢肌肤而身肿；二是因水湿潴留肌体而感觉身体沉重。

［语译］ 怀孕有水气，其人身肿并觉身体重着，小便不通利，有洒淅恶寒的现象，起立时即感觉头眩晕，用葵子茯苓散主治。

［提要］ 论述妊娠水肿的证治。

［阐析］ 妊娠有水气，系指妊娠期间因水湿为患而病水肿，后世称为子肿，俗称"胎肿"。此证多因妊娠六七月，胎儿渐长，影响气机升降；或因

妊娠期间情志所伤，肝失疏泄，气化受阻，水湿停聚而致。膀胱气化受阻，则小便不利；小便不利，水湿无去路，停聚于内而泛溢于肌肤遂成水肿，并觉身重；水停而卫阳被遏，则恶寒，状如寒风冷水侵淋身体一样；水气内停，清阳不升，故起即头眩。其病关键在于气化受阻，小便不利，故治疗当利水通阳，使小便通利则水湿去，水湿去则阳气畅通，而诸证自愈，此即叶天士"通阳不在温，而在利小便"（《温热论》）的治法。方用葵子茯苓散。方中以葵子滑利通窍，《本经》言其主"五癃，利小便"；茯苓淡渗利湿，导水下行。二药合用，则能利水通窍，渗湿通阳，宜用于妊娠水肿实证，其利水是手段，通阳是目的，水去阳通，诸证自解，故方后云："小便利则愈。"但方中冬葵子其性滑利，属妊娠禁忌之品，故小便通利则应停服，过之恐有滑胎之弊。

［选注］ 尤怡：妊娠小便不利，与上条同，而身重恶寒头眩，则全是水气为病，视虚热液少者，霄壤悬殊矣。葵子、茯苓滑窍利水，水气既行，不淫肌肤，身不重矣，不侵卫阳，不恶寒矣，不犯清道，不头眩矣。经曰：有者求之，无者求之，盛虚之变，不可不审也。（《金匮要略心典》）

高学山：水性下沉，而滞其经络之气，故身重。然必以小便不利为确诊者，因水气不行而旁溢，且身重……洒淅恶寒，言恶寒之状，如以冷水洒身上，而有淅慄之象，蓋因水气在经络，而卫阳阻抑失守也。妊娠胎气下实，原多眩症，况小便不利，而复积水气以上冲乎？故头眩也。是则利其小便，使水气去，而诸症俱愈矣。葵子甘寒滑利，盖甘以走气，寒以清热，滑以行津，利以通窍，合茯苓以渗泄之，则小便当渐利矣。（《高注金匮要略》）

［按语］ (1) 妊娠水肿，当有虚实之分，虚证多责之脾、肾阳虚，治疗当以健脾渗湿，温肾扶阳为法；实证多见于气滞水停。本条提出葵子茯苓散利水通阳，即是针对后种证型而设，实属治标暂用之法而不能概括一般。后世对此证，多采用行气渗湿法，常用《妇人大全良方》天仙藤散（天仙藤、香附、陈皮、甘草、乌药、生姜、木瓜、紫苏叶）合四苓散，或用《医宗金鉴》茯苓导水汤（茯苓、槟榔、猪苓、砂仁、木香、陈皮、泽泻、白术、木瓜、大腹皮、桑白皮、紫苏叶）治之，这些治法可谓是在本条治疗妊娠水肿基础上的发展，但更安全稳妥。

(2) 妊娠水肿是妊娠痫证的前驱症状，如果治疗不当，继续发展，可发生子痫，所以在治疗上，应予以足够的重视。

妇人妊娠，宜常服当归散主之。（九）

当归散方：

当归　黄芩　芍药　芎䓖各一斤　白术半斤

上五味，杵为散，酒饮服方寸匕，日再服。妊娠常服即易产，胎无疾苦。产后百病悉主之。

［语译］　妇人怀孕期间，可以经常服用当归散。

［提要］　论述血虚兼湿热胎动不安的治法。

［阐析］　妇女妊娠期间，若无病，则不需服药，若素体虚弱，曾经堕胎半产，或已见胎漏或胎动不安者，则应予以重视，需要积极治疗以保胎。妊娠养胎与肝脾二经关系至密，肝主藏血，血以养胎，脾主运化，乃气血生化之源，假如妇人脾气健旺，气血生化有源，肝血充足，则能濡养胎元而无病。如肝血不足，血虚则易生热；脾气不健，运化失常而易生湿，以致血虚脾弱，湿热郁滞，胎失所养而病胎漏、胎动不安等，即可常服当归散养血调肝益脾，清化湿热以安胎。

原文“常服”二字，应活看，盖妊娠有病当治病，治病即是安胎，妊娠无病，胎儿自然发育正常，无须服药保胎。否则，任意用药，反而有害无益，因为方中当归、川芎皆属辛窜活血之品，过之则可能动血伤胎，但本方用于血虚脾弱、湿热郁滞之眙动不安，又可奏安胎之效。所以，吴谦说：“妊娠无病不须服药，若其人瘦而有热，恐耗血伤胎，宜常服此以安之。”（《医宗金鉴》）尤怡亦指出“丹溪称黄芩、白术为安胎之圣药；夫芩、术非能安胎者，去其湿热而胎自安耳”。（《金匮要略心典》）皆说明当归散并非安胎、养胎通用之方，故不可拘囿“常服”及方后“常服即易产，胎无疾苦，产后百病悉主之”之论。《金匮要略教学参考资料》认为，仲景之意“即着重示人胎前产后均应注意调养肝脾”，此说颇为贴切。

当归散药用当归、白芍养血调肝，合以川芎能舒气血之滞；白术健脾除湿；黄芩苦寒坚阴清热。合而用之，使血虚得养，湿去热清，血气调和，则胎元自安。

［选注］　尤怡：妊娠之后，最虑湿热伤动胎气，故于归、芎、芍药养血之中，用白术除湿，黄芩除热。丹溪称黄芩、白术为安胎之圣药。夫芩、术

非能安胎者，去其湿热而胎自安耳。(《金匮要略心典》)

魏之琇：张飞畴曰：古人用条芩安胎，唯形瘦血热，营行过疾，胎常上逼者相宜。若形盛气衰，胎常下坠，非人参举之不安；形实气盛，胎常不运者，非香砂耗之不安；血虚火旺，腹常急痛者，非归芍养之不安；体肥痰盛，呕逆眩晕者，非二陈豁之不安，此皆治母气之偏盛也。(《续名医类案》)

[按语] (1) 本证除具备腰酸腹痛，或小腹坠胀，或阴道少量下血等胎动不安、胎漏的主症外，多伴有面黄形瘦、纳谷不香、口苦、大便不爽、舌质淡苔黄腻、脉细弦或弦滑而数等脉症。

(2) 后人多视芩、术二味为安胎圣药，即源于此法。从临床所见，一般胎前多热，故在养血补肾之品中，配以芩、术，既可益血之源，又可监制它药之温燥，令其性不偏，确有助于养胎、安胎。例如以黄芩、白术合《医学衷中参西录》的寿胎丸(菟丝子、续断、桑寄生、阿胶)，用于孕妇禀体薄弱，有堕胎半产病史者，实为安胎常服之良剂。

(3) 当归散亦可用于肝脾不调、湿热阻滞的月经不调、痛经等病。

妊娠养胎，白术散主之。(十)

白术散方：见《外台》

白术　芎䓖　蜀椒三分去汗　牡蛎

上四味，杵为散，酒服一钱匕，日三服，夜一服。但苦痛，加芍药；心下毒痛，倍加芎䓖；心烦吐痛，不能食饮，加细辛一两，半夏大者二十枚。服之后，更以醋浆水服之。若呕，以醋浆水服之；复不解者，小麦汁服之。已后渴者，大麦粥服之。病虽愈，服之勿置。

[校勘] 据《外台·卷三十三》胎数伤及不长方所载“白术散”为“白术、芎䓖各四分，蜀椒三分，汗，牡蛎二分……忌桃李雀肉等”。并附小注曰：“裴伏张仲景方第十一卷中。”宜参。

[语译] 怀孕期间养胎，宜用白术散主治。

[提要] 论述脾虚寒湿胎动不安的治法。

[阐析] 妊娠妇女，若有小腹下坠感，或腰酸腹痛，甚至阴道有少量下血，是胎动不安之象，常为堕胎、半产的先兆，必须服药调治，以保证胎元的正常发育，即所谓“养胎”或“安胎”。以方药测知，除胎动不安外，尚

具脘腹时痛、呕吐清涎、不欲饮食、舌淡苔白润、脉缓滑等，乃属脾虚而寒湿中阻所致。因脾阳虚，运化无权，寒湿内生，一则不能化水谷精微以生气血，二则寒湿中阻，气血受阻，导致胎失所养而胎动不安，故投以白术散健脾温中、散寒除湿以安胎。

方用白术健脾除湿，川芎和肝舒气，蜀椒温中散寒，牡蛎除湿利水；且白术与川芎配伍，能健脾温血养胎；蜀椒与牡蛎同用，又可镇逆固胎。

白术散与上条当归散，均属妊娠安胎之法，旨在去病，病去则胎自安。但两者同中有异，异中有同，此以下列简表为辨。

去病安(养)胎	当归散——养血调肝益脾，清化湿热——侧重治肝	调养肝脾
	白术散——健脾温中、祛除寒湿——侧重治脾	

[选注] 尤怡：妊娠伤胎，有因湿热者，亦有因湿寒者，随人脏气之阴阳而各异也。当归散正治湿热之剂；白术散，白术、牡蛎燥湿，川芎温血，蜀椒去寒，则正治寒湿之剂也。（《金匮要略心典》）

程林：白术主安胎为君，川芎主养胎为臣，蜀椒主温胎为佐，牡蛎主固胎为使。按瘦而多火者，宜用当归散。肥而有寒者，宜用白术散，不可混施也。芍药能缓中，故苦痛者加之。川芎能温中，故毒痛者倍之。痰饮在胸膈，故令心烦吐痛，不能食饮，加细辛破痰下水，半夏消痰去水，更服浆水以调中。若呕者，复用浆水服药以止呕。呕不止，再易小麦汁和胃。呕止而胃无津液作渴者，食大麦粥以生津液。病愈服之勿置者，以大麦粥能调中补脾，故可常服，非指上药可常服也。（《金匮要略直解》）

[按语] 本条"养胎"与上条"常服"，皆应活看，旨在去病，病去则能养胎安胎，无病则无需服药保胎。仲景拟当归散、白术散两法，一治湿热，一治寒湿，即示人养胎安胎，当因病而异。

妇人伤胎，怀身腹满，不得小便，从腰以下重，如有水气状，怀身七月，太阴当养不养，此心气实，当刺泻劳宫及关元，小便微利则愈。见《玉函》。（十一）

[语译] 妇人伤胎之病，是怀孕以后，出现腹部胀满，小便不利，自腰以下感觉沉重，好像有水气病一样，怀孕至七个月，应当是手太阴肺经养胎的时候而不养胎，此因心气实的缘故，应当用针刺法以泻劳宫穴及关元

穴，使小便通利则病可痊愈。

［提要］ 论述妊娠心火盛而伤胎的证治。

［阐析］ 妇女怀孕至七个月，应当是手太阴肺经养胎之时，若出现腹满，小便不利，从腰以下沉重感，好像有水气而实非水气病，故谓“如有水气状”。以上皆为手太阴肺经当养胎而不能养，导致胎失所养即“伤胎”的症状。为什么手太阴肺经不能养胎？究其病因病机，当责之于“心气实”，《内经》云：“邪气盛则实”，所谓“心气实”乃心火气盛之意。心火盛而乘犯肺金，肺金受伤则胎失所养；肺伤而通调失职，则水道不利，因而腹满诸证从生。故不必治其肺，但治其心，当用针刺法。针刺手厥阴经的劳宫穴，以泻心气，兼刺小肠募之关元穴，以行水气，俾心气降，肺气利，胎得所养，则病自愈。

［选注］ 程林：七月手太阴肺经养胎，金为火乘，则肺金受伤，而胎失所养，又不能通调水道，故有腹满不得小便，从腰以下如水气状也。劳宫穴在手心，厥阴心主穴也。泻之则火不乘金矣。关元穴在脐下，为小肠之募，泻之则小便通利矣。此穴不可妄用，刺之能落胎。（《金匮要略直解》）

尤怡：伤胎……腹满不得小便，从腰以下重，如有水气，而实非水也。所以然者，心气实故也。心君火也，为肺所畏，而妊娠七月，肺当养胎，心气实则肺不敢降，而胎失其养，所谓太阴当养不养也……是不可治其肺，当刺劳宫以泻心气，刺关元以行水气，使小便微利则心气降而肺气自行矣。（《金匮要略心典》）

［按语］ (1) 劳宫、关元二穴，孕妇皆禁针刺，刺之有堕胎之弊，宜慎用。

(2) 后世逐月分经养胎之说，其源概出于此条，《千金》、《外台》均载有妊娠一月，足厥阴脉养；二月，足少阳脉养；三月，手少阴脉养；四月，手少阳脉养；五月，足太阴脉养；六月，足阳明脉养；七月，手太阴脉养；八月，手阳明脉养；九月，足少阴脉养。此说后世虽很少应用，但根据《江苏中医》1:29，1982 年报道妊娠逐月养胎医案两则，说明确有临床意义，尚有进一步研究的价值。

结　语

妊娠是育龄妇女正常的生理现象。妊娠疾病是母体与胎儿之间相互影响，平衡失调的表现。此篇首先指出如何诊断早期妊娠，如何鉴别癥病下血与胎漏，继而论述妊娠期间常见疾病的辨证和治疗。

妊娠呕吐，亦称恶阻，为妊娠早期常见的反应，有轻重的不同，轻者多不需治疗，短期内可自行消失，重者需要医治方可缓解，更有个别极重者，呕吐剧烈，缠绵难愈，则可能影响胎元而有堕胎之虑。因脾胃虚寒，胃气上逆者，用桂枝汤温调脾胃，化气调阴阳；因于脾胃虚而寒饮内盛的恶阻重证，则治以干姜人参半夏丸，温中补虚，降逆止呕。至于胃虚有热的妊娠呕吐，本篇尚未涉及，但可参考后世《中医妇科学》等的辨证治疗，以补本书之不足。

腹痛与下血是妊娠期间最常见的病证，所以本篇列为重点论述。因阳虚寒盛而腹痛，小腹寒冷如扇者，用附子汤温阳祛寒；肝脾不和之腹中㽲痛，用当归芍药散调和肝脾；因于血虚寒滞，冲任失调之腹痛下血即胞阻，用胶艾汤养血和血，温经摄血。此方既可治腹痛，又可止血安胎，对于血虚寒滞的胎动不安、胎漏等，确有卓效，是妇科中调经安胎的要方。因于肝脾失调，湿热阻滞或寒湿中阻之腹痛下血，分别用当归散、白术散治之，两方皆能调养肝脾，但前者侧重治肝，兼以清化湿热，后者侧重治脾，兼以散寒除湿。至于癥病下血，或妊娠因癥积而漏下不止者，则可用桂枝茯苓丸祛瘀消癥以止血。此方妊娠用之，乃“有故无殒，亦无殒也”。

妊娠小便病变，因于血虚热郁而小便难者，用当归贝母苦参丸，养血润燥、清肺开郁以通利小便。本方也可用于血虚热郁、肺燥而通降失常之大便难；因气化受阻、水湿内停而小便不利者，用葵子茯苓散以利水通阳。

安胎养胎，是治妊娠病总的要求，有病才致胎动不安，所以治病即是安胎。仲景在本篇并列当归散、白术散二方，一寒一热，旨在示人注意，安胎养胎亦当有的放矢。

此外，本篇还论述了妊娠伤胎的证治，此为后世逐月分经养胎之所本，尚有进一步研究的价值。若因心火盛而乘犯肺金，胎失所养而致伤胎诸证，可用针刺劳宫及关元以泻心气而行水气，但此二穴均为妊娠禁刺之穴，故用之宜慎，不可泥于“有故无殒，亦无殒”之说。

（李天淑）

妇人产后病脉证治第二十一

本篇专论妇人产后常见疾病的证治。由于产后气血俱伤，元气受损，抗病力减弱，所谓“产后百节空虚”，易罹邪侵而致产后诸病。又因产后有余血浊液，若排出不畅则易生瘀滞，所以产后病具有亡血伤津，瘀血内阻，多虚多瘀的特点。在虚的方面，篇中首先论述妇人新产后“病痉”、“病郁冒”、“大便难”等三大证，旨在阐明此三证虽病因不同，病情各异，病势有轻重缓急之区别，但其亡血伤津的病理则一，从而揭示了产后病多虚的病理特点，是为临证辨治的要领。其次论述了产后中风、产后下利、产后烦乱呕逆等病证；在瘀的方面，重点论述产后腹痛的辨证和治疗。

治疗产后疾病，本篇既重视产后亡血伤津，气血俱虚的特点，提示遣方用药，应不忘于产后，但也强调根据临床证候，具体问题具体分析，当汗则汗，当下则下，不可拘泥于产后多虚之说。上述两个方面，篇内均作了举例示范，为后世医家治疗产后病提供了重要原则，即“勿拘于产后，勿忘于产后”。

总之，本篇所论病证虽不多，但内容精要，无论对研究产后病的证治规律，以及妇科临床均具有指导意义。

问曰：新产妇人有三病，一者病痉，二者病郁冒[①]，三者大便难，何谓也？师曰：新产血虚，多汗出，喜中风[②]，故令病痉；亡血复汗、寒多，故令郁冒；亡津液，胃燥，故大便难。（一）

注释 ① 郁冒：郁，郁闷不舒；冒，昏冒而目不明，如有物冒蔽，即头昏、眼花之意。

② 喜中风：喜，徐彬云：“喜者易也”。喜中风，即容易感受风邪之意。

［语译］ 问道：新产的妇人有三种病：一是筋脉拘挛的痉病，二是昏眩、郁闷不舒的郁冒病，三是大便困难。原因是什么呢？老师回答：由于新产失血，又汗出过多，最易感受风邪，所以发生痉病；如失血后又复出汗，外感寒邪，所以发生郁冒证；如失血后津液内竭，胃肠失润，所以大便难。

［提要］ 论述产后痉病、郁冒、大便难三大证的形成机制。

［阐析］ 新产妇人可能患以下三种病证，即痉病、郁冒和大便难。三病皆因产后亡血伤津所致。但由于外因不同，病情亦各有所异。

痉病形成的机制：原文“新产血虚，多汗出，喜中风，故令病痉”，即指出失血、多汗、感受风邪，是形成痉病的三大因素，三者相互影响，互为因果。由于产后失血过多，血液亏虚，气随血耗、营卫失调而腠理不密，一则容易感受风邪，二则营阴外泄而多汗，多汗必伤津，故亡血伤津、筋脉失养是痉病形成的病理基础。复因风邪入侵，风为阳邪，易化燥伤津，又是痉病形成的外在条件，内外因相合，以致项背强直、口噤不开、甚至角弓反张、四肢抽搐等全身挛急症状随之而生，遂成痉病。

郁冒形成的机制：原文“亡血复汗，寒多，故令郁冒”，指出产后失血过多，复因汗出亦多而伤津，再感受寒邪，所以发生郁冒证。其亡血伤津亦是郁冒形成的病理基础，感受寒邪是外因。亡血伤津，阴液亏损，阴虚则阳气偏盛，倘若偏盛之阳不得其衰减，阳气上逆，故而郁冒。但通常新产妇人，多有轻重不同程度的失血伤津，甚而阴虚阳盛的变化，而并非人人皆患此证，这是因为产后多自汗，通过汗出阳气随汗外泄，以衰减其偏盛之阳，使产妇阴阳能恢复相对的平衡，而不致发生郁冒。郁冒的形成不可忽视“寒多”这一外因，若产后失血、多汗出而伤津，阴虚阳气偏盛，复感寒邪，寒束肌表致腠理闭塞而无汗，偏盛之阳不能随汗出外泄，势必逆而上冲，于是发生头昏、目眩、郁闷不舒等症。如尤怡说：“郁冒，神病也；亡阴血虚，阳气遂厥，而寒复郁之，则头眩而目瞀也。”（《金匮要略心典》）

大便难形成的机制：由于产后失血多汗，血虚津枯，胃肠失于濡润，“亡津液，胃燥，故大便难”。

以上三种病证，其临床表现虽不相同，病情亦有轻重缓急之异，但其亡血伤津的病理则一，因而在治疗上都必须顾护津液。

［选注］ 尤怡：痉，筋病也，血虚汗出，筋脉失养，风入而益其劲也；郁

冒，神病也，亡阴血虚，阳气遂厥，而寒复郁之，则头眩而目瞀也；大便难者，液病也，胃藏津液而渗灌诸阳，亡津液胃燥，则大肠失其润而便难也。三者不同，其为亡血伤津则一，故皆为产后所有之病。（《金匮要略心典》）

赵以德：阴与阳，固相资者也，故曰“阳生阴长”，又曰阳根于阴。夫血，阴也，汗为血液，则亦为阴，假如血去多，则汗亦少矣，然偏易出者何哉？血大虚，则卫外之阳因而不固，必多汗而腠理疏也，疏则邪易入之，血既不足以养脉，乃风入又足以燥其血液故令病痉。若汗多者亡阳，阳亡必畏寒，寒多遂令郁冒。至若阴气既虚，津液必少，胃中燥结，大便转难，容或有之。然三者总因血虚所至，乃若不明其理而复出汗下，未有不至于危亡者。故圣人先以新产血虚立言，使后世之工即出于中才以下，亦必从养阴起见也已。（《金匮玉函经二注》）

[按语] (1) 本条所论产后痉病，根据亡血伤津的病理分析，与现代妇科学“产后痉证”中的血虚型相类似，因此，治疗当以滋阴养血，柔肝熄风为法，可采用《温病条辨》三甲复脉汤（龟版、白芍、阿胶、鳖甲、牡蛎、干地黄、麦冬、炙甘草）加天麻、钩藤、石菖蒲以平肝熄风，芳香开窍。若因产后创伤，感染邪毒而致痉，亦称产后破伤风，以头项强痛，发热恶寒，口噤不开，面呈苦笑，继而项背强直，角弓反张为主证，但舌质正常，苔薄白，脉浮而弦。可用华佗愈风散（当归、荆芥）加全蝎、蜈蚣、僵蚕等以理血祛风。

(2) 产后郁冒与产后血晕不同，前者是由亡血复汗感寒所致；后者非外感引起，乃产后失血过多，血不上荣，或因产后恶露不下，瘀血上攻于脑所致。病因不同，治法各异，须详细辨证，方不致误。

产妇郁冒，其脉微弱，呕不能食，大便反坚，但头汗出。所以然者，血虚而厥，厥而必冒[①]。冒家欲解，必大汗出。以血虚下厥[②]，孤阳上出[③]，故头汗出。所以产妇喜汗出者，亡阴血虚，阳气独盛，故当汗出，阴阳乃复。大便坚，呕不能食，小柴胡汤主之。方见呕吐中。（二）

注释 ① 血虚而厥，厥而必冒：此二句中的“厥”字，作“上逆”解。

② 以血虚下厥：此句中的“厥”字作“寒”解，如徐彬说：“血虚则阴不能维阳而下厥；厥者尽也，寒也。”

③ 孤阳上出：在本条应作阳气偏盛上逆或虚热上扰解，较当。而非阴阳离决之孤阳上出。

［语译］ 产妇患郁冒，脉象微弱无力，呕吐不能进食，大便坚结，身无汗而只有头上出汗，究其原因，是由于产后血虚，血虚则导致阴虚而阳气上逆，阳气上逆而必致郁冒。如果病人想要郁冒得以解除，必须全身汗出。今因血虚下寒，阳气偏盛于上，所以只有头汗出。新产妇人易汗出的原因，是亡阴血虚，阳气偏盛，所以必当全身汗出，这样才能使阴阳平衡，恢复正常。郁冒见大便坚结，呕不能食，用小柴胡汤主治。

［提要］ 承上条之意，进一步阐释产后郁冒的病因病理，并补充其脉证和治法。

［阐析］ 上条对产后郁冒病机的论述比较简单，本条则进一步阐释其理，并对郁冒的脉证和治法作了补充。本条当重点分析以下三个问题：

(1) 产后郁冒的主要病机：上条言郁冒形成的外因是“寒多”，内因为“亡血复汗”，本条又言“所以然者，血虚而厥，厥而必冒”，意即强调内因的主导作用，并在上条所论的基础上，着重阐明郁冒的主要病机是阴虚阳盛，阳气上逆。此二句中的“厥”字，皆为上逆之意。因产后失血而血虚，血虚则导致阴虚，阴虚则阳气偏盛，阳气上逆，故有头昏、目眩、郁闷不舒等症。

(2) 产后郁冒的治疗大法：“冒家欲解，必大汗出”，此“大汗出”并非大汗淋漓之意，乃指全身津津汗出，是针对郁冒仅有“但头汗出”而言。即是说欲解除郁冒，必当全身汗出，通过遍身汗出，以衰减偏盛之阳，使产妇阴阳恢复相对的平衡，此即后世所谓“损阳就阴”法。治郁冒当汗出而解，与新产妇人易自汗出的意义相同，故仲景特意插入“所以产妇喜汗出者，亡阴血虚，阳气独盛，故当汗出，阴阳乃复”这一段，以明此理。但产妇喜汗与治郁冒当汗，二者之间略有区别，前者属生理性的，可视为机体自动调节阴阳偏盛的功能作用；后者必须借助药物的疏散，才能达到目的。

(3) 产后郁冒的证治：

1) 证候特点：原文“产后郁冒”至“但头汗出”一段，是在上条的基础上，对郁冒的脉证加以补充，进一步阐明产后郁冒除具备头昏、目眩、郁闷不舒的主证外，还多兼有脉象微弱，呕吐不能食、大便坚、但头汗出等症状。上述症状的产生，皆责之于阴虚阳盛，阳为寒郁。因产后失血，气血两虚，虽表有寒邪，但因其里虚为主，故脉象不浮反见微弱，如尤怡所说：“郁冒虽有客邪而其本则为里虚，故其脉微弱。”(《金匮要略心典》)；表邪未解，邪入少阳，胆胃不和，故呕不能食，血虚津伤，肠道失于濡润，故大便坚结，原文"坚"字前加一"反"字，是针对上文"呕不能食"而设，意即邪在少阳而未入阳明形成腑实，其大便本不应当坚，今反其常规而见坚结，乃虚燥，非胃家实证，故加一"反"字，以示人鉴别。所以徐彬说"大便坚非热多，乃虚燥也，呕非寒，乃胆气逆也"(《金匮要略论注》)；寒邪束于肌表而身无汗，但阳气上逆，挟阴津外泄，故仅见头汗出。

2）治疗与方剂：如前所述，郁冒的治疗大法，当全身汗出而解，但此病乃本虚标实，表有邪气不可不散，而正虚不可不顾，所以，治疗应当扶正祛邪两相兼顾，且有邪在少阳，胆胃不和之呕不能食，因而选用小柴胡汤扶正达邪，和利阴阳最相宜，故原文谓"大便坚，呕不能食，小柴胡汤主之"。周扬俊亦说："假使大便坚而复有呕不能食之证，仍是表邪未去……小柴胡汤为正治之法矣。"(《二注》)

[选注] 尤怡：郁冒虽有客邪，而其本则为里虚，故其脉微弱也。呕不能食，大便反坚，但头汗出，津气上行而不下逮之象；所以然者，亡阴血虚，孤阳上厥，而津气从之也。厥者必冒，冒家欲解，必大汗出者，阴阳乍离，故厥而冒，及阴阳复通，汗乃大出而解也。产妇新虚，不宜多汗，而此反喜汗出者，血去阴虚，阳受邪气而独盛，汗出则邪去，阳弱而后与阴阳和，所谓损阳就阴是也。小柴胡汤主之者，以邪气不可不散，而正虚不可不顾，唯此法为能解散客邪，而和利阴阳耳。(《金匮要略心典》)

吴谦：此承上条互详其义，以明其治也。产妇昏冒，脉微弱者，是气血俱虚应得之诊也。不能食者，是胃气未和应得之候也。大便反坚者，是肠胃枯干应得之病也。究之郁冒所以然者，由血虚则阴虚，阴虚则阳气上厥而必冒也。冒家欲解，必大汗出者，是阳气郁得以外泄而解也，故产妇喜汗出也，由此推之，血瘀致冒，解必当血下，是阴气郁得以内输而解也……大便坚，呕不能食，用柴胡汤，必其人舌有苔身无汗，形气不衰者始可。故病得解，自能食也。若有汗当减柴胡，无热当减黄芩，呕则当倍姜，虚则当倍人参，又在临证之变通也。(《医宗金鉴》)

[按语] (1) 根据本篇两条对产后郁冒脉因证治的论述，说明郁冒属本虚标实之证，其本为血虚阴亏，其标乃寒邪郁表，所以治疗当先解表以治其标，继而养血益阴以善其后。但须注意，解表不宜过汗，更不可久用，尤当顾护津液。因此本病治疗用小柴胡汤，只是暂用治标之法，郁冒

一解则应急用养血益阴之剂以滋其液，若一味解表发汗，则有气阴两伤，真阴枯竭之弊。

(2) 根据本篇第三条，“病解能食，七八日更发热者”的叙述，说明郁冒一证，在未用小柴胡汤治疗前，尚有寒热症状。《金鉴》亦指出：“用小柴胡汤，必其人舌有苔身无汗，形气不衰者始可。”可资临床参考。

病解能食，七八日更[1]发热者，此为胃实[2]，大承气汤主之。方见痉病中。(三)

注释 ① 更：即“再”或“又”之意。

② 胃实：即胃肠邪气结实，所谓阳明腑实证。

[语译] 郁冒病解除后能进食，经过七八天以后，再出现发热症状，这是因为胃肠邪气结实所致，用大承气汤主治。

[提要] 承上文继论郁冒解除后转属阳明腑实的证治。

[阐析] 产后郁冒，因寒邪郁表，本有恶寒发热之症，经服小柴胡汤后，若寒热已去，并由呕吐不能进食，转变为呕止能食，说明已收到了上焦通畅，津液下行，胃气和降，全身汗出津津的效果，是郁冒已解之征。若经过七八天后，又复发热，但此发热，不属病在表，而属病在里；不属虚而属实。原因乃余邪未尽，复因饮食不节，余邪与饮食相搏结所致。且具腹部满痛拒按、大便秘结、脉沉而有力，苔黄厚等胃肠结实的脉证，治疗当用大承气汤以荡涤实邪，则发热诸证自除。

[选注] 沈明宗：此即大便坚，呕不能食，用小柴胡汤，而病解能食也。病解者，谓郁冒已解。能食者，乃余邪隐伏胃中，风热炽盛而消谷，但食入于胃，助起余邪复盛，所以七八日而更发热，故为曰胃实。是当荡涤胃邪为主。故用大承气峻攻胃中坚垒，俾无形之邪相随有形之滞一扫尽出，则病如失。仲景本意，发明产后气血虽虚，然有实证，即当治实，不可顾虑其虚，反致病剧也。(《沈注金匮要略》)

尤怡：病解能食，谓郁冒解而能受食也。至七八日更发热，此其病不在表而在里，不属虚而属实矣，是宜大承气以下里实。(《金匮要略心典》)

[按语] 郁冒解后转成胃实，为病郁冒服小柴胡汤后的一种转归。对产后血虚之体，只要病情当下，则以大承气汤荡涤实邪，泄热存阴，是不拘于产后的典范，充分体现了《金匮》辨证论治的原则性和灵活性。但产

后毕竟多虚，大承气汤亦毕竟是苦寒攻下之峻剂。产后用之，务须辨证准确，诚如《医宗金鉴》所说："必其人形气俱实，胃强能食者始可也。"否则，妄司攻下，将会滋生它变。

产后腹中㽲痛，当归生姜羊肉汤主之；并治腹中寒疝，虚劳不足。（四）

当归生姜羊肉汤方：见寒疝中。

［语译］ 产后腹中拘急、绵绵作痛，用当归生姜羊肉汤主治。并可治腹中寒疝作痛与气血虚损劳伤不足之证。

［提要］ 论述产后血虚里寒的腹痛证治。

［阐析］ 产后腹中拘急，绵绵作痛。以方测证，当有喜温喜按，或形寒怕冷，舌淡苔白润，脉象虚缓或沉细等症，此为血虚寒滞之腹痛。由于产时失血过多，冲任空虚，一则血少气弱，运行无力；二则寒邪乘虚袭入胞室，以致血虚寒滞，脉络不和而腹中拘急，绵绵作痛。治用当归生姜羊肉汤温调血脉，补虚散寒，行滞止痛。方中生姜温中散寒，当归养血和血，羊肉为血肉有情之品，功专补虚生血，三药相伍，则形、精兼顾，正体现了《内经》"形不足者，温之以气；精不足者，补之以味"之旨。故本方亦能治血虚而寒之寒疝，以及阳虚血寒之虚劳不足。一方并治三病，是为异病同治之例。

［选注］ 尤怡：产后腹中㽲痛，与妊娠腹中㽲痛不同，彼为血虚而湿扰于内，此为血虚而寒动于中也。当归、生姜温血散寒，孙思邈云：羊肉止痛利产妇。（《金匮要略心典》）

徐彬：㽲痛者，缓缓痛也，概属客寒相阻，故以当归通血分之滞，生姜行气分之寒……此之产后，大概属虚，故补之以羊肉，所谓精不足者，补之以味也。（《金匮要略论注》）

［按语］ (1) 关于㽲痛的特点，历代医家持两种见解，徐彬、陈念祖认为是"缓痛"，而尤怡、吴谦皆认为是"腹中急痛"，《千金》、《外台》又作"绞痛"或"切痛"，《金匮要略译释》认为是"一种牵引性的绵绵而痛"与《金匮要略讲义》之"腹中拘急，绵绵而痛"所见颇同。笔者认为，以《译释》、《讲义》之说甚当，㽲痛乃虚中挟滞，脉络失和之腹中拘急、绵绵而痛，应属缓痛，若是急痛，则有堕胎之虑，恐当归芍药散药轻力薄，难以胜却。

(2) 妊娠病与产后病均可见腹中疞痛一证，但两者病机不同，治亦各异，拟下列简表以示区别。

妊娠、产后	腹中疞痛	
妊娠	腹中疞痛	肝虚脾弱，气郁湿阻——养血调肝，健脾利湿。
产后	腹中疞痛	产后伤血，血虚寒滞——补虚散寒，行滞止痛。

产后腹痛，烦满不得卧，枳实芍药散主之。（五）

枳实芍药散方：

枳实(烧令黑，勿太过)　芍药等分

上二味，杵为散，服方寸匕，日三服。并主痈脓，以麦粥下之。

［语译］ 产后腹中胀满疼痛，心烦胸满，不得安卧，用枳实芍药散主治。

［提要］ 论述产后气郁血滞的腹痛证治。

［阐析］ 妇人产后腹痛，有虚实之分。若腹痛、不烦不满，或喜按喜温者，多属虚属寒，今见腹中胀满疼痛，心烦胸满不得安卧，乃属实证。因产后气血郁滞而成实，且以气滞偏重。“烦满不得卧”，是本证辨证的关键，旨在阐明此证腹痛之特点，是以胀满甚于疼痛，其病机当以气滞为主。因气郁化热，郁热扰心则烦；气机壅滞不畅则满；气滞血亦滞，气血郁滞，不通则痛。所以，本证当属气郁血滞，以气滞偏重之产后腹痛，治宜行气和血止痛，用枳实芍药散主治。

方中枳实破气散结，烧黑存性，既能入血分以行血中之气，又可减轻其攻破作用，配伍芍药和血止痛，两味等分为散，每服“方寸匕”说明药少量轻，病情不重，意在缓治。如谭日强谓：“方意是调和气血之滞，所谓通则不痛之轻剂也。”(《金匮要略浅述》)用大麦粥调服，大麦性味甘、咸、凉、入脾胃二经，能除热，益气调中，三味合用，使气血宣通，则满痛心烦诸证自解。

［选注］ 吴谦：产后腹痛，不烦不满，里虚也；今腹痛，烦满不得卧，里实也。气结血凝而痛，故用枳实破气结，芍药调腹痛，枳实炒令黑者，盖因产妇气不实也，并主痈脓，亦因血为气凝，久而腐化者也，佐以麦粥，恐伤产妇之胃也。(《医宗金鉴》)

尤怡：产后腹痛，而至烦满不得卧，知血郁而成热，且下病而碍上也，

与虚寒疠痛不同矣。枳实烧令黑，能入血行滞，同芍药为和血止痛之剂也。(《金匮要略心典》)

［按语］ 方后注“并主痈脓”，理解其意有二：一则提示气血郁滞之病，应及时治疗，以防演变，因气血郁滞日久，郁而化热，热盛血腐则有酿成痈脓的可能，枳实芍药散能行气活血、散结，故可以防止成痈化脓。二则，痈脓乃血所化，此方能行血中之滞，故可治痈肿，以方药测知，用以治肺胃之痈初起较宜，可通过行气活血，使之消散。本方加桔梗即《疮痈》篇之排脓散也。

师曰：产妇腹痛，法当以枳实芍药散，假令不愈者，此为腹中有干血著脐下，宜下瘀血汤主之；亦主经水不利。(六)

下瘀血汤方：

大黄二两　桃仁二十枚　䗪虫二十枚(熬，去足)

上三味，末之，炼蜜和为四丸，以酒一升，煎一丸，取八合顿服之，新血下如豚肝。

［语译］ 老师说：妇人产后腹中疼痛，按常规治法当用枳实芍药散，假如服药后腹痛仍不愈，这是因为有瘀血凝着在脐下，宜用下瘀血汤主治。

［提要］ 论述产后瘀热内结胞宫的腹痛证治。

［阐析］ 产后腹痛多属气郁血滞，一般投以枳实芍药散行气和血，即可痊愈，如果不愈，说明非气滞为主，乃瘀血偏重，故枳实芍药散药轻力薄已不能胜病。“干血着脐下”，是本证病因病理的概括，所谓“干血”，多为瘀血久积，郁遏化热，热灼血干而形成，“脐下”乃胞宫所居之处，又时值产后，因而“干血着脐下”足以明示此为瘀热内结胞宫，胞脉阻滞之产后腹痛。正因如此，其证必具小腹疼痛如刺、拒按或有块，痛甚于胀，其治又必以下瘀血汤逐瘀泄热，方能奏效，正如吴谦所说：“此为热灼血干，着于脐下而痛，非枳实、芍药之所能治也……主之下瘀血汤，攻热下瘀血也。”(《医宗金鉴》)

方中用大黄入血分，荡热逐瘀，推陈致新；桃仁活血化瘀润燥；䗪虫善攻干血，破结逐瘀；三味合用，破血之力峻猛，为防伤正，用蜜为丸，以缓急润燥。以酒煎药丸，既能引药入血分直达病所，又可奏和血之功。因瘀热内结的经水不利、痛经、闭经等证，亦可用本方化裁为治。但本方仍属逐瘀之峻剂，非体壮证实者，慎勿妄投。服药后可见下瘀血如豚肝。

［选注］ 尤怡：腹痛服枳实芍药而不愈者，以有瘀血在脐下，着而不去，是非攻坚破积之剂，不能除矣。大黄、桃仁、䗪虫，下血之力颇猛；用蜜丸者，缓其性不使骤发，恐伤上二焦也；酒煎顿服者，补下治下制以急，且去疾唯恐不尽也。（《金匮要略心典》）

黄树曾：瘀血着脐下，是少腹有故，盖少腹者，胞宫藏血之所，恶露由此出也。夫产后恶露不行，必因邪气所阻。（《金匮要略释义》）

［按语］ (1) 产后出现"干血"，多与产妇素体阳旺有关，复因产后恶露不下或量少，则瘀血郁遏更易化热，热灼血干，瘀热内结于胞宫，以致小腹疼痛如刺，并可兼见口燥舌干，大便结燥，舌黯红苔黄燥，脉沉涩有力等症。

(2) 本方为逐瘀泄热之剂，临床应用较广泛，常用于治瘀热内结的经行不畅、痛经、月经后期、闭经、癥瘕等妇科疾病，亦可治肝硬化、腹部术后综合征等。

(3) 当归生姜羊肉汤、枳实芍药散和下瘀血汤，均治产后腹痛，但有虚、实、寒、热和在气、在血的不同。现将产后腹痛三方证治，列表比较如下：

表53　当归生姜羊肉汤、枳实芍药散与下瘀血汤证比较表

类别＼方证	当归生姜羊肉汤	枳实芍药散	下瘀血汤
主证	产后腹中拘急，绵绵作痛，喜温喜按，痛以小腹为主，舌淡苔白、脉虚缓或细弦	产后小腹胀满甚于痛，痛连大腹，心烦胸满不得卧、舌红苔少，脉弦	小腹刺痛拒按，或有硬块、恶露量少或不下，舌黯红苔黄燥，脉沉涩有力
病机	产后伤血，血虚寒滞	产后气血郁滞，痹阻不通	产后恶露不畅，瘀热，内结胞宫
治法	补虚散寒，行滞止痛	行气和血止痛	逐瘀泄热

产后七八日，无太阳证，少腹坚痛，此恶露不尽[①]；不大便，烦躁发热，切脉微实，再倍发热。日晡时烦躁者，不食，食则谵

语，至夜即愈，宜大承气汤主之。热在里，结在膀胱②也。方见痉病中。（七）

［校勘］ “恶露不尽”下，《脉经·卷九》作“不大便四、五日，趺阳脉微实再倍，其人发热，日晡时所烦躁者，不能食，谵语，利之愈，宜承气汤，热在里，结在膀胱”。

注释 ① 恶露不尽：“恶露”，指产妇分娩后，应流出的余血浊液。“恶露不尽”在此处为恶露排出不畅，未去尽之意。

② 膀胱：此处泛指下焦部位。

［语译］ 产后已经七八天，又无太阳表证，只觉小腹坚硬疼痛，此为恶露未去尽的缘故；假如不解大便，并感觉烦燥发热，诊得脉象微实，再加倍发热，到下午申酉之时，烦躁更甚，不能食，如果进食就出现谵语症状，到夜晚又可渐趋好转，宜用大承气汤主治，这是因为热在胃肠，结在下焦所致。

［提要］ 论述产后瘀血内阻兼阳明里实的证治。

［阐析］ 本条文分三个问题讨论如下：

(1) 本证的临床表现：可概括为两个方面。

1) 瘀血阻滞：从原文“产后七八日”至“此恶露不尽”一段，主要叙述产后瘀血内停胞宫的腹痛。产后七八日出现“少腹坚痛”，究其病位辨别的关键在于“恶露不尽”、“无表证”，所谓“恶露不尽”，系指恶露排出不畅，去而未尽，则必有瘀血内停胞宫，又无表证，说明此少腹痛并非膀胱蓄血所致，乃为瘀血停留胞宫，胞脉阻滞不通而痛。

2) 胃肠结实：原文“不大便”至“至夜即愈”，为阳明腑实的证候。辨阳明腑实的重点，当是“发热烦躁”以日晡加剧者，因日晡为申时，阳明之气旺于申酉戌，故每当日晡之时，阳明之气旺则与邪剧争，因而发热烦躁更重，日晡时发热加剧，亦称日晡潮热，此为阳明腑实已成的主要特征。“不食，食则谵语，至夜则愈”亦是阳明腑实证常见的兼证，因胃肠结实而不能食，若勉强进食，食入必助长胃热，胃络上通于心，胃热盛则上扰神明而作谵语，入夜则阴长阳消，阳明气衰，邪热减轻，故谵语即愈。

(2) 本证的病机：“热在里，结在膀胱也”两句，是对本证病机的概括。尤怡说：“里即阳明，膀胱即少腹”（《金匮要略心典》），说明此热不在表，而在阳明；此瘀血不在上、中二焦，而在下焦，属产后瘀血内结胞宫，并阳明里实证。指出热邪结聚和瘀血停留的部位，旨在提示治疗应两相兼顾，既要重视胃肠结实谵语烦躁之急重病情，又不可忽视瘀血阻滞胞宫之腹痛。

(3)《金匮》注家对本条“证”与“治”的不同看法：

1）血结热聚，治法是一举两得：如尤怡说：“盖谓不独血结于下，而亦热聚于中也。若但治其血而遗其胃，则血虽去而热不除，即血亦未必能去，而大承气汤中大黄、枳实均为血药，仲景取之者，盖将一举而两得之欤。”(《金匮要略心典》)

2）两证在内，治法以下胃实：如李彣曰：“此一节具两证在内，一是太阳蓄血证；一是阳明里实证……宜大承气汤以下胃实。”(《金匮要略广注》)

3）先有瘀血内结，后有阳明胃实：如陆渊雷说：“盖此条辞气，是先后两级，非平列两证。”(《金匮要略今释》)

4）两种不同证治：一是血阻胞室之腹痛，宜用下瘀血汤；二是阳明胃实，治以大承气汤。如程林说：“今产后非太阳证，而小腹亦坚痛者，此恶露未尽，热在里，结在膀胱也，宜下瘀血汤辈。若不大便烦躁发热，则热不在膀胱，而热在胃，切其脉亦微实也。日晡时，阳明向旺时也，当向旺时，是以再倍发热烦躁，则胃中实矣。胃实则不能食，食则谵语，转增其实也，宜大承气汤下之。此条前后简错，热在里八字，当在恶露不尽之下，未有大承气汤而下膀胱血结也。”(《金匮要略直解》)

以上四家之说，皆以本条所论为两种证候，或有先后，或两证并列，唯在先后、并列上有所争论，对治疗用大承气汤亦持两种见解，一种认为两证俱见，而以阳明胃实为急，故用大承气汤下其胃实，另一种认为两证并见，用大承气汤是下胃实、祛瘀血一举两得。笔者以为后一种解释更全面，用大承气汤既可泻热通便而去胃实，又可使瘀血随热去便通而下，从而收一举两得之效。

［选注］ 吴谦：无太阳证，无表证也，少腹坠痛，有里证也。因其产后七八日，有蓄血里证，而无太阳表证，则可知非伤寒太阳随经瘀热在里之病，乃产后恶露未尽，热结膀胱之病，当主以下瘀血可也；若不大便，不食，谵语，烦躁，发热，日晡更甚，至夜即愈，此为胃实之病，非恶露不尽之病，以其日晡更甚，至夜即愈，则可知病不在血分而在胃也，故以大承气汤下

之。(《医宗金鉴》)

唐宗海：末二句“热在里，结在膀胱”是仲景自注此节之文，言无太阳表证，而有烦躁发热及不大便谵语之证，则是热在阳明之里也。阳明部位不在少腹，今因产后热邪乘虚入血室，则恶露不尽，结在膀胱也。膀胱者，胞之室，血结亦可干膀胱，此虽产后，而既见热实证，又见血结，便不得以产后为虚而不攻。仲景举例，以为凡见热实，治法总视乎此，非谓产后仅此数证也。又自后世有产后不宜凉一语，误人不少，须知仲景示人之意，教人随证处方，慎无拘泥。(《金匮要略浅注补正》)

产后风[①]续之数十日不解，头微痛，恶寒，时时有热，心下闷，干呕，汗出，虽久，阳旦证续在耳，可与阳旦汤。即桂枝汤，方见下利中。(八)

注释 ①“产后风”：即“产后中风”，指产后感受风邪而致的病证，与《伤寒论》太阳中风证的含义一致。

[语译] 产后感受风邪而病，延续至数十天，仍然不解，头微痛，恶寒，时时发热，心下痞闷，干呕，汗出，虽延续日久，而阳旦证继续存在，仍可用阳旦汤治疗。

[提要] 论述产后患太阳中风证持久不愈的证治。

[阐析] 产后气血俱伤，抗病力减弱，易招外邪侵袭，若感受风邪，其病在表，症见头微痛、恶寒、时时发热、汗出等，此属太阳中风证，虽病程持续数十日不解，但只要太阳中风之候尚在，有斯证即用斯药，不必拘泥病程的长短，即或兼有“心下闷、干呕”之症，此亦如徐彬所谓：“太阳之邪欲内入而内不受者。”(《金匮要略论注》)是邪仍在太阳之表，故仍可与阳旦汤解表祛邪。

关于“阳旦汤”，后世注家有以下不同的说法：

(1) 桂枝汤：如成无己说：“阳旦，桂枝之别名。”(《注解伤寒论》)

(2) 桂枝汤加黄芩：如徐彬说：“考《伤寒论》有阳旦汤，乃桂枝汤加黄芩。”(《金匮要略论注》)

(3) 桂枝汤加附子：如魏荔彤说：“试观此条之用阳旦汤治风，与后条竹叶汤中加附子治风，则阳旦汤确为桂枝汤加附子。”(《金匮要略方论本义》)

(4) 桂枝汤增桂加附子：如陈念祖说："阳旦汤方，坊本俱作桂枝汤加黄芩，今因《伤寒论》悟出是桂枝汤增桂加附子。"(《金匮要略浅注》)

审察本条所叙证候，以阳旦汤即是桂枝汤之论为妥。

[选注] 徐彬：此段言产后中风，淹延不愈而表里杂见者，仍当去其风也。谓中风之轻者，数十日不解，似乎不可责表，然头疼、恶寒、汗出、时有热，皆表证也；心下闷、干呕，太阳之邪欲内入，而内不受者，《伤寒论》有阳旦汤，乃桂枝汤加黄芩，以治太阳中风而挟热者。今久风而热不已，则阳旦证仍在，阳旦汤何不可与？而因循以致误也。(《金匮要略论注》)

唐宗海：阳旦本是伤寒杂证，原非产后应有。然使产后而见伤寒杂证者，仍照法治之，毋庸拘忌，故仲景特举一证以为例曰：如阳旦证续在者，可与阳旦汤，以此为例，则凡一切伤寒杂证，但见何证，即与何方，幸勿拘于产后也。(《金匮要略浅注补正》)

[按语] 上条是产后七八日，见阳明里实证，此条是产后患太阳中风证，持续数十日不解，两证虽有新久缓急的不同，但其治疗原则，皆是有其证，当用其药，既不拘于产后，亦不拘于病程的长短，故前证宜用大承气汤，本证仍与桂枝汤，乃仲景辨证论治之精于权变。正如尤怡说："上条里热成实，虽产后七八日，与大承气汤而不伤于峻；此条表邪不解，虽数十日之久，与阳旦汤而不虑其散，非通于权变者，未足以语此也。"(《金匮要略心典》)

产后中风，发热，面正赤，喘而头痛，竹叶汤主之。(九)

竹叶汤方：

竹叶一把　葛根三两　防风　桔梗　桂枝　人参　甘草各一两　附子一枚(炮)　大枣十五枚　生姜五两

上十味，以水一斗，煮取二升半，分温三服，温覆使汗出。颈项强，用大附子一枚，破之如豆大，煎药扬去沫。呕者，加半夏半升，洗。

[语译] 产后感受风邪，发热，面色红赤，气喘头痛，宜用竹叶汤主治。

[提要] 论述产后外感风邪兼阳虚的证治。

[阐析] "产后中风"，谓产后气血两亏，正气大虚而易感受风邪，因

风伤太阳之表，营卫失和而发热、头痛；元阳虚不能固守于下，虚阳上浮而面赤、气喘。

关于“面正赤”，注家有以下两种解释：

(1) 太阳阳明并病，面赤如同《伤寒论》48 条之“面色缘缘正赤”，如高学山说：“此条之中风，因其人之阳气本自虚寒，故风从太阳中入，即乘虚而传阳明之经腑……而太阳尚未罢之候也。太阳未罢，故头痛不止，胃腑受阳邪而化虚热，面为阳明之应，故正赤。”（《高注金匮要略》）

(2) 虚阳上浮，面红如妆：如徐彬说：“然面正赤，此非小可淡红，所谓面若妆朱，乃真阳上浮也。”（《金匮要略论注》）

笔者以为徐氏之论更合符本条精神，以方药测证，当有面红如妆，竹叶汤中用人参、附子温阳益气以固其内，正是针对元阳不能自固，虚阳上浮而设。临床亦可见，素体阳虚之人，因产后气血俱伤，抗病能力减弱而感受风邪，以致出现表有风热，里为阳虚的复杂病证。

此乃产后正虚邪实，标热本寒之候，若因病邪在表，而单纯解表散邪，则阳浮易脱，若因其正虚而单纯补正，则表邪不解，故治以扶正祛邪，表里兼顾，方用竹叶汤。

竹叶汤为补正散邪之方，方中竹叶、葛根、防风、桔梗、桂枝搜风散邪以解其外，人参、附子温阳益气以固里之虚脱；甘草、姜、枣调和营卫；以竹叶为主药，故方名竹叶汤。即陈念祖所谓：“以竹叶为君者，以风为阳邪，不解即变为热，热甚则灼筋而成痉，故于温散药中，先以此而折其势，即杜渐防微之道也。”（《金匮要略浅注》）本方佐使得法，邪正兼顾，为后世扶正祛邪法之鼻祖。

［选注］ 徐彬：中风发热头痛，表邪也。然面正赤，此非小可淡红，所谓面若妆朱，乃真阳上浮也。加之以喘，气高不下也。明是产后大虚，元阳不能自固，而又杂以表邪，自宜攻补兼施。（《金匮要略论注》）

尤怡：此产后表有邪而里适虚之证，若攻其表，则气浮易脱；若补其里，则表邪不解。竹叶汤用竹叶、葛根、桂枝、防风、桔梗解外之风热；人参、附子固里之脱；甘草、姜、枣以调阴阳之气而使其平，乃表里兼济之法。凡风热外淫而里气不固者，宜于此取焉。（《金匮要略心典》）

［按语］ 上述三条，均是产后发热之证治，一为瘀血内阻，胃肠结实，用大承气汤一攻两得；一为表有风邪，持续数十日不解，仍用桂枝汤解表

祛邪；一为正虚邪实，标热本寒，治以竹叶汤扶正祛邪，表里兼顾。对于产后病的治疗，既不拘于产后，又不忘于产后，仲景辨证论治的圆机活法，由此可见一斑。诚如唐宗海说："上两条是仲景教人勿拘于产后，此下其三条，又是仲景教人要照顾产后。盖中风虽同，而面赤与喘，为虚阳上浮，乃产后独有也，故散风尤要补正，幸勿忘却产后，仲景之法面面俱圆。"

妇人乳中虚[①]，烦乱呕逆[②]，安中益气，竹皮大丸主之。（十）

竹皮大丸方：

生竹茹二分　石膏二分　桂枝一分　甘草七分　白薇一分

上五味，末之，枣肉和丸，弹子大，以饮服一丸，日三夜二服。有热者倍白薇，烦喘者加柏实一分。

注释　① 乳中虚："乳"字，在《脉经》中作"产"字，丹波元简亦云："在草蓐之谓"（《辑义》），即指产后一月内；徐彬："乳者，乳子之妇也"《金匮要略论注》；唐宗海亦说："妇人乳"作一读，谓乳子也。"中虚"作一句……乳汁去多，则中焦虚乏。（《补正》）集诸家之说，所谓"乳中虚"，系指新产后哺乳期间，阴血耗伤，中焦虚乏。

② 烦乱呕逆：心烦呕吐严重之意。如徐彬云："烦而乱则烦之甚也，呕而逆则呕之甚也。"（《金匮要略论注》）

［语译］　妇人在新产后哺乳期间，中气虚弱，心烦意乱，呕吐气逆，治以安中益气法，用竹皮大丸主治。

［提要］　论述产后虚热烦呕的证治。

［阐析］　妇女由于产时失血，育儿哺乳，乳汁去多而耗血，加之中气虚乏，气血资生之源不足，因而阴血偏虚，阴血虚则生内热，虚热上扰于心，心神失主则烦乱；虚热内扰犯胃，胃失和降则呕吐气逆。治以安中益气法，即清热降逆，补益中气，宜用竹皮大丸主治。

方中竹茹、石膏甘寒清胃热，除烦止呕而致中安；白薇清虚热；桂枝辛温，能平冲降逆，与寒凉同用损其温燥之偏，而存其降逆之性，石膏大寒与辛温相伍，则清胃热而不损胃阳，合而用之，相得益彰；重用甘草，配伍枣肉，意在补益中气，化生液汁，诸药同用共奏安中益气之效。

［选注］　赵以德：妇人以阴血上为乳汁，必藉谷气精微以成之。然乳房居胃上，阳明经脉之所过，乳汁去多，则阴血乏而胃中益虚，阴乏则火扰而神昏乱，胃虚则呕逆。（《金匮玉函经二注》）

梁运通：甘草、大枣以益胃补虚，竹茹与甘草同用清热降逆止呕，石膏入气分，白薇入血分，二味甘苦寒凉，清泄虚热；桂枝能平冲降逆，与寒凉同用损其温燥之偏，存其降逆之性，以止烦呕，方中桂枝量少于甘草六倍，非桂枝、甘草通阳益气之意。诸药共奏安中益气之功。(《金匮释按》)

产后下利虚极[①]，白头翁加甘草阿胶汤主之。(十一)

白头翁加甘草阿胶汤方：

白头翁　甘草　阿胶各二两　秦皮　黄连　柏皮各三两

上六味，以水七升，煮取二升半，内胶令消尽，分温三服。

注释　① 虚极：极虚之意。谓产后阴血大虚，复下利重伤阴液。如《金匮要略释义》云："产后阴血大虚，益以下利伤其脾胃津液，故曰虚极。"

[语译]　产后又下利，以致气血极虚，宜用白头翁加甘草阿胶汤主治。

[提要]　论述产后热利伤阴的治法。

[阐析]　妇人产后营阴本虚，又患下利，复伤其阴，故云"虚极"。以方药测证，此"下利"当属痢疾，如唐宗海所说："盖此下利，是言痢疾便脓血也。"(《金匮要略浅注补正》)故本证应有发热腹痛、里急后重、大便脓血黏液等症状。其治当清热止利，养血滋阴，两相兼顾，宜用白头翁加甘草阿胶汤主治。

白头翁汤为治湿热痢疾的主方，功专清热，燥湿，凉血止利；加甘草补中以化生津液，阿胶滋阴养血。

[选注]　唐宗海：盖此下利，是言痢疾便脓血也。仲景此数节或言产后伤寒，或言产后中风，此又言产后或得痢疾，仍当照法，用白头翁汤，唯系产后血虚之极，故宜加补血之品。此仲景举例以见其概，非谓产后痢疾仅此一方，又非谓虚寒洞泻而下利亦用是方也。(《金匮要略浅注补正》)

黄树曾：此节所谓下利，当指热证泻痢而言……产后阴血大虚，益以下利伤其脾胃津液，故曰虚极，法当大补，故于白头翁汤中加甘草益气、养胃阴生津液；阿胶补血益脾，因产后虽宜补血，第气为血之母，血乃中焦胃汁所化，故以甘草冠阿胶之上，而名白头翁加甘草阿胶汤。(《金匮要略释义》)

[按语]　白头翁加甘草阿胶汤不仅用于产后热利伤阴，凡湿热下利，

阴液损伤者，皆可用之。临床应用本方须具备两个条件：一是湿热下利，二是阴液伤，二者缺一不可。如仅为湿热下利，则不可加甘草、阿胶，皆因二味乃甘缓滋腻之品，有滞邪之弊；如仅为产后血虚阴伤，又不宜用苦寒之白头翁汤，因苦以化燥则更损其阴。

附　方

《千金》三物黄芩汤：治妇人在草蓐①，自发露得风②，四肢苦烦热，头痛者与小柴胡汤；头不痛但烦者，此汤主之。

黄芩一两　苦参二两　干地黄四两

上三味，以水八升，煮取二升，温服一升，多吐下虫。

注释　① 妇人在草蓐：草蓐，即草垫，古代妇女多在草垫上分娩，类似今之产床。② 发露得风：指产妇分娩时，因产床不洁或产后保养不慎而感受病邪。

［语译］　妇人在分娩时因产床不洁，或产后保养不慎而感受病邪，若出现手足发热而烦、头痛的，治用小柴胡汤；若无头痛，仅见手足发热而烦的，用三物黄芩汤主治。

［提要］　论述妇人分娩时感受病邪的治法。

［阐析］　妇人分娩时，因产床不清洁，或产后保养不慎而感受病邪，若症见手足发热而烦，并兼头痛以两侧为甚者，是邪在半表半里之间，属外感发热，治当和解清热，宜用小柴胡汤；若仅见手足发热而烦，无头痛者，为病邪已由表入里，血分有热之征，其治则当清热凉血、养血，故用三物黄芩汤主治。

方中黄芩、苦参清热除烦；地黄凉血养血。方后云："多吐下虫。"梁运通谓："可能为苦参之苦寒伤胃气，引起呕吐，对宿有蛔虫的病人可使虫不安而出。"此说颇为贴切。（《金匮释按》）

［选注］　尤怡：此产后血虚，风入而成热之证。地黄生血，苦参、黄芩除热，若头痛者，风未全变为热，故宜柴胡解之。（《金匮要略心典》）

徐彬：此言产妇有暂感微风，或在半表里，或在下焦，风湿合或生虫，皆能见四肢烦热证，但以头之痛与不痛为别耳。故谓在草蓐，是未离产所也。自发露得风，是揭盖衣被，稍有不慎而暂感也。产后阴虚，四肢在亡血之后阳气独盛，又得微风，则苦烦热，然表多则上入而头痛，当以上焦为重，故主小柴胡和解，若从下受之而湿热结于下，则必生虫，而头不痛，故以黄芩清热为君，苦参去风杀虫为臣，而以地黄补其元阴为佐。曰多吐下虫，谓虫得苦参必不安，其上出下出正未可知也。（《金匮要略论注》）

《千金》内补当归建中汤：治妇人产后虚羸不足，腹中刺痛不止，吸吸[①]少气，或苦少腹中急摩痛[②]引腰背，不能食饮；产后一月，日得服四、五剂为善，令人强壮，宜。

当归四两　桂枝三两　芍药六两　生姜三两　甘草二两　大枣十二枚

上六味，以水一斗，煮取三升，分温三服，一日令尽。若大虚，加饴糖六两，汤成内之，于火上暖令饴消。若去血过多，崩伤内衄[③]不止，加地黄六两，阿胶二两，合八味，汤成内阿胶。若无当归，以芎䓖代之。若无生姜，以干姜代之。

注释　① 吸吸少气："吸吸"即吸气之声。"吸吸少气"，指忍痛吸气时而发生气短不足之象。

② 少腹中急摩痛：即少腹拘急挛痛。

③ 内衄：指内出血。

［语译］　《千金》内补当归建中汤治妇人产后身体虚羸不足，腹中疗痛，在忍痛吸气时并发生气短，或苦于小腹拘急挛痛而牵引腰背作痛，不能饮食；产后一月内，每日服此方，连服四、五剂为好，能使人身体强壮之方。

［提要］　论述产后虚寒腹痛的证治。

［阐析］　妇女产后气血俱损，血海必然空虚，如果中州健运，则气血易复。假如中焦虚寒，运化无权，化源不足，则气血愈虚，气血虚，在内不足以荣濡脏腑，充养经脉，故腹中拘急、绵绵而痛，或小腹拘急挛痛并牵引腰背作痛；在外不足以润泽肌肤、充养形体，故虚羸不足；脾虚胃弱，故短气食少。治以内补当归建中汤，以建中州，益气血，缓急止痛。

本方即小建中汤加当归。方中当归和血养血；小建中汤调阴阳，建中气，并能缓急止痛。中气建，气血生化有源，诸虚之证亦自解。故本方亦为产后调补有效之剂，但因其性质偏于温性，只宜用于素体阳虚而脾胃虚寒者，若素体阴虚而胃阴不足者，则不可与之。

［选注］ 沈明宗：产后体虽无病，血海必虚，若中气充实，气血虽虚，易于恢复，或后天不能生血，充于血海，则见虚羸不足，但血海虚而经络之虚是不待言。因气血不利而瘀，则腹中刺痛不止，冲、任、督、带内虚，则少腹急挛，凝引腰背，脾胃气虚则呼吸气少，不能饮食，故用桂枝汤调和营卫，加当归补血之功居多。（《金匮要略编注》）

张璐：此即黄芪建中之变法，彼用黄芪以助卫外之阳，此用当归以调内营之血，两不移易之定法也。（《张氏医通》）

结　语

本篇论述妇人产后常见疾病的证治。

产后三大证：新产妇人，由于失血、多汗、抗力减弱，易感受外邪，故篇中首先论述新产后三大证，即痉病、郁冒、大便难。此三证，其临床表现虽各具特征，病亦有轻重缓急之异，但主要病机皆为亡血伤津，因此，总的治疗原则都必须顾护津液，而具体治疗，又因证而异，并强调谨守病机，灵活变通，当发汗即发汗，当攻下即攻下，不必虑其虚。郁冒病的正证，治用小柴胡汤扶正达邪，和利阴阳，但因病之本为血虚津伤，故解表不宜太过，当郁冒一解，又宜用养血益阴之剂，以善其后，若一味解表发汗，则有气阴两伤，真阴枯竭之患。郁冒已经解除，病邪入里而成阳明腑实者，治亦可用大承气汤荡涤实邪，此乃郁冒变证之变治法；痉病和大便难的治疗，篇中虽未涉及，但有关病因病机的阐述，足以启迪学者，痉病当以育阴滋液，柔肝熄风为法，可酌用三甲复脉汤治之；大便难治宜养血滋液，润肠通便，不可妄投苦寒峻下之剂，以防重伤津液。

产后腹痛：是产后常见的疾病，原因甚多，本篇所论多为气血不足，或气血郁滞所致。若因血虚寒滞，小腹疠痛，喜得温按者，用当归生姜羊肉汤养血补虚，散寒止痛；因中焦虚寒，脘腹拘急、绵绵而痛者，用内补当归建中汤建中养血，缓急止痛；因气郁血滞，腹满痛、心烦不得卧者，用枳实芍药散行气活血；因干血停留脐下，瘀热内结致小腹刺痛者，用下瘀血汤泄热逐瘀、破结润燥；若瘀血内阻兼阳明腑实致少腹坚痛、烦躁发热、便结者，治用大承气汤荡涤腑实、兼以凉血逐瘀。

产后中风：产后正虚，易感受外邪致病。若产后患太阳中风证，虽历时数十日不解，但有其证，则当用其药，故仍用桂枝汤解肌祛邪，调和营卫；产后中风兼阳虚致发热、面赤、喘而头痛者，又应当扶正祛邪，表里兼治，宜投以竹叶汤。

其他如产后虚热烦呕，治用竹皮大丸清热降逆，安中益气；产后热利伤阴，治用白头翁加甘草阿胶汤清热止利，养血滋阴；因分娩时产床不洁、或产后保养不慎，感受病邪致手足烦热、头痛以两侧甚，邪在半表半里者，治用小柴胡汤和解清热，若仅见手足烦热，是表邪入里，血分有热，又当用三物黄芩汤清热凉血、养血等，都充分体现了"勿拘于产后，勿忘于产后"，立足于辨证论治的特点。

（李天淑）

妇人杂病脉证并治第二十二

本篇论述妇人杂病的病因、证候和治疗。

妇人杂病，是指除妊娠、产后疾病以外的经、带、前阴和情志疾患为主的多种疾病。内容包括热入血室、脏躁、咽中炙脔、经水不利、带下、漏下、腹痛、转胞和前阴疾患等十余种病证。其中对妇人杂病的常见病证，如月经病、带下、腹痛等论述较详细。

妇人杂病的病因，篇中概括为虚、积冷、结气三个方面。“虚”即气血虚少；“积冷”是寒冷久积；“结气”指气机郁结。三者都能导致月经不调，甚至闭经等一系列妇科疾病。

妇人杂病的诊治原则，为详审脉象的阴阳、虚实紧弦，以辨证候的寒热虚实，据证立法，依法制方。尤其在治法上，重视内外治相结合的方法，而且剂型丰富多样，全书共用有九种剂型，本篇就占有八种之多。内治法有膏、汤、丸、散、酒等剂型；外治法有针刺、洗剂、坐药等剂型，为开后世妇科病外治法的先河。

妇人中风，七八日续来寒热，发作有时，经水适断，此为热入血室①，其血必结，故使如疟状，发作有时，小柴胡汤主之。方见呕吐中。（一）

注释 ① 血室：狭义的是指子宫；从广义而言，血室则包括肝、冲任二脉、子宫。

［语译］ 妇人感受风邪，至七八日后又出现寒热，发作有一定的时间，经水正行恰又停止，此为表邪乘虚入血室，与血相搏，其血必结而不行，所以寒热往来，类似疟疾的按时发作，用小柴胡汤主治。

［提要］ 论述热入血室的证治。

［阐析］ 妇人患太阳中风证，本有恶寒、发热、汗出等证。但历时七八日，上述症状已经消退后，又出现寒热，且发作有时如疟状，故云："续来寒热，发作有时。"询知病人适逢经期，经行突然中断，此为表邪乘经行之虚，而袭入血室，热与血相搏，经血郁结不行之故，即谓之"热入血室"。因为血室内隶于肝，肝与胆相表里，胆受肝邪，邪正分争，故见往来寒热，发作有时如疟之少阳证。尚属热邪初结血室，正气有驱邪外出之势，故治以小柴胡汤和利枢机，使邪从少阳转枢外出。

该方既可和解少阳，以除在表的如疟寒热，又可散血室的邪热，热邪解则血结自行，其病乃愈。正如尤怡所说："仲景单用小柴胡汤，不杂血药一味，意谓热邪解而乍结之血自行耳。"（《金匮要略心典》）

［选注］ 尤怡：中风七八日，寒热已止而续来，经水才行而适断者，知非风寒重感，乃热邪与血俱结于血室也。热与血结，攻其血则热亦去，然虽结而寒热如疟，则邪既留连于血室，而亦侵淫于经络，设攻其血，血虽去，邪必不尽，且恐血去而邪得乘虚尽入也。仲景单用小柴胡汤，不杂血药一味，意谓热邪解而乍结之血自行耳。（《金匮要略心典》）

徐彬：妇人中风七八日，则表邪已解矣，复有寒热，故曰续来。然不长久发热，故曰有时。问其经水，则已来而适断，明是余热未尽，乘虚入之，则余血必有结者，故寒热有时……其药仍用小柴胡汤者，盖血室之气肝主之，肝与胆为表里，胆因受肝邪而病如疟，非他药所宜，故亦主和其半表里，谓上焦气和，而骤结之血将自行。（《金匮要略论注》）

［按语］ （1）后世医家治疗本病，多采用和解少阳而转枢邪气，与凉血兼顾。如许叔微主张用小柴胡汤加生地；叶天士主张以小柴胡汤去人参、大枣，加犀角、生地。今之临床，亦主张在本方中加入丹参、赤芍、丹皮、炒山栀等凉血活血之品，可以增强疗效。

（2）本证与伤寒少阳证，均见往来寒热，同用小柴胡汤主治，但彼虽见往来寒热，并无月经变化，此则往来寒热，适逢经期而经行中断；彼用小柴胡汤专以和解少阳，此用小柴胡汤既和解少阳，又清散血室之结。

妇人伤寒发热，经水适来，昼日明了，暮则评[①]语，如见鬼状者，此为热入血室，治之无犯胃气及上二焦，必自愈。（二）

注释 ① 评：与"谵"同。《集韵》"评，疾而寐语也"。

［语译］ 妇人感受寒邪而发热，时值月经来潮，昼日明了，入夜则语言失常，好像见到了鬼一样的，这是热入血室的证候，治疗应按热入血室的方法来处理。不可用攻下的药物伤中焦的胃气，也不可用发汗的药物伤上焦的清气，必自行痊愈。

［提要］ 继论热入血室的辨证和治禁。

［阐析］ 妇人外感发热，适逢月经来潮，虽月经畅利，但见昼日神志清楚，入夜则精神错乱，胡言乱语，如见鬼神之状，即所谓"昼日明了，暮则谵语"，此亦为热入血室之候。乃因热邪乘经期血室空虚而侵入，热扰血分所致。《灵枢·口问》云："卫气昼日行于阳，夜半则行于阴。"气为阳，昼日亦为阳，气分无热，故"昼日明了"，血属阴，为心所主，夜暮亦属阴，血分热盛，扰乱神明，故"暮则谵语"。病属下焦血室，治疗既不可因其谵语，而误作阳明胃实，以攻下剂损伤中焦之胃气，又不可因其发热，而误作表邪未解，以发汗剂损伤上焦之清气，亦不得误作热入心包而清上焦。但治其下焦血室，则其病自愈。

原文"必自愈"一句，历代注家有不同的认识，较有代表性的如下述：

(1) 月经未停，不药自愈：如程林说："似待其经行血去，邪热得以随血出而解也。"(《金匮要略直解》)；柯琴亦云："俟其经尽，则谵语自除，而身热自退矣。"(《伤寒来苏集》)

(2) 治之而愈：如唐宗海说："夫谵语重证，岂易自解，况此条明有'治之'二字，何得以为不须治之……则治之二字，即是按法当与小柴胡汤也。"(《金匮要略浅注补正》)；黄树曾亦云："此节治之二字，殆即当与小柴胡汤之示也。"(《金匮要略释义》)；黄竹斋引《本事方》："小柴胡加地黄汤，治妇人室女伤寒发热，或发寒热，经水适来或适断，昼则明了，夜则谵语，如见鬼状……即于小柴胡汤加生干地黄。"(《金匮要略方论集注》)；曹家达认为"此证血热在下，但需攻瘀，其病当已。"主张用"桃核承气汤，抵当汤、丸，下瘀血汤，皆足以治之"。(《金匮发微》)

上述两种不同认识的着眼点，前者以"必自愈"三字，后者以"治之"二字。通观全文，在叙证之后，已明示其治疗要领，当"无犯胃气及上二焦"，何以言"不药自愈"呢？故笔者以为第二种说法甚当，主治下焦血室，则病必自愈，但因月经未停，邪陷不深，故可参考黄氏之见，用小柴胡汤加生地，转枢邪气与凉血兼顾为好。至于曹氏主张用抵当汤、丸，下瘀血汤等攻下瘀热，虽言之有理，但用之宜慎。

[选注] 尤怡：伤寒发汗过多者，邪气离表则入阳明，经水适来者，邪气离表则入血室，盖虚则易入，亦唯虚者能受也。昼日明了，暮则谵语者，血为阴，暮亦为阴，阴邪遇阴乃发也。然热虽入而血不结，其邪必将自解，治之者但无犯胃气，及上二焦阳气而已。仲景恐后人误以发热为表邪未解，或以谵语为阳明胃实，而或攻下或汗之也。（《金匮要略心典》）

唐宗海：旧注解必自愈，以为不须治之，其邪必将自解。夫谵语重症，岂易自解？况此条明有'治之'二字，何得以为不须治之？夫《伤寒论》原有热入血室，暮则谵语者，与小柴胡汤，此又承上小柴胡汤而言，则'治之'二字，即是按法当与小柴胡汤也。下文无犯胃气及上二焦，又因谵语常法，应用承气攻其胃与上二焦，此谵语在下焦血室，与寻常谵语不同，恐人误治，故戒之曰：无犯胃气及上二焦。意谓但治其下焦血室，而谵语必自愈，不可误治其谵语也，玩其文法自见。（《金匮要略浅注补正》）

[按语] 热入血室与阳明腑实证，均可见谵语，但两者病机迥然有别，其表现亦有差异，前者为热扰血分，故昼静而夜则谵语；后者因热在气分，故谵语是昼重夜轻，或"食则谵语，至夜即愈"，临证务当仔细鉴别。

妇人中风，发热恶寒，经水适来，得之七八日，热除脉迟，身凉和，胸胁满，如结胸状，评语者，此为热入血室也，当刺期门，随其实而取之。（三）

[语译] 妇人感受风邪而发热恶寒，正值月经来潮，患病已七八日，热退、脉迟、身已凉和，而见胸胁胀满，有如结胸之状，神识不清，语言失常的，此亦为热入血室，当刺肝募之期门穴，泻肝经的实热，而散血室的瘀热，随其邪实所在而取之。

[提要] 再论热入血室，表证已罢的证治。

[阐析] 妇人患太阳中风病，发热恶寒，正逢经期，月经来潮，历时七八日后，热退、脉迟、身凉和，但见胸胁胀满，有如结胸状，谵语等症，此乃表热内陷血室，热与血结之候。表热已罢，故热退而身凉爽如常；瘀热阻滞，脉行不利则脉迟；血室属肝所主，肝之脉上络胸胁，下通胞室，瘀热上干，经脉不利，故胸胁胀满，状如结胸，实非血结于胸；谵语乃热扰血分，神明不安所致，故以针刺肝经募穴期门治之，意即泻其肝经实热，以散血室之瘀热。

[选注] 赵以德:陈无已《伤寒论》注曰中风发热恶寒,表病也;若经水不来,表邪传里则入府,而不入血室也。经水适来,血室空虚,至七八日,邪传里之时,更不入府,乘虚而热入血室。热除,脉迟,身凉者,邪气内陷,而表证罢也。胸胁下满,如结胸状,谵语者,热入血室而里实。期门者,肝之募,肝主血,刺期门者,泻血室之热,审何经气实,更随其实而泻之。(《金匮玉函经二注》)

尤怡:热除脉迟身凉和,而谵语者,病去表而之里也。血室者,冲任之脉,肝实主之,肝之脉布胁肋,上贯膈,其支者,复从肝别上膈,注于肺,血行室空,热邪独胜,则不特入于其宫,而亦得游其部,是以胸胁满如结胸状。许叔微云:邪气畜血,并归肝经,聚于膻中,结于乳下,以手触之则痛,非汤剂可及,故当刺期门,期门,肝之募,随其实而取之者,随其结之微甚,刺而取之也。(《金匮要略心典》)

[按语] (1) 本条为热入血室,瘀热内结成实的重证,临床治疗多采用内外治相结合的方法,外用针刺期门,内服疏肝理气、凉血化瘀之剂,如《景岳全书》化肝煎(青皮、陈皮、赤芍、丹皮、栀子、泽泻、贝母),可资参考。

(2) 上述三条皆为热入血室之候,病变涉及子宫、冲任、肝经,说明热入血室一病,非仅属某一实质器官的病变,乃是以子宫为主,包括冲任二脉、肝脏功能失调的综合病变。由此,广义血室的含义,似不难理解。

阳明病,下血评语者,此为热入血室,但头汗出,当刺期门,随其实而泻之,濈然汗出者愈。(四)

[语译] 阳明病有下血谵语的,这是由于热入血室,其证身无汗,只有头部出汗,当刺期门穴,随其邪实的所在而泄之,使周身汗出潮润而愈。

[提要] 论述阳明病热入血室的证治。

[阐析] 妇人患阳明病,虽不逢经期,但见前阴下血,并谵语、头汗出者,此为阳明里热炽盛,热邪循经侵入血室,里热熏蒸,迫血妄行之候。“谵语”,乃热扰血分,神明不宁,并非阳明腑实里热的谵语,故当见昼静暮乱,如陈念祖说:“盖阳明之热,从气而之血,袭入胞宫,即下血而谵语。”(《金匮要略浅注》)身无汗但头汗出,是因肝与冲任之脉均上行,热陷血室,邪热熏蒸所致。热邪既陷血室,则应该按照热入血室的治法处理,故治疗仍刺期门穴以泻肝与血室的实热,使邪热去,阴阳和,则周身汗出潮润,其病自愈。

［选注］　尤怡：阳明之热，从气而之血，袭入胞宫，即下血而谵语。盖冲任之脉，并阳明之经，不必乘经水之来，而后热得入之故，彼为血去而热入，此为热入而血下也。但头汗出者，阳通而闭在阴也，此虽阳明之热，而传入血室则仍属肝家，故亦当刺期门以泻其实，刺已，周身濈然汗出，则阴之闭者亦通，故愈。（《金匮要略心典》）

陈念祖：此言阳明病，亦有热入血室者，不必拘于经水之来与断也，但其证下血，头汗出之独异也。盖阳明之热，从气而之血，袭入胞宫，即下血而谵语，不必乘经水之来，而后热邪得以入之，彼为血去而热乘其虚而后入，此为热入而血有所迫而自下也。然既入血室，则不可以阳明为主……治法亦当刺期门，以泻其实。（《金匮要略浅注》）

［按语］　上述诸条皆属热入血室之证，前三条为行经之际，感受外邪，或热病期中月经来潮，邪热乘虚内陷血室。其症或见往来寒热、经行中断；或月经尚行，但暮则谵语，如见鬼状；或胸胁满如结胸。本条则为阳明里热炽盛，侵入血室，热迫血下行，而见非行经期间前阴下血。致病途径不同，病情各异，但病因皆为热邪，且热入血室与血相搏的病理一致，故本病的治疗，无论用针刺或内服药，都应以泄热为主。

妇人咽中如有炙脔[①]，半夏厚朴汤主之。（五）

半夏厚朴汤方：《千金》作胸满，心下坚，咽中帖帖，如有炙肉，吐之不出，吞之不下。

半夏一升　厚朴三两　茯苓四两　生姜五两　干苏叶二两

上五味，以水七升，煮取四升，分温四服，日三夜一服。

注释　① 炙脔：肉切成块名脔，炙脔即烤肉块。

［语译］　妇人自觉咽中如有烤肉块梗阻不适，用半夏厚朴汤主治。

［提要］　论述气滞痰凝、咽中不适的证治。

［阐析］　妇人自觉咽中如有烤肉块梗阻不适，咯之不出、吞之不下，但饮食吞咽并无妨碍，后世称之为“梅核气”。本病的发生，多因情志所伤，肝失条达而气机郁结，气郁则津液结聚而成痰，痰凝气滞搏结于咽喉所致。宜用半夏厚朴汤主治。

方中半夏、厚朴、生姜辛开苦降，以散结降逆；佐以茯苓利饮化痰；苏叶芳香轻浮，宣肺气而能解郁，诸药合用，可收开结化痰、顺气降逆之功。

气顺痰消，则咽中自爽。

［选注］ 尤怡：此凝痰结气，阻塞咽嗌之间，《千金》所谓咽中帖帖，如有炙肉，吞不下，吐不出者是也。（《金匮要略心典》）

吴谦：咽中如有炙脔，谓咽中有痰涎，如同炙肉，咯之不出，咽之不下者，即今梅核气病也。此病得于七情郁气，凝涎而生。故用半夏、厚朴、生姜，辛以散结，苦以降逆，茯苓佐半夏，以利饮行涎，紫苏芳香，以宣通郁气，俾气舒涎去，病自愈矣。此证男子亦有，不独妇人也。（《医宗金鉴》）

［按语］ （1）本证不独妇人所有，亦可见于男子，与今之慢性咽炎相似。除具咽中如有物梗阻外，常伴精神抑郁、或急躁易怒、胸部痞闷、喜太息、舌淡苔白滑、脉弦滑等症。

（2）半夏厚朴汤属辛温之剂，宜用于痰凝气滞未化热之证。但痰气交结则容易化热，若见咽部红肿、咳痰不利者，宜以本方去生姜，加入清热利咽、咸寒化痰之品，如朱丹溪主张“用化痰药加咸味软坚之品，瓜蒌仁、杏仁、海浮石、桔梗、连翘、少佐芒硝”。实为经验之谈，可资参考；若属肺肾阴虚，虚火上逆，咽喉不利者，则可酌情选用麦门冬汤，或百合固金汤化裁；病久入络，又当佐以凉血化瘀之品。

妇人脏躁，喜悲伤欲哭，象如神灵所作，数欠伸，甘麦大枣汤主之。（六）

甘麦大枣汤方：

甘草三两　小麦一升　大枣十枚

上三味，以水六升，煮取三升，温分三服。亦补脾气。

［语译］ 妇人脏躁病，喜笑悲伤想哭，好像似有神灵所作的样子，频数呵欠，伸懒腰，用甘麦大枣汤主治。

［提要］ 论述脏躁的证治。

［阐析］ 妇人患脏躁病，症见喜怒无常，无故悲伤欲哭，情绪多变幻，好像有神灵附体一样，且频频呵欠，伸懒腰等，治用甘麦大枣汤补脾养心、缓急止躁。本条尚需重点讨论下列两个问题：

（1）关于脏躁的病因病机：对脏躁的病因为情志所伤，诸医家无异词。但对于脏躁病位有不同理解；

① 子宫:如尤怡云:“脏躁,沈氏所谓子宫血虚,受风化热者是也。”(《金匮要略心典》)

② 心脏:如吴谦云:“脏,心脏也,心静则神藏,若为七情所伤,则心不得静,而神躁扰不宁也。”(《医宗金鉴》)

③ 肺脏:如曹家达说:“肺主悲,亦主哭、悲伤欲哭,病当在肺。”(《金匮发微》)

④ 不拘于何脏:如陈念祖说:“脏属阴,阴虚而火乘之则为躁,不拘于何脏。”(《金匮要略浅注》)

⑤ 五脏:黄树曾说:“脏指五脏(心肝脾肺肾)而言,脏躁,谓五脏之全部或一部,津液阴血不足。”(《金匮要略释义》)

⑥ 心与肝:《金匮要略译释》指出:“关于脏躁病的病变所在……假如从甘麦大枣汤的药物组成来看……如认为本病的病变在心与肝,是比较合理的。”

综上所述,见仁见智,各有理由,但子宫之说似不可从,因脏躁病虽多见于妇人,而男子亦有之,其他几种说法均有参考价值,若结合本病的症状分析,似以《释义》之说,病在五脏更全面。五脏各有五志,若五脏功能失调,五志发于外则变生情志失常诸症。喜为心之志、怒为肝之志,悲忧同为肺之志,心、肝、肺病,故喜怒无常,无故悲伤欲哭;肾病则“善伸数欠”(《内经》),脾病亦欠伸,如黄树曾所谓:“呵欠曰欠,伸,即俗所谓伸懒腰也,肾精虚则欠,胃阴虚亦欠,脾主四肢,脾气虚则伸。”(《金匮要略释义》)总之,本病的发生,多由情志不舒或思虑过度,肝郁化火伤阴,脏阴不足,虚火躁动所致,其病始于肝,而累及心、脾、肺、肾,为五脏俱病。

(2) 脏躁的治疗,重在治脾:脏躁乃五脏阴液亏损,虚火躁动的疾患。五脏俱病,当以补脾为主,因为脾主运化,为津液、阴血生化之源,若脾气健旺,气血津液充沛,则可资源它脏,五脏之阴充足,虚火自灭,脏躁诸症亦自平。此即《内经》所谓“脾为孤脏,中央土,以灌四傍”之意(《素问·玉机真脏论篇》)。故治用甘麦大枣汤,以补脾为主,兼养心肝。

方中三味药,皆性平而味甘,甘草、大枣甘缓,补中缓急而止躁;小麦甘润,养心肝,安心神,三味相合,共成补脾养心、缓急止躁之效,实属治脏躁之良剂,补脾之佳方。

[选注] 黄树曾：妇人，包括室女在内。脏指五脏（心肝脾肺肾）而言，脏躁……主以甘麦大枣汤者，盖人以胃气为本，方中甘草养胃阴，生用能生津缓急，小麦能养肺津，舒肝郁，又能养心血，大枣能养脾，补气补津液，诚治脏躁之良剂，补脾气之佳方。（《金匮要略释义》）

吴谦：脏，心脏也，心静则神藏，若为七情所伤，则心不得静，而神躁扰不宁也，故喜悲伤欲哭，是神不能主情也，像如神灵所凭，是心不能神明也。即今之失志癫狂病也。数欠伸，喝欠也，喝欠顿闷，肝之病也，母能令子实，故证及也。（《医宗金鉴》）

[按语] （1）本病在临床上，尚具口干、心烦、失眠、便秘、或身如蚁走样，舌红少苔，脉细数等脉症，若以本方合酸枣仁汤，或百合地黄汤，加入龙齿、牡蛎等重镇之品，可提高疗效。

（2）脏躁与百合病的鉴别。本书中，脏躁、百合病与奔豚气病，均属情志病的范畴。尤其脏躁与百合病，在病因病机，症状表现方面，极相似，但同中有异，故列表比较于下：

表 54　百合病证与脏躁病证鉴别表

类别＼病证	百合病	脏躁病
相同	① 发病均与情志抑郁，思虑过度，阴液不足有关 ② 临床表现均有心神受病、如有神灵，心烦失眠，坐卧不安等见证 ③ 在用药方面，均可用滋养阴液、养心安神之品	
证候	意欲食复不能食，欲卧不卧，欲行不行，常默默，如寒无寒，如热无热，口苦，小便赤，脉微数，尿时头痛	喜悲伤欲哭，频作欠伸像如神灵所作、口干、心烦、失眠、便秘、或身如蚁走样，舌红少苔，脉细数
特点	身形如和，无发作性	身形不和，有发作性
病因病机	伤寒热病之后，余热未尽，或情志不遂，郁结化火伤阴，心肺阴虚内热，百脉受病	情志不舒或思虑过度，肝郁化火伤阴，五脏阴液不足，虚火躁动
治则	润养心肺，凉血清热	补脾养心，缓急止躁
方剂	百合地黄汤	甘麦大枣汤

妇人吐涎沫，医反下之，心下即痞，当先治其吐涎沫，小青龙汤主之；涎沫止，乃治痞，泻心汤主之。（七）

小青龙汤方：见痰饮中。

泻心汤方：见惊悸中。

［语译］ 妇人吐涎沫的病证，医生反而使用下法，因而产生心下痞满，在治疗上，当先治其吐涎沫，用小青龙汤主治；涎沫止后，再治痞满，用泻心汤主治。

［提要］ 论述上焦寒饮误治成痞的先后治法。

［阐析］ 吐涎沫，是上焦有寒饮的征象，不仅见于妇人，男子亦有之，治当温化寒饮，不宜攻下。如果医生不细察原因，反妄施攻下，则势必损伤中阳，寒饮内结遂成心下痞，此与伤寒误下成痞同理。值此寒饮与心下痞并存之势，当先去其寒饮，宜用小青龙汤以温散寒饮、俟吐涎沫止，再用泻心汤以治痞。

［选注］ 尤怡：吐涎沫，上焦有寒也，不与温散而反下之，则寒内入而成痞，如伤寒下早例也。然虽痞而犹吐涎沫，则上寒未已，不可治痞，当先治其上寒，而后治其中痞，亦如伤寒例，表解乃可攻痞也。（《金匮要略心典》）

吴谦：吐涎沫，形寒饮冷也，不温散而反下之，则寒饮虚结成痞硬也。当先治其吐涎沫，以小青龙汤治外寒内饮，俟涎沫止，以半夏泻心汤，乃治痞也。（《医宗金鉴》）

［按语］ 原文泻心汤究竟是何方？众说纷纭。《金鉴》谓之“半夏泻心汤”；《论注》说：“痞不过误下之阴邪客于心下，故以大黄芩连峻泻心下郁结之邪。”《辑义》说：“据《千金》当是甘草泻心汤。”《本义》则说：“泻心汤在《伤寒论》中，为方不一，亦当合《伤寒论》中痞证诸条参考之，而求其治法。”并指出“未可专以苦寒为治，始因苦寒而痞者，再与以苦寒，必无效理。”《本义》之说较为客观，当视具体病情，遣方用药。

妇人之病，因虚、积冷、结气，为诸经水断绝，至有历年，血寒积结，胞门[①]寒伤，经络凝坚。

在上呕吐涎唾，久成肺痈，形体损分[②]。在中盘结，绕脐寒疝；或两胁疼痛，与脏相连；或结热中，痛在关元，脉数无疮，肌若鱼鳞，时着男子，非止女身。在下未多，经候不匀，令阴掣痛，少腹恶寒；或引腰脊，下根气街，气冲急痛，膝胫疼烦。奄忽眩冒③，状如厥癫④；或有忧惨，悲伤多嗔⑤，此皆带下⑥，非有鬼神。

久则羸瘦，脉虚多寒；三十六病，千变万端；审脉阴阳，虚实紧弦；行其针药，治危得安；其虽同病，脉各异源；子当辨记，勿谓不然。（八）

注释 ① 胞门：即子宫。

② 损分：系指形体消瘦，与未病前判若两人。

③ 奄忽眩冒：奄忽，即倏忽。奄忽眩冒，即指忽然发生晕厥。

④ 厥癫：指昏厥、癫狂一类疾病。

⑤ 多嗔：指经常发怒。

⑥ 带下：有广义和狭义之分。广义的带下，是指带脉以下的病变，即泛指妇科杂病，如《史记·扁鹊传》记载：扁鹊"过邯郸，闻贵妇人，即为带下医。"狭义的带下，即专指赤白带下。

[语译] 妇人诸病，多因虚损、积冷、结气，导致多种月经病，甚至闭经，时间久了，又因血分受寒，血凝气结，胞宫为寒邪所伤，经络淤滞不通。

在上为胸肺受邪，证见呕吐涎沫，日久寒邪化热，可以形成肺痈，形体消瘦；在中为肝脾受邪，证见绕脐作痛，或两胁疼痛，与肝脏相连；或结热在中，痛在脐下关元，脉数，但周身并无疮患，肌肤为热所灼，枯燥如鱼鳞。这些证候，男子也可能发生，并非妇女所独有。在下为肝肾受病，虽然下血并不太多，但往往经候迟早不匀。阴部抽掣疼痛，小腹寒冷，或痛引腰脊，疼痛之根，起源于气街，即脐下五寸旁开二寸，又名气冲。发生冲气急痛，又连膝胫疼烦。甚则可出现猝然眩晕昏冒，状如昏厥、癫狂一类疾病，或忧惨悲伤，经常发怒。这些都是妇人杂病之证候，并非鬼神作祟。

久病则形体羸瘦，脉象虚弱且多寒邪；妇人带下三十六病，变化多端，医家应该审脉之阴阳虚实紧弦，治以针、药，方可转危为安。其病虽同而脉不同，应当仔细辨别记取，不要把上述道理当做无所谓！

[提要] 总论妇人杂病的病因病机、证候和诊治原则。

[阐析] （1）第一段"妇人病，因虚、积冷、结气，为诸经水断绝"五句，指出妇人杂病，总不离虚、积冷、结气三种原因而成。"虚"是气血虚少，"积冷"为寒冷久积，"结气"乃气机郁结。三者之中，任何一种为患，都

可以导致气血失调,脏腑功能失常,冲任二脉的损伤,而发生一系列月经失调,甚至经闭等病。经闭的形成,多先因虚损而致月经失调,经血不能如期畅行,继因寒冷积于胞宫,寒凝气滞血瘀,胞脉阻滞而为经闭。气滞血凝日久,血瘀痰结还可形成癥瘕。故原文谓"血寒积结,胞门寒伤,经络凝坚"。

(2) 原文"呕吐涎唾"至"此皆带下,非有鬼神",为第二段,阐述虚、冷、结气所导致上、中、下三焦的病变情况。

若虚、冷、结气"在上",则影响于肺。如其人上焦阳虚,肺中虚冷,阳虚不能化气,气虚无力敷布水津而为饮,寒饮上逆则咳唾涎沫,即为虚寒肺痿;日久寒邪化热,或上焦素有郁热者,虚、冷、结气致病则易从热化,邪热壅肺,肺气不利,气不布津、痰涎内结,热伤肺络,则咳唾涎沫,或吐稠痰如米粥,胸痛而成肺痈。上述两种病证,均易损伤津液,久不愈则形体虚损而消瘦,故谓"形体损分"。

若虚、冷、结气"在中",可影响肝脾功能,因素体不同,病或从寒化,或从热化。素体阳虚者,则病从寒化,可以出现寒疝和胁腹痛两种轻重不同的病证:重者寒气盘结于中焦,阴寒内聚而致绕脐疼痛之寒疝;中焦之部与肝脏相邻,寒结中焦,脾首当受病,可累及于肝,故轻者可见寒滞肝脾二经之胁腹痛。若素体阳旺者,则病从热化,亦可见脐下疼痛和劳热两种轻重不同的病证;其轻者,仅热结中焦,气机阻滞,热灼血干,瘀血停留而致脐下关元部疼痛;其重者,虽脉数而身无疮疡之变,但因热伤营血,营阴耗损,不足以濡润肌肤,而致肌肤粗糙如鱼鳞状,即为劳热证。上述中上二焦的病变,男子也可能发生,并非为妇女专有之病,故云:"时著男子,非止女身。"

若虚、冷、结气"在下",则可引起多种妇科疾病。如肝肾亏虚,精血不足,血海空虚,可见月经后期或经量减少;或因肝郁、肾虚、血海蓄溢失常,又可见月经先后无定,故谓"在下未多,经候不匀","未多",指月经量少,"经候不匀",即月经先后不定,经量或多或少;如虚寒相搏,结于下焦,则冲任受损,故前阴掣痛,小腹寒冷,严重者尚可牵引腰脊疼痛,疼痛之根,起源于气街,即冲脉所经之气冲穴。因冲脉起于胞中,分三支循行,其一支行经气街,沿腹上行;一支与任、督二脉同会于会阴穴,向后上行于脊柱内;另一分支向下沿大腿内侧经膝胫下行,故冲脉有病,冲气攻冲急痛,以致腰脊痛,膝胫疼烦等证。此外,还可因情志不遂,气机失调,而发生突然昏厥的厥癫之类疾患；或为忧愁悲伤，时时发怒的症状表现。总之，虚、冷、结气在下焦所导致的种种病证，都属妇人杂病范畴，并非鬼神作祟。

（3）末段论妇人杂病的诊治原则，当凭脉辨证；已病早治；内外治结合。原文“久则羸瘦，脉虚多寒”，“久”字，紧承上文，寓有早期治疗之意，即上述诸病应当及时治疗，若延久失治，则气血更虚，形体亦更加消瘦，以致形成正虚邪实之候，故谓“脉虚多寒”，“多寒”乃邪气盛，邪气盛则实。不仅如此，还可导致更为复杂的病证，如妇人“三十六病”。

- 妇人杂病
  - 病因
    - 虚——气血虚少
    - 积冷——寒冷久积
    - 结气——气机郁结
  - 病证
    - 在上（胸肺）（男女皆有）
      - 虚寒肺痿（呕吐涎唾）
      - 久成肺痈
    - 在中（肝脾）（男女皆有）
      - 从寒化
        - 两胁疼痛
        - 绕脐寒疝
      - 从热化
        - 脐下疼痛（痛在关元）
        - 劳热证（脉数无疮，肌若鱼鳞）
    - 在下（肝肾冲任）（多为妇人所有）
      - 月经病
        - 月经先后无定（经候不匀）
        - 月经量少（在下未多）
        - 闭经（经水断绝）
      - 其他
        - 癥瘕（胞门寒伤，经络凝坚）
        - 前阴掣痛，小腹寒冷
        - 冲气攻冲急痛，或引腰脊，膝胫疼烦
  - 诊治原则
    - 凭脉辨证（审脉阴阳、虚实紧弦）
    - 已病早治
    - 内外治结合（行其针药）

妇人杂病，变化多端，错综复杂，所以，应当掌握凭脉辨证的原则，详审脉象的阴阳、虚实、紧弦，以辨证之寒热、虚实，据证立法，或用针灸，或用药物，或针药并投，切中病机，方可转危为安。对于同病异脉之证，尤当详加审察，辨明疾病根源，以免误治。

本条内容繁杂，为便于掌握，以简表归纳于上：

［选注］ 尤怡：此言妇人之病其因约有三端：曰虚、曰冷、曰结气。盖

血脉贵充悦，而地道喜温和，生气欲条达也。否则血寒经绝，胞门闭而经络阻矣。而其变证则有在上、在中、在下之异……而总之曰“此皆带下”，带下者，带脉之下。古人列经脉为病，凡三十六种，皆谓之带下病，非今人所谓赤白带下也。(《金匮要略心典》)

吴谦：此条为妇人诸病纲领，其病之所以异于男子者，以其有月经也。其月经致病之根源，则多因虚损、积冷、结气也。三者一有所感，皆能使经水断绝。至有历年，寒积胞门，以致血凝气结而不行者，先哲云：女子以经调为无病，若经不调，则变病百出矣。以下皆言三者阻经之变病。其变病之不同，各因其人之脏腑、经络、寒热、虚实之异也。(《医宗金鉴》)

问曰：妇人年五十所，病下利数十日不止，暮即发热，少腹里急，腹满，手掌烦热，唇口干燥，何也？师曰：此病属带下。何以故？曾经半产，瘀血在少腹不去。何以知之？其证唇口干燥，故知之。当以温经汤主之。(九)

温经汤方：

吴茱萸三两　当归二两　芎藭二两　芍药二两　人参二两　桂枝二两　阿胶二两　生姜二两　牡丹皮(去心)二两　甘草二两　半夏半升　麦门冬一升(去心)

上十二味，以水一斗，煮取三升，分温三服。亦主妇人少腹寒，久不受胎；兼取崩中去血，或月水来过多，及至期不来。

[语译]　问道：妇人年已五十左右，病前阴下血，数十日不止，傍晚发热，小腹里急，腹中胀满，手掌发热，唇口干燥，是什么原因呢？老师说：此病属带脉以下的病变，由于曾经小产，有瘀血停在小腹未去。怎么知道呢？因其证见唇口干燥，所以知道是瘀血停留于小腹，当以温经汤主治。

[提要]　论述冲任虚寒兼瘀血内阻的崩漏证治。

[阐析]　妇人已年过七七，正值精血虚、肾气衰、天癸竭、月经应当停止之年，而今下血数十日不止，乃属崩漏之候。病由“曾经半产，瘀血在少腹不去”，又结合方药测知，多因壮年之时曾经半产，冲任气血受损，时至老年，冲任更虚，寒邪乘虚客于胞中，寒凝血瘀，血不归经而下血淋漓不止。属冲任虚寒，瘀血内阻之漏下证，故有腹满里急，甚至刺痛、拒按等症。少腹急满，乃“胞中有寒，瘀不行也”(《医宗金鉴》)；唇口干燥，在此证

中，并非因津亏，乃为瘀血不去则津液输布受阻，失于上濡所致，如李彣说："阳明脉挟口环唇，与冲脉会于气街……以冲脉血阻不行，则阳明津液衰少不能濡润。"（《金匮要略广注》）与本书第十六篇内"唇痿舌青"，"口燥、但欲漱水不欲咽"同理，皆为瘀血之征，故原文云："瘀血在少腹不去，何以知之？其证唇口干燥，故知之。"

"暮即发热"、"手掌热"的病机，有两种解释：一种认为是阴虚生内热，如吴谦云："五心烦热，阴血虚也"（《医宗金鉴》）；一种认为是瘀血郁遏化热，如魏荔彤说："积瘀成热，伤阴分，发邪火。"（《金匮要略方论本义》）尤怡亦说："暮即发热者，血结在阴，阳气至暮不得入于阴，而反浮于外也……手掌烦热，病在阴，掌亦阴也。"（《金匮要略心典》）后世多从第一种解释，但以病情和方药分析，本证下血数十日不止，势必耗损阴血，确有阴虚不能敛阳而生虚热的可能，但原文自释其病理，为"瘀血在少腹不去"，并以唇口干燥为瘀血内停之征象，且不作阴虚生热解，又观温经汤药物及功效，重在温养血脉以消瘀血，说明寒凝血瘀则是主要病理转归，由此，暮即发热、手掌烦热的病机，应以上述两种因素并存，而以瘀血郁遏化热为主要，似更加符合原文精神。

本病是冲任虚寒为本，瘀血为标，故治疗不宜单纯用峻药活血消瘀，而应当重在温养血脉，生新去瘀，宜投以温经汤主治。

方中吴萸、生姜、桂枝温经散寒，桂枝兼通血脉；当归、川芎、芍药、阿胶、丹皮养血和营，行血祛瘀；麦冬、半夏润燥降逆；甘草、人参补益中气，诸药合用，具有温补冲任、养血行瘀，标本兼治的作用。

[选注] 尤怡：妇人年五十所，天癸已断而病下利，似非因经所致矣。不知少腹旧有积血，欲行而未得遽行，欲止而不能竟止，于是下利窘迫，至数十日不止。暮即发热者，血结也。手掌烦热病在阴，掌亦阴也，唇口干燥，血内瘀者不外荣也，此为瘀血作利，不必治利，但去其瘀而利自止。（《金匮要略心典》）

程林：妇人有瘀血当用前证下瘀血汤。今妇人年五十，当天癸竭之时，又非下药所宜，故以温药治之，以血得温即行也。经寒者温以茱萸、姜、桂，血虚者益以芍药、归、芎，气虚者补以人参、甘草，血枯者润以阿胶、麦冬，半夏用以止带下，牡丹用以逐坚癥。十二味为养血温经之剂，则瘀血自行而新血自生矣。（《金匮要略直解》）

［按语］ 温经汤为妇科常用的调经方，凡冲任虚寒兼瘀血内阻的月经不调、痛经、崩漏、不孕等证，皆可以此方化裁治之，且卓有疗效。

带下经水不利①，少腹满痛，经一月再见②者，土瓜根散主之。（十）

土瓜根散方：阴㿗肿亦主之。

土瓜根　芍药　桂枝　䗪虫各三两

上四味，杵为散，酒服方寸匕，日三服。

注释　① 经水不利：指月经过期不至或经行不畅。如徐彬说："不利者，不能如期也。"尤怡谓之"似通非通，欲止不止"之状。

② 经一月再见：指月经一月两潮。

［语译］ 妇人带脉以下的病变，月经不能如期而至，或月经循行不畅，小腹部满痛，月经一月两行，用土瓜根散主治。

［提要］ 论述因血瘀而致月经不调的证治。

［阐析］ "带下"：在此为广义的带下病，即泛指妇科疾病。妇人月经后期，或经行不畅，并兼有小腹满痛之症。结合方药测知，当有小腹满痛拒按，或按之有硬块、月经量少淋漓、色紫黑有块、舌质紫黯或有瘀斑、脉弦或涩等脉症。或可见月经一月两潮。但无论月经过期不至，或一月两潮，都是因为瘀血停滞，冲任失调所致，故方投土瓜根散活血通瘀，使瘀血去而痛止，经行通畅，则月经自调。

方中土瓜根（即王瓜根）性味苦寒，无毒，以活血消瘀，清热导湿（或可用花粉、川牛膝代之），桂枝辛温通阳化气，二药配伍，则本方略具温性，使之既有活血消瘀、通阳行滞之效，又不过于温燥；䗪虫破瘀攻坚，与导湿之土瓜根同伍，体现了水血同治；芍药调营止痛，四味合用之，共成化气行滞、活血通瘀之效。

［选注］ 徐彬：带下即前所谓"此皆带下"，非专指赤白带也……不利者，不能如期也，因寒而瘀，故少腹满痛，然既有瘀而不利，则前经行未畅者，不及待后月正期，乃一月而再见也。（《金匮要略论注》）

陈念祖：土瓜，即王瓜也，主驱热行瘀，佐以䗪虫之蠕动逐血，桂、芍之调和阴阳，为有制之师。（《金匮要略浅注》）

［按语］ （1）关于"经一月再见"一句，《金匮》注家有两种解释：一是

认为“再”字，当是“不”字之误，如《金鉴》云：“‘再’字当是‘不’字，若是‘再’字，一月两来，与上文‘不利’不合，是传写之讹。”；二是认为，此指月经一月两潮，如《辑义》说：“案《本草纲目》，土瓜条，经下补‘或’字，义尤明，《金鉴》改‘再’作‘不’字，非。”结合临床，经一月再见即是月经先期，多见于血热或气虚，因瘀血阻滞，血不归经，以致月经时断时续，一月两潮者，亦不鲜见，故第二种说法可从。

(2) 土瓜根即王瓜根，《神农本草经通俗讲义》指出：王瓜即金瓜，可供赏玩，亦可食用。又方后之“阴㿗”，《本草纲目》鲮鲤条引摘玄方云：“妇人阴㿗，硬如卵状。”汤本求真认为“阴㿗即鼠蹊阴囊阴唇部之假性肿瘤是，男女俱有之”(《皇汉医学》)，可资参考。

寸口脉弦而大，弦则为减，大则为芤，减则为寒，芤则为虚，寒虚相搏，此名曰革，妇人则半产漏下，旋覆花汤主之。(十一)

旋覆花汤方：见五脏风寒积聚篇

［语译］ 寸口脉弦而兼大，但比弦脉较为衰减，比大脉则又中空如芤。弦而衰减的脉，为寒的现象，大而中空如芤的脉，为虚的现象，如虚和寒的脉象结合起来，则名为革脉，在妇女主患小产或漏下证，用旋覆花汤主治。

［提要］ 论述半产漏下的脉象和治法。

［阐析］ 此条内容既见于《血痹虚劳病》篇，又见于《惊悸吐衄下血胸满瘀血病》篇，在虚劳病篇句首无“寸口”两字，文末为“男子亡血失精”，无“旋覆花汤主之”六字，在血病篇中仅少“失精，旋覆花汤主之”八字，三条原文基本相似，但所论各有侧重，虚劳中着意阐明精血亏损的虚劳脉象；血病中主论虚寒亡血；本条则专以阐述妇人杂病的脉象和治法，乃属同中有异，应当仔细辨别。

妇人半产漏下，脉见弦减大芤，是虚寒相搏之象，治用旋覆花汤疏肝散结，理血通络，似方证不相符合，但对虚不可补，寒不可温，虚中挟滞的久漏之证，先以调肝理血为治，确有其临床实践意义。久漏往往多瘀，不宜专事补涩，当“先散结聚，而后温补”之。(《金匮要略心典》)

［选注］ 尤怡：……详《本草》旋覆花治结气，去五脏间寒热，通血脉，葱主寒热，除肝邪，绛帛入肝理血，殊与虚寒之旨不合；然而肝以阴藏而舍

少阳之气，以生化为事，以流行为用，是以虚不可补，解其郁聚，即所以补，寒不可温，行其血气，即所以温，固不可专补其血，以伤其气，亦必先散结聚，而后温补。（《金匮要略心典》）

黄元御：水寒木枯则脉弦，营虚卫浮则脉大，弦则阳衰而外减，大则阴衰而内芤，减则阳气不足为寒，芤则阴血不充而为虚，虚寒相合，此名曰革，如鼓之外硬而中空也。气血虚寒，脉如皮革，妇人见此则胎孕殒落而半产，经脉沉陷而漏下，旋覆花汤旋覆行血脉之瘀，葱白通经气之滞，新绛止崩而除漏也。（《金匮悬解》）

妇人陷经[1]，漏下黑不解，胶姜汤主之。臣亿等校诸本无胶姜汤方，想是前妊娠中胶艾汤。（十二）

注释 ① 陷经：即经气下陷，下血不止之意。李彣曰："谓经脉下陷而血漏不止，乃气不摄血也。"（《广注》）

［语译］ 妇人因崩漏经血下陷色黑，日久不解，用胶姜汤主治。

［提要］ 论述妇人陷经的证治。

［阐析］ 妇人经气下陷，前阴下血不止者，谓之陷经。若下血量多势急，如山之崩，称为崩中；下血量少淋漓不断，如屋之漏，称为漏下。此证妇人前阴下血色黯、淋漓不断，故谓"漏下(色)黑不解"，乃由冲任虚寒，气不摄血所致，宜用胶姜汤主治。

关于胶姜汤，原书有方名而未载药，故注家有不同认识：

(1) 阿胶与干姜：如魏荔彤云："主以胶姜汤，入干姜于阿胶中，补阴用阳之义也。"（《金匮要略方论本义》）

(2) 胶艾汤：如林亿云："想是前妊娠中胶艾汤。"（《金匮要略方论》）

(3) 阿胶与生姜：如陈念祖云："胶姜汤方缺，大约即阿胶、生姜二味也，盖阿胶养血和肝……生姜散寒升气，亦陷者举之、郁者散之、伤者补之育之之义也。"（《金匮要略浅注》）

(4) 胶艾汤加干姜：如陆渊雷说："余意用《千金》大胶艾汤为是，即胶艾汤加干姜。"（《金匮今释》）

上述诸家之说，各有理由，若结合本证冲任虚寒，气不摄血，经气下陷的病理来看，以魏氏之说用阿胶、干姜温中止血甚合。根据《内经》"陷而举之"的原则，若以炮姜易干姜，再加人参、黄芪，其温中摄血之效尤佳。

以方测证，尚具有下血色黯不泽、质清稀而无秽臭，小腹不痛，或隐痛、喜按喜温、精神萎靡、体倦乏力、脉象微弱等症。若属血虚寒滞，下血量少淋漓、色黯有块、小腹冷痛者，又可用胶艾汤和血止血，暖宫散寒。

[选注] 尤怡：陷经，下而不止之谓。黑则因寒而色瘀也。胶姜汤方未见，然补虚温里止漏，阿胶、干姜二物已足，林亿云：恐是胶艾汤，按：《千金》胶艾汤有干姜，似可取用。(《金匮要略心典》)

赵以德：气倡而血从，则百脉流动，以候其天癸，苟有邪以阻之，则血不从其气而自陷于血海。血海者，肾主之，肾，寒水也。色黑，是以漏下黑矣，犹《内经》所云结阴下血也。(《金匮玉函经二注》)

妇人少腹满如敦[①]状，小便微难而不渴，生后[②]者，此为水与血俱结在血室也，大黄甘遂汤主之。(十三)

大黄甘遂汤方：

大黄四两　甘遂二两　阿胶二两

上三味，以水三升，煮取一升，顿服之，其血当下。

注释　① 敦：敦(dǔi 对)是古代盛食物的器具，上下稍锐、中部肥大。

② 生后：指生病之后，如《论注》云："如敦状，小便微难，是尿亦微有病而不甚也……更在生病后，则知余邪未清，故使血室不净。"

[语译] 妇人小腹胀满，其形隆起如敦状，小便略难而口不渴，若生病之后，余邪未清，是水与血俱结在血室，用大黄甘遂汤主治。

[提要] 论述妇人水与血并结胞室的证治。

[阐析] 妇人小腹胀满较甚，形如敦状，是有形之邪凝结下焦之征。通常有蓄水和蓄血两种情况，如因膀胱气化失常而蓄水，当有小便不利，口渴；若因于蓄血，当小便自利。今病人既非小便不利，又非自利，仅排便略有困难，且不口渴，意即膀胱气化功能略有障碍，其蓄水轻微。但与小腹胀满如敦状不相符合，以此判断不独属蓄水，乃由生病之后，邪气干扰胞室，水血并结所致，故原文自释"此水与血俱结在血室也"，治以大黄甘遂汤，攻血逐水兼施。

方中大黄攻瘀，甘遂逐水；配伍阿胶养血扶正，使攻邪而不伤正。

[选注] 赵以德：然血室虽与膀胱异道，膀胱是行水之府，水蓄血室，气有相感也，故膀胱之气亦不化，而小便微难矣。若小便自如而少腹如敦

者，则不谓之水并，当是他邪血积可知矣，用甘遂取其直达水停之处，大黄荡涤瘀血，阿胶引为血室之向导，且补其不足也。(《金匮玉函经二注》)

魏荔彤：妇人少腹满如敦状者，腹皮加厚也。小便微难者，有形之邪格阻于下也，如此宜为水气之病，格阻正津，上冲胸喉作渴，如水气病所云矣。乃不渴知非但水邪，且合瘀血也，唯水邪与瘀血俱结在血室，同为有形之物，斯可以为实邪而驱逐攻下也。主以大黄甘遂汤，大黄下血，甘遂逐水，二邪同治矣，入阿胶者，就阴分下水血二邪，而不至于伤阴也。(《金匮要略方论本义》)

［按语］ 关于本条"生后者"的含义，注家约有以下三种意见：

(1) "生后即产后"，以尤怡为代表。

(2) 指"生病后"，以徐忠可为代表。

(3) 指"曾生育过之妇"，以赵以德为代表。赵氏谓："生后者，言曾生育过之妇，则有此患，非指产后而言，若室女则无是疾也。"(《金匮玉函经二注》)

上述三种意见，似徐氏之说较客观，结合临床来看，本病的发生并不限于产后或已生育之妇，如《金匮要略讲义》所举之医案，并未叙及病人正值产后，即或曾经生育过。而无论室女，或已生育之妇、或产后，凡邪气干扰胞室，血病及水，或水病及血，以致水血并结，皆可发生本证，前《水气病》篇，妇人病水肿，有水分和血分的区别，亦表明水、血有相互影响，合而为病的可能，且不拘泥于何时。另外，作者将本条列入妇人杂病篇，而未列于产后病篇，此疾非属产后独有之意，已不言而喻。

妇人经水不利下，抵当汤主之。亦治男子膀胱满急有瘀血者。(十四)

抵当汤方：

水蛭三十个(熬)　虻虫三十枚(熬，去翅足)　桃仁二十个(去皮尖)　大黄三两(酒浸)

上四味，为末，以水五升，煮取三升，去滓，温服一升。

［语译］ 妇人经水不通利，继而闭阻不下，用抵当汤主治。

［提要］ 论述血瘀经闭的证治。

［阐析］ 第十条谓"经水不利"，系指月经过期不至，或经行不畅；本

条言“经水不利下”，即指病由经水不利，继而发展为月经停闭，如尤怡所云：“经水不利下者，经脉闭塞而不下，比前条下而不利者有别矣。”（《心典》）故彼为病之初，此为病之渐；彼属月经不调，此属闭经。妇人闭经的原因虽多，但总不离虚、实两端。虚者为精血不足，血海空虚，无血可下；实者乃邪气阻隔，脉道不通，经血不得下行。本条妇人闭经，结合方药测知，应当属瘀血内结之实证。故除经水不利下以外，尚具有小腹硬满疼痛，或腹不满，而病人自诉腹满，唇口干燥，小便自利，舌青或舌有瘀斑，脉象沉涩有力，若病程日久，还可见肌肤甲错等症状表现。治用抵当汤，破血逐瘀。

方中虻虫、水蛭皆为吮血虫类，专攻瘀血；大黄、桃仁逐瘀破血，四味药同用，遂成破血逐瘀之峻剂，非瘀血实热证，切勿轻投。本方亦可治男子下焦蓄血，而见少腹急满之症。

［选注］ 尤怡：经水不利下者，经脉闭塞而不下，比前条下而不利者有别矣。故彼兼和利，而此专攻逐也。然必审其脉证并实而后用之。不然，妇人经闭，多有血枯脉绝者矣。虽养冲任，犹恐不至，而强责之哉。（《金匮要略心典》）

吴谦：妇人经水不利下，言经行不通利快畅下也。乃妇人恒有之病，不过活瘀导气，调和冲任，足以愈之。今曰“抵当汤主之”，夫抵当重剂，文内并无少腹结痛，大便黑，小便利，发狂善忘，寒热等证，恐药重病轻，必有残缺错简，读者审之。（《医宗金鉴》）

［按语］ 抵当汤在《伤寒论》中，亦可治太阳病蓄血重证，以及阳明蓄血证，与本条瘀血闭经实证相比较，其瘀热内结的机制虽然相同，但因其病变部位不同，则临床表现亦有差异，所以，在《伤寒论》太阳、阳明蓄血证中所必具的症状，如发狂、善忘、寒热、大便黑而易解等，在本证中不一定必见。

妇人经水闭不利，脏坚癖不止[①]，中有干血，下白物[②]，矾石丸主之。（十五）

矾石丸方：

矾石三分（烧）　杏仁一分

上二味，末之，炼蜜和丸，枣核大，内脏中，剧者再内之。

注释 ① 脏坚癖不止:"脏",即子宫,谓子宫内有干血坚结不散。如沈明宗云:"脏,即子宫也。坚癖不止,止当作'散'字,坚癖不散,子宫有干血也。"(《编注》)

② 白物:指白带。

[语译] 妇人经水闭塞而不通,子宫内有凝结的坚积不去,是其中有干血,又时下白带,用坐药矾石丸主治。

[提要] 论述干血经闭继发湿热带下的外治法。

[阐析] 妇人经水闭塞不通,原因为"脏坚癖不止",即胞宫内因瘀血停留,积久化热,热灼血干,则干血坚结不散,以致经血受阻而不得下行,实属瘀热内结之经闭。若干血日久不散,则可滞而为湿,郁而化热,湿热下注而下白物,此属干血经闭继发湿热带下。故除有经水闭塞不通以外,尚具有带下量多、色黄或赤、质稠黏、秽臭,或有小腹痛、前阴瘙痒等症。治当先去其胞宫之湿热,用矾石丸为坐药,纳入阴中。

方中矾石酸、涩、寒,以收敛燥湿,解毒杀虫;杏仁苦润,以利气而润燥,佐之白蜜滋润,三味合用,具有清热除湿,敛涩止带,杀虫止痒之效。本方润涩相伍,既能止带,又不致干涩不适,实属简便效优的局部坐药。

[选注] 尤怡:脏坚癖不止者,子脏干血,坚凝成癖而不去也。干血不去,则新血不荣,而经闭不利矣。由是蓄泄不时,胞宫生湿,湿复生热,所积之血,转为湿热所腐,而成白物,时时自下,是宜先去其脏之湿热。矾石却水除热,合杏仁破结润干血也。(《金匮要略心典》)

陈念祖:妇人经水闭而不利,其子脏因有凝滞而成坚癖,又因湿热瘀变而为下不止。其凝滞为何?以子脏中有干血。其下不止为何?即湿热腐变所下之白物,时俗所谓白带是也。宜用外治法,以矾石丸主之。(《金匮要略浅注》)

[按语] 本条虽重点论述干血经闭,但治疗则针对带下而设。矾石丸是治湿热带下的外用坐药,只能去胞宫的湿热,而不能去其干血。故本证临床宜采用内外同治之法,外用矾石丸;内服活血通瘀之剂,如下瘀血汤、大黄甘遂汤之辈,亦可用王渭川的银甲丸(银花、连翘、升麻、红藤、蒲公英、生鳖甲、紫花地丁、生蒲黄、椿根皮、大青叶、茵陈、桔梗、琥珀),此方除湿热,化瘀血,两相兼顾,可资参考。

妇人六十二种风,及腹中血气刺痛,红蓝花酒主之。(十六)

红蓝花酒方：疑非仲景方。

红蓝花一两

上一味，以酒一大升，煎减半，顿服一半，未止再服。

［语译］ 妇人感受了六十二种风，导致腹中血气刺痛，用红蓝花酒主治。

［提要］ 论述妇人血瘀气滞腹痛的证治。

［阐析］ 所谓“六十二种风”，魏荔彤说：“此六十二种之风名，不过言风之致证多端，为百病之长耳，不必拘其文而凿求之。”（《金匮要略方论本义》）意即泛指风邪。后世多从此说，但有风自外入，与风自内生两种认识，如赵以德、尤怡等认为是风邪自外入，尤氏说：“妇女经尽、产后，风邪最易袭入腹中，与气血相搏而作刺痛。”（《金匮要略心典》）黄坤载则认为因肝失所养而风自内生，谓“风疾总因荣血之瘀，风木之失养也”（《金匮悬解》）。但无论风自外入或风自内生，皆因风为病。风与气血相搏，血瘀气滞，经脉阻滞不通，则腹中刺痛，痛如针刺，乃瘀血之征，故治以红蓝花酒活血行瘀，通经止痛。

方中红蓝花辛温活血通经，借酒之辛热，以助血行，血行风自灭，故方中不用驱风之药，而能治风血相搏之证。

［选注］ 魏荔彤：妇人腹中经尽之时，及产子之后，卒皆空虚，风入无所悍卫，此风及腹中之由也。风邪入腹，扰气乱血，腹中必刺痛，主之以红蓝花酒，酒以温和其血，红蓝花以行散其瘀，而痛可止。（《金匮要略方论本义》）

赵以德：若风邪与血凝搏，或不输血海，以阻其月事，或不流传经络，以闭其荣卫，或内触脏腑，以违其和，因随取止，遂有不一之病，所以治之，唯有破血通经，用红花酒，则血开气行，而风亦散矣。（《金匮玉函经二注》）

妇人腹中诸疾痛，当归芍药散主之。（十七）

当归芍药散方：见前妊娠中。

［语译］ 妇人腹中多种疾痛，皆可用当归芍药散主治。

［提要］ 论述妇人肝脾不和腹痛的治法。

［阐析］ 妇人腹痛的原因甚多，凡寒、热、虚、实、气、食诸因，皆可致腹痛。所谓“妇人腹中诸疾痛”，诸者众也，许多也。结合所用方药来看，

旨在说明妇人腹痛，多由情志所伤，以致肝脾失调，脾虚湿阻，气血郁滞而致。故治用当归芍药散，以调肝脾，理气血，利水湿。

本证与妊娠病篇中“妇人怀妊，腹中㽲痛”的病机，同为肝郁脾湿，气血郁滞，其证俱可见腹中㽲痛、脘腹胀满、小便不利，甚则下肢浮肿等。所以，治疗皆投以当归芍药散。

［选注］ 汪近垣：妇人之病，由肝郁者居多，郁则气凝血滞，或胀或痛，或呕或利。云腹中诸疾痛，诸者，盖一切之辞。当归芍药散，舒郁利湿，和血平肝，既有兼证，不妨加味治之，诚妇人之要方也。（《金匮要略阐义》）

吴谦：既曰诸疾痛，则寒、热、虚、实、气、食等邪，皆令腹痛，岂能以此一方概治诸疾痛耶？当归芍药散主之，必是错简。（《医宗金鉴》）

妇人腹中痛，小建中汤主之。（十八）

小建中汤方：见前虚劳中。

［语译］ 妇人腹中疼痛，用小建中汤主治。

［提要］ 论述妇人脾胃虚寒里急腹痛的证治。

［阐析］ 妇人腹痛绵绵、喜温喜按，并伴有心悸虚烦，面色无华、神疲纳少、大便溏薄、舌质淡红、脉细涩等症。此为脾胃虚寒之腹痛。因脾胃虚寒，生化无权，气血不足，一则脏腑经脉失养，二则血虚气少，气血运行不畅，以致发生腹痛诸症。故用小建中汤温中培土，以复生化之源，脾胃健运，气血充盈、流畅，则腹痛自愈。

［选注］ 尤怡：荣不足则脉急，卫不足则里寒，虚寒里急，腹中则痛。是必以甘药补中缓急为主，而合辛以生阳，合酸以生阴，阴阳和而荣卫行，何腹痛之有哉？（《金匮要略心典》）

徐彬：此言妇人之病，既概由血，则虚者多，从何补起？唯有建中之法为妙。谓后天以脾胃为本，胃和而饮食如常，则自能生血而痛止也。（《金匮要略论注》）

［按语］ （1）小建中汤在《金匮》中，曾用于治疗三种病证：虚劳、黄疸、妇人腹痛。虽所主之病证不同，但脾胃虚寒的病机则一，是为异病同治之例。

（2）上述三条同属妇人腹痛之证，但因病机不同，其治亦各有所异，体现了同病异治的原则，三证病因证治特点，可归纳如下：

妇人腹中痛
- 刺痛——风血相搏，血瘀气滞——活血行瘀——红蓝花酒
- 疞痛——肝郁脾湿，气血郁滞——调和肝脾——当归芍药散
- 腹痛绵绵喜得温按——脾胃虚寒——温中培土——小建中汤

问曰：妇人病饮食如故，烦热不得卧，而反倚息者，何也？师曰：此名转胞[①]不得溺也，以胞系了戾[②]，故致此病，但利小便则愈，宜肾气丸主之。方见虚劳中。（十九）

注释 ① 胞：在此同“脬”，即膀胱。

② 胞系了戾：胞系，指膀胱之系；“了”，通“缭”；戾者，扭转之意。故胞系了戾，即膀胱之系缭绕不顺。

［语译］ 问道：妇人病，饮食如平常，但感觉烦热不得卧，反而倚床呼吸，这是什么原因呢？老师答道：此病名为转胞，病人不能小便，是因膀胱之系缭绕不顺，只需利其小便，则病可愈。宜用肾气丸主治。

［提要］ 论述妇人肾气虚的转胞证治。

［阐析］ 此为妇人病转胞。何谓“转胞”？因胞系了戾，水道闭塞，以致小便不通，脐下急痛为主症的一种病证。如原文云：“此名转胞不得溺也，以胞系了戾，故致此病。”“胞系了戾”，即膀胱之系缭绕不顺，是转胞的主要病理，导致这一病理的原因甚多。本条则为肾气虚的转胞证，当以“饮食如故”，“不得溺”为辨证的重点。饮食如故，说明中焦无病；不得溺，意即病在下焦膀胱，并以方投肾气丸测知，乃因肾气虚，膀胱失于温煦，气化失常，水道不利所致，正如吴谦说：“主之肾气丸，以温行下焦阳气，阳气化则溺出，诸病自解矣。”（《医宗金鉴》）因为肾气虚，膀胱气化失常则小便不通，尿液停留于膀胱，故脐下胀满急痛；水道不通，浊阴上逆，影响上焦肺气的宣降，故烦热不得卧而反倚息。治宜投以肾气丸温阳化气，使肾阳充，气化行，则小便通利，而诸证自已。

［选注］ 尤怡：饮食如故，病不由中焦也。了戾与缭戾同，胞系缭戾而不顺，则胞为之转，胞转则不得溺也。由是下气上逆而倚息，上气不能下通而烦热不得卧。治以肾气丸者，下焦之气肾主之，肾气得理，庶缭者顺，戾者平，而闭乃通耳。（《金匮要略心典》）

巢元方：胞转之病由胞为热所迫，或忍小便，俱令水气还迫于胞，屈辟不得充张，外水应入不得入，内溲应出不得出，外内壅胀不通，故为胞转，其状小腹急痛，不得小便，甚者至死。（《诸病源候论》）

［按语］（1）迄至本条，肾气丸在《金匮》已五见，可用于治脚气上入少腹不仁、虚劳、痰饮、消渴、转胞等病证，既体现了异病同治的精神，又说明肾气丸是临床广泛应用的有效方剂。

（2）转胞，为男女皆有之疾。因肾气虚，膀胱气化不行所致者，仅属转胞的一种。其他如上焦肺虚通调失职；中焦脾虚下陷；或妊娠胎气不举；热迫膀胱或强忍小便等，都能导致胞系缭绕不顺，而发生转胞。故临证当注意辨证求因，审因论治。

蛇床子散方，温阴中坐药[1]。（二十）

蛇床子散方：

蛇床子仁

上一味，末之，以白粉少许，和令相得，如枣大，绵裹内之，自然温。

［校勘］ 本条原文，《脉经·卷九》作"妇人阴寒，温阴中坐药，蛇床子散主之。"

注释 ① 坐药：系指药纳入阴中的外治法。古人席地而坐，坐时两膝着地，臀部压在脚跟上，故谓之坐药。

［语译］ 妇人阴中寒冷，用温阴中坐药蛇床子散主治。

［提要］ 论述妇人阴冷寒湿带下的外治法。

［阐析］ 妇人阴寒，即前阴寒冷，为肾阳虚，寒湿凝着下焦所致。常伴有带下量多、质清稀、腰酸重、阴部瘙痒等症状。治疗当"温阴中"，故以蛇床子散作坐药，直达病所，以温其受邪之处，如沈明宗说："胞门阳虚受寒……但寒从阴户所受，不从表出，当温其受邪之处，则病得愈。"（《金匮要略编注》）

本方以蛇床子为主药，配合少许白粉而成，具有温肾散寒、燥湿杀虫之效。至于方中之"白粉"，有两种说法，赵以德认为"白粉即米粉，借之以和合也"，（《金匮玉函经二注》）而《药徵》则认为"白粉即铅粉，今胡粉也"。根据原方白粉用量仅少许，结合临床外用药多用铅粉，以铅粉解毒、杀虫、生肌，故似可从。但铅粉有毒，用之宜量小，且不宜连续使用，若有阴部糜烂者，则不可用。

[选注] 吴谦：阴寒，前阴寒也，治以温阴中坐药。蛇床子，性温热能壮阳，故纳之以助阳驱阴也。(《医宗金鉴》)

沈明宗：此治阴掣痛，少腹恶寒之方也。胞门阳虚受寒，现证不一，非唯少腹恶寒之一证也。但寒从阴户所受，不从表出，当温其受邪之处，则病得愈，故以蛇床子一味，大热温助其阳，纳入阴中，俾子宫得暖，邪去而病自愈矣。(《金匮要略编注》)

[按语] 蛇床子散，仅是治疗阴寒轻证的外治方。对阴冷寒湿带下证，若以内外兼治，内服桂附地黄丸，其温肾壮阳、散寒止带的疗效尤佳。

少阴脉滑而数者，阴中即生疮，阴中蚀疮烂者，狼牙汤洗之。(二十一)

狼牙汤方：

狼牙三两

上一味，以水四升，煮取半升，以绵缠筋如茧[1]，浸汤沥阴中，日四遍。

注释 ① 以绵缠筋如茧：筋，即筷。将绵缠裹筷子上，如蚕茧大。

[语译] 少阴脉滑而兼数的，必是前阴生疮，前阴生疮腐蚀糜烂的，治用狼牙汤洗涤。

[提要] 论述下焦湿热而阴中生疮的证治。

[阐析] 本条着重以脉象阐释阴中生疮的病理。“少阴脉滑而数者”，曹家达谓之“少阴脉，手太阴动脉之尺部也，属下焦，脉滑而数，属下焦湿热。”(《金匮发微》)即阐明少阴脉指两尺脉，尺脉以候肾，肾主前后二阴，阴中为肾之窍，脉滑为湿，数主热，故少阴脉滑而数是为下焦湿热盛的征象。湿热蕴结于前阴，日久则热瘀血腐而蚀烂成疮，以致痒痛交加，时时带下秽臭，黄稠如脓，或赤白相杂、腹痛等症丛生。治用狼牙汤，洗涤阴中，旨在清热燥湿、杀虫止痒。

本方仅狼牙一味，狼牙，非狼之牙，乃是狼牙草，但狼牙草究系何药？后世多认为无可查考，《医宗金鉴》与《金匮要略浅注》均主张以狼毒代之。但狼毒为大毒之品，阴疮蚀烂证，是否当用？尚置疑虑。此外，考《中药大辞典》，在仙鹤草条下，有狼牙草为仙鹤草别名的记载。近年有人以仙鹤草煎浓汁冲洗阴道，治疗滴虫性阴道炎所致阴部湿痒证，或熬膏调蜜外涂，治疮疖痈肿，痔肿等。因此，以仙鹤草代之，似有参考价值。

［选注］ 吴谦：阴中，即前阴也。生疮蚀烂，乃湿热不洁而生也。用狼牙汤洗之，以除湿热杀䘌也。狼牙非狼之牙，乃狼牙草也，如不得，以狼毒代之亦可。其疮深，洗不可及，则用后法也。（《医宗金鉴》）

尤怡：脉滑者，湿也。脉数者，热也。湿热相合，而系在少阴，故阴中即生疮，甚则蚀烂不已。狼牙味酸苦，除邪热气，疥瘙恶疮，去白虫，故取治是病。（《金匮要略心典》）

胃气下泄，阴吹[①]而正喧[②]，此谷气之实[③]也，膏发煎导之。（二十二）

膏发煎方：见黄疸中。

注释 ① 阴吹：指前阴排气有声，如后阴矢气状。

② 正喧：指前阴排气频繁，声响连续不断。

③ 谷气之实：即大便不通。

［语译］ 胃气下泄，前阴吹气，连续不断，喧然有声，此大便不通所致，治用膏发煎导之。

［提要］ 论述血虚津亏、胃肠燥结的阴吹证治。

［阐析］ 病人前阴排气有声，如后阴矢气状，甚至因排气频繁，而声响连续不断，故病名阴吹。阴吹的形成，原因甚多，原文“谷气之实”，“胃气下泄”，则着重阐明因胃肠燥结、胃气下泄而致阴吹的病理。结合方药测知，此因血虚津亏、胃肠燥结而大便不通，胃中下行之气，不得遵循常道从后阴排出，而迫走前阴，下行之气通过狭窄的阴道，而发出声响，即为阴吹病。治用膏发煎养血润燥，通导大便，大便一通，气归常道，阴吹亦止。

［选注］ 尤怡：阴吹，阴中出声，如大便矢气之状，连续不绝，故曰“正喧”。谷气实者，大便结而不通，是以阳明下行之气，不得从其故道，而乃别走旁窍也。猪膏发煎润导大便，便通，气自归矣。（《金匮要略心典》）

赵以德：阳明脉属于宗筋，会于气街，若阳明不能升发谷气上行，变为浊邪，反泄下利，子宫受抑，气不上通，故从阴户作声而吹出。猪脂补下焦，生血润腠理；乱发通关格。腠理开，关格通，则中焦各得升降而气归故

道已。(《金匮玉函经二注》)

［按语］ 阴吹乃妇人恒有之疾，但多隐忍不言，故方书记载甚少，而民间并不鲜见。本病多发生于老年体衰，或生育过多，或平素带下过多的妇女。临床上除血虚津亏，胃肠燥结之外，还常见中气下陷或脾肾两虚；脾虚寒饮停滞，即《温病条辨》所谓“饮家阴吹”；湿热蕴结之前阴疾患，亦可并发阴吹，如《金匮今释》谓“必因阴道或子宫内壁有变性，腐化发酵而产生气体之故”。总之，阴吹的原因多端，应当辨证求因，审因论治。

小儿疳虫蚀齿方：疑非仲景方。(二十三)

雄黄　葶苈

上二味，末之，取腊日猪脂熔，以槐枝绵裹头四五枚，点药烙之。

［提要］ 小儿疳虫蚀齿的外治法。

［阐析］ 小儿因喂养不当，饮食积滞，以致出现能食易饥、大便溏结不调、睡眠不安、多汗、龂齿、面黄肌瘦等脾胃虚损，营养不良的证候，此为疳积。小儿患疳积病，由于胃中饮食积滞，易化生湿热，湿热熏蒸，则可见牙龈糜烂，或湿热郁遏而生虫，牙齿为虫所蛀蚀等口齿疾患。可用小儿疳虫蚀齿方外治。

本方中雄黄、葶苈、猪脂、槐枝均有行气活血，消肿杀虫之功，以猪脂初熔，乘热烙其患齿，则更具有直接杀虫的作用。

［选注］ 程林：小儿胃中有疳热，则虫生而牙龈蚀烂，雄黄味辛，葶苈味苦，辛苦能杀虫故也。按张仲景有《口齿论》一卷，今未见之，岂彼处简脱于此耶？而妇人方后不应有小儿方也。(《金匮要略直解》)

吴谦：或另有小儿门，或列在杂方内，今于妇人杂病之末，亦错简也。(《医宗金鉴》)

结　语

本篇阐述了妇人杂病的病因证治。具体内容可概括为以下两个方面：

1. 总论妇人杂病的病因、证候及诊治原则：篇中第八条为全篇的总纲，其中着重指出妇人杂病的病因，不外虚、冷、结气三个方面；在证候方面，详细阐述了虚、冷、结气致病在上、中、下三焦有不同的病情表现。在上、中二焦的病变为男女皆有，而在下焦的病变，则多为妇人所有；对妇人杂病的诊治，强调妇人杂病变化多端，错综复杂，故应重视凭脉辨证，即详审脉象的阴阳、虚实紧弦，以辨证之寒热虚实。并提出已病早治、内外治相结合的治疗原则。

2. 关于妇人杂病的证治归纳如下：

热入血室：属外感病的范畴，其病与月经关系密切，为邪热乘虚侵入血室，热与血相搏结所致。治疗以泄热透邪为主，根据具体病情，可选用内服小柴胡汤，或外用针刺期门。临床辨证尚应注意与伤寒少阳证以及阳明腑实证相鉴别。

经水不利：指月经过期不至，或经行不畅，甚至月经停闭，并多伴有小腹胀满疼痛的病证。因瘀血而致经水不利的，治宜土瓜根散活血通瘀；因瘀血内结而经闭不行的，治宜抵当汤逐瘀破血；因水血俱结于血室而经闭、小腹胀满、小便微难的，治宜大黄甘遂汤，攻血逐水兼施。

漏下：妇人非月经期间阴道持续下血，淋漓不断，谓之漏下。因冲任虚寒，瘀血内阻而下血淋漓不止的，治宜温经汤温补冲任，养血行瘀；因虚寒气陷、漏下色黑不解的，治宜胶姜汤温中止血；因虚寒相搏，挟有瘀滞而半产漏下的，宜先用旋覆花汤疏肝散结、理血通络，而后温补固涩。

带下：此处专指妇人的白带病，为白带量增多，并伴有色、质、气味的异常或前阴瘙痒等症。分下焦湿热和寒湿两类，由于湿热所致的，治宜清热除湿，敛湿止带，以矾石丸为坐药；由于寒湿而致阴中寒冷、带下的，治宜暖宫散寒，燥湿杀虫，以蛇床子散为坐药。

腹痛：是妇科常见的病证，多发生于月经前后。因风邪与气血相搏，以致腹中刺痛的，治用红蓝花酒活血止痛；因肝脾失调，气血郁滞兼挟水湿的，治宜当归芍药散调肝脾，理气血，利水湿；因脾胃虚寒的腹痛，治宜小建中汤温中补虚。

情志病：如脏躁，梅核气，发病都与情志刺激有关。因气郁化火伤阴，五脏阴液不足，以致病人喜怒不节，哭笑无常、频作欠伸的，治用甘麦大枣汤补脾养心、缓急止躁；因痰气郁结，病人咽中如有炙脔的，治用半夏厚朴汤化痰理气。

前阴疾患：如阴疮、阴吹。因下焦湿热而致阴中生疮蚀烂的，治宜清热燥湿，杀虫止痒，用狼牙汤洗涤；妇人阴吹，以前阴排气有声为特征，因血虚津亏，胃肠燥结的，治用猪膏发煎养血润燥，通导大便。

此外，因肾气虚，膀胱气化失常，以小便不通、脐下急痛为主症的转胞，治用肾气丸温补肾阳，化气行水；因小儿疳热生虫，以致牙龈糜烂，牙齿蛀蚀的口齿疾患，治用小儿疳虫蚀齿方行气活血，消肿杀虫；因上焦寒饮而吐涎沫，误下成痞满，如吐涎沫之症犹存，其治当先用小青龙汤温散寒饮，后用泻心汤以治痞满。

总之，本篇与妇人妊娠、妇人产后三篇，无论在病因、辨证和治疗方面，均为后世妇科学的发展奠定了良好基础。至今，仍为妇科临床的规范。

（李天淑）

杂疗方第二十三

自此以下三篇，明清以来的注家如赵以德、尤怡等均认为非仲景原著，或疑宋代林亿等在整编《金匮要略方论》时，采录仲景以后其他医家及民间流传的验方，充实该书内容而成，故多数注家删去不释。但也有注家通过考证《肘后方》、《千金方》、《外台秘要》、《小品方》、《古今录验》诸书，知其为仲景遗文无疑。有的明确提出“这是仲景根据古代医籍记载与搜集民间有效验方而辑成的”（南京中医学院《金匮要略译释》），故确有必要予以注释，使该书成为全璧。鉴于三篇内容丰富（计 205 条，载方 57 首），为后世中医急症学、食疗学及防病学的发展奠定了基础，无论在理论指导与临床实践方面均有重要科学价值，而且有的方法与方剂至今仍在加以广泛运用，因而应站在历史唯物主义立场，本着实事求是的科学态度，加以继承、整理、发扬与研究。

本篇主要提出了对急慢性内外科杂证的处理方法，后世中医对急症的处理，多受本篇影响。所谓杂疗方者，虽非《伤寒论》六经之专方，亦非《金匮》前二十二篇杂病门之要药所能疗治之方，却为救治危重死症之要方，方剂虽杂，但代表了多种治法，本篇（十五条）谓“上疗自缢溺暍之法，并出自张仲景为之”，故仲景单独成篇，归类以备急用。

本篇计十六条，载方二十二首，病证十多种，除第一、二、四条是论五脏虚热治法、伤寒愈后的调治而外，其他十三条均论述了各种危急重症、卒死、自缢死、溺死的急救方法，至今仍有很大的实用价值。

退五脏虚热，四时加减柴胡饮子方：（一）

冬三月加柴胡八分　白术八分　陈皮五分　大腹槟榔四枚并皮子用　生姜五分　桔梗七分　春三月加枳实减白术共六味

夏三月加生姜三分　枳实五分　甘草三分共八味　秋三月加陈皮三分共六味

上各㕮咀，分为三贴[①]，一贴以水三升，煮取二升，分温三服；如人行四五里进一服[②]，如四体壅[③]，添甘草少许，每贴分作三小贴，每小贴以水一升，煮取七合，温服，再合滓为一服。重煮，都成四服。疑非仲景方。

［校勘］《兰台轨范》"退"作"治"，"虚"作"寒"。

注释　① 分为三贴：贴又作帖，包裹粘贴之意。分为三贴，即将上述药物组合，分为三份。

② 如人行四五里进一服：指人行四五里所需时间（二三十分钟）服药一次。

③ 四体壅：壅与臃通，肿也。四体壅即肢体浮肿。

［提要］出示五脏寒热当随季节加减调治之方。

［阐析］五脏受邪致病寒热，用柴胡饮子方，当随四季时令的不同，加减药味治疗之。方中柴胡为和解表里阴阳之主药，白术扶养脾土，桔梗、陈皮通利上中二焦之气，槟榔畅达腹中之气，生姜佐柴胡向外宣透，佐槟榔从内消导。冬三月稍加柴胡以助生生之气，春三月增枳实转动其发陈之机，又恐白术燥脾阻遏肝气的条达，减而不用；夏令热盛则气伤，湿盛则气滞，故加甘草佐白术助气胜湿，又加生姜、枳实宣通气滞；时至秋令，气候容平，只稍加陈皮温中理脾。以上是随季节加减调治之法。方后所云"如四体壅，添甘草少许"者，脾虚也。

对本条注解，徐彬认为虚邪作热，别于实邪；陆渊雷谓即内伤，方意在于行气；黄竹斋谓此乃预防邪郁少阳之法，颇有高见。

［选注］陆渊雷（案）：五脏虚热，谓发热之非因外感实邪者，即东垣所谓内伤之类，方意在于行气，颇似四逆散及局方逍遥散，桔梗、陈皮、槟榔，开宣上中下三部，今人多喜此法，其方称饮子，加减随四时……至其用法，当如浅田之口诀，盖治原因不明之发热耳。（《金匮要略今释》）

黄竹斋：案《素问·阴阳应象大论篇》云：冬伤于寒，春必病温，春伤于风，夏生飧泄，夏伤于暑，秋必痎疟，秋伤于湿，冬生咳嗽，此皆四时不正之气，乘人五脏之虚而伤之，致邪伏于皮肤之里，脏腑之外，三焦之募原，久则血凝气滞，郁而为热，变证百出矣。仲景立此方，欲人为未雨之绸缪，以思患而预防之，乘邪之初集而攻之。天四时风寒暑湿之邪虽不同，而伤之不即发，则郁于少阳一也，故用柴胡为君，引诸药直达三焦之膜原，一解散其五脏之寒热，寒热久者必有积滞，故用大腹槟榔、枳实以为臣。邪之所中，其气必虚，故用白术以培中气，生姜以散胃寒，桔梗清上焦之郁热，腹皮消中焦之积湿。冬加柴胡以预解其温，春加枳实以早弭其泄，夏暑发于秋则为痎疟，故加甘草以清血解毒，秋湿作于冬则成咳嗽，故加陈皮以利气宽胸，何一非杜渐防微之意乎。滓再合煮者，仍不离和解少阳之成法也。吴又可《瘟疫论》之达原饮，盖即从本方化出耶。（《金匮要略方论集注》）

［按语］ 柴胡饮子退五脏虚热，并随四时之气，相为加减，以应生长化收藏之机，并治“两胁肌热脉弦者”(《此事难知》)“癍证未显，大便秘结者”《海藏癍论萃英》)。全方侧重宣发气机，行气以退热，指出了治疗热病的又一方法，后世刘河间用开发郁结法，治“上中下一切沸热郁结”之说，实受其影响。

长服诃黎勒丸方：疑非仲景方(二)

诃黎勒煨　陈皮　厚朴各三两

上三味，末之，炼蜜丸如梧子大，酒饮服二十丸，加至三十丸。

［提要］ 出示因饮食不节长服方。

［阐析］ 病由饮食不节、肠胃积滞而成者，临床常见，故古代养生方，长服多消导之药。使腠理不壅，九窍不闭，气血自调。今人每喜用滋腻以为补养，终致气壅邪滞。“本方三味皆利气行滞之物，蜜丸酒服，使血分之气，亦无滞也”(《金匮要略方论集注》)，其主药诃子酸涩而温，涩肠下气，治久泻、久痢、脱肛、便血，煨用暖胃固肠。故诃黎勒丸实为固脾利气，正邪兼顾之剂，小量长服可也。

吴谦认为,《金匮·妇人杂病篇》“胃气下泄，阴吹而正喧，此谷气之实也”之下，当有本条“长服诃黎勒丸”六字，而“膏发煎导之”当是衍文。“盖诃黎勒丸，以诃黎勒固下气之虚，以厚朴、陈皮平谷气之实”(《医宗金鉴》)此说仅供参考；关于“长服”，程林，陆渊雷等认为三味皆破气行气，非补益之品，无长服之理；高学山、黄竹斋等认为本方治上膨下滑病症，寓消于补，使气血调畅，用之得法，亦可长服。笔者认为，本方用理气消导之品，制成养生长服之剂，既降且收，使六腑通畅，气血条达，与今人嗜好滋补之品不同，凡老人便秘，气滞食停，或气痢下重者，用此方当有良效。且民间有以大黄末为丸长服而致高寿一法，与此条其旨相同。故“长服”一说，可存。

［选注］ 徐彬：诃黎性温，苦重酸轻，有下气消痰之功，故合五味、五倍用则收涩，合橘皮、厚朴用则下气，合人参用则治嗽，此云长服，盖诃黎勒之下气，苦中带酸，利而兼涩，故本草既谓破胸膈结气，通利津液，又谓止泄痢，治久嗽，所以能消腹中百病，可长服也。（《金匮要略论注》）

高学山：李氏曰，诃黎勒性涩，厚朴破气，安可长服，此亦伪方，愚按方意殆指中气薄，而善于上膨下滑者之长服也。盖中气薄者，甫食，则胃气上浮而瞋胀，食化，则胃气下陷而溏泄，诃黎勒气温性涩，温以提陷，涩以固滑，得厚朴之气温，而开拓心胸，陈皮之性暖，而沉降冲气，是为收拾上下之走注，而固住中焦之药，以之长服，不亦宜乎。（《高注金匮要略》）

［按语］ 诃子，《本经》未载，唐·苏敬于公元659年在《新修本草》中始见此药，故方后“疑非仲景方”小注，盖是宋·林亿等在编校《金匮要略方论》时所加。

三物备急丸方：见《千金》司空裴秀为散用亦可。先和成汁，乃倾口中，令从齿间得入，至良验。（三）

大黄一两　干姜一两　巴豆一两　去皮心熬，外研如脂

上药各须精新，先捣大黄、干姜为末，研巴豆内中，合治一千杵，用为散，蜜和丸亦佳，密器中贮之，莫令歇。主心腹诸卒暴百病，若中恶①客忤②，心腹胀满，卒痛如锥刺，气急口噤，停尸③卒死④者，以暖水若酒服大豆许三四丸，或不下，捧头起，灌令下咽，须臾当差，如未差，更与三丸，当腹中鸣，即吐下便差。若口噤，亦须折齿灌之。

注释 ① 中恶：古人所谓中邪恶鬼祟致病者，可见卒然心腹刺痛，闷乱欲死，腹大而满，甚至吐血。详见《诸病源候论·中恶候》。

② 客忤：谓卒犯邪客之气，使人突然昏厥窒息，如不急治，则气不返而死。详见《诸病源候论·卒忤候》。

③ 停尸：又名遁尸。言病气停遁在肌肉血脉之间，令人心腹胀满刺痛，气息喘急，旁攻两胁，上冲心胸，瘥后复发。

④ 卒死：属中恶病诸候之一，因虚而遇贼风，阴气偏竭于内，阳气阻隔于外，暴绝如死。或可见心腹痛，或身体沉重，不能饮食。详见《诸病源候论·卒死候》。

［提要］ 出示诸卒暴病的治疗方剂。

［阐析］ 心腹暴卒诸病，如中恶、客忤、停尸、卒死者，乃因寒邪积滞、气机痞塞，证颇危急，故用巴豆辛热峻下，开通闭塞，干姜温中，助巴豆以祛寒，大黄荡涤肠胃，推陈致新，监制巴豆之毒，三药配合，共奏攻逐寒积之效；本方治卒起暴急寒实之病，非速投本方，不能获效，方名“备急”，是宜常备以应急需之意。服后或吐或泻，务使邪去正安，所以方后云：“当腹中鸣，即吐下便差。”

吴谦强调“管吹入鼻中之法为良”(据《兰台轨范》在原文“若口噤”后，作“若上噤者，须化从鼻孔用苇管吹入，自下于咽”)；陆渊雷强调酒服助药力，其功更大；黄竹斋对三物备急丸之药理进行了精当阐述。均可从。

［选注］ 陆渊雷：《方舆輗》：此丸本酒服之方，今医多用白汤送下，然用酒则助药力，其功更大。一男子伤食，社中医生用备急走马等，无寸效，技穷之余，试令饮酒，仍服前药，遂得快吐下而康复。(《金匮要略今释》)

黄竹斋：案《本经》述大黄之功能，曰荡涤肠胃，推陈致新；巴豆之功能，曰荡练五脏六腑，开通闭塞；盖大黄之性直下，而巴豆兼有横行之势也，故张隐庵云：凡服巴豆即从胸胁大热达于四肢，出于皮毛，然后复从肠胃而出。若中恶客忤，停尸卒死等证，因五脏中邪而致，九窍闭塞不通，安得不须巴豆之辛温以开之，唯欲其令秽浊之邪顺行而下，必当佐以大黄之苦寒，又恐其阴脱，乃用干姜守住其脾，不使倾笥倒箧尽出无余，制方之妙，义精如此。物理小识巴豆同大黄则泻反缓，盖巴豆恶大黄，而仲景备急丸同用之，王好古曰可以止泻，世不知也。(《金匮要略方论集注》)

［按语］ 三物备急丸治大热行极，饮冷水过多，喘息；心腹胀满，搅刺疼痛，手足逆冷，大小便不通；冷气筑心，胸膈痞闷；死胎冲心，便秘脉实；总之，以寒气冷食结积胃中为主者。若舌苔黄黑刺裂，唇口赤燥，胃家实热者，忌用。

至于服药量，每次小豆(指赤豆)大三丸，约合今六厘左右。临床有每次服七分五厘(即 2.25 克)，治肠梗阻的报道，则贵在变通也。

治伤寒令愈不复[①]，紫石寒食[②]散方：见《千金翼》(四)

紫石英　白石英　赤石脂　钟乳碓炼　瓜蒌根　防风　桔梗　文蛤　鬼臼[3]各十分　太一余粮十分烧　干姜　附子炮去皮　桂枝去皮各四分

上十三味，杵为散，酒服方寸匕。

[校勘]　《千金翼方·卷十五》云"张仲景紫石寒食散方"；《高注金匮要略》"白石英"后小注"当作寒水石"。

注释　① 不复：指伤寒病虚寒之体不再因外寒或因饮食失节、劳伤过度而诱发。

② 寒食：指服药后须冷食以助药力。

③ 鬼臼：药名，为小檗科植物八角莲的根茎，苦辛平。《本经》谓："主杀蛊毒，辟恶气，逐邪解百毒。"

[提要]　出示伤寒使愈，防其复发并调治之方。

[阐析]　伤寒之后，肝肾阳虚，卫阳表疏，易因外寒而诱发，故当温肝肾而固卫阳，佐以生津止渴之品，防其复发而调治之。用温润之紫石英，补肝脏之气血；辛咸而寒之寒水石，补肾脏之精汁；辛甘大温而黏涩之赤石脂，填肠胃之空虚；辛甘而温，及去水住气之钟乳，暖命门之火；甘咸微寒，及利水留气之太乙余粮，温化膀胱之水；五石之性剽悍，将辛温补气之姜附，带入脏腑，以聚根藏气，逐邪透发之鬼臼，封固而直行之；然后佐桔梗开提经脉，佐桂枝通行卫阳，而总交防风以固密之，则脏腑内温，卫气外实，免寒邪复中之患。伤寒愈后，有烦渴之余症，而致病水饮者不少，况本方为补气行阳之剂，"此生津之瓜蒌根，止渴之文蛤，又与利水之太乙余粮相为照应耳。"（《高注金匮要略》）

对原文"寒食"的理解，徐彬认为恐是将"寒食调服"，陆渊雷云"谓之寒食者，服药后须冷食，冷水浴，减衣薄覆卧故也"。《嬾真子》认为"服金石人不可食热物，服之则两热相激，故名谓之寒食"，其理可从。

黄竹斋谓本方"即风引汤之变方也"，徐彬从病后"收摄余邪，调和阴阳之法"论述紫石寒食散方义，可供参考。

[选注]　黄竹斋：案伤寒大病后，余热遗毒蕴于骨髓血脉之中，每致精神昏愦，或为百合狐惑等证，或发为疮疡疹丹，此方取姜、附、桂、防引诸五石等药，以搜其深藏之伏寒遗热。名寒食者盖即风引汤之变方也。（《金匮要略方论集注》）

徐彬：熟玩此方，可悟病后收摄余邪，调和阴阳之法，曰伤寒，是病邪从外来，有未尽清楚者也，欲使愈而不复发，既无邪可驱，补之徒足动其气，故以诸石药之入阴而固本清热者，以和其阴，以姜、附、桂枝之入阳而运其本气者，以复其阳。以防风搜伏风，桔梗开提肺气，以文蛤散结热，鬼臼除毒恶气，其间钟乳补肺，余粮益脾，赤白石脂、紫石英补心而养肺，镇浮补养，虽有不同，其为和阴则一也。干姜壮中宫之阳，桂枝行上焦之阳，附子复下焦之阳，亦有不同，其为复阳则一也，合瓜蒌有调剂之力，合桔梗有开发之妙，于是阴阳平而气血调，病何从复哉！然方名尚有寒食二字，方下无之，恐是将寒食调服，后或脱误耳。（《金匮要略论注》）

［**按语**］ 紫石寒食散方，《千金翼方》载有人参一两，《相感志》云："服乳石忌参术。"沈存中则云"五石散则皆用参术，此古人处方之妙"，盖乳石温肺气壮元阳，《千金翼方》列紫石寒石散为补养之方，故加人参亦无碍。但临证之际，不宜妄用此方以求长生，"其弊往往痈疽陷背，夭害年命……今人则莫敢妄试矣"。（《金匮要略今释》）

救卒死方：（五）

薤捣汁，灌鼻中。

［**提要**］ 出示卒死救治法。

［**阐析**］ 卒死乃阴阳之气乖离，上下不通而偏竭所致。若阴邪闭塞关窍者，可以薤捣汁灌鼻中，盖薤味辛而属阳，有辟阴邪、通阳气之功，肺主气，鼻为肺窍，外邪自鼻而入者，仍令从鼻而出，亦通窍取嚏醒神之意也。《千金要方》用韭汁，则辛开之力逊于薤。

［**选注**］ 高学山：薤味辛而性温，且其气味俱薄，辛温走气，气味俱薄，则轻清而得在天亲上之妙。天气通于肺，鼻为肺窍，灌薤汁以勾引气机之薄郁耳。（《高注金匮要略》）

又方：雄鸡冠，割取血，管吹内鼻中。

［**阐析**］ 此乃用阳物以胜阴祟之"厌胜"法。雄鸡冠乃阳气精华聚集之处，其血乃顶中之阳，甘温无毒，今以管吹内鼻中，是将鸡冠血或合热酒含在健康人口内，以苇管或笔管插入病人鼻孔中，使气连药吹之，其药自能下咽，气通则噤自开，能收杀邪救卒死之效。

徐彬谓“凡人阳气一分不尽则不死，故救卒死唯以复其阳气为主”《论注》，此说极是。

［选注］ 高学山：鸡为巽畜，得东南生气之正，而雄鸡之冠，尤为阳气之勃发者，且血能引气，使之相就，故吹内鼻中，亦灌以薤汁之义也。（《高注金匮要略》）

［按语］ 保持液路通畅，是急诊抢救的重要环节，本条实为“鼻饲法”，可知当时抢救危重病人已有了给药、液的途径。目前在偏僻地区，有用雄鸡冠血涂面、滴耳治小儿高烧者。

猪脂如鸡子大，苦酒一升，煮沸灌喉中。

［阐析］ 猪脂滑窍而助胃气，能通肤中之阳，苦酒（醋）煮沸则香气扑鼻，灌之可敛正祛邪，而收醒脑之效。

鸡肝及血，涂面上，以灰围四旁，立起。

［阐析］ 风气通于肝，面为诸阳之会，以鸡肝及血涂之，则气血风火，两相感召，且以灰围四旁，令火土之余温，以暖卫气，则卫气外实，反注有力，阳气通行，必站立而起也。

大豆二七粒，以鸡子白并酒和，尽以吞之。

［阐析］ 大豆既解百毒，又能生胃阳，鸡子白破留血，又能通肾阳，二味借酒性之辛热以通行阳气，故能救中恶卒死。

原文“大豆”，一般指黑大豆，高学山谓“蚕豆”，其说仅供参考。

救卒死而壮热者方：（六）

矾石半斤，以水一斗半煮消，以渍脚，令没踝。

［阐析］ 血之与气，并走于上，则为大厥，厥则暴死，厥阳独行，故卒死而壮热。历节病篇矾石汤能治脚气冲心，今用收涩之矾，温暖之汤以浸脚，令没踝，亦收敛逆气，引热下行之义。

徐彬认为本条乃“邪热搏肾，矾最能解肾阴之毒”（《金匮要略论注》），吴谦谓矾“收摄阳气”；高学山之注颇详，可从。

［选注］ 高学山：盖阳气尽浮于在上，无所展舒，故闷绝而卒死，又阳气尽浮于在外，未经泄越，故卒死而犹壮热也。矾石咸酸，则能固其未脱

之根，收涩则能招其外鹜之气，踝下为足经脏腑井荥原合等穴之所经，渍之没踝，住本气以招复标阳，将在上在外之浮冒者，下辑内敛，则上气之闷绝者得展舒，而卒死自苏，外气之怫郁者得内通，而壮热亦解矣。（《高注金匮要略》）

救卒死而目闭者方：（七）

骑牛临面，捣薤汁灌耳中，吹皂荚末鼻中，立效。

［阐析］ 阳气下陷，邪气内着，则卒死而目闭，宜抱病人俯骑牛背，侧面枕临之，使人挽牛缓行，以牛之呼吸引动病人之呼吸，实人工呼吸之变法。盖凡兽皆有臊气，唯牛臊久闻不觉其臭，牛与人呼吸相接，得其温暖，有引动阳气之意；捣薤汁灌耳中以勾通心肾之气：皂荚末吹鼻中，取嚏开窍，使气上接于胸。本条所述，目前在农村民间仍作急救之一法。古人又有用牛腹热血保暖复苏急救箭伤卒死法者。

救卒死而张口反折者方：（八）

灸手足两爪后十四壮了，饮以五毒诸膏散[①]有巴豆者。

注释 ① 五毒诸膏散：《肘后方·卷八》载“裴氏五毒神膏疗中恶暴百病方”云：“雄黄、朱砂、当归、椒各二两，乌头一升，以苦酒渍一宿，猪脂五斤，东面陈芦煎五上五下绞去滓，内雄黄、朱砂末搅令相得毕，诸卒百病温酒服如枣核一枚，不差更服，得下即除，四肢有病可摩痈肿诸病疮皆摩傅之，夜行及病冒雾露皆以涂人身中佳。”《千金要方·卷七》有“裴公八毒膏”，即裴氏五毒膏加巴豆、莽草、薤白。

［阐析］ 太阳经脉行身之背，阳明经脉行身之前，环唇挟口，邪中于经，卒然而死，则有张口反折之状。爪甲为三阴三阳十二经之终始，灸之以接引阳气，则阳回气通而苏，颜面挛急得以缓和，并饮以五毒诸膏散之有巴豆者，即《千金要方》裴公八毒膏之类，其膏主卒中风毒，腹中绞刺痛，尸厥奄忽不知人，亦有温通阳气之功。高学山认为此乃阴寒食滞之气所致，五毒诸膏散并非定指何方，取其温热犀利，流贯真阳之意，其理可从。

［选注］ 徐彬：若口张反折，有角弓反张之意，邪在经也，故先灸手足，以达其外阳，复饮五毒膏以撤其内气。（《金匮要略论注》）

救卒死而四肢不收，失便者方：（九）

马屎一升，水三斗，煮取二斗以洗之，又取牛洞稀粪也一升，温酒灌口中。灸心下一寸，脐上三寸，脐下四寸，各一百壮，差。

［阐析］ 卒死而四肢不收，是阳气不达四末而有外脱之象；大小便失禁，乃正气衰微不能统摄，阳欲下脱之征，总属阴阳隔绝不通。物之臭者皆能解毒杀邪，马屎性温，煮水洗之，收涩阳气。牛粪入脾，缓其肠胃下注之势，温酒灌之，以挽其阳气之下脱。灸上、中、下三焦穴位（即巨阙、建里、中极），能复三焦之阳，回其垂绝之气。此方乃偏僻山区，就地取材以急救之法。

［选注］ 徐彬：若四肢不收而失便，是阴阳隔绝不通，故阳不开阴不阖也。马屎能通阳，故洗之。牛粪能入脾，故合酒灌口中，以发其欲绝之气，而又灸上中下三焦以回其阳也。（《金匮要略论注》）

救小儿卒死而吐利，不知是何病方：（十）

狗屎一丸，绞取汁以灌之；无湿者，水煮干者，取汁。

［阐析］ 李时珍谓狗屎性热，有小毒，能治霍乱食积，解一切毒。小儿无知，手攫得物，辄以入口，故卒死吐利，不知何病者，即有中毒之嫌。徐彬谓粪乃已消之滓，病邪得之如其消化，类相感也。近有用狗粪以治噎膈，用狗屎中骨末以治腹痛，可悟其理。故中寒食积之吐利，用性热发阳气、温中化滞之狗屎治之，可供研究参考。

［按语］ 鸡矢白散治"转筋入腹"，在诸杂疗急救方中，多用人畜粪便，《本草纲目·卷五十》所载，亦具解毒救急之功。至于人中黄、童便的药用价值，亦逐渐被现代医学加以阐释，故其他畜禽粪便的医疗作用，亦有进一步研究的价值。

尸蹷[①]，脉动而无气，气闭不通，故静而死也治方：脉证见上卷。（十一）

菖蒲屑，内鼻两孔中吹之，令人以桂屑着舌下。

注释 ① 尸蹷：指突然昏倒不省人事，状若昏死。或兼见手足逆冷、言语错乱、呼吸低微。属于比较严重的休克。蹷、蹶、厥相通。

［阐析］ 尸厥是昏不知人而脉搏仍未停止跳动，说明营气未绝，因其气息闭塞如尸体之静而不动，故名之。治以菖蒲末纳鼻中，通调肺气，芳香醒神，兼能开窍豁痰；又用肉桂末纳于舌下，开其心窍，通其血脉，以取

速效。心肺开通，气血流畅，上焦阳气自能宣发，尸厥可愈。

［按语］ 目前国内用石菖蒲注射液醒脑安神，兴奋呼吸中枢，实受本条之启发；而用桂屑着舌下以开闭，属“舌下给药抢救法”，比舌下含化硝酸甘油抢救心绞痛的方法早一千余年，应很好继承与发展。

又方：剔取左角发方寸，烧末，酒和，灌令入喉立起。

［阐析］ 此治尸厥方实出自《素问·缪刺论篇》，剔左角之发者，以左角为阳气之所在，五络（手足少阴太阴、足阳明之络）之所绕。五络皆竭，令人身脉皆动，而形无知，致成尸厥。故剔其五络之血余补其脱竭，和以酒灌者，助药力而行气血、发阳气也。陆渊雷认为有解除脑栓塞的作用。

［按语］ 尸厥属阳气脱竭者，当用参附汤之类回阳救脱。

救卒死，客忤死，还魂汤主之方。《千金方》云：主卒忤鬼击飞尸，诸奄忽气绝，无复觉，或已无脉，口噤拗不开，去齿下汤。汤下口不下者，分病人发左右，捉擒①肩引之。药下复增取一升，须臾立苏。（十二）

麻黄三两去节。一方四两　杏仁去皮尖，七十个　甘草一两炙《千金》用桂心二两

上三味，以水八升，煮取三升，去滓，分令咽之，通治诸感忤。

注释 ①捉擒：擒，音义与“拉”同。捉擒，即捉拉也。

［阐析］ 凡卒死和客忤死，多因正不胜邪，阳气骤闭而死。肺朝百脉，为一身之宗，故用还魂汤通表散邪以复正，其中麻黄升阳透邪出表，杏仁利肺，合炙甘草调中扶正，全方旨在通动阳气，魂则可还。

［选注］ 陆渊雷：《方舆輗》云：此方为起死回生之神剂，还魂之名，诚不愧也。小儿有作搐而死，至二三日不醒者，间可起之……余常值小儿发热昏沉，务发其汗，十不一误。此症若遂用金石脑射，不唯不醒，反引邪深入，祸在反掌之间。（《金匮今释》）

［按语］ 目前国内有学者用还魂汤治男孩不慎落水呛肺，抽搐失语、人事昏沉、肢冷脉沉，兼投通关散取嚏而效者，可悟阳通魂还之理。

又方：韭根一把　乌梅二十七个　吴茱萸半升，炒

上三味，以水一斗煮之，以病人栉①内中，三沸，栉浮者生，沉者死，煮取三升，去滓分饮之。

注释 ① 栉:梳篦之总称。《本草纲目》谓治霍乱转筋等疾。

[提要] 出示治肝寒逆心、闷绝卒死之方。

[阐析] 韭根具有辛温通阳作用,乌梅酸敛入肝又有开关之力,吴茱萸苦温,降浊阴,温肝阳,阴降阳通关开,故魂自还。

方后注以病人栉内入煮沸之药中,观其沉浮而验生死。徐彬谓浮为阳,沉为阴,"浮则其人阳气未绝,沉则久已有阴无阳,故主死"。(《金匮要略论注》);程林、陆渊雷、郑艺文诸家谓无理而不可为信。

救自缢死,旦至暮,虽已冷,必可治;暮至旦,小难也,恐此当言阴气盛故也。然夏时夜短于昼,又热,犹应可治。又云:心下若微温者,一日以上,犹可治之方。(十三)

徐徐抱解,不得截绳,上下安被卧之,一人以脚踏其两肩,手少挽其发,常弦弦[①]勿纵之;一人以手按据胸上,数动之;一人摩捋[②]臂胫,屈伸之。若已僵,但渐渐强屈之,并按其腹,如此一炊顷,气从口出,呼吸眼开,而犹引按莫置,亦勿苦劳之,须臾,可少桂枝汤及粥清,含与之,令濡喉,渐渐能咽,及稍止,若向令两人以管吹其两耳,冞好[③],此法最善,无不活也。

注释 ① 弦弦:犹言紧紧。

② 捋(lǚ 旅或 luō 罗):用手指顺着抹过去。亦即抚摩意。

③ 冞(音深)好:即大好之意。

[阐析] 此为自缢的急救法,实乃人工呼吸的急救技术。如果吊死是从早到晚,说明阳气有余,阳主生,虽然尸体冷了必可治,从夜到早的,说明阴气有余,阴主死,故救治稍难,恐与阴气盛或言语岔争、气盛不散有关。从暮至旦固属难治,然遇夏时夜短于昼,气候炎热,皆阳气有余,犹应可治。又谓:心下若微温者,虽一日以上可治,说明阴阳经络虽突然壅闭,而脏腑真气尚存,心阳尚未脱绝,犹可救疗,其法如下:解救时不可骤然截绳之上下,因自缢者气已壅闭,若绳忽暴断,其气虽通而奔走运闷,故其气反不能还,即不得复生。当慢慢抱住解下绳结,使仰卧被上,令一人用脚蹬住死者两肩,以手揪住头发,把头向上拉紧,使脖颈平直通顺;一人以手按摩揉压胸部,恢复胸式呼吸,另一人按摩并屈伸臂、腿;若自缢者已经僵硬,但渐渐强使它弯曲,并揉按腹部,使恢复腹式呼吸。这样经过一顿饭

时间，就会使缢者气从口出，呼吸恢复而两眼睁开。此时应继续按摩，勿置之不理，但不能拨弄运动太过，隔一会儿，可以少许桂枝汤（或官桂汤）及粥给他吃，一则宣通阳气，一则濡养胃气，使含润喉咙，渐渐能吞咽。稍停，更令二人以笔管吹其两耳，以达通气之功，则效更佳，此法最好，无不活者。

[按语] 本条详述救自缢死法，是当时世界上最先进的人工呼吸法，时至今日，亦有借鉴价值。

凡中暍死，不可使得冷，得冷便死，疗之方：（十四）

屈草带，绕暍人脐，使三两人溺其中，令温。亦可用热泥和屈草，亦可扣瓦椀底，按及车缸[①]，以着暍人，取令溺须得流去，此谓道路穷，卒无汤，当令溺其中，欲使多人溺，取令温，若汤，便可与之，不可泥及车缸。恐此物冷，暍既在夏月，得热泥土，暖车缸，亦可用也。

注释 ① 车缸：又名车辖，即车轴铁辖头。

[阐析] 夏月中暑昏仆而死，名曰"中暍死"，多因正虚或饮食失节，劳役过度，为暑热所侵，客邪郁闭，关窍窒塞所致，忌用冷水冷物作冷敷冷浴，否则暑热郁遏于内，不得宣发，寒热相激，其病更剧。治以屈草带（取草绳草鞭，屈作圆圈）绕暍者脐中，使人溺之令温，或热泥车缸着脐，此为在穷乡僻壤、仓卒间药物难以取办时的应急措施，皆为温熨法，因气海、关元等穴均在脐下，得热则阳通窍开而愈。

救溺死方：（十五）

取灶中灰两石余，以埋人，从头至足，水出七孔，即活。

上疗自缢溺暍之法，并出自张仲景为之，其意殊绝，殆非常情所及，本草所能关，实救人之大术矣。伤寒家数有暍病，非此遇热之暍。见《外台》、《肘后》目。

[阐析] 人为水所淹溺，水从孔窍内入，灌注脏腑，气机壅闭，死于窒息，故取温暖干燥之灶中灰（新烧之草木灰）埋人，外温阳气，内渗水湿，气血流通，水出孔窍而愈，此急救法有一定疗效。

治马坠及一切筋骨损方：见《肘后方》（十六）

大黄一两　切浸汤成下　绯帛如手大烧灰　乱发如鸡子大烧灰用　久用炊单布[①]一尺　烧灰　败蒲一握三寸　桃仁四十九枚，去皮尖熬　甘草如中指节，炙剉

上七味，以童子小便，量多少，煎成汤，内酒一大盏，次下大黄，去滓，分温三服，先剉败蒲席半领，煎汤浴，衣被盖覆，斯须，通利数行，痛楚立差，利及浴水赤，勿怪，即瘀血也。

注释　① 炊单布：烧火蒸饭时铺在甑上面以防蒸气外泄的布单，据《本草纲目》载有消肿解毒之效。

[阐析]　病人因从马背高处坠下，伤损筋骨内外，血瘀气结，首当活血行瘀镇痛，故方中以逐瘀之桃仁、大黄为主，绯帛能疗金疮出血，消肿止痛，乱发消瘀止血，童便引瘀下行，炊布散滞消肿，甘草缓急和诸药，酒助药力，疗内脏瘀血滞气，再加败蒲席灰破血行气，以之煎汤沐浴，暖以衣被，促使全身经络气血之运行，收内消外散之效，则痛楚立除。方后所云"浴水赤"，当是败蒲席之色，决非瘀血。后世治急性创伤，多取法于此，故可视为伤科之祖方。

结　语

本篇出示了救卒死、尸厥、溺死、中暍死、自缢死证治方计十七首，其制方特点，是给药途径各有不同，计有内服、口含、灌鼻、管吹内鼻中、管吹两耳、涂面、外熨、外浸等，据不同的发病机制，捷取药效。

张仲景在抢救卒死等危重急症过程中，紧紧抓住四个基本环节：恢复神志、恢复呼吸、保存阳气、祛除邪气。

恢复神志是抢救卒死之首务。仲景选用薤汁、韭汁、菖蒲屑、桂屑、雄鸡冠血、马屎、牛粪等芳香辛烈，或腥膻恶臭之品，开窍醒神。并注意到昏迷病人多伴见吞咽困难，故多采用灌鼻、含舌下等方法，直接刺激机窍。

为了帮助病人恢复呼吸，张仲景发明了相当完善的人工呼吸复苏术，重在咽喉通畅，保证肺中获得充足的清气。

保存阳气重在温暖肢体，张仲景用"以灰围四旁"等方法，借灶灰之余热，提高室温，辅以温灸，助阳回阳。

邪气猝犯所致停尸卒死，当以祛邪为急务。张仲景制有三物备急丸与还魂汤以救急，一以攻里，去恶除秽，一以发表，宣散表邪，祛邪以扶正，相得益彰。

上述治疗原则，为中医临床急救医学的形成奠定了基础。

仲景在本篇救急的二十二首方剂所使用的急救药物中，具备了速效、方便的特点。余如：加减柴胡饮子治五脏寒热体现的行气退热法；诃黎勒丸治气壅邪滞，与单服滋补不同；三物备急丸治心腹诸卒暴百病，攻逐寒积，并广泛应用于当今中医的急症治疗；治马坠及一切筋骨损方为后世伤科之祖方等，均对中医急症学作出了较大的贡献。

（张家礼）

禽兽鱼虫禁忌并治第二十四

中国食疗学，是祖国医药学重要的组成部分，而《金匮要略》的“禽兽鱼虫禁忌并治第二十四”和“果实菜谷禁忌并治第二十五”则是论述动物类和植物类食品饮食卫生的专篇，讲究饮食卫生又是科学膳食的主要内容，因而也应视为中医食疗学的专篇，有重要学术价值。

本篇着重论述动物类食品的饮食卫生，预防食物中毒，和各种食物中毒的治疗方药，贯穿着预防与治疗相结合的思想。本篇共有一〇一条，载方二十一首。其中有一条是论禁忌不洁食物的原因和治法；有一条是论述五脏之病，有五味之禁忌，以及四时有宜食不宜食的规律；有八十三条是论各种不洁动物类食品的辨别方法、食物中毒引起的各种疾病、某些食物相混饮用不利于健康的原理、妊娠饮食禁忌等；有十六条则论各种食物中毒的治法和方药。

凡饮食滋味以养于生，食之有妨，反能为害，自非服药炼液，焉能不饮食乎？切见时人，不闲调摄，疾疢竞起；若不因食而生，苟全其生，须知切忌者矣。所食之味，有与病相宜，有与身为害，若得宜则益体，害则成疾，以此致危，例皆难疗。凡煮药饮汁以解毒者，虽云救急，不可热饮，诸毒病[1]，得热更甚，宜冷饮之。（一）

注释 ① 诸毒病：凡毒物（包括食物、药物、虫兽伤和秽浊之气）进入机体引起的疾病，统称诸毒病。

［提要］ 论述饮食对人体的影响及解毒药宜冷饮的原则。

［阐析］ 凡饮食精华可以养生，倘不知禁忌，食之无益，反能为害。

除了服药炼丹而辟谷的所谓道家不饮食(指不食五谷和肉类,但可服食黄精、百合、何首乌等)而外,任何人都要依赖饮食来维持生存,常常看见当时的人,不知调养摄生的方法,以致疾病丛生。没有一个人不是靠饮食而生的,但要想使自己的身体能够安全无恙,健康长寿,对饮食的服用与禁忌,应该有所知晓。所吃的食物,有的是适宜治病的,有的则为害于身体。倘若食之得宜,则有益于身体;食之不宜,则能为害而引起疾病。并且由于饮食不当,而致疾病转危,例皆难于治疗。又凡煮药饮汁以解毒病,虽在于救急使用,切不可乘热而饮。凡邪毒必热,热饮则诸毒病得热更甚,故解毒药宜冷后饮服,多偏甘寒而不宜辛热。

［**按语**］ 本条所论强调科学膳食,是要根据食物的营养特点和性味功能,因人而异,合理地选择和摄取食物,充分体现了辩证法的摄食原则。

肝病禁辛,心病禁咸,脾病禁酸,肺病禁苦,肾病禁甘。春不食肝,夏不食心,秋不食肺,冬不食肾,四季不食脾。辩曰:春不食肝者,为肝气王,脾气败,若食肝,则又补肝,脾气败尤甚,不可救。又肝王之时,不可以死气入肝,恐伤魂也,若非王时即虚,以肝补之佳,余脏准此。(二)

［**提要**］ 论述五脏之病有五味之禁,以及四时的食物之忌和机制。

［**阐析**］ 肝属木,肝病若食辛味,辛能助肺伤肝,故肝病禁辛;心属火,心病若食咸味,咸能助肾伤心,故心病禁咸;脾属土,脾病若食酸味,酸能助肝伤脾,故脾病禁酸;肺属金,肺病若食苦味,苦能助心伤肺,故肺病禁苦;肾属水,肾病若食甘味,甘能助脾伤肾,故肾病禁甘。

四时又有不宜食者,如春季肝旺脾弱,若食肝则肝得补,肝旺脾受克而更弱,故曰不可救,此春不食肝之机制。肝旺时食肝不但伤脾,且肝木所藏之魂,因死气入肝而伤;如果非肝旺即肝虚时,食肝以补其肝虚则佳。余脏亦依此类推。

丹波元坚云:“或肝气太盛,因而生病,亦宜辛味以制之,更在心智变通,不可全执定论,他脏效此。”(《述义》)此说可从。

［**按语**］ 因病忌口是中医饮食禁忌的重要原则,且与节气时令有关。本条是以五脏之病与五味、四时适应与否,说明生理、病理,与治疗的机制,用五行生克制化理论、比类取象来认识和解释客观事物,临床实践时,

仍要在因时、因地、因人制宜和辨证论治的前提下，灵活运用，不可死于句下。

凡肝脏，自不可轻噉，自死者弥甚。（三）

[阐析] 古人认为诸畜兽临杀之时必有所惊，肝有所忿，绝气归肝，食之不利。肝脏乃解毒器官，必藏有毒质，故不轻食，如兽自死者，必肝脏中毒或患疫疠，更不可食。

凡心皆为神识所舍，勿食之，使人来生复其报对矣。（四）

[阐析] 佛教自西汉末年初传以后，汉地人士纽于原有的魂魄之说，结合了三世因果，以为佛教主张人死精神不灭而再生，这种解释本与佛教教义不符。（参《中国佛教史话》第 11 页）而且佛教徒是不分肉食或素食的，也并不以心为神识（灵魂）所舍。故此条乃林亿诠次《金匮要略方论》时附入儒术医者的误解，乃迷信色彩，应予批判。中医所谓心脑器官，仍可食之。

凡肉及肝，落地不着尘土者，不可食之。猪肉落水浮者，不可食。（五）

[阐析] 肉类及肝，传染中毒，腐败水肿，故落地不沾尘土，不可食。诸肉类（不限于猪肉）日久腐败产气，故置水中浮鼓于外，亦不可食。

诸肉及鱼，若狗不食，鸟不啄者，不可食。（六）

[阐析] 飞鸟禽兽的视、味、听、嗅觉较人类灵敏，故狗、鸟等不食之肉、鱼，必腐败有毒，绝不可食。

诸肉不干，火炙不动，见水自动者，不可食之。（七）

[校勘] “炙”，赵开美本作“灸”，今据《医统》本改。

[阐析] 肉类久放必自干，若久放而不干，说明已腐败水肿，故不可食；肉被火烤炙可收缩而动，若腐败水肿，则火炙不动；肉腐产气，入水则气出自动。此乃物理异常现象，与毒有关，均不可食。

本条之义，高学山以郁热传染作解；任应秋将“动”与“不动”作腐败气味的改变与不改变，均可供参考。

肉中有如朱点者，不可食之。（八）

［阐析］　肉中有朱点，乃恶血所聚而形成的瘀斑出血点，必为疫疠之畜肉，或为感染包囊虫之肉，均有毒不可食。“朱点”亦作“米点”。

六畜肉，热血不断者，不可食之。父母及身本命肉[①]，食之令人神魂不安。（九）

注释　① 本命肉：指自己的生辰时肖所属之肉。

［阐析］　宰杀牲畜，血热之气还没有消散，便不忍心吃，父母及自己的生辰时肖所属之肉，即使无毒，也不可食。如生于丑时（1～3 时）者，因丑属牛，即使牛肉无毒，也不能吃。因有一定心理因素，食后神魂不安，古人认为此乃仁人孝子之心。其实不必拘泥。

食肥肉及热羹，不得饮冷水。（十）

［阐析］　吃肥肉和热油汤、肉汁，因系浓腻的脂肪，故不要在同一时间饮冷水，以免脂肪得冷，则凝固不化，冷热相搏于胃肠，容易导致消化系统的疾病。

诸五脏及鱼，投地尘土不污者，不可食之。（十一）

［阐析］　本条与第五条精神相同，不再赘析。

秽饭，馁鱼[①]，臭肉，食之皆伤人。（十二）

［校勘］　“馁鱼”、“臭肉”，赵开美本作“馁肉、臭鱼”，今据《高注金匮要略》改。

注释　①馁鱼：鱼烂自内出外之意。《尔雅·释器》：“肉谓之败，鱼谓之馁。”

［阐析］　凡是污秽之饭，馁烂之鱼及臭肉，均有细菌毒素，皆不利于脏腑而患病，故曰“食之皆伤人”。

自死肉口闭者，不可食之。（十三）

［阐析］　凡自死之肉，非中毒即染疫，不论口闭与否，都不可食。口闭则毒不外泄，更不应食。

六畜自死，皆疫死，则有毒，不可食之。（十四）

［阐析］ 疫毒能使六畜（即马、牛、羊、鸡、犬、猪）致死，其肉必有毒，故不可食。

兽自死，北首[①]及伏地者，食之杀人。（十五）

注释 ① 北首：头朝北方。

［阐析］ 古人认为，凡兽北向自死，及死不僵直，斜倒而伏地者，一则感北方阴寒毒厉之气而暴死，二则死兽有灵知，故食之有害。此条有待研究。

食生肉，饱饮乳，变成白虫[①]。一作血蛊。（十六）

注释 ① 白虫：又名寸白虫，今名绦虫。

［阐析］ 吃生肉，或饱饮乳酪，则生湿热，若内有绦虫卵或幼虫未经煮沸消毒，会变成寸白虫。

疫死牛肉，食之令病洞下，亦致坚积，宜利药下之。（十七）

［阐析］ 因疫病而死牛肉，有毒，食之则病洞泻，为祛毒自下的反应。若肉毒壅阻、气滞血瘀，或可致坚痞积聚，则皆宜利药攻下之，借以消积导滞，排除疫毒于体外。

脯[①]藏米瓮[②]中有毒，及经夏食之，发肾病。（十八）

注释 ① 脯（fǔ 府）：干肉。
② 米瓮（wèng 蕹）：即米缸。

［阐析］ 干肉贮藏在米缸里，湿热郁蒸，或者在夏季发霉腐坏，都有毒，腐气入肾，则发肾病；入脾胃则生胃肠病。

治自死六畜肉中毒方：（十九）

黄檗屑，捣服方寸匕。

［阐析］ 六畜自死必因疫毒，畜肉变质，食之则中毒，临床尚有恶心呕吐、胸膈饱满、烦闷、腹痛腹泻，甚则发热、震颤等证，因苦寒之黄柏为清热解毒药，利下焦而泻膀胱，导热毒外出，故用为散剂，散解其毒。

治食郁肉漏脯中毒方：郁肉，密器盖之，隔宿者是也。漏脯，茅屋漏下，沾着者是也。

烧犬屎，酒服方寸匕，每服人乳汁亦良。饮生韭汁三升，亦得。（二十）

［校勘］《肘后备急方·卷七·治食中诸毒方第六十九》："食郁肉，谓在密器中经宿者及漏脯，茅屋汁沾脯为漏脯，此前并有毒，烧人屎末酒服方寸匕，又方捣薤汁服二三升，各连取以水少和之。"

［阐析］ 密器中过夜的肉若受病菌污染，或为茅草屋漏所湿的肉脯，均可导致食物中毒。如治野葛芋毒、山中毒菌欲死者，"饮粪汁一升即活"（《肘后》），人屎苦寒无毒，主治"时行大热狂走，解诸毒"（《别录》）。白狗屎，"主诸毒不可入口者"（苏恭唐本草）；"烧犬屎、生韭汁俱能温胃中之阳气以化腐"（《高注金匮要略》），人乳汁"滋枯润朽"，亦有解毒作用。单用韭汁治坏肉和鱼蟹中毒，至今临床医家仍在运用。

治黍米中藏干脯，食之中毒方：（二十一）

大豆浓煮汁，饮数升即解，亦治狸肉漏脯等毒。

［阐析］ 本条精神与十八、二十条基本相同，可互参，大豆汁亦能解毒。

治食生肉中毒方：（二十二）

掘地深三尺，取其下土三升，以水五升，煮数沸，澄清汁，饮一升即愈。

［阐析］ 此乃地浆解毒法，甘寒清热解毒和中，不仅解肉毒。《本草纲目》地浆注弘景云"枫上菌，食之令人笑不休，饮此即解"。掘地三尺见黄土有泉渗出，方可取用。

治六畜鸟兽肝中毒方：（二十三）

水浸豆豉，绞取汁，服数升愈。

［阐析］ 食六畜鸟兽之肝而中毒。豆豉为黑大豆酿造，能解诸毒，并有一定涌吐作用，故服之可愈。

马脚无夜眼者，不可食之。（二十四）

［阐析］ 凡马皆有夜眼在前两足膝上，赖此夜行。若无夜眼，则不能夜行，以其形异，必有疾病。高学山认为无夜眼者，乃肝毒闭结周身，故戒

食。《本草纲目》引张鼎称“食之令人癫”，有待研讨。

食酸马肉，不饮酒，则杀人。（二十五）

［校勘］ “酸”，《外台》引张文仲作“骏”。

［阐析］ 马肉辛、苦、冷有毒，无不酸者。食骏马肉心闷，故饮酒以解之。但骏马何以有毒，尚待研究。

马肉不可热食，伤人心。（二十六）

［阐析］ 马属火，善走心，心为火脏，故不可热食，吃了对人体心脏有妨害，当冷食之。亦有谓应该热食，并不伤人心者，存疑待考。

马鞍下肉，食之杀人。（二十七）

［阐析］ 马鞍下肉，久经汗渍，臭烂有毒，特别是呈乌色彻肉里者，吃了对人体有妨害。如去其腐肉，则可食。

白马黑头者，不可食之。（二十八）

［阐析］ 凡马遍身白色而头黑者，有毒。若食其脑，令人癫。其理待考。

白马青蹄者，不可食之。（二十九）

［阐析］ 凡马周身白，独四蹄青黑，有毒，不要吃。其理待考。

马肉㹠肉共食饱，醉卧大忌。（三十）

［阐析］ 马肉和㹠肉（即猪肉）一块吃，不一定生病，但若大饱大醉而眠睡，易损伤脾气，可致急性胃肠炎，应该禁忌。

驴、马肉，合猪肉食之，成霍乱。（三十一）

［阐析］ 驴肉性发，食之动风，而马肉性悍，猪肉性腻，诸肉其性相逆，故杂食之，可致呕吐、腹泻等胃肠病。

马肝及毛不可妄食，中毒害人。（三十二）

［阐析］ 马肝脏有毒，以及食物不洁，发现有马毛的，吃了谨防中毒，对人体有妨害。

食马肝中毒，人未死方：（三十三）

雄鼠屎二七粒，末之，水和服，日再服。屎尖者是。

［阐析］　李时珍谓雄鼠屎气味甘，微寒无毒，入足厥阴肝经，其所治皆厥阴血分之病。程云来以马食鼠屎则腹胀，故用鼠屎治马肝中毒，取物性相制之意，可参。临床应用，雄鼠屎有活血化瘀、解毒消积的作用。

又方：人垢[1]取方寸匕，服之佳。

注释　① 人垢：即人头垢，包括头发灰垢，有引吐解毒之效；高学山认为系人身体肤皮毛所积之垢秽，亦能引吐，均可参。

［阐析］　头垢，气味咸，苦温有毒，系人汗液所结，服后要吐，此治马肝中毒者，亦以毒解毒之意。

治食马肉中毒欲死方：（三十四）

香豉二两　杏仁三两

上二味，蒸一食顷，熟杵之服，日再服。

［阐析］　马死必腹胀，食马肉中毒欲死兼腹胀者，用香豉解毒降气，杏仁利肺泄气，则毒胀自消。

又方：煮芦根汁，饮之良。

［阐析］　马性喜芦，芦根味甘性寒，能解诸肉毒，有利尿解毒之功，尤善解病马之毒。

疫死牛，或目赤，或黄，食之大忌。（三十五）

［阐析］　牛染疫而死，两目或赤或黄，说明毒气内传肝胆脾胃，尤当忌食。

牛肉共猪肉食之，必作寸白虫。（三十六）

［阐析］　本条当与第十六条对参，牛肉性滞，猪肉动风，入胃不消，酿成湿热则生虫。如果没有煮熟，与生食无异，则可能感染寸白虫。任应秋谓“必，审也”（《金匮要略语译》），故非“必然”生寸白虫。

青牛肠，不可合犬肉食之。（三十七）

[阐析] 水牛之肠性温难化,犬肉性热,不可合食。其理尚待进一步研究。

牛肺从三月至五月,其中有虫如马尾,割去勿食,食则损人。(三十八)

[阐析] 三月至五月,乃春夏相交湿热郁蒸之季,昆虫繁衍附于水草,牛食入胃,若有肺吸虫或蛔虫幼虫,便可入肺,肺即腐败,发黏扯丝如马尾状,此时当割去肺脏,否则食即伤人。但亦有牛肺三至五月无虫者,食之无妨。

牛羊猪肉,皆不得以楮木桑木蒸炙,食之令人腹内生虫。(三十九)

[按语] 本条所言,其理难解,不可尽信。

噉蛇牛肉杀人,何以知之?噉蛇者,毛发向后顺者,是也。(四十)

[阐析] 牛误吃蛇而被毒死(或牛食毒蛇盘卧之草),人再吃死牛肉,也会中毒。要知牛吃蛇中毒而死,须看死牛全身的毛向后顺(即牛毛前指),皮毛发紧,毛骨悚然者即是。

治噉蛇牛肉,食之欲死方:(四十一)

饮人乳汁一升,立愈。

[阐析] 噉蛇牛肉有毒,食之欲死,故饮以人乳汁甘寒解毒而愈。

又方:

以泔洗头,饮一升,愈。

牛肚细切,以水一斗,煮取一升,暖饮之,大汗出者愈。

[阐析] 米泔甘凉,以之洗头去垢,而饮以头垢泔汁者,既取头垢涌吐其毒,米泔且能解毒。牛肚即牛胃,甘温益气,补养脾胃,又能解毒,暖饮大汗亦毒随汗泄之意。故均治噉蛇牛肉中毒者。

治食牛肉中毒方:(四十二)

甘草煮汁,饮之即解。

［阐析］ 甘草解百毒，亦治食牛肉中毒者，至今临床医家广泛运用甘草解各种药物之毒。

羊肉其有宿热者，不可食之。（四十三）

［阐析］ 羊肉性大热，若素有伏热之病，或属热性体质，则不宜吃羊肉，食之必发热。

羊肉不可共生鱼酪食之，害人。（四十四）

［阐析］ 羊肉和生酢鱼（用盐和红曲作调料腌的鱼）、乳酪（动物乳汁加工成的半凝固食品）混合一起吃，易得寄生虫病，对人体有妨害。

羊蹄甲中有珠子白者，名羊悬筋，食之令人癫。（四十五）

［阐析］ 羊蹄甲里如生有白色斑点的，名羊悬筋证，吃了这种羊肉，能使人害癫病，任应秋云“得癫疾，可能是害羊痫风的附会”。其理难明。

白羊黑头，食其脑，作肠痈。（四十六）

［阐析］ 《本草纲目》称羊脑有毒，并引孟诜曰“发风病，和酒服，迷人心，成风疾。男子食之，损精气，少子。白羊，黑头，食其脑，作肠痈”。其理不明。今人多有食羊脑以为补益者。

羊肝共生椒食之，破人五脏。（四十七）

［阐析］ 羊肝与生椒辛温，共食之，则风火闭结之暴毒深入五脏，有损健康。此条恐言过其实。

猪肉共羊肝和食之，令人心闷。（四十八）

［阐析］ 猪肉滞闭血脉，羊肝性腻，共食之，则气滞而心胸痞闷。但二者同食，一般未发现问题。

猪肉以生胡荽同食，烂人脐。（四十九）

［阐析］ 生胡荽辛热之气特重，得腻结固恋之猪肉，则辛热中聚，气重之性外透，故素体热盛者过食之，会偶然发生肚脐溃烂。单味生胡荽恐有细菌和寄生虫卵污染，亦不可食，但不一定烂人脐。

猪脂不可合梅子食之。（五十）

［阐析］ 猪脂滑利腻膈，梅子酸涩收敛，其性相反，若同食之，则恋塞胃膈，胃脘气浊，故忌之。

猪肉和葵食之，少气。（五十一）

［阐析］ 猪肉腻而滞气，葵菜滑而腻气，腻滑之性令人肠胃疏泄下注，故胸中少气。本条尚待进一步研究。

鹿肉不可和蒲白[1]作羹，食之发恶疮。（五十二）

［校勘］ “肉”，赵刻本作“人”，今据徐彬改。

注释 ① 蒲白：苏敬云：“蒲白乃蒲蒻，一名蒲筍（笋）。”

［阐析］ 鹿肉性温，单食烹调后的鹿肉，可有心烦、失眠、口干舌燥的反应。蒲白性辛，合鹿肉作羹食之，辛热之气行于肉腠而发恶疮。此条当活看。

麋脂[1]及梅李子，若妊妇食之，令子青盲，男子伤精。（五十三）

注释 ① 麋脂：为鹿科动物麋鹿的脂肪。

［阐析］ 麋脂辛温滑利，梅李子清凉酸涩，若孕妇过食之，于肝气有亏，可能损伤胎儿眼睛，会致色盲，胎教慎之。若男子过食之，于肾精有耗，可能损伤精气，致阳痿。本条亦应活看。

獐肉不可合虾及生菜、梅李果食之，皆病人。（五十四）

［阐析］ 獐肉食之动气，虾能动风热，生菜、梅李动痰，合食易患风痰热气病。

痼疾人不可食熊肉，令终身不愈。（五十五）

［阐析］ 久治不愈的痼疾，当审因论治，不宜吃熊肉，熊肉甘腻，虽有补虚羸之功，但有恋邪之弊，难于拔除病根。本条所论，亦当活看。

白犬自死，不出舌者，食之害人。（五十六）

［阐析］ 狗死必吐舌，白狗无故自死，死后舌头并没有吐露于外，多是中毒之兆。这种狗肉吃了对人体有妨害。

食狗鼠余，令人发瘘疮[1]。（五十七）

注释 ① 瘘疮：即瘰疬。

［阐析］ 吃了狗或老鼠咬嚼过的残余饮食，因其涎毒混杂，人不慎食之则毒散筋络，会生瘰疬，甚而溃疡。此条当活看。

治食犬肉不消，心下坚或腹胀，口干大渴，心急发热，妄语如狂，或洞下方：（五十八）

杏仁一升，合皮熟研用

上一味，以沸汤三升和取汁，分三服，利下肉片，大验。

［校勘］ “心急”，《述义》作“心忽”。

［阐析］ 狗肉有健脾胃、壮肾阳之功，但性甚燥热，若过食不消，热阻食滞则心下坚满或腹胀，火热伤阴扰心，则口干大渴，忽发热或妄语如狂，热毒下注则洞泄不止。《本草纲目》谓狗肉畏杏仁。盖杏仁性滑利气，服之利下狗肉之积则愈。

妇人妊娠，不可食兔肉、山羊肉及鳖、鸡、鸭，令子无声音。（五十九）

［阐析］ 兔肉辛平，补中益气、凉血解毒；羊肉甘热，暖中祛寒，温补气血；鳖肉甘平，滋阴凉血；鸡肉甘而微温，益气补虚；鸭肉滋阴补虚、利尿消肿。故妊娠期间，当视其体质的偏阴偏阳，相机选用上述营养补品。

本条涉及妊娠饮食宜忌和胎教的内容，如合食相反之物，则有害无益。至于令子无声音之说，或谓同类相感所致，或谓“此皆臆说”（陆渊雷语）者。存疑待考。

兔肉不可合白鸡肉食之，令人面发黄。（六十）

［阐析］ 兔肉不要和白鸡肉吃，吃了动湿热，易致面色发黄。此条宜活看。

兔肉着干姜食之，成霍乱。（六十一）

［阐析］ 兔肉酸寒属阴，干姜辛热属阳，二物性味相反，故合食之则胃气不和，易致霍乱吐泻。若烹饪得法，当不致成霍乱。

凡鸟自死,口不闭,翅不合者,不可食之。(六十二)

[阐析] 鸟自死必敛翅闭口,今见口大张,翅不收,其死也异,此乃传染中毒致死之象,故不可食。

诸禽肉肝青者,食之杀人。(六十三)

[阐析] 凡是各种禽兽肉及肝脏,出现青黑色而有光亮的,皆传染中毒所致,人吃了会中毒致死。

鸡有六翮[①]四距[②]者,不可食之。(六十四)

注释 ① 翮(hé 核):本指羽毛中间的硬管,此处代指翅膀。
②距:鸡脚爪。

[阐析] 鸡生六个翅膀、四只脚的,古人认为属怪异之禽,恐其有毒,故不可食。

乌鸡白首者,不可食之。(六十五)

[阐析] 乌鸡者其头应黑,今见白色,色彩怪异,恐其有毒,最好也不要吃。此与四十六条白羊黑头之意相似。但仍应活看。

鸡不可共葫蒜[①]食之,滞气。一云鸡子。(六十六)

注释 ① 葫蒜:即大蒜,因出胡地,故名。

[阐析] 鸡肉不要和大蒜共吃,鸡能动风,蒜能动痰,合食之则发动风痰,气机壅滞而短气。《千金》引黄帝云"鸡子白共蒜食之,令人短气"可参。此条当活看。

山鸡不可合鸟兽肉食之。(六十七)

[阐析] 山鸡常食虫蚁或乌头、半夏,故多有毒,与鸟兽肉相反,故不要与鸟兽肉共食。《名医类案》载有多食山鸡苦脑中痛,后以甘草汤解毒而愈的医案,说明本条可信。

雉[①]肉久食之,令人瘦。(六十八)

注释 ① 雉(zhì 制):一种鸟,又名野鸡。

[阐析] 雉肉酸而微寒,有小毒,善食虫蚁,与蛇交,变化有毒,能发

痔及疮疥，“味酸性敛，故久食令人亦瘦”(《高注金匮要略》)。

鸭卵不可合鳖肉食之。(六十九)

［阐析］ 鸭蛋甘寒，多食发冷气，鳖鱼性冷，亦发冷气，故二物不可合食。

妇人妊娠，食雀肉，令子淫乱无耻。(七十)

［校勘］ 《金鉴》在“肉”后有“饮酒”二字。

［阐析］ 雀肉性淫，酒能乱性，妊娠戒食，属“胎养”内容，可供研究。

雀肉不可合李子食之。(七十一)

［阐析］ 雀肉性热味甘，虽有壮阳益气之功，但得李子性寒酸涩，则热性不行而滞气，故不可共食。本条尚待进一步研究。

燕肉勿食，入水为蛟龙所啖。(七十二)

［阐析］ 李时珍认为燕肉酸平有毒，食之损人神气，故不可食。至于谓蛟龙嗜燕，人食燕者不可入水之说，理甚虚玄，亦不可信。

鸟兽有中毒箭死者，其肉有毒，解之方：(七十三)

大豆煮汁，及蓝汁，服之解。

［校勘］ “蓝”，赵刻及诸本作“盐”，《肘后》、《千金》作“蓝”，《辑义》“盐是蓝之讹，字形相似也”，据此改。

［阐析］ 箭药多是射罔毒，“射罔”，为草乌头汁制成的膏剂，苦热有大毒，故鸟兽中毒箭死者，可以大豆汁解乌头毒。蓝汁，即蓝实(蓼蓝的果实)汁，其叶或全草(大青)及叶的加工制成品(青黛、蓝靛)，其根(板蓝根)均有解毒之功。《品汇精要》载蓝实“解毒药、毒箭、金石药毒、狼毒、射罔毒”。而盐汁只能解虫螯毒，不能解乌头毒。

鱼头正白，如连珠至脊上，食之杀人。(七十四)

［阐析］ 鱼头上有白色斑点，像珠子般一连串到脊背上，这种怪鱼，恐有毒，吃了对人有妨害。本条尚待进一步研究。

鱼头中无腮者，不可食之，杀人。(七十五)

［阐析］ 古人认为鱼头上没有腮的，不能出水散毒，属畸形怪鱼，不能食，《千金》谓“食之发痈疽”。《名医类案》载有中无腮鲤鱼毒之医案可证。

鱼无肠胆者，不可食之，三年阴不起，女子绝生。（七十六）

［阐析］ 没有肠管和胆的怪鱼不要吃，食后可致阳痿或女子不孕。高学山认为，以上三条，当通指河豚鱼（即鯸鮧鱼）而言，其解毒法参后第九十六条。

鱼头似有角者，不可食之。（七十七）

鱼目合者，不可食之。

［阐析］ 头上好像长有角似的怪鱼，不睁眼睛的怪鱼，必有毒，都不要吃。

六甲日，勿食鳞甲之物。（七十八）

［阐析］ 古人认为六甲日，有六甲之神以值日，故甲子日勿食龟鳖鱼等鳞甲之物，食则犯忌，害人心神。此属迷信之说，不必拘泥。鳞甲之物，若烹饪得当，任何时日均可食。

鱼不可合鸡肉食之。（七十九）

［阐析］ 《金鉴》谓“鱼属火，善动；鸡属木，生风”，若过食鱼和鸡肉，则风火相煽。此条宜活看。

鱼不得和鸬鹚肉食之。（八十）

［阐析］ 鸬鹚乃嗜鱼之野禽，因其相制而相犯，故两物不宜合食。此条亦当活看。

鲤鱼鲊不可合小豆藿食之，其子不可合猪肝食之，害人。（八十一）

［阐析］ 高学山谓“小豆即赤豆，摘其嫩叶为菜曰藿”（《高注金匮要略》），鲤鱼鲊与小豆叶（藿），其味皆咸，咸能胜血，若合食之则成消渴。鲤鱼子也不要合猪肝吃，合食之伤人神。此条宜活看。

鲤鱼不可合犬肉食之。(八十二)

[阐析] 鲤鱼和狗肉,其性皆热,不可合食,否则恐致中消及内痈热毒之患。此条宜活看。

鲫鱼不可合猴雉肉食之。一云不可合猪肝食。(八十三)

[阐析] 鲫鱼性走脾胃,猴喜动,野鸡属火,三者合食,易生热疮或吐泻,胃燥肠结。又有一说,不能同猪肝一起吃,免生痈疽。此条仍宜活看。

鳀鱼合鹿肉生食,令人筋甲缩。(八十四)

[阐析] 鳀鱼,即鲇鱼,又称鳀鱼,本有治风冷冷痹之功,但若与酸温之鹿肉合食,反易动风病,筋脉失荣,致筋脉爪甲挛缩。

青鱼鲊[①]不可合生胡荽,及生葵,并麦中食之。(八十五)

[校勘] "麦中",《肘后》、《外台》作"麦酱",可从。

注释 ① 青鱼鲊:鲊以盐糁酝酿而成,俗所谓糟鱼、醉鲞是也。唯青鱼为最美,补胃,醒脾,温营,化食,但既经糟醉,皆能发疥、动风,诸病人均忌。(参《随息居饮食谱》)

[阐析] 青鱼鲊不可和生芫荽、生葵菜、麦酱等共食,免得动风热、发痼疾、作消渴、生虫积。

鳝鳝不可合白犬血食之。(八十六)

[阐析] 鳝即泥鳅,有暖胃壮阳之功;鳝鱼甘热,"多食动风,发疥"(见《随息居饮食谱》);白犬血性热动火。故三者不宜合食,否则易动风热。

龟肉不可合酒果子食之。(八十七)

[阐析] 龟能潜阳,肉味酸温,酒性散,果子酸收,其性有异,食之令人生寒热,故不可合食。

鳖目凹陷者,及压下有王字形者,不可食之。(八十八)

[校勘] "压",《医统》本作"厌",《直解》作"腹"。《辑义》:"案厌压,并与厣同……腹下厣(即药用之鳖甲也)。"

［阐析］ 鳖鱼两眼凹陷，和腹厣（鳖甲）上的纹呈王字形的，怪异有毒，食之有害。《续名医类案》载有烹食三足鳖剧毒的病案，可参。但本条尚待进一步研究。

其肉不得和鸡鸭子食之。（八十九）

［校勘］ “其”，《肘后方》作“鳖”，可从。

［阐析］ 多食鳖肉滞脾恋湿，多食鸡蛋生热动风，多食鸭蛋滞气滑肠，故三物不可合食。此条宜活看。

龟鳖肉不可合苋菜食之。（九十）

［阐析］ 龟肉和鳖肉，其性涩敛，苋菜其性滑利，其性相反，故不可合食。《名医类案·卷十二·食忌》曾载有鳖苋不可同食之医案，此系古人经验，可供研究参考，但不可尽信。

虾无须及腹下通黑，煮之反白者，不可食之。（九十一）

［阐析］ 虾子无须，失虾之形，腹下面通呈黑色，乃阴秽之毒，煮沸后又变成白色，反虾之色，物既反常，决不是一般的菜虾，必有毒内聚，不要随便吃。本条尚待进一步研究。

食脍[①]，饮乳酪，令人腹中生虫，为瘕。（九十二）

注释 ① 脍（kuài 快）：切细的畜兽及鱼之肉。作法见鱼鲙。

［阐析］ 吃生脍腥物，或饮酸寒黏滞之乳酪，若消毒不良，则易感染寄生虫，严重的可变成瘕聚（或胃肠痉挛似瘕块），《后汉书·华佗传》载陈登食生鱼脍致“胃中有虫”案可证。本条与本篇第十六条，有学者认为系肝吸虫等寄生虫感染。

鲙[①]食之，在心胸间不化，吐复不出，速下除之，久成癥病，治之方：（九十三）

橘皮一两　大黄二两　朴硝二两

上三味，以水一大升，煮至小升，顿服即消。

注释 ① 鲙：时珍云：“剑切而成，故谓之鲙，凡诸鱼之鲜活者，薄切，洗净血鯹，沃以蒜姜醋五味，食之，是也。”

[阐析] 食鲙过多，生冷鱼毒停聚胃脘，食积气滞，久成癥瘕，故主以行气解毒、消食导滞，攻下瘕块之药，用橘皮行气并解鱼毒，朴硝（或芒硝）、大黄攻下癥块而消食积，使不消化之鲙食从大便而去。

食鲙多，不消，结为癥病，治之方：（九十四）

马鞭草

上一味，捣汁饮之，或以姜叶汁饮之一升，亦消。又可服吐药吐之。

[阐析] 食鲙过多，鱼毒结聚不消而成癥瘕，以马鞭草之苦寒破血消癥、解毒杀虫，或以姜叶汁解鱼毒而理气消积，或用瓜蒂散之类引吐食鲙之物。

食鱼后中毒，两种烦乱，治之方：（九十五）

橘皮

浓煎汁，服之即解。

[阐析] 食毒、鱼毒两种烦乱逆气，以橘皮治之，有消食解毒、除烦降逆之功。

食鯸鮧鱼中毒方：（九十六）

芦根煮汁，服之即解。

[阐析] 鯸鮧鱼即河豚鱼，有毒，而河豚畏芦根，故芦根汁可解其毒，此法极验，流传很广。《续名医类案·卷二十二》载有吐法（灌麻油）亦解河豚毒，可供参考。

蟹目相向，足斑目赤者，不可食之。（九十七）

[阐析] 螃蟹的两只眼睛相互对看，足上有斑纹，两目发红，因而不是一般的蟹，谨防中毒，不可食。此条尚待进一步研究。

食蟹中毒，治之方：（九十八）

紫苏

煮汁，饮之三升。紫苏子捣汁，饮之亦良。

[阐析] 《诸病源候论》谓蟹食水莨，水莨有大毒，故蟹（未经霜者）煮

食之多有中毒,“令人闷乱,精神不安”,紫苏子“利膈宽肠,解鱼蟹毒”。(《本草纲目》)

又方:

冬瓜汁,饮二升,食冬瓜亦可。

[阐析] 冬瓜汁可解鱼蟹毒及酒毒,体现了利水排毒的治法。

凡蟹未遇霜,多毒,其熟者,乃可食之。(九十九)

[阐析] 凡是螃蟹没有经过霜的,因食水莨菪多有毒气(霜后食稻则毒小),不要生吃;如果煮熟了,则无毒,亦可吃。

蜘蛛落食中,有毒,勿食之。(一〇〇)

[阐析] 蜘蛛是毒虫,如果掉在食物中,谨防食物粘染毒气,不要吃。《名医类案·卷十二》载一人被蜘蛛咬,腹大如孕妇,饮羊乳而愈,可资参考。

凡蜂蝇虫蚁等,多集食上,食之致瘘。(一〇一)

[阐析] 蜂蝇虫蚁,均有毒,又是传染各种疾病的媒介物,尤喜集于食物上。人误吃后,湿热之毒流传于肌肉经络,易生各种瘘疮,更可能发生霍乱疫疠之病。

结　语

本篇专门论述了禽兽鱼虫等动物类食品饮食卫生方面的知识,马、牛、羊、鸡、狗、猪、鸭、熊、鹿、麋、獐、兔、鱼、龟、鳖、蟹、虾能补养人体,是食疗中不可缺少的部分。但若这些动物感受疫毒死亡;或动物内脏含有毒素,或其状畸形怪异,或食品腐败变质;或不经烹饪而生食。如不予禁忌,则致人体中毒或死亡,说明饮食卫生对人体健康的重要性。篇中还阐述了妊娠的饮食禁忌,四时与饮食的关系,特别强调烹饪饮食要调配得宜,不能吃属性相反的饮食。

本篇重点论述了肉类食品有毒无毒的鉴别方法:禽兽鱼虫肉如有朱点、狗不食、鸟不啄者,可能是腐、疫、毒肉;诸禽兽鱼虫自死者不能食用;

所有被狗、鼠、蜂、蝇、虫、蚁所污染的食物不可食用。这也是防止传染病流行的方法，至今仍为民间所沿用。

本篇还涉及到食物中毒的原因、毒人途径，肉类食品中毒后应当采取的救治方药。有因食物、虫兽伤、秽浊之气中毒的不同；毒入途径有食管（胃肠）、皮毛（虫咬、毒箭刺伤）、血道（食鯸鮧鱼）之异。对中毒的急救处理方法有涌吐法（人垢、服吐药）、通下法（利药下之，用大黄、朴硝、橘皮解毒攻下）、中和解毒法（用甘草、大豆、地浆水、韭汁、蓝汁、黄柏、马鞭草）、利尿解毒法（冬瓜汁）、特效药物解毒法（杏仁解犬肉毒、芦根解河豚毒、紫苏解蟹毒）等。又提出了服用解毒方“不可热饮，诸毒病得热更甚，宜冷饮之”的原则。

（张家礼）

果实菜谷禁忌并治第二十五

果实菜谷供养人体以五味，《素问·五常政大论篇》云："五谷为养，五果为助，五畜为益，五菜为充。"古人对果实菜谷的烹调食用很讲究法度，仲景亦非常重视其临床应用，如用大枣、葱、薤白、粳米、米粥、浆水（淘米泔水）、粳米、米粉、苡仁、小麦、大麦、赤小豆、豆豉、大豆黄卷等。

本篇专论果实菜谷等植物类食品的饮食卫生，以及预防和治疗果实菜谷等食品中毒的方法和方药。本篇条文计八十八条，载方十四首。其中七十条论食品的饮食卫生、不洁食品的辨别法、四季饮食和病者、妊娠饮食禁忌；有五条论矾石、商陆、葶苈、水银、苦楝引起的中毒症状；有十三条论误食不洁植物类食品引起中毒的治疗方药。

果子生食生疮。（一）

[阐析] 果子生吃，未注意清洁消毒，则感染病毒的机会较多，易生疮疖或湿热腹胀作泄。

果子落地经宿，虫蚁食之者，人大忌食之。（二）

[阐析] 果子落地，经过一个晚上则果子会腐烂，虫蚁咬过则有毒，人食之则恐患淋巴腺肿等疾患，故大忌。

生米停留多日，有损处，食之伤人。（三）

[阐析] 生米停放多天，如发现有虫鼠咬过的痕迹，或者湿热霉变，这米必有毒，吃了对人体有伤害。

桃子多食令人热，仍不得入水浴，令人病淋沥[①]寒热病。（四）

注释 ① 淋沥：丹波元简："案：淋沥，寒热连绵不已之谓……程及《医宗金鉴》以

为瘥，误。《千金》黄帝云："饱食桃，入水浴，成淋病，此是别义。"(《金匮要略辑义》)

［阐析］ 酸甘性热的桃子吃多了，消化不良，即使心里烦热，仍不要洗冷水澡，以免患感冒，卫气与水寒相争，导致长期缠绵不已地恶寒发热。或者兼湿热内郁而患淋病(指小便短涩、淋沥不爽、尿道刺痛)。

杏酪不熟，伤人。(五)

［阐析］ 杏酪又名杏酥，是以杏仁为原料加工制成，能润五脏，清肺燥，去痰喘，但若杏酥没有酿造成熟(杏仁浸泡未透，其味苦涩)，以苦杏仁有毒，则吃后会出现果仁中毒的症状(如恶心、头昏眼花、呼吸困难、口唇发绀、突然昏倒等)，损害健康，甚至有中毒而死者。临床可用杏树根皮60～90克，煎水口服。

梅多食，坏人齿。(六)

［阐析］ 梅子味酸，能损坏齿面珐琅质，故多吃最容易蚀坏牙齿。

李不可多食，令人胪胀①。(七)

注释 ① 胪胀：胪，《说文》云"皮也"，《广韵》云"腹前曰胪"。"胪胀"，《通雅》谓"腹臌胀也"。

［阐析］ 李子甘酸苦涩而走肝，若多食则肝气郁滞而满中，会使肚腹臌胀。

林檎①不可多食，令人百脉弱。(八)

注释 ① 林檎：首载于宋《开宝本草》，又名来禽，文林郎果，二月开粉红花，故俗名花红。

［阐析］ 林檎酸涩而甘，多食"涩气"(据《本草纲目》)，会使人周身血脉不通畅。

橘柚多食，令人口爽①，不知五味。(九)

注释 ① 口爽：《尔雅·释言》云："爽，差也，忒也(变更之意)。"《老子》云"五味令人口爽"，口爽即味觉差失更改之意。

［阐析］ 橘子或柚子肉皆性寒味酸，能恋膈生痰聚饮，饮聚膈上则令人口淡，味觉差失，不能辨别其他滋味。

梨不可多食，令人寒中，金疮产妇，亦不宜食。（十）

［阐析］ 梨子甘酸性凉，有缓泻作用，脾胃虚寒者不应多吃，多吃了会令人患寒饮病证。由于梨寒而凝滞血脉，故有创伤的人和产妇因其气血不足也不宜吃。但肺胃热燥者除外。

樱桃杏多食，伤筋骨。（十一）

［阐析］ 樱桃和杏子都是酸寒性的水果，过酸则伤筋，过寒则伤骨，故过食之则伤筋骨。

安石榴不可多食，损人肺。（十二）

［阐析］ 安石榴味酸涩，酸涩滞气生痰，肺气宜利不宜滞，滞则损伤肺气，又能损齿令黑，故不宜多食。

胡桃不可多食，令人动痰饮。（十三）

［阐析］ 胡桃本能润肺消痰，但以其性热而味涩滞，多食则动火煎熬津液成痰，因涩积滞而成湿成饮，出现恶心吐水诸证。

生枣多食，令人热渴，气胀。寒热羸瘦者，弥不可食，伤人。（十四）

［阐析］ 生枣即新枣之生者，味甘辛而气热，过食之，辛热则令人渴，甘则令人气胀。至于时作寒热而又肌肉消瘦者，往往多脾胃阴虚，虚热更甚，更不可食，吃了可增热渴诸证，伤害健康。

食诸果中毒，治之方。（十五）

猪骨烧灰

上一味，末之，水服方寸匕。亦治马肝漏脯等毒。

［阐析］ 《医宗金鉴》谓："以猪骨治果子毒，物性相制使然，治马肝毒者，以猪畜属水，马畜属火，此水克火之义也。治漏脯毒者，亦骨肉相感之义耳。"此多以五行生克说作解，仅供研究参考。

木耳赤色，及仰生者，勿食。菌仰卷及赤色者不可食。（十六）

［阐析］ 木耳及诸菌皆复卷而生，若仰卷则变异，呈红色者则有毒，

均不可食。《续名医类案·卷二十二》载有因误食木耳中毒(与蛇毒有关)而死之医案,可参。

食诸菌中毒,闷乱欲死,治之方:(十七)

人粪汁饮一升,土浆饮一二升,大豆浓煮汁饮之。服诸吐利药,并解。

[阐析] 诸菌中毒,闷乱欲死,则热毒在胃可知,以人粪汁解热毒,并可催吐;以地浆水清暑解毒;以大豆汁消肿毒;或服其他吐利方药,使毒气上下分消。上述诸法,均能解诸菌中毒。

食枫树菌而笑不止,治之以前方。(十八)

[校勘] 赵开美本"树"作"柱","笑"作"哭",今据《直解》改。

[阐析] 吃枫树上所生菌而笑不止者,因心主笑,毒气入心故也。治用十七条所用方,如地浆之类可解其毒。

误食野芋,烦毒欲死,治之以前方。其野芋根,山东人名魁芋,人种芋,三年不收,亦成野芋,并杀人。(十九)

[阐析] 野芋辛冷有毒,人若食之,中其毒,则胃脘胸膈,麻而且戟,毒气入肺,烦乱欲死,以土浆、豆汁、粪汁俱可解其毒。

蜀椒闭口者有毒,误食之戟人咽喉,气病欲绝。或吐下白沫,身体痹冷,急治之方。(二十)

肉桂,煎汁饮之,饮冷水一二升。

或食蒜,或饮地浆。

或浓煮豉汁饮之,并解。

[阐析] 蜀椒的干燥果皮腹面开裂,或背面亦稍开裂,其味辛辣,性热有毒,而闭口之蜀椒,其毒更胜,凡用蜀椒,须去闭口者。因辛则戟人咽喉,甚则脾肺肠胃气机闭阻,麻辣则令人吐下白沫。气闭而营卫阻隔,则身体痹冷,故以冷水、地浆之寒凉以解热毒,饮浓豉汁,吐以去毒。而肉桂与蒜,皆大辛大热之物,乃因其通血脉,辟秽邪,以热治热,是从治之法,故合用以解椒毒。

正月勿食生葱,令人面生游风①。(二十一)

注释 ① 游风:有二说,一指鼻疮、面皯、粉刺。(参《辑义》)二指赤游风,突然发作,游走不定,皮肤红晕、光亮、浮肿,形如云片,瘙痒、灼热,即血管神经性水肿。(参《简明中医辞典》)

[阐析] 正月间,风气发动,不要多吃生葱,因葱味辛散,通阳气而走头面,食生葱则过于发散,引动风邪,而病头面生游风。

二月勿食蓼,伤人肾。(二十二)

[阐析] 蓼有水蓼、马蓼、毛蓼多种,一般食用蓼茎。二月间是肝木正旺之时,而蓼味辛散,辛能走肾,肾主闭藏,故食蓼过多,反伤肾精并影响肝木的滋生繁荣。

三月勿食小蒜,伤人志性。(二十三)

[阐析] 小蒜辛热臭浊有毒,夺气伤神,三月阳气盛,志根于肾,性统于心,食之则伤人肾志心性。

四月八月勿食胡荽,伤人神。(二十四)

[阐析] 四月阳气盛而心火正旺,八月阴气敛而肺气主旺。胡荽辛温,芳香走窍,若此时食之,必伤人神,"损胆气,令人喘悸,胁肋气急,口味多爽"(《千金要方》),以心藏神而肺藏魄故也。

五月勿食韭,令人乏气力。(二十五)

[阐析] 韭菜春食则香,五月臭味很重,夏食则臭,最好不要吃,古人认为脾恶臭而主四肢,以其辛温升发太过,故令人乏气力。但韭乃常食之菜,此谓不宜过食之意。

五月五日勿食一切生菜,发百病。(二十六)

[阐析] 五月五日端午节,是阳盛之时,人当养阳以顺时令,若食生菜,则苦寒伤中,百病易生。此条当活看。

六月、七月勿食茱萸,伤神气。(二十七)

[阐析] 六月阳气盛张,七月阴微将敛,若食辛热走气之"食茱萸"(功同吴茱萸而力弱),则损伤神气,"咽喉不通彻"(《千金要方》)。

八月、九月勿食姜，伤人神。（二十八）

［阐析］ 八月九月当秋，主收敛清肃，而姜辛热而辣，多食则辛散泻肺而伤人神，使“心中洞洞然”（《高注金匮要略》）。

十月勿食椒，损人心，伤心脉。（二十九）

［阐析］ 十月正是心阳主持卫气之时，而蜀椒热而辛辣，走气伤心，过食之则损伤心阳和卫气，耗及心脉。

十一月、十二月勿食薤，令人多涕唾。（三十）

［阐析］ 生薤气味冷滑，辛散走泄肺胃气，故过食之则令人多鼻涕口唾，十一月、十二月正当寒冷季节，更不相宜。

［按语］ 凡食物均各异其性味，由于人之体质差异和秉赋不同，对饮食的适应性当有区别。故上述时令之食禁，不必过信，引起注意则可，谓必然如此则非。

四季勿食生葵，令人饮食不化，发百病，非但食中，药中皆不可用，深宜慎之。（三十一）

［阐析］ 脾旺寄于四时之季月，此时勿食生葵，因其滑利伤脾，若食之则消化不良，还会发生其他疾病；不仅在饮食里不宜吃，就是作为药用，也应审慎。

时病差未健，食生菜，手足必肿。（三十二）

［阐析］ 患时行热病刚愈，但体力尚未健壮，便吃了许多生菜，生冷损伤脾阳，脾阳不运，水湿留滞肌肤，势必手足浮肿。示人病后，应知将息。

夜食生菜，不利人。（三十三）

［阐析］ 晚上多吃了苦寒的生菜，脾阳难运，不利消化。

十月勿食被霜生菜，令人面无光，目涩心痛，腰疼，或发心疟[①]，疟发时手足十指爪皆青，困委。（三十四）

注释 ① 心疟：《三因方》云：“病者心烦，欲饮清水，反寒多，不甚热，乍来乍去，以喜伤心，心气耗散所致，名曰心疟。”则心疟为寒多热少之疟疾，类似牝疟。

[阐析] 十月初冬之季，也是心阳主持卫气之时，不宜吃被寒霜打过的生菜，因生菜性冷，经霜更寒，寒冷之物，能伤心阳，故致颜面血色不荣而无光采，两目干涩，心胸和腰部疼痛，客寒与心阳相争，甚至可以发生心疟病证，发作时，手足十指(趾)头和爪甲呈郁血性的青紫色，精神亦困倦委顿。

葱韭初生芽者，食之伤人心气。(三十五)

[阐析] 辛热之葱和韭菜本为心之所恶，而初生之芽还没有长成熟，其抑郁之气未伸，食之能使人神明昏浊涣散，故损伤人的心气。此条亦当活看。

饮白酒食生韭，令人病增。(三十六)

[阐析] 白酒性浮生湿，生韭菜辛温动热，二者共食，湿热相合，容易使人增加湿热病情，如喘咳眩晕、冲气之类。

生葱不可共蜜，食之杀人，独颗蒜弥忌。(三十七)

[阐析] 生葱不要和蜂蜜一块吃，吃了令人利下，对身体有影响，而辛臭之独颗蒜更应忌与蜂蜜一块吃。此条生葱与蜜共食“杀人”之说，不可尽信。临床实践中有用蜂蜜半斤，鲜葱适量切碎，调匀，每次口服二两，有补虚和胃、温通理气、诱蛔下行的作用，可治疗蛔虫性不全肠梗阻。

枣和生葱食之，令人病。(三十八)

[阐析] 生枣辛热而甘，多食助湿热而热渴膨胀，若与辛温之生葱合食之，则令人五脏不和。

生葱和雄鸡、雉、白犬肉食之，令人七窍经年流血。(三十九)

[阐析] 生葱和雄鸡、雉鸟、白狗等肉，皆具辛浮温热之性，乃生风发火之物，合食则血气不和，易动风热，可能使人七窍经常出血，凡阴虚阳旺之人尤当忌之。

食糖蜜后，四日内食生葱蒜，令人心痛。(四十)

[阐析] 糖(饴、饧)、蜜和生葱蒜均相反，所以吃了糖或蜂蜜后的四

天内，如果吃了生葱和大蒜，可能使人心腹疼痛，说明古人食忌之慎。

夜食诸姜蒜葱等，伤人心。（四十一）

［阐析］ 人之气昼行于阳而夜行于阴，晚上多吃了生姜、大蒜、大葱等辛热性的食物，最容易损伤阴血、扰动心阳，起刺激兴奋作用，使人不寐。

芜菁根多食之，令人气胀。（四十二）

［阐析］ 芜菁，又名蔓菁、诸葛菜，其根叶苦温辛甘，和羊肉食之甚美，本可常食，但多食则动气壅中，而令人气胀。

薤不可共牛肉作羹食之，成瘕病，韭亦然。（四十三）

［阐析］ 薤白、韭菜、牛肉不宜一块做成肉羹食，否则难于消化，易引起瘕积病证。

莼多食，动痔疾。（四十四）

［校勘］ “食”，原本作“病”，今据《千金要方》和《论注》改。

［阐析］ 莼（chún 纯），为睡莲科植物莼菜的茎叶，又名水葵，嫩者可食，其性甘寒而极滞腻，但若多食之则使人气壅，甚至败动胃气，腹冷痛，致广肠血脉瘀滞而发痔疾。

野苣不可同蜜食之，作内痔。（四十五）

［阐析］ 野苣，《本经》名苦菜，苦寒无毒，本能治痔。而蜂蜜熟则性温，多食之则易生诸风湿热。若野苣与蜜同食，则物性相忌，逼迫阳热下达广肠，易生内痔。

白苣不可共酪同食，作䘌虫。（四十六）

［阐析］ 白苣，似莴苣而叶色白（莴苣茎用名莴笋）性味苦寒。乳酪味甘性热，若合食之，一寒一热而成湿，湿成则生蚀䘌，故不可共食。

黄瓜食之，发热病。（四十七）

［阐析］ 黄瓜，又名胡瓜，甘寒有小毒，生熟均可食，但不可多食，多食则动寒热，损阴血，积瘀热，令人虚热上逆少气。今人以黄瓜为普遍食

用瓜菜，切不宜过量。

葵心不可食，伤人；叶尤冷，黄背赤茎者勿食之。（四十八）

［阐析］ 冬葵叶的嫩心，以及黄背之叶及赤茎均有毒，因其苦冷而滑，食后损伤脾胃与心之阳气，故不宜食。

胡荽久食之，令人多忘。（四十九）

［阐析］ 胡荽辛温熏臭，散气开窍，久食之则伤耗心血，使人记忆力减退，故令人多忘。

病人不可食胡荽及黄花菜[1]。（五十）

注释 ① 黄花菜：黄瓜菜之别名，三、四、五月开黄花，气味甘、微苦、微寒，无毒，通结气，利肠胃。（据《本草纲目·卷二十七》）

［阐析］ 病人气血虚弱，故不宜吃破气耗气耗血的胡荽与黄花菜，否则会加重病情。

芋不可多食，动病。（五十一）

［阐析］ 芋难消化，若多食之，则滞气困脾生胀满，容易患肠胃病。

妊妇食姜，令子余指①。（五十二）

注释 ① 余指：即多生的第六指(趾)。

［阐析］ 本条实属妊娠“胎教”、“胎养”的内容。孕妇的所视、所思以及其他心理状态会作用于胎儿，影响其先天发育，故古人非常强调孕妇的精神心理因素。当孕妇食姜时，心感此物有如枝指，会联想到其指(趾)有如姜形。此虽非必然造成胎儿发育畸形，但不可不注意妊娠期间的饮食营养，故后世医家多把生姜列为妊娠禁忌药，有一定研究价值。

蓼多食，发心痛。（五十三）

［阐析］ 蓼实辛温，若多食，辛能散气，温燥耗血，使人发心气痛。

蓼和生鱼食之，令人夺气，阴咳疼痛。（五十四）

［校勘］ “夺气”，《千金方》作“脱气”；阴咳，《千金方》作“阴核”。

［阐析］ 蓼子和生鱼鲊共食过多，因蓼子降气，生鱼寒冷，故使人肺

气夺失，气夺失则为阴咳（气壅逆为阳咳）疼痛。或谓阴核（即阴囊，睾丸也）疼痛者，乃湿热下注使然。

芥菜不可共兔肉食之，成恶邪病。（五十五）

［阐析］ 芥菜气味辛热，香烈发散，过食之则耗人真元神气，兔肉甘寒酸冷，二者物性相反，故不可合食，否则发生险邪恶病。

小蒜多食，伤人心力。（五十六）

［阐析］ 小蒜辛热耗气，力因于气，多食者气耗，故损害人的心力。

食躁或躁方：（五十七）

豉浓煮汁饮之。

［校勘］ 趙本“式”，医统本、俞桥本及《论注》并作“或”。据改。

［阐析］ 食躁谓因食菜中毒而见烦躁、嘈杂闷乱之状，乃因食入于胃，胃中虚火上浮于胃脘。所谓“或躁”者，或不必因食而自作烦躁之意，皆阴虚而火冲脘膈之候。豉能滋阴解毒、降火止躁，故煮浓汁饮之，而烦躁得平。

程林谓本条之“躁”必指某一有毒食物之讹，此处必有误；陆渊雷认为是“食菜烦躁”四字之误；任应秋谓“式”字亦可作“制”字解，“式躁”是“制止烦躁”之意。以上诸说，各有所据，均可供参考。

钩吻与芹菜相似，误食之，杀人，解之方：《肘后》云：与茱萸食芥相似。（五十八）

荠苨八两

上一味，水六升，煮取二升，分温二服。钩吻生地傍无他草，其茎有毛者，以此别之。

［阐析］ 钩吻辛温，有大毒，钩吻者，言其入口即钩人喉吻也，别名野葛、断肠草。其中毒主证是眩晕、四肢发麻、肌无力、吞咽困难、昏迷、虚脱、呼吸困难，甚至麻痹。口腔咽喉灼痛，腹痛腹泻，恶心呕吐，瞳仁散大，复视，睑下垂等。荠苨俗名甜桔梗，甘寒无毒，本草称其疗钩吻毒、百药毒，可知为解毒药。

菜中有水莨菪[①]，叶圆而光，有毒，误食之，令人狂乱，状如

中风，或吐血，治之方：（五十九）

甘草煮汁，服之即解。

注释 ① 水莨菪：生在水边的莨菪，《本草图经》称天仙子，含莨菪碱、阿托品。

［阐析］ 误食菜中的水莨菪苗叶，则热毒大发，昏人神明而散心气，故令人狂乱，如中风魔之状，或血随气涌而吐血。甘草解毒清热，故以之解莨菪毒。

春秋二时，龙带精入芹菜中，人偶食之为病，发时手青腹满，痛不可忍，名蛟龙病，治之方：（六十）

硬糖[1]二、三升

上一味，日两度，服之，吐出如蜥蜴三五枚，差。

注释 ① 硬糖：即饧。饴之清者曰饴，稠者曰饧，强硬如锡也。

［阐析］ 自古传说蛟龙，不过想象中的神话，据本条原文，服硬糖后，吐出如蜥蜴三五枚，亦可证并非所谓蛟龙，若谓为蛟龙，实际不过如蜥蜴类的一种寄生虫，大抵是蜥蜴虺蛇，遗精于芹菜中，寄生虫病发时则见手青腹满，痛不可忍之状，故用甘缓解毒之硬糖治之而差。

食苦瓠中毒，治之方：（六十一）

黎穰[1]煮汁，数服之解。

［校勘］ “黎”，《肘后》作“黍”。丹波氏云：“穰，禾茎也，黎何有穰，其讹明矣。”可从。

注释 ① 黎穰：有两说。李时珍谓稷之黏者为黍；高学山谓高粱（蜀黍）茎中之软白者，均可参。

［阐析］ 苦瓠，即苦壶芦，其瓤及子，苦寒有毒。过食之，令吐利不止。黍穰茎并根，辛热有小毒，以其物性相畏，故煮黍穰汁饮之，能解苦瓠毒。

扁豆，寒热者，不可食之。（六十二）

［阐析］ 扁豆性滞，甘温益气，故患有发热恶寒表证者不可食之，以免留恋外邪。

久食小豆[①]，令人枯燥。（六十三）

注释 ① 小豆：《本草纲目・卷二十四》谓即赤小豆。

［阐析］ 久食赤小豆，过于利水，甚去油腻，渗泄津血，则人肌瘦，皮肤枯燥，或身重。

食大豆等，忌啖猪肉。（六十四）

［阐析］ 吃了大豆（即黄豆）壅气，故切忌同时再吃腻膈的猪肉，否则难于消化，小儿尤忌。

大麦久食，令人作癣。（六十五）

［阐析］ 癣，俗疥字。麦入心，久食则心气盛而内热，诸疮疡皆属心火，故作癣（或癣）。但一般食大麦的，并不生疥疮，《千金要方・卷二十六》云“大麦久服，令人多力健行”，而程林又云“大麦下气，久食令手足痿弱而懈惰”。然而懈不通癣，可能是先有疥疮，吃大麦后又复发。麦面是中医习惯禁忌发物之一，应引起注意。

白黍米不可同饴蜜食，亦不可合葵食之。（六十六）

［阐析］ 白黍米气味甘温，久食令人多热烦，饴糖、蜂蜜味甘，令人中满，更不可同食，否则引动宿热；有痼疾的人，亦不要把物性相反的白黍米和冷滑的葵一块吃，否则痼疾更难治疗。

荍麦面，多食令人发落。（六十七）

［阐析］ 荍（音乔）麦，即荞麦，酸而微寒，食之难消，久食动风，令人头眩，若与猪羊肉合食，可致须眉脱落。又李时珍曰：“荞麦最降气宽肠，故能炼肠胃滓滞，而治浊带泄痢、腹痛上气之疾，气盛有湿热者宜之，若脾胃虚寒人食之，则大脱元气而落须眉，非所宜矣。”可参。

盐多食，伤人肺。（六十八）

［阐析］ 盐味咸而走血，多食则聚饮生湿入肾，肾与肺相通，肺恶饮与湿，故亦伤肺，善咳而发哮喘，令人失色肤黑，损筋力，水肿消渴者亦当忌之。

食冷物，冰人齿。食热物，勿饮冷水。（六十九）

［阐析］ 吃了过冷的食物，齿面骤冷而收缩，最易损坏人的牙齿；才吃了热烫的食物，不要立即又喝冷水，寒热相搏，脾胃乃伤，可致吐泻或转湿症。

饮酒，食生苍耳，令人心痛。（七十）

［阐析］ 苍耳苦温有毒，苦先入心，而酒性纯阳，故喝了酒又食生苍耳，酒能托引苍耳毒性危害心脏，使人发心痛。

夏月大醉汗流，不得冷水洗着身，及使扇，即成病。（七十一）

［阐析］ 夏季天热醉酒大汗，不要洗冷水澡，否则易患黄汗病，因“黄汗之为病……以汗出入水中浴，水从汗孔入得之”。或者任性地扇风取凉，即成漏风病，正如《素问·风论篇》所云“饮酒中风，则为漏风。漏风之状，或多汗，常不可单衣，食则汗出，甚则身汗喘息，恶风，衣常濡，口干善渴，不能劳事”，可参。

饮酒大忌灸腹背，令人肠结。（七十二）

［阐析］ 腹部多募穴，乃经气结聚之处，背部多俞穴，是经气转输之处。酒性热而畅血行，灸用苦辛气温之艾，能通十二经、利气血。故饮酒后血热妄行，此时再灸腹背经穴，火力虽微，内攻有力，两阳相熏灼，热燥留结肠胃，则令人肠结。甚者可致阴虚阳亢、精神错乱。

醉后勿饱食，发寒热。（七十三）

［阐析］ 醉后已经大伤肝气，再不要吃得太饱了，否则肝胆之气肆行，木来侮土，损伤脾胃，影响营卫畅行，“中气无所容，而出格于卫，阳并于外则热，阴干于表则寒，故发寒热”。（《高注金匮要略》）

饮酒食猪肉，卧秫稻穰[①]中则发黄。（七十四）

注释 ① 秫稻穰：秫，即黏粟、赤粟也。一般以高粱来代秫米。稻穰，即稻秆，一般叫做谷草。

［阐析］ 饮酒时吃猪肉，饱醉之后睡卧在高粱和稻草中。腠理开而湿热内入脾胃，浸淫血分，瘀热以行，导致周身发黄疸。

食饴多饮酒，大忌。（七十五）

［阐析］ 食大甘之饴糖，又饮酒过量，则湿热易留恋中焦或生呕闷满冒诸症，当大忌。所谓“酒家忌甘”是也。此与《伤寒论》所云：“若酒客病，不可与桂枝汤，得之则呕，以酒客不喜甘故也。”其理相似。

凡水及酒，照见人影动者，不可饮之。

［阐析］ 无论是水或酒，如照见人影，人没有动而影自摇动的，是这人已经有病，毒气流溢而发生错觉，其理与杯弓蛇影相似，不必再给他饮酒了。

醋合酪食之，令人血瘕[①]。（七十七）

注释 ① 血瘕：瘕属积聚的气分病，肿块时聚时散，疼痛转移不定，血瘕则又波及血分，据本条则与大酸伤肝而血溢有关。

［阐析］ 醋主酸敛，乳酪黏滞，二者合食必然伤肝，血流不畅而作血瘕，《千金要方》云：“食甜酪竟，即食大酢（笔者注：酢乃酒醋本字），变作血瘕及尿血。”可知血瘕与大酸伤肝而血溢有关。

食白米粥勿食生苍耳，成走疰[①]。（七十八）

注释 ① 走疰：走者，邪淫皮肤，去来击痛，游走无有常所；疰者住也，言其病连滞停住，死又注易傍人也。详见《诸病源候论·走注候》。

［阐析］ 白米粥甘温，气薄味淡，既能淡渗利小便，又“能使胃中精悍顿起”（《高注金匮要略》）；生苍耳茎叶则苦辛微寒，有搜风之功。若吃了白米粥再食生苍耳，则生苍耳“寒以约热，令精悍之气，欲行不行，不行故掣痛”（《高注金匮要略》），经络虚损招引邪气，反致走注疼痛。

食甜粥已，食盐即吐。（七十九）

［阐析］ 甜稀粥令人中满而恋膈，若又食以过量的盐，咸则涌泄，可能立即发生呕吐。

犀角筯[①]搅饮食，沫出，及浇地坟[②]起者，食之杀人。（八十）

注释 ① 筯（zhù 柱）：即箸，筷子。

② 地坟：《国语》：“寘鸩于酒，置堇于肉，公祭之地，地坟，与犬，犬毙。”韦昭注云

“坟,起也”,又范宁注谷梁云“地贲,贲,沸起也”。陆渊雷按“地坟”云:“是毒质与土化合生气之故。”

[阐析] 如果用犀角筷子搗绞饮食,便产生白色泡沫,是篛欲化毒之象。或者将饮食倒在地上,好像煮沸似地喷起很高,说明这饮食里有毒质,吃了会伤害人体。此系古代鉴别饮食中毒的一种方法,可供参考。

饮食中毒烦满[①],治之方:(八十一)

苦参三两　苦酒一升半

上二味,煮三沸,三上三下,服之,吐食出即差,或以水煮亦得。

注释 ① 满:即懑,与闷字同义。

[阐析] 饮食中毒,热则烦,毒则胀闷而满。酸苦涌泄为阴,故用苦参之苦,苦酒之酸以治之。醋能“杀鱼肉菜及诸虫毒气”,本为“措置食毒”之佳品,故苦参、苦酒合用以涌泄烦满、解热消胀,可除饮食中毒。

又方:

犀角汤亦佳。

[阐析] 犀角为犀之精灵所聚、为足阳明清胃解毒之要药。胃为水谷之海,饮食药物必先入胃,故犀角能解胃中及一切诸毒。

贪食、食多不消,心腹坚满痛治之方:(八十二)

盐一升　水三升

上二味,煮令盐消,分三服,当吐出食,便差。

[阐析] 食盐咸寒微辛,李时珍谓“吐药用之者,咸引水聚也,能收豆腐与此同义”。以食盐涌泄之功,吐出宿食,故食多不消而心腹坚满痛者,一吐便差。

矾石生入腹,破人心肝,亦禁水。(八十三)

[阐析] 生明矾酸涩而寒,若食入腹,因其刺激性很强,大大损伤心肝脏气,同时还不能多喝水,否则,矾溶化后,更伤耗人体津液,于健康不利。临床中明矾入丸散内服不超过 3 克为宜,过量则可引起口腔、喉头烧伤、呕吐、腹泻。

商陆，以水服，杀人。（八十四）

［阐析］ 商陆苦寒，沉降下行，专于行水，功同大戟、甘遂，故脾虚水肿者忌用，煎水过服，可致体温升高、心动较速、呼吸急迫、恶心呕吐、腹痛腹泻、眩晕、血压下降、昏迷，甚至心肌麻痹而死亡。

葶苈子，傅头疮，药成入脑，杀人。（八十五）

［校勘］ “成”字，《金鉴》作“气”，可从。

［阐析］ 葶苈子固然可以外用敷疮，但是性能下走，若头部生疮敷葶苈子，则苦寒之药性引疮毒攻脑，对生命有妨害，宜慎用。

水银入人耳及六畜等，皆死。以金银着耳边，水银则吐。（八十六）

［校勘］ 《论注》疑“吐”为”出”字，可从。

［阐析］ 水银进入耳中，或者六畜吃了，因其中毒（流涎、恶心呕吐、咽喉疼痛、腹痛腹泻、血尿、呼吸困难、发绀等），都可导致死亡，但若及时把金银首饰放在耳边，犹磁石之引针，可以把水银吸引出来。

苦练无子者杀人。（八十七）

［阐析］ 苦练，即苦楝，其实名金铃子。苦楝若不结子实的，毒性大。入药当用雌者（结实的苦楝树白色根皮），毒性较小。苦楝皮的毒性反应为头晕头痛、恶心、腹痛、思睡，甚至呼吸中枢麻痹而死亡。苦楝子的中毒症状为恶心呕吐、腹泻、心悸、呼吸困难、阵发性抽搐，甚至死亡。

凡诸毒，多是假毒以投，无知时宜煮甘草荠苨汁饮之，通除诸毒药。（八十八）

［校勘］ 《今释》云：“无，赵刻及徐俞诸本并作元，今从丹波本改，程氏、《金鉴》改作无。盖原本作无，因形近而误作元耳。徐沈改投无为损元，且为之说，非也。”今从之。

［阐析］ 一般饮食物，都不会中毒，如果中毒，都是人为的原因。即乘食者不知，投毒于食物中所致。如发现中毒，但又不知所受何毒时，便把甘草和荠苨煮水饮之。因二物为通治诸毒之药，可消解一切禽兽鱼虫、果实菜谷的毒性反应。徐彬以本方为培本解毒之药，概取甘凉为解，可参。

结　语

本篇重点论述了果实菜谷等植物性食品的饮食卫生，以及预防和治疗的方法和方药。瓜果、蔬菜、米谷等食物，不宜生吃而应熟食，要注意消毒，病刚愈者，尤忌生冷；果子落地，日久变质，被虫蚁食之者，不要吃；应节制饮食量，不宜暴食、多食、过饱食；饮食要注意节令的变化，春夏少吃辛辣发散的食品，秋冬则少吃生冷滑腻的食品，各有所忌；不宜夜食过多，有碍消化；奇形怪状和色异的蔬菜、果实（如木耳、菌、葵叶茎、苦楝），勿食用或药用；孕妇要注意精选饮食，寓有“胎养”之义；注意饮食物的配合，宜简少而不宜杂乱，宜清淡而不宜肥腻，特别是性味相反或大辛大热、大苦大寒的食品，一时或数日之内合食，均应禁忌；患有疾病者，当忌食某些食品或发物，否则会引起其他疾病。这些饮食卫生应遵循的原则，至今仍有其理论与实用价值。

篇中所载治疗食物中毒的方法及所用药物，有涌吐毒邪外出法，如人粪汁、豉、苦参合苦酒、盐水之类；有甘寒或苦寒清热解毒法，如甘草、荠苨、硬糖、犀角、土浆、冷水之类；有从治或特殊作用解毒法，如肉桂、蒜、黍穰、猪骨之类；或利下解毒法。尤其是甘草配荠苨，因具有培扶正气、清解毒邪之功，故为通除诸毒之方药，尤宜广泛使用。此外，本篇还提出了用犀角筯鉴别饮食中毒的方法，预防疾病的方法，以及外用药中毒的记载。

本篇与上篇是同论饮食卫生、预防和治疗各种食物中毒的专篇，这些丰富内容，较完整地反映了古人在饮食卫生方面的思想和方法，特别对后世食疗学的发展奠定了基础，值得继承与发扬。

（张家礼）

附　　录

1. 方剂索引

四　画

五　画

六　画

七　画

八　画

九　画

十　画

2. 汉代度量衡与张仲景方药剂量简表

(一) 度量衡折算表

一斤(16 两)≈250 g　　一两(24 铢)≈15.625 g

一升＝200 ml　　一合＝20 ml

一斗＝2 000 ml　　一尺≈23 cm

一圭＝0.5 ml　　一撮＝2 ml

（二）各种药物每升重一览表（表1－1）

表1－1　各种药物每升重一览表

品　名	重量(g/升)	品　名	重量(g/升)	品　名	重量(g/升)
竹茹	24	麦冬	120	浮小麦	100
白蜜	280	葵子	140	苇茎	24
蜀椒	50	小麦	140	香豉	124
半夏	120	橘皮	40	瓜蒌仁	100
赤小豆	160	麻子仁	100	虻虫	16
桃仁	120	粳米	160	芒硝	160
杏仁	122	五味子	90	苦参	40
赤石脂	218	葶苈子	120	薤白	60
饴糖	270	李根白皮	80	蛴螬	60
冬瓜子	30	吴茱萸	80		
薏苡仁	150	䗪虫	44		

（三）各种药物每10枚重量一览表（表1－2）

表1－2　各种药物每10枚重量一览表

品名	规格	重(g/10枚)	品名	规格	重(g/10枚)	品名	规格	重(g/10枚)
附子	大者	200	半夏	大者	20	杏仁	大者	4
附子	中大	150	乌梅	中大	30	桃仁	大者	4
川乌	大者	100	栀子	中大	15	枳实	大者 中者 小者	100 60 30
川乌	中大	70	大枣	中大	30	虻虫	大者	1

（续表）

品名	规格	重(g/10枚)	品名	规格	重(g/10枚)	品名	规格	重(g/10枚)
石膏	鸡蛋大	1 000	诃子	中大	40	䗪虫	大者	9
獭肝	中大（一具）	100	百合	大者	100	水蛭	大者 中大	30 20
全瓜蒌	中大	500	甘遂	大者	25	射干	去苗	15

（张家礼.新世纪全国高等中医药院校七年制规划教材·金匮要略.北京：中国中医药出版社，2004）

3.［选注］书目

1.《巢源》:《诸病源候论》 巢元方等 610年
2.《注解伤寒论》 成无己 1144年
3.《三因方》:《三因极一病证方论》 陈言(无择) 1174年
4.《医门法律》:喻昌(嘉言) 1658年
5.《来苏集》:《伤寒来苏集》 柯琴(韵伯) 1669年
6.《论注》:《金匮要略论注》 徐彬(忠可) 1671年
7.《直解》:《金匮要略直解》 程林(云来) 1673年
8.《广注》:《金匮要略广注》 李彣(珥臣) 1682年
9.《二注》:《金匮玉函经二注》 ①《金匮方论衍义》 赵良仁(以德) 1368年 ②《补注》 周扬俊(禹载) 1687年
10.《编注》:《金匮要略编注二十四卷》(《沈注金匮要略》) 沈明宗(目南) 1692年
11.《医通》:《张氏医通》 张璐(石顽) 1695年
12.《伤寒溯源集》 钱潢(天来) 1707年
13.《本义》:《金匮要略方论本义》 魏荔彤(念庭) 1720年
14.《心典》:《金匮要略心典》 尤怡(在泾) 1729年
15.《选注》:《绛雪园古方选注》 王子接(晋三) 1732年
16.《金鉴》:《医宗金鉴·订正金匮要略注》吴谦,等 1742年

17.《悬解》:《金匮悬解》 黄元御(坤载) 1748 年
18.《正义》:《金匮要略正义》 朱光被(峻明) 约 1803 年
19.《浅注》:《金匮要略浅注(诠)》 陈念祖(修园) 1803 年
20.《辑义》:《金匮玉函要略辑义》 (日)丹波元简 1807 年
21.《金匮方歌括》:陈元犀(灵石) 1811 年
22.《本旨》:《伤寒论本旨》《医门棒喝》 章楠(虚谷) 1825 年
23.《本经疏证》:邹澍(润安) 1832 年
24.《述义》:《金匮玉函要略述义》 (日)丹波元坚 1842 年
25.《高注》:《高注金匮要略》 高学山(汉峙) 约 1872 年
26.《补正》:《金匮要略浅注补正》 唐宗海(容川) 1896 年
27.《阐义》:《金匮要略阐义》 汪近垣 1911 年前
28.《发微》:《金匮发微》 曹家达(颖甫) 1931 年
29.《今释》:《金匮今释》 陆渊雷(彭年) 1934 年
30.《经方实验录》:曹家达(颖甫) 1937 年、1979 年
31.《释义》:《金匮要略释义》 黄树曾 1956 年
32.《语译》:《金匮要略语译》 任应秋 1958 年
33.《方义》:《金匮要略方义》 段富津 1984 年
34.《诠释》:《金匮诠释》 金寿山 1986 年
35.《篇解》:《金匮篇解》 程门雪 1986 年